1 MONTH OF
FREE
READING

at
www.ForgottenBooks.com

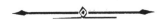

By purchasing this book you are eligible for one month membership to ForgottenBooks.com, giving you unlimited access to our entire collection of over 1,000,000 titles via our web site and mobile apps.

To claim your free month visit:
www.forgottenbooks.com/free1223895

ISBN 978-0-332-70325-1
PIBN 11223895

ARSENAL

DE LA

CHIRURGIE CONTEMPORAINE

DESCRIPTION, MODE D'EMPLOI ET APPRÉCIATION

DES

APPAREILS ET INSTRUMENTS

EN USAGE POUR

LE DIAGNOSTIC ET LE TRAITEMENT DES MALADIES CHIRURGICALES,
L'ORTHOPÉDIE, LA PROTHÈSE, LES OPÉRATIONS SIMPLES, GÉNÉRALES, SPÉCIALES
ET OBSTÉTRICALES

PAR

G. GAUJOT | E. SPILLMANN

Médecin principal de 2ᵉ classe, | Médecin-major de 1ʳᵉ classe,
Professeur à l'École d'application | Professeur agrégé à l'École d'application
de médecine militaire (Val-de-Grâce). | de médecine militaire (Val-de-Grâce).

Avec 1855 figures intercalées dans le texte.

TOME II

PAR

E. SPILLMANN

PARIS

J.-B. BAILLIÈRE et FILS

LIBRAIRES DE L'ACADÉMIE DE MÉDECINE

Rue Hautefeuille, 19, près du boulevard Saint Germain.

1872

PRÉFACE

Forcé de quitter Paris au moment où il venait de terminer le premier volume de l'*Arsenal de la chirurgie contemporaine*, M. Gaujot a eu le regret de ne pouvoir continuer une œuvre à laquelle il avait consacré un temps considérable. Il nous a prié de lui succéder ici, comme nous lui avions succédé dans son enseignement de la médecine opératoire à l'École du Val-de-Grâce. — Appréciant à toute sa valeur l'entreprise de notre prédécesseur, nous nous sommes empressé de répondre à l'appel qui nous était si gracieusement fait. Nous étions d'ailleurs entraîné par l'intérêt du premier volume et par l'accueil bienveillant dont il avait été l'objet.

Nous nous sommes efforcé de suivre le plan que M. Gaujot avait indiqué dans sa préface. En agissant ainsi, nous avons voulu non-seulement donner à l'ouvrage une homogénéité aussi grande que possible, mais encore, et surtout, rendre hommage à celui qui avait tracé la voie.

En dehors du plan, aucun travail commun n'a été fait entre les deux auteurs. La responsabilité du deuxième volume nous demeure donc tout entière.

Dans ce deuxième volume nous étudions : 1° les appareils de prothèse des yeux, des dents, des maxillaires, du voile du palais, du nez, des membres supérieurs et inférieurs; 2° les instruments nécessaires pour la pratique des opérations simples, générales, spéciales et obstétricales.

Nous bornant au strict nécessaire en ce qui concerne les

velles et inutiles recherches.

Dans une œuvre aussi étendue, nous avons peut-être commis quelques oublis. La longueur et la minutie des investigations auxquelles nous avons dû nous livrer d'une part, et, d'autre part, les difficultés et les lenteurs qu'entraînaient la réunion ou la confection de près de 1450 figures et l'impression d'un travail aussi compliqué, nous mériteront sans doute un peu d'indulgence.

De plus, notre séjour aux armées du Rhin et de la Loire nous a contraint d'interrompre, pendant une année entière, ce livre dont la majeure partie était imprimée avant la guerre.

Nous espérons cependant que notre travail pourra présenter quelque intérêt aux praticiens désireux de connaître les ressources que le génie des inventeurs met à leur disposition.

Une table alphabétique des noms d'auteurs cités dans les deux volumes a été jointe au tome II ; nous désirons qu'elle guide le lecteur dans ses recherches. La multiplicité des noms et des indications pourra servir d'excuse dans le cas où quelque erreur aurait échappé à notre attention.

E. Spillmann.

Paris, 15 janvier 1872.

ARSENAL

DE LA

CHIRURGIE CONTEMPORAINE

TROISIÈME SECTION

APPAREILS DE PROTHÈSE

CHAPITRE PREMIER

PROTHÈSE DE LA FACE

ARTICLE PREMIER. — PROTHÈSE OCULAIRE.

Le silence gardé par les traités de pathologie externe et de médecine opératoire au sujet de la prothèse oculaire tendrait à faire envisager la pose d'un œil artificiel comme une question de luxe, sans véritable portée chirurgicale. Cette erreur serait des plus dangereuses : non-seulement la prothèse oculaire peut, dans les circonstances favorables, masquer la difformité d'une manière absolue, mais encore elle joue très-souvent un rôle véritablement thérapeutique.

Quand l'œil s'est vidé en partie ou en totalité, les paupières, ne trouvant plus de soutien dans le globe oculaire, se renversent en arrière, et les cils, irritant sans cesse le moignon, le maintiennent dans un état d'inflammation subaiguë; les glandes lacrymales et les glandules des paupières continuent à sécréter des liquides qui, ne suivant plus leur voie normale, s'accumulent dans la cavité de l'orbite où ils ne tardent pas à s'altérer.

L'administration des hôpitaux délivrait autrefois aux malheureux atteints de cette infirmité un bandeau composé d'un morceau de taffetas noir collé sur une plaque de carton et tenu au devant de l'œil par deux cordons de soie faisant le tour de la tête. Ce bandeau, malheureusement employé encore par un grand nombre d'infirmes, fait obstacle à l'écoulement des humeurs, et, par conséquent, aggrave le mal au lieu de le pallier.

L'œil artificiel convenablement adapté n'a pas cet inconvénient, et, de plus, empêchant les paupières de se renverser, il prévient l'irritation du moignon par les cils. Chez les jeunes sujets, l'œil artificiel offre encore le grand avantage de prévenir la déformation des traits; sa présence dans l'orbite s'oppose en effet à ce mouvement de retrait qui, succédant à la perte de l'œil, produit peu à peu l'abaissement du front, l'élévation de la joue et la déviation latérale du nez.

Quelquefois la pose d'un œil artificiel joue un rôle plus important encore au point de vue thérapeutique. Dans certaines maladies, la cornée, restée plus ou moins transparente, permet à la lumière de produire sur la rétine des impressions pénibles et susceptibles de réagir sur l'état de l'œil sain. Plus d'une fois, les chirurgiens n'ont trouvé d'autre ressource, pour conserver la vision de l'œil sain, que dans l'extirpation totale de l'œil malade. Eh bien, la prothèse peut prévenir quelques-unes de ces dangereuses opérations, car l'œil artificiel joue le rôle d'un écran capable d'empêcher l'irritation produite par l'action des rayons lumineux.

Ces considérations, que je pourrais multiplier, et à l'appui desquelles il me serait facile d'apporter un bon nombre d'observations si la nature de cet ouvrage le permettait, suffisent à faire voir quels services peut rendre la prothèse oculaire dirigée par un chirurgien ne dédaignant pas les ressources mécaniques de son art.

Dès la plus haute antiquité, on s'est ingénié à construire des yeux artificiels; on rencontre quelquefois, sur les statues antiques, des yeux d'argent ou de bronze; on a même trouvé en Égypte des yeux artificiels faits d'une plaque d'argent recouverte d'une couche d'émail blanc présentant, à sa partie antérieure, un cercle brun pour figurer l'iris. Ces yeux, connus sous le nom d'*hypoblépharos*, étaient encore employés du temps d'A. Paré (1), qui nous en a laissé une intéressante figure (fig. 411).

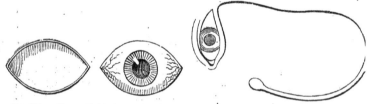

FIG. 411. — Yeux artificiels desquels est démontré le dessus et le dessous qui seront d'or émaillé et de couleurs semblables aux naturels. *Hypoblepharos*. (A. Paré.)

FIG. 412. — Œil artificiel, *Ecblepharos*. (A. Paré).

Lorsque des adhérences empêchaient l'introduction de l'hypoblépharos dans la cavité orbitaire, A. Paré conseillait de placer au devant de l'orbite

(1) Amb. Paré, *Œuvres*, édit. Malgaigne. Paris, 1840, t. II, p. 603.

une plaque de cuir sur laquelle était peinte l'image de l'œil (fig. 412).

Cette plaque de cuir était maintenue en place par un fil de fer couvert de velours ou de taffetas ; ce fil de fer, entourant la moitié du crâne et passant au-dessus de l'oreille, agissait à la façon d'un ressort.

Cette variété d'œil artificiel, à laquelle on donne le nom d'*ecblépharos*, était connue avant l'ère chrétienne. puisque A. Paré la décrit d'après un texte de Paul d'Égine. L'ecblépharos n'était, en somme, qu'un bandeau peint, et la peinture, quelque parfaite qu'on puisse la supposer, ne pouvait que rendre la difformité plus apparente. Il est difficile de s'imaginer quelque chose de plus affreux qu'un œil toujours ouvert au même degré, toujours immobile.

Tous les efforts des modernes se sont donc concentrés sur l'hypoblépharos, que nous désignerons désormais sous le nom d'*œil artificiel ;* celui que connaissaient les anciens ne pouvait rendre que de bien faibles services, en raison de sa forme vicieuse, mal adaptée à celle de la cavité orbitaire, en raison de son poids beaucoup trop considérable, en raison surtout de son imperfection artistique Le premier perfectionnement fut apporté par un verrier de Nevers qui, en 1740, supprima la plaque métallique et fit des yeux tout de verre peint ; un peu plus tard, on fit des yeux de faïence et de porcelaine. Ces yeux artificiels étaient plus légers que ceux dont on s'était servi jusqu'alors, mais ils ne représentaient l'œil normal que d'une façon grossière. Peu à peu Rho, Carré, Auzou père et fils substituèrent l'émail au verre et firent des yeux se rapprochant davantage de la nature ; cependant, on peut dire sans exagération que la prothèse n'est entrée sérieusement dans la pratique qu'au commencement de ce siècle, sous les auspices de François Hazard (1). Ce fut ce grand artiste qui, le premier, réussit à faire des yeux d'émail représentant si exactement la nature, que souvent on ne pouvait distinguer l'œil artificiel de l'œil sain. Il résolut ce problème, comme il le dit lui-même, « en ne se bornant plus à une peinture appliquée sur un fond et dont les effets combinés des clairs et des ombres rappellent à notre imagination la forme et la couleur des objets qui nous environnent ; c'est ici un organe représenté isolément, modelé et peint tout à la fois, dont toutes les parties qui le composent ont la couleur qui leur est propre, dont les couleurs superposées se reflètent les unes les autres comme dans l'œil naturel. Ce sont : la sclérotique, la conjonctive, la cornée transparente, l'humeur aqueuse, l'iris, la pupille imitées, coloriées et placées matériellement, comme dans la nature, les unes dans les autres, les unes sur les autres ou les unes

(1) Hazard-Mirault, *Traité de l'œil artificiel*. Paris, 1818.

à côté des autres. » En un mot, ce fut Hazard qui, le premier, fit une cornée P transparente et saillante séparée, par une chambre antérieure réelle, de l'iris B situé, dans un plan vertical, à 3 millimètres en arrière du centre de la cornée, comme cela est indiqué à la figure 413.

La forme générale de l'œil artificiel de Hazard est celle d'un ovoïde dont la grosse extrémité est tournée en dehors ; la partie antérieure est convexe, tandis que la face postérieure présente une concavité en rapport avec la saillie du moignon (fig. 414).

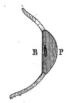

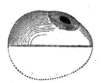

FIG. 413. — Coupe de l'œil artificiel.

FIG. 414. — Forme générale de l'œil artificiel de Hazard.

Hazard ne se borna pas à donner à son œil artificiel un aspect irréprochable et une grande légèreté ; il en varia la forme à l'infini, afin qu'il pût s'adapter sans opération préalable aux variétés que présente le moignon oculaire. Existait-il une excroissance, une bride cicatricielle, il pratiquait dans la portion scléroticale une échancrure permettant de tourner l'obstacle. Les figures 415, 416, 417 et 418 indiquent quelques-unes des variétés de forme de l'œil de Hazard-Mirault.

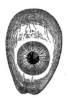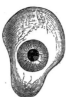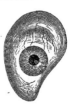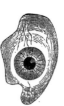

FIG. 415 à 418. — Variétés de quelques formes de l'œil d'Hazard–Mirault.

Il est inutile d'insister sur le progrès immense que l'habile oculariste fit faire à la prothèse en posant ces principes, puisqu'il supprimait les opérations sanglantes employées par ses prédécesseurs pour rendre possible la pose d'un œil toujours trop volumineux. Il semblait qu'il n'y avait rien à ajouter à l'œuvre de Hazard, et cependant de nos jours Boissonneau père lui a fait faire de nombreux progrès. Un tour de main particulier rend l'œil de Boissonneau incapable de se briser sous l'influence des changements de température, accident qui arrivait autrefois. Des pro. cédés chimiques nouveaux ont rendu aussi l'œil artificiel moins facilement altérable au contact des humidités de l'orbite; les émails de Mirault deve. naient rugueux en quatre ou cinq mois, tandis que ceux de Boissonneau peuvent durer un an et plus sans offrir cette altération ; c'est là un avantage sérieux, car la moindre rugosité devient très-irritante pour le moignon et la conjonctive. De plus, Boissonneau (1) a imprimé à la forme de l'œil des modifications qui permettent de l'adapter à tous les cas imaginables, même à ceux où le volume du moignon égale celui de l'œil sain ; on sait qu'autrefois on ne considérait la prothèse comme possible qu'autant que l'œil avait perdu une notable partie de ses dimensions.

FIG. 419 — Première modification   FIG. 420. — Œil symétrique à double échancrure
de Boissonneau, 1840.   interne de Boissonneau père, 1866.

Boissonneau a fait remarquer, il y a plus de vingt ans, qu'il est bon d'échancrer légèrement l'extrémité interne pour l'empêcher de s'appuyer douloureusement sur la caroncule lacrymale; il est utile aussi d'enlever une portion de la partie interne du bord supérieur qui, sans cela, exercerait une compression trop forte sur l'os unguis, compression qui gêne la mobilité et détermine parfois des phénomènes d'irritation forçant les malades à renoncer à la prothèse. Il a en conséquence proposé la forme représentée par la figure 419.

Ce modèle, plus parfait que ceux qui l'avaient précédé, présentait encore plusieurs inconvénients, au nombre desquels nous devons signaler la nécessité d'un appareil spécial pour l'œil droit et pour l'œil gauche ; ce fait entraînait la nécessité de placer un plus grand nombre de pièces artificielles dans les collections d'essai. Il y a trois ans environ, Boissonneau père a fait construire un nouveau modèle s'adaptant également bien aux deux yeux (fig. 420). Ce modèle, auquel il donne le nom d'œil symétrique à double échancrure interne, porte une échancrure égale sur le bord supérieur et sur le bord inférieur de la portion caronculaire ; il suffit donc de

(1) Boissonneau père, De la prothèse oculaire, in Congrès d'ophthalmologie de Bruxelles. Paris, 1858, p. 423.

retourner la pièce artificielle pour qu'elle puisse s'adapter également aux deux yeux. L'effilement de la portion caronculaire lui permet de mieux s'adapter à la conformation générale de l'angle interne de l'œil ; cette portion glisse sous la membrane semi-lunaire, que les anciens modèles comprimaient d'avant en arrière.

Quelquefois il existe des végétations et des adhérences plus ou moins étendues ; pendant longtemps on a cru nécessaire d'exciser les végétations, de sectionner les brides ; quelques chirurgiens suivent encore ces errements, dans la pensée que l'application de l'œil artificiel faite immédiatement après l'opération préviendra le retour des adhérences. Presque toujours cet espoir est déçu et le tissu inodulaire se reproduit plus abondant qu'auparavant. Il faut donc recourir au procédé déjà indiqué par Mirault, c'est-à-dire sculpter les pièces afin qu'elles puissent contourner les obstacles (fig. 421 à 423).

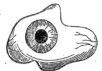

Fig. 421, 422, 423. — Yeux artificiels disposés pour contourner des brides, des adhérences, etc'

Les différentes formes d'œil artificiel que nous venons de représenter sont applicables aux cas où il n'existe pas un vide trop considérable dans l'orbite ; cette dernière circonstance peut se présenter *très-exceptionnellement* à la suite de l'extirpation complète de l'œil, quand le chirurgien n'a pu recourir à l'énucléation d'après le procédé de Bonnet. Il faut alors, pour que la pièce prothétique puisse tenir convenablement, remplir le fond de l'orbite ; on a essayé de mettre en arrière de l'œil artificiel des boulettes de charpie, mais elles ont entretenu une inflammation permanente (1). On a tourné la difficulté en créant des pièces spéciales comblant le vide de la cavité orbitaire. Les figures 424 et 425 nous représentent des modèles de ce genre.

La pièce représentée par la figure 425 a été appliquée dans un càs où, à la suite de l'extirpation totale du globe oculaire, la cavité avait conservé toutes ses dimensions sans s'être comblée, même partiellement, par des productions fibioïdes. L'œil artificiel a été fait de manière à ne pas prendre un point d'appui unique sur la partie postérieure, en A, car le mouvemént

(1) Debout, *Restauration de l'organe de la vision (Bulletin de thérapeutique,* 1862, tome LXIII, page 533).

des paupières, en repoussant l'œil en arrière, aurait exercé une pression douloureuse. La pièce prothétique s'appuyait sur la cavité orbitaire, par tous les points de son cône postérieur, et aussi par les angles saillants E et I disposés de manière à pouvoir reposer sur les angles interne et externe de la cavité orbitaire.

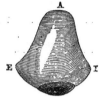
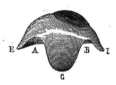

Fig. 424 et 425. — Yeux artificiels employés après l'ablation de toutes les parties remplissant l'orbite.

Quand l'œil n'a pas été extirpé en totalité, quand il reste un moignon composé de la gaîne fibreuse recevant les attaches musculaires, l'illusion produite par la prothèse oculaire est parfaite, car l'œil artificiel, participant aux mouvements du moignon, suit en tout point les mouvements de l'œil sain ; l'illusion peut être portée à un point tel qu'il ne soit pas possible, même à un homme exercé, de reconnaître l'œil normal de l'œil artificiel ; plus d'une fois les médecins militaires y ont été trompés dans leur rôle d'expert devant les conseils de révision. Les mouvements du globe artificiel peuvent aussi se rétablir complétement, avec plus de difficulté, il est vrai, quand le globe a été enlevé en totalité par le procédé de Am. Bonnet (de Lyon) (1), parce que les muscles conservés constituent un moignon suffisant pour qu'un artiste habile puisse mettre la pièce de prothèse sous sa dépendance.

Si au contraire l'œil a été enlevé complétement par le procédé ordinaire, le globe prothétique reste à peu près immobile ; cependant, dans quelques cas heureux, il possède quelques légers mouvements dus à l'action des paupières ; ce fait est explicable, si l'on réfléchit que les muscles des paupières contribuent dans une certaine mesure à la mobilité de l'œil.

Nous venons d'examiner les trois circonstances dans lesquelles la prothèse intervient habituellement : 1° diminution de volume plus ou moins considérable du globe normal ; 2° ablation de l'œil par le procédé de Bonnet en respectant les muscles et l'enveloppe fibreuse de Sténon ; 3° extirpation totale. Avant les recherches de Boissonneau, on ne supposait pas qu'il fût possible de placer un œil artificiel sur un œil de volume normal,

(1) A. Bonnet, *Traité des sections tendineuses et musculaires*. Paris, 1841, p. 321.

à bien plus forte raison on ne songeait pas à la prothèse dans les cas de staphylôme, si l'on ne pratiquait pas une opération préalable. La prothèse semblait impossible alors, parce que l'on pensait que l'œil artificiel ferait faire une trop forte saillie aux paupières et même les empêcherait de se fermer; on craignait aussi la trop grande irritabilité de la cornée. Boisson-neau a vaincu ces difficultés en donnant aux pièces de prothèse une exces-sive légèreté, et en disposant obliquement l'iris artificiel de telle sorte qu'il n'eût aucun contact avec la cornée.

Les figures 426 et 427, empruntées aux travaux de Debout, donnent

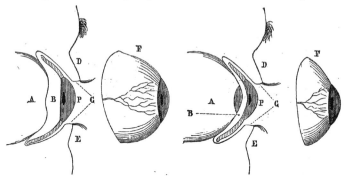

FIG. 426. — Coupe de l'œil artificiel appliqué sur un globe réduit de volume.

FIG. 427. — Coupe de l'œil artificiel appliqué sur un globe oculaire de volume normal.

une excellente idée de cette modification. A, globe oculaire; B, intervalle qui sépare celui-ci de l'œil artificiel; C, coupe de la coque d'émail qui prend son point d'appui sur le fond du sillon conjonctival inférieur; D, paupière supérieure; E, paupière inférieure; F, dimensions de l'œil artificiel adapté dans chacune de ces circonstances.

La figure 426 représente l'œil artificiel employé dans les cas où le moi-gnon a perdu une partie de son volume. Ici, l'iris ne pouvant exercer aucun frottement contre la cornée, conserve la direction verticale qu'il possède dans l'œil normal. Dans la figure 427, où l'œil artificiel est posé sur un globe de volume ordinaire, l'iris prend une forme bombée, comme il arrive quelquefois quand il est repoussé par un cristallin trop volumi-neux; de cette façon, il ne touche la cornée par aucun point. Cette modification permet la pose de l'œil artificiel, même sur des yeux atteints de staphylôme léger.

La possibilité d'adapter l'œil artificiel sur un globe normal constitue en réalité le plus grand progrès qu'ait fait l'ocularistique dans ces dernières années; permettant d'appliquer un écran au devant de l'œil tout en conservant la régularité des traits du visage, elle dispense dans quelques cas le chirurgien de recourir à l'extirpation de l'œil, comme je l'ai dit en commençant cet article; de plus, elle permet, sans le secours d'opération préliminaire, de cacher les difformités résultant des taies de la cornée, etc. Je n'ai pas besoin d'ajouter que, dans ces cas, il est possible de donner à l'œil artificiel une mobilité parfaite.

Il arrive quelquefois que les sécrétions oculaires, séjournant entre le bulbe oculaire et l'émail, enflamment le premier et altèrent le second; il est facile de remédier à ce défaut en pratiquant, dans un point caché par la paupière, une échancrure ou une perforation qui assure le cours des liquides. Les figures 428 et 429 indiquent cette légère modification qui n'est utile qu'avec le premier modèle de Boissonneau.

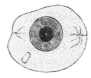

Fig. 428 et 429. — Œil artificiel échancré ou perforé pour permettre l'écoulement du liquide sécrété dans l'orbite.

On comprend, après tout ce que nous venons de dire, que la forme, l'aspect, les dimensions de l'œil artificiel, doivent varier avec chaque cas particulier. Il existe des collections d'yeux artificiels représentant une série des variétés usitées le plus souvent, parmi lesquelles le médecin peut faire un choix; cela suffit souvent quand la cavité orbitaire ne présente ni végétation ni adhérence aux paupières. Quand cette circonstance existe, l'œil doit être fait tout exprès, et le malade doit venir se remettre entre les mains d'un habile oculariste. Il en est de même quand l'œil artificiel doit être appliqué sur un globe de volume normal. Si un voyage est impossible, on peut à la rigueur faire faire un œil artificiel en envoyant des renseignements précis; je reproduis ici, croyant être utile aux praticiens, les indications qui doivent être données à l'artiste.

Indications à prendre sur l'œil sain. — Quel est le diamètre de l'iris? — Quel est le diamètre moyen de la pupille? — Quelle est la couleur de l'iris? — Quelle est la couleur de la sclérotique?

Indications à prendre sur l'œil perdu. — Quel est l'œil perdu? — Depuis combien de temps est-il perdu? — Le globe oculaire est-il atrophié ou a-t-il été extirpé? — Quel est le degré de diminution du globe comparativement au volume de l'œil sain? La face antérieure du moignon oculaire est-elle aplatie, arrondie ou conique? — Bien que la vision soit

perdue, existe-t-il encore quelques parties de la cornée transparente? —
Quelle est la profondeur du sillon oculo-palpébral mesuré derrière la paupière inférieure? — Donner la description des complications qui auraient
surgi après la perte de l'œil. S'il existait des brides ou des adhérences
réunissant partiellement les paupières au globe, il faudrait préciser leur
étendue, ainsi que la position qu'elles occupent.

Ces renseignements seront très-utilement complétés par un dessin colorié, de grandeur naturelle, représentant fidèlement la région oculaire des
deux yeux, les couleurs exactes de l'iris et de la sclérotique.

L'œil artificiel ne doit, en général, servir que pendant la journée; le
malade l'enlève pour la nuit, mais il doit éviter de le mettre, comme le
conseillent les auteurs, dans un verre d'eau, car le contact prolongé de ce
liquide hâte l'altération de l'émail. Il faut l'essuyer convenablement, l'entourer de papier de soie et le placer dans une boîte.

L'introduction et l'extraction de l'œil artificiel se font avec une grande
facilité, en se conformant cependant à certaines règles.

Il faut avant tout plonger l'œil artificiel, pendant quelques secondes,
dans un verre d'eau, afin de le laver et de le rendre plus glissant. Cette
précaution prise, le patient saisit avec les doigts de la main gauche le bord
libre de la paupière supérieure et le relève perpendiculairement; en même
temps il regarde aussi en bas que possible afin que le moignon, s'écartant
du côté supérieur de l'orbite, laisse libre la voie que va parcourir la pièce
prothétique. Celle-ci est alors saisie par son petit diamètre entre le pouce
et l'index de la main droite, qui poussent la grosse extrémité, ou extrémité
temporale, directement en haut jusque vers le fond de l'orbite; à ce moment, on fait exécuter à l'œil artificiel un mouvement de rotation qui dirige sa petite extrémité vers l'angle interne de l'orbite. Dès que ce premier
temps est exécuté, le patient qui, jusque-là, avait tenu les yeux baissés,
porte son regard vers le ciel et abaisse légèrement la paupière inférieure ;
l'œil artificiel vient de lui-même prendre la place qu'il doit occuper.

S'il existait des brides accidentelles entre le moignon et la paupière, on
se bornerait à glisser les échancrures de la pièce prothétique dans les brides
qui en auraient provoqué l'exécution en abaissant la paupière inférieure
ou en relevant la paupière supérieure.

L'extraction est généralement très-simple; il suffit d'abaisser, avec l'index
de la main gauche, la paupière inférieure, et de regarder directement en
haut ; le moignon, en se portant en haut, fait basculer le bord inférieur de
l'œil artificiel sous lequel on glisse la tête d'un passe-lacet ou d'une épingle
tenue de la main droite; on se sert alors du passe-lacet comme d'un levier
avec lequel on porte l'œil artificiel en avant. En même temps le patient

ouvre les paupières le plus possible; la pièce de prothèse vient tomber dans la main gauche placée convenablement.

Il est bon, quand on place et quand on extrait un œil artificiel, de se mettre devant une table garnie d'un tapis ou d'un linge plié en plusieurs doubles.

Pour habituer les enfants à ces manœuvres qui les inquiètent, Boissonneau passe un fil dans un pertuis pratiqué à la section palpébrale inférieure de l'œil artificiel et le laisse pendre d'un centimètre environ sur la joue. L'enfant ne tarde pas à tirer lui-même sur ce fil et à faire tomber l'œil; comme il n'a pas souffert, il laisse volontiers recommencer l'opération.

Quelques essais ont été faits dans le but de substituer à la cornée devenue opaque un disque de verre transparent ; ces expériences avaient été précédées par les tentatives de Moësner, Reysinger, Drolhagen, Himly, etc., qui s'étaient ingéniés à transplanter une cornée empruntée à des animaux à la place de la cornée opaque ; nous n'avons point à nous occuper de ces opérations qui sont du domaine de l'anaplasie; revenons donc aux cornées de verre.

Nussbaum, après avoir fait sur la cornée une incision horizontale dans la longueur d'une ligne et demie environ, y introduisait une lame de verre munie d'un bord creux; ce bord creux embrassait les lèvres de la plaie comme un bouton de chemise maintenu dans sa boutonnière, ou comme certains obturateurs du voile du palais. L'irritation consécutive à ces essais de prothèse, qui n'ont été faits que chez les animaux, a duré sept à huit mois; l'aspect de l'œil n'était pas repoussant ; on remarquait seulement autour du disque de verre un épaississement leucomateux traversé par quelques vaisseaux déliés.

En 1862, Abatte, inspecteur sanitaire en Égypte, a présenté à l'Académie de médecine (1) un Mémoire dans lequel il expose une nouvelle méthode de prothèse de la cornée. Ce médecin place, à la place de la cornée enlevée, un disque de verre de 10 millimètres de diamètre ; sur la circonférence de ce disque, il applique un diaphragme formé d'une couche mince de gutta-percha dont l'adhérence est établie au moyen de la caséine. Les tentatives du docteur Abatte ont eu des résultats qu'il a constatés dans le passage suivant :

« J'ai pratiqué, dit-il, la première expérience sur l'œil d'un lapin dont j'ai laissé en place la conjonctive scléroticale; un petit morceau de membrane de gutta-percha, collé par la caséine, entre la sclérotique et la cor-

(1) Abatte, *De la néokératopsie, ou de la vision par cornée artificielle* (*Bulletin de l'Académie de médecine*. Paris, 1862, t. XXVIII, p. 86, et *Bulletin de thérapeutique*, 1862, t. LXIII, p. 474).

née, y est demeuré deux jours, en y produisant cependant un chémosis séreux tout autour ; je l'ai ensuite détaché pour me convaincre de l'état adhésif désiré qui était parfait.

» J'ai répété une seconde expérience sur un autre lapin, en ayant soin de dénuder préalablement de sa conjonctive une partie de la sclérotique. La nouvelle membrane de gutta-percha superposée y a adhéré tellement et sans inflammation, que j'ai dû forcément l'arracher après sept jours, dans le but d'observer les effets de l'adhésion.

» Une troisième expérience a été répétée sur l'œil d'un chien. L'adhésion s'est formée très-rapidement, quoique l'animal fût très-peu docile à l'expérimentation.

» Pourtant, le septième jour, j'ai pu observer, et ma surprise a été grande, que la sclérotique était couverte d'une légère couche conjonctivale vascularisée. Cette troisième expérience fut donc pour moi d'une très-grande importance, car elle semblait démontrer que l'opération que je propose était applicable à l'homme. La science a enregistré plusieurs cas de corps étrangers fixés dans l'œil ; mais l'application d'une substance rendue non-seulement tolérable, mais encore susceptible de s'organiser, voilà ce qui ne s'est jamais vu, je crois. C'est ce qui m'a décidé à tenter l'expérience sur l'homme.

« Tout dernièrement, à Alexandrie, dans un cas d'extraction du staphylôme, j'ai collé sur la marge libre de la brèche une petite membrane de gutta-percha ; l'adhésion s'y est produite presque à l'instant, et, vingt-cinq jours après, j'ai eu la satisfaction d'observer que le tissu inodulaire s'y était organisé sans entrave et en faisant entrer, en incorporant même le petit morceau de corps étranger dans sa substance. L'individu, M. M..., est en parfaite guérison, toujours à Alexandrie.

» De ce fait et de ces expériences on peut conclure, ce me semble, que la gutta-percha tolérée dans l'organisme conserve en même temps ses caractères et son inaltérabilité à la température animale, et que, collée avec la caséine, sur la surface cornéo-scléroticale, elle y forme une adhésion je dirais presque organique. »

Les tentatives de prothèse cornéale du docteur Abatte n'ont pas donné des résultats assez concluants pour que l'on puisse regarder la possibilité de cette opération comme un fait acquis ; elles sont assez sérieuses cependant pour n'être point passées sous silence.

Lorsque la vue est complétement perdue des deux côtés, la prothèse peut encore rendre quelques services aux infirmes en leur fournissant des instruments capables de permettre une écriture régulière ; tels sont, par exemple, les céci-règles de Duvignau et le typhlographe du capitaine Passart.

Le dernier, qui est le plus simple de tous, a été l'objet d'un éloge des plus flatteurs de la part de Guadet (1).

« Il se compose, dit le chef de l'enseignement de l'institution des Jeunes-Aveugles, d'un pupitre de bois ordinaire, recouvert d'un appuie-main en fer-blanc vernissé. Le côté supérieur de cet appui-main est muni d'une tringle mince sur laquelle glisse un curseur de bois, légèrement excavé, dans lequel repose l'annulaire de l'écrivain. Un arrêt à vis court également sur la tringle et peut être fixé sur divers points de son étendue, de façon à limiter le champ du curseur, suivant la longueur qui doit être donnée aux lignes d'écriture. La planchette supérieure du pupitre porte deux rouleaux faisant laminoir qui sont mus par un levier à bascule manœuvré par la main gauche de l'aveugle. La feuille de papier passe entre ces deux rouleaux et s'avance d'une largeur déterminée à chaque mouvement du levier. S'il ne s'agit plus d'une lettre, mais bien d'une bande de papier indéfiniment longue qu'il faut couvrir d'écriture, elle s'enroule sur un rouleau additionnel, et, un quatrième rouleau, placé dans la cavité du pupitre, permet au papier une sorte de mouvement sans fin, à la faveur duquel une surface écrite rentre dans le pupitre au fur et à mesure qu'une surface blanche de même dimension vient se placer au-devant de la règle fixe. Les rouleaux sont recouverts de papier buvard.

» La manœuvre de cet appareil est des plus simples et n'exige presque aucune habitude. La tranche supérieure du papier est pincée entre les deux cylindres par un mouvement du levier-bascule, et l'arrêt à vis est fixé à la longueur que doivent avoir les lignes. Cela fait, l'écrivain place l'annulaire de la main droite sur le curseur, ou, s'il le juge plus commode, saisit l'angle gauche du curseur entre le médium et l'annulaire. »

La prothèse peut encore s'appliquer aux paupières ; elle arrive même, dans quelques cas particuliers, à représenter la mobilité de ces voiles membraneux, et alors elle est supérieure à l'autoplastie, qui ne saurait faire une paupière mobile quand toute l'épaisseur de cet organe est détruite. Ici il est impossible de poser aucune règle générale, car la prothèse devra varier avec chaque difformité. D'ailleurs, les exemples sont encore fort rares ; Debout a rapporté l'un des plus remarquables. La vision était perdue, mais un moignon, parfaitement mobile, conservé ; en même temps, la paupière avait subi une perte de substance représentée par la figure 430. Après plusieurs essais, Boissonneau fils fit un œil artificiel supportant un rebord supérieur destiné à recevoir de la cire (fig. 431) ; celle-ci, moulée avec soin, représenta la paupière supérieure qui eut la même forme, le

(1) *Bulletin de thérapeutique*, année 1864, t. LXVII.

même aspect, la même couleur que la paupière saine. Des cils convenablement implantés formaient avec ceux qui restaient une ligne irréprochable.
Toute la partie supérieure de la paupière de cire se confondait si bien avec
le pli de la paupière naturelle, que le raccordement de la pièce artificielle
avec les parties saines était à peine sensible aux deux extrémités.

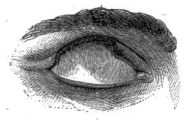
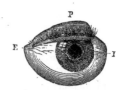

FIG. 430. — Destruction du globe oculaire et des   FIG. 431. — Application d'un œil artificiel
deux tiers externes de la paupière supérieure.   d'émail, supportant une paupière de cire.

La cire avait été choisie de préférence à toute autre substance, parce
qu'elle a l'avantage de représenter exactement le ton naturel des chairs ;
en revanche, la cire s'altère rapidement, de sorte que les pièces sont d'un
usage peu prolongé. Dans ce cas particulier, cet inconvénient n'était pas
sérieux, parce que le sujet était assez artiste pour réparer lui-même sa
paupière artificielle. En toute autre circonstance, il faudrait donner la préférence au caoutchouc.

ART. II. — PROTHÈSE BUCCALE.

Depuis quelques années, le domaine de la prothèse buccale s'est considérablement agrandi. Ce ne sont plus seulement des dents qui sont
remises en place, des perforations palatines peu étendues qui sont com-
blées ; ce sont des mâchoires inférieure et supérieure en partie ou en
totalité, ce sont des voûtes du palais entières et des voiles du palais mobiles qui sont reconstitués par d'habiles artistes. Nous étudierons successivement la prothèse dentaire, — la restauration du maxillaire supérieur,
— la restauration du maxillaire inférieur, — la restauration du voile
du palais.

§ I. — Prothèse dentaire.

La prothèse dentaire remonte à la plus haute antiquité ; Hippocrate en
fait déjà mention. A. Paré nous apprend que de son temps, on faisait des
dents d'os, d'ivoire, ou encore des dents dites *de rochart* que l'on attachait
aux dents restées saines à l'aide de fils d'or ou d'argent ; il nous donne

même des figures (fig. 432) prouvant que cet art était déjà arrivé à un certain degré de perfection.

Depuis, on a employé tour à tour, pour la confection des dents artificielles, des os ou des dents de bœuf, de mouton, de cheval, de cerf, l'ivoire, les dents d'hippopotame, les dents humaines, et enfin les pâtes minérales. Les dents et les os d'animaux sont absolument rejetés, car ces substances n'imitent jamais parfaitement les dents humaines; de plus,

elles s'altèrent avec une très-grande facilité et communiquent à l'haleine une odeur fétide. L'ivoire qui jaunit très rapidement est peu employé. Les dents humaines, quand elles ne sont ni cariées, ni fêlées, quand elles proviennent de sujets adultes, se conservent pendant fort longtemps; on ne peut objecter à leur emploi que la difficulté de se procurer des dents parfaitement saines et la répugnance assez naturelle qu'elles inspirent.

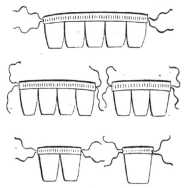

FIG. 432. — Dents artificielles (Ambr. Paré).

Les incisives de l'hippopotame jouent, aujourd'hui encore, un très-grand rôle dans la prothèse dentaire, parce que leur émail, lorsqu'il est bien poli, imite parfaitement l'émail des dents humaines; la forme curviligne de ces incisives permet de tailler dans un seul morceau des dentiers complets. Les dents de l'hippopotame, étant beaucoup plus denses que l'ivoire et les autres substances animales, jaunissent moins rapidement et rendent l'haleine moins fétide; cependant elles n'échappent pas complétement à ces inconvénients.

Au commencement du XVIIIᵉ siècle, Fauchard eut l'idée de recouvrir d'un émail minéral la surface apparente des dents d'hippopotame; c'était là un progrès, car si la surface interne restait exposée à des altérations, la surface visible ne changeait plus de couleur.

En 1776, Duchâteau, pharmacien à Saint-Germain-en-Laye, fit, pour son usage personnel, un dentier complet en porcelaine dure; les dents de Duchâteau, déformées par le retrait pendant la cuisson de la pâte, n'imitaient qu'imparfaitement la forme des dents naturelles; d'ailleurs, elles étaient d'un blanc beaucoup trop vif. De Chémant ajouta à la·pâte de la porcelaine des terres colorantes qui lui donnèrent une couleur plus convenable, tout en la rendant moins susceptible de retrait. Après de nombreux essais, les dents minérales sont arrivées à un'tel degré de perfection que lorsqu'elles sont en place, il est à peu près impossible de les distinguer des dents voisines ; de plus, inaccessibles à la corruption, elles sont d'une solidité parfaite ; on s'accorde donc à les employer le plus habituellement. Les dents minérales se composent généralement de deux parties : — la base formée surtout de feldspath et de kaolin, — l'émail formé de feldspath et quelques traces de quartz. Leur nuance est due à la combinaison de divers métaux et oxydes, entre autres, l'or, le platine, le titanium.

Quelle que soit la matière que l'on emploie, les dents artificielles doivent être choisies de telle sorte qu'elles comblent parfaitement le vide des dents absentes sans exercer de pression exagérée sur les dents voisines ; il faut encore, et ceci est de la plus haute importance, que les dents artificielles ne dépassent pas la ligne formée par le bord des autres dents. Si cette condition n'était pas remplie, les deux arcades dentaires n'arriveraient plus au contact dans toute leur étendue, et de plus, les dents artificielles, trop comprimées, ne manqueraient pas d'exercer une pression très-douloureuse sur les gencives.

Pour arriver à une exactitude parfaite dans la construction des pièces artificielles, il est indispensable d'obtenir la reproduction, par moulage de plâtre, des dispositions de la bouche.

Nous décrirons rapidement les opérations par lesquelles on obtient ces

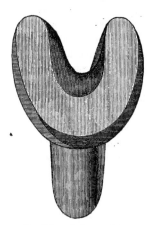

FIG. 433. — Porte-empreinte.

moules, en mettant à profit quelques indications qu'a bien voulu nous donner E. Magitot. On doit lever trois empreintes : 1° l'empreinte de la mâchoire, sujet de la perte de substance ; 2° l'empreinte de la mâchoire opposée ; 3° une empreinte double indiquant les rapports des deux mâchoires dans leur rencontre normale.

Les deux premières empreintes s'obtiennent au moyen de la cire, de la gutta-percha ou du plâtre ; on prend à cet effet une masse de ces substances suffisamment ramollie et on lui donne la courbure du bord alvéolaire. Avec les doigts, ou mieux avec un petit appareil métallique appelé *porte empreinte* (fig. 433), on fait pénétrer dans la masse, par une pression douce et progressive, le bord alvéolaire tout entier ; on pénètre ainsi sans difficulté jusqu'au fond du sillon gingivo-labial.

Cela fait, on laisse la masse un instant en place et on la retire *verticalement*, par un mouvement assez brusque, de manière à bien conserver dans l'empreinte la direction et la forme des parties.

Cette opération répétée sur la mâchoire opposée donne deux empreintes concaves dans lesquelles on coule du plâtre.

La troisième empreinte, destinée aux rapports, se prend de la manière suivante : après avoir appliqué sur la mâchoire supérieure une masse de cire comme pour en prendre isolément le moulage, on indique au sujet de relever la mâchoire inférieure et de fermer la bouche, en faisant grande attention de conserver la position normale des mâchoires dans l'état d'occlusion. Les dents inférieures s'impriment ainsi dans la même masse que les dents supérieures. Cela fait, le patient ouvre la bouche et l'on retire doucement la masse de cire.

Les deux pièces de plâtre obtenues par les moulages isolés des mâchoires supérieure et inférieure sont alors placées, d'après cette dernière empreinte, dans les rapports normaux que présentent les mâchoires ; on les unit dans cette position par l'addition d'un peu de plâtre.

Les dents artificielles préparées sur ces moules, dans des conditions exactes de dimension et de hauteur, peuvent être fixées dans la bouche par plusieurs méthodes.

La plus ancienne est celle qui consiste à attacher, par des liens, les dents artificielles aux dents voisines.

A. Paré employait pour obtenir ce résultat des fils d'or ou d'argent. Depuis, on s'est servi de fils de lin, de cordonnets de soie écrue, d'une substance connue sous le nom de racine chinoise, et enfin de pite ou crin de Florence. La racine chinoise n'est autre qu'un cordonnet de soie écrue enduite de résine copal. — Le crin de Florence est fait avec le corps des vers à soie, pris au moment où ils vont filer ; on les trempe, dit Maury (1), dans du vinaigre, et après les avoir allongés d'environ deux pieds, on met sécher cette espèce de fil sur une planche en l'y fixant par ses deux extrémités. La dent qui doit être maintenue en place de cette manière est percée d'un orifice transversal à sa base, que l'on appelle talon ; le fil, après avoir traversé cet orifice, vient se fixer sur les dents voisines. Ce système n'est que rarement employé, car l'action du fil ne tarde pas à ébranler les dents saines, à les couper et à vivement irriter les gencives ; de plus, le fil est toujours apparent.

Un procédé assez ancien consiste à fixer les dents artificielles sur les racines des dents à l'aide de pivots. Ce moyen, bien qu'il ne soit pas dé-

_____

(1) Maury, *Traité complet de l'art du dentiste*, 3ᵉ édition. Paris, 1841.

pourvu d'inconvénients, est encore utilisé quelquefois, surtout quand il ne s'agit de remplacer qu'une ou deux dents.

La dent à pivot est une dent artificielle, au talon de laquelle est solidement fixée une tige de platine ou d'or (fig. 434).

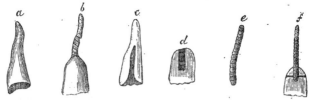

FIG. 434. — *a*, racine d'une dent devant porter une dent à pivot ; *b*, dent artificielle garnie de son pivot ; *c*, moitié d'une racine indiquant la manière dont doivent être perforées celles destinées à porter des dents à pivots ; *d*, moitié d'une dent artificielle, vue par sa face interne, représentant le taraud qui doit recevoir un pivot à vis ; *e*, pivot marqué d'un pas de vis à sa partie la plus forte et de quelques légères entailles à celle qui est déliée ; *f*, moitié d'une dent artificielle, vue par sa face postérieure, à laquelle est fixé un pivot traversé par une petite goupille.

Cette tige est destinée à s'introduire dans le canal de la racine de la dent qui fait défaut : ce canal a été, bien entendu, agrandi au préalable à l'aide d'équarrisoirs de diverses grosseurs, et la racine a été nivelée de façon à ne pas dépasser la gencive. Pour mieux fixer le pivot dans le canal dentaire, on l'entoure de fils de soie ou de lin, ou mieux encore de minces pellicules d'écorces de bouleau. On a songé aussi à faire des pivots de bois, mais ceux-ci sont trop hygrométriques et trop fragiles. L'enfoncement des pivots s'accompagne de douleurs que l'on a attribuées, surtout, à ce qu'ils poussent devant eux une colonne d'air incompressible ; presque toujours aussi des abcès alvéolaires surviennent. Pour éviter la compression de l'air et pour donner issue à la suppuration, John Goglon a imaginé de faire des pivots creux représentant un tube capillaire.

Les dents à pivots rendent incontestablement des services; elles ont l'avantage de ne point fatiguer les dents voisines, mais il est évident que leur application est restreinte, puisqu'elle suppose l'existence d'une racine saine. Ajoutons encore qu'elles ne peuvent servir qu'à la prothèse des canines et des incisives du maxillaire supérieur; les racines des incisives et des canines inférieures sont trop minces pour ce genre de travail, et celles des dents molaires sont trop irrégulières.

Quoi qu'il en soit, les deux procédés que nous venons d'exposer ne peuvent s'appliquer avec fruit qu'à la prothèse d'une ou de deux dents. Il n'en est pas de même d'une troisième méthode, qui consiste à fixer les dents artificielles par des soudures, des rivets ou tout autre moyen, sur des plaques d'hippopotame, d'étain, de platine, d'or ou de caoutchouc vulcanisé. Ces plaques, construites sur les moules que nous avons indiqués plus haut, ont exactement la forme des gencives et se fixent aux dents saines par des crochets ou des ressorts. Autrefois, on faisait volontiers ces pièces en hippopotame; aujourd'hui on préfère les métaux et le caoutchouc, substances moins altérables et solides à un degré moindre d'épaisseur. L'or est le métal le plus convenable; l'étain a de nombreux inconvénients et, dans tous les cas, il doit être recouvert d'une épaisse couche d'or. Le caoutchouc, généralement préférable aux métaux, prend la couleur naturelle des chairs, se modèle plus simplement et jouit d'un contact plus doux ; de plus, il ne se déforme pas aussi facilement. Cependant on devra préférer l'or au caoutchouc lorsque la structure des mâchoires exige l'emploi d'une base très-mince.

Quelques figures feront parfaitement comprendre ce mode de prothèse. S'agit-il de remplacer une incisive centrale, la dent artificielle est fixée sur une plaque d'or divisée en deux branches ; celles-ci se terminent par des crochets destinés à embrasser le collet des canines ou des molaires

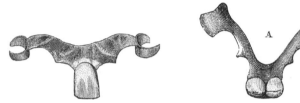

FIG. 435 et 436. — Dents incisives fixées sur des plaques de caoutchouc ou d'or, maintenues par des crochets.

(fig. 435). On comprend sans peine qu'il serait facile d'attacher à la plaque métallique deux incisives au lieu d'une (fig. 436). Souvent il est possible de simplifier l'appareil en ne lui donnant qu'une seule branche.

S'il s'agissait de remplacer toutes les dents incisives de la mâchoire supérieure, on terminerait avantageusement l'appareil, pour assurer sa stabilité, par des crochets multiples embrassant la racine de plusieurs dents saines (fig. 437).

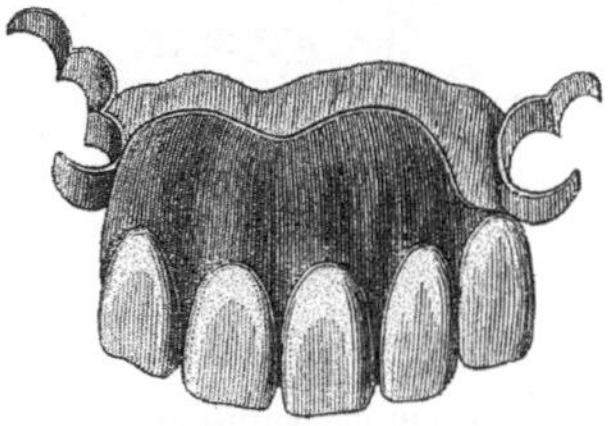

FIG. 437. — Restauration de cinq dents antéro-supérieures et du bord alvéolaire correspondant, perdues par suite d'un coup de pied de cheval. — Appareil de caoutchouc avec collets d'or. (Magitot.)

Si les dents voisines de celles qui sont à remplacer n'étaient pas parfaitement saines, il serait indispensable d'étendre considérablement les branches qui supportent les crochets, afin que ceux-ci viennent entourer les molaires (fig 438 et 439).

Quelquefois, pour donner une grande fixité à l'appareil, quand les dents restées dans la bouche ne sont pas très-solides, on combine le système des crochets avec celui des pivots (fig. 440).

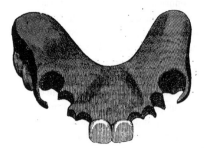

FIG. 438 et 439. — Dents artificielles fixées sur des plaques de caoutchouc vulcanisé ou d'or, et maintenues par des crochets entourant le collet de dents éloignées.

S'il faut remplacer des dents de chaque côté de la mâchoire, alors que les antérieures sont saines, on donne une grande solidité à l'appareil en le composant d'une plaque qui, passant en arrière des incisives, vient se terminer par deux crochets attachés aux dernières molaires : les parties latérales de cette plaque supportent les canines et les molaires absentes (fig. 441).

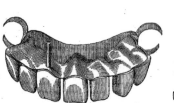
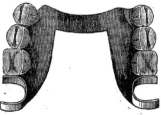

FIG 440. — Dentier artificiel maintenu par des collets et un pivot. (Magitot.)   FIG. 441. — Dentier à crochet pour la prothèse des molaires des deux côtés.

Ces exemples suffisent pour faire comprendre tout le parti que l'on peut tirer des dents artificielles montées sur des plaques à crochet. Ces plaques ne peuvent évidemment servir qu'autant qu'il reste des dents en assez bon état pour fournir des points d'appui ; quand cette circonstance heureuse ne se présente pas, on peut chercher le point d'appui sur la mâchoire opposée ; à plus forte raison en est-il ainsi quand toutes les dents sont absentes.

La figure 442 représente un dentier artificiel complet. Les plaques sur lesquelles sont fixées les dents sont constituées de la même manière

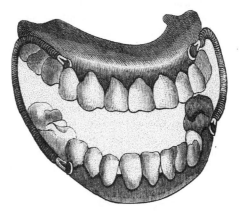

Fig. 442. — Dentiers supérieur et inférieur unis par des ressorts.

que dans les pièces partielles; elles se modèlent exactement sur les gencives supérieure et inférieure, et sont reliées entre elles par des ressorts

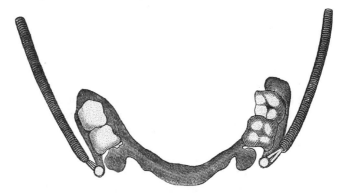

Fig. 443. — Ressort partant d'une pièce entourant les dents inférieures pour supporter un dentier supérieur complet.

en spirale dont l'action consiste à tenir les dentiers supérieurs et inférieur, éloignés l'un de l'autre : dès que la mâchoire inférieure s'abaisse, le ressort, cessant d'être contenu par la pression du maxillaire inférieur, repousse en bas le dentier inférieur qui suit tous les mouvements de la mâchoire.

Si les dents supérieures étaient seules enlevées, on se bornerait à faire un dentier supérieur qui se relierait par les mêmes ressorts à une pièce venant entourer les dents de la mâchoire inférieure (fig. 443).

Les pièces de prothèse dentaire à crochet et à ressort sont connues depuis longtemps ; Fauchart en donne déjà une description très-étendue ; elles sont en général préférables aux liens et aux pivots, mais cependant elles occasionnent souvent de la gêne et surtout elles contribuent à déchausser, à ébranler les dents saines sur lesquelles elles s'appuient. L'invention des dentiers à succion qui tiennent en place sans crochet, sans ressort, sans aucun moyen mécanique, par la pression de l'atmosphère, a donc réalisé un progrès considérable. La base de ces dentiers peut être faite d'ivoire, d'hippopotame, d'or ou de caoutchouc, comme celle des

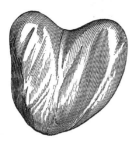
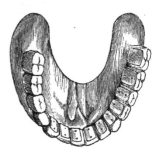

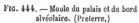

FIG. 444. — Moule du palais et du bord   FIG. 445. — Dentier à succion.
alvéolaire. (Preterre.)   (Preterre.)

appareils à plaque ; les premières substances sont trop altérables et trop lourdes, aussi préfère-t-on de beaucoup l'or et surtout le caoutchouc vulcanisé. Il faut ici que la cuvette qui supporte les dents artificielles soit adaptée aux gencives avec un soin plus grand encore que dans les dentiers ordinaires, et cela se conçoit facilément ; il faut, en effet, qu'il n'y ait pas la moindre quantité d'air entre la gencive et la cuvette pour que celle-ci puisse être tenue en place par l'effort de la pression atmosphérique. Pour que cette condition soit remplie, il ne suffit pas de fabriquer la cuvette sur une pièce moulée, il faut encore que le moule ne soit pris que lorsque les parties molles ont subi tous les changements qui surviennent habituellement après l'extraction des dents. Nous ferons remarquer que Harris recommande d'arranger les dents de telle façon que toutes celles de la mâchoire supérieure rencontrent en même temps toutes celles de la

mâchoire inférieure ; si cette précaution n'était pas prise, la cuvette bascu-
lerait, l'air pénétrerait entre elle et la gencive, ce qui rendrait inévitable
la chute de l'appareil.

La figure 444 représente le modèle de plâtre du bord alvéolaire et du
palais de la personne à laquelle était destiné le dentier représenté par la
figure 445.

Pour fixer le dentier, le malade, après l'avoir mis en place, n'a qu'à
faire une lente inspiration qui suffit à produire un vide complet. On remarquera que dans le dentier de la figure 445, la plaque recouvre toute la
voûte palatine : c'est là un désavantage
au point de vue de la mastication, mais
il est difficile de l'éviter si l'on veut
donner à l'appareil une stabilité suffisante.

Cependant Harris (1) fait observer
que si le bord alvéolaire est en bon
état, on peut parfaitement, surtout
pour la prothèse de quelques dents de
chaque côté de la mâchoire, se servir
de dentiers à base beaucoup plus étroite.
Dans ce cas, il est convenable d'assurer la solidité de l'appareil par une tige
jetée transversalement entre ses deux
extrémités postérieures (fig. 446).

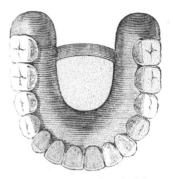

Fig. 446. — Dentier à succion à base
très-étroite. (Preterre, d'après Roper.)

Le dentier à succion tel que nous venons de le représenter tient bien
dans la majorité des cas, cependant Devinelle, Cleavelant, Flagg et quelques autres l'ont perfectionné avantageusement en plaçant dans la plaque
palatine une ou plusieurs cavités situées en arrière du bord alvéolaire
(fig. 447, 448 et 449). Grâce à ces cavités, le vide est plus parfait et par conséquent la fixité de l'appareil est mieux assurée. De plus, ces cavités, faisant
l'office de petites ventouses, forcent les parties molles à faire à leur intérieur
une légère saillie dont le résultat est de prévenir les glissements de l'appareil.

Devinelle a encore perfectionné le dentier à succion en ajoutant une
soupape au centre de la cavité dont nous venons de parler ; cette soupape
est disposée de telle sorte que l'air peut sortir facilement sous l'influence
de l'aspiration, mais ne peut rentrer. Cette modification permet de faire
du premier coup un vide parfait, résultat auquel on n'arrive pas aussi facilement avec les autres appareils.

(1) Harris, *The principles and practice of dental surgery*, 1855.

Habituellement on n'emploie les dentiers à succion que dans les cas où

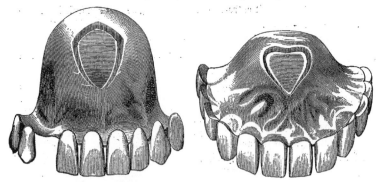

FIG. 447 et 448. — Dentiers à succion munis d'une ventouse (base d'or). (Magitot.)

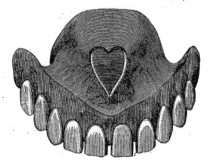

FIG. 449. — Appareil muni d'une ventouse à succion, base de caoutchouc. (Magitot.)

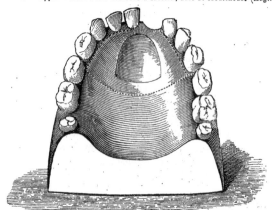

FIG. 450. — Dentier à succion pour la prothèse d'une seule dent.

il est nécessaire de réparer une brèche considérable; cependant il est possible de s'en servir avec avantage, même pour là prothèse d'une seule dent. Les lignes ponctuées de la figure 450 nous montrent quelle est l'étendue de la plaque à employer quand il s'agit de remplacer une ou deux incisives.

§ II. — Obturateurs de la voûte palatine et voile du palais artificiel.

Quelquefois accidentelles, les perforations de la voûte palatine résultent le plus souvent de maladies internes parmi lesquelles la syphilis joue un rôle considérable. Les appareils prothétiques destinés à remédier à ces lésions sont signalés pour la première fois, en termes précis, par A. Paré (1), qui en décrit deux formes. Dans la première, l'obturateur est représenté par une plaque métallique un peu plus large que la perforation, portant au centre de sa face supérieure deux tiges flexibles et élastiques entre lesquelles vient s'attacher une éponge (fig. 451).

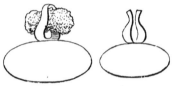

La plaque métallique s'applique sur la voûte palatine, les deux tiges flexibles passent dans la perforation et l'éponge est

FIG. 451. — Obturateur à éponge. (A Paré.)

placée dans la fosse nasale au-dessus de la voûte palatine; par son augmentation de volume, sous l'influence de l'humidité, elle maintient l'appareil en place. On a dû renoncer à ce procédé; la présence de l'éponge ne tarde pas à devenir insupportable et à communiquer à l'haleine une odeur des plus fétides.

Le deuxième procédé, décrit par Paré, consiste en une grande plaque métallique recouvrant la face buccale de la voûte palatine, et une deuxième plaque de forme ovale dont la dimension est calculée de telle sorte qu'elle puisse traverser la perforation pour venir se placer sur la face nasale de la voûte; ces deux plaques sont réunies par un pivot mobile sur la plus grande (fig. 452). Lorsque l'appareil est mis en place, on

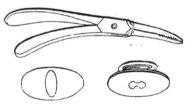

FIG. 452. — Obturateur du palais, sans éponge, lequel a une éminence par derrière qui se tourne sur un petit bec de corbin lorsqu'on le met dans le trou. (A. Paré.)

tourne le pivot par la face buccale, à l'aide d'un petit bec de corbin, jusqu'à

(1) A Paré, OEuvres complètes, édit. J. F. Malgaigne. Paris, 1840, t. II, p. 608.

ce que le plus grand diamètre de la plaque nasale soit opposé au plus petit diamètre de la perforation.

Cet appareil ne jouit pas d'une stabilité suffisante et n'est applicable qu'aux perforations affectant une forme longitudinale ou ovalaire très-prononcée. Fauchard fit donc faire un progrès notable à la prothèse palatine en décrivant, en 1728, les obturateurs à ailes. Ces obturateurs se composent d'une plaque palatine recouvrant exactement la face buccale de la solution de continuité; la partie centrale de cette plaque supporte

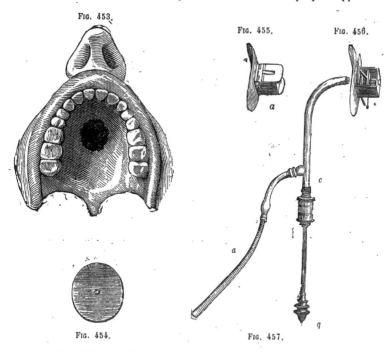

FIG. 453.

FIG. 455.

FIG. 456.

FIG. 454.

FIG. 457.

FIG. 453 à 457. — Obturateur de Fauchard modifié par Charrière.

FIG. 453. — Large perforation de la voûte palatine.
FIG. 454. — Face buccale de l'appareil.

FIG. 455. — Vue latérale de l'appareil les ailes relevées.
FIG. 456. — Vue latérale les ailes abaissées.
FIG. 457. — Clef pour abattre ou abaisser les ailes.

une tige à canon terminée elle-même par deux ailes mobiles articulées à charnière; une vis renfermée dans la tige à canon, et mue à l'aide d'un écrou accessible par la bouche, relève ou abaisse les ailes. Fauchard a décrit cinq modèles basés sur ces principes ; l'un d'eux est remarquable, surtout en ce qu'il supporte un dentier artificiel.

Les obturateurs à ailes sont encore utilisés aujourd'hui ; on emploie surtout le modèle de Charrière, représenté par la figure 455, qui le montre au moment où il va être introduit dans la perforation palatine (fig. 453). Cet obturateur se compose d'une plaque palatine (fig. 454) au centre de laquelle est un pivot semblable à celui d'une montre ; cette plaque palatine est surmontée d'une saillie quadrilatère *a* (fig. 455), formée de quatre petits panneaux ; les deux panneaux latéraux sont mobiles et articulés à charnière. Au centre de cette saillie se trouve une vis mue par le pivot avec lequel elle se continue ; cette vis fait ouvrir ou fermer à volonté les deux ailes à charnière ; la figure 456 montre ces deux ailes abaissées. L'appareil est introduit fermé dans la perforation ; c'est seulement lorsqu'il est en place que l'on fait jouer le pivot et la vis ; lorsque les ailes sont abaissées, la voûte palatine est comprise entre les ailes qui sont dans le nez et la plaque qui est au dehors, de telle sorte que l'appareil jouit d'une stabilité parfaite. Pour l'enlever, il n'y a qu'à relever les ailes en faisant jouer la vis de rappel. Celle-ci est mue par la clef que nous représentons figure 457 ; elle se compose d'un manche *a* et d'une canule coudée *c*, dans laquelle joue une tige *b*, dont l'extrémité est creusée comme celle d'une clef de montre ; vers son milieu, la tige *b* se transforme en chaîne comme celle du porte-caustique de Lallemand, afin de pouvoir tourner facilement dans la canule courbe. Le malade n'a donc qu'à adapter la clef au pivot et à tourner la tige *b* toutes les fois qu'il veut ôter ou replacer l'obturateur.

Les obturateurs à ailes, plus ou moins simplifiés, sont encore recommandés de nos jours par quelques chirurgiens distingués ; ils présentent cependant de si sérieux inconvénients, que nous n'hésitons pas à les proscrire. La présence d'une tige traversant la perforation rend impossible la guérison de celle-ci ; or, on sait que les perforations palatines ont une certaine tendance à diminuer d'étendue et même à guérir spontanément. Non-seulement l'obturateur à ailes s'oppose à une cicatrisation spontanée, mais bien plus il tend, par la pression qu'il exerce, à atrophier et même à ulcérer les bords de la solution de continuité. Plus d'une fois on a vu ces appareils passer par le trou qu'ils avaient d'abord suffi à combler.

Nous repoussons, pour des motifs analogues, l'obturateur à verrous formé par une plaque palatine, sur laquelle se fixent deux verrous que l'on fait jouer sur le plancher des fosses nasales.

Nous préférerions à tous ces mécanismes l'obturateur de caoutchouc fabriqué sous l'inspiration de H. Larrey. Cet obturateur se compose d'une sorte de double bouton formé de trois plaques superposées et soudées entre elles. La plaque du milieu *a* (fig. 458) doit avoir la forme de la perforation palatine ; la plaque supérieure *b* doit dépasser la plaqué *a* d'un millimètre, afin d'arc-bouter sur le plancher des fosses nasales; la plaque inférieure *b*, plus large d'un centimètre, repose sûr la voûte palatine. Sans doute cet appareil tient aussi par pression, mais cette pression est infiniment plus douce, et par conséquent infiniment moins dangereuse que celle que l'on peut obtenir avec des plaques de métal mues par des vis et des écrous.

FIG. 458. — Obturateur en forme de double bouton.

Comprenant les dangers des pressions exercées sur les bords de la perforation, on inventa l'obturateur à chapeau, cylindre creux présentant exactement les dimensions de l'orifice ; à la partie inférieure de ce cylindre est fixé un bord métallique et plat assez semblable au bord des chapeaux d'homme; ce bord s'applique sur la voûte palatine. L'obturateur à chapeau nécessite le sacrifice de deux dents incisives, car il est maintenu en place par deux pivots implantés dans les racines de ces dents; cette considération suffirait à nous déterminer à le rejeter d'une façon absolue; nous ajouterons que le cylindre introduit dans la perforation s'oppose à son rétrécissement ultérieur.

Ce fut Bourdet, le premier, qui imagina de ne plus mettre aucun corps étranger dans l'intérieur de la perforation, mais de fermer le passage entre la bouche et les fosses nasales au moyen d'une simple plaque attachée aux dents voisines par des fils métalliques. Ces fils n'assuraient pas une immobilité complète, et de plus ils déchaussaient et coupaient les dents.

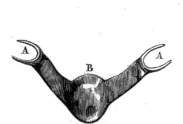
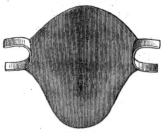

FIG. 459. — Obturateur à plaque et à crochet.
(Preterre.)

FIG. 460. — Obturateur à plaque et à crochet.
(Harris.)

Delabarre perfectionna l'idée de Bourdet en fixant les plaques aux dents voisines par des crochets semblables à ceux que nous avons décrits en parlant des dentiers artificiels. Depuis lors on a adopté, en règle générale, les appareils de Bourdet, appareils éminemment rationnels, puisque, laissant toute latitude à la guérison spontanée, ils ne sauraient en rien augmenter l'étendue de la perforation. Les figures 459 et 460 représentent quelques modèles d'obturateurs à plaque et à crochet. Bien entendu, leur forme et leurs dimensions doivent varier en raison de la configuration et de l'étendue de la perforation. Nous ferons remarquer que ces obturateurs à plaque lisse peuvent être utilisés comme moyen de prothèse provisoire, en attendant la guérison d'une perforation accidentelle ou la cicatrisation d'une plaie.

Dans quelques circonstances exceptionnelles, il peut être utile, pour prévenir l'accumulation des mucosités, de bomber légèrement le centre de la plaque, comme cela est représenté dans la figure 461; quelquefois

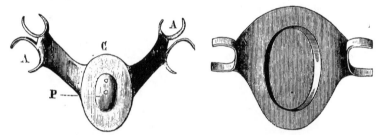

FIG. 461. — Obturateur à plaques bombées.   FIG. 462. — Obturateur à plaques bombées.
(Preterre.)   (Harris.)

même il faut combler complétement la perforation par une élévation en forme de tambour (fig. 462); il est rare, comme le fait observer Harris, qu'un tel obturateur devienne nécessaire, si ce n'est dans les cas où l'ouverture de la voûte s'étend jusqu'au voile du palais. Alors, en effet, le jeu des muscles du voile élèverait celui-ci au-dessus d'une simple plaque, de telle sorte que les liquides pourraient passer dans les fosses nasales pendant l'acte de la déglutition.

Il faut observer dans l'application de ces obturateurs que les crochets doivent être disposés de manière à ne pas presser sur la gencive, car celle-ci s'irriterait, le périoste s'enflammerait, et la chute plus ou moins tardive des dents deviendrait inévitable ; il faut observer aussi que les crochets ne doivent pas presser les. dents assez fortement pour entraîner leur déviation. Lorsque la perte d'une ou de plusieurs dents complique la perforation palatine, on peut combiner l'appareil de telle sorte qu'il soit tout à la fois un obturateur et un dentier artificiel. La figure 463 nous montre un appareil de cette espèce supportant quatre dents incisives ; la figure 464

un autre obturateur auquel sont attachées les canines, les incisives et plusieurs dents molaires ; le tout est maintenu en place par deux crochets qui
se fixent sur la première molaire du côté gauche et la seconde molaire
du côté droit.

Il n'est pas nécessaire de dire que ces appareils doivent être faits sur
des moules représentant exactement la forme de la mâchoire.

Quelquefois on est assez heureux pour pouvoir se passer de crochets et
recourir aux appareils à succion, que nous avons décrits en parlant de la
prothèse dentaire. Aucune règle générale ne peut être donnée à ce sujet ;
les appareils doivent varier avec chaque cas particulier, mais le médecin
doit être assez familier avec les lois générales de la prothèse pour indiquer
à l'artiste le genre d'appareil le plus convenable, sans laisser intervertir les
rôles, comme cela se pratique si souvent.

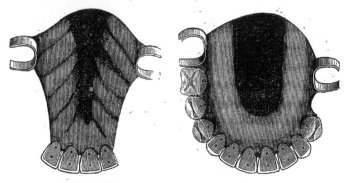

FIG. 463 et 464. — Obturateurs supportant des dents artificielles.

Jusqu'au XIXᵉ siècle, la prothèse se bornait à combler les perforations
osseuses ; c'est seulement de nos jours que l'on a songé à combler les vides
causés par les pertes de substance acquises ou congénitales du voile du
palais : en quelques années, cette partie importante de la prothèse a fait
de si grands progrès, qu'elle rivalise avec les procédés chirurgicaux auxquels elle est supérieure dans un bon nombre de cas. Nasmyth, chirurgien
de la reine d'Angleterre, fit un des premiers essais du voile du palais artificiel : son appareil tout en or se composait d'une plaque palatine rigide
correspondant à la portion osseuse de la voûte ; la partie molle était représentée par des plaques d'or imbriquées les unes sur les autres comme les
écailles d'un poisson. Cet appareil ingénieux resta à l'état d'essai ; il était
manifestement trop lourd, en sorte que si le voile artificiel pouvait être
baissé par la contraction des parties restantes du voile, il ne pouvait

être relevé par l'effort de la colonne d'air s'échappant de la glotte pour produire la phonation. Pendant un certain nombre d'années, on ne fit plus aucune tentative pour restaurer artificiellement le voile du palais, jusqu'à ce que Schange et enfin Stearn proposassent des procédés d'où sont dérivés les appareils si parfaits que nous possédons aujourd'hui.

En 1842, Schange (1) a décrit deux voiles du palais artificiels de son invention. Le premier (fig. 465) a été fabriqué pour une dame atteinte de division congénitale du voile du palais; une opération de staphylorrhaphie n'avait pas empêché la persistance d'une fissure postérieure permettant aux boissons de revenir par les fosses nasales et rendant la parole presque inintelligible. Schange, pour remédier à cette difformité, fit un obturateur à crochet couvrant une portion de la voûte palatine et se prolongeant en arrière, en forme de voile, par une plaque articulée à l'aide d'un ressort

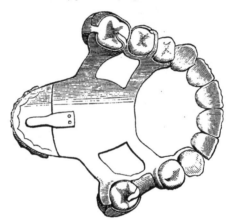

Fig. 465. — Voile du palais artificiel de Schange.

très-doux. Ce ressort était placé à la face buccale de l'appareil. La pièce antérieure était fixée invariablement, tandis que la postérieure obéissait aux mouvements d'abaissement du voile du palais, contre lequel le ressort la rechassait sans cesse.

Pour un autre cas, où la luette était détruite et le voile criblé de perforations, Schange fit un voile artificiel analogue au précédent, mais en différant cependant en ce que le ressort était placé sur la face supérieure ou nasale (fig. 466). Les aliments, en franchissant l'isthme du gosier, repous-

(1) Schange, *Précis sur le redressement des dents.* Paris, 1842, in-8.

saient la luette métallique en arrière et en haut, et immédiatement après le ressort la ramenait dans la position verticale.

Ces tentatives produisirent assez d'effet sur l'esprit des chirurgiens pour qu'ils se demandassent dès lors si la prothèse ne pourrait pas suppléer les opérations sanglantes; elles étaient cependant bien incomplètes, car, se bornant à prévenir le passage des aliments solides ou liquides dans les fosses nasales, elles n'assuraient pas une prononciation facile.

En 1845, un médecin américain, Ch. W. Stearn (1), atteint lui même de division congénitale du voile du palais et d'une partie de la voûte, se

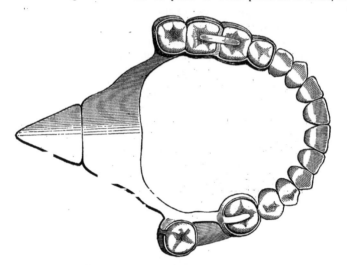

FIG. 466. — Voile du palais artificiel de Schange.

présenta devant l'Académie de médecine de Paris avec un voile artificiel qu'il avait imaginé et construit lui-même. Quand l'instrument était en place, Stearn parlait, au dire de Vidal (de Cassis) (2), absolument comme si le voile et le palais eussent été complets; quand, au contraire, l'appareil était enlevé, la parole devenait inintelligible.

L'appareil de Stearn se compose d'une plaque d'or fixée à la voûte palatine par des crochets et d'un voile mobile de caoutchouc ; ces deux pièces sont reliées entre elles par un ressort. Le caoutchouc doit être préparé de telle sorte qu'il ne soit altérable ni par les matières grasses, ni

(1) Stearn, *The Lancet*, London, 1845, August and Sept.
(2) Vidal (de Cassis), *Traité de pathologie externe*, 5ᵉ édit. Paris, 1861, t. III, p. 630.

par les matières acides, de telle sorte aussi qu'il puisse supporter un degré de chaleur assez élevé. Le voile est formé de trois parties, un corps et deux ailes : le corps est composé d'une lame de caoutchouc dont la forme et les dimensions sont calculées sur celles de la perte de substance. Les ailes, partant de ce corps, se portent en avant et en dehors vers la surface interne et antérieure des piliers et des lèvres de la fissure; elles forment une espèce de gouttière dans laquelle s'engagent ces parties. Quand les côtés de la fissure se rapprochent pour la déglutition ou la prononciation de certains sons, les trois portions du voile se rapprochent en imitant l'action musculaire qui, du reste, a déterminé leur mouvement; pendant l'effort fait pour parler, toutes les parties musculaires pressant sur le voile artificiel, le passage des narines est clos momentanément, ce qui permet l'articulation des sons.

Le voile construit d'après ces principes n'est applicable à tous les cas qu'autant qu'il subit des modifications de structure en rapport avec les particularités de la lésion. Si, par exemple, la fissure s'étend jusqu'au bord alvéolaire, ou bien encore si les dents de devant sont absentes, Stearn prolonge suffisamment en avant la plaque palatine, pour qu'elle puisse combler la perte de substance et au besoin supporter des dents artificielles.

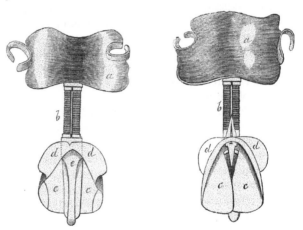

FIG. 467. — Voile du palais artificiel de Stearn   FIG. 468. — Voile du palais artificiel de Stearn
            (face inférieure).   (face supérieure).

Les figures 467, 468, 469, 470, empruntées à l'excellent ouvrage de Harris (1), font parfaitement comprendre les principales parties de l'appareil

(1) Harris, *loc. cit.*

de Stearn. La figure 467 représente la face inférieure de la plaque palatine et la surface antérieure du voile : *a* représente la portion palatine, *b* les ressorts, *e* le corps, *cc* les ailes du voile, *dd* les gouttières latérales. La figure 468 représente la face supérieure de l'appareil ; les ailes *cc* fermées recouvrent complétement le corps du voile. La figure 469 représente l'appareil à l'état de repos avec les ailes ouvertes, et enfin, la figure 470 fait bien comprendre la gouttière *d* dans laquelle sont reçus les bords de la fissure.

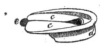

Fig. 469. — Voile du palais de Stearn, ailes
ouvertes à l'état de repos.

Fig. 470. — Le même, face latérale.

L'invention de Stearn produisit une profonde sensation ; Vidal (de Cassis), après l'avoir vue, émit l'opinion qu'elle pourrait rendre inutiles la plupart des réparations organiques. Cependant le mécanisme était trop compliqué ; d'une délicatesse extrême, il était sujet à se déranger avec une excessive facilité : ces inconvénients le rendaient peu pratique (1). On se mit donc à l'œuvre de nouveau. Hullihen, Blandy, Otto (de Bâle) et Buhler, Gion, Kinsgley (de New-York), Désirabode, indiquèrent de nouveaux appareils dont quelques-uns méritent une mention spéciale ; enfin, entre les mains de Preterre, la prothèse palatine est arrivée à un degré de perfection qui probablement ne sera pas dépassé.

L'appareil du docteur Hullihen (fig. 471 et 472) se compose de quatre parties : 1° une plaque palatine fermant la fissure de la voûte palatine ; cette plaque s'attache par des crochets aux dents saines ; — 2° une double valvule *a*, de platine, aussi mince que possible ; — 3° un ressort en spirale *o*, long d'un pouce environ, reliant la double valvule à la plaque palatine ; — 4° une tige métallique mobile fixée à la plaque palatine par deux agrafes *h, h ;* cette tige, de l'épaisseur d'un ressort de montre ordinaire, est en communication par son extrémité postérieure avec le ressort en spirale, tandis que son extrémité antérieure supporte un bouton *d* destiné à la mouvoir.

La figure 471 nous montre l'appareil vu par sa face supérieure ; la fig. 472 l'appareil vu par sa face inférieure. Dans cette dernière, il est

_____

(1) Ch. W. Stearn (*Palatine fissure : its remedy by artificial means*, 1860, in-8) indique quelques modifications à son appareil ; il insiste surtout sur les variations qu'il doit présenter dans les divers cas pathologiques.

facile d'apprécier la disposition du ressort en spirale : on le voit glisser le long de la partie moyenne de la double valvule pour venir s'attacher par son extrémité postérieure à une petite clavette *c*, tandis que par son extrémité antérieure il s'attache en *c'* à la tige mobile qui est retenue par les deux agrafes *h, h*.

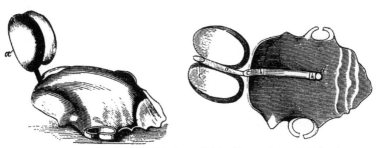

FIG. 471 et 472. — Voile artificiel du docteur Hullihen (faces supérieure et inférieure).

Le but que cherche à obtenir le docteur Hullihen n'est pas de combler la perte de substance du voile du palais, mais de fermer complétement l'ouverture postérieure des fosses nasales contre laquelle vient s'appliquer exactement la double valvule qui se place au-dessus du voile dont elle a traversé la fissure. Lorsque l'appareil est en place, on pousse la tige mobile à l'aide du bouton, de manière à donner au ressort en spirale une tension suffisante pour presser exactement la valvule contre l'ouverture des fosses nasales. Si le malade désirait laisser temporairement cette ouverture libre, il le ferait, sans enlever l'appareil, en tirant légèrement en avant le bouton *d*. La respiration se fait librement, parce que la force du ressort est calculée de telle sorte que la valvule est libre de se mouvoir en avant et en arrière pour suivre les mouvements de l'inspiration et de l'expiration.

Cette invention a certainement l'avantage d'empêcher d'une manière absolue le reflux des aliments par les fosses nasales, mais nous doutons qu'elle puisse servir à donner une bonne prononciation ; cependant nous devions la décrire, car elle peut rendre de réels services dans les cas surtout où la perte de substance du voile du palais est énorme. Harris affirme que l'appareil de Hullihen a été employé avec succès ; cependant il a rencontré un cas dans lequel l'action musculaire des restes du voile du palais contre la valvule donnait lieu à tant d'irritation et de nausées, qu'il a été impossible de s'en servir.

Le docteur Blandy a proposé, vers 1852, un appareil dont le jeu est beaucoup plus naturel que celui de l'invention de Hullihen ; cet appareil (fig. 473 et 474) se compose d'une plaque palatine à la partie postérieure de laquelle est soudée une autre plaque de trois quarts de pouce de longueur environ. Les deux pièces qui composent la valvule sont fixées à la partie inférieure de la plaque (fig. 473), de telle sorte que la contraction des restes du voile les pousse l'une vers l'autre. Lorsque la contraction a cessé, les deux valvules s'écartent l'une de l'autre sous l'influence de deux ressorts spiraux fixés sur la surface supérieure de la plaque palatine (fig. 474). Les deux pièces qui composent la valvule sont creuses et ont la forme de cônes à bases placées en arrière ; les surfaces qui doivent glisser sur la plaque palatine postérieure sont plates. Nous n'insisterons pas davantage sur des détails que les figures font très-bien saisir.

Harris nous assure que cet appareil, appliqué en 1852, a été parfaitement supporté ; toutes les fonctions du patient ont subi une amélioration considérable.

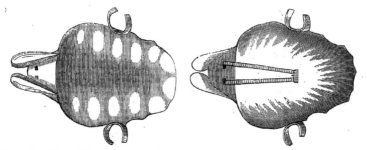

Fig. 473 et 474. — Voile artificiel du docteur Blandy (faces inférieure et supérieure).

L'appareil du docteur Otto (de Bâle) et du dentiste Buhler est très-ingénieux ; il ne serait peut-être pas applicable aux divisions complètes du voile du palais, mais il remplit parfaitement le but qu'il se propose dans les cas de perforations accidentelles. Cet appareil se compose d'une plaque palatine d'or, attachée aux dents par des crochets à la manière habituelle ; une lame de même métal, un peu plus grande que l'ouverture accidentelle, est reliée à la plaque palatine par un ressort d'acier : le ressort a pour but de maintenir la plaque mobile dans un contact permanent avec le voile du palais dont elle suit tous les mouvements.

Gion a présenté à la Société de chirurgie, le 22 février 1865 (1), un appareil (fig. 475) destiné à oblitérer une fissure congénitale qui, partant de

(1) Gion, *Note sur un obturateur du palais appliqué sur une malade* (*Bull. de la Soc. de chirurgie*. Paris, 1855, 2e série, t. VI, p. 61).

l'arcade, allait jusqu'à l'extrémité postérieure du voile du palais où l'on voyait deux fragments de la luette divisée. La largeur de la division du voile était de un centimètre et demi environ ; la muqueuse qui recouvrait les lèvres de cette division était parfaitement saine.

Le corps de l'appareil de Gion (i) est de platine, surmonté d'une masse de caoutchouc durci qui s'engage entre les bords de la solution de conti. nuité et bouche les parties postérieures des fosses nasales ; il supporte

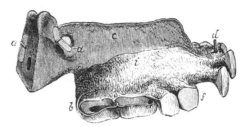

FIG. 475. — Obturateur de Gion.

quelques dents artificielles (f). Cet appareil est maintenu en place par deux anneaux de platine b qui sont engagés dans les dents molaires de chaque côté et par un pivot d introduit dans la racine d'une dent incisive ; sa partie supérieure présente un plan incliné en avant pour permettre l'écoulement du mucus nasal. En arrière, la pièce de caoutchouc durci se prolonge jusque tout près de la paroi postérieure du pharynx, ne laissant qu'un tout petit espace pour l'écoulement du mucus postérieur des fosses nasales ; la contraction des muscles pharyngiens fait disparaître cet espace pendant la déglutition. Deux trous, à plans inclinés en arrière, sont creusés dans la partie postérieure de l'appareil ; ces deux trous sont munis de deux valvules, dont l'une s'ouvre d'avant en arrière pour laisser libret l'inspiration nasale, tandis que l'autre, disposée en sens inverse, perm e l'expiration.

Cet appareil, comme tous ceux qui sont composés d'une pièce rigide, favorise la déglutition et facilite la parole, mais il ne saurait rendre à ces fonctions, à la dernière surtout, une liberté parfaite, puisqu'il ne possède pas la mobilité du voile du palais. Cependant ces procédés doivent être connus, car ils sont applicables, lorsque, soit en raison de l'étendue de la perte de substance, soit pour tout autre motif, les muscles du voile ne peuvent agir en aucune façon sur l'appareil de prothèse.

Preterre (1) a imaginé de nombreux modèles des voiles du palais artifi-

(1) Preterre, Traité des divisions congénitales ou acquises de la voûte du palais et de son voile. Paris, 1867, p. 179.

ciels que l'on peut classer en deux groupes principaux. Dans un premier groupe se rangent des appareils qui ne sont que des perfectionnements du système de Stearn. Ces appareils, composés de plusieurs pièces, et exigeant l'emploi de ressorts métalliques, sont bien inférieurs à ceux du deuxième groupe. Ici l'instrument est composé d'une seule pièce de caoutchouc, molle en certaines parties, dure en certaines autres, et présentant divers degrés d'épaisseur ; si un ressort devient nécessaire, il est aussi de caoutchouc et fait corps avec l'appareil. L'idée de voiles du palais artificiels de caoutchouc durci dans la portion correspondante à la voûte palatine, ramolli dans la partie qui représente le voile, a été attribuée à Kingsley de (New-York) (1); il y a là une question de priorité que nous ne voulons pas préjuger. Cependant nous croyons que Preterre, le premier, a posé le principe de prendre le point d'appui non plus sur les dents, mais seulement sur les parois de la division. Ce fait est d'une importance capitale, puisqu'il permet la pose de l'appareil quel que soit l'état des dents.

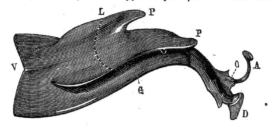

FIG. 476. — Voile artificiel de caoutchouc de Preterre.

La figure 476 fait parfaitement comprendre ce nouveau mode de prothèse.

La lettre V représente la portion du voile artificiel comblant la solution de continuité ; cette portion est surmontée par une saillie creuse G, dans laquelle pénètrent les portions restantes du voile du palais et de la voûte palatine de manière à ne former qu'un seul tout avec la pièce artificielle. La lettre P indique une saillie de caoutchouc qui contribue à maintenir l'appareil en s'appuyant sur le bord postérieur de la voûte palatine; — le prolongement antérieur de l'appareil suit la voûte palatine pour venir se terminer en C par un ressort A qui se fixe sur la partie antérieure du maxillaire supérieur, en supportant une dent artificielle D. A l'exception de ce ressort, tout l'appareil est de caoutchouc.

Ces appareils sont incontestablement d'une simplicité qui leur assure une immense supériorité ; cependant ils ne sont pas toujours d'une assez

(1) *Bulletin de la Société de chirurgie*, tome VI, 2ᵉ série.

grande souplesse pour suivre facilement tous les mouvements du voile du palais. Preterre les a rendus plus souples et plus élastiques, sans diminuer pour cela ni leur simplicité, ni leur solidité, en imaginant de placer sur la face supérieure de l'appareil un ressort de caoutchouc faisant corps avec le voile artificiel auquel il est soudé. Les figures 477 et 478 représentent cette importante modification. La lettre R indique le ressort de caoutchouc ; les autres lettres ont la même signification que dans la figure 475.

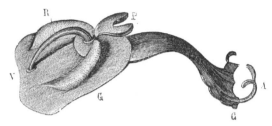

FIG. 477. — Voile artificiel avec ressort de caoutchouc. (Preterre.)

Quelque parfaits que puissent être les voiles artificiels que nous venons de passer en revue, il est évident qu'il ne suffit pas de les mettre en place pour que le malade parle comme tout le monde ; il faut nécessairement

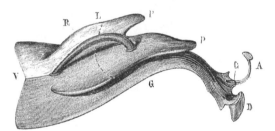

FIG. 478. — Voile artificiel avec ressort de caoutchouc. (Preterre.)

qu'il apprenne à s'en servir, qu'il apprenne à imprimer à ses muscles des mouvements convenables pour faire jouer à propos la pièce de prothèse. Il est donc indispensable de lui faire subir une véritable gymnastique vocale qui souvent devra être continuée pendant fort longtemps.

La difficulté de la restauration du voile du palais augmente quand la lésion de cet organe coïncide avec la perte de l'un des maxillaires supérieurs ; nous attirerons l'attention sur ce fait exceptionnel en traitant de la prothèse des maxillaires.

§ III. — Prothèse des maxillaires.

Les anciens ne s'étaient pas préoccupés de ce genre de prothèse et cela se comprend facilement, puisque la résection des maxillaires est une opération de date récente ; ils n'observaient donc la perte des maxillaires qu'à la suite de lésions accidentelles déterminant presque toujours de tels dégâts qu'il semblait impossible d'y remédier. «A ces blessés, dit A. Paré, il faut » bailler une masque faite si prosprement qu'ils puissent conuerser avec les » hommes. » Ce n'est pas autrement que les blessés du premier empire, dont Ribes et J. D. Larrey nous ont conservé l'histoire, masquaient leur difformité. Vauté, blessé au siége d'Alexandrie, portait constamment un masque en argent doré qui cachait la perte de substance et facilitait la parole. A la fin du siècle dernier, Siebold (1) relate le fait d'un homme du nom de J. Wagner qui portait un menton d'argent fabriqué d'après les indications du chirurgien Mursinna. Frappé par une balle, Wagner avait perdu complétement la lèvre inférieure ; les extrémités des branches du maxillaire, adhérentes aux téguments étaient ramenées en dedans, tandis que la pointe de la langue pendait au devant du cou (fig. 478).

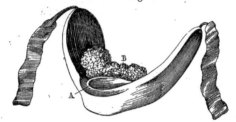

FIG. 479. — Appareil de Mursinna (de Berlin), pour remplacer la mâchoire inférieure.

L'appareil (fig. 479), peint à l'extérieur et contenant à l'intérieur une éponge B pour absorber la salive, cachait assez bien la difformité ; mais, s'il rendait la parole plus facile, il ne servait de rien à la déglutition. D'ailleurs il était si gênant, dit Siebold, que le blessé préférait mettre au devant de sa bouche un mouchoir contenant une éponge pour absorber la salive.

L'administration des hôpitaux a fait faire pour cacher ces graves mutilations un bandeau de cuir (fig. 480), substance tout à la fois moins coûteuse et plus facilement tolérée que l'argent. Le bord supérieur de ce bandeau se met en contact avec la lèvre supérieure, tandis que le bord inférieur descend au devant du cou ; des parties latérales partent deux courroies qui

(1) Siebold, *Nachricht von einem Unglucklichen, der durch einem Schuss seine untere Kinnlade verloren*. Berlin, 1799.

vont se boucler sur la tête. Les dimensions de ce bandeau varient bien entendu avec celles de la perte de substance qu'il s'agit de combler.

Aucun de ces masques ne concourt réellement au rétablissement des fonctions ; tous sont gênants, surtout parce qu'ils nécessitent l'emploi d'éponges ou de compresses pour absorber la salive ; on sait combien Vauté se plaignait de ces compresses toujours mouillées. Bigg (1) indique un moyen d'éviter cette difficulté ; ce moyen consiste à adapter à un menton artificiel un sac de caoutchouc destiné à recevoir la salive ; ce sac doit être disposé de manière à pouvoir se cacher dans les plis d'une ample cravate.

Le premier, H. Larrey (2), signale une tentative faite dans le but de permettre la mastication à l'aide d'un maxillaire artificiel. Un dentiste d'Anvers, Versghuylen, imagina de placer à l'intérieur du masque un maxillaire inférieur de métal ; ce maxillaire

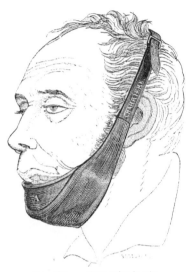

FIG 480. — Mentonnière de cuir.

repose sur un ressort disposé de telle sorte que lorsque sa détente est lâchée, il pousse les dents artificielles contre les dents de la machoire supérieure ; ce premier acte effectué, le blessé abaisse le maxillaire inférieur avec la main, puis lâche de nouveau la détente du ressort. C'était là un essai bien informe, car un tel maxillaire dépourvu de mouvement de latéralité et exigeant l'action continuelle des mains ne pouvait rendre aucun service.

La prothèse du maxillaire en était à ce degré rudimentaire, lorsque dans ces dernières années elle a pris un immense développement sous l'influence de A. Preterre, dont Debout n'a pas dédaigné de vulgariser les travaux (3).

(1) Bigg, *Orthoproxy*. London, 1865.
(2) H. Larrey, *Relation chirurgicale du siège d'Anvers*, p. 88.
(3) A. Preterre, *Nouveau procédé de prothèse pour remédier à des mutilations de la bouche* (*Bull. de l'Acad. de méd.*, Paris, 1860, t. XXV, p. 274, et *Bull. de thérapeutique*, 1860, t. LVIII, p. 92). — J. Parise, *Cas d'ablation du maxillaire supérieur et de sa restauration mécanique* (*Bull. de thér.*, 1862, t. LXIII, p. 457). — Debout, *De la restauration mécanique de la mâchoire inférieure* (*Bull. de thér.*, 1862, t. LXIII, p. 184 et suiv.; 1863, t. LXV, p. 189 et suiv).

Il serait bien difficile de tracer des règles à la prothèse maxillaire, car les appareils doivent être aussi variables que les lésions elles-mêmes. Nous nous bornerons donc à citer quelques exemples choisis parmi les plus remarquables.

· **A.** *Appareil pour la restauration partielle du maxillaire supérieur.* — Lorsque les pertes de substance se bornent au rebord alvéolaire et même à une portion plus ou moins étendue de la voûte palatine, il est presque toujours facile d'adapter une pièce artificielle ; celle-ci n'est guère qu'un obturateur dentier, dont la base est assez épaisse pour simuler le rebord alvéolaire et les gencives. Le professeur Mounier a fait construire par A. Preterre un appareil prothétique qui peut être cité comme un type. « Le capitaine P., âgé de cinquante-cinq ans, au début de la bataille de Magenta,

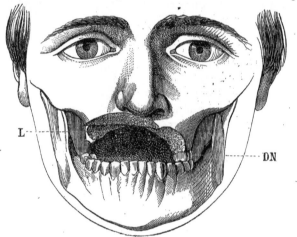

FIG. 481. — Fracture comminutive des deux maxillaires supérieurs, destruction de toute l'arcade dentaire moins la portion qui supporte les trois dernières molaires. (Preterre.)

est atteint par une balle. Le projectile dirigé obliquement pénètre à travers la lèvre, au niveau de la fosse canine du côté gauche, brise toute l'étendue de l'arcade dentaire dans sa partie antérieure et latérale droite, et vient sortir à la partie moyenne et latérale de la joue du même côté. Au moment où le capitaine P.... fut blessé, il commandait un mouvement à sa compagnie, par conséquent sa bouche était largement ouverte ; il dut à cette circonstance de ne pas avoir la branche droite de la mâchoire inférieure également fracturée. . . . .

. . . .

L'intéressant mutilé, par suite de la perte de substance subie par sa mâ-

choire supérieure, ne pouvait se nourrir que de potages : en outre l'arti·
culation des sons ainsi que le timbre de la voix étaient profondément altérés (1).

La figure 481; montre l'étendue de la perte de substance à combler,
ainsi que les trois dents restantes sur lesquelles pouvaient s'implanter les
crochets de l'appareil ; la lèvre a été coupée pour mieux faii c voir l'étendue
des lésions osseuses. La figure 482 fait voir la pièce de prothèse. Elle se
compose d'une partie en vulcanite R, destinée à combler la perte de substance et montée sur une base d'or P à laquelle sont attachés les anneaux
AA destinés à fixer la pièce. Celle-ci présente à sa partie antérieure un

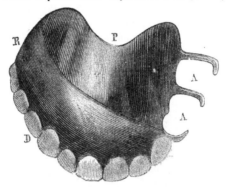

FIG. 482. — Appareil prothétique de Preterre, rétablissant la phonation et la mastication
après la lésion représentée figure 481. (Preterre.)

bourrelet qui, relevant la lèvre supérieure, rétablit l'harmonie des traits du
visage. Mounier nous apprend que « M. P., après sa mutilation, ne se
nourrissait et ne pouvait se nourrir que de potages ; que l'articulation des
sons ainsi que le timbre de la voix étaient complétement altérés, et
qu'après l'adaptation de l'appareil tout paraissait revenu à l'état normal,
sous le rapport de la phonation comme sous celui de la mastication. »

B. *Appareils pour la restauration totale du maxillaire supérieur.* — -
La déformation de la face à la suite de l'ablation totale du maxillaire supérieur est généralement assez peu prononcée pour choquer désagréablement
le regard ; il suffit pour s'en convaincre d'examiner les belles planches de
Butcher (2) ; mais en revanche la phonation et la déglutition éprouvent
presque toujours une gêne notable qui peut disparaître complétement sous

(1) Debout, *Bulletin de thérapeutique*, 1862, t. LXIII, p. 285.
(2) Butcher, *Essays and reports on operative and conservative surgery*. Dublin,
1865.

l'influence de la prothèse, ainsi que le prouvent plusieurs faits ; celui que nous rapportons appartient à la clinique de Maisonneuve (1).

Le maxillaire extirpé par Maisonneuve, pour permettre l'ablation d'un polype du pharynx, était parfaitement sain. Deux mois environ après l'opération, le docteur de Villemur fit pour ce malade un maxillaire artificiel de gutta-percha, à la face inférieure duquel il implanta les propres dents du blessé. Grâce à cet appareil, la phonation et la mastication s'exerçaient sans la moindre peine. Les pièces de M. de Villemur s'étant altérées assez rapidement furent remplacées par Preterre, mais avant de décrire ces dernières, il est indispensable de faire connaître l'étendue de la brèche à combler : « Quand le malade ouvre la bouche, dit Debout (2), on voit que la partie gauche de l'arcade dentaire manque ; en outre l'incisive centrale du côté droit qui était cariée, a été limée au niveau de la gencive. Sur la partie antérieure de la voûte palatine et à gauche, on observe une ouverture ovalaire,

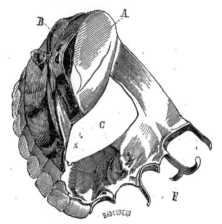

FIG. 483. — Appareil de prothèse pour la résection du maxillaire supérieur droit (face supérieure). (Preterre.)

ayant à peu près 5 centimètres dans son plus grand diamètre, qui est l'antéro-postérieur, et 2 centimètres de large. Cette ouverture est limitée en dedans par le bord interne du maxillaire gauche, en dehors par la surface muqueuse de la joue, en arrière par le bord horizontal du palatin droit, et en avant par la surface muqueuse de la moitié droite de la

(1) Maisonneuve, *Bulletin de la Société de chirurgie*, séances du 17 février et du 28 avril 1852.

(2) Debout, *Bull. de thérap.*, 1862 t. LXIII, p. 333.

lèvre supérieure. Cette ouverture permet de voir l'intérieur de la fosse nasale correspondante. La portion horizontale du palatin ayant été conservée, le voile du palais subsiste et ses mouvements sont tout à fait normaux. » La prononciation est inintelligible, la mastication impossible, les aliments et les boissons passent par les fosses nasales.

La pièce de prothèse destinée à remédier à cette difformité présente à considérer trois faces et trois bords (1).

La face supérieure irrégulièrement convexe présente à considérer, en allant de droite à gauche, une partie volumineuse A, éminence elliptique d'un demi-centimètre de hauteur, destinée à obturer l'ouverture de la voûte palatine, et dont la partie supérieure aplatie rétablit la continuité du

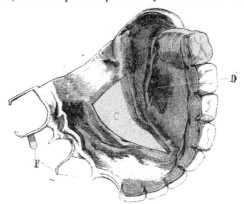

Fig. 484. — Même appareil, face inférieure (Preterre.)

plancher des fosses nasales. Sur le bord externe ou droit de cette éminence, on remarque une ouverture très-allongée B, dans laquelle les mucosités et autres liquides des fosses nasales sont conduits par un petit canal courbe creusé au-dessous de la face externe de l'appareil, jusque derrière l'extrémité postérieure de la demi-arcade dentaire supérieure artificielle, et, par conséquent, au niveau de l'entrée supérieure du pharynx. A la suite de cette éminence, et toujours en allant de droite à gauche, se trouve une lame métallique qui se moule sur la voûte palatine. Cette lame présente une perte de substance quadrangulaire G, laissant libre la plus grande partie de la muqueuse qui recouvre la portion restante de la voûte palatine. A gauche, cette face se moule sur la partie interne du bord gingival de ce côté, et se termine par un bord festonné en rapport avec la série des

(1) Preterre, *Art dentaire*, année 1857, p. 325

collets des dents de ce côté; le bord gauche supporte les moyens d'attache que nous décrirons plus loin.

Face inférieure (fig. 484). — Cette face présente à considérer, en allant de droite à gauche : 1° une portion verticale D, formant la face interne de la demi-arcade alvéolaire artificielle. Cette portion verticale est séparée de la portion horizontale ou palatine par une gouttière qui se termine en arrière sur le bord postérieur que nous décrirons plus bas. Le reste de la face inférieure qui est concave, complète la voûte palatine. On y remarque la perte de substance G dont nous avons déjà parlé en décrivant la face supérieure.

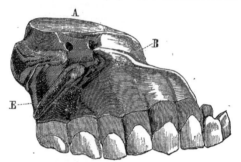

FIG. 485. — Face externe du même appareil. (Preterre.)

Elle se termine par le bord gauche qui est en rapport avec la série des collets des dents.

Face externe ou droite. — Cette face, irrégulièrement plane et triangulaire, présente un bord supérieur par lequel elle s'unit à la face supérieure; un bord inférieur formé par la moitié droite de l'arcade dentaire, augmentée de l'incisive centrale gauche; un bord postérieur vertical. Elle est parcourue d'avant en arrière et de haut en bas par une saillie qui n'est que la paroi externe du petit canal E, qui conduit les mucosités des fosses nasales dans le pharynx. Cette face se termine en bas par la surface extérieure des gencives artificielles et la série des dents qui y sont attachées.

Bord postérieur. — Le bord postérieur de la pièce (fig. 483) présente à droite une partie verticale qui est recourbée, et sur laquelle on remarque l'ouverture inférieure du petit conduit dont nous avons déjà parlé. La portion horizontale de ce bord postérieur termine en arrière la lame qui revêt la voûte palatine.

Bord gauche. — Ce bord présente une série d'échancrures séparées par des saillies qui sont en rapport avec la série des collets des dents. Ce bord supporte les moyens d'adhérence qui sont constitués par les lames métalliques FFF (fig. 483), qui s'engagent entre les dents de ce côté. La couronne de la première grosse molaire est entourée sur ses faces inférieures et latérales par une lame d'un demi-centimètre de hauteur. La canine, la première et la deuxième petites molaires, offrent aussi des points d'appui à l'appareil.

La pièce adhère en partie par l'adaptation des surfaces, en partie au moyen de lames métalliques qui entourent la couronne des dents.

Bord inférieur. — Ce bord est formé par la face triturante des huit dents artificielles, y compris l'incisive centrale gauche.

Muni de la pièce dont nous venons de rapporter une minutieuse description, l'opéré de Maisonneuve parlait facilement et sans nasonnement; la mastication s'opérait avec une grande facilité. Plusieurs pièces analogues à la précédente ont été fabriquées sur les indications de Nélaton, de Parise de Lille, et en général le but a été atteint complétement : les malades ont supporté sans fatigue et sans gêne l'appareil prothétique. Le maxillaire artificiel de l'opéré de Maisonneuve était d'or; on peut substituer à cette substance la vulcanite, qui, étant plus légère, peut tenir en place sans ébranler les dents par la présence de crochets multipliés.

C. *Appareils pour la restauration du maxillaire supérieur et du voile du palais.* — Pour s'ouvrir une large voie, jusqu'à un polype naso-pharyngien, Maisonneuve enleva le maxillaire supérieur du côté droit, en sacrifiant le côté correspondant du voile du palais.

Lorsque la cicatrisation fut achevée, la cavité buccale présentait l'aspect suivant : la moitié gauche de la voûte palatine, du voile du palais et de l'arcade dentaire supérieure manque. L'œil plonge donc facilement dans la fosse nasale gauche et dans le côté gauche du pharynx. Le maxillaire du côté opposé s'est légèrement dévié, de telle sorte que le bord externe ou alvéolo-dentaire s'est abaissé, tandis que le bord interne ou palatin s'est relevé. Quant au voile du palais, il est tellement rétracté, qu'il n'est plus représenté que par un tubercule d'où pendent les piliers antérieurs et postérieurs.

Pour combler une telle perte de substance, il fallait un maxillaire analogue au précédent, mais, de plus, un voile du palais complet. En étudiant la prothèse du voile du palais, nous avons dit que celui-ci devait être formé d'une pièce rigide quand les parties restantes du voile n'étaient plus suffisantes pour communiquer des mouvements réguliers à la pièce artificielle ; dans le cas que nous rappelons, le voile n'existait pour ainsi dire pas, il fallait donc faire une pièce rigide.

Nous avons choisi cet exemple parce que les résections du maxillaire supérieur, exigeant la division du voile du palais, causent presque tou-

jours d'énormes pertes de substance dans cet organe. Si cette particularité
n'existait pas, il est très-probable que l'on pourrait adapter au bord postérieur du maxillaire un voile de caoutchouc mobile semblable à ceux que
nous avons décrits page 38 ; je dis très-probable, parce que, à ma connaissance, un tel appareil n'a pas encore été construit.

Quoi qu'il en soit, l'appareil fabriqué par Preterre (1) pour l'opéré
de Maisonneuve était essentiellement composé d'une lame d'or oblongue,

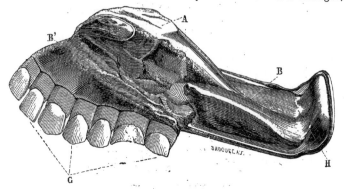

FIG. 486. — Appareil pour la prothèse du maxillaire supérieur et du voile du palais
(face supérieure). (Preterre)

ayant 9 centimètres et demi d'avant en arrière, et large de 5 centimètres
dans son plus grand diamètre, qui est au niveau de l'union de sa moitié
antérieure avec la moitié postérieure, et de 3 centimètres et demi dans son
plus petit diamètre qui est près de l'extrémité postérieure (fig. 486).

On peut distinguer à cette pièce deux faces et quatre bords.

« La face supérieure est généralement convexe, mais beaucoup plus dans
sa moitié antérieure, qui est limitée en avant par un bord courbe à convexité antérieure, et qui se continue en arrière avec la moitié postérieure.
On remarque, en avant et à gauche de la ligne médiane, une éminence
volumineuse et irrégulière A, destinée à pénétrer jusqu'à une certaine
hauteur dans la large ouverture que présente la paroi buccale supérieure,
et qui se moule sur la partie inférieure des parois de la fosse nasale gauche
et sur la surface muqueuse de la joue de ce côté. Cette partie volumineuse
de l'appareil comble le vide laissé par le maxillaire enlevé, et supporte
une demi-arcade dentaire composée de dents minérales munies de leurs
gencives C. Cette éminence volumineuse s'étend un peu au delà de la ligne

(1) Preterre, *Art dentaire*, année 1857, p. 295.

médiane à droite. Le reste de la moitié antérieure de la face supérieure se moule sur la portion restante de la voûte palatine, et se fixe, par son bord, aux dents du maxillaire droit au moyen des lames métalliques D (fig. 487), qui se contournent autour des couronnes de ces dents. La moitié postérieure de la face supérieure (B), rectangulaire et légèrement convexe, représente la partie supérieure du voile du palais. Elle est un peu inclinée de haut en bas et d'avant en arrière. A un centimètre environ

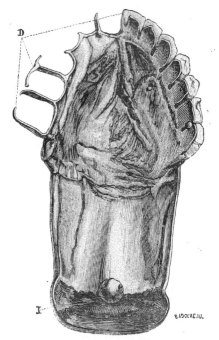

FIG. 487. — Appareil pour la prothèse du maxillaire supérieur et du voile du palais (face inférieure). (Preterre.)

de son bord postérieur, cette face se relève de manière à présenter une sorte de gouttière transversale H qui force les liquides à s'écouler sur les côtés. On remarque, en outre, sur cette face, trois gouttières longitudinales légèrement concaves, une médiane et deux latérales. Ces gouttières favorisent l'écoulement des mucosités vers le pharynx.

« Sur la face inférieure (fig. 487), on voit une surface concave, surtout dans sa moitié antérieure, qui répond à la voûte palatine et reproduit la forme de la face inférieure de cette voûte. La partie postérieure, moins concave et un peu inclinée de haut en bas et d'avant en arrière, représente la face inférieure du voile du palais. A l'extrémité d'une saillie longitudinale, sorte de raphé médian qui règne sur cette face, on voit une éminence I qui représente la luette.

» *Bord antérieur.* — Le bord antérieur de la pièce est convexe et a la courbure de l'arcade dentaire. Dans sa moitié gauche, il supporte sept dents minérales munies de leurs gencives et formant la moitié de l'arcade dentaire supérieure. A droite de la ligne médiane, ce bord antérieur se moule sur la série des collets des dents du maxillaire supérieur droit et supporte des lames D qui, en entourant la couronne de ces dents, fournissent des points d'appui à l'appareil. Une de ces lames passe (fig. 487) entre l'incisive centrale et l'incisive latérale ; une seconde, en forme de T, passe entre les petites molaires et se recourbe sur la face antérieure de la première. Une troisième lame, en forme d'anse, embrasse presque complètement les quatre faces de la première grosse molaire.

» *Bords latéraux.* — Les bords latéraux rectilignes longent les parois atérales de l'arrière-bouche et du pharynx ; ils sont arrondis de manière à ne pas blesser ces parties.

» *Bord postérieur.* — Le bord postérieur est arrondi et termine la partie relevée de la lame d'or. Les angles qui réunissent ce bord aux deux bords latéraux sont arrondis de manière à ne pas blesser le pharynx. Sur le côté externe de la moitié d'arcade artificielle, au niveau de l'intervalle des première et seconde grosses molaires, se trouve un tourillon qui sert de point d'appui à l'extrémité supérieure d'un ressort qui porte à son autre extrémité une lame d'or ayant à peu près la forme d'un anneau carré. Cette lame d'or est destinée à embrasser la couronne de la première grosse molaire inférieure. Ce ressort fournit ainsi un point d'appui pris sur la mâchoire inférieure, et qui sert à maintenir la partie gauche de l'appareil quand la bouche s'ouvre. » Le ressort n'est pas représenté sur la figure.

En résumé, cette pièce prothétique tient par les crochets qui s'appuient sur les dents du côté sain, par le ressort qui va à la rencontre de la mâchoire inférieure et surtout par l'exacte juxtaposition des parties. Elle régularise les traits du visage et permet la mastication et la déglutition. Quant à la parole, elle est moins parfaite que si le voile était mobile; mais, en somme, le malade a une parole articulée, avantage dont il ne jouit pas sans appareil.

La restauration du maxillaire inférieur est beaucoup plus difficile que celle du maxillaire supérieur, surtout si elle est faite tardivement, en raison des déformations du squelette de la face qui sont le résultat de la perte partielle ou totale de cet os. Cependant la prothèse a fait de tels progrès dans ces dernières années, que l'on parvient le plus souvent à prévenir ces déformations ou tout au moins à construire des appareils qui les cachent et rétablissent les fonctions.

D. *Appareils pour la restauration partielle du maxillaire inférieur.*

— Le cas le plus facile est celui dans lequel le rebord alvéolaire a été seul enlevé, pendant que la base du maxillaire a été respectée; alors, en effet, la parabole décrite par le maxillaire inférieur continuant à être soutenue, dans toute sa longueur, par un arc osseux qui ne permet aucune déviation, les dents restantes continuent à se trouver en rapport avec les dents correspondantes de la mâchoire supérieure. L'appareil de prothèse qui remédiera à cette mutilation sera très-simple : un dentier à base de caoutchouc, assez épais pour combler la perte de substance et s'attachant aux dents saines par des crochets ou des anneaux, remplira toutes les indications.

Quand toute la hauteur du maxillaire a été enlevée sur une longueur plus ou moins considérable, le problème est beaucoup plus compliqué. — Supposons d'abord le cas de résection chirurgicale ou accidentelle de la por-

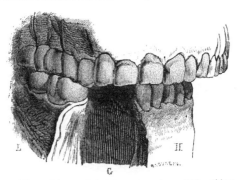

Fig. 488. — Résection de la partie moyenne du maxillaire inférieur.

tion moyenne du maxillaire inférieur (fig. 488). Cette ablation est toujours suivie du rapprochement des deux parties latérales qui tendent à former un angle aigu en avant, au lieu de conserver la direction courbe qu'elles affectent à l'état normal. Il résulte de là que les dents inférieures, cessant d'être en contact avec celles du maxillaire supérieur, se portent en dedans et se dirigent vers la voûte palatine. Pour prévenir cette difformité qui entrave singulièrement la mastication, on a proposé d'interposer entre les deux surfaces de section, aussitôt après l'opération, une plaque d'ivoire ; ce corps étranger est difficilement supporté, et, de plus, lorsque la guérison est achevée, il ne saurait lutter suffisamment contre la rétraction si puissante du tissu inodulaire. Heureusement, lorsque la cicatrice est faite, on peut, par d'ingénieux mécanismes, sinon ramener les parties dans leur direction normale, du moins masquer complétement la difformité et surtout rétablir les fonctions.

Maisonneuve (1), ayant reséqué le maxillaire dans une étendue G que représente la figure 488, ne tarda pas à voir la partie gauche H, qui était la plus longue, se redresser et se jeter en dedans, de telle sorte que les dents vinrent battre vers la voûte palatine, bien en arrière des dents supérieures. La partie droite L, très-courte (elle ne supportait que deux molaires), avait gardé à peu de chose près sa situation normale. La mastication était devenue très-difficile, pour ne point dire impossible, autant en raison de la déviation des branches du maxillaire que de leur extrême mobilité. Preterre fit pour ce malade un appareil qui mérite d'être cité comme type général des moyens de prothèse à utiliser en pareille circonstance (fig. 489).

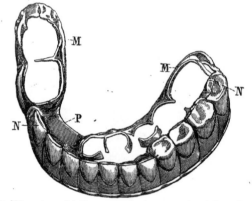

FIG. 489. — Appareil de Preterre pour la résection représentée figure 488.

Cet appareil (fig. 489) se compose d'une base métallique P, supportant onze dents artificielles N N ; trois de ces dents occupent l'intervalle laissé libre entre les deux surfaces coupées du maxillaire ; en arrière des huit autres court une gouttière creuse et échancrée M qui, embrassant les dents de la partie gauche du maxillaire, vient reposer sur les gencives. Tout à fait en dehors et à droite de l'appareil se voit un anneau métallique M destiné à embrasser les deux molaires de la partie droite du maxillaire. La figure 490, qui montre cet appareil en place, fait parfaitement comprendre son but ;

(1) Maisonneuve, Bull. de thérap., t. LXV, p. 235.

on voit, en effet, dans cette figure, deux arcades dentaires : la postérieure représente les dents naturelles T embrassées par les crochets du dentier qui forme l'arcade la plus externe ; cette arcade est disposée de telle sorte qu'elle vienne directement à la rencontre de l'arcade dentaire supérieure. Grâce au point d'appui que l'appareil va prendre sur les molaires droites T, il ne forme qu'une seule pièce avec le maxillaire reséqué dont la conti-

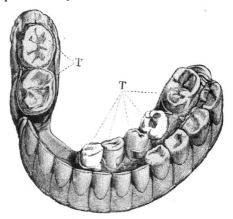

Fig. 490 — Appareil appliqué. (l'\etene)

nuité est ainsi rétablie. La mastication est aussi parfaite que possible, et à moins que la bouche ne soit largement ouverte, il est impossible de soupçonner la moindre difformité.

Mais la déviation des branches du maxillaire inférieur n'est pas la seule difformité qui puisse résulter de la perte plus ou moins complète du maxillaire inférieur : il peut arriver que les dents supérieures se renversent en dedans, au point de devenir horizontales, ou bien qu'elles restent verticales pendant que la voûte palatine se rétrécit considérablement dans le sens latéral. C'est là un fait signalé par J. D. Larrey et Ribes, sur lequel Legouest (1) a insisté avec raison.

Pour éviter cet inconvénient, Legouest a fait faire par A. Preterre, pour un de ses opérés, un appareil contentif composé d'un arc métallique présentant des échancrures et des saillies en rapport avec les dents supérieures qu'elles doivent embrasser ; — deux crochets L entourent les molaires; — une lame métallique B, jetée entre les extrémités des branches de l'arc, en assure la solidité (fig. 491). Cet appareil est assez puissant pour empê-

(1) Legouest, *Traité de chirurgie d'armée.* Paris, 1863.

chcr toute déviation du maxillaire supérieur. Son utilité a été mise en
doute; on a contesté que les déformations du maxillaire supérieur puissent survenir en dehors des faits de traumatisme par les projectiles de
guerre. Cependant, il est certain que l'opéré de Legouest ne pouvait s'en

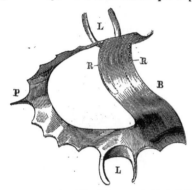

passer; s'il enlevait sa plaque
seulement pendant vingt-quatre
heures, il ne la remettait qu'avec
difficulté. L'appareil de Legouest
doit donc être considéré comme
indispensable toutes les fois que
la prothèse n'a pas été assez heureuse pour donner au maxillaire
supérieur un point d'appui très-
ferme sur l'inférieur. Ce fait se
produira rarement quand la résection aura porté sur la partie
moyenne de l'os, mais sera fréquent, au contraire, quand cette
opération aura enlevé la moitié

FIG. 491. — Appareil métallique contentif, destiné à
prévenir la déformation consécutive de l'arcade dentaire
supérieure. (Preterre.)

latérale; dans ce cas, les moyens d'attache du maxillaire prothétique ne
sauraient être aussi énergiques que dans le précédent.

C'est précisément pour un cas d'ablation d'une moitié latérale du maxil-

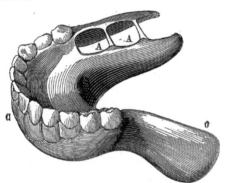

FIG. 492. — Appareil pour la restauration de la moitié latérale de la mâchoire. (Preterre.)

laire inférieur que Legouest (1) avait fait fabriquer l'appareil que nous venons
de représenter, en même temps que celui que nous allons décrire (fig. 491.)

(1) *Art dentaire*, nouvelle série, t. I, p. 245,

La portion du maxillaire enlevée était toute celle qui est comprise entre la base de l'apophyse coronoïde du côté gauche, et la première grosse molaire du côté droit. La figure 493 indique la perte de substance qu'il s'agissait de combler. La portion restante du maxillaire A ne supporte que trois dents ; à la place du maxillaire enlevé, on voit un arc fibreux G qui peut être utilisé comme point de support de l'appareil ; celui-ci (fig. 492) se compose

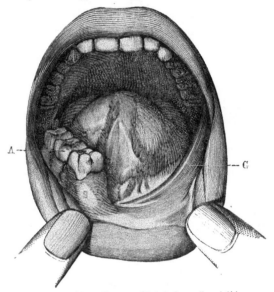

FIG. 493. — Ablation d'une moitié latérale du maxillaire inférieur.

d'une base G, supportant des dents artificielles et venant prendre un point d'appui par des anneaux AA, sur les dents molaires restantes. L'extrémité opposée O affecte la forme d'une large spatule, qui vient s'appuyer contre la face interne de la branche montante du maxillaire. Grâce à cette disposition qui rend les deux branches du maxillaire solidaires, celles-ci ne peuvent nullement se dévier en dedans. Cet appareil si simple n'est pas toujours suffisant ; quelquefois on sera obligé d'aller chercher un point d'appui sur la mâchoire supérieure, au moyen de ressorts à boudin.

E. *Restauration totale du maxillaire inférieur.*— L'appareil que nous choisissons comme modèle de cette restauration, a été porté utilement par un blessé de la bataille de Solférino, confié aux soins de M. Baizeau, professeur agrégé au Val-de-Grâce. Ce blessé, frappé par une balle, avait perdu a totalité du maxillaire inférieur ; le menton avait subi un mouvement notable de retrait sous l'influence de la rétraction du tissu inodulaire ; la

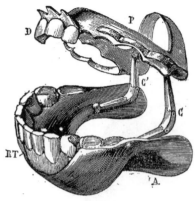

déglutition était difficile, la mastication impossible.

Pour remédier à ces diffor-mités, Preterre (1) construisit l'appareil représenté de profil dans la figure 494. Cet appareil se compose d'un maxillaire inférieur artificiel A, relié par des charnières doubles C C', formant condyle, à une autre pièce D, qui repose sur le bord alvéolaire de la mâchoire supé-rieure, et en même temps sur la partie la plus reculée de la voûte palatine, par l'arc de cercle P. — Sur les parties la-térales de la pièce palatine, on voit des anneaux qui s'attachent aux dents

Fig. 494. — Appareil pour la restauration totale du maxillaire inférieur. (Preterre.)

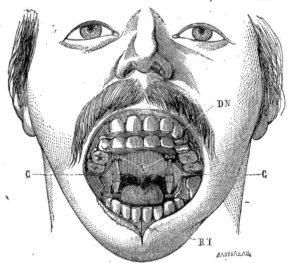

Fig. 495. — Le même appareil mis en place. (Preterre.)

molaires ; sur la partie antérieure, des dents incisives disposées de façon à

(1) Preterre, *Art dentaire*, nouvelle série, t. I, p. 270.

se trouver, lorsque l'appareil est en place, en arrière des dents naturelles, comme on le voit dans la figure 495, D N. — Cette disposition était rendue nécessaire par le retrait des parties molles du menton; ce retrait empêchait, en effet, de porter suffisamment en avant le maxillaire artificiel pour que son arcade dentaire pût se mettre en contact avec l'arcade supérieure. Nous remarquerons que la pièce du maxillaire supérieur est disposée de façon à donner un point d'appui au maxillaire inférieur, mais encore de façon à s'opposer à la déformation consécutive de la voûte palatine que nous avons signalée précédemment. Elle remplit donc l'indication de prothèse posée si nettement par
Legouest.

Pour rendre l'introduction de l'appareil plus facile, Preterre a eu l'idée de le diviser par le milieu en deux portions réunies, par une charnière RT, en sorte que l'appareil peut être fermé au moment où il passe entre les lèvres, pour ne prendre tout son développement que lorsqu'il est dans la bouche. La figure 496, qui montre l'appareil

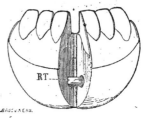

Fig. 496. — Charnière placée sur la partie médiane de l'appareil de la figure 494. (Preterre.)

vu de face, fait parfaitement comprendre cette ingénieuse disposition.

Cet appareil montre par quels artifices on pourrait réparer des pertes de substance simultanées des maxillaires supérieurs et inférieurs. On comprend, en effet, que la pièce palatine pourrait supporter des portions plus ou moins étendues de maxillaire supérieur artificiel d'or ou de caoutchouc.

Je n'ai sans doute pas exposé toutes les variétés d'appareils prothétiques qui ont été proposées jusqu'ici pour restaurer les pertes de substance buccale ; une tâche de cette nature serait d'ailleurs impossible à remplir, car un appareil spécial doit être construit pour chaque cas particulier. J'espère néanmoins que les types que j'ai rappelés ne seront pas sans quelque utilité pour les médecins qui désirent se rendre compte de l'étendue des ressources de la chirurgie mécanique.

Art. III. — Prothèse nasale.

Restée longtemps dans l'enfance, cette branche de la prothèse a fait aujourd'hui des progrès assez considérables pour que Debout (1) ait pu prétendre, non sans raison, que très-souvent, la pose d'un nez artificiel est de beaucoup préférable à la rhinoplastie. Celle-ci, en effet, quand le squelette

(1) Debout, *Bulletin de thérapeutique*, t. LXII et LXIII, années 1862 et 1863.

du nez a complétement disparu, ne donne en général que des résultats
déplorables au point de vue de la forme, et ces résultats, elle ne peut les
obtenir qu'en faisant courir de sérieux dangers au patient.

A. Paré fait le premier mention du nez artificiel (fig. 497). « Celui-ci,
dit-il, qui aura perdu son nez, faut qu'il en fasse faire vn autre par artifice, soit d'or ou d'argent, soit de papiers ou de linges collés, de telle
figure et couleur qu'estoit le sien, lequel sera lié et attaché par certains
filets, derrière l'occiput ou à vn bonnet. Et d'abondant, s'il advenoit
(comme souvent se fait) qu'auez le nez on emportast portion ou tout de la
leure supérieure, je t'ai bien voulu donner les figures, afin d'aider à l'or-
nement du patient, lequel, s'il portoit barbe, en pourra faire adapter, ainsi
qu'il en sera nécessaire (1). »

Les nez artificiels tels qu'on les faisait à cette époque, restaient très-ap-
parents, car Paré rapporte un peu plus loin, qu'un gentilhomme du nom

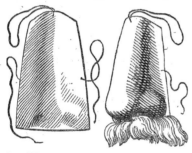

de Saint-Thoan, qui portait
un nez d'argent, était devenu
l'objet d'une risée si générale,
qu'il prit le parti d'aller en Italie, où on lui refit un nez par
la méthode connue aujourd'hui
sous le nom de Tagliacozzi.

Les fabricants de nos jours
sont parvenus à dissimuler
presque complétement la difformité en donnant à leurs

Fig. 497. — Nez artificiel, d'après Ambroise Paré.

appareils des formes imitant
parfaitement la nature et en peignant le métal avec une grande perfection. Cependant, il est impossible de donner à l'argent ou à l'aluminium une teinte représentant exactement celle des parties environnantes ;
Charrière a tourné la difficulté en recoùvrant le métal d'une couche de
caoutchouc, et Luer a fabriqué des nez composés de cette seule substance.

La prothèse nasale peut être totale ou partielle ; quelquefois, comme
l'a fait remarquer A. Paré, elle se combine avec la prothèse labiale ; assez
souvent il faut faire des appareils qui réparent des pertes de substances
simultanées du nez et de la voûte palatine. Examinons successivement ces
divers cas.

Quand le nez doit être réparé en totalité, on peut faire tenir l'appareil
artificiel sur des branches de lunettes ou sur un ressort qui, passant sur le

_____

(1) A. Paré, Œuvres, édit. J. F. Malgaigne. Paris, 1840, t. II, p. 605,

sommet de la tête, va chercher son point d'appui vers l'occiput (fig. 498).

Le dernier procédé est très-solide, mais il est impossible de cacher la partie du ressort qui passe sur le front; il doit donc être rejeté. Quant aux nez qui reposent sur des lunettes, ils peuvent s'adapter aux parties avec tant d'art, qu'il faut une certaine attention pour reconnaître l'artifice. Ils tiennent avec une grande solidité, surtout si l'on a le soin d'unir l'extrémité postérieure des branches des lunettes par un lien passant derrière le crâne.

Bien entendu, pour faire un nez artificiel dont les bords puissent s'adapter d'une manière presque invisible aux parties saines, il est indispen-

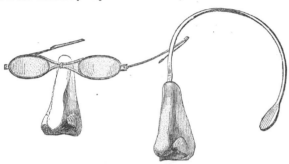

FIG. 498. — Nez artificiels montés sur des lunettes ou sur un ressort. (Charrière.)

sable de se procurer comme modèle un moule de ces parties. Pour ce faire, on tamponne les narines du patient avec du coton couvert de taffetas d'Angleterre : on masque les yeux par le même moyen ; on enduit ensuite tout le milieu de la face avec une couche d'huile, puis on applique au-devant une lame de carton recourbée dans une étendue suffisante. La tête du sujet étant penchée en arrière, on coule au-dessous de la lame de carton du plâtre liquide qui donne un moule parfait de la partie moyenne du visage sur laquelle doit s'appliquer l'organe artificiel.

Un nez fabriqué de cette façon peut servir non-seulement à masquer une difformité, mais encore à protéger les parties atteintes d'affections chroniques rebelles, en attendant qu'un traitement approprié ait amené une guérison plus ou moins radicale.

On a essayé aussi de faire tenir le nez artificiel sans aucun artifice extérieur ; Charrière a adapté une éponge sur une tige partant de la cavité formée par le dos du nez d'argent (fig. 499) ; l'éponge enfoncée dans les fosses nasales ne tarde pas, par son gonflement, à donner un point d'appui suffisant. Ce moyen est rarement toléré par les malades ; l'éponge introduite dans les narines gêne singulièrement la respiration ; de plus, elle

prend une odeur fétide qui devient insupportable pour le patient et pour
les personnes qui l'environnent.

Lüer a fait un nez tout entier de caoutchouc ; l'éponge est ici remplacée
par un bouton à convexité tournée en arrière (fig. 500). Le résultat obtenu

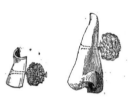 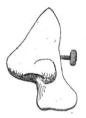

FIG. 499. — Nez fixé par une éponge.   FIG. 500. — Nez de caoutchouc. (Lüer.
          (Charrière.)

a été admirable au point de vue de l'esthétique ; c'est à peine si l'on peut
voir, sur le portrait daguerréotype qui existe dans les ateliers de Lüer,

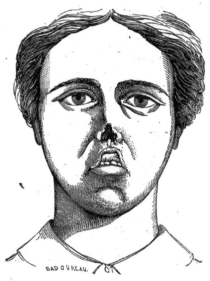

la ligne de démarcation séparant le caoutchouc de la peau,
mais il est évident que ce
bouton ne peut pas être toléré
longtemps.

La préférence doit donc être
accordée aux nez artificiels sup-
portés par des lunettes, à moins
que l'on ne puisse recourir à un
ingénieux artifice utilisé par une
surveillante de la Salpêtrière
dont Debout nous a conservé
l'histoire. Cette malade avait
perdu le nez et la lèvre supérieure à la suite d'un lupus ;
c'est pour elle que Lüer avait
fabriqué la pièce représentée
par la figure 500. Ne pouvant
supporter le bouton de caoutchouc de Lüer, elle imagina de
le supprimer et de fixer le nez
artificiel tout simplement en
collant sur ses joues les bords de la lame de caoutchouc avec de la gomme
laque ; cet artifice lui réussit parfaitement. Les figures 501 et 502 repré-

FIG. 501. — Mademoiselle D., vue sans son appareil.

sentent mademoiselle D. avec et sans son appareil. Certainement, la rhinoplastie la mieux réussie laissera toujours des traces plus évidentes que la prothèse faite avec du caoutchouc.

Quand les pertes de substance sont plus limitées, quand il s'agit de restaurer, par exemple, une aile du nez, on peut encore recourir à des moyens de prothèse; il est difficile de rien dire en général sur ces petits appareils, car ils doivent varier à l'infini, selon chaque cas particulier; le plus souvent alors on se sert de métaux tels que l'or ou l'argent coloré, parce que les pièces doivent tenir par leur élasticité en se glissant sous les bords de la perte de substance. Il est peut-être plus difficile de cacher une prothèse partielle qu'une prothèse totale ; j'ai vu quelques cas de ce genre, et toujours j'ai constaté que l'artifice sautait aux yeux pour peu que l'on se rapprochât du patient. Je ne veux certes point pour cela bannir ce genre de réparation qui cache au moins ce qu'une ouverture béante

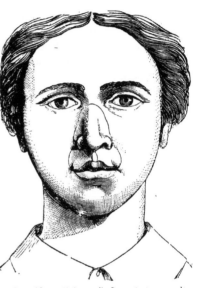

Fig. 502 — Mademoiselle D , portant son nez de caoutchouc collé avec de la gomme laque.

peut avoir de repoussant, mais je la crois bien inférieure à la rhinoplastie, dans la grande majorité des cas, tandis que je suis partisan de l'opinion contraire quand il s'agit de la perte totale de l'organe.

Les appareils partiels servant à remplacer la cloison détruite sont au contraire d'une incontestable utilité, car ils empêchent le lobule du nez de s'affaisser d'une façon très-disgracieuse. J. Cloquet remplaça cette cloison par une lame de liège, colorée en rose. Le bord postérieur de cette lame creusée en gouttière s'appuyait sur la portion restante de la cloison, tandis que le bord antérieur, soutenant le dos du nez, le maintenait dans une direction convenable. Pour assurer la fixité de la lame de liège, Cloquet avait traversé son bord inférieur par des crins de la couleur de la barbe, qui venaient se fixer à l'aide d'un peu de cire sur les poils de la moustache. Debout proposa de supprimer ces crins et de les remplacer par deux cercles elliptiqűes de métal faisant ressort et appuyés sur la circonférence interne de l'orifice nasal. Les ressorts sont plus sûrs que du crin et surtout ils peuvent s'opposer au rétrécissement des narines ; nous devons faire remarquer cependant qu'ils gênent le libre mouvement des ailes du nez, mouvement qui ajoute tant à l'expression de la physionomie chez certains individus ; au lieu d'une lame de liége, on peut employer une lame de caoutchouc, ou une lame d'argent, comme l'a fait Charrière d'après les indications de Legouest.

Enfin quelquefois la prothèse nasale doit se combiner avec la prothèse buccale. Schange (1), l'un des premiers, a fait un obturateur supportant un nez artificiel.

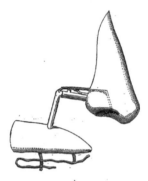

FIG. 503. — Nez artificiel de Schange.

L'appareil représenté par la figure 503 a été fabriqué pour un jeune homme qui avait perdu le nez à la suite d'une affection syphilitique en même temps que la voûte palatine était perforée. Il se compose de deux pièces qu'on réunit à volonté, le nez et l'obturateur. Le dernier offre au centre de la surface convexe de sa plaque une tige creuse, pour qu'elle soit plus légère, et repliée en avant à angle droit ; la portion verticale de cette tige a 20 millimètres de longueur, la portion horizontale n'en a que 18. Cette dernière, vers l'angle de réunion, présente à sa face supérieure une échancrure. Le nez contient à son intérieur un tube creux, destiné à recevoir la portion horizontale de la tige de l'obturateur; sur ce tube est un levier basculant à l'aide d'un ressort d'or ; à l'extrémité postérieur du levier se trouve un petit crochet destiné à s'enfoncer dans l'échancrure dont il vient d'être parlé. Ce levier est recourbé de manière à venir sortir, par son extrémité antérieure, contre la cloison du nez, en restant toutefois caché par la

_____

(1) Schange, *Précis sur le redressement des dents.* Paris, 1841.

narine ; l'ongle le fait mouvoir aisément, et quand on appuie sur lui, la plus légère traction sépare les deux pièces. Pour mettre l'appareil en place, après avoir fait pénétrer la tige coudée dans les fosses nasales, on fixe solidement l'obturateur, puis on présente le nez, dans le tube creux duquel on fait filer la tige horizontale, jusqu'à ce que l'on entende claquer le crochet du levier dans l'échancrure ; ce petit bruit annonce que tout l'appareil est bien fixé.

Preterre (1) a fait aussi pour un homme qui s'était détruit la voûte palatine et le nez, d'un coup de pistolet, un obturateur supportant un nez artificiel. La figure 504 représente l'étendue du dégât que devait réparer cet

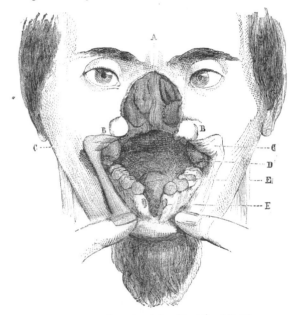

F:G. 504. — Destruction de la voûte palatine et du nez.

habile artiste ; nous ferons remarquer seulement que la lèvre supérieure n'était pas détruite ; elle a été divisée sur la figure pour mieux montrer les lésions osseuses.

Les os propres du nez, les apophyses montantes des maxillaires supérieurs, la voûte palatine et la partie antérieure de l'arcade dentaire sont détruits ; il ne reste que les deux dernières molaires de chaque côté.

(1) Preterre, *Art dentaire*, nouvelle série, t. I, p. 533.

Pour combler cette énorme brèche, A. Preterre a construit d'abord une voûte palatine D (fig. 505) faisant dentier et prenant ses points d'appui, sur les molaires restantes, par les cavités S, G, G.

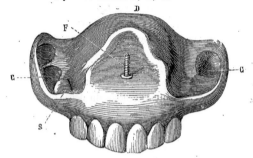

FIG. 505. — Obturateur faisant dentier. (Preterre.)

Un pivot F placé au centre de cette voûte artificielle supo à pression continue, sur lequel repose un nez de caoutchouc (fig. 506) ; une simple pression exercée avec les doigts sur la partie supérieure de ce

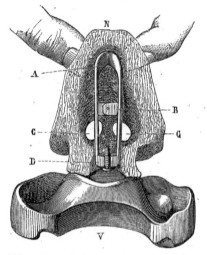

FIG. 506. — Nez artificiel vu par sa face postérieure. (Preterre.)

nez permet de l'enlever à volonté. La figure 506 représente l'ensemble de ce système grâce auquel le blessé put parler, manger et vivre au milieu de ses compagnons sans les gêner par la vue de son horrible mutilation.

CHAPITRE II

PROTHÈSE DES MEMBRES SUPÉRIEURS

Lorsque l'un des deux membres supérieurs a été amputé, le membre restant peut, jusqu'à un certain point, le suppléer dans ses fonctions ; aussi voyons-nous un grand nombre d'amputés du bras ne faire aucun effort pour se procurer un membre artificiel convenable. Il ne faudrait pas conclure de là à l'inutilité de l'étude à laquelle nous allons nous livrer, car il est une foule de professions qui exigent impérieusement l'usage des deux bras. D'ailleurs, il arrive assez souvent que les deux membres aient subi simultanément des mutilations assez étendues, et alors, l'invalide est bien obligé de recourir à la prothèse s'il ne veut se résigner à recourir à des mains étrangères pour les usages les plus vulgaires de la vie.

Les auteurs de l'antiquité ne nous ont donné aucun détail sur les procédés qu'ils employaient ; cependant Pline (1) parle déjà d'un amputé portant une main artificielle.

A partir de cette époque, nous ne trouvons plus aucun exemple de prothèse jusqu'au fait si célèbre du chevalier qui combattit de 1504 à 1562, avec une main de fer, à la tête des armées du margrave Frédéric. Nous donnons une figure de cette main, en raison du haut intérêt historique qu'elle présente.

La figure 507 représente l'ensemble de la main de fer qui a la forme générale d'un gantelet ; sur ses parties latérales se trouvent des boutons dont la pression mettait en jeu des ressorts destinés à fléchir et à étendre les doigts. Les figures 508 et 509 représentent le mécanisme intérieur de la main et des doigts. Cette main était d'un poids énorme, et cependant, d'après la légende, et aussi d'après des détails historiques dignes de foi, le chevalier Goëtz von Berlichingen s'en servait avec habileté pour combattre. Ce fait s'explique jusqu'à un certain point, car la main de fer s'attachait non-seulement au moignon, mais encore à l'armure avec laquelle elle faisait corps.

Pendant tout le courant du XVIᵉ siècle, on s'occupa activement de la prothèse de la main, mais on ne créa que des modèles très-pesants, et dont les diverses pièces ne pouvaient jouer que sous l'impulsion de la main restée intacte ; cependant, ces moyens de prothèse remplissaient parfaitement le but auquel ils étaient destinés, car les mutilés ne demandaient

(1) Pline, *Histoire naturelle*, livre VII, § XXIX, traduction E. Littré. Paris, 1855, t. I, p. 296.

guère que la possibilité de combattre ou de conduire un cheval ; une fois
que la main avait saisi solidement l'arme ou les rênes du cheval, il n'était
plus besoin que les articulations des doigts fussent mobiles.

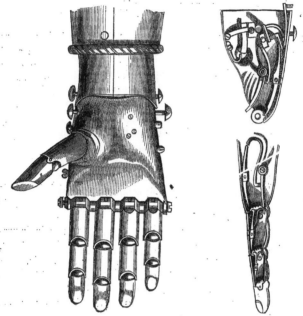

FIG. 507. — Main de fer du chevalier Goëtz   FIG. 508 et 509. — Mécanisme intérieu
von Berlichingen.   de la main et des doigts.

La main artificielle que nous trouvons décrite et figurée par A. Paré
(fig. 510) rappelle celle du chevalier Goëtz, mais elle est d'un mécanisme
plus parfait. Ici le pouce est immobile ; les quatre derniers doigts seuls
sont chargés de la préhension. Dans la main du chevalier Goëtz, les doigts
entraient en mouvement l'un après l'autre sous l'impulsion de plusieurs
ressorts ; dans la main de Paré, tous les doigts s'ouvrent ou se ferment
simultanément sous l'influence d'un ressort unique.

Dès l'époque d'A. Paré, on se préoccupa de donner aux manchots les
moyens de se livrer aux travaux usuels de la vie, et surtout à l'écriture. Le
fer eût été trop pesant, aussi substituait-on à ce métal du papier collé ou du
cuir bouilli ; on voit que l'on a eu tort d'attribuer l'invention des mains de
cuir à Gavin-Wilson. A. Paré nous a laissé à ce sujet un dessin très-inté-
ressant (fig. 511). Il n'existe aucun détail sur le mécanisme de cette main,

mais la figure indique clairement que les doigts étaient fixés dans une position immuable ; un étui placé entre le pouce et l'index était destiné à l'introduction d'une plume que l'on pouvait enlever à volonté. Le manchot poussait son moignon le plus avant possible dans l'intérieur de la main de

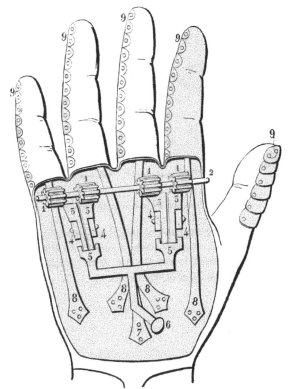

FIG. 510. — Main de fer du petit Lorrain. (A. Paré.)

cuir ; celle-ci s'attachait à la manche du pourpoint par les trous dessinés dans la figure.

Jusqu'à A. Paré, on n'utilisait la prothèse que dans les cas d'amputation de l'avant-bras; c'est dans les œuvres du père de la chirurgie française que nous trouvons pour la première fois la description d'un appareil destiné à suppléer le membre après l'amputation du bras. Le bras artificiel dont nous reproduisons le dessin (fig. 512), avait été fabriqué par le petit Lorrain ; nous le décrivons en nous servant des termes mêmes d'A. Paré

« 1, le bracelet de fer pour la forme du bras ; 2, l'arbre mis en dedans du grand ressort pour le tendre ; 3, le grand ressort qui est au coude lequel doit être d'acier trempé, et de trois pieds de longueur au plus ; 4, le rocquet ; 5, la gaschette ; 6, le ressort qui passe sur la gaschette et arrête les dents du rocquet ; 7, le clou à vis pour fermer ce ressort ; 8, le

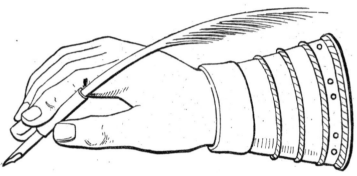

FIG. 511. — Main de cuir bouilli, d'après A. Paré.

tornant de la hausse de l'avant-bras qui est au-dessus du coude ; 9, la trompe du gantelet fait à tornant avec le canon de l'avant-bras qui est à la main, lesquels servent à faire la main prone et supine : c'est à sçauoir prone vers la terre et supine vers le ciel. »

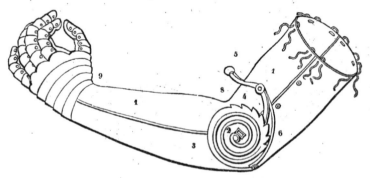

FIG. 512. — Bras du petit Lorrain, d'après A. Paré.

Il est facile de comprendre que le blessé pouvait, à l'aide de la main saine, porter l'avant-bras au degré de flexion convenable et le maintenir dans cette situation à l'aide de la gaschette qui, arrêtant les dents du roquet, rendait toute mobilité impossible. La main qui termine l'appareil est celle que nous avons représentée figure 510.

Le manchot pouvait manier ses armes avec le bras resté intact, tandis que la main artificielle retenait les rênes du cheval.

Les appareils décrits par A. Paré semblent avoir été seuls en honneur jusqu'à la deuxième moitié du XVIIIᵉ siècle. À cette époque, un religieux de l'ordre des Carmes, le père Sébastien, cité par Dionis (1), fit faire un pas considérable à la prothèse du membre supérieur, en imaginant une main à articulations mobiles sans le secours de la main opposée, perfectionnement que beaucoup d'auteurs attribuent à Baillif. L'appareil du père Sébastien était en fer-blanc creux et rempli de plusieurs ressorts. Le mouvement seul du moignon faisait agir ces ressorts de manière à mettre en mouvement le poignet et les doigts. Ce progrès n'était pas suffisant, les appareils du père Sébastien et de ses successeurs étaient trop compliqués ; d'ailleurs ils ne pouvaient servir qu'à la condition que l'avant-bras eût été amputé près du poignet.

Les amputés à la partie supérieure de l'avant-bras, et à plus forte raison les amputés du bras, restaient toujours, avec les appareils d'A. Paré, mobiles seulement sous l'influence de la main opposée ou d'une main étrangère, et surtout, excessivement lourds. Gavin-Wilson, dont parle B. Bell (2), remédia à ce dernier inconvénient en faisant un bras artificiel de cuir durci, couvert d'une peau de mouton colorée de manière à présenter l'aspect de la peau humaine ; pour rendre l'illusion plus complète, Wilson avait fait des ongles de corne blanche, peints en couleur naturelle.

Les articulations des doigts, de la main et du coude étaient combinées de manière à permettre les mouvements de flexion, d'extension et de rotation, sous la direction de l'autre main. Dans la paume de la main, Wilson avait placé un écrou de fer qui pouvait recevoir un couteau ou une fourchette. Un anneau de cuivre placé entre le pouce et l'index pouvait recevoir une plume, comme cela existait déjà dans la main de cuir de A. Paré. Loué outre mesure par B. Bell, Wilson s'était donc borné à perfectionner la plastique de la prothèse sans apporter aucune modification notable à la mécanique, c'est-à-dire à la partie essentielle.

En 1818, de Graefe indiqua un procédé mécanique d'où sont dérivés la plupart des bras artificiels qui sont en usage de nos jours. De Graefe émit en effet l'idée de fabriquer des bras artificiels susceptibles de mouvements spontanés, provoqués par des ressorts, ou plutôt par des cordes à boyau

(1) Dionis, *Opérations de chirurgie*. Paris, 1757, 9ᵉ démonstration.
(2) B. Bell, *Cours complet de chirurgie*, traduit par Bosquillon, t. VI, p. 308. Paris, 1796.

qui iraient s'attacher à un corset enveloppant le tronc et les épaules. Dans ce système, même après l'amputation du bras, l'appareil prothétique pourrait être mû à volonté par le jeu des muscles du tronc ou des épaules sans le secours de l'autre main. Le principe était trouvé; Baillif et Van Peeterssen en firent la première application.

Depuis cette époque, la prothèse du membre supérieur, s'inspirant des découvertes des âges antérieurs, fait tous les jours de nouveaux progrès que nous allons suivre en étudiant les amputations des diverses sections des membres.

Article premier. — Amputations partielles de la main.

Les occasions d'employer des appareils prothétiques dans les cas d'amputations partielles de la main ne sont pas fréquentes, surtout depuis que les chirurgiens s'ingénient à combiner les opérations de manière à laisser le plus possible de ce précieux organe. Il est rare qu'un blessé demande les secours de la prothèse tant qu'il jouit du libre usage du pouce, car celui-ci peut facilement s'opposer aux portions de doigts restantes, ou même à un moignon constitué par une partie plus ou moins étendue du métacarpe ; il peut donc saisir des objets d'une assez grande délicatesse. Si cependant le métacarpe était enlevé en totalité, le pouce ne viendrait que difficilement à la rencontre du carpe, et il serait indispensable d'ajouter une pièce au moignon pour faciliter la préhension. Le moyen le plus simple consisterait à faire entrer le moignon dans une gaîne de cuir ou de bois terminée par des doigts immobilisés dans une position légèrement fléchie ; la gaîne serait attachée à l'avant-bras. Un tel appareil rendrait les plus grands services; il suffit, pour s'en convaincre, d'étudier l'utilité des bras artificiels de Beaufort, conçus sur le principe de la mobilisation du pouce seul, les autres doigts conservant une position immuable.

La prothèse du pouce est plus importante, car les mouvements d'opposition dont jouit ce doigt sont indispensables à la préhension des objets délicats. Divers cas peuvent se présenter ici : Si la deuxième phalange seule est absente, si même la première a été enlevée dans sa continuité, rien ne sera plus facile que d'adapter au moignon une phalange de bois, dont la face antérieure sera de cuir doublé de crin pour rendre plus douce sa pression contre l'index. Cette phalange adaptée à une gaine de cuir, s'ajustera à la façon d'un doigt de gant, comme cela existe dans la figure 513, qui représente un doigt artificiel fabriqué par Mathieu.

Ici, la prothèse sera parfaite, car le pouce artificiel conservera tous ses mouvements naturels. Un appareil analogue sera encore applicable à la perte des deux phalanges du pouce ; le résultat, tout en étant moins complet, ne sera pas sans un certain degré d'utilité, puisque le pouce artificiel suivra les mouvements du premier métacarpien auquel s'insère l'opposant.

Si le pouce avait disparu en totalité, c'est-à-dire si la perte de substance

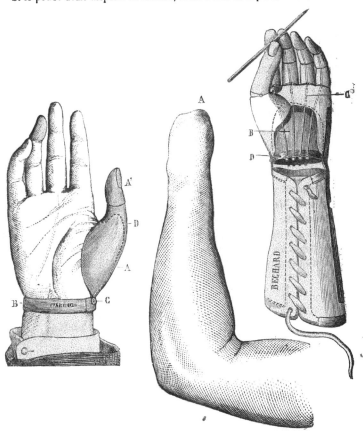

Fig. 513. — Pouce artificiel de Mathieu.   Fig. 514. — Appareil de luxe pour l'amputation de tous les doigts (Béchard).

comprenait le métacarpien lui-même, il faudrait renoncer à obtenir les mouvements du pouce artificiel. Cet organe serait placé dans un état de moyenne adduction, permettant à l'index et au médius de venir à sa rencontre.

Quelquefois tous les doigts, y compris le pouce, ont été enlevés à leur raciné. La figure 514 représente un appareil appliqué par Béchard dans un cas de ce genre.

Le moignon A est entouré d'une gaîne de cuir B moulée sur lui, et remontant jusqu'au poignet où elle est bordée d'un cercle d'acier D; ainsi garanti, il est introduit dans une main de bois qui se relie à un brassard lacé sur l'avant-bras. La main de bois se termine par des doigts articulés, dont la mobilité est assurée par des cordes à boyau C, qui se fixent par leur extrémité supérieure, autour du cercle d'acier. Les mouvements de flexion et d'extension du moignon sur l'avant-bras déterminent, dans la tension des cordes, des changements qui provoquent, à leur tour, la flexion ou l'extension des doigts. Quant au pouce, il est immobile dans une position d'adduction qui permet à l'index et au médius de venir à sa rencontre. Debout a fait observer, avec raison, qu'il serait utile de placer à la racine du pouce deux petites mortaises, permettant de placer ce doigt, lorsqu'il est en repos, dans des degrés variables d'abduction ; l'attitude de la main serait rendue plus naturelle.

L'appareil de Béchard, quelque ingénieux qu'il soit, est un appareil de luxe avec lequel l'ouvrier ne saurait se livrer à aucun travail utile ; son rôle se borne à tenir une plume, un journal, etc. — Mathieu a construit, dans le courant de l'hiver 1869, un appareil beaucoup moins élégant, mais avec lequel un ouvrier peut continuer les travaux les plus pénibles.

Cet appareil (fig. 515) consiste tout simplement en une large lame d'acier B,

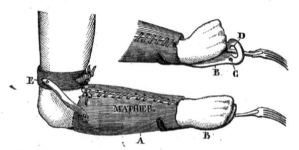

FIG. 515. — Appareil ouvrier de Mathieu pour l'amputation de tous les doigts.

placée sous la face antérieure de l'avant-bras, et se continuant jusqu'à l'extrémité du moignon. Cette lame d'acier est cousue à une gaîne de cuir A qui entoure l'avant-bras, sur lequel elle est sérrée à l'aide d'un lacet ; cette gaîne est reliée au brassard E par une courroie qui l'empêche de glisser. Le moignon composé de tout le métacarpe jouit des mouvements de flexion et d'extension, puisque les muscles extenseurs et fléchisseurs ont contracté des adhérences secondaires. Ceci posé, il est facile de comprendre le jeu de l'appareil : lorsque le moignon est relevé, il est possible de glisser entre lui et la lame d'acier le manche d'un instrument quelconque, d'une pelle, par exemple ; alors les muscles fléchisseurs agissent, et le manche de l'instrument est d'autant mieux saisi qu'une légère saillie ménagée à la partie antérieure de la lame d'acier ne lui permet pas de glisser. Nous avons vu un ouvrier muni de cet appareil si simple, continuer à gagner fructueusement son existence et celle de sa famille, en faisant le métier de chauffeur d'une machine à vapeur.

Deux orifices ont été pratiqués en D et en C à la partie antérieure de l'attelle ; l'un est destiné à recevoir une fourchette, l'autre un crayon, une plume, etc. Le manche de ces instruments glisse au-dessous du moignon, et vient prendre un bon point d'appui sur la commissure qui sépare le pouce du second métacarpien.

ART. II. — DÉSARTICULATION DU POIGNET ET AMPUTATION DE L'AVANT-BRAS.

De tout temps, les amputés ont entouré leur moignon de manchons, d'une certaine solidité, capables de les protéger contre le froid et les violences extérieures. On ne tarda pas à comprendre que ces manchons pourraient rendre des services plus étendus si on leur faisait supporter divers instruments. Tout le monde connaît l'histoire de l'invalide qui, pour se livrer au vol, enfermait son avant-bras droit dans un étui de bois, où différentes ouvertures étaient pratiquées pour recevoir un rossignol, un crochet, une pince. L.V. Lagneau nous a rapporté (1) le fait d'un général qui jouait parfaitement du violon, en adaptant à l'extrémité de l'avant-bras mutilé une gaîne d'acier brisée et élastique à laquelle était soudé un archet.

Les avant-bras artificiels fabriqués de nos jours se divisent en deux grandes sections : les avant-bras utiles aux ouvriers et les avant-bras de luxe qui ·cherchent à dissimuler la difformité. Les avant-bras ouvriers se composent généralement (fig. 516) d'une gaine de cuir G qui entoure le moignon, et se termine inférieurement par une rondelle d'acier E percée à son centre d'un trou creusé en pas de vis. Supérieurement, cette gaine de cuir s'unit à un brassard K lacé sur le bras ; cette pièce a pour but d'empêcher le couvre-moignon de glisser.

(1) Lagneau, *Dictionnaire de médecine* en 21 volumes, art. MEMBRES ARTIFICIELS, t. XIV, p. 145. Paris, 1826.

Si l'avant-bras a été coupé très-près du poignet, on peut réunir le couvre-moignon au brassard par de simples courroies de cuir, qui ont l'avantage de permettre la flexion et l'extension sans gêner les mouvements de pronation. Si l'avant-bras a été amputé vers sa partie moyenne, il devient nécessaire de remplacer la courroie de cuir par des attelles d'acier articulées au niveau du coude. On se contente généralement d'articuler ces attelles

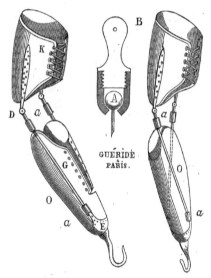

FIG. 516. — Avant-bras artificiel de Guéride.

par un simple boulon, autour duquel elles tournent pendant la flexion et l'extension; mais alors la pronation et la supination sont perdues. Guéride a imaginé un excellent mécanisme qui n'a pas cet inconvénient (fig. 516). Les attelles O qui courent le long du couvre-moignon, se terminent supérieurement et inférieurement par une petite boule représentée en A dans la figure B. Cette boule est mobile, à frottement doux dans les petites cavités a, qui se trouvent à la partie inférieure et à la partie supérieure du couvre-moignon. Les attelles, ainsi brisées, se trouvent composées de trois pièces qui roulent sur elles-mêmes, en permettant toutes les inclinaisons nécessaires à la pronation et à la supination; en D, l'attelle antibrachiale est unie à l'attelle brachiale à la façon ordinaire pour la flexion et l'extension.

L'instrument que l'on adapte le plus habituellement à l'orifice creusé en pas de vis, est le crochet si utile à l'ouvrier pour porter des fardeaux, attirer les objets, etc. Au crochet on peut substituer un couteau (fig. 517, *d*), une fourchette (*b*), un marteau (*e*), un presse-papier (*c*), un porte-crayon (*f*), etc. Tous ces instruments ont un pas de vis de grosseur identique, afin

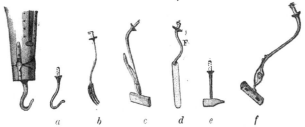

a   *b*   *c*   *d*   *e*   *f*

FIG. 517. — Divers instruments qui peuvent s'adapter au couvre moignon dans les appareils de Charrière.

de pouvoir se substituer les uns aux autres. Quelquefois, le pas-de-vis du couvre-moignon est remplacé par une mortaise carrée, dans laquelle les instruments sont fixés par un ressort; la mortaise est inférieure au pas-de-vis.

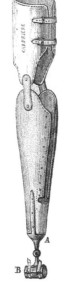

On comprend parfaitement que tous ces instruments puissent être maniés avec une grande précision par un avant-bras qui jouit des mouvements d'extension, de flexion, de supination et de pronation ; il n'y a là qu'une affaire d'habitude.

Les travaux agricoles qui se font avec des charrues, des pelles, des pioches, dont le maniement nécessite l'emploi des deux mains, demandent d'autres procédés.

Charrière père a, depuis longtemps, imaginé un mécanisme d'une grande simplicité qui nous semble atteindre parfaitement son but (fig. 518). A l'extrémité du couvre-moignon A, Charrière visse, au lieu d'un crochet, une tige d'acier supportant à son extrémité un manchon de cuir B, que deux courroies munies de boucles permettent de serrer à volonté. Supposons le manche d'une pelle fixé dans ce manchon, près de son extrémité libre ; la main saisit le manche par son extrémité opposée, c'est-à-dire en un point plus ou moins rapproché de la pelle, et lui imprime les mouvements convenables pour le genre de travail auquel veut se livrer le manchot. La pelle est dirigée d'autant plus facilement, que la tige qui supporte le manchon est divisée à sa partie moyenne par une articulation lui

FIG. 518. — Bras ouvrier de Charrière.

permettant de s'étendre et de se fléchir sous l'impulsion qu'elle reçoit de la main opposée par l'intermédiaire du manche. Remarquons encore que cette tige jouit de certains mouvements de rotation, car rien ne l'empêche d'exécuter un demi-tour sur elle-même quand elle y est sollicitée par l'instrument. Ce mouvement de rotation est peu considérable, il est vrai ; il ne dépasse guère un demi-cercle, mais il n'est pas utile qu'il en soit autrement, car le maniement des instruments aratoires n'exige pas un mouvement plus étendu.

D'ailleurs, cette rotation elle-même ne devient indispensable qu'autant que les mouvements de pronation et de supination naturels n'existent plus, ce qui arrive assez souvent, parce que les extrémités du radius et du cubitus se soudent entre elles après l'amputation. Pour prévenir cet accident, très-préjudiciable au point de vue de la prothèse, Lenoir avait conseillé de placer sur chaque face de l'avant-bras une compresse graduée, comme on le pratique généralement dans le traitement des fractures.

Au lieu d'un manchon de cuir, Mathieu emploie un anneau E, d'acier très-solide, qui peut être fixé sur le couvre-moignon par un simple pas de vis comme les crochets (fig. 534, p. 90). L'ouverture de cet anneau doit présenter un diamètre un peu supérieur à celui du manche des instruments aratoires.

Le mode d'emploi de cet appareil est très-simple ; le manchot glisse l'anneau dans le manche de l'instrument, puis saisit celui-ci, par son extrémité libre, avec la main saine. Le manche de l'instrument, dès qu'il est relevé, s'incline dans l'anneau et est maintenu par la pression résultant de cette inclinaison. La pelle, par exemple, est poussée dans la terre à enlever ; si, au moment de la relever, le manchot s'aperçoit qu'il aurait plus de force en saisissant l'instrument par un point différent de celui où il avait d'abord placé son anneau, il lui suffit de redresser celui-ci par un léger mouvement du moignon et de le faire glisser jusqu'à ce qu'il occupe la position la plus convenable. La possibilité de changer la position de l'anneau à toute seconde, par un mouvement facile et instantané, assure à cet appareil un avantage considérable pour les travaux qui consistent à déplacer des terres, à charger des voitures de sable, etc.; à ce point de vue, il est supérieur au manchon de cuir. Il n'en est plus ainsi si le manchot doit conduire une charrue, enfoncer une pioche ou une pelle dans un terrain dur, etc.; il est bon alors que le manche de l'instrument soit saisi solidement et d'une manière invariable, et le manchon sera préféré ; on peut aussi, au lieu du manchon, se servir, comme le fait Mathieu, d'un demi-anneau d'acier dont la circonférence est complétée par une lanière de cuir qu'une boucle permet de serrer à volonté. Le manche du marteau et des outils analogues est fixé dans une sorte d'étau à vis H (fig. 534, p. 90).

Rien n'est plus facile, d'ailleurs, que de disposer ces divers systèmes sur le même couvre-moignon.

Gripouilleau (1), médecin à Mont-Louis (Indre-et-Loire), a fait construire, en 1868, un bras et un avant-bras artificiel qui se recommandent par leur simplicité et leur bon marché. L'avant-bras (fig. 519), dont nous

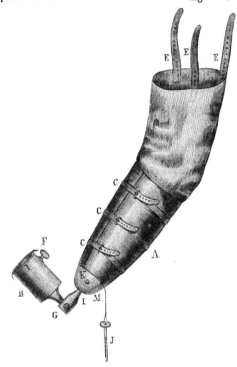

FIG. 519. — Avant-bras artificiel de Gripouilleau.

nous occupons seul en ce moment, se compose d'une gaîne de cuir A serrée à volonté par des courroies CCC ; cette gaîne se termine en haut par un brassard en fort coutil D, attaché, par des couroies en fort coutil EE, à une épaulette de coutil C qui elle-même est reliée (voy. figure 535, côté gauche, p. 91) à une ceinture F, par deux bretelles D passant, l'une en avant,

(1) Voyez P. Broca, *Rapport sur la prothèse des membres supérieurs et sur le bras artificiel de M. Gripouilleau* (*Bull. de l'Acad. de méd.* Paris, 1869, t. XXXIV, p. 397).

l'autre en arrière de la poitrine ; deux sous-cuisses, attachés à la ceinture, l'empêchent de remonter pendant les mouvements de l'ouvrier.

Cette disposition assure une grande fixité à la gaîne A, qui supporte inférieurement une rondelle de bois de noyer M, dans laquelle joue une armature I, terminée par une douille B faisant office de main.

La rondelle de bois de noyer, dont la figure 520 représente une coupe médiane, est creusée dans son centre de deux canaux, l'un longitudi-

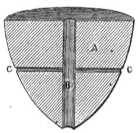

nal B, l'autre plus étroit et transversal CC. L'armâture (figure 537, p. 92) est de fer ; elle se compose de deux parties : la tige ronde B et la bifurcation C.

La tige ronde se place dans le canal B de la rondelle, dans lequel elle peut tourner librement ; bien entendu, son extrémité supérieure est aplatie afin qu'elle ne puisse s'échapper du canal. Le mouvement de rotation peut être paralysé à volonté par la clavette J qui, introduite dans l'orifice K (fig. 519) de la rondelle, parcourt le canal interne C (fig. 520), en rencontrant sur son chemin la tige de l'armature qu'elle traverse en e (fig. 537) ; nous remarquerons que cette tige est traversée en e par deux canaux disposés en croix, de telle sorte que l'armature peut être fixée en plusieurs positions différentes, selon que la clavette traverse l'un ou l'autre de ces canaux.

FIG. 520. — Coupe transversale de la rondelle de bois de noyer (avant-bras de Gripouilleau).

La bifurcation de l'armature n'est utilisée que pour l'amputation du bras ; quand il s'agit de l'amputation de l'avant-bras, la tige B se termine tout simplement par une petite cavité dans laquelle pénètre une boule qui se trouve en G (fig. 519), à la partie postérieure de la douille qui peut ainsi tourner en tout sens sur l'armature. Cette douille, faisant office de main, a 4 centimètres de diamètre sur 6 centimètres de longueur ; elle reçoit dans son intérieur le manche des instruments aratoires qui sont fixés par la vis de pression F. A la circonférence de cette douille sont placés de petits crochets dont le manchot peut se servir pour attirer les objets, écarter les pierres, etc.

Les avantages de cet appareil sont faciles à saisir ; le mode de l'articulation de la douille et de l'armature permet à l'instrument aratoire de prendre toutes les situations qui lui sont données par la main saine qui tient l'une de ses extrémités. Pour certains travaux, tels que le maniement de la scie, du marteau, les mouvements de la douille seraient plus nuisibles qu'utiles ; rien ne serait plus facile que de les paralyser en introduisant une petite clavette dans un trou pratiqué au niveau de l'articulation.

L'appareil de Gripouilleau pour l'amputation de l'avant-bras n'a rien de très-nouveau : tous ses principes se retrouvent dans l'avant-bras à manchon de Charrière, et cependant il a une valeur incontestable. Cette valeur résulte surtout de ce qu'il peut être construit par les ouvriers les plus ordinaires, un sellier et un charron de village, et cela à un prix excessivement modéré. Gripouilleau l'a fait faire par les ouvriers du village de Mont-Louis, dont il est le médecin, pour la modeste somme de 20 francs. Nous nous abstenons soigneusement, dans cet ouvrage, de soulever cette question d'argent, mais ici elle est capitale, puisque les appareils dont nous nous occupons sont destinés à la classe pauvre ; l'avant-bras ouvrier le mieux combiné serait parfaitement inutile s'il atteignait un prix élevé. Nous ajouterons que les appareils de Gripouilleau, appareils sur lesquels nous reviendrons à propos de l'amputation du bras, sont dans le domaine public, car ce médecin, animé du seul désir d'être utile, s'est abstenu de prendre un brevet.

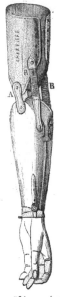

Beaucoup d'amputés occupant une position relativement aisée veulent avoir un avant-bras artificiel leur permettant tout à la fois de faire certains travaux et de cacher la difformité. L'avant-bras de Gripouilleau ne saurait leur convenir. Il faut alors recourir aux avant-bras à anneau, à crochet ou à manchon; on dévisse ces pièces et on leur substitue, à l'occasion, une main artificielle. Samson faisait cette main de bois de tilleul, bois très-léger; les phalanges des doigts étaient réunies par des articulations assez serrées pour pouvoir conserver la position qui leur était imprimée par la main saine. La main de Charrière est mieux combinée : le mécanisme de Samson est conservé pour les doigts auriculaire et annulaire, mais l'index, le pouce et le médius sont placés sous l'influence de ressorts à pression continue qui les maintiennent rapprochés; un objet léger peut être retenu entre ces doigts. De plus, un ressort, placé sur le côté interne de l'articulation du poignet, permet de fixer la main à divers degrés de pronation et de supination (fig. 521). Nous remarquons sur la figure

Fig. 521. — Avant-bras artificiel de Charrière avec main articulée.

deux ressorts élastiques B destinés à favoriser le mouvement de flexion de l'avant-bras; ces ressorts sont très-utiles quand le moignon a peu de longueur.

Ces mains artificielles ne sont guère qu'un objet de luxe ; cependant il est possible de les rendre plus utiles en employant des artifices dont nous signalons quelques exemples rapportés par Bigg (1).

La figure 522 nous représente un crochet fixé dans la paume de la main par un ressort qui permet de le placer et de l'enlever à volonté. La présence de la main sera plus gênante qu'utile pour l'ouvrier, mais elle peut rendre des services aux personnes de la classe aisée ; les figures 523, 524 et 525 montrent l'usage que l'on peut tirer de ces crochets en modifiant la forme; une fourchette peut être

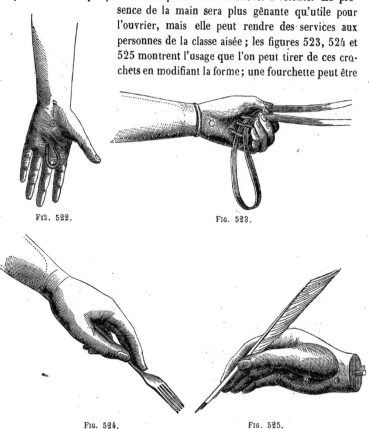

FIG. 522.   FIG. 523.

FIG. 524.   FIG. 525.

FIG. 522, 523, 524, 525. — Mains artificielles de Bigg.

mise dans la paume de la main, une plume entre le pouce et l'index, etc.

Toutes ces mains artificielles sont conçues d'après des principes connus depuis le XVIᵉ siècle, puisque les articulations de la main artificielle ne

(1) Bigg, *Orthopraxy*. London, 1865.

peuvent entrer en jeu que sous l'influence de la main opposée ; seulement, elles sont d'un mécanisme plus simple et d'une légèreté extrême. La main de Samson ne pèse que 125 grammes, tandis que celle de Paré en pesait 1500. Il est vrai que les besoins ont changé ; du temps de Paré, la main artificielle était surtout destinée au combat, tandis que, de nos jours, l'amputé désire avant tout pouvoir tenir une plume, un crayon, etc.

La prothèse ne pouvait en rester à ces procédés élémentaires ; elle devait chercher des appareils dont les articulations fussent susceptibles de mouvements spontanés. C'est à atteindre ce but que s'est surtout ingénié le siècle actuel ; il ne faut pas oublier, cependant, que des tentatives avaient été faites au siècle dernier.

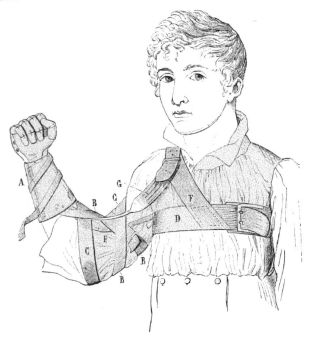

FIG. 526. — Avant-bras artificiel de Baillif.

Ce fut en 1818 que parut le premier avant-bras de ce genre vraiment utile ; il fut construit par Baillif, de Berlin, d'après les vues émises par de Graefe. Cette machine est représentée par la figure 526.

Une gaine antibrachiale A entourant l'avant-bras se termine par une main artificielle ; toutes les articulations de celle-ci sont mobiles, les unes sur les autres, et maintenues dans un état de flexion permanente par de forts ressorts en spirale allant d'une phalange à l'autre ; l'action de ces ressorts est combinée de telle sorte que le poing est fermé quand l'appareil est à l'état de repos. L'extension se produit à l'aide de cordes à boyau qui, partant de la face dorsale des phalanges des quatre derniers doigts, viennent s'attacher au bord inférieur d'un triangle de laiton placé dans la cavité du carpe ; le sommet de ce triangle, tourné du côté du bras, reçoit, par l'intermédiaire d'un anneau, l'attache d'une nouvelle corde à boyau fixée à un lacs G qui, après avoir entouré l'épaule, se relie par le lacs F à une ceinture D entourant la base du thorax. Quand le bras s'élève, la corde à boyau est tendue, et les doigts s'ouvrent. Une corde à boyau E, destinée à faire mouvoir le pouce, vient se fixer directement à la ceinture. La longueur de

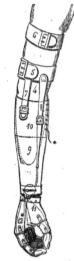

cette deuxième corde est calculée de telle sorte, que le pouce s'ouvre avant les autres doigts. Le long de l'appareil, les cordes sont enveloppées dans des gaînes qui les cachent à la vue ; un gant de peau recouvrant la main artificielle contribue à mieux celer la difformité.

L'appareil de Baillif constituait bien certainement un immense progrès, mais il avait encore des inconvénients : il était très-compliqué, très-fragile, et en même temps très-lourd ; il était difficile d'écrire ou de coudre longtemps avec un bras dont la main seule pesait 500 grammes.

Un peu plus tard, un mécanicien hollandais, Van Peeterssen, construisit un appareil très-léger, dont les doigts aussi étaient étendus par une corde à boyau, et fléchis par des ressorts. Une gaîne de bois très-légère embrasse le moignon et est maintenue en place par deux bracelets 6,5 entourant la partie inférieure du bras ; c'est au bracelet inférieur 5 que se fixe le cordon de tirage 10 qui met les doigts en mouvement. L'extension des doigts se fait donc en même temps que l'extension du moignon (fig. 527).

Fig. 527. — Avant-bras de Van Peeterssen.

Le principe de mouvement adopté par le mécanicien hollandais est très-simple ; il peut rendre des services très-réels quand le moignon est assez long, et surtout quand il est doué d'une force suffisante pour lutter, en s'étendant, contre la force des ressorts qui doivent provoquer la flexion des doigts ; il faut remarquer, en effet, que ces ressorts doivent être d'une certaine force pour saisir convenablement les objets. On fait encore aujourd'hui des avant-bras artificiels conçus sur le même principe, mais on a simplifié le mécanisme de la main en ne faisant plus agir la corde à boyau que sur le pouce, l'index et le médius ; les deux derniers doigts ne sont articulés qu'à frottement.

Charrière père a imaginé, pour la prothèse de l'avant-bras, un mécanisme qui n'est plus fondé comme les précédents sur l'élévation du bras, ou sur les mouvements de flexion et d'extension du moignon. Ici, ce sont les mouvements de rotation de l'avant-bras qui déterminent l'extension ou la flexion des doigts.

« L'appareil articulé au coude emboîte l'épaule et ne peut tourner à
» droite ni à gauche, ainsi que la main artificielle. Le bout du moignon est
» serré dans un manchon fixé solidement à une tige placée dans la main.
» A l'extrémité de cette tige sont fixés les contracteurs des doigts. En im-
» primant au moignon un mouvement de droite à gauche, la tige fait tirage
» sur les contracteurs, et les doigts, en se fermant, peuvent tenir un objet
» que le sujet peut lâcher à volonté en tournant son moignon de droite à
» gauche, car la tige repousse les contracteurs qui deviennent extenseurs
» et font redresser les doigts (1). »

Le comte de Beaufort, philanthrope étranger à toute vue de spéculation, a fait construire, pour un pianiste amputé de l'avant-bras droit, un appareil de luxe dissimulant admirablement la difformité. Nous reproduisons le dessin et la description de ce bras artificiel d'après de Beaufort, que nous citons textuellement (2).

« La main artificielle est montée sur un pivot placé en oblique sur le poignet ; elle donne ainsi un mouvement de supination complexe ; car elle s'élève en même temps qu'elle se rapproche du corps, ce qui dispense d'un mouvement spécial pour produire la rotation du poignet. Les doigts sont maintenus dans un état de flexion par des ressorts de caoutchouc qui, placés dans l'épaisseur de la main, sont fixés à l'intérieur du poignet et aux premières phalanges. Les cordes à boyau BC et DC (fig. 529) sont attachées à la surface dorsale de ces mêmes phalanges et sont fixées à une poulie A, qui reçoit le mouvement de la corde à boyau F. A cette corde aboutit la courroie motrice L (fig. 528) ; celle-ci, fixée, à son extrémité opposée au bouton N placé sur le devant de la ceinture du pantalon, glisse dans une embrasse M portée par l'épaule saine, et passant sur l'épaule opposée, s'attache enfin à la corde déjà mentionnée, dont le trajet s'effectue par l'axe du coude et le centre du poignet, jusqu'à la gorge de la poulie A.

(1) *Extrait d'une note de Charrière.*
(2) De Beaufort, *Recherches sur la prothèse des membres.* Paris, 1867, page 61.

Cette disposition permet d'utiliser les divers mouvements du corps lorsque le dos se voûte ou se cambre.

» Quand on veut ouvrir la main, on arrondit les épaules en prenant une pose qui tende la courroie L dans tout son parcours : cette condition prépa-

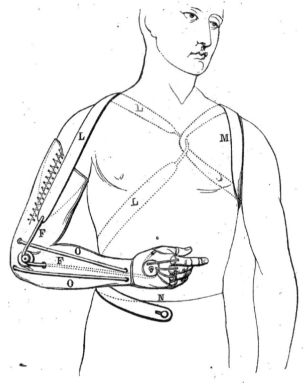

FIG. 528. — Bras artificiel de Beaufort avec tous les doigts mobiles (1).

ratoire suffit pour qu'un mouvement imperceptible de l'épaule ou du bras détermine ensuite le jeu des doigts ; quand, au contraire, le corps n'offre aucune résistance à la courroie, le bras peut faire librement tous les mouvements, sans affecter aucunement la main.

» On comprend que la traction qui vient d'être décrite fasse mouvoir les

(1) La figure représente un amputé du bras, mais en réalité l'appareil a été fait pour un amputé de l'avant-bras ; les cordes OO ne sont employées que pour l'amputation du bras ; nous y reviendrons.

doigts par l'intermédiaire de la poulie A (fig. 529) et des cordes BC et DC, agissant d'abord sur l'index par la corde BC, qui, à son maximum de tension, s'enroule autour du pivot A.

» Rien ne s'oppose donc à ce que la poulie continue à tourner. Les cordons DC, auxquels sont attachés les autres doigts, fonctionnent à leur tour de la même manière ; enfin le pouce est entraîné par la continuation du mouvement de la poulie au moyen de l'attache EC.

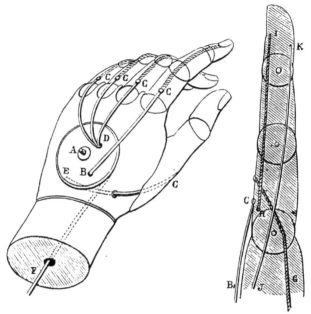

FIG. 529. — Main artificielle de Beaufort avec tous les doigts mobiles.

FIG. 530. — Coupe longitudinale de l'un des doigts.

Dans ce modèle, j'ai donné aux premières phalanges des doigts leur longueur normale, contrairement à l'usage qui les articule au tiers de leur longueur, et qui établit ce que l'on appelle de fausses phalanges, par le fait desquelles les doigts, en se redressant, présentent une brisure, c'est-à-dire une difformité. »

La figure 530 montre la coupe longitudinale de l'un des doigts de la main de Beaufort. G, indique le ressort qui fait fléchir les doigts ; HI, le ressort tendant à maintenir le doigt redressé ; JK, la corde à boyau fixée par ses extrémités à la main et à la dernière phalange.

L'appareil que nous venons de décrire, conçu par de Beaufort et exécuté par Béchard, produit des effets véritablement merveilleux. Il est possible avec son aide de varier le jeu des doigts, d'ouvrir successivement l'index, l'annulaire, le médius, le pouce, de montrer une personne du

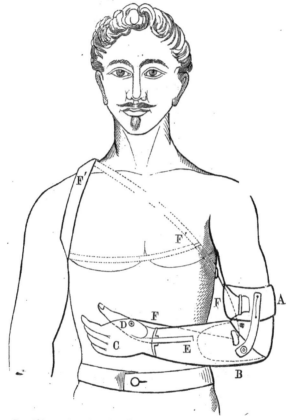

FIG. 531. — Avant-bras de de Beaufort à doigts rigides et à pouce mobile.

doigt, de porter un objet léger, tel qu'un chapeau, en un mot il est possible de dissimuler complétement la difformité; mais remarquons-le bien, on ne peut obtenir tous ces résultats qu'à force d'intelligence; il faut que l'amputé joue avec son bras artificiel comme un artiste jouerait avec un piano. En réalité cet appareil ne peut servir qu'à des personnes qui ont pour unique but de celer la difformité, à des acteurs par exemple.

De Beaufort comprenant parfaitement qu'une telle invention ne convenait qu'à un petit nombre d'individus, n'a pas tardé à créer un appareil plus simple et plus sérieux tout à la fois. Une main artificielle, quel que soit son degré de perfection plastique et mécanique, ne saurait avoir qu'un seul effet utile, celui de saisir les objets à la façon d'une pince, et cela se comprend parfaitement. Toutes les fois que les doigts naturels font un acte autre que la préhension, ils sont obligés de combiner les mouvements de flexion et d'extension avec certains autres mouvements de latéralité; or, la mécanique n'a pas réussi jusqu'ici et ne réussira probablement jamais à combiner ensemble ces divers mouvements. Dès lors il est parfaitement inutile que les doigts de la main artificielle soient mobilisés, puisque, en définitif, une pince n'est composée que de deux branches; il suffit que le pouce puisse se rapprocher et s'éloigner des autres doigts maintenus dans un état permanent de légère flexion. Ce principe est parfaitement appliqué dans l'avant-bras artificiel à doigts rigides et à pouce mobile de de Beaufort (fig. 531).

L'appareil se compose d'un brassard A et d'une gaîne B réunis ensemble au moyen de deux courroies de cuir ou de deux attelles d'acier. La gaîne B se termine par une main artificielle C très-légère, de bois de tilleul, dont les quatre derniers doigts sont légèrement fléchis dans une position immuable. Le pouce articulé en D est maintenu dans un état de pression constante contre l'index et le médius par un ressort de caoutchouc E fixé au pouce par l'une de ses extrémités, à la gaine antibrachiale par l'autre. Une corde de traction FFF', partant de la face externe du pouce, passe dans une poulie placée sous le coude, puis derrière le dos pour venir se terminer en une sorte de bracelet entourant l'épaule du côté sain. La corde étant un peu plus courte que le bras, se tend dès que le bras s'écarte du tronc pour aller à la rencontre d'un objet; le pouce est donc placé alors en abduction. Dès que l'objet est placé entre le pouce et l'index, le bras est rapproché du corps et, par conséquent, le ressort de caoutchouc rapproche le pouce de l'index puisque la corde F se détend.

L'appareil de de Beaufort permet de tenir une plume, un crayon, un journal; mais si l'objet à saisir a un certain poids, il échappe, parce que le ressort qui rapproche le pouce des autres doigts n'a qu'une force très-restreinte. Trop puissant, ce ressort ferait obstacle à la corde de tirage qui ne peut agir que très-faiblement, à moins que le manchot ne mette le bras dans une abduction considérable, abduction qui n'est nullement en rapport avec les actes ordinaires de la vie.

Quelque temps après de Beaufort, Ange Duval a disposé la corde de tirage d'une manière qui permet de lui donner une plus grande puissance (fig. 532

et 533). L'appareil se compose d'une main de bois D faite à peu près comme
celle de de Beaufort, fixée à une gaîne antibrachiale reliée elle-même par
deux attelles d'acier, brisées et articulées au coude, à un brassard enveloppant le bras ; ce brassard est maintenu par deux embrasses étroites fixées
autour des deux épaules. De l'embrasse placée sur l'épaule saine part (fig. 533)

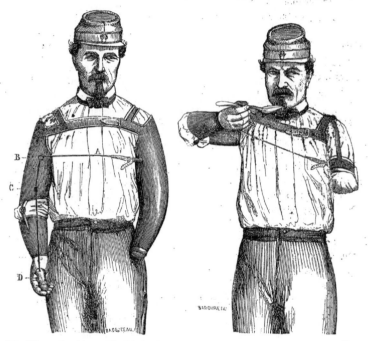

FIG. 532 — Avant bras artificiel de Duval.   FIG. 533. — Le même, en action.

une courroie qui soutient un bracelet auquel vient s'attacher la corde de
tirage. Dans le cas particulier de Duval, l'embrasse supportait un long couvre-
moignon (fig. 532), parce que l'invalide était amputé du bras gauche, et la
corde de tirage s'attachait à ce couvre-moignon. Quant à la corde de tirage A,
elle part du point D sur la face externe du pouce, glisse le long de l'appareil
où elle rencontre une gouttière C, puis se réfléchit sur la poulie B pour
venir s'attacher, soit au couvre-moignon, soit à un bracelet vers le tiers
supérieur du bras opposé. La corde de tirage ainsi disposée a beaucoup plus
de puissance que celle de Beaufort parce qu'elle est tendue par une double
puissance représentée par l'écartement des deux bras ; il est donc possible

de doubler la force du ressort et par conséquent de porter des objets plus lourds; la corde agirait avec une énergie plus grande encore, si elle passait en arrière du tronc.

On peut, il est vrai, objecter à ce système que la corde de tirage ne s'accommode pas à la forme de nos vêtements actuels; il serait bien facile de tourner cette difficulté en entourant le bras du côté sain d'un petit brassard étendu de sa partie moyenne jusqu'à l'aisselle; la corde, réfléchie à la partie supérieure de ce brassard par une poulie de renvoi, viendrait s'insérer à la partie inférieure; cette disposition augmenterait encore sa puissance.

Les appareils que nous venons de décrire sont les principaux parmi ceux qui ont été proposés pour remplacer, d'une manière plus ou moins complète, l'avant-bras normal. Il existe certainement un grand nombre d'autres modèles; nous ne nous sommes point arrêtés à les décrire parce qu'ils ne représentent pas de principes particuliers.

Le choix à faire entre tous ces avant-bras artificiels ne peut être fixé d'une manière absolue; il est avant tout subordonné à l'usage que veut en faire l'amputé. Veut-il se livrer à des travaux actifs, les bras ouvriers de Mathieu, de Charrière, de Gripouilleau, lui rendront les plus grands services. Veut-il au contraire se livrer à de menus travaux tels que la couture, l'écriture, les mains artificielles de Van Peeterssen, de Charrière, de de Beaufort, de A. Duval, obtiendront la préférence. Les deux dernières surtout sont d'une simplicité à laquelle on ne saurait accorder trop d'éloges; il est juste de dire cependant qu'elles dissimulent moins bien la difformité que celles qui ont plusieurs doigts mobiles.

Dans le cas où le but principal du manchot est de faire manœuvrer sa main et ses doigts de telle sorte que les assistants non prévenus ne puissent se douter de la difformité, le meilleur de tous les appareils sera celui que de Beaufort a fait exécuter par Béchard. Nous ferons remarquer que les bras proposés depuis l'accident de Roger pourraient s'accommoder à l'amputation de l'avant-bras en subissant quelques modifications.

ART. III. — DÉSARTICULATION DU COUDE ET AMPUTATION DU BRAS.

Nous retrouvons ici, comme lorsqu'il s'est agi de l'avant-bras, des appareils consistant en des couvre-moignons auxquels on peut adapter des crochets, des anneaux, etc. ; — des appareils dissimulant la difformité, mais mobiles seulement sous l'influence de la main opposée; — des appareils à articulations flexibles au moyen de ressorts et de cordes de tirage habilement combinés.

L'appareil le plus simple consiste en une gaîne de cuir, moulée et rigide, fixée avec soin autour du bras et terminée inférieurement par un disque D d'acier ou de bois auquel vient se visser un crochet C destiné à porter des fardeaux ou à exercer des tractions. On peut remplacer avec beaucoup d'avantage le crochet par l'anneau de Mathieu, anneau qui sert de soutien au manche d'une pelle, au brancard d'une brouette, etc., etc. (fig. 534).

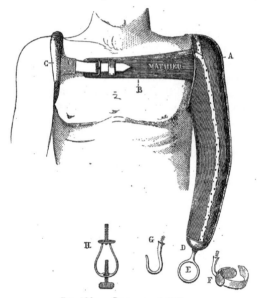

FIG. 534. — Bras ouvrier de Mathieu.

Cet appareil rendra d'excellents services à la condition qu'il ne soit point rectiligne mais légèrement incurvé en dedans comme cela existe dans la figure, à la condition aussi qu'il ait une longueur un peu moindre que celle du membre opposé. Si ce couvre-moignon était seulement serré autour du bras, il courrait risque de glisser ; il faut le fixer sur les épaules et le tronc par des lacs, ou mieux encore le mouler sur l'épaule qu'il embrasse exactement ; dans ce cas il est fixé par un lacs B qui, passant en avant et en arrière du tronc, va s'attacher au bracelet C.

Dans l'anneau d'un appareil ainsi disposé, l'amputé peut glisser le manche d'une pelle qui, dirigée par le bras opposé, pourra servir à des travaux de terrassement, à la conduite d'une brouette, d'une charrue, etc. Mathieu a fait voir à l'exposition de 1867 des hommes qui, munis de ce couvre-moignon, travaillaient avec une grande facilité. Le manche des instruments est retenu dans l'anneau par la pression qui résulte de leur inclinaison, comme nous l'avons expliqué en parlant de l'avant-bras. On peut, du reste se servir, pour certains travaux, du demi-anneau F complété par une courroie permettant de serrer le manche des instruments à volonté, ou de l'étau à vis H.

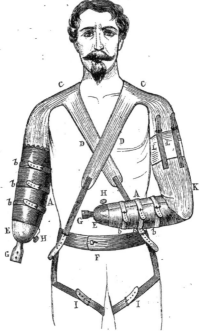

FIG. 535. — Moyen d'attacher les brassards de Gripouilleau pour les amputations de l'avant-bras et du bras.

Bonnet (de Nérac) et Gripouilleau ont, dans ces dernières années, imaginé des bras ouvriers qui peuvent être très-utiles. Le premier de ces appareils ne nous est connu que par un rapport remarquable fait à l'Académie de médecine par Broca (1), au sujet de l'ingénieuse invention de Gripouilleau. Nous ne pouvons le décrire car il nous a été impossible de le voir, son inventeur s'en étant réservé la fabrication exclusive.

Le bras de Gripouilleau se compose d'un brassard de cuir A (côté droit de la figure 535) serré par trois courroies *b b b* et cousu à une épaulette C

(1) Broca, *Bulletin de l'Acad. de méd.* Paris, 1869, t. XXXIV, p. 402.

de fort coutil assujettie par les bretelles D qui, passant en arrière et en
avant dé la poitrine, viennent se fixer à la ceinture F. retenue elle-même
par les sous-cuisses I. Le brassard se termine inférieurement par une

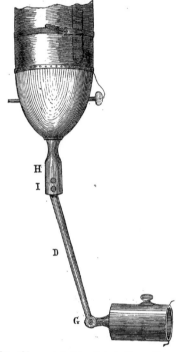

rondelle de bois E dans laquelle
joue une armature de fer : ces deux
dernières pièces sont exactement
semblables à celles que nous avons
décrites à propos de l'avant-bras,
page 78. Seulement la douille ne
vient plus s'articuler à l'armature
par une articulation en noix. Elle en
est séparée par une pièce intermédiaire D (fig. 536) de fer qui,

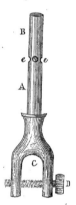

FIG. 536. — Articulation de la douille avec l'armature par l'intermédiaire d'une pièce représentant l'avant-bras (Gripouilleau).

FIG. 537. — Armature du bras artificiel
(Gripouilleau).

représentant l'avant-bras, s'articule en H avec l'armature sur laquelle elle
peut s'étendre et se fléchir à volonté. La douille se fixe à la partie inférieure
de cette tige par une articulation G qui lui permet de tourner sur son axe.

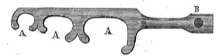

FIG. 538. — Appareil pour tailler (Gripouilleau).

Le bras de Gripouilleau fonctionne de la même manière que l'avant-bras
artificiel : le manche de l'instrument saisi par la douille trouve un point

d'appui précieux ; de plus il suit avec la plus grande facilité tous les mouvements qu'il reçoit de l'impulsion de la main saine puisque la douille, faisant fonction de main, tourne avec lui, puisque la tige D faisant fonction d'avant-bras se fléchit et s'étend quand la position du bras opposé, c'est-à-dire du bras dirigeant l'instrument, nécessite cette flexion ou cette extension. Avec cet appareil les amputés du bras peuvent se livrer à tous les travaux agricoles en remplaçant pour certains d'entre eux la douille par un anneau, et en adaptant divers instruments à ces organes de préhension. Parmi ces instruments nous signalerons surtout des scies et un appareil pour tailler ; les branches des arbres sont saisies dans les échancrures de diverses grosseurs A A A (fig. 538). Si les mouvements de rotation de l'armature sont inutiles on les paralyse par une clavette traversant la rondelle et la tige de l'armature, comme nous l'avons expliqué page 78. Si les mouvements de flexion et d'extension sont inutiles aussi, on peut les paralyser par une clavette introduite en I dans un orifice ménagé à la partie inférieure de l'armature et à la partie supérieure de la tige D.

La partie capitale de l'invention de Gripouilleau réside dans cette tige D qui représente l'avant-bras et dont les mouvements donnent au maniement des instruments agricoles une aisance vraiment extraordinaire.

Les appareils de Gripouilleau ne sauraient être trop loués, non-seulement parce qu'ils sont bien combinés, mais encore parce qu'ils peuvent être construits par les ouvriers les plus modestes et à un prix insignifiant : dans la plus humble bourgade, un médecin pourra en doter ses amputés.

Bien entendu l'appareil du médecin de Mont-Louis ne peut servir qu'aux travaux agricoles et à quelques industries analogues. Il en est à peu près de même de tous les bras ouvriers. La roideur du couvre-moignon (fig. 534) rendrait complétement inutile l'adaptation de couteaux, de fourchettes, de pinces de pression, etc.

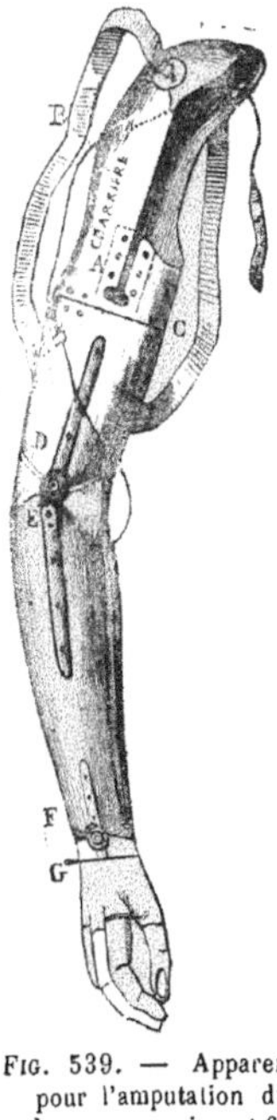

Cependant le bras artificiel de Charrière échappe en partie à cet inconvénient. Ici l'appareil est flexible au niveau de l'articulation du coude (fig. 539). La main saine place l'avant-bras au degré de flexion convenable pour l'acte à accomplir ; la stabilité de ce degré de flexion est assurée par la pression d'un bouton que fait jouer un ressort intérieur. (Ce système n'est que la reproduction de celui de A. Paré.) Dès lors, on peut attacher

Fig. 539. — Appareil pour l'amputation du bras avec main artificielle.

utilement, au disque qui termine le couvre-moignon, un couteau, une fourchette, une pince, une main artificielle. On peut aussi substituer à ces instruments le crochet ou le manchon de cuir que nous avons décrit à propos de l'amputation de l'avant-bras. Les mouvements de flexion et d'extension que peut exécuter la tige d'acier qui supporte le manchon, la demi-

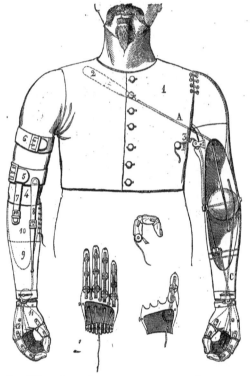

FIG. 540. — Bras artificiel de Van-Peeterssen (face antérieure).

rotation dont cette tige est susceptible, facilitent beaucoup le maniement des instruments aratoires ; nous nous sommes déjà expliqués sur ce point.

La main artificielle dissimule, jusqu'à un certain point, la difformité, mais elle ne peut rendre de réels services qu'à la condition d'être douée, ainsi que l'avant-bras, de mouvements en quelque sorte spontanés.

Van Peeterssen résolut ce problème en inventant un appareil où les idées de Graefe sont appliquées pour la première fois à l'amputation du bras (fig. 540).

Il est incontestable que l'invention de Van Peeterssen domine toute l'histoire de la prothèse brachiale de notre époque ; il est incontestable que les bras artificiels si parfaits que nous possédons aujourd'hui ne sont que des perfectionnements ingénieux de l'invention du mécanicien hollandais. Nous n'hésiterons donc point, pour faire connaître cet appareil dans ses détails les plus importants, à transcrire le rapport que Magendie en a fait à l'Académie des sciences, en 1844.

« Le bras artificiel de Van Peeterssen, dit Magendie, ne s'applique pas indifféremment à tous les manchots. Ceux-là seuls qui ont conservé intacte la partie supérieure de l'humérus sont aptes à en profiter. L'anatomie nous explique parfaitement cette nécessité. A l'extrémité scapulaire de l'os du bras, s'insère un nombre considérable de muscles qui, partant soit

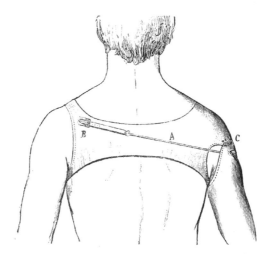

FIG. 541 — Bras artificiel de Van Peeterssen (face postérieure).

du tronc, soit des os de l'épaule, sont les principaux agents des nombreux mouvements du bras. Tous ces mouvements, le moignon les exécute encore : il s'écarte du corps, s'en rapproche, se porte en avant, en arrière, avec une énergie d'autant plus grande, que le levier interpuissant qu'il représente est plus long. M. Van Peeterssen a pensé qu'on pouvait tirer parti de ces mouvements, ou plutôt des forces musculaires qui les produisent, et c'est sur cette donnée fondamentale qu'il a basé son invention.

» Le bras artificiel est formé de trois parties articulées qui représentent le bras, l'avant-bras, la main ; celle-ci se compose elle-même d'une sorte de carpe et de doigts à triples phalanges mobiles, maintenues dans un état persistant de flexion et d'opposition avec le pouce par des ressorts. Le tout pèse à peine 500 grammes.

» Le moignon du manchot est reçu dans une excavation de l'appareil et y est solidement fixé par un corset; de sorte qu'il transmet facilement au bras artificiel les mouvements qu'il exécute lui-même, c'est-à-dire'qu'il le porte en avant, en arrière, en dehors, en dedans. Mais ce n'était là que le plus facile; on a vu des manchots attacher un bâton, un 'crochet à leur moignon et en user avec adresse.

» La véritable difficulté était de faire jouer les unes sur les autres les différentes pièces de l'appareil, de manière à simuler les mouvements réciproques de l'avant-bras sur le bras, de la main sur l'avant-bras et des doigts sur eux-mêmes. Ce résultat compliqué, mais indispensable pour reproduire quelques-uns des usages du bras et de la main, M. Van Peeterssen l'a obtenu à l'aide du procédé que voici : un corset est appliqué sur la poitrine; à ce corset tiennent des cordes à boyau ABC, qui sont fixées, d'ailleurs, les unes à l'avant-bras, les autres aux doigts. Quand le manchot porte son moignon en avant, il exerce une traction sur l'avant-bras qui se fléchit sur le bras. Quand, au contraire, le moignon est reporté en arrière, l'avant-bras s'allonge et s'écarte du bras. Par ce double mouvement, la main se rapproche ou s'éloigne de la bouche, à la volonté du manchot.

» Les mouvements des doigts, indispensables pour saisir les objets, sont produits par un mécanisme analogue et non moins ingénieux. Une corde A, fixée au corset par une extrémité 2, va s'attacher au côté dorsal des doigts fléchis. Quand le moignon s'écarte du corps, il tire sur une seconde corde B, surmonte la résistance des ressorts, étend les doigts et ouvre la main. Pour saisir, le manchot n'a plus qu'à conduire sa main ouverte à la portée de l'objet ; il ramène ensuite doucement le moignon vers le tronc. Alors les ressorts fléchissent de nouveau les doigts, la main se ferme, l'objet est saisi d'une façon d'autant plus solide que chacun des doigts agit indépendamment des autres et presse isolément sur le point qu'il touche. L'objet saisi, le manchot n'a plus à s'en occuper, c'est l'affaire des ressorts. Pour le diriger vers la bouche, il porte son moignon en avant ; l'avant-bras se fléchit et la main parvient bientôt à sa destination.

» Pour lâcher l'objet et le replacer sur la table, par exemple, il faut porter le moignon en arrière, ce qui étend l'avant-bras, puis écarter le moignon du corps, ce qui amène l'extension des doigts et l'abandon des objets.

» Sans doute il faut de l'exercice avant que le manchot se serve avec promptitude et adresse de cet appareil ; mais, en général, il y parvient avec une promptitude qui a frappé vos commissaires. -

» Tel est le bras artificiel de M. van Peeterssen, léger, solide, simple dans son mécanisme, remplissant les intentions de son auteur et pouvant être fort utile aux personnes qui ont eu le malheur de perdre un bras et même les deux.

» Il n'est pas jusqu'à la vanité qui ne trouve son compte dans l'emploi de cet appareil ; revêtu d'une manche d'habit et convenablement ganté, le bras de M. van Peeterssen fait réellement illusion, surtout si le manchot s'en sert avec une certaine prestesse. » Magendie termine en citant quelques exemples :

« Un invalide, manchot double depuis les guerres du premier Empire, et qui, à l'aide de deux bras artificiels, prenait avec la main droite un verre plein, le portait à la bouche, l'y versait, puis reposait le verre sur la table où il l'avait pris d'abord. Nous avons vu le même invalide, ajoute Magendie, ramasser une épingle, saisir une feuille de papier, etc. »

L'utilité du bras de van Peeterssen a donc été démontrée par l'expérience ; cependant dans ces dernières années, des tentatives ont été faites pour le perfectionner, pour rendre plus faciles encore les mouvements de l'avant-bras sur le bras, du poignet sur l'avant-bras, et, surtout, pour assurer à l'avant-bras des mouvements de pronation et de supination. Le premier, Charrière est entré dans cette voie.

Le bras artificiel de Charrière (fig. 545) se compose d'un brassard, lacé en L, et attaché, par une boucle, à une embrasse entourant les deux épaules, comme dans le système de van Peeterssen. — Le brassard est relié par deux charnières métalliques à un avant-bras en cuir préparé ; deux nouvelles charnières unissent celui-ci à une main en bois léger. Les phalanges des doigts sont réunies par des articulations assez serrées pour rester dans toutes les positions qu'il convient de leur donner.

Une corde à boyau A attachée à l'avant-bras au point C court le long du brassard et, passant sur une poulie de renvoi, va s'attacher à l'embrasse qui entoure l'épaule du côté sain. L'élévation du moignon détermine la tension de la corde et, par conséquent, la flexion de l'avant-bras. La flexion de l'avant-bras détermine la tension d'une deuxième corde D ; cette corde fixée en E à l'excentrique de l'articulation du coude se termine, inférieurement, par un fort ressort fixé lui-même à la racine de la main, au point F. L'élévation du moignon produit donc un double mouvement : 1º la flexion de l'avant-bras ; 2º la flexion du poignet.

Lorsque le moignon s'abaisse, la corde A cesse d'être tendue ; l'avant-bras retombe sous l'influence de son poids et de deux élastiques G G placés en arrière du coude. Un ressort en spiral, fixé au point H, à la partie externe de la main, et au point i, sur l'avant-bras, détermine le redressement de la main.

Mais pour rendre l'illusion plus complète, il fallait donner des mouvements de rotation à l'avant-bras. On a obtenu ces mouvements en formant l'avant-bras de deux parties, l'une supérieure, l'autre inférieure ; la partie inférieure, représentée par la figure 544, est disposée de façon à pouvoir tourner sur la supérieure, au moyen d'une légère impulsion imprimée au bouton saillant j. Cette impulsion est donnée par la main du côté sain ; si le sujet est adroit, il peut amener l'avant-bras artificiel au contact de la hanche qui peut agir sur le bouton j, par un imperceptible mouvement.

Nous remarquerons que, dans le bras de Charrière, les mouvements de rotation de l'avant-bras et de flexion des doigts sont confiés à la main du côté opposé. Cela suffisait pour le cas spécial auquel ce bras était destiné ; il s'agissait tout simplement de pouvoir le lever en l'air dans certaines directions, de saluer de la main, en un mot, de produire des effets scéniques. Charrière fils a poussé plus loin la perfection de l'appareil que nous venons de décrire, en proposant un système permettant de produire un double mouvement spontané de pronation et de supination, et aussi la flexion des doigts. Ce système, représenté par les figures 542 et 543, est décrit de la façon suivante par son auteur : « L'excentrique M, par l'addition de l'engrenage N, peut faire un tour entier par la flexion complète de l'avant-bras. En suivant ce mouvement on verra que : 1° pour la flexion, cette excentrique fait un demi-tour, tire sur la corde o qui s'enroule sur la poulie P (fig. 543) et a son point d'attache r sur le croisillon de la partie inférieure de l'avant-bras, où est fixée la main, et qui, attirant celle-ci, produit le mouvement de supination à la moitié de la flexion possible de l'avant-bras ; 2° si l'on continue de fléchir l'avant-bras entièrement, l'excentrique continuera de tourner et redescendra à sa première position ; alors la corde se rallonge, le ressort en spirales, dont le point d'attache est T, qui aura obéi à la traction du premier mouvement, se raccourcira et ramènera la main, dans sa position première, par le mouvement de pronation. Les mêmes mouvements de la main se produiront lorsque l'avant-bras se redressera. On peut à l'aide de ce système produire la flexion des doigts. »

Un de nos plus habiles fabricants, Mathieu a fait, à son tour, un appareil destiné à remplir les mêmes usages que celui de Charrière. Le problème que Mathieu s'est attaché à résoudre était le suivant : 1° faire mouvoir en tous sens les doigts, le poignet et l'avant-bras ; 2° permettre à l'avant-bras de se plier sur le bras, de venir s'appliquer sur la poitrine, de pou-

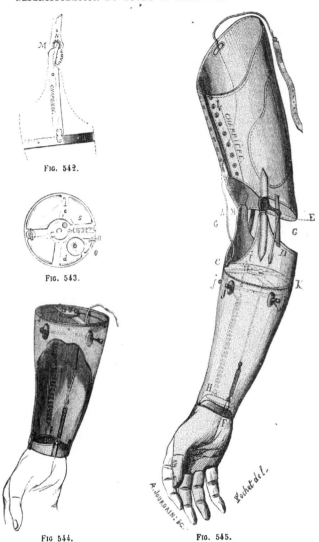

Fig. 542.

Fig. 543.

Fig 544.

Fig. 545.

Bras de Charrière, produisant des mouvements spontanés de l'avant-bras et de la main.

Fig. 542. — Mécanisme adapté à l'articulation du coude pour déterminer la pronation et la supination.
Fig. 543. — Coupe de la partie supérieure de l'avant-bras.
Fig. 544. — Avant-bras.
Fig. 545. — Ensemble de l'appareil.

voir s'étendre, s'élever au-dessus de la tête, se porter en arrière et en dehors. Mathieu a résolu ces difficultés aussi bien qu'on pouvait le désirer par l'appareil suivant (fig. 546) :

La gaine qui entoure l'humérus se compose de deux parties reliées entre elles par deux cercles d'acier concentriques, indiqués en *d* ; le cercle extérieur, qui appartient à la partie inférieure de la gaine, roule sur le cercle interne qui appartient à la partie supérieure ; ce mouvement de rotation ne saurait dépasser un tiers de cercle, parce qu'il est limité par trois boutons qui, s'élevant du cercle interne, pénètrent dans trois rainures pratiquées sur le cercle externe.

La portion antibrachiale est aussi divisée en deux parties, par une coupe

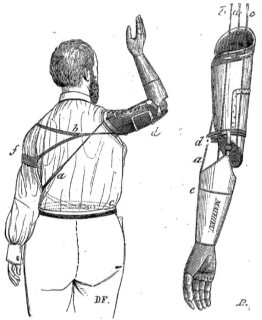

pratiquée au point *e ;* la partie inférieure peut rouler sur la partie supérieure.

La main est en bois de-tilleul; les doigts sont articulés et maintenus demi-fléchis par des ressorts, mais ils sont susceptibles de mouvements d'extension.

Examinons, maintenant, comment ces diverses parties peuvent se mouvoir les unes sur les autres. Le coude se fléchit au moyen de la corde *a*, qui, après avoir longé le bras, vient passer en arrière du dos pour se fixer à l'un des boutons de la ceinture du pantalon. Si l'invalide écarte le bras du tronc, il augmente la tension de cette corde et, par conséquent, détermine la flexion de l'avant-bras ; s'il arrondit le dos, il augmente encore la tension de la corde, et, par conséquent, il détermine le même effet.

Le mouvement de supination est déterminé par une autre corde *c* qui, de la portion inférieure de l'avant-bras, vient gagner une embrasse (*f*) fixée sur l'épaule du côté sain ; cette corde, tendue par des mouvements analogues à ceux que nous avons indiqués pour la corde *a*, agit sur la portion inférieure de l'avant-bras, et la force à exécuter un mouvement sur la portion supérieure ; ce mouvement est celui de la supination, car, à l'état de repos, l'appareil est maintenu en pronation par un ressort disposé à l'intérieur de l'avant-bras. Le mouvement de supination se produit en même temps que la flexion du coude par l'écart du bras et le développement des épaules ; l'extension et la pronation ont lieu, au contraire, dès que tout effort est cessé.

En même temps que le mouvement de supination se produit, les doigts s'étendent sous l'impulsion d'une corde qui, partant de la partie postérieure de l'avant-bras (cette corde, cachée à l'intérieur de l'appareil, n'est pas représentée sur la figure), se divise inférieurement en cinq branches destinées à chaque doigt ; lorsque l'avant-bras est en pronation, elle n'est pas tendue et, par conséquent, elle laisse agir les ressorts qui maintiennent les doigts fléchis ; lorsque, au contraire, le bras se meut pour se placer en supination, la corde se tord autour de l'axe fictif de l'avant-bras, et, par ce mouvement, elle s'étend et force les doigts à s'ouvrir, de telle sorte que ceux-ci sont complétement étendus à la fin du mouvement de supination. Pour compléter l'illusion, Mathieu a rendu l'extension de l'index indépendante de celle des autres doigts, au moyen d'une dernière corde de tirage *b*, qui, partant de l'index, longe le bras et contourne l'épaule saine pour venir se fixer à la ceinture du pantalon.

Pour arriver à la perfection, il faut encore que le blessé puisse tourner le bras en avant, en arrière, en dedans ou en dehors, tout en exécutant les mouvements que nous venons de décrire ; ce but est atteint par la division de la gaîne brachiale en deux parties ; par un très-léger mouvement de projection du moignon en dehors, l'amputé fait tourner dans le même sens le cercle externe sur l'interne et *vice versâ ;* toute la partie inférieure de l'appareil suit le mouvement du cercle externe. C'est cette rotation de la partie inférieure de l'appareil sur la supérieure, rotation qui peut se combiner avec des mouvements simultanés de pronation et de supination, de flexion et d'extension des doigts, qui constitue la partie vraiment originale du bras de Mathieu.

Béchard père a aussi imaginé un bras artificiel très-ingénieux, jouissant non-seulement des mouvements de flexion et d'extension, mais encore des mouvements de pronation et de supination. Dans cet appareil, la pièce qui représente l'avant-bras est divisée en deux parties : l'une supérieure se reliant par deux attelles au brassard qui entoure l'humérus, l'autre inférieure, s'articulant avec la main. La partie inférieure, représentant les deux tiers de la longueur de l'avant-bras, porte, à sa partie supérieure, un chariot mobile ; celui-ci roule sur la pièce supérieure à l'aide de galets d'os glissant sur une plaque de fer circulaire ; de cette façon, l'avant-bras et la main peuvent décrire un mouvement de rotation d'un quart de cercle. Lorsqu'aucune force ne sollicite l'avant-bras, il est maintenu en pronation par un ressort en spirale fixé dans le centre du chariot. Le mouvement de supination est produit par une corde à boyau qui, partant du haut de la pièce mobile où elle est en communication avec le chariot, remonte le long du membre amputé, passe derrière l'épaule et va gagner obliquement la ceinture du pantalon, à la bretelle de la hanche opposée. Il suffit de porter le bras dans l'abduction, pour qu'aussitôt la corde, en s'étendant, fasse rouler le chariot, de façon à produire un mouvement de supination.

Le mouvement de supination entraîne l'extension des doigts qui sont maintenus fléchis par des ressorts, lorsque le bras est au repos, c'est-à-dire en pronation. L'extension des doigts est déterminée par l'élévation d'une tige métallique qui, entourée d'une vis sans fin, supporte un écrou s'élevant pendant la supination et s'abaissant pendant la pronation ; cet écrou lui-même est terminé par deux tiges en fer rattachées aux extenseurs des doigts. Le mouvement d'abduction du bras amputé suffit donc à déterminer tout à la fois la rotation du bras, qui se place en supination, et l'extension des doigts ; mais ce double mouvement, suffisant quand il s'agit de l'amputation de l'avant-bras, doit être combiné avec la flexion de l'articulation du coude, quand celui-ci est désarticulé, ou bien encore quand le bras est amputé. On obtient ce résultat par l'emploi d'une deuxième corde de tirage ; celle-ci se fixe à la partie supérieure et interne de l'avant-bras artificiel, remonte jusqu'à l'épaule du côté amputé, gagne transversa-lement l'épaule opposée, et enfin vient s'attacher à un brassard entourant la partie supérieure du bras sain. Il suffit de porter celui-ci dans l'abduction pour que la corde, en se tendant, fléchisse l'avant-bras sur le bras. En résumé, pour plier le coude, mettre le bras en supination et étendre les doigts, le blessé n'a qu'à porter les deux bras dans une légère abduction.

Nous ferons remarquer que dans le bras artificiel de Béchard, un mécanisme ingénieux permet de changer à volonté la main qui termine l'appareil. Les doigts ne sont pas maintenus en flexion par des ressorts en spirale, comme dans la plupart des autres mains artificielles, et ne sont pas sollicités à l'extension par des cordes à boyau. Une simple lame d'acier flexible placée intérieurement et en demi-flexion est disposée de telle sorte, qu'en tirant sur la partie supérieure, elle produit l'extension, et son mouvement opposé, quand l'action cesse. Le pouce seul est mû à l'aide de deux poulies de renvoi, le reliant au tirage général, de telle sorte que, lorsque les doigts sont en extension, il exécute le même mouvement ; bien plus, il est entraîné dans l'abduction pour redevenir fléchi et dans l'adduction au repos. Ces modifications ont été inspirées à Béchard par de Beaufort, qui a donné le conseil, aussi, de mettre à sa place normale l'articulation métacarpo-phalangienne ; on sait que dans les mains artificielles la première phalange n'a généralement que les deux tiers de sa longueur normale.

Les bras artificiels de Charrière, Mathieu et Béchard, sont des appareils de luxe ne répondant qu'à une seule indication : *permettre à l'amputé de faire tous les gestes qu'il pourrait exécuter avec un bras naturel.* Mais il ne faut rien leur demander de plus ; ils ne peuvent pas rendre de services sérieux pour les usages de la vie habituelle, c'est-à-dire pour tenir un couteau, une fourchette, un crayon, un journal, etc. A ce point de vue, ils sont très-inférieurs au bras de van Peeterssen.

S'inspirant, lui aussi, des travaux de Peeterssen, de Beaufort a créé un appareil très-simple et très-utile pour les menus travaux.

L'appareil de Beaufort (fig. 547) se compose de deux gaînes en cuir A et B embrassant le bras et l'avant-bras ; ces deux gaines sont réunies entre elles par un coude D, en bois léger, articulé par une charnière E permettant d'étendre ou de fléchir l'avant-bras à divers degrés ; la stabilité de la position choisie par l'amputé est assurée par un cliquet formé d'un morceau de bois dur ; ce cliquet glisse du bras sur l'avant-bras, où il est assujetti par une cheville F à laquelle il s'accroche. Il est intérieur quand il s'agit de l'amputation du bras, extérieur quand il s'agit de la désarticulation du coude. La main qui termine la gaine antibrachiale est exactement semblable à celle que nous avons décrite à propos de l'amputation de l'avant-bras (page 87); elle est donc formée d'une seule pièce C, sur laquelle se meut un pouce de bois rapproché des autres doigts par un ressort de caoutchouc K. Une corde de tirage *jj* assure l'écartement du pouce. Avant d'étudier le mode d'action de cette corde, il convient de dire com-

ment l'appareil est fixé au moignon : un étrier en cuir doux G, fixé à la
partie supérieure du brassard A, entoure l'épaule du côté amputé, et est
assujetti par une courroie, HHH, qui glisse en arrière du tronc pour venir

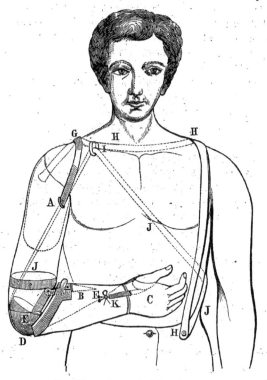

Fig. 547. — Bras artificiel de de Beaufort.

contourner l'épaule saine et se fixer, inférieurement, à l'un des boutons de
la ceinture du pantalon.

Cette courroie supporte, en I, une poulie sur laquelle vient se fixer la
corde de tirage j qui part du côté externe du pouce pour passer derrière l'appareil et le tronc, et venir aussi se fixer à la ceinture du pantalon. On conçoit que le moindre mouvement d'élévation du moignon tend
la corde et, par conséquent, détermine l'écartement du pouce ; lors donc
que l'amputé veut saisir un objet, il n'a qu'à avancer le moignon vers cet
objet pour que la pince représentée par le pouce et les autres doigts soit
ouverte ; dès que l'objet est entre cette pince, il rapproche le moignon

du tronc, et aussitôt la corde se détend, le ressort K agit et la pince se ferme.

On comprend parfaitement qu'un amputé muni de cet appareil puisse saisir un chapeau, une plume, une brochure, etc. ; mais il ne peut saisir que des objets légers, pour les raisons que nous avons exposées à propos de l'avant-bras artificiel. Nous conseillons, ici encore, de fixer la corde de tirage au bras opposé, afin de pouvoir augmenter la force du ressort en caoutchouc.

Dans le système précédent, l'avant-bras n'est mobile sur le bras que par le secours de la main opposée ; de Beaufort a imaginé un système d'une extrême simplicité pour déterminer la flexion et l'extension du coude d'une façon automatique. L'appareil ressemble à celui que nous venons de décrire, si ce n'est que le cliquet de l'articulation du coude est supprimé ; celle-ci ne consiste plus qu'en une charnière permettant l'extension et la flexion. Un ou deux ressorts, en caoutchouc, descendent de la partie inférieure de la gaine brachiale jusqu'à la partie inférieure de la gaîne antibrachiale. Ces ressorts, agissant en excentrique, sont disposés de telle sorte que, lorsque le bras tombe le long du corps, leur force est exactement contrebalancée par le poids de la main. Si au contraire le bras s'élève, le poids de la main artificielle, devenue horizontale, cesse d'agir sur le ressort; celui-ci, rendu à la liberté, entraîne nécessairement la flexion de l'avant-bras sur le bras. Ce mécanisme, d'une naïve simplicité, est véritablement admirable ; il enlève à l'appareil ordinaire la roideur qui trahit toujours la présence d'un organe artificiel ; cependant, il est peut-être môins utile que le bras à articulation du coude fixe, parce qu'il ne permet pas de manier des objets aussi pesants. Il est très-facile de réunir, sur un seul appareil, les avantages des deux systèmes de Beaufort, en disposant l'articulation du coude de telle sorte que le cliquet puisse être mis en place ou supprimé à volonté.

On peut adapter au bras automoteur de Beaufort la main artificielle qu'il a fait fabriquer pour un amputé de l'avant-bras, main que nous avons décrite et représentée page 85 ; l'appareil devient alors un bras de luxe. Nous ferons observer ici que l'appareil que nous avons figuré (fig. 528, p. 84) représente un bras automoteur ; les lettres *o o* indiquent les deux ressorts de caoutchouc.

Il est vraiment bien difficile de faire un choix entre tous les appareils que nous venons de passer en revue ; nous répéterons ici ce que nous avons dit au sujet de l'amputation de l'avant-bras : le meilleur appareil est celui qui répond le mieux à l'usage déterminé que désire en faire l'invalide.

Il est de la dernière évidence que les bras compliqués de Mathieu, de Béchard, de Charrière, sont des appareils de luxe, convenables pour un homme qui doit parler et faire des gestes en public, mais qu'ils ne sauraient rendre aucun service, pas même tenir un crayon assez solidement pour permettre d'écrire. Nous en dirons tout autant de l'appareil automoteur de Beaufort, quand il met en mouvement un avant-bras compliqué comme celui que nous avons décrit page 84. Nous n'essayerons même point de dire quel est le meilleur de ces bras artificiels, car aucun d'eux ne saurait être manœuvré convenablement que par un homme merveilleusement adroit, que par un homme capable de s'en servir comme un artiste use d'un instrument de musique ; entre les mains d'un tel homme, ce sera peut-être le bras de Mathieu qui rendra le plus de services, tandis qu'entre les mains d'un homme moins bien doué, les bras moins compliqués de Charrière et de Béchard fonctionneront plus régulièrement. C'est donc là une question individuelle, échappant à toute appréciation générale.

L'appareil de van Peeterssen, qui n'a que les mouvements de flexion et d'extension du coude, du poignet et des doigts, produit moins d'illusion que les précédents, mais, en revanche, il assure mieux la préhension et par conséquent il rend plus de services. Dissimulant moins encore la difformité, le bras de Beaufort, terminé par une main en sorte de pince, est incontestablement celui qui permettra le mieux de tenir solidement un objet léger, par conséquent celui qui est le plus utile. Mais il ne faut pas se le dissimuler, tous ces appareils ne seront jamais utiles à l'homme qui a besoin de son bras pour un travail vraiment manuel; rien alors ne saura remplacer le couvre-moignon terminé par le manchon de Charrière, l'anneau de Mathieu, les diverses pièces de Gripouilleau.

Art. IV. — Désarticulation de l'épaule.

Les moyens de prothèse usités le plus souvent à la suite de la désarticulation de l'épaule, consistent en des bras artificiels dont le brassard est élargi afin de pouvoir s'adapter, par de grandes surfaces, à la partie supérieure de l'épaule, ainsi qu'aux régions antérieure et postérieure du tronc. Presque toujours, ces bras artificiels, dépourvus d'utilité, se bornent à rendre la mutilation moins évidente.

Tout dernièrement Robert et Collin ont construit deux appareils très-ingénieux et très-utiles tout à la fois : le premier (fig. 549 et 550) a pour but des travaux légers, tels que porter une lettre, un journal; le second (fig. 551 et 552), des travaux de force.

Le premier de ces appareils a été construit pour un jeune homme qui avait subi une désarticulation du bras gauche, et une amputation dans la partie supérieure du bras droit. L'appareil se compose, pour le côté désarticulé, d'un gilet de coutil A bouclé sur le devant et séparé, en arrière, en deux parties réunies par une bande élastique B. — Au corset est cousu un couvre-moignon C (fig. 549), enveloppant exactement l'épaule et relié à un

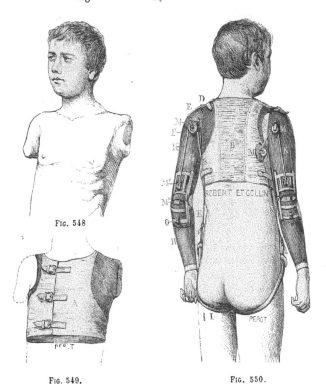

Fig. 548

Fig. 549.   Fig. 550.

Appareil de Robert et Collin pour la désarticulation de l'épaule (travaux légers).

Fig. 548. — Nature de la mutilation.
Fig. 549. — Corset et couvre-moignon (face antérieure).
Fig. 550. — Ensemble de l'appareil.

bras artificiel; ce bras artificiel, composé d'un brassard G (fig. 550), d'une gaîne antibrachiale H et d'une main articulée, ne présente rien que nous n'ayons étudié dans l'article précédent; nous nous bornerons donc à décrire son articulation avec l'épaule et les moyens qui sont employés pour le mettre en action. L'articulation se fait au moyen d'une lame d'acier en forme de T, solidement fixée en D sur le couvre-moignon; les deux petites branches du T sont jetées transversalement sur la concavité de l'épaule; la grande branche descend vers le brassard G, et s'articule en E, par un boulon, avec une tige d'acier F qui occupe la partie latérale externe du brassard. Quant aux mouvements, ils sont déterminés par la corde de tirage KKK, qui, partant du côté externe et antérieur d'une courroie I entourant la racine de la cuisse correspondante, monte sur les côtés du corps et arrive, en décrivant une légère spirale, jusqu'aux poulies MM sur lesquelles elle se réfléchit. Au-dessous de ces poulies, la corde K descend jusqu'à la rencontre d'une poulie M', sur laquelle elle se contourne, pour pénétrer dans l'intérieur du brassard; au niveau de l'articulation du coude, elle se réfléchit sur une dernière poulie M'', pour venir s'insérer en O, à la partie supérieure et postérieure de l'avant-bras. Le plus léger mouvement d'élévation de l'épaule a pour résultat la tension de la corde et par conséquent la flexion de l'avant-bras sur le bras; l'articulation de l'épaule participe à peine à ce mouvement, mais cela était inutile pour atteindre le but que nous avons indiqué. Quant aux mouvements de la main, ils ne sont pas spontanés; les doigts sont maintenus dans la flexion par des ressorts qui assurent la solidité de la préhension, quand un objet a été placé entre eux; en un mot, c'est la main ordinaire des appareils Charrière. Rien ne serait plus facile que de lui substituer une main à pouce mobile, comme celle de Beaufort: il suffirait d'ajouter une deuxième corde de tirage ayant une disposition analogue à la première.

On pourrait craindre, à priori, que les mouvements d'extension de la cuisse n'aient pour résultat de tendre la corde de tirage K, ce qui amènerait des mouvements intempestifs de l'avant-bras pendant la marche; nous nous sommes assurés que ces mouvements détendent la corde et que par conséquent ils n'ont aucune influence.

Le bras artificiel représenté du côté droit de la figure 550 est mû par le système que nous venons de décrire, mais les mouvements sont plus parfaits, puisque l'articulation normale de l'épaule est conservée. Nous ferons remarquer que pour suppléer au peu de longueur du moignon, c'est-à-dire pour augmenter la longueur du bras de levier, Robert et Collin ont eu recours à un moignon artificiel, artifice que nous décrirons, avec quelque détail, à propos de l'amputation de la jambe.

Le deuxième appareil, ou appareil de force, se compose d'une gaîne A, en cuir moulé, enveloppant exactement le moignon de l'épaule, la partie antérieure et la partie postérieure du tronc; ce couvre-moignon est fixé par une large courroie de cuir rembourré B qui, partant de sa partie postérieure, passe au-dessous de l'aisselle saine pour venir se boucler en avant ; une courroie plus mince C s'étend de la courroie B à la partie la plus élevée du couvre-moignon, afin de l'empêcher de basculer dans les mouvements du bras. Le bras artificiel se compose d'un brassard, d'un avant-bras et du manchon que nous avons décrit précédemment (page 75) ; — le brassard, bien distinct du couvre-moignon, s'articule avec lui par un méca- nisme analogue à celui de l'appareil précédent. La figure 552 représente ce mécanisme.

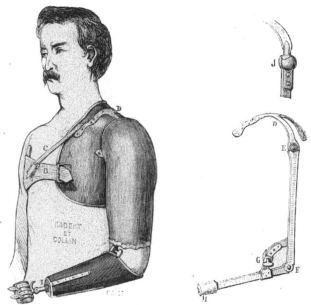

Fig. 551. — Appareil de Robert et Colin pour la désarticulation de l'épaule (travaux de force).

Fig. 552. — Mécanisme intérieur de l'appareil.

Une pièce d'acier en forme de T est placée sur l'épaule en D ; la grande branche du T vient s'articuler en E, au niveau normal de l'articulation scapulo-humérale, avec une pièce d'acier très-résistante qui descend à l'intérieur du brassard et vient s'articuler, au niveau de l'articulation du coude, en F, avec une deuxième tige d'acier qui, occupant la cavité de l'avant-bras, se termine, en H, par un renflement creusé d'un pas de vis dans lequel vient se fixer le manchon. En réalité, ce sont ces tiges d'acier qui constituent le bras artificiel ; les gaines brachiales et antibrachiales ne sont, pour ainsi dire, que des adjuvants, des ornements. A la partie inférieure de la gaîne brachiale, est fixée une rondelle de bois servant de point d'appui à la gaîne antibrachiale dans ses divers mouvements de flexion et d'extension. L'avant-bras est fléchi sur le bras au moyen de la main du côté opposé; une petite plaque d'acier demi-circulaire et percée de trous (fig. 552), attachée à la tige antibrachiale, glisse sous une plaque de même forme, également percée de trous, et dépendant de la tige brachiale; une vis de pression G (fig. 552) que l'on voit sur les parties latérales du coude (fig. 551), pénètre dans ces trous et assure l'immobilité dans le degré de flexion choisi par l'amputé pour ses divers travaux.

Examinons le rôle de cet appareil; supposons le manche d'une pelle, d'un balai ou de tout autre instrument placé dans le manchon et guidé par la main du côté sain : le bras artificiel tout entier avance ou recule en même temps que le bras du côté opposé, puisqu'il est susceptible de mouvements en avant et en arrière, au niveau de l'articulation de l'épaule; d'autre part, la tige du manchon peut décrire des demi-mouvements de rotation, à droite et à gauche, dans son pas de vis. On conçoit sans peine qu'un amputé muni de cet appareil puisse en tirer parti pour un certain ordre de travaux.

L'amputé, auquel il fut donné, se mit immédiatement, et sans essai préalable, à balayer.

Si l'on voulait donner à l'articulation de l'épaule des mouvements plus étendus, on pourrait substituer à l'articulation à tenon E une articulation en genou J (fig. 552).

Nous ferons remarquer que les mouvements du bras sur l'épaule ne sauraient en rien fatiguer le moignon, car celui-ci, protégé par le couvre-moignon A, ne supporte aucun frottement.

ART. V. — MESURES A PRENDRE POUR LA FABRICATION DES BRAS ARTIFICIELS.

Nous croyons utile d'entrer dans quelques détails à ce sujet, car des mensurations bien faites ou des moulages permettront souvent au patient d'éviter des déplacements quelquefois considérables. Le mieux est de prendre le moule du bras du côté sain et le moule du moignon. Ces moules sont indispensables lorsqu'il s'agit de l'amputation de la main ou du poignet; on peut y suppléer par des mesures métriques pour l'amputation du bras, du coude et de l'avant-bras. Ces mesures sont les suivantes, d'après Charrière :

1° Longueur totale des doigts à l'épaule ; — 2° longueur du coude à l'épaule; — 3° longueur du coude à l'aisselle ; — 4° longueur du poignet au coude; — 5° longueur de la naissance des doigts au poignet; — 6° longueur du doigt médius ; — 7° largeur de la main au niveau de la naissance des doigts ; — 8° circonférence de tous les doigts ; — 9° circonférence du poignet ; — 10° circonférence de l'avant-bras, au-dessous du coude; — 11° circonférence de l'avant-bras au-dessus du coude; — 12° circonférence du bras au-dessous de l'aisselle ; — 13° diamètre transversal du coude ; — 14° longueur du moignon, à partir de l'articulation située au-dessus de lui; — 15° circonférence du bout du moignon; — 16° indiquer l'intervalle d'une aisselle à l'autre. Bien entendu, il faut dire s'il s'agit du membre droit ou du membre gauche.

Pour l'amputation de l'épaule, il est indispensable d'ajouter aux mesures précédentes un moulage parfait de l'épaule.

CHAPITRE III.

PROTHÈSE DES MEMBRES INFÉRIEURS.

ARTICLE PREMIER. — AMPUTATIONS PARTIELLES DU PIED.

Après l'amputation des orteils, une bottine, convenablement rembourrée à son extrémité antérieure, suffit généralement à remplir toutes les indications. Il en est quelquefois de même quand les os du tarse ont été enlevés ; cependant la disparition de l'avant-pied nécessite, le plus souvent, des appareils spéciaux. Le plus simple et le meilleur consiste en une semelle d'acier (fig. 553) (1) résistante bien que douée d'un certain degré d'élasticité, surtout à sa partie antérieure ; sa partie postérieure présente des bords relevés pour emboîter le talon. Deux attelles métalliques, légères et

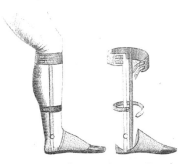

FIG. 553. — Bottine après l'amputation de l'avant-pied.

solides tout à la fois, partent de cette semelle pour monter le long de la jambe, sur laquelle elles se fixent par deux lacs de cuir bien matelassés ; ces attelles doivent être articulées au niveau de l'articulation tibio-tarsienne. Un morceau de bois creux, représentant la partie antérieure du pied, est

(1) Bigg, *Orthopraxy*. London, 1865.

fixé sur la semelle ; la cavité de cet avant-pied artificiel doit être disposée de telle façon que les parties antérieure et supérieure du moignon ne supportent aucune pression susceptible d'irriter la cicatrice. Un brodequin ordinaire recouvre l'appareil.

Quand le chirurgien s'est borné à enlever le premier et le second métatarsien, le bord interne du pied s'incline en dedans pendant que le bord externe s'élève ; ces déviations sont souvent accompagnées de l'inclinaison de la pointe du pied en dehors. Ici, les moyens de prothèse doivent varier à l'infini ; nous ne les décrivons pas, car ils sont fondés sur les principes qui ont été exposés dans le chapitre de l'orthopédie. Nous ferons la même observation pour les déviations qui résultent de l'ablation du quatrième et du cinquième métatarsien ; Legouest (1) a fait remarquer que ces déviations sont presque identiques à celles qui succèdent avec l'ablation du premier métatarsien.

Si la prothèse est simple dans les cas précédents, elle rencontre des difficultés considérables quand l'amputation a été pratiquée dans l'articulation médio-tarsienne, c'est-à-dire entre l'astragale et le calcaneum d'une part, le scaphoïde et le cuboïde d'autre part. A la suite de l'amputation tarso-métatarsienne, en effet, le pied, continuant à appuyer sur le sol par toute la partie restante de sa plante, fournit une base de sustentation très-solide ; à la suite de l'amputation de Chopart, au contraire, presque toujours le talon s'élève de telle sorte que ce n'est pas sur la plante du pied, mais bien sur le moignon lui-même que marche le blessé. Cette situation est disgracieuse et souvent impossible, parce que le moignon ne tarde pas à devenir très-douloureux.

Cependant, dans quelques cas exceptionnels, ne se présentant guère que chez les sujets à pied plat, le talon ne s'élève pas et le poids du corps repose directement sur la face inférieure du calcanéum ; alors la prothèse est aussi simple qu'après l'amputation de Lisfranc, et se fait au moyen du même appareil.

Mais si le talon est relevé, cet appareil n'est pas applicable ; il est évident qu'il ne remédierait au mal en aucune façon, puisque ce serait le moignon et non pas la plante du pied qui porterait sur la semelle d'acier. On a essayé de lutter contre l'élévation du talon en faisant la section du tendon d'Achille, mais cette opération n'a eu aucun résultat ; il devait en être ainsi, car le tendon d'Achille ne joue qu'un rôle secondaire dans la déformation du moignon ; la cause réelle consiste dans l'abaissement de la partie

(1) Legouest, *Mémoire sur les amputations partielles du pied et de la partie inférieure de la jambe* (*Bull. de l'Acad. de méd.*, 5 août 1856, t. XXI, p. 981, et *Recueil des mémoires de médecine, de chirurgie et de pharmacie militaires*, 2ᵉ série, 1856, t. XVII, p. 316).

antérieure du calcanéum, abaissement provoqué par la destruction de la voûte antéro-postérieure du pied ; il suffit, pour se convaincre de ce fait, de jeter un coup d'œil sur le squelette du pied et de la jambe. Si la déforma_tion ne survient pas chez les sujets à pieds plats, c'est précisément parce qu'il n'existe pas chez eux de voûte antéro-postérieure. Il faut donc que la prothèse tourne la difficulté ; Ferd. Martin a atteint ce but (1), en renonçant à faire marcher directement les blessés sur la partie amputée.

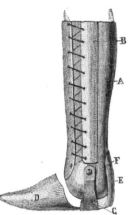

FIG. 554. — Appareil de Martin. — (Amputation médio-tarsienne ; Chopart)

L'appareil de Martin (fig. 554) se compose d'une gaine de cuir A, moulée sur le moignon, et en embrassant exactement la surface; deux attelles d'acier B, situées l'une au côté interne, l'autre au côté externe, sont cousues à la gaine. A leur partie inférieure, ces attelles s'articulent avec un étrier d'acier C fixé sur une semelle du même métal ; la partie antérieure de la semelle est occupée par un morceau de liège D, simulant la forme du pied. Une bande de caoutchouc, croisée sur le cou-de-pied, ramène le pied artificiel dans la flexion, quand le poids du corps ne repose pas sur la semelle. Cet appareil est bien combiné ; les contacts directs sont évités au moignon, et de plus la gaine de cuir, empêchant le glissement des surfaces osseuses, prévient l'augmentation de la difformité. Plusieurs fois il a été appliqué avec un plein succès; cependant il a échoué complétement chez un riche négociant de Reims dont Debout nous a fait connaître l'histoire (2). Après avoir dépensé, en dix années, plus de vingt mille francs en essais infructueux, ce négociant demanda un moyen de prothèse à Béchard père ; cet ingénieux fabricant réussit à faire marcher son client en modifiant légèrement l'appareil de Martin. La modification de Béchard (fig. 555 et 556) a porté sur deux points : 1° Il a attaché l'étrier à la chaussure même du patient, chaussure qui fut munie d'une semelle d'acier; l'appareil devint ainsi moins lourd que l'appareil primitif de Martin qui doit être caché dans une chaussure ordinaire ; 2° Béchard a placé des tendons en avant et en

(1) F. Martin, *Essai sur les appareils prothétiques des membres inférieurs.* Paris, 1850.
(2) Debout, *Note sur un appareil destiné à un mutilé ayant subi l'amputation de Chopart* (*Bulletin de thérapeutique*, 1861, t. LXI, p. 381).

arrière de la jambe pour faciliter les mouvements de flexion et d'extension du pied.

L'exemple de ce négociant, qui est loin d'être une exception, démontre toutes les difficultés que l'on éprouve à faire marcher les amputés dans

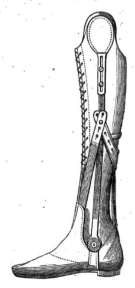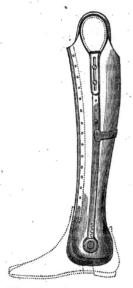

Fig. 555. — Appareil de Béchard (amputation de Chopart).   Fig. 556. — Coupe de l'appareil précédent.

l'articulation médio-tarsienne ; les chirurgiens essayent aujourd'hui d'obtenir de meilleurs résultats en conservant de grands lambeaux plantaires, et, surtout, en gardant soigneusement les tendons de la face dorsale du pied, en particulier celui du jambier antérieur ; ils espèrent que ces tendons, se soudant à ceux du lambeau plantaire, formeront une espèce de hamac, dans lequel reposeront le calcanéum et l'astragale.

La possibilité de cette soudure n'est pas douteuse, mais elle ne suffira certainement pas, car pour empêcher le calcanéum de s'incliner en avant, il faut lutter contre une force énorme représentée par le poids du corps tout entier. Il faudrait pouvoir replier le lambeau inférieur sous la partie antérieure du calcanéum, qui trouverait dans cet obstacle un point d'appui suffisant pour l'empêcher de basculer ; malheureusement cette conception est à peu près impossible à réaliser.

La chirurgie ne pouvant ni prévenir la déformation du moignon, ni la corriger quand elle existe, la prothèse n'arrivant parfois à la pallier qu'avec d'extrêmes difficultés, il semble que l'on devrait renoncer à l'amputation de Chopart et lui substituer, en principe, l'amputation tibio-tarsienne ou, *peut-être*, l'amputation sous-astragàlienne. •

ART. II. — AMPUTATION TIBIO-TARSIENNE.

La prothèse de cette amputation est simple, surtout si l'opération a été pratiquée par le procédé de Jules Roux, qui ménage un large lambeau plantaire admirablement disposé pour supporter le poids du corps. Baudens,

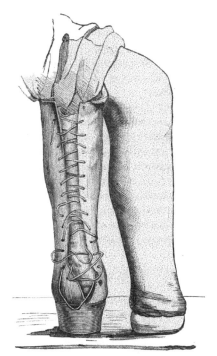

FIG. 557. — Bottines de Jules Roux (amputation tibio-tarsienne).

qui a mis en honneur cette opération, se servait, comme moyen de prothèse, d'un soulier garni d'un talon élevé, d'une couche de liège et d'un coussin élastique pour suppléer au raccourcissement du membre. Une tige de cuir épais, attachée au brodequin, remontait le long de la jambe en

embrassant exactement le moignon; deux attelles latérales d'acier des-
cendaient le long de la gaîne de cuir et venaient se replier sous la semelle,
à la façon d'un étrier, afin d'assurer l'inflexibilité de tout l'appareil. Le
soulier prothétique de Baudens était beaucoup trop pesant; si l'on veut
masquer la difformité, on peut recourir aux bottines que nous décrirons
à propos de l'amputation sus-malléolaire; mais ces bottines élégantes rendront moins de services que la bottine-pilon de Jules Roux (1).

Cette bottine (fig. 557) se compose d'un simple talon uni à une tige de
cuir très-solide et lacée au devant de la jambe; le talon est rempli d'une
épaisse couche de liège revêtue de peau. La chose vraiment essentielle,
dit J. Roux, c'est l'inflexible dureté du cuir qui embrasse le moignon et
la jambe; l'absence de cette résistance amènerait infailliblement une sorte
de brisure de la bottine, et l'amputé aurait une marche incertaine, parce
que l'appareil s'inclinerait à chaque pas, au niveau de cette brisure. Si le
cuir n'était pas assez résistant, on pourrait, à l'exemple de M. Reynaud,
inspecteur général du service de santé de la marine, placer de chaque côté
deux attelles latérales d'acier.

Nous remarquerons que la bottine de J. Roux ne renferme aucun ressort destiné à faciliter la progression; ces ressorts sont inutiles, car les
muscles des régions antérieure et postérieure de la jambe conservent toute
leur énergie, grâce aux précautions prises par cet éminent chirurgien :
d'une part, le tendon d'Achille n'est pas coupé, mais simplement détaché
de ses insertions osseuses afin qu'il reste continu à l'aponévrose plantaire ;
d'autre part, les tendons antérieurs sont conservés assez longs pour pouvoir s'implanter sur l'extrémité des os, ou sur la cicatrice. — Les appareils
qui conviennent à l'amputation tibio-tarsienne sont parfaitement applicables à la désarticulation sous-astragalienne.

ART. III. — AMPUTATION DE LA JAMBE.

Le plus simple moyen de faire marcher les personnes qui ont subi une
amputation de la jambe consiste dans l'emploi du pilon classique. Le pilon
remonte sans doute à la plus haute antiquité, bien qu'il soit décrit pour la
première fois dans les œuvres d'Ambroise Paré.

Cet appareil (fig. 558) se compose d'une tige de bois B, dont l'extrémité
inférieure est élargie et aplatie pour fournir une base de sustentation ; supérieurement, la tige B est reçue dans une douille faisant partie d'une pièce

(1) Jules Roux, *Leçons sur l'amputation tibio-tarsienne* (*Archives de médecine
navale*. Paris, 1865, t. IV, p. 241, avec 2 photographies)

conique A de bois de tilleul, dont le diamètre augmente de bas en haut; la partie supérieure du cône de tilleul se termine par deux attelles, l'une interne, l'autre externe. L'attelle interne s'arrête à la partie moyenne de la cuisse, l'attelle externe se prolonge jusqu'au voisinage de la crête iliaque et se fixe, autour du bassin, à l'aide d'une ceinture de cuir matelassée à sa face interne. Un coussin placé entre les deux attelles est destiné à recevoir le genou qui supporte seul le poids du corps; une courroie, allant de l'attelle externe à l'attelle interne, embrasse la partie inférieure de la cuisse et assure l'immobilité du moignon.

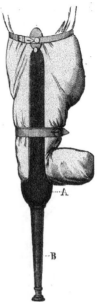

FIG. 558. — Pilon classique pour l'amputation de la jambe.

Le pilon classique ne saurait convenir dans les cas d'amputation sus-malléolaire, car un long moignon, fléchi à angle droit, gêne considérablement le blessé qui ne peut plus faire de mouvements sans risquer de se heurter contre les objets environnants, qui ne peut plus même s'asseoir, sans prendre une situation difficile. La gêne et la douleur qu'éprouvent ces amputés, quand ils sont forcés de porter le pilon, sont telles, qu'on les voit quelquefois réclamer impérieusement l'amputation au lieu d'élection. Il est donc indispensable de donner à ces malheureux des appareils avec lesquels la jambe reste dans l'extension, en utilisant le jeu normal de l'articulation du genou.

Cette question a préoccupé d'autant plus les chirurgiens, qu'il est certain que l'amputation sus-malléolaire est moins meurtrière que l'amputation de la jambe au lieu d'élection. Aujourd'hui on est arrivé à faire des appareils d'une grande perfection, et ces appareils peuvent, dans certains cas heureux, être appliqués, avec utilité, alors même que la jambe est coupée au-dessous de la tubérosité tibiale antérieure.

Pour mettre de l'ordre dans cette étude, nous étudierons successivement les appareils qui ont été proposés pour l'amputation au tiers inférieur de la jambe, et les appareils pour l'amputation pratiquée sur un point plus élevé.

Le Hollandais Van Solingen, qui l'un des premiers, après Lowdham, pratiqua l'amputation sus-malléolaire, faisait marcher ses blessés avec l'appareil suivant : « Un simple pied de bois qu'il fait tenir avec deux attelles d'acier minces et polies, fermées sur les côtés de la jambe par des écrous.» Au dire de Dionis (1), les amputés de Solingen marchaient aussi bien qu'avec un membre naturel. Bien que la description de la bottine de Van Solingen soit très-incomplète, il est clair que le poids du corps reposait directement sur le moignon.

Dès 1696, Verduin, reconnaissant les désavantages que pouvait présenter

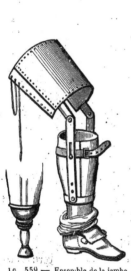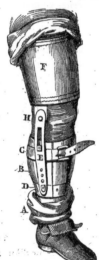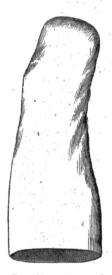

IG. 559.— Ensemble de la jambe de Verduin (un pîlon peut être substitué au pied artificiel).

FIG. 560. — Jambe de Verduin appliquée.

FIG. 561. — Manchon de peau de chamois.

un tel système, imagina de prendre son point d'appui, non plus sur le moignon, mais sur la cuisse, comme le font encore aujourd'hui Mathieu, Béchard et Palmer. Nous nous arrêterons un instant sur la jambe de Verduin, car elle fait époque dans l'histoire de la prothèse des membres inférieurs.

Cette jambe se composait (fig. 560) d'un pied de bois A, d'une botte ou

(1) Dionis, *Cours d'opérations de chirurgie*, neuvième démonstration. Paris, 1757.

étui de cuivre B fendu aux deux côtés pour permettre l'entrée du moignon, d'un cuissard F, fait de fer doublé de cuir, et ouvert en arrière pour livrer passage à la cuisse. La botte est attachée au pied par un anneau D ; elle se relie d'autre part au cuissard par deux attelles de fer E, articulées en H de manière à permettre le mouvement du genou ; des courroies C tiennent la botte et le cuissard exactement appliqués sur le membre. Quelquefois le pied artificiel était remplacé par un simple pilon.

Le moignon n'appuyait pas sur le fond de l'appareil ; l'éloignement du point d'appui prévenait les tiraillements que le refoulement des téguments aurait pu exercer sur la cicatrice. Pour mettre plus sûrement le moignon à l'abri de tout choc, de toute pression, Verduin enveloppait la jambe et la cuisse d'un manchon de peau de chamois (fig. 561). Cet appareil, à l'ex-

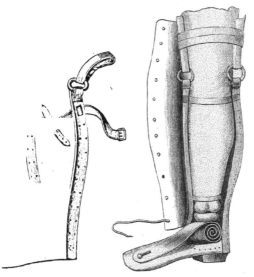

FIG. 562. — Bottine de Ravaton (amputation sus-malléolaire).

FIG. 563. — La jambe mise dans la bottine, avec ses différentes attaches.

FIG. 564. — L'appareil lacé et caché dans un soulier ordinaire.

ception de l'articulation du genou qui n'était pas excentrique, était véritablement irréprochable comme principe ; il ne s'agissait que de lui donner une légèreté à laquelle l'état de l'industrie au XVIIᵉ siècle ne pouvait atteindre.

C'est sans doute parce qu'il trouva l'appareil de Verduin trop lourd que Ravaton imagina, en 1775, une jambe artificielle, dans laquelle le poids du corps était supporté par la surface de la jambe (fig. 562, 563 et 564). Il suffit de jeter, les yeux sur la planche ci-jointe pour se convaincre que le moignon, reposant sur un coussin mollet, ne supportait pas de pression; il était suspendu dans l'appareil qui serrait exactement la jambe et la tubérosité du genou.

Un peu plus tard, Wilson fit un appareil du même genre que celui de Ravaton, mais plus parfait encore; le poids du corps reposait sur les condyles et la rotule. Je ne m'arrêterai point à décrire toutes les jambes proposées successivement par White de Manchester, Bruninghausen, Vacca Berlinghieri, Salemi de Palerme, Serre de Montpellier; car, fondées sur les mêmes principes que les précédentes, elles n'ont plus qu'un intérêt historique.

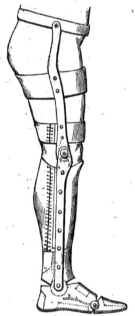

En résumé, jusqu'au commencement de ce siècle, on a cherché à faire marcher les amputés au tiers inférieur de la jambe, tantôt en prenant le point d'appui sur le moignon, tantôt en le prenant sur la cuisse, tantôt en le prenant sur le pourtour de la jambe, le bord inférieur de la rotule et les tubérosités du tibia.

De nos jours nous trouvons utilisés les mêmes principes, car les appareils font reposer le poids du corps tantôt sur le moignon, la rotule et les tubérosités du tibia, tantôt sur la cuisse; cependant, craignant que le point d'appui sur la cuisse n'exigeât une trop forte pression circulaire, Goyrand, d'Aix, secondé par l'orthopédiste Mille, a créé une nouvelle classe de membres artificiels dans laquelle le poids du corps repose sur les annexes de l'articulation coxo-fémorale, surtout sur la tubérosité de l'ischion (1).

FIG. 565. — Jambe de Goyrand et de Mille (amputation sus-malléolaire).

« L'appareil de Goyrand (fig. 565) se compose de quatre attelles d'acier, dont deux jambières et deux fémorales. Ces attelles, minces et légèrement creusées en gouttière, se joignent à la hauteur du genou par une articulation à tête de compas. L'attelle fémorale interne se prolonge supérieurement jusqu'à la racine de la cuisse; l'externe s'élève jusqu'à la crête

(1) Goyrand, *Journal hebdomadaire*, 1835, t. II, p. 161.

iliaque. La première est droite; l'autre, arrivée au-dessus du grand trochanter, décrit une courbe qui contourne en avant cette apophyse et
vient enfin se fixer, au-dessus d'elle, à une ceinture de cuir qui embrasse
le bassin. Les deux attelles fémorales sont, en outre, réunies, à la hauteur
de la racine de la cuisse, par une zône en tôle ayant quatre pouces de
hauteur, dont le bord postérieur, qui correspond à la racine de la cuisse,
est un peu renversé en dehors, garni d'un bourrelet et sert de point
d'appui principal. Au-dessus du genou, les deux attelles fémorales sont
réunies antérieurement par une demi-zone d'acier, qui s'applique exactement à la partie antérieure de la cuisse et qui est complétée, en arrière,
par une pièce en peau ou en coutil qui se serre derrière l'attelle externe,
au moyen d'un lacet. Les deux attelles jambières sont réunies entre elles
en avant,. depuis le fond de la botte jusqu'au-dessous de la saillie formée
par les condyles du tibia, par une autre feuille de tôle qui embrasse la
partie antérieure du moignon en s'accommodant à ses contours. En arrière,
le moignon est embrassé par une demi-guêtre de cuir contiguë à la peau,
qui recouvre la tôle antérieure et les deux attelles jambières sur les deux
faces. Cette demi-guêtre se serre par un lacet, en dehors du moignon,
derrière l'attelle jambière .externe. Le moignon est ainsi solidement fixé
dans l'appareil, et son extrémité reste à quelque distance du fond de la
hotte, et ne porte nullement. Inférieurement, les attelles jambières se
fixent ·solidement à une pièce de bois ayant deux pouces de hauteur qui
forme le fond de la botte ; puis se renflent légèrement pour imiter les mal-.
léoles et descendent sur les côtés de l'articulation du fond de la botte
avec le pied. Le fond de la botte et l'extrémité inférieure des attelles jambières s'articulent, par un ginglyme angulaire profond, avec un pied de
bois formé de deux pièces mobiles l'une sur l'autre, dont l'une volumineuse représente les régions tarsienne et métatarsienne, et la seconde les
orteils. Les articulations du pied avec la jambe et les deux pièces du pied
entre elles sont munies d'un ressort disposé de telle façon que, dans
l'état de repos, l'extrémité antérieure du pied est légèrement relevée, et la
pièce digitale dans la direction de la face plantaire de la pièce principale. »
  L'appareil de Mille était incontestablement supérieur à tous ceux qui
l'avaient précédé, et cependant les amputés ne pouvaient s'en servir, sans
éprouver une grande fatigue, pendant la marche, et même, pendant la
station debout. Ce fait s'explique facilement : la jambe de Mille, tendant sans
cesse à se fléchir, au niveau de l'articulation du genou, le blessé ne parvient
à la maintenir droite qu'au prix d'efforts musculaires considérables. On
chercha à corriger ce défaut en ajoutant à l'appareil un arrêt au niveau de
l'articulation du genou ; cet arrêt ne permettait la flexion que pour la posi-

tion assise. Mais alors le bénéfice des mouvements de flexion et d'extension pendant la marche était totalement perdu. Jaloux de conserver ces mouvements, Delacroix ajouta un ressort destiné à aider l'action des muscles extenseurs, mais ce ressort était imparfait ; il gênait la flexion.

. Profitant de l'expérience de ses devanciers, Ferdinand Martin ne tarda pas à proposer des jambes artificielles plus commodes. La première jambe proposée par Ferdinand Martin prend, comme celle de Mille, son point d'appui principal à la tubérosité de l'ischion ; comme celle de Mille encore, elle embrasse exactement toute la surface de la cuisse. La nouveauté consiste en un ressort, en batterie de fusil, placé à l'articulation du genou, au point de rencontre des attelles fémorales et des attelles jambières ; ce ressort est disposé de manière à favoriser l'extension, sans gêner le moins du monde la flexion. Dès lors, pendant la marche et pendant la station, le blessé n'a plus besoin de faire des efforts musculaires exagérés pour maintenir le membre dans la rectitude. Dans un deuxième essai, F. Martin substitua à la batterie de fusil un mécanisme plus simple et moins fragile; un peu plus tard, ses études sur le jeu normal de l'articulation du genou, études dont l'autorité de Cruveilhier a confirmé l'exactitude, lui inspirèrent un mécanisme d'une grande simplicité qui produisit une révolution complète dans l'art de la prothèse du membre inférieur.

Par une dissection attentive, F. Martin (1) reconnut que les ligaments latéraux de l'articulation du genou s'insèrent très en arrière de l'axe du membre, et qu'une broche de fer, passant par ces deux ligaments, traverse en même temps les deux ligaments croisés. Le centre des mouvements de l'articulation du genou est donc en arrière de l'axe du membre; il résulte de cette seule circonstance, dit F. Martin, que « lorsque le membre est dans l'extension et que le poids du corps repose sur le genou, celui-ci tend de lui-même à se porter en arrière, mais les ligaments latéraux s'y opposent, sans que l'intervention des muscles soit nécessaire ; de là une économie d'action de la part de ceux-ci » (2). Il suffit, pour s'assurer de la réalité de ce fait, de constater l'extrême mobilité de la rotule dans la position debout, ainsi que le relâchement parfait des muscles extenseurs. Il résulte de là que, pour donner une stabilité complète à un membre artificiel, pendant la station, il suffit de porter l'articulation des attelles jambières et fémorales en arrière de l'axe du membre. Mais une autre vérité découle encore de ce fait anatomique : la marche est possible sans que les

(1) F. Martin, *Essai sur les appareils prothétiques des membres inférieures.* Paris, 1850.

(2) Ferd. Martin, *Nouveau mécanisme pour la jambe artificielle* (*Bulletin de l'Académie de médecine*, 15 février 1842, t. VII, p. 478).

muscles extenseurs de la jambe sur la cuisse entrent en jeu. Pendant la marche, en effet, lorsque le genou se porte en avant, la jambe, dit Ferd. Martin, « se trouve suspendue à son centre de mouvement et, par la force d'inertie, reste pour un moment suspendue obliquement en arrière; elle est donc éloignée d'un certain nombre de degrés de la perpendiculaire abaissée de son point de suspension. Appelée par la pesanteur vers cette perpendiculaire, elle se balance en avant, en un mot elle oscille, comme le ferait un pendule, sur son point de suspension, et arrive à la verticale; mais l'impulsion qu'elle a reçue dans ce mouvement de projection la porte en avant, d'un certain nombre de degrés, à peu près égal à celui qu'elle a parcouru pour arriver à la perpendiculaire, et lui fait décrire un arc de cercle antérieur presque égal à l'arc postérieur qu'elle avait parcouru; il en résulte que l'axe de la jambe vient se porter dans l'axe prolongé de la cuisse et que, par conséquent, le membre entier se trouve dans l'extension. » Un certain nombre de faits pathologiques, rappelés dans mon *Mémoire sur la résection du genou*, confirment la réalité de ce mécanisme physiologique (1).

Puisque la marche est possible sans l'intervention des extenseurs avec un membre naturel, il est clair qu'elle peut l'être aussi avec un membre artificiel, si celui-ci reproduit la disposition capitale du genou, c'est-à-dire, s'il reporte le centre de l'articulation en arrière.

C'est la découverte de ce principe, *rejeter le centre de l'articulation en arrière*, qui constitue le grand mérite de Martin ; on a contesté, il est vrai, que ce savant orthopédiste ait fait le premier un appareil à articulation excentrique, mais cela importe peu ; il a posé le principe, ce qui était le point capital.

La figure 566 représente le membre artificiel fait par Martin pour l'amputation sus-malléolaire, à articulation mobile sans aucun ressort.

Cet appareil se compose de deux attelles fémorales et de deux attelles jambières articulées au niveau du genou ; pour reporter l'articulation en arrière de l'axe du membre, il a suffi de faire décrire une courbe en arrière aux grandes attelles ; une gaine de cuir, fixée sur les attelles fémorales, embrasse exactement la cuisse et s'évase, au niveau de l'ischion, pour fournir un point d'appui. Une gaine, également de cuir, embrasse exactement la jambe de manière que le moignon ne ballotte pas ; celui-ci repose sans subir la moindre pression sur un coussin mollet. A leur partie inférieure, les attelles jambières s'articulent avec un pied qu'un ressort maintient dans un état de flexion permanente.

(1) E. Spillmann, *De la résection du genou de cause traumatique* (*Archives générales de médecine*, juin 1868).

Ce que j'ai dit plus haut me dispense d'entrer dans aucun détail sur le fonctionnement de la jambe de Martin; je ferai remarquer seulement que le pied maintenu toujours relevé n'était qu'un objet de luxe, ne rendant pas plus de services qu'un simple pilon. F. Martin avait lui-même compris ce défaut, puisqu'il faisait des jambes terminées par un simple pilon, jambes qu'il considérait comme aussi utiles que celles à pied artificiel.

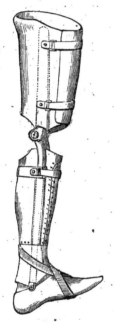

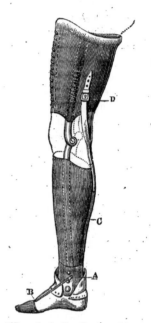

FIG. 566. — Jambe de Ferdinand Martin, à articulation excentrique (amputation sus-malléolaire).

FIG. 567. — Jambe Charrière (amputation sus-malléolaire).

L'appareil de Charrière (fig. 567) semblable à celui de Martin dans ses dispositions principales, se termine par un pied un peu plus utile. Ici un muscle artificiel C, descendant du cuissard D jusqu'au talon A, contrebalance l'action d'un ressort antérieur B, et permet au pied de reposer, par toute sa surface plantaire, quand l'amputé est debout. Lorsque la jambe saine est portée en avant, pendant la marche, la jambe artificielle restée en arrière est fortement tendue, de telle sorte que le pied reste dans l'extension; dès que la jambe artificielle quitte le sol à son tour, elle se fléchit au niveau du genou, le tendon se détend, et le pied, livré à l'action du ressort antérieur, se fléchit, afin que sa pointe ne risque pas de se heurter pendant ce temps de la marche. Jusque-là le mouvement de la nature est parfaitement imité; il n'en est plus ainsi pour le dernier temps de la marche, au moment où le pied artificiel va de nouveau reposer sur le sol. Alors, en effet, *dans la marche naturelle*, la jambe s'étend sur la cuisse en même temps que le pied se fléchit légèrement sur la jambe, de telle sorte que c'est le talon qui, le premier, repose sur le sol. Avec le tendon artificiel, il ne peut en être ainsi; du moment que la jambe s'étend sur la cuisse, le pied est forcé de s'étendre aussi; il résulte de là que le pied s'appuye sur le sol par sa pointe, d'abord, au lieu de commencer par le talon, ce qui nuit à la précision de la marche et à son assurance. En pratique, on peut modifier ce résultat, soit en apprenant à marcher d'une certaine façon, soit en accordant une certaine prédominance au ressort antérieur; mais il est certain qu'avec ces artifices, le pied artificiel ne rend pas plus de services qu'un pilon non articulé, terminant la portion jambière du membre artificiel. Beaucoup d'amputés préfèrent même ce simple pilon.

J'insiste sur ces détails, parce qu'il est indispensable, quand il s'agit de l'amputation au tiers inférieur de la jambe, que le pied artificiel jouisse de tous les mouvements naturels, si l'on veut qu'il puisse servir utilement aux ouvriers.

Les Anglais et les Américains ont considérablement modifié les jambes artificielles; ils ont généralement abandonné le point d'appui sur le bassin, et ont cherché à faire tenir leurs appareils, en les adaptant exactement à la configuration générale du membre inférieur, et en prenant leurs points d'appui principaux sur le contour de la cuisse, les tubérosités du tibia, et le bord de la rotule. Mathieu et Béchard ont adopté cette modification que nous ne considérons pas comme un progrès; nous nous expliquerons sur ce point après avoir décrit les principaux de ces appareils. Dans ces derniers temps, l'Américain Bly a poussé la perfection à ses dernières limites en inventant un nouveau mode d'articulation tibio-tarsienne artificielle.

Parmi les appareils prenant leur point d'appui sur le contour de la cuisse, les tubérosités du tibia et le bord inférieur de la rotule, on doit citer surtout celui de Palmer (fig. 568).

La jambe de Palmer se compose d'un cuissard de bois, enveloppant exactement la cuisse, et se réunissant, au niveau du genou, par une articulation située en arrière de l'axe du membre, à une gaîne de bois représentant la jambe dont elle enveloppe le moignon. Cette deuxième portion se termine, au niveau de l'articulation tibio-tarsienne, en une surface arrondie qui s'enfonce dans une cavité creusée dans la partie postérieure d'un pied artificiel. Ces deux parties, pied et jambe, sont maintenues en place par une tige métallique traversant le diamètre transverse de l'articulation. Les mouvements du genou se font comme dans la jambe Martin, puisque le principe est le même. Quant aux mouvements du pied sur la jambe, ils se font à l'aide de ressorts intérieurs placés, l'un en avant, l'autre

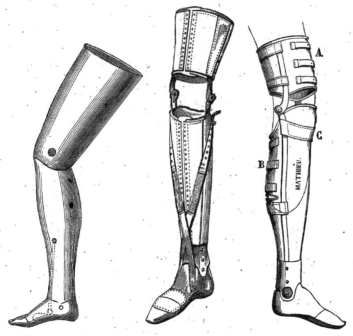

FIG. 568. — Jambe Palmer.   FIG. 569. — Jambe Mathieu   FIG. 570. — Jambe Béchard
                                 (amputation au-dessous du   (amputation au-dessous du
                                 lieu d'élection).   lieu d'élection).

en arrière; le dernier de ces ressorts, destiné à figurer l'action des muscles jumeaux, s'insère, d'une part, à la partie moyenne du jambier, et, d'autre part, au talon; le second s'étend de la partie moyenne de la jambe au cou-de-pied. Le ressort antérieur maintient la pointe du pied légèrement relevée, afin qu'elle ne heurte pas contre les obstacles; le ressort postérieur, retenant le talon, communique au membre artificiel, au moment où celui-ci quitte le sol, une élasticité qui favorise la marche et contribue, pour une large part, à dissimuler la difformité.

Parmi les Français, Béchard et Mathieu ont suivi l'exemple du constructeur américain en prenant leur point d'appui sur la cuisse et sur le genou (fig. 569 et 570).

Ces appareils diffèrent de celui de Palmer, en ce que les gaines, qui enveloppent la cuisse et la jambe, sont de cuir et peuvent être serrées à volonté par des lacets ou des courroies. Dans tous deux, le ressort antérieur a une légère prédominance qui maintient la pointe du pied légèrement relevée; ici encore le service rendu par le pied est à peu près nul. D'ailleurs, alors même que les mouvements de flexion et d'extension du pied artificiel sur la jambe seraient parfaitement naturels, le problème ne serait pas résolu; il faut, pour imiter la nature, que les pieds artificiels possèdent des mouvements de latéralité. Sans doute l'articulation tibio-tarsienne est un ginglyme ne possédant guère que la flexion et l'extension, mais elle est secondée, pour les mouvements de latéralité, par l'ensemble des articulations tarsiennes. Ces mouvements de latéralité sont nécessaires, indispensables même, dans les membres artificiels, non pas seulement pour répondre à un idéal donné, mais pour permettre au pied de s'incliner en tout sens, sans cesser de reposer sur toute l'étendue de la surface plantaire.

Examinons, en effet, ce qui se passe avec un membre dépourvu de mouvements de latéralité : le blessé rencontre-t-il un caillou, un sol inégal, le pied, ne pouvant se mouvoir de côté, repose, non plus sur sa face plantaire, mais sur son bord interne ou sur son bord externe; le blessé est exposé à glisser. De plus, comme dans toute sa longueur, le membre artificiel est inflexible de dehors en dedans, il faut qu'il s'incline pour suivre le pied, de telle sorte que le moignon vient appuyer péniblement contre les parois latérales de la portion jambière. On a beau recouvrir le moignon d'un ou de plusieurs manchons, à la façon de Verduin, la pression latérale se produit ; bien qu'elle soit atténuée, elle ne manque pas d'entraîner, à la longue, des accidents plus ou moins sérieux.

Mais, il y a plus ; quand le blessé veut s'affermir dans sa position pour un travail de force, il porte la jambe gauche en avant, tandis que la jambe droite est inclinée en arrière, dans une situation telle que le pied droit soit perpendiculaire à la direction du pied gauche (fig. 577). Supposons que la jambe gauche soit amputée, si le pied artificiel ne jouit pas de mouvements de latéralité, il ne pourra, dans cette situation, s'appliquer sur le sol par toute sa plante; il ne reposera que sur son bord interne et ne présentera, par conséquent, qu'un point d'appui instable auquel l'ouvrier ne saurait se fier.

Douglas Bly, de Rochester (1), a vaincu toutes ces difficultés en ne

_____

(1) Douglas Bly, *A new and important invention.* Rochester, 1861.

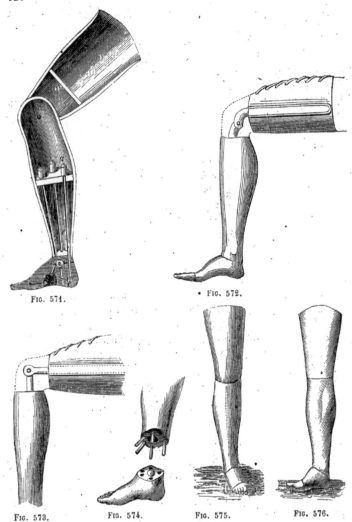

FIG. 571.   • FIG. 572.

FIG. 573.   FIG. 574.   FIG. 575.   FIG. 576.

Appareil de Douglas Bly.

FIG. 571. — Coupe longitudinale de la jambe artificielle. (Cette coupe représente un appareil destiné
à l'amputation de la cuisse ; nous expliquons, dans le texte, les modifications qu'elle doit subir pour
être appliquée à l'amputation de la jambe au tiers inférieur.)

FIG. 572. — L'appareil appliqué à une amputation de la jambe (articulation du genou à excentrique).

FIG. 573. — L'appareil appliqué à une amputation de la jambe (articulation non excentrique).

FIG. 574. — Articulation tibio-tarsienne.

FIG. 575. — La plante du pied reposant dans toute son étendue sur un plan incliné d'arrière en avant.

FIG. 576. — Le pied artificiel incliné latéralement, au moment où il rencontre un caillou.

faisant plus de l'articulation tibio-tarsienne une mortaise traversée par une tige métallique assurant le jeu et la fixité de ses divers éléments ; ici, l'articulation est constituée par une boule d'ivoire ou de cristal (fig. 571) reçue dans une cavité sphérique creusée mi-partie aux dépens de la surface inférieure de la jambe, mi-partie aux dépens de la surface supérieure du pied (fig. 574); des ressorts C, au nombre de quatre, deux latéraux, un antérieur, un postérieur, allant de la jambe au cou-de-pied, représentent les forces qui maintiennent la plante du pied constamment appliquée sur le sol, quelle que soit d'ailleurs sa situation (fig. 571 et 574).

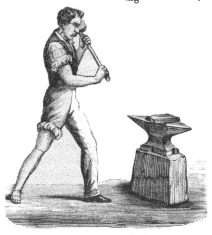

FIG. 577. — Le pied reposant sur toute l'étendue de la face plantaire, la jambe étant dans une position oblique.

La figure 571 représente une coupe verticale de la jambe de Douglas Bly : la boule de cristal poli, enveloppée dans un sac de caoutchouc vulcanisé, est indiquée par la lettre b; la lettre a indique trois des quatre arrêts de caoutchouc qui sont traversés par les tendons C, de caoutchouc aussi ; ces tendons représentent les muscles de la jambe naturelle. A leur partie supérieure, les bandes de caoutchouc C sont terminées par une sorte d'écrou dont le jeu permet au patient de régler, à volonté, la force des ressorts.

La figure 574 représente une coupe horizontale de la jambe, au niveau de l'articulation tibio-tarsienne ; elle laisse voir la boule de cristal placée dans une cavité creusée sur la partie supérieure du pied, la cavité hémisphérique de la partie inférieure de la jambe, et les quatre tendons qui relient celle-ci au pied. Il est évident que ces tendons permettent à la plante du pied de reposer sur le sol, par toute sa surface, quelle que soit la direction que puisse affecter le membre artificiel ; la jambe roule sur la boule pour prendre une situation convenable, et cela, mécaniquement, sans que le blessé ait à faire acte de volonté. La figure 575 montre le pied reposant sur le sol, par toute son étendue, sur un plan très-incliné d'avant en arrière ; la figure 576, le pied artificiel s'accommodant pour reposer sur un obstacle accidentel, tel qu'un caillou, comme un pied naturel, sans que le reste de l'appareil soit dévié ; la figure 577, un forgeron travaillant dans la situation que nous avons dite si pénible avec les jambes artificielles fabriquées en France. Les figures 572 et 573 représentent l'appareil appliqué à un amputé de la jambe.

Une grave objection cependant pourrait être faite : le pied n'étant lié à la jambe que par les ressorts perdra toute solidité, si un seul d'entre eux se brise ; une chute deviendra inévitable. Or, ces ressorts ont à subir une énorme pression. Bly répond à cette objection, en disant qu'il fait des ressorts de caoutchouc comprimé qu'aucune force n'est capable de briser. L'expérience a confirmé cette assertion.

Nous remarquerons que dans le dessin que nous avons donné (fig. 571), les ressorts de caoutchouc montent trop haut, dans l'intérieur de la jambe artificielle, pour le cas d'amputation au tiers inférieur. Mais on peut les faire descendre beaucoup plus bas ; l'appareil est applicable pourvu que l'amputation soit faite à 5 centimètres au-dessus de la ligne interarticulaire.

La jambe artificielle de Camille Myrops (1), construite sur le même principe que celle de Bly, est plus convenable encore pour les cas où l'amputation est faite tout près de l'articulation tibio-tarsienne.

La jambe A, de bois de tilleul (fig. 578), est entourée, à sa partie supérieure, par un anneau d'acier d, duquel partent deux attelles f qui, montant sur les côtés du genou, vont rejoindre le cuissard C ; ces attelles sont articulées excentriquement en g, au niveau de l'articulation tibio-fémorale. Le pied B, de bois de tilleul aussi, s'articule avec les orteils au moyen d'une charnière et d'un ressort en spirale ; à sa partie supérieure, il présente une excavation hémisphérique correspondant à une excavation identique creusée au bas de la jambe. Dans ces excavations joue une boule d'ivoire, dont le volume est calculé de telle sorte qu'un espace, d'un quart de pouce environ, sépare le pied de la jambe ; cet espace permet au pied de s'incliner en tous sens sur la jambe, pendant les mouvements qui se passent sur la boule d'ivoire. Des ressorts, situés autour de l'arti-

(1) Gurlt, *Planches descriptives du matériel des ambulances.* Berlin, 1868.

culation tibio-tarsienne, assurent tout à la fois sa solidité et sa mobilité, comme dans l'appareil de Bly. Ces ressorts, au nombre de quatre, sont composés (fig. 579) d'une tige de laiton k contournée en spirale et articulée en i avec une tige a de laiton aussi; la tige a est logée dans la partie inférieure de la jambe, la spirale k dans le pied; un écrou l, placé au-dessous du ressort permet d'en régulariser la tension.

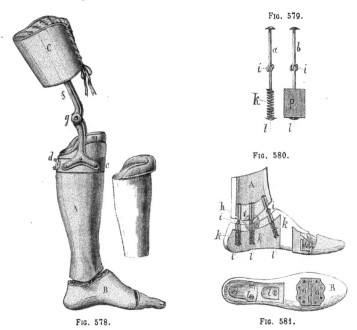

FIG. 579.

FIG. 580.

FIG. 578.   FIG. 581.

Jambe artificielle de Myrops.

FIG. 578. — Ensemble de l'appareil.
FIG. 579. — L'un des quatre ressorts de l'articulation tibio-tarsienne.
FIG. 580. — Coupe de l'articulation tibio-tarsienne.
FIG. 581. — Plante du pied.

La figure 580 fait parfaitement comprendre ce système : h représente la boule d'ivoire, iii l'articulation des ressorts, articulation située au niveau de l'espace laissé libre entre le pied et la jambe, kkk les ressorts logés dans le pied, $l'l'l'$ les écrous à l'aide desquels se régularise la tension des ressorts. Dans la figure 581 nous voyons, sous la plante du pied, les écrous régulisateurs $llll$; tout à fait en avant, les orteils B réunis au tarse par une charnière. Le ressort placé entre les orteils et la plante du pied èst apparent dans la figure 580.

La position des ressorts me semble mieux choisie dans l'appareil de Myrops que dans celui de Bly, puisque, ne tenant qu'une place très-minime dans la jambe, ils peuvent être utilisés même pour l'amputation intra-malléolaire. Il est évident que l'on peut substituer les ressorts de caoutchouc de Bly aux ressorts métalliques de Myrops; les premiers ont l'avantage de ne faire entendre aucun cliquetis pendant la marche, mais ils sont doués d'une élasticité moindre. C'est là, du reste, une question très-secondaire.

Nous devons rappeler que quelque chose d'analogue a été fait en France il y a bien longtemps déjà; le général Daumesnil, qui commandait à Vincennes, en 1814, portait une jambe construite sur le même principe que celle de Bly.

A tous égards, les membres artificiels à articulation du pied mobile en tous sens sont infiniment supérieurs à tout ce qui s'est fait jusqu'ici. Ce fait a été proclamé par la Commission de l'armée des États-Unis, réunie dans le but d'étudier les appareils les plus convenables aux soldats mutilés par la terrible guerre de la sécession. Nous ne doutons pas que la généralisation de ces appareils ne fasse tomber la plupart des objections qui s'adressent à l'amputation sus-malléolaire.

Malheureusement, ce sont les ouvriers surtout qui ont besoin des mouvements de latéralité de l'articulation tibio-tarsienne, et ils ne peuvent se procurer l'appareil de Bly qui coûte un prix exorbitant; c'est aux mécaniciens à se mettre à l'œuvre et à doter l'humanité d'un appareil analogue, mais moins coûteux.

Le pied proposé par l'Américain Mark (1) (fig. 582) pourrait peut-être

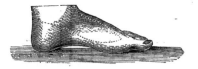

FIG. 582. — Pied artificiel de Mark, de caoutchouc.

suppléer, jusqu'à un certain point, le mécanisme de Bly. Ce pied est composé d'une pièce de bois léger, dont la forme et l'étendue sont représentées par le pointillé tracé sur la figure; ce moule de bois est entouré, de toute part, par une masse de caoutchouc considérable affectant la forme générale du

(1) Mark's *Artificial limbs, with India rubber hands and feet.* New-York, 1867

pied. Le pied de caoutchouc est réuni à la jambe avec laquelle il forme une seule pièce, sans mobilité au niveau de l'articulation tibio-tarsienne. L'élasticité du caoutchouc lui permettrait de s'accommoder à la forme de toutes les surfaces avec lesquelles le pied se trouve en contact, et remplacerait parfaitement, *dit-on*, la mobilité d'une articulation tibio-tarsienne mue par des ressorts.

Les chirurgiens américains semblent avoir tiré un bon parti de ce pied de caoutchouc, qui mérite certainement d'être expérimenté en France, car il faut absolument, je ne saurais trop le répéter, donner aux hommes qui ont subi une amputation au tiers inférieur de la jambe, un pied reposant à plat sur le sol, dans tous les mouvements possibles.

Il nous reste à débattre une grave question, à savoir : si les appareils doivent prendre leur point d'appui au bassin, suivant la méthode de Goyrand, ou, au contraire, s'il convient de se conformer à la méthode que l'on appelle aujourd'hui méthode anglaise, bien qu'elle remonte à Verduin.

Théoriquement, il semble beaucoup plus rationnel de faire reposer le poids du corps sur le bassin que sur toute autre partie ; l'amputé, en effet, est en quelque sorte assis sur le bord de son appareil, de telle façon qu'il peut rester très-longtemps dans la position debout, sans éprouver aucune fatigue, résultat très-précieux, surtout pour les ouvriers, qui, par profession, restent presque toute la journée dans cette situation ; il est à remarquer aussi que les chairs qui entourent l'ischion ont été disposées tout exprès, par la nature, pour supporter le poids du corps, de telle sorte qu'elles sont peu disposées à s'ulcérer, pourvu que le rebord de l'appareil soit convenablement garni. Le point d'appui à l'ischion présente encore un autre avantage : le bord de la jambe artificielle venant s'arrêter contre une aspérité saillante, l'ensemble de l'appareil n'a pas besoin d'être fortement serré ; il suffit qu'il soit exactement appliqué sur la surface du membre. On a objecté, il est vrai, que souvent les blessés qui font usage des modèles Martin, Charrière, ou d'autres appareils construits sur le même principe, voient, à la longue, les téguments de la cuisse remonter de façon à faire un épais bourrelet à la racine du membre ; c'est même pour parer à un accident de ce genre, que Mathieu a fait un de ses premiers membres à point d'appui sur la cuisse. Cette objection n'est pas sérieuse ; il est toujours possible d'éviter la formation de ce bourrelet, en donnant au cuissard un évasement suffisant, et, surtout, en faisant porter aux amputés un manchon de peau de chamois remontant jusqu'au-dessus de l'ischion, au besoin même, un véritable caleçon semblable à celui que Lebelleguic a fabriqué pour les amputés à la partie supérieure de la cuisse.

On pourra, du reste, éviter les inconvénients reprochés aux appareils à point d'appui sur l'ischion, en se servant d'un nouveau système présenté par Léon Le Fort à la Société de chirurgie en 1868. « La partie la plus importante de cet appareil (fig. 583), fabriqué par Guillot, est, dit Le Fort, le mode de point d'appui ischiatique. La plaque courbe sur laquelle repose l'ischion, et qui est sur ce dessin reproduite à part, jouit, au moyen d'une triple articulation, des mouvements de flexion, quels qu'ils soient, et du mouvement de rotation ; cette plaque est fermement appliquée sur l'ischion, et reste constamment en rapport avec lui, quelle que soit la position du membre. » Cette disposition évite les frottements que peuvent produire les appareils ordinaires. Ce système est imité de celui que L. Le Fort a fait adapter à son appareil pour la coxalgie (1).

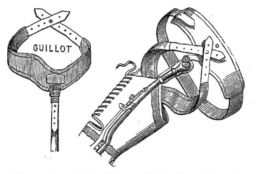

FIG. 583. — Appareil à point d'appui sur l'ischion. (Procédé de Guillot.)

Les jambes artificielles remontant jusqu'à l'ischion sont donc utiles, sans avoir d'inconvénients sérieux ; seulement, leurs cuissards doivent être plus longs et plus solides que ceux des appareils se contentant d'embrasser la circonférence de la cuisse ; la construction de ces derniers peut donc être plus légère.

Mais, remarquons-le bien, une jambe artificielle qui ne présenterait au poids du corps d'autre support que la surface de la cuisse, serait tout simplement impossible. Comment exercer sur le cône de la cuisse une striction assez forte pour que l'appareil ne soit pas sans cesse entraîné à remonter, en refoulant les chairs qui viendront faire un bourrelet à peu près inévitable ? Une telle striction serait très-pénible à supporter, et de plus, elle serait dangereuse. Tous les appareils qui sont connus aujourd'hui sous le nom de membres artificiels s'appuyant à la cuisse, vont en réalité chercher

(1) Voy. Gaujot, *Arsenal de la chirurgie*, t. I, p. 370.

leur principal soutien sur les tubérosités du tibia et le bord inférieur de la rotule; en réalité, le cuissard n'est pas la partie essentielle, mais un adjuvant. Pour peu que des appareils de cette nature ne soient pas exactement moulés sur les parties, ils tendront à faire remonter les chairs de la jambe et, par conséquent, à tirailler la cicatrice elle-même; or, l'appareil le mieux fait peut présenter cet inconvénient après un certain temps d'usage. Quand le point d'appui principal est à l'ischion, il est trop éloigné pour que cet effet se puisse produire.

A notre sens donc, les appareils que l'on qualifie à tort du nom d'appareils à point d'appui sur la cuisse, sont loin d'être un progrès sur les idées émises par Goyrand, d'Aix; ils n'ont pour eux que leur plus grande légèreté. Cependant cette raison est assez sérieuse pour qu'ils ne soient pas rejetés d'une manière absolue; ils conviennent parfaitement à la classe riche qui marche peu. Mais ils ne devront être donnés à l'ouvrier que si la constitution du moignon n'inspire aucune crainte de voir la cicatrice se déchirer à la longue, alors que la jambe artificielle ne sera plus très-exactement ajustée.

Mais si le moignon présente ces conditions, s'il est assez bien matelassé pour supporter le poids du corps sans subir de pression douloureuse, sans s'ulcérer, on peut recourir à des appareils beaucoup plus légers et beaucoup plus simples que tous ceux que nous avons décrits jusqu'ici. Les amputés de Solingen marchaient parfaitement à l'aide d'une simple bottine, au dire de Dionis. De nos jours, on a vu à l'Académie de médecine de Belgique un tailleur du nom de Goëos, amputé au tiers inférieur de la jambe, faire plusieurs lieues à pied avec une sorte de bottine qu'il s'était fabriquée lui-même; plusieurs opérés, marchant avec des appareils du même genre, ont été présentés à la Société de chirurgie dans ces dernières années. Il est probable que ces faits se multiplieront d'autant plus que l'on pratiquera davantage l'amputation à lambeaux postérieurs, comprenant, comme l'ont indiqué Marcelin Duval et Voillemier, toute l'épaisseur du tendon d'Achille.

Il est évident que, lorsque cette circonstance heureuse se présente, il faut savoir en profiter, car les appareils ne dépassant pas le genou sont tout à la fois plus commodes à porter et moins coûteux que les autres.

Parmi ces appareils, les plus simples ont été décrits par Bigg. Ils se composent (fig. 584) d'une gaine embrassant exactement la jambe, et se reliant, par l'intermédiaire de deux attelles d'acier, à une sorte de jarretière qui entoure la cuisse; ces attelles et cette jarretière n'ont d'autre but que d'empêcher l'appareil de glisser. Le pied artificiel est mobile sur la jambe au moyen de deux ressorts, l'un antérieur, l'autre postérieur. Bigg fait observer que cet appareil convient surtout pour l'amputation à la partie moyenne de la jambe. Il fait observer que quand l'amputation a lieu très-bas, le bout antérieur du moignon, en raison de la longueur du bras de levier, est très exposé à se blesser pendant la progression; pour parer à cet inconvénient, il propose de tailler dans l'appareil une fenêtre au point correspondant.

Charrière a fait aussi un appareil qui ne remonte pas au-dessus du genou : ici le poids du corps est supporté non-seulement par le moignon, mais encore par le bord inférieur de la rotule et les tubérosités du tibia.

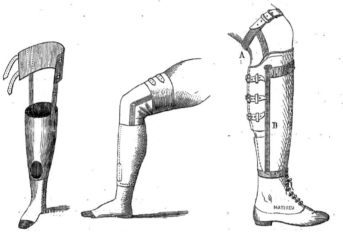

Fig. 584. — Appareil fenêtré de Bigg (amputation au tiers inférieur).

Fig. 585. — Bottine Mathieu pour amputation sus-malléolaire.

Cet appareil, qui rappelle celui de Martin pour l'amputation médio-tarsienne, se compose d'une jambière montant jusqu'à la rotule et lacée en arrière; la jambière se termine par un pied artificiel auquel elle est unie par une mortaise; si l'on veut rendre l'appareil moins dispendieux, on peut substituer un simple pilon au pied. A l'intérieur de la jambière, on trouve une lame d'acier qui, descendant sur les côtés externe et interne de l'appareil, se contourne, en forme d'étrier, à quelques centimètres au-dessous du moignon. Cette lame d'acier donne attache, supérieurement, à une large lanière de cuir, qui se contourne immédiatement au-dessous du moignon en lui fournissant un point d'appui solide et élastique tout à la fois. Un coussin élastique placé entre l'attelle d'acier et la lanière de cuir vient encore adoucir la pression. Cet appareil a été utilisé aussi pour l'amputation de Chopart et l'amputation tibio-tarsienne ; il convient quand le moignon présente quelque sensibilité à la pression, bien qu'il soit d'ailleurs peu disposé à s'ulcérer. Si, au contraire, le moignon est tout à fait indolore et bien matelassé, l'appareil de Mathieu est plus convenable en raison de sa simplicité.

L'appareil de Mathieu (fig. 585) se compose d'une jambe de cuir moulé, soutenue par deux attelles B qui se relient à un pied de bois ; de la partie supérieure de la jambe partent deux courroies de cuir qui vont rejoindre un lacs A entourant la cuisse immédiatement au-dessus des condyles du fémur ; ces courroies ont pour but d'empêcher la bottine de glisser.

C'est surtout, lorsque l'on fait usage de bottines, qu'il est indispensable d'envelopper le moignon dans des manchons ou gaines de peau de chamois, qui le préservent de tout contact immédiat. Il est utile de garnir ces gaines de telle sorte que toutes les inégalités du membre disparaissent.

Un bon nombre d'amputés au-dessus des malléoles ont été assez heureux pour marcher avec les bottines que nous venons de signaler ; nous pensons que ces appareils rendraient de plus grands services encore si le pied était articulé d'après la méthode de Bly, ou, tout au moins, si le pied était de caoutchouc, comme celui de Mark.

§ II. — Amputation de la jambe au-dessus du tiers inférieur.

Les chirurgiens anglais n'ont pas adopté le point d'élection qui est devenu classique en France depuis A. Paré ; ils amputent la jambe à toutes les hauteurs, selon les indications, et s'en trouvent bien, car leurs statistiques établissent que, si l'amputation à la partie moyenne est plus périlleuse que l'amputation sus-malléolaire, elle l'est moins que l'amputation à deux travers de doigt au-dessous de la tubérosité du tibia. D'autre part, cette amputation, vers la partie moyenne, est excellente au point de vue de la prothèse ; tous les mécaniciens anglais et américains s'accordent à dire que c'est lorsque l'amputation est faite à ce niveau, et même un peu au-dessus, qu'il est le plus facile de faire marcher les amputés, en leur conservant l'extension du membre et les mouvements de flexion du genou.

Dans ce cas, on utilise souvent en Angleterre un appareil (fig. 586) décrit par Bigg (1).

Cet appareil se compose tout simplement d'un jambier de bois, adapté exactement au moignon, et relié par deux courroies de cuir à un lacs de cuir aussi qui entoure la cuisse au-dessus du genou : inférieurement, le

(1) Bigg, *Orthopraxy*. London, 1865.

jambier se termine par un simple pilon. Cet appareil peu coûteux et d'une
extrême simplicité conserve tous les mouvements naturels de l'articulation
du genou ; malheureusement il n'est applicable que si le moignon est assez
bien constitué pour supporter les pressions sans aucun dommage. Il n'en
est pas ainsi dans l'immense majorité des cas, aussi sera-t-on obligé, presque
toujours, de recourir aux jambes artificielles, prenant leur point d'appui à
la cuisse ou à l'ischion, que nous avons décrites en nous occupant de l'amputation au tiers inférieur. Celles-ci seront employées sans aucune modification, avec d'autant plus de facilité, qu'en raison du moins de longueur
du bras de levier, on aura moins à redouter de voir la cicatrice située en
avant, dans l'amputation à lambeau postérieur, se heurter et se déchirer
contre l'appareil, dans les mouvements d'extension.

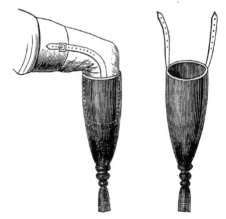

FIG. 586. — Pilon de Bigg pour l'amputation de la partie moyenne de la jambe.

Quand l'amputation s'est faite au lieu d'élection, presque toujours on se
résigne à faire marcher les amputés en faisant reposer le genou, fléchi à
angle droit, sur le coussin du pilon classique ; cependant on a cherché,
depuis peu, à modifier cet appareil primitif, et les progrès de la prothèse
ont été si considérables, qu'un certain nombre d'amputés marchent avec
une jambe placée dans l'extension, en utilisant les fonctions normales de
l'articulation du genou, absolument comme si l'opération avait été pratiquée
sur la partie inférieure de la jambe.

Nous avons donc ici deux classes d'appareils à étudier : — les appareils
qui font marcher les amputés la jambe fléchie — les appareils qui les font
marcher la jambe étendue.

Le type des premiers est le pilon classique (fig. 558) ; il est encore adopté par la majorité des amputés, surtout dans la classe ouvrière. D'une telle simplicité qu'il peut être construit par le plus modeste artisan, le pilon classique est peu coûteux; de plus, il est très-léger et donne un point d'appui solide pour la marche. Mais à côté de ces précieux avantages, le pilon présente des inconvénients assez sérieux pour que l'on ait dès longtemps cherché à lui imprimer d'utiles modifications.

Le pilon est très-gênant dans la position assise, surtout parce que la ceinture entourant le bassin est tiraillée par l'at-

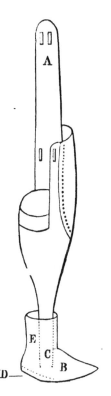

telle externe qui se porte en arrière ; Chélius (1) rapporte que quelques chirurgiens ont remédié à cet inconvénient, en fixant l'attelle externe à la cuisse, mais ce point d'appui ne présente pas assez de garanties de stabilité ; il est bien plus simple de briser l'attelle externe au niveau de l'articulation coxo-fémorale, et de placer, en ce point, un verrou que le blessé ouvre pour la position assise et ferme pour la station debout. Dans la position assise encore, le pilon fait une forte saillie en avant qui empêche le blessé de s'asseoir dans les lieux où les sièges sont peu espacés, tels que les théâtres, les omnibus, etc.

Un autre reproche à adresser au pilon est de reposer sur le sol par une base trop étroite, de telle sorte qu'il est exposé à s'arrêter dans les inégalités du sol, entre deux pierres, par exemple, ou à s'enfoncer profondément dans les terrains mous. Dès longtemps on avait pensé à corriger ce défaut en terminant le pilon par un pied artificiel, mais de Beaufort (2) a donné à ce pied une forme spéciale facilitant la marche (fig. 587).

L'appareil de de Beaufort est constitué par une jambe de bois ordinaire A qui présente, à sa partie inférieure, un pied de tilleul B creusé en C d'une mortaise carrée recevant le montant de bois de frêne E. En D se trouve une plaque de liége garnissant la partie correspondant au talon et au pilon des appareils ordinaires. La courbure de la portion plantaire du pied est

FIG. 587. — Pilon de M. de Beaufort.

(1) Chélius, *Traité de chirurgie*, traduit par Pigné. Paris, 1835.
(2) De Beaufort, *Prothèse des membres*. Paris, 1867.

calculée de façon à fournir au membre des points d'appui continus, pendant que le corps se porte en avant, sans que cette courbure, dit H. Larrey (1), soit assez uniforme pour exposer le membre à glisser. Il est aisé de comprendre que le pied de de Beaufort, non-seulement augmente la base de sustentation, mais encore allonge le pas.

Disons cependant que tous les amputés ne donnent pas la préférence au pied de de Beaufort ; quelques-uns d'entre-eux objectent qu'ils reconnais-

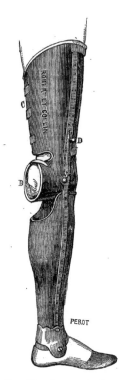

sent moins bien la nature du sol, avec ce pied qu'avec l'étroite surface du pilon classique dont ils se servent comme d'une sonde.

L'appareil de de Beaufort a, sur le pilon classique, l'avantage de masquer la difformité, mais d'une manière incomplète ; il ne saurait convenir aux blessés qui tiennent surtout à l'exactitude des formes. La jambe des riches d'A. Paré, que nous décrirons en parlant de l'amputation de la cuisse, prouve que cette préoccupation est déjà très-ancienne.

Quelquefois on se sert d'un appareil (fig. 588) composé d'une gaine de cuir enveloppant exactement la cuisse, et présentant, à sa partie inférieure, un point d'appui matelassé B sur lequel vient reposer le genou fléchi à angle droit. Deux attelles d'acier, l'une interne, l'autre externe, descendent le long du cuissard et viennent s'articuler, au niveau du point sur lequel repose le genou A, avec deux attelles d'acier, faisant corps avec un tube de cuir qui a exactement la forme de la jambe. A ce tube est attaché un pied de bois léger que deux ressorts, l'un antérieur et l'autre postérieur, rendent susceptibles de mouvements d'extension et de flexion. Au niveau de l'articulation du

Fig. 588.—Jambe artificielle pour l'amputation au lieu d'élection.

genou, court, sur l'attelle fémorale, un verrou D qui pénètre dans une mortaise pratiquée sur l'attelle jambière correspondante ; le malade veut-il fléchir la jambe pour s'asseoir, il tire, en haut, le verrou pour rendre libre le jeu de l'articula-

(1) Larrey, *Rapport sur un pied artificiel de M. de Beaufort (Bull. de l'Acad, de médecine.* Paris, 1851-1852, t. VIII, p. 66).

tion; lorsqu'il se relève, le verrou pressé par un ressort rentre spontanément dans la mortaise. Cet appareil imitant la forme de la jambe et du pied est certainement plus élégant que le pilon ordinaire, mais des vêtements d'une ampleur exagérée peuvent seuls dissimuler la saillie formée par la flexion du moignon.

Plus parfaits, les appareils de la deuxième classe, permettant la marche en laissant le membre dans l'extension, ne sont entrés dans la pratique que depuis quelques années. Leur possibilité était à peine soupçonnée lorsque Zavier, chef d'atelier à la maison Charrière, se présenta à la Société de chirurgie, le 15 octobre 1857 (1), avec une jambe artificielle qu'il s'était fabriquée lui-même. Le même jour, un capitaine d'artillerie, porteur d'un appareil du même genre, fut présenté à la Société de chirurgie, et l'on put citer quelques faits analogues ; aujourd'hui, il serait possible d'en réunir un grand nombre.

A la suite de l'amputation au lieu d'élection, le moignon peut affecter trois situations différentes : 1° Il peut être maintenu fléchi par la rétraction des muscles fléchisseurs de la cuisse ; 2° les mouvements alternatifs d'extension et de flexion peuvent avoir conservé toute leur liberté ; 3° il peut être maintenu dans l'extension permanente par une ankylose plus ou moins complète.

Dans le premier cas, le pilon et ses dérivés peuvent seuls être utilisés, à moins que l'on n'arrive par des procédés orthopédiques à vaincre la résistance des muscles fléchisseurs. Remarquons, en passant, que la flexion permanente du moignon tient, surtout, à ce que l'on place le membre en demi-flexion jusqu'à ce que la cicatrice soit complète, et à ce que l'on ne fait aucune tentative, dès que la cicatrice est achevée, pour lutter contre l'action des fléchisseurs.

Dans le deuxième cas, tous les appareils prenant leur point d'appui à la cuisse ou à l'ischion, appareils que nous avons décrits en parlant de l'amputation au tiers inférieur, pourront être employés. Le moignon se placera facilement dans une jambe de Charrière, de Palmer, de Bly, etc., puisqu'il est dans une position rectiligne ; le peu de longueur de la portion restante de la jambe n'empêchera pas les mouvements du genou artificiel, puisque nous avons expliqué que ces mouvements, grâce à l'excentrique, étaient possibles sans l'action musculaire, par conséquent, sans l'intervention du moignon.

Cependant la prothèse est moins facile après l'amputation au lieu d'élection qu'après l'amputation au tiers inférieur. Il est incontestable qu'un moignon d'une certaine longueur donne de la précision et de la facilité à la marche en aidant le mouvement de pendule qui détermine la flexion et

(1) Zavier, *Bulletin de la Société de chirurgie*, oct. 1857, t. VII, 1re série, p. 145.

l'extension, et en concourant, pour une certaine part, à la projection de la jambe en avant. Un moignon d'une certaine longueur est utile surtout pour limiter le mouvement de flexion ; celui-ci peut s'exagérer si la jambe rencontre un obstacle au moment où elle se fléchit, et alors la chute du blessé est inévitable si le membre n'est pas ramené assez promptement à la rectitude ; si le moignon est assez long, il se chargera lui-même d'empêcher la flexion de s'exagérer, mais s'il est très-court il ne pourra pas agir efficacement.

Il est donc nécessaire d'ajouter, aux jambes artificielles destinées à l'amputation au lieu d'élection, certains mécanismes destinés à favoriser la projection du membre et à limiter la flexion ; l'un des plus simples consiste à placer une très-large bande de caoutchouc, au devant de l'appareil, entre le segment jambier et le cuissard ; l'élasticité du caoutchouc tend sans cesse à étendre la jambe. Ce système est souvent employé.

Dans le courant de l'hiver dernier, Robert et Collin ont imaginé d'allonger le moignon, au moyen d'une pièce artificielle mettant le blessé dans les mêmes conditions que s'il avait été amputé vers la partie moyenne. Cette pièce (fig. 589) est composée d'un long manchon B, de cuir très-résistant, qui se continue, à sa partie supérieure, avec une gaîne A, de cuir souple, lacée sur la partie supérieure de la jambe. Cette gaîne se relie par deux courroies latérales à un bracelet C qui entoure la partie inférieure de la cuisse, immédiatement au-dessus des condyles.

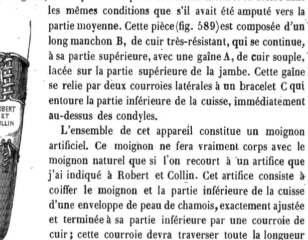

L'ensemble de cet appareil constitue un moignon artificiel. Ce moignon ne fera vraiment corps avec le moignon naturel que si l'on recourt à un artifice que j'ai indiqué à Robert et Collin. Cet artifice consiste à coiffer le moignon et la partie inférieure de la cuisse d'une enveloppe de peau de chamois, exactement ajustée et terminée à sa partie inférieure par une courroie de cuir ; cette courroie devra traverser toute la longueur du moignon artificiel pour venir se fixer à une boucle placée à sa partie inférieure.

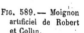

La jambe munie du moignon artificiel est placée dans un membre artificiel ordinaire, et l'on comprend que celui-ci puisse fonctionner tout aussi bien que si l'amputation avait été faite à la partie moyenne. Le mouvement de projection de la jambe sera favorisé, et la flexion exagérée aura une limite.

On peut aussi empêcher la flexion de s'exagérer en plaçant, au niveau de l'articulation du genou, l'un des mécanismes que nous décrirons à propos de l'amputation de la cuisse.

Quelques amputés, se contentant de marcher avec un membre rigide dans toute son étendue, ont recours à la jambe du comte de Beaufort (fig. 590).

Le squelette de cette jambe artificielle se compose tout simplement de deux attelles latérales de hêtre, brisées toutes deux au niveau de l'articulation du genou F, et réunies en ce point au moyen d'un boulon rivé à ses deux extrémités. Les attelles jambières B sont fixées sur une gaine de cuir D; les attelles fémorales A sont fixées autour de la cuisse par une simple courroie H. Si l'appareil devait être employé pour une amputation de la cuisse, la courroie H serait remplacée par un cuissard remontant jusqu'à l'ischion. L'appareil se termine, inférieurement, par un pied artificiel exactement semblable à celui qui termine le pilon de Beaufort ; il ne jouit d'aucune mobilité au niveau de l'articulation tibio-tarsienne. Quant à l'articulation du genou, elle est rendue inflexible, pendant la marche, au moyen d'un verrou ou d'un crochet qui se relève à la main pour permettre la flexion pour la position assise. Toutes les jambes que nous avons décrites précédemment peuvent être rendues rigides pour la marche, au moyen d'un mécanisme analogue. L'avantage de la jambe de de Beaufort réside dans son bon marché qui la rend accessible à la classe ouvrière.

La jambe que nous venons de décrire avait été construite, surtout, en vue de l'amputation sus-malléolaire ; dans ce cas, de Beaufort entoure

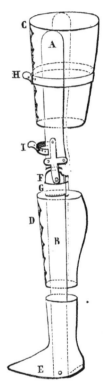

FIG. 590. — Jambe de de Beaufort.

l'extrémité inférieure des attelles fémorales d'une courroie I (fig. 590) qui, passant au-dessous de la rotule, fournit un point d'appui au bord inférieur de cet os ; de plus, il supprime le crochet de l'articulation du genou, afin de permettre à la jambe de se fléchir pendant la marche. Mais l'articulation du genou est à peine rejetée en arrière de l'axe du membre, d'où il résulte que le blessé ne peut marcher et se tenir debout sans faire des efforts musculaires considérables et incessants ; c'est revenir à la jambe de Mille, que nous avons tant critiquée à ce point de vue. Ajoutons que nous

ne saurions admettre un pied qui ne fléchit en aucun sens : nous préfé-
rerions un simple pilon. L'amputé au tiers inférieur ne supportera ce pied
que si son moignon est admirablement constitué ; mais alors il n'a pas

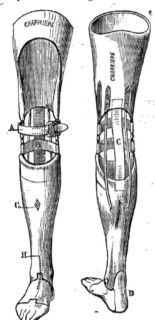

besoin de la jambe de de Beaufort, une simple bottine lui suffit.

L'articulation tibio-tarsienne immobile
a moins d'inconvénient quand il s'agit de
l'amputation au lieu d'élection ; le moignon, en raison de son peu de longueur,
est moins exposé à s'arc-bouter contre les
parois de l'appareil, dans les diverses situations du membre artificiel.

Il arrive souvent que le moignon, tout
en jouissant de ses mouvements naturels,
a une grande tendance à se porter en arrière ; c'est pour lutter contre cette tendance que Zavier a fabriqué pour lui-
même l'appareil représenté par les figures
591 et 592.

La jambe de Zavier est construite entièrement en bois, comme celle de Palmer ;
mais elle prend son point d'appui sur l'ischion. La partie inférieure du cuissard est
vide dans les deux tiers de sa hauteur, afin
de diminuer le poids de l'appareil ; une
courroie A passe au devant de la cuisse,

Fig 591 et 592. — Jambe de Zavier.

au-dessus des condyles, tandis qu'une courroie B, placée à la partie postérieure, fait effort sur le moignon pour le repousser en avant et le maintenir dans la rectitude. L'articulation du genou est excentrique et permet
la mobilité pendant la marche. Les mouvements de l'articulation tibio-
tarsienne sont réglés par le mécanisme de Charrière décrit précédemment. Cet appareil est bien combiné ; il est certain que Zavier marchait
parfaitement avec son aide. Il ne faudrait pas croire cependant que cet
artiste ait atteint parfaitement le but qu'il se proposait ; j'ai examiné atten-
tivement un appareil qu'il a porté longtemps, et je me suis convaincu que
le genou devait demeurer demi-fléchi ; l'affaissement considérable du rebord supérieur et antérieur de la portion jambière en fait foi.

Dans quelques circonstances exceptionnelles, le moignon est maintenu
dans une position rectiligne invariable par une ankylose du genou. Les
membres artificiels qui conviennent au cas précédent sont encore ceux

que nous emploierons ici ; seulement, il sera inutile de disposer le genou pour la mobilité dans la marche ; il suffira que cette articulation puisse se fléchir, pour la position assise, au moyen d'un verrou. La flexion pourra

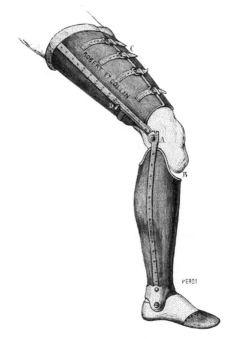

FIG. 593. — Appareil pour l'amputation de la jambe, dans le cas où le genou est ankylosé.

se faire, au niveau de l'articulation du genou, si l'on a eu soin de ménager, à la partie supérieure et antérieure du jambier une fenêtre destinée à donner passage au moignon ankylosé (fig. 593).

ART. IV. — DÉSARTICULATION DU GENOU.

La prothèse applicable à la désarticulation du genou a été fort peu étudiée jusqu'ici, ce qui tient, sans doute, à la défaveur dans laquelle cette opération est tombée aux yeux d'un grand nombre de chirurgiens. Cependant Velpeau, Malgaigne, Baudens, soutiennent que la désarticulation du genou est moins grave que la désarticulation de la cuisse; les faits recueillis pendant la guerre d'Amérique démontrent la vérité de cette opinion (1).

Non-seulement la désarticulation du genou est moins périlleuse que l'amputation de la cuisse, mais encore elle est excellente au point de vue de la prothèse : la large surface du moignon fournit une base de sustentation solide au poids du corps; de plus, les insertions musculaires conservées directement ou indirectement, par l'intermédiaire de la cicatrice, rendent les appareils solidaires des mouvements de la cuisse. Je sais bien que l'espoir d'avoir un moignon très-large peut être déçu, parce que les condyles peuvent s'atrophier complétement, de telle sorte que l'extrémité osseuse finit par devenir aussi mince que la diaphyse du fémur sciée dans sa continuité ; mais ce fait n'est pas aussi constant qu'on l'a avancé. Arlaud (2) cite l'exemple d'un soldat de vingt-trois ans qui, amputé dans l'articulation tibio-fémorale, a pu marcher avec un appareil sur lequel les condyles reposaient directement ; cette observation n'est pas parfaitement probante, parce qu'elle a été recueillie trop tôt, un an environ après l'opération. Il n'en est pas de même du fait relaté par Thomas Markoe ; il s'agit ici d'une femme de vingt-deux ans qui, plusieurs années après une désarticulation du genou, marchait parfaitement en se servant du pilon ordinaire des amputés de la jambe. Les chirurgiens américains disent avoir observé un grand nombre de faits analogues (3).

Il est utile d'étudier la question sous ce nouvel aspect, car on conçoit que la facilité de la prothèse devienne un argument considérable pour les partisans de l'amputation tibio-fémorale; tout le monde sait qu'il est beaucoup plus facile de marcher avec une jambe à pilon qu'avec un cuissart à pilon. Si l'on veut des appareils plus élégants que le pilon et imitant la nature, on pourra recourir à la jambe de Hudson qui, paraît-il, a rendu de grands services en Amérique (fig. 594). Dans cet appareil, le moignon repose directement sur la partie inférieure du cuissart, qui est composé d'une gouttière postérieure maintenue en place par des lacs passant au devant de la cuisse. La partie inférieure du cuissart représente exactement la forme des condyles du fémur, et s'articule au moyen de chevilles et d'attelles d'acier, à une surface concave représentant la surface articulaire du tibia. Un système de lacs et de ligaments

(1) Spillmann, *Études statistiques sur les résultats de la chirurgie conservatrice*, etc. (*Archives gén. de méd.*, février 1868).
(2) Arlaud, *Amputation fémoro-tibiale à la suite d'une plaie d'arme à feu; déambulation facile à l'aide du pilon classique* (*Bulletin de thérapeutique*, t. LXXIII, 1862, page 26).
(3) *New-York medical Journal*, mars 1858.

élastiques, sur le jeu desquels nous n'avons pu nous procurer des détails suffisants, favorise l'extension et la flexion de la jambe et du pied.

Il est indispensable, pour que le poids du corps puisse reposer directement sur le moignon, que la cicatrice soit rejetée en arrière et en haut; le procédé de Baudens répond à cette indication, mais cependant, il laisse une cicatrice *transversale* qui peut être exposée à quelques frottements pénibles. Nous préférons, au point de vue de la prothèse, le procédé de Stephen Smith (1) qui produit une cicatrice *verticale*, située en arrière et au-dessus de la surface de sustentation du moignon, et cachée, en quelque sorte, entre les condyles. Ce procédé très-peu connu consiste à faire une incision à légère convexité inférieure qui, partant du sommet de la tubérosité antérieure du tibia, contourne le côté interne de la jambe pour se rendre, en arrière, sur le milieu du pli du genou ; une incision identique est faite sur le côté externe. On a ainsi deux petits lambeaux que l'on dissèque en deux coups de couteau, après quoi on pénètre, à plein tranchant,

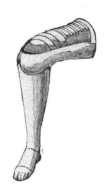

Fig. 594. — Appareil de Hudson (désarticulation du genou).

dans l'articulation. Le résultat est, à bien peu de chose près, celui d'une amputation ovalaire. La plaie produite est remarquablement petite ; la rétraction des chairs la rejette tout à fait à la partie postérieure de la cuisse, dans une position éminemment favorable pour l'écoulement du pus et pour la prothèse. Ajoutons que cet excellent procédé est plus facile et plus rapide que celui de Baudens.

Si les condyles s'atrophiaient au point de ne plus fournir un point d'appui suffisant, il faudrait recourir aux appareils que nous allons signaler à propos de l'amputation de la cuisse.

ART. V. — AMPUTATION DE LA CUISSE.

Le procédé le plus simple et le plus généralement adopté, pour faire marcher les amputés de la cuisse, consiste dans l'emploi du cuissart à pilon (fig. 595).

Le cuissart à pilon se compose d'un cône creux, à sommet inférieur, terminé par un pilon semblable, à la longueur près, à celui que l'on emploie pour l'amputation de la jambe; à la partie inférieure du cône se

(1) *New-York medical Journal,* mars 1858.

trouve une fenêtre destinée à livrer passage à une pièce de linge enveloppant le moignon. Le cône est rembourré de crin ou de laine; son bord est revêtu d'un épais bourrelet destiné à donner appui aux annexes de l'articulation coxo-fémorale, surtout à la tubérosité de l'ischion. Le côté externe de ce cône se prolonge en une attelle supportant une ceinture qui doit entourer le bassin.

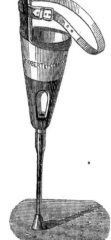

Nous avons vu souvent des amputés, mal dirigés, se contenter d'introduire le moignon nu dans le cuissart; c'est là une lourde faute, car les chairs ne tardent pas à être refoulées en haut par la pression, et la cicatrice est inévitablement tiraillée. Il est indispensable, si l'on veut éviter ces accidents, d'envelopper le moignon dans une pièce de linge triangulaire; on fait passer par la fenêtre pratiquée au cuissart l'angle resté libre, et l'on tire sur lui, de manière à attirer les chairs à l'intérieur de l'appareil. Si ce moyen ne suffisait pas pour empêcher la production d'un bourrelet, il faudrait recourir à un procédé plus radical, le caleçon de peau de chamois remontant jusqu'au-dessus de la racine du membre (fig. 609, page 158).

De même que beaucoup d'amputés de la jambe préfèrent la jambe de bois aux appareils plus compliqués, presque tous les hommes, appartenant à la classe ouvrière, préfèrent le cuissart à pilon, en

FIG. 595. — Cuissart à pilon (amputation de la cuisse).

raison du point d'appui solide qu'il donne à la station et à la marche, et en raison, surtout, de son extrême simplicité. Ses principaux inconvénients sont les mêmes que ceux de la jambe de bois : tiraillements douloureux sur le bassin par la ceinture abdominale, embarras notable causé par l'inflexibilité du pilon, insuffisance de la base de sustentation. Les procédés que nous avons indiqués pour pallier ces inconvénients, dans la jambe de bois, sont parfaitement applicables ici ; on pourra donc, à l'aide d'un verrou, permettre, pour la position assise seulement, la flexion au niveau des articulations de la cuisse et du genou ; on pourra aussi adapter à l'appareil le pied artificiel de de Beaufort.

Camille Myrops a présenté à l'exposition de 1867 un cuissart à pilon très-ingénieux, que le livre de Gurlt nous a fait connaître (1).

Le cuissart (fig. 596), composé d'une coque de bois de tilleul très-mince,

(1) Gurlt, Planches descriptives du matériel des ambulances. Berlin, 1868.

présente à son extrémité supérieure deux échancrures *a* et *b*, destinées à loger, l'une la fesse, l'autre le périnée. La coque E est recouverte d'une bande de toile, enduite de colle forte, et d'une enveloppe de cuir qui

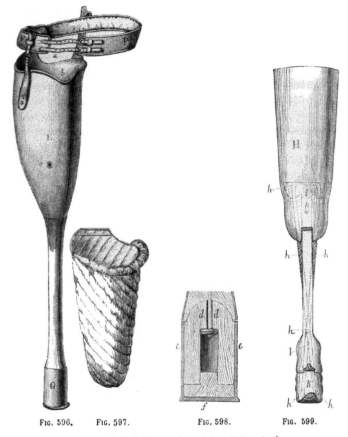

Fig. 596.   Fig. 597.   Fig. 598.   Fig. 599.

Appareil de C. Myrops (amputation de la cuisse).

Fig. 596. — Ensemble de l'appareil
Fig. 597. — Cône de cuir rembourré dans lequel se place le moignon.
Fig. 598. — Coupe de la partie inférieure du pilon.
Fig. 599. — Coupe longitudinale de l'appareil de Myrops.

contribuent à en augmenter la solidité. Une tige de fer, à articulation mobile, part du côté externe du cuissart, pour supporter une ceinture bien matelassée; des courroies, descendant de la ceinture au cuissart, assurent la fixité de l'appareil. Inférieurement, le cuissart se termine par un pilon creux dont l'extrémité inférieure, très-large, présente une concavité hémisphérique reposant sur une deuxième pièce G à convexité hémisphérique, pièce qui n'est attachée à l'appareil que par des cordes de caoutchouc.

Cette deuxième pièce G, dont la figure 598 donne une coupe longitudinale, repose directement sur le sol; très-large, afin de présenter une bonne base de sustentation, elle est entourée d'une gaîne de cuir *ee*; — sa partie inférieure supporte une forte semelle *f*; — au centre de cette pièce se trouve un canal *dd* qui aboutit à une cavité centrale. Ce canal livre passage aux cordes *h h*ˉ (fig. 599) qui, descendant dans le pilon K K, s'entrecroisent en *i*, et viennent se réunir dans la cavité centrale de la pièce inférieure, où elles sont fixées par un écrou. Le but de ce mécanisme est facile à saisir : quand le blessé jette sa jambe en avant, pour faire le pas, le pilon ordinaire ne touche plus le sol que par l'un de ses bords, et dès lors, il peut glisser avec une grande facilité. Dans le pilon de Myrops,

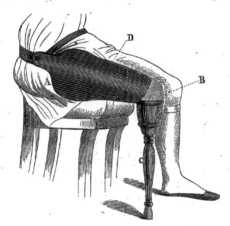

FIG. 600. — Cuissart articulé de Bigg.

a semelle *f* reste toujours adhérente au sol par toute son étendue, pendant que le pilon proprement dit s'incline sur l'hémisphère que présente la face supérieure de la partie G (fig. 596). C'est un mécanisme qui ressemble exactement à celui que Béchard applique, depuis longtemps, à l'extrémité inférieure des béquilles.

Myrops a aussi imaginé de ne pas rembourrer l'intérieur du cuissart; le blessé place d'abord son moignon dans un cône de cuir bien matelassé-

(fig. 597) qui l'emboîte exactement, tout en étant disposé de manière à ne pas presser sur la cicatrice; un pertuis est placé à la partie inférieure de ce cône pour permettre à l'air de s'échapper pendant l'introduction du moignon.

Les Anglais se servent souvent d'un pilon articulé, simple, commode et élégant tout à la fois. Nous en empruntons la description à l'ouvrage de Bigg (1).

Cet appareil (fig. 600) se compose d'un cuissart de bois dont la partie supérieure A donne attache à une ceinture qui entoure le bassin; la partie inférieure du cuissart est formée de deux parties mobiles l'une sur l'autre, au niveau de l'articulation du genou B; son sommet se termine par un pilon ordinaire C. Un ressort vertical placé en D, mû par la main du patient, permet de fixer la jambe tout entière dans la position verticale, pour la station et la marche.

Les cuissarts que nous venons de passer en revue ne masquent pas la difformité, aussi, dès longtemps, on s'est ingénié à produire des appareils plus complets ; la jambe des riches d'A. Paré nous en offre le premier exemple.

Les différentes pièces qui composent cette jambe sont décrites dans les termes suivants par A. Paré (2) : « Iambe nue (fig. 602). O. Le lien par lequel on tire l'anneau de la gaschette pour plier la iambe. 1. Le cuissot, avec les clous à vis, et les trous des dits clous, pour eslargir ou astreindre sur la cuisse qui sera dedans. 2. La pomme pour poser et appuyer la main dessus et se tourner. 3. Le petit anneau qui est au deuant de la cuisse, pour dresser et conduire la iambe où l'on veut. 4. Les deux boucles de deuant, et celle de derrière, pour tenir et attacher au corps du pourpoinct. 5. Le petit fond au bas, dedans lequel se met la cuisse iusques à deux doigts près du bout, seruant aussi à faire la beauté et forme de la iambe. 6. Le ressort pour faire mouuoir la gaschette qui ferme la iambe. 7. La gaschette qui tient le baston de la iambe droit et ferme de peur qu'il ne renuerse. 8. L'anneau auquel est attaché vne corde pour tirer la gaschette, à fin que le baston se puisse plier, l'orsque l'on se sied et que l'on est à cheual. 9. La charnière pour faire iouër et mouuoir la iambe, mise au deuant du genoüil. 10. Vn petit estoqueau ou arrest pour garder que la gaschette ne passe outre le cuissot, car si elle passoit outre, le resort se romproit, et l'homme tomberoit. 11. La virolle de fer, dedans laquelle le baston est inséré. 12. L'autre virolle au bout du baston, qui porte la charnière à faire mouuoir le pied.

(1) Bigg, *Orthopraxy*. London, 1865.
(2) A. Paré, *OEuvres complètes*, édit. Malgaigne. Paris, 1840, t. II, p. 619.

13. Vn ressort pour faire remettre et reietter le pied en sa place. 14. L'arrest qui sert au ressort pour reietter le pied en bas. »

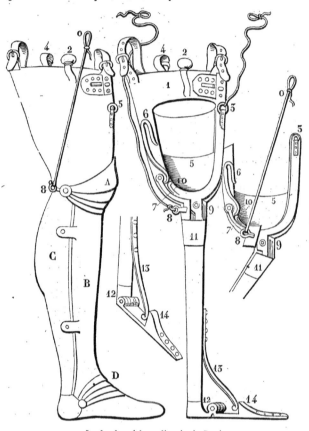

Jambe des riches, d'après A. Paré.

FIG. 601. — Iambe reuestue.   FIG. 602. — Iambe nue.

« *Jambe revestue.* — A. Lames pour la beauté du genoüil. — B. La greue pour la beauté et forme de la iambe. — C. Le gras pour acheuer la forme de la iambe. — D. Lames pour former le coup de pied. »

La jambe des riches de Paré est d'un mécanisme trop parfait, pour qu'il soit permis de croire qu'elle fut un premier essai ; néanmoins elle est compliquée et pesante, aussi elle n'existe plus dans la science qu'à

titre historique. Aujourd'hui, on emploie des modèles d'une extrême légèreté ; nous serons très-brefs dans leur description, car ils sont analogues
à ceux que nous avons expliqués longuement à propos de l'amputation de
la jambe; ils en diffèrent surtout en ce
que le cuissart se termine au niveau de
l'articulation du genou en un cône creux
percé d'une fenêtre qui, comme celle du
cuissart à pilon, laisse passer la pièce de
linge qui entoure le moignon. L'articulation du genou est généralement excentrique ; quelquefois on lui fait subir
certaines modifications pour faciliter l'extension ou pour limiter la flexion ; nous
y reviendrons dans un instant. Le cuissart doit, dans tous les cas, remonter
jusqu'au niveau de l'articulation coxo-
fémorale, pour prendre un point d'appui
sur ses annexes. Il ne saurait être sérieusement question de prendre un point
d'appui sur le cône de la cuisse ; la pression refoulerait les chairs et tiraillerait
la cicatrice ; d'ailleurs, nous avons dit
que les appareils prétendant s'appuyer
sur la cuisse, ne peuvent se passer d'un
point d'appui sur les tubérosités du genou
qui n'existent plus ici. A force d'habileté,
on a réussi, cependant, à faire des appareils ne remontant pas jusqu'à l'ischion,
mais c'est un principe essentiellement
faux ; non-seulement les jambes artificielles doivent remonter jusqu'à l'is-

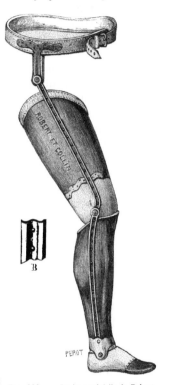

FIG. 603. — Jambe artificielle de Robert
et Collin, à attelles d'acier évidées.

chion, mais encore, pour n'être pas obligé de les serrer fortement, il faut
les consolider par l'adjonction d'une ceinture abdominale soutenue par
une attelle ; cette attelle doit être à articulation mobile (fig. 603), afin de
ne pas gêner le jeu de l'articulation coxo-fémorale.

Robert et Collin ont diminué le poids de l'appareil en évidant toutes les
attelles d'acier qui entrent dans sa composition ; ils ont pu arriver à ce
résultat, sans nuire à la solidité, en contournant la lame d'acier de telle
sorte que sa partie centrale fît une saillie externe, tandis que les parties
latérales font une saillie interne, comme cela est représenté en B (fig. 603).

Les appareils de Martin, Béchard, Mathieu, de Beaufort, Palmer, Bly, décrits à propos de l'amputation de la jambe, sont parfaitement applicables ici ; tous, à notre avis, devront remonter jusqu'à l'ischion. Nos préférences sont encore pour les systèmes de Bly et de Myrops, à cause de la perfection de leur articulation tibio-tarsienne.

La jambe de de Beaufort ne permet la marche qu'à la condition qu'elle soit maintenue dans un état de rigidité absolue ; toutes les autres peuvent donner, à volonté, la marche avec le membre artificiel rigide, ou avec le membre artificiel flexible à l'articulation du genou. Pour obtenir ce dernier résultat, il suffit de rejeter le centre de l'articulation du genou en arrière de l'axe du membre ; il suffit en un mot de recourir à l'excentrique. Nous avons trop longuement insisté sur ce mécanisme et sur la manière dont la marche peut se faire automatiquement, sans l'intervention musculaire, pour y revenir ici.

Si l'on voulait paralyser complétement le jeu de l'articulation du genou, pour la marche et la station debout, il suffirait de faire courir sur l'attelle fémorale un verrou D (fig. 604) qui viendrait s'engrener dans une mortaise placée sur le sommet de l'attelle tibiale. Munie de ce verrou, la jambe artificielle ne peut se fléchir que par la volonté expresse de l'invalide, car le verrou ne peut sortir de la mortaise que par l'action de la main. Un petit ressort, situé en arrière du verrou, doit agir constamment sur lui, non-seulement pour l'empêcher de quitter la mortaise sans être tiré volontairement, mais encore pour le forcer à y rentrer spontanément toutes les fois que l'amputé se redresse, après avoir fléchi le membre artificiel pour s'asseoir. Cette disposition est indispensable, car l'amputé pourrait oublier qu'il a détruit la rigidité de sa jambe artificielle, et par conséquent s'exposer à une chute.

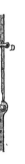

FIG. 604.— Verrou paralysant le jeu de l'articulation du genou.

On peut disposer, le long du verrou, un point d'arrêt mobile à la main, capable de le maintenir relevé. Cette disposition est avantageuse pour les amputés qui ne sont pas encore habitués à se servir de leur appareil ; elle leur permet de rendre l'articulation du genou flexible, quand ils sont à la portée d'un point d'appui, et immobile dans la circonstance opposée : peu à peu, ils arrivent à supprimer complétement l'action du verrou.

Lorsque les blessés utilisent les membres à genou flexible pendant la marche, ils éprouvent, comme nous l'avons déjà signalé, à propos de l'amputation de la jambe au lieu d'élection, une certaine difficulté à projeter la jambe artificielle assez rapidement; ils craignent surtout que cette jambe ne se fléchisse trop complétement, si le pied vient à rencontrer un obstacle. Nous devons nous préoccuper des mécanismes imaginés pour parer à ces deux inconvénients.

L'un des mécanismes les plus simples, pour faciliter la projection du membre, consiste dans la bande de caoutchouc que Mathieu (page 142) a adapté à un appareil d'amputation de la jambe. Il est clair que cette bande élastique, toujours tendue, tend à ramener la portion jambière en avant, dès que le poids du corps ne pèse plus sur l'appareil ; elle facilite donc la projection de la jambe et fait, jusqu'à un certain point, obstacle à une flexion exagérée.

Un autre mécanisme très-ingénieux a été employé dans le même but par Goldschmidt de Berlin (1).

La jambe de Goldschmidt (fig. 606) se compose d'un cuissart mollement rembourré et remontant jusqu'à l'ischion ; la fixité du cuissart est assurée par une ceinture *h h* qui lui est unie par une attelle à charnière. Inférieurement le cuissart s'articule avec le jambier *cc*, par une charnière *h*. La portion jambière est, à son tour, reliée au pied *e*, par une articulation *d* jouissant d'une mobilité élastique due à la présence de deux ressorts en spirale situés profondément, en avant et en arrière. Au tiers antérieur du pied est une charnière *f* qui supplée l'articulation métatarso-phalangienne, et qui est également rendue élastique au moyen d'un ressort en spirale placé profondément. Le pied a sa pointe un peu relevé en haut, pour l'empêcher de heurter le sol quand il se porte en avant.

La jambe de Goldschmidt ressemble, par son ensemble, aux jambes que nous avons étudiées jusqu'ici : mais elle en diffère par le mécanisme de l'articulation du genou (fig. 605). D'un côté à l'autre de cette articulation, passe une tige portant, sur son milieu, une poulie *a* à laquelle est fixée une chaîne articulée *b*. Cette chaîne se termine par deux crochets à chacun desquels est suspendu un ressort en spirale, qui, inférieurement, va se fixer à la paroi antérieure de la jambe. La direction de la chaîne et des ressorts est figurée par la ligne *g* (fig. 606). Dans la flexion du genou, la tige tourne autour de son axe avec la poulie *a* ; par conséquent la chaîne *b* s'enroule et les ressorts *c* se tendent. Dès que le pied a quitté le sol et qu'il est abandonné à son propre mouvement, l'articulation du genou est mise dans l'extension par l'élasticité des ressorts.

Le jeu d'un écrou, placé au niveau de l'articulation du genou, permet de rendre cette articulation immobile dans l'extension ou dans la flexion

(1) Goldschmidt, *Chirurgische Mechanik*, Berlin, 1868.

à angle droit, de telle sorte que l'amputé peut, à volonté, marcher avec une jambe rigide ou flexible. Si l'écrou n'est pas complétement serré, le genou reste flexible dans une certaine limite ; cette disposition est des plus heureuses, car elle prévient la flexion exagérée de la jambe sur la cuisse, lorsque le pied heurte un obstacle, et elle obtient ce résultat sans nuire à la facilité de la marche.

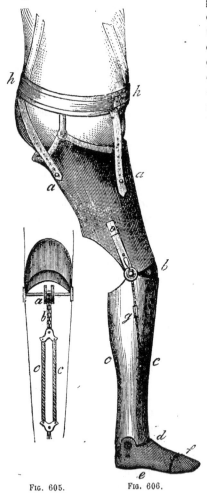

Il n'est pas nécessaire, en effet, pour que la marche soit aisée et gracieuse, que l'articulation du genou soit assez mobile pour permettre la flexion à angle droit et à bien plus forte raison à angle aigu. Il suffit que la jambe puisse faire avec la cuisse un angle légèrement obtus en arrière. L'amputé qui se sert de l'appareil de Goldschmidt n'a donc qu'à serrer l'articulation du genou à un point permettant ce degré de flexion ; lorsqu'il veut s'asseoir, il fait agir l'écrou de façon à permettre une flexion allant jusqu'à l'angle droit.

Un membre artificiel qui posséderait une articulation du genou conçue d'après les idées de Goldschmidt, et une articulation tibio-tarsienne du système de Bly, réaliserait selon nous le type de la perfection.

Nous ferons remarquer que la jambe artificielle de Goldschmidt peut être employée pour l'amputation de la jambe

Fig. 605.   Fig. 606.

Appareil de Goldschmidt.

Fig. 605. — Mécanisme de l'articulation du genou.
Fig. 606. — Ensemble de l'appareil.

au lieu d'élection ; il suffit de disposer les ressorts de telle façon qu'ils jouent dans **des** rainures pratiquées sur les parois latérales de l'appareil, au lieu de **jouer dans** son intérieur.

Si l'on **se propose** seulement de limiter la flexion de la jambe à un degré déterminé, **sans** chercher à faciliter sa projection en avant, on peut recourir à divers mécanismes, entre autres à celui de Bly représenté fig. 607 ; mais il n'est pas nécessaire d'**employer** des ressorts. Charrière a résolu le problème **en plaçant** le long d'attelles excentriques un **verrou** comme celui que nous avons représenté figure 604, et en tenant la mortaise un peu plus **large que** le verrou ; le jeu du verrou dans la mortaise assure certains mouvements de flexion qui ne **peuvent**, en aucun cas, dépasser les limites tracées à l'avance. La simplicité de ce procédé efface tous les mécanismes ; malheureusement rien n'est disposé ici pour faciliter la projection du membre, pour accélérer le mouvement de pendule.

Quel choix convient-il de faire entre les appareils rigides pendant la marche et les appareils flexibles ? Théoriquement, les derniers, quand la projection de la jambe est facilitée, quand la flexion exagérée est rendue impossible, offrent autant de

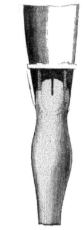

FIG. 607 — Mécanisme de l'articulation du genou de Bly.

stabilité que les autres et rendent la marche plus facile. En pratique, bon nombre d'amputés préfèrent l'appareil rigide, parce qu'ils n'osent se fier aux premiers ; les appareils rigides permettent la marche du premier coup, tandis que les autres demandent un peu d'habitude. Cette habitude est facile à acquérir avec l'appareil de Golschmidt qui permet de limiter à volonté la mobilité, depuis le degré le plus faible jusqu'au degré le plus étendu.

Avant de terminer l'étude de l'amputation de la cuisse, nous ferons remarquer que tous les appareils précédents nécessitent un moignon d'une certaine longueur ; si l'amputation était pratiquée peu au-dessous des trochanters, ils seraient évidemment inapplicables. Le meilleur des appareils imaginés, pour ce cas particulier, a été donné par Lebelleguic (fig. 605 et 609).

Cet appareil a été appliqué à un amputé de Chassaignac, dont le moignon n'avait pas plus de 8 centimètres de longueur ; il ne pouvait donc pas pénétrer dans les cuissarts assez profondément pour n'être pas déplacé au moindre mouvement. Pour parer à cette difficulté, Lebelleguic imagina de revêtir l'amputé d'un caleçon de peau de chamois (fig. 609) ; l'extrémité

du caleçon B, du côté amputé, se termine par une longue courroie C. Le
moignon est placé ainsi revêtu dans un cuissart (fig. 608); la courroie,
aussi tendue que possible, vient se fixer à un point d'arrêt placé au niveau
de la fenêtre inférieure du cuissart. Par cet artifice, l'appareil fait corps

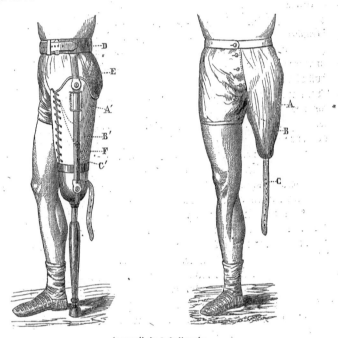

Appareil de Lebelleguic.

FIG. 608. — Cuissart.   FIG. 609. — Caleçon de peau de chamois.

avec le caleçon et par conséquent avec le moignon lui-même; il n'est
sujet à aucun déplacement. Debout (1) fait remarquer, cependant, que la
fenêtre du cuissart devrait être placée en avant, car en tirant les courroies dans la direction indiquée par la figure, on donne au moignon une
grande tendance à passer sur le bord antérieur de l'appareil, dans les
mouvements de flexion. Il est clair qu'au lieu d'adopter un pilon à l'extrémité inférieure du cuissard, on peut placer une jambe représentant les
formes naturelles.

(1) Debout, De l'emploi des enveloppes des moignons et des services qu'elles
rendent pour le jeu des appareils prothétiques (Bull. de thér., 1863, t. LXV, p. 92).

Art. VI. — Désarticulation coxo-fémorale.

Pendant longtemps on a pensé que les blessés qui avaient subi cette opération, de date toute récente, ne pouvaient marcher qu'à l'aide de béquilles. Vidal de Cassis émet encore cette opinion dans la 4ᵉ édition de son *Traité de pathologie externe et de médecine opératoire*. C'était là une triste perspective, car, outre la gêne qu'elles occasionnent, les béquilles peuvent engendrer les plus graves lésions, quand elles doivent supporter tout le poids du corps pendant la marche. Les vaisseaux et les nerfs qui traversent la région axillaire sont comprimés par la traverse supérieure de la béquille; de là résultent quelquefois l'atrophie et même la paralysie du membre supérieur.

Ces accidents ont déterminé les chirurgiens à chercher un moyen plus convenable. A l'hôtel des Invalides, on a employé pendant longtemps pour le nommé Rembourg, auquel Sédillot avait désarticulé la cuisse en 1840, l'appareil représenté par la figure 610.

Cet appareil, dont nous empruntons la description à Debout (2), se compose d'un cône creux, de bois, C, terminé inférieurement par un pilon P, et en haut par une palette E. A cette palette s'adaptent deux courroies M N qui se bouclent autour des reins de l'amputé, après avoir traversé des trous faits à une large ceinture de cuir rembourrée qui entoure la partie inférieure de la poitrine. La partie antérieure de la courroie inférieure N passe encore dans une troisième courroie O, de drap, attachée au cône de bois de l'appareil. Enfin, une poignée D, servant à mouvoir le membre, est placée au côté externe et à portée de la main.

Cet appareil n'est, en somme, que le cuissart de l'amputation de la cuisse, avec cette différence que le cône creux est remplacé par une légère excavation; les courroies qui l'attachent au bassin ne suffisent pas à lui conserver une fixité complète, aussi les opérés ne peuvent l'utiliser qu'à la condition d'être doués d'une très-grande adresse. Toujours l'appareil se dérange pendant la position assise, et l'amputé est obligé de le rajuster au moment où il se lève.

Charrière a essayé à l'opéré de Sédillot un appareil qui répond mieux aux indications principales que le précédent, mais sans y satisfaire complétement (fig. 611). Une gouttière G, de cuir matelassé, se moule exactement

(1) Debout, *Appareils destinés aux amputés qui ont subi la désarticulation de la cuisse* (*Bull. de thérap.*, 1862 t. LXII, p. 186).

sur le moignon et s'attache au bassin par deux courroies; elle s'articule inférieurement en A, avec un cercle de fer R qui s'attache lui-même à un long pilon de bois T. Ce moyen de prothèse présente plus de stabilité que

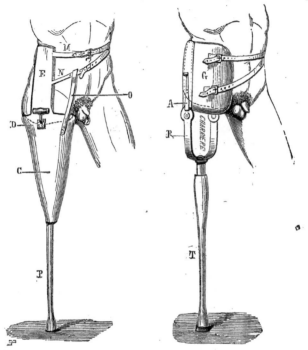

FIG. 610. — Sellette pour la désarticulation   FIG. 611. — Ancien modèle de Charrière pour
coxo-fémorale.   la désarticulation coxo-fémorale.

la sellette, mais son usage est très-fatigant; les opérés des Invalides lui préféraient de beaucoup la sellette.

C'est à M. Foullioy, inspecteur de la médecine navale, qu'il appartient d'avoir le premier posé les principes qui devaient guider la prothèse de la désarticulation coxo-fémorale; comme ces principes doivent être présents à l'esprit des chirurgiens et des mécaniciens, nous croyons devoir les transcrire textuellement (1).

(1) Foullioy, *Mémoire sur la désarticulation de la cuisse* (*Comptes rendus de l'Acad. des sciences*, 1843, t. XX, p. 624 et 900). — Debout, *Appareils destinés aux amputés qui ont subi la désarticulation de la cuisse* (*Bulletin de thérapeutique*, 1862, t. LXII, p. 235).

« La station assise, dit Foullioy, entrait dans les vues de la Providence; on ne peut arrêter la pensée sur le système d'organisation de la partie inférieure du tronc, sans en demeurer convaincu. La position et le volume

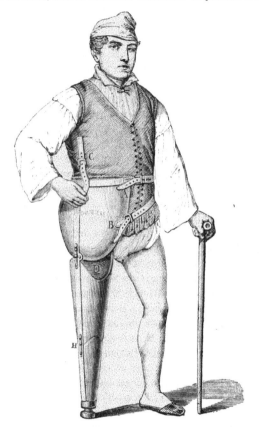

FIG. 612. — Appareil de Foullioy.

de la tubérosité ischiatique, l'épaisseur et l'élasticité du tissu cellulaire qui la recouvre, la densité plus grande de la peau, rendent cette région très-propre à supporter le poids du corps. Elle l'est également à le transmettre, observation sur laquelle se règle la prothèse et a dû se régler le procédé opératoire. Néanmoins, quelque heureusement disposée que paraisse la tubérosité de l'ischion, elle forme, en cas de suppression d'un membre inférieur, une base de sustentation trop étroite, soit pour la station, soit pour la marche; elle n'est pas assez proéminente pour qu'on puisse y attacher le membre artificiel; elle est immobile et par conséquent incapable d'imprimer elle-même le mouvement : aucun intermédiaire naturel n'amortit efficacement le choc que produit la répercussion du sol. Avant d'avoir remédié à ces divers inconvénients, on se flatterait en vain d'une réussite complète.

» Dans l'état ordinaire, les extrémités abdominales servent de contrepoids à la partie supérieure du torse et élargissent son assiette. Une d'elles désarticulée, le corps cesse d'être balancé et ne pose que sur une saillie osseuse, large à la vérité, mais convexe et ne touchant le plan de sustentation que par un seul point; une simple quille ajustée à cette saillie laisserait le sujet dans une vacillation perpétuelle. La nature a bien pu faire passer le poids du corps par une ligne étroite et centrale, parce qu'elle a distribué autour d'elle des agents contractiles qui maintiennent l'équilibre; mais nous sommes privés de ces admirables ressorts, et pour suppléer, dans son mécanisme, le membre naturel, il faut que les moyens de prothèse embrassent tout l'espace qu'ils occupaient. Or, l'espace dont il s'agit ne se réduit pas à la circonférence cylindrique de la cuisse; il comprend la surface du bassin à laquelle sont insérés les muscles qui, pendant la station et la locomotion, assurent un rapport normal entre l'os des iles et le fémur. Selon cette vue, nous avons élargi et rendu ovalaire la cuvette B (fig. 612) qui reçoit la région ischiatique; nous lui avons donné 18 centimètres et demi d'avant en arrière, et 16 1/2 de dedans en dehors. De sa partie externe s'élève un rempart moulé sur les régions iliaque et fessière, en sorte que les neuf dixièmes de la moitié correspondante du bassin s'emboîtent exactement dans sa courbe. Les tiges métalliques destinées au prolongement du membre se fixent aux extrémités du diamètre transversal de la cuvette; elles descendent en se rapprochant et communiquent à l'ensemble des pièces l'apparence d'un cône renversé, ce qui est aussi la forme du membre naturel, abstraction faite du pied.

» La pièce principale qui s'adapte au bassin est fortement assujettie par cinq courroies; les deux premières font l'office de ceinture en passant au-dessous de la crête iliaque; deux autres concourent au même but, mais sont placées plus haut sur le thorax; la cinquième descend de l'aisselle pour se boucler à la partie moyenne du bord supérieur du rempart. Nous n'avons point hésité à sacrifier la légèreté à la solidité; la charpente de l'appareil est d'acier, et nous l'avons rendue assez forte pour résister longtemps aux secousses violentes qui se renouvellent incessamment pendant la marche. Cependant le poids total n'excède pas 3 kilogrammes

335 grammes, qui ne représentent pas tout à fait la moitié du membre naturel.

» Où trouver le principe des mouvements? On tenterait en vain de l'emprunter à l'os innominé, qui lui-même est immobile. Nous l'avons cherché dans les articulations des vertèbres, à la région dorso-lombaire et dans les muscles puissants qui vont de la poitrine au bassin. Il nous a dès lors fallu lier notre appareil au thorax, et surtout aux épaules, au moyen d'un corset doublé C. Le résultat a été au delà de nos espérances. Par des contractions musculaires étrangement combinées, et à la faveur d'une sorte de mouvement ondulatoire du tronc, notre opéré projetait le membre artificiel et transportait le poids du corps avec autant d'aisance que de rapidité. Aucun appui ne lui était nécessaire sur un plan uni; à l'aide d'une canne, il achevait, sans se reposer, un trajet de deux milles sur le terrain montueux des environs de Brest.

» J'ai attribué l'activité et l'énergie de la progression sur le pavé de la ville aux précautions que nous avons prises pour amortir les ébranlements occasionnés par la rencontre du sol. Quand le pilon frappe la terre, le mouvement de répercussion ne monte point directement par une quille unique vers l'axe de l'ischion ; il se divise et se propage le long des tiges métalliques, où il est affaibli par le contact de deux feuilles de cuir épais. Parvenu au haut de la cuisse, il est décomposé par un angle droit, mécanisme analogue à celui de l'organisation naturelle; une partie se disperse sur le rempart, l'autre est transmise à la cuvette qui, par sa structure, absorbe les dernières vibrations. Deux articulations H D), ménagées au genou et au niveau de la cavité cotyloïde, permettent au malade de s'asseoir, de replier le membre et de garder commodément l'attitude du repos. »

L'appareil conçu avec la supériorité de vue que le lecteur a pu apprécier dans la citation précédente, a été fabriqué par Charrière et est représenté figure 612.

La jambe artificielle de Foullioy a été utilisée plusieurs fois avec le plus grand succès. M. Dauvé a signalé à la Société de chirurgie les observations de deux invalides qui, avec son secours, marchaient à merveille (1). Un jeune Irlandais, dont Debout rapporte l'histoire (2), s'en servait très utilement, et ici le fait est d'autant plus remarquable que pendant que le membre abdominal droit manque en totalité, le gauche est réduit à un

---

(1) Dauvé in Debout, *Appareils destinés aux amputés qui ont subi la désarticulation de la cuisse* (*Bulletin de thérapeutique*, 1862, t. LXII, p. 283).
(2) Debout, *Vices de conformation des membres* (*Mémoires de la Société de chirurgie*, t. VI, p. 144).

moignon de la moitié environ de la longueur du fémur (il s'agit d'un cas d'ectromélie).

Ici Charrière (fig. 613) a imprimé une heureuse modification à l'appareil de Foullioy : un pied artificiel masque plus complétement la difformité que

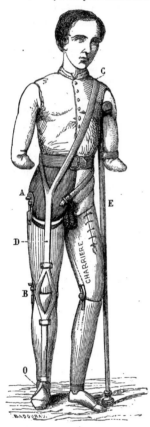

Fig. 613. — Appareil de Foullioy modifié par Charrière.

le pilon de l'appareil primitif ; la modification principale consiste dans l'adjonction de la courroie qui du pied va passer sur l'épaule du côté opposé ; les mouvements de l'épaule viennent donc contribuer à la déambulation. Le docteur Simpson affirme que le jeune lord irlandais, muni de ces deux jambes artificielles, était devenu un admirable cavalier.

L'appareil conçu par Foullioy, excellent en principe, présentait quelques imperfections de détail que Arlaud, professeur à l'École de médecine navale, devait faire disparaître. Ces inconvénients sont : 1° la présence du gilet auquel viennent se fixer les courroies d'attache ; ce gilet gêne les mouvements et cause une chaleur insupportable pendant l'été.

2° La cuirasse de l'appareil de Foullioy est beaucoup trop épaisse à sa partie inférieure ; il en résulte que l'articulation coxofémorale du membre artificiel est située beaucoup plus bas que celle du côté sain, ce qui gêne notablement la position assise.

3° Le bord interne de la cuirasse s'approche trop de la ligne interfessière, ce qui force le blessé à se dépouiller de l'appareil pour aller à la garderobe.

4° Le membre artificiel est trop lourd.

Arlaud a remédié à ces divers inconvénients en faisant construire le membre artificiel suivant par Aubert, bandagiste à Toulon (fig. 614).

Dans cet appareil, le grand gilet de Foullioy est remplacé par une ceinture A de 15 centimètres de hauteur, fermant en avant par trois bouclettes et munie de deux bretelles sus-scapulaires B, et de deux courroies obliques inférieures C. La coque ou cuirasse pelvienne D, fabriquée sur un moule

de plâtre, est assez mince, à sa partie inférieure, pour qu'il n'y ait de différence de hauteur, entre le côté sain et le côté opéré, qu'une légère épaisseur de cuir au-dessous de l'ischion ; la station assise peut donc se faire

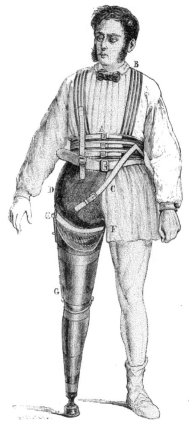

FIG. 614. — Appareil d'Arlaud.

avec facilité. La courbe interfessière est calculée de manière à permettre
la défécation. Enfin le membre d'Arlaud pèse 200 grammes de moins que
celui de Foullioy.

Bien entendu, dans cet appareil, comme dans celui de Foullioy, les articulations coxo-fémorale E et fémoro-tibiale G ne se fléchissent que pour la
position assise. Des verrous mus à la main assurent l'immobilité parfaite
pour la marche.

Robert et Collin ont imprimé aux appareils de Foullioy des modifications les rendant aussi parfaits que possible.

Dans l'appareil de Robert et Collin (fig. 615 et 616), la coque ne se borne plus à embrasser la hanche malade, mais elle contourne toute la circonférence du bassin, sur laquelle elle est exactement moulée; du côté amputé, elle recouvre complétement le moignon; du côté opposé, elle occupe l'espace situé entre la crête iliaque et une ligne transversale située à 5 centimètres environ au-dessus du grand trochanter, de manière à ne pas gêner les mouvements de la jambe saine. Le bord postéro-interne de la coque est disposé de manière à laisser l'anus parfaitement libre. La partie de la coque située au-dessous du moignon est aussi mince que dans l'appareil d'Arlaud, afin que les deux ischions restent sensiblement sur la même ligne, condition indispensable à la position assise.

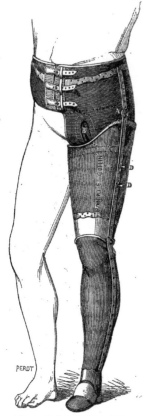

IG 615.— Vue de l'appareil dé Robert et Collin dans la station debout.

Le cuissart, le jambier et le pied artificiel ressemblent exactement à ceux que l'on emploie pour l'amputation de la cuisse, mais l'articulation qui unit le cuissart à la coque pelvienne est digne d'attention. L'attelle fémorale externe est seule articulée par un boulon en A, avec une attelle placée sur le côté externe de la coque ; l'attelle fémorale interne se termine au niveau de la coque sans être reliée à cette dernière ; cette disposition était nécessaire, car une articulation interne fait nécessairement une saillie gênant la situation assise. Mais il fallait cependant que le poids du corps ne fût pas transmis uniquement par l'articulation externe A ; la station debout n'eût pas été stable ; on a tourné la difficulté en réunissant l'attelle externe à l'attelle interne par une tige transversale, d'acier, occupant la partie supérieure du cuissart ; sur le milieu de cette tige d'acier est une glissière verticale courant, pendant la flexion et l'extension, dans une rainure située, d'avant en arrière, sur la partie inférieure de la coque. Quand la jambe artificielle est dans l'extension, le poids du corps repose, par l'intermédiaire de la glissière, sur le milieu de la tige qui réunit les deux attelles, et par conséquent sur l'axe du membre artificiel. Nous ferons encore remarquer que l'articulation A est située exactement au niveau d'une ligne passant par le sommet de la tête du fémur du côté sain ; cette disposition est d'une extrême importance, car si l'articulation était située plus bas, le cuissart, dans la flexion, occuperait un plan plus reculé que la coque, et par conséquent le blessé ne pourrait s'asseoir que sur le bord d'un siège, dans une position gênante.

En résumé, l'appareil de Robert et Collin assure une stabilité aussi

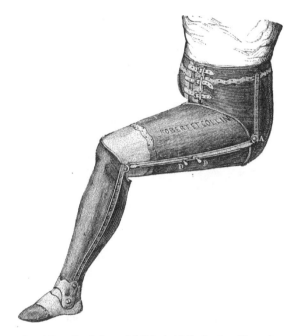

Fig. 616. — Vue de l'appareil de Robert et Collin dans la position assise.

complète que possible pour la station debout, la marche et la position assise.

Bien entendu, le membre artificiel est toujours rigide pour la marche qui s'exécute par des mouvements d'ondulation du tronc, comme dans l'appareil de Foullioy ; il ne se fléchit que pour la position assise. Cette

flexion s'exécute par les deux verrous D et D courant sur l'attelle fémorale ; ces deux verrous sont disposés de façon à jouer simultanément.

Lebelleguic a fabriqué, sous la direction de Richet, un appareil léger et

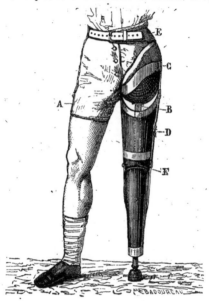

FIG. 617. — Appareil Lebelleguic.

stable tout à la fois, en faisant porter aux amputés le caleçon que nous
avons représenté page 158, figure 609.

Dans ce nouveau système, la cuvette est percée en B d'un orifice destiné
à donner passage à la courroie du caleçon ; celle-ci descend au travers du
cuissart, pour venir s'attacher à une forte boucle à rouleau, fixée elle-même
à une traverse d'acier rivée transversalement à l'intérieur de l'articulation
du genou. Grâce à ce procédé, l'appareil ne fait qu'un avec le caleçon et
par conséquent avec le corps lui-même.

De son côté, Mathieu a présenté un nouvel appareil qui semble bien
combiné, mais qui n'a pas encore pour lui, comme les précédents, la
sanction de l'expérience (fig. 618).

Le point d'appui principal de cet appareil est pris, comme dans les modèles conçus sur les indications de Foullioy, sur la tubérosité de l'ischion,
mais la cuvette H beaucoup plus complète embrasse la totalité du bassin.
De plus, un cuissart F, relié à la cuvette, par une tige d'acier brisée et

articulée au niveau de l'articulation coxo-fémorale entoure la racine du membre sain ; ce cuissart assure la fixité de l'appareil et la solidarité des mouvements entre les deux membres. Au-dessous de la cuvette est un pilon destiné à supporter le poids du corps; le pilon se relie à la cuvette par une charnière A qui permet la flexion pour la position assise, et l'extension complète pour la position de-bout. Pour la marche, le pilon B n'est pas fixé dans une posi-tion tout à fait verticale; il est légèrement incliné de haut en bas et d'arrière en avant. Ces diverses directions sont don-nées au pilon par l'intermédiaire d'un ressort E mobile à la main et placé près de la charnière. Ce ressort est disposé de telle sorte que le pilon jouisse d'un faible degré de mobilité pen-dant la marche, afin qu'une bretelle élastique, placée en D, puisse le soulever légèrement et aider ainsi à la déambula-tion. Nous croyons l'appareil de Mathieu peu pratique : ce-pendant nous devons louer l'ouverture que cet ingénieux fabricant a ménagée au niveau du point d'émergence du grand nerf sciatique; c'est là une heureuse idée, car on sait que la pression de ce nerf sur les appareils produit parfois des douleurs assez intolérables pour

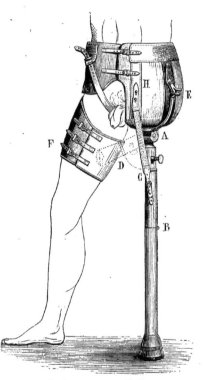

Fig. 618. — Appareil Mathieu.

forcer à renoncer à tout moyen de prothèse. Dauvé, en montrant à la So-ciété de chirurgie (1) des pièces recueillies aux Invalides, faisait toucher du doigt la cause de ces douleurs; notre collègue terminait par une pro-position des plus rationnelles, la résection du nerf pendant l'opération même. Au point de vue de la prothèse, cette résection doit être considérée comme indispensable.

(1) Dauvé, *Bulletin de la Société de chirurgie.*

ART. VII. — BÉQUILLES.

Quelque perfectionnés que soient les appareils de prothèse du membre inférieur, les invalides éprouvent parfois le besoin de recourir à l'usage des béquilles. Les béquilles sont trop connues de tous pour que nous entreprenions leur description ; nous nous bornerons à indiquer les moyens à l'aide desquels on peut rendre moins douloureuse la pression des parties molles de l'aisselle, et à l'aide desquels on peut assurer une stabilité plus grande à leur extrémité inférieure.

La pression exercée dans l'aisselle par les coussins de cuir rembourré de crin ou de laine que l'on place habituellement sur la partie supérieure de la béquille devient douloureuse surtout, parce que la laine ou le crin ne tardent pas, en se tassant, à devenir d'une extrême dureté. Galante a remédié autant que possible, à cet inconvénient en imaginant les coussins à air (fig. 619). Ces coussins, de caoutchouc, ont une forme légèrement

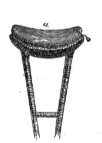

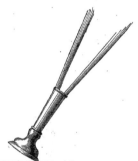

Fig. 619. — Crosses garnies d'un coussin à air (Galante).

Fig. 620. — Extrémité inférieure de la béquille ordinaire.

concave supérieurement, et légèrement convexe à la partie inférieure comme la traverse de bois de la béquille : ils présentent de chaque côté, dans toute leur longueur, deux ailes ou appendices *b* de caoutchouc vulcanisé garni de tissu inextensible ; c'est sur ces appendices que doivent être fixés les clous qui maintiennent le coussin en place. Un tube de caoutchouc de 2 ou 3 centimètres de longueur permet d'introduire, dans le coussin, de l'air ou de l'eau, de telle sorte que l'invalide gradue lui-même le degré d'élasticité que son expérience lui fait préférer.

L'extrémité inférieure de la béquille ordinaire est un pilon de bois qui, dans les mouvements de la marche, ne touche souvent le sol que par ses bords (fig. 620) ; il est donc très-exposé à glisser. Les béquilles de Galante et de Béchard n'ont pas ce grave défaut.

Galante a terminé l'extrémité de la béquille par une petite boule de bois que l'on introduit dans un dé de caoutchouc vulcanisé ; par son adhérence au sol et par son élasticité, le dé de caoutchouc assure la stabilité de la marche ; il contribue aussi à diminuer la dureté de la pression.

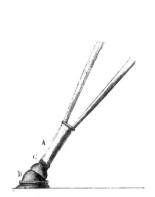

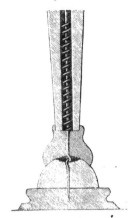

FIG. 621. — Béquille de Béchard. FIG. 622. — Ressort intérieur de la béquille de Béchard.

Il y a plus de vingt ans, Béchard père a proposé de composer le pilon des béquilles de deux parties A et B. La partie A, creusée d'un canal, se termine inférieurement par un renflement concave C ; la partie B représente la moitié d'une sphère, reposant sur le sol par sa face plane, pendant que sa face convexe reste en rapport constant avec le renflement concave C. Un fort ressort en spirale, contenu dans le canal A et inséré au centre de l'hémisphère B assure la connexion de ces deux parties.

Remarquons en passant que l'ingénieux système de Béchard a sans doute servi de modèle au pilon de Myrops, page 146. Remarquons encore, et ceci est beaucoup plus important, que ce système pourrait peut-être remplacer le mécanisme de l'articulation tibio-tarsienne de Bly et de Myrops.

ART. VIII. — MESURES A PRENDRE POUR FAIRE CONFECTIONNER LES APPAREILS DE PROTHÈSE DU MEMBRE INFÉRIEUR.

Pour les jambes de bois ordinaires ou à pilon, il faut mesurer : 1° la longueur du périnée au centre du genou ; 2° la longueur du centre du genou à l'extrémité du moignon; 3° la circonférence du milieu et du bas de la cuisse; 4° la circonférence du genou et de l'extrémité du moignon; 5°,la longueur du genou au sol. Il est bon de prendre en même temps sur le membre sain les mesures suivantes : 1° longueur du milieu du genou au sol; 2° longueur du périnée au sol.

Pour le cuissart à pilon, il faut mesurer : 1° la circonférence du périnée au bout du moignon; 2° la circonférence du bout de la cuisse au niveau du périnée; 3° la circonférence du bout du moignon. Il faut aussi mesurer sur le membre sain la longueur du périnée au sol.

Pour les membres artificiels, les mesures sont plus compliquées; elles varient selon les divers modes d'amputation. Dans les cas d'amputation partielle du pied et d'amputation tibio-tarsienne, l'appareil ne saurait être construit convenablement que sur un moule de plâtre Ce moule est moins indispensable pour les amputations de la jambe et les amputations de la partie moyenne de la cuisse; des mesures prises sur le membre amputé et le membre sain peuvent jusqu'à un certain point y suppléer. Les mesures demandées par Charrière sont les suivantes :

Les mesures doivent être prises sur le côté amputé et sur le côté sain.

Amputation de la jambe. — Les mesures à prendre sur le côté amputé sont : 1° longueur du périnée au centre du genou ; 2° longueur du centre du genou au bout du moignon ; 3° circonférence du bout de la cuisse prise au niveau du périnée; 4° circonférence du milieu et du,bas de la cuisse; 5° circonférence du genou ; 6° circonférence du bout du moignon. Les mesures à prendre sur le membre sain sont : 1° la longueur du périnée au sol, et du centre du genou au sol ; 2° la circonférence du mollet ; 3° la circonférence des malléoles.

Amputation de la cuisse. — Les mesures à prendre du côté amputé sont : 1° longueur du périnée au bout du moignon; 2° circonférence du bout de la cuisse et du bout du moignon. Du côté sain, les mêmes mesures que pour l'amputation de la jambe en ajoutant la circonférence du corps.

Les appareils pour la désarticulation coxo-fémorale ne peuvent être établis convenablement que sur des moules.

CHAPITRE IV.

APPAREILS PROTHÉTIQUES POUR LES VICES DE CONFORMATION DES MEMBRES

Jusqu'ici nous n'avons étudié la prothèse des membres que pour les cas d'amputation ; il est évident qu'elle doit jouer aussi un rôle considérable dans les cas de monstruosité.

Les appareils prothétiques applicables aux amputations conviennent encore à l'hémimélie, puisque dans celle-ci les membres avortés ressemblent à des moignons; la prothèse est même plus simple chez les hémimèles que chez les amputés, parce que, chez les premiers, les moignons supportent les pressions avec la plus grande facilité.

La prothèse est beaucoup plus compliquée quand il s'agit de la phocomélie. Ici la difformité consiste dans l'arrêt de développement de divers segments de membres, dont les extrémités, pieds ou mains, en général bien constituées, présentent un volume se rapprochant, plus ou moins, des

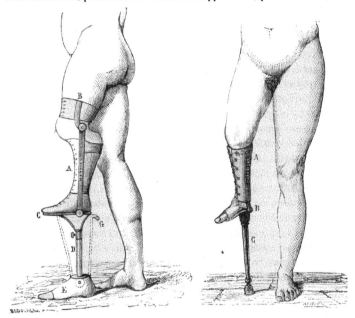

Fig 623 —Appareil pour un arrêt de développement du membre inférieur.

Fig. 624. — Appareil pour un arrêt de développement du membre inférieur.

dimensions normales ; si l'on ajoute que souvent les membres sont déviés, on comprendra toutes les difficultés de la prothèse. Les variations sont si considérables, qu'il devient impossible de tracer des règles générales; le chirurgien doit s'inspirer, dans chaque cas particulier, de ses connaissances mécaniques pour indiquer aux fabricants les appareils les plus convenables. Quelques exemples, empruntés à l'important travail de Debout (1),

(1) Debout, *Vices de conformation des membres* (*Mémoires de la Société de chirurgie*, tome VI).

serviront à mettre en évidence les procédés que l'on peut employer pour rendre ces malheureux à la vie commune. Nous ne nous occuperons ici que des membres inférieurs, car la prothèse des membres supérieurs ne présente rien de particulier à noter ; les appareils sont, à peu de chose près, les mêmes que pour les amputés.

La figure 623 représente une difformité congénitale, aggravée après la naissance par divers accidents traumatiques ; un appareil spécial fabriqué par Mathieu masque la difformité ; de plus, avec son secours, le malade peut monter à cheval et faire sans fatigue exagérée de longues courses sur un terrain accidenté. L'appareil se compose d'un pied artificiel E, surmonté d'une tige de fer creux D qui supporte une semelle d'acier C. C'est sur cette semelle que vient reposer le pied chaussé d'une bottine A, dont l'extrémité supérieure est garnie d'un cercle d'acier rembourré embrassant la circonférence de la jambe. Sur la partie latérale de la bottine montent deux attelles d'acier fixées en bas à la semelle et articulées, au niveau de l'articulation du genou, à deux autres attelles qui viennent se rattacher au cuissart B.

Un autre appareil du même genre, mais plus simple, parce qu'il ne masque pas la difformité, a été construit par Charrière pour un cas analogue (fig. 624). C'est tout simplement une enveloppe de cuir A, moulée exactement sur le membre difforme. Deux attelles latérales relient cette enveloppe à une semelle B qui elle-même repose sur le pilon G. Cet appareil, si simple qu'il peut être construit partout, est très-suffisant toutes les fois que le membre difforme peut supporter le poids du corps.

Si le pied est fortement dévié, des appareils plus compliqués deviennent nécessaires ; en général, on commence par traiter le pied-bot pour lui donner une direction convenable. Si cependant le pied est équin, on peut quelquefois utiliser cette disposition pour masquer la difformité, comme l'a fait Béchard.

Un pied artificiel (fig. 625) de bois, sans articulation tibio-tarsienne, est surmonté d'une pédale enveloppée dans un brodequin lacé sur le devant. Quand le pied est placé sur la pédale et enveloppé dans le brodequin, il simule jusqu'à un certain point la forme du mollet. Cet appareil permet l'emploi du pantalon ordinaire, de telle sorte que la difformité est complétement celée, surtout s'il s'agit d'une femme.

Quand le défaut de développement est plus prononcé encore, quand le pied est situé au niveau du genou ou de la partie moyenne de la cuisse, la déviation équine du pied est très-favorable, parce qu'elle permet, avec de très-légères modifications, l'emploi des jambes artificielles ordinaires, telles que celles de Palmer, de Charrière, de Mathieu, de Bly, etc.

Mais, alors même que cette heureuse disposition n'existe pas, la prothèse peut encore masquer la difformité ; Jules Charrière a heureusement tourné la difficulté dans le cas représenté par la figure 626.

Le pied naturel est reçu sur une planchette de bois E ; il est chaussé

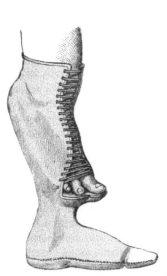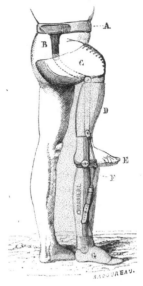

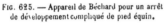

FIG. 625. — Appareil de Béchard pour un arrêt de développement compliqué de pied équin.

FIG 626. — Appareil de Jules Charrière pour un arrêt de développement.

d'une bottine qui se relie à une jambière D à laquelle sont fixées deux attelles latérales qui, au niveau du genou, se réunissent aux attelles du cuissart C. Le bord supérieur de ce cuissart porte une dernière attelle d'acier B qui supporte la ceinture A. L'attelle plantaire E se relie, par sa face inférieure, à une jambe artificielle mobile, parce que les ressorts F lui communiquent les mouvements d'extension de la jambe sur la cuisse.

En faisant l'histoire des désarticulations coxo-fémorales, nous avons décrit un appareil qui a servi à un cas d'ectromélie bi-abdominale (fig. 613).

CHAPITRE V.

APPAREILS DE PROTHÈSE POUR LES RÉSECTIONS ARTICULAIRES

Très-souvent les appareils de prothèse sont inutiles après les résections, soit parce qu'une ankylose complète s'est établie, soit parce qu'une articulation nouvelle s'est constituée. Ces résultats heureux, le premier pour le membre inférieur, le second pour le membre supérieur, ne se réalisent pas toujours, surtout dans la chirurgie d'armée qui provoque souvent des pertes de substance d'une étendue considérable.

Quand il s'agit du membre inférieur, on se sert généralement d'appareils imités de ceux qui ont été décrits dans le premier volume, à l'occasion des pseudarthroses et des maladies articulaires, en leur faisant subir quelques modifications variables avec chaque cas particulier.

Quand il s'agit du membre supérieur, on ne recourt à la prothèse que si la mobilité est trop considérable, si le membre est ballottant ; ici, les appareils employés dans les cas de pseudarthrose dans la continuité ne conviennent qu'à titre très-exceptionnel. Il ne faut pas amener l'immobilité du membre ; le but idéal est de maintenir la mobilité des os reséqués dans des limites permettant des mouvements analogues à ceux des articulations normales.

Avant nos dernières guerres les chirurgiens se sont peu préoccupés de cette question prothétique, et cela se conçoit, car réservant la résection aux cas pathologiques ne nécessitant pas de grandes pertes de substances, ils avaient bien plutôt à lutter contre l'ankylose que contre le ballottement. Ce dernier accident s'est rencontré si souvent dans la chirurgie d'armée, à la suite de la résection du coude, que quelques hommes très-distingués, entre autres le professeur Drakman, de Copenhague, ont pu mettre en doute l'utilité de cette opération. J'ai eu l'occasion de mettre en relief les mauvais résultats fonctionnels déterminés souvent par la résection traumatique de la tête de l'humérus (1).

Les Américains ont bien compris qu'il ne suffisait pas de maintenir les deux segments du membre reséqué dans un rapport fixe donnant un point d'appui à la main, mais qu'il fallait rendre à l'avant-bras et au bras ses mouvements naturels. Parmi eux on doit citer surtout Hudson, de New-York dont les appareils, loin d'être pour le bras mutilé un objet purement passif, favorisent l'exercice musculaire.

On comprendra toute l'importance de ce principe, si l'on réfléchit qu'à la suite d'une résection, les muscles, soumis à un repos prolongé, perdent souvent une grande partie de leur énergie, si l'on réfléchit aussi que ces muscles, en rentrant dans la plénitude de leurs fonctions, peuvent contribuer à donner de la fixité à la nouvelle articulation ; celle-ci à son tour pourra se perfectionner par l'exercice, en sorte qu'une articulation trop mobile

---

(1) E. Spillmann, *Étude statistique sur les résultats de la chirurgie conservatrice* (*Archives générales de médecine*, 1865).

quelque temps après la résection, pourra devenir, avec le temps, assez résistante pour n'avoir plus besoin d'un appareil de soutien. Remarquons, en passant, que ces faits se produiront d'autant plus facilement que les résections auront été faites par la méthode sous-périostée, puisque cette méthode laisse toujours les attaches musculaires en connexion, par l'intermédiaire du périoste, avec les segments des membres sur lesquels elles doivent agir.

Les appareils conçus d'après ces idées devront nécessairement varier avec l'étendue de la résection, le degré plus ou moins considérable du ballottement, la force prépondérante des divers groupes musculaires, les para-

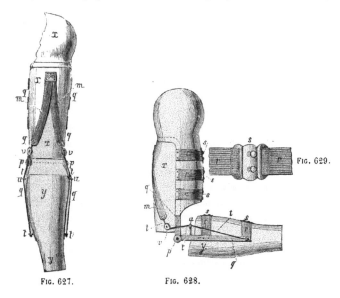

Fig. 627.   Fig. 628.

Appareil de Hudson pour la résection du coude.

Fig. 627. — Face postérieure, vue dans l'extension.
Fig. 628. — Face latérale, vue dans la flexion.
Fig. 629. — L'un des lacs de caoutchouc, muni d'un fermoir, pour assujettir l'appareil.

lysies plus ou moins complètes résultant des lésions nerveuses. Nous citerons, comme type, un appareil que Hudson a souvent appliqué, avec succès, à la résection du coude, après la guerre de la sécession (fig. 627, 628 et 629).

Cet appareil, dont nous empruntons la figure à Gurlt (1), se compose (fig. 627 et 628) de deux gaînes de cuir, l'une pour le bras x, l'autre pour l'avant-bras y. La gaîne brachiale se prolonge jusque sur l'épaule qu'elle emboîte exactement ; des courroies passant sous l'aisselle du côté opposé contribuent à la maintenir. Pour être mises en place commodément, ces gaînes sont fendues sur leur face antérieure ; on les assujettit ensuite à l'aide de bandes de caoutchouc $r\,r\,r$, portant des fermoirs $s\,s\,s\,s$ (fig. 628 et 629). Le long des deux gaînes, sur le côté interne et sur le côté externe, courent deux attelles de maillechort $q\,q$, articulées en p. De chaque côté de l'appareil marchent deux cordes à boyau $t\,t\,t$; ces cordes à boyau s'attachent inférieurement sur les attelles latérales de la gaîne antibrachiale, un peu au-dessous de leur partie moyenne ; elles passent ensuite par une ouverture ménagée, en $u\,u\,u$, sur une tige qui s'élève perpendiculairement de ces attelles, puis dans une poulie $v\,v\,v$, placée à la partie inférieure de la gaîne brachiale ; au-dessus de cette poulie, les cordes à boyau se continuent avec des bandes de caoutchouc $m\,m\,m$ convergeant l'une vers l'autre, pour venir s'attacher à la partie supérieure et postérieure de la gaîne antibrachiale. Ces cordes sont disposées de telle façon que, quand le bras est étendu, elles passent un peu en arrière de l'articulation du coude qu'elles contribuent à maintenir dans l'extension. Quand, au contraire, le bras est fléchi, les cordes se placent en avant de l'articulation, et, en vertu de l'élasticité des bandes de caoutchouc $m\,m\,m$, favorisent la flexion.

Cet appareil a donc trois actions principales : 1° il assure les rapports de l'avant-bras avec le bras dans une position déterminée et suffisamment stable pour donner de la précision aux mouvements de la main ; 2° il favorise l'extension, puisque dans ce mouvement, la corde est disposée de telle sorte qu'elle fasse sentir l'action des ressorts de caoutchouc $m\,m\,m$ à la partie postérieure seulement ; 3° il facilite la flexion, puisque dès que celle-ci commence à s'opérer, la corde passe à la partie antérieure de l'appareil.

L'appareil de Hudson ne convient pas aux cas de ballottement excessif, aux cas dans lesquels l'action des muscles triceps, biceps et brachial antérieur est complétement annihilée ; il suppose en effet que le mouvement existe, puisque les ressorts $m\,m\,m$ et les cordes à boyau $t\,t\,t$ qui les terminent ne font qu'achever la flexion et l'extension commencées par le jeu des muscles extenseurs et fléchisseurs. En un mot, cet appareil soulage la force musculaire, la double ou la triple si l'on veut, mais ne le remplace pas. Remar-

(1) Gurlt, *Planches descriptives du matériel des ambulances.* Berlin, 1868.

quons bien que ce n'est pas là une critique, bien au contraire, puisque nous avons posé en principe la nécessité de donner de l'exercice aux

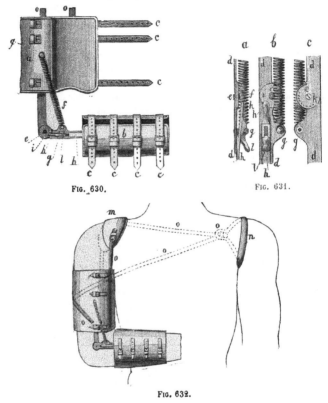

FIG.~630.

FIG. 631.

FIG. 632.

Appareil de Langenbeck pour la résection du coude.

FIG. 630. — Vue latérale de l'appareil, la gaîne antibrachiale ouverte.

FIG. 631. — Mécanisme d'immobilisation de l'articulation du coude représenté dans la position étendue de l'avant-bras sur le bras.

FIG. 632. — L'appareil appliqué.

muscles, afin d'arriver progressivement à supprimer les appareils de prothèse.

Dans les cas de ballottement extrême, il faut renoncer à se servir de l'action musculaire, et se borner à fixer le bras sur l'avant-bras d'une manière aussi solide que s'il y avait ankylose, afin que la main devienne, en quelque sorte, solidaire des mouvements du bras.

On se borne généralement à l'emploi d'une gaîne antibrachiale et d'une gaîne brachiale reliées l'une à l'autre par une articulation fixée dans une position invariable d'angle droit ou légèrement obtus. Langenbeck a eû l'idée de faire construire par Lutten, de Berlin, un appareil qui permet de fixer l'avant-bras sur le bras dans les positions de flexion les plus variées. Cet appareil (fig. 630, 631 et 632) est composé de deux gaînes de tôle recouvertes de cuir et convenablement rembourrées ; ces gaînes destinées l'une *a* au bras, l'autre *b* à l'avant-bras, peuvent s'ouvrir sur leur partie antérieure (fig. 630) ; mises en place, elles sont serrées par des courroies *c c c c c* et des boucles. De plus, la gaîne brachiale est fixée à l'épaule par une bretelle *m* (fig. 632), et au tronc, par des courroies *o o o*, qui viennent se rattacher à un bracelet *n*, passant sous l'aisselle du côté sain. Le long des gaînes, en dedans et en dehors, courent deux attelles d'acier qui viennent s'articuler au coude en *e*. Un ressort d'acier *f* (fig. 630), s'étend du milieu *g* de la gaîne supérieure jusqu'à l'attelle antibrachiale, qu'elle rejoint un peu au-dessous de l'articulation du coude ; le but de ce ressort est de supporter le poids de l'avant-bras et de favoriser la flexion.

La partie intéressante de cet appareil est le mécanisme à l'aide duquel l'avant-bras peut être fixé dans une situation de flexion quelconque sur le bras. Ce mécanisme fixateur, représenté isolément dans la figure 631, est placé sur le côté externe de l'articulation du coude *e*, au point de jonction des attelles brachiale et antibrachiale *d* ; il se compose de deux plaques rondes et juxtaposées dont l'une externe *i*, fig. *a*, ne possède qu'un seul trou, tandis que l'autre interne *k*, fig. *b*, en possède neuf. Les neuf trous de la plaque interne peuvent venir se placer, successivement, en regard du trou de la plaque externe, suivant que le bras est plus ou moins fléchi. Un ressort *hh*, fig. *a* et *b*, terminé par une petite pointe, pénètre dans ces trous et maintient ainsi, d'une façon invariable, le degré de flexion qui a été choisi. Si l'on veut changer le degré de flexion, il suffit de relever le ressort en pressant sur le levier *l* qui fait une légère saillie en dehors de l'appareil (fig. 630 et 631). Dès que le bras a pris sa nouvelle position, on lâche le levier, et la pointe du ressort vient s'engager simultanément dans le trou de la plaque externe et dans le trou de la plaque interne correspondant au nouveau degré de flexion.

Hudson a appliqué à la resection de l'épaule un appareil fondé sur les mêmes principes que celui que nous avons décrit pour la résection du coude ; il en diffère en ce que la gaîne antibrachiale remontant jusque sur sur l'épaule, qu'elle emboîte exactement, est brisée par une articulation située un peu au-dessous de l'acromion. Les cordes à boyau qui partent de l'avant-bras remontent, par l'intermédiaire des ressorts de caoutchouc qui les terminent, jusqu'au-dessus de l'épaule. D'autres lacs de caoutchouc placés en avant et en arrière de l'épaule, favorisent les mouvements de l'articulation scapulo-humérale.

On a fait jusqu'ici très-peu de chose pour la résection de l'articulation du poignet ; on ne peut guère espérer de résultats favorables que dans l'emploi d'appareils amenant l'immobilité absolue de la main sur l'avant-bras, et, il faut bien le dire, ces appareils réussissent à grand'peine à assurer le jeu des doigts. La résection du poignet est du reste une opération dont l'utilité est encore des plus problématiques, malgré le travail remarquable de Folet (1). Elle ne saurait s'appliquer à la chirurgie d'armée, en raison de la facilité avec laquelle guérissent les blessures de l'articulation radio-carpienne.

Quant aux résections de la main, celle du premier métatarsien seul peut nécessiter un appareil spécial en raison de l'importance des fonctions du pouce. Debout (2) conseille de placer le pouce dans un étui de cuir bouilli ou de métal, à base assez large pour embrasser toute l'éminence thénar de la main. Cet étui a pour effet d'immobiliser complétement le pouce, tout en laissant libre le jeu de la dernière phalange.

L'ensemble du pouce devenant immobile, il est indispensable de construire la gaine prothétique de façon que le pouce soit en position moyenne d'adduction. Ce sont alors l'index et le médius qui viennent à la rencontre du pouce pour saisir les objets.

(1) Folet, De la résection du poignet, thèses de Paris, 1867.
(2) Debout, Vices de conformation des membres (Mémoires de la Société de chirurgie, t. VI).

SECONDE PARTIE

INSTRUMENTS

PREMIÈRE SECTION

INSTRUMENTS EMPLOYÉS POUR LA PRATIQUE DE LA PETITE CHIRURGIE

CHAPITRE PREMIER

INSTRUMENTS POUR LES PANSEMENTS

Les pinces à anneau, les pinces à dissection, les ciseaux, le rasoir, la spatule, la sonde cannelée, divers stylets ou petites sondes, le porte-mèche, le porte-nitrate, le bistouri, constituent l'appareil nécessaire pour la pratique des pansements.

Les *pinces à anneaux* destinées à enlever les pièces de pansement souillées par le pus, à porter divers objets, en particulier des bourdonnets de charpie au fond des cavités, etc., sont composées de deux branches croisées et articulées à la manière des ciseaux. Ces branches se terminent à leur partie supérieure par des anneaux, à leur partie inférieure par des mors dont la face interne est inégale et dentée.

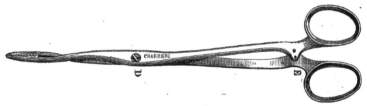

Fig. 633. — Pince à anneaux (modèle Charrière).

Charrière a imprimé à cette pince d'heureuses modifications qui ont été généralement adoptées (fig. 633 et 634). Il a supprimé la vis ou le clou qui formait l'articulation des anciennes pinces, pour leur substituer un tenon rivé carrément sur l'une des branches ; la branche opposée présente une perforation elliptique, ou mortaise, dirigée dans un sens tel qu'elle ne peut recevoir le tenon, ou l'abandonner, que dans le plus grand écartement possible des branches, écartement qui n'est jamais nécessaire pendant le maniement de ces instruments. Cette disposition permet de séparer rapidement les branches pour les nettoyer ; elle permet aussi de les employer isolément en guise de levier ou d'élévatoire.

FIG. 634. — Mode d'articulation des deux branches de la pince.

Dans l'ancienne pince, les mors n'étaient maintenus rapprochés que par la pression exercée par les doigts sur les anneaux, pression qui pouvait varier à chaque instant. Charrière a éludé cette difficulté en plaçant, à la base de l'un des anneaux, une petite saillie qui peut s'engager dans l'un des orifices que l'on remarque en E sur la branche opposée. Cette disposition, jointe à l'élasticité des branches (trempées en ressort), permet de rapprocher les mors d'une manière constante, et de manier la pince comme si elle était d'une seule pièce. Grâce à cette modification, la pince à pansement ordinaire peut se transformer en porte-aiguille et servir utilement à l'ex·traction des corps étrangers. Nous ferons remarquer que le point d'arrêt ne s'engrène que par la volonté du chirurgien.

Le *rasoir* est un instrument trop connu pour mériter une description spéciale.

La *spatule* (fig. 635) est une petite lame métallique terminée, d'un côté,

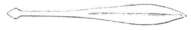

FIG. 635. — Spatule.

par une petite saillie triangulaire creusée de rainures sur l'une de ses faces; l'autre extrémité, légèrement convexe dans le sens de sa longueur, a la forme d'une feuille de sauge taillée en dos d'âne à face convexe ; cette disposition a pour but de donner plus de force à l'instrument. L'extrémité en feuille de sauge sert à étendre les corps gras, à décoller les emplâtres, etc., etc. L'extrémité opposée, faisant office d'élévateur, n'est pas employée en petite chirurgie ; elle est destinée à ébranler des corps étrangers, à soulever des pièces osseuses, etc.

Depuis quelque temps, on a imaginé de placer dans les trousses, en particulier dans celles des médecins militaires, des spatules (fig. 636) formées d'une lame métallique mince et disposée de façon à pouvoir se monter sur les manches des bistouris à lame démontante. Nous n'approuvons pas cette [modification, car l'élévatoire de la spatule ordinaire rend très-souvent d'excellents services.

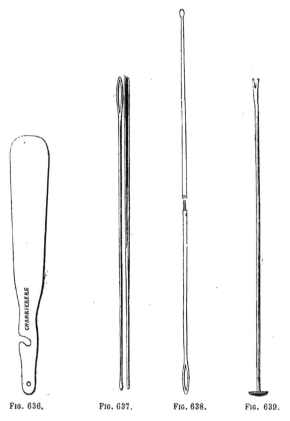

FIG. 636.   FIG. 637.   FIG. 638.   FIG. 639.

FIG. 636. — Spatule.
FIG. 637. — Stylets de formes variées.
FIG. 638. — Stylet brisé pour l'exploration des plaies profondes.
FIG. 639. — Porte-mèche.

Les *stylets* (fig. 637) sont de petites tiges métalliques destinées à l'exploration des plaies ; ils ont la grosseur d'une aiguille à tricoter et se terminent à une de leurs extrémités par un petit renflement olivaire ; l'extré-mité opposée présente tantôt un large chas pour le passage d'une mèche, tantôt une cannelure sur laquelle on peut conduire un bistouri. Afin de ne pas augmenter démesurément la longueur des stylets destinés à l'exploration des plaies profondes, on peut les diviser en deux parties réunies par un pas de vis (fig. 638).

Les stylets sont d'acier ou d'argent. Les stylets d'acier ont l'avantage de donner au chirurgien une notion plus exacte de la consistance et de la nature des parties; les stylets d'argent, étant plus flexibles, s'accommodent mieux aux dispositions des plaies anfractueuses. Percy recommande de ne rendre l'extrémité du stylet ni trop mousse, ni trop aiguë. Trop mousse, on sentirait moins facilement les aspérités de l'os carié; trop aiguë, elle pourrait faire croire qu'il y a carie tandis qu'il n'en existerait pas, la pointe s'arrêtant facilement dans le tissu spongieux (1).

Le *porte-mèche* (fig. 639) est une tige d'acier bifurquée à une extrémité, et généralement arrondie, en forme de bouton plat, à l'extrémité opposée. Cet instrument sert à porter des mèches dans les cavités profondes; il pourrait être supprimé et remplacé par de petites pinces à anneaux qui seraient moins exposées à s'égarer dans les trajets sinueux.

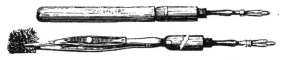

FIG. 640 — Porte-nitrate.

Le *porte-nitrate* est composé d'un tube d'argent séparé à sa partie antérieure en deux valves entre lesquelles se place le cylindre caustique; quelquefois il y a trois valves au lieu de deux, ce qui permet de fixer le crayon plus solidement. Un anneau glissant sur les valves en assure la pression. Le tube d'argent est monté sur un manche d'ébène. Cet instrument est trop connu pour que je m'arrête à en donner une minutieuse description; je dirai seulement que quelquefois on dispose, à la partie postérieure de l'étui, un pas-de-vis sur lequel peuvent se fixer d'autres instruments, tels que des pinces à ligature, un trocart (fig. 640), etc. Cette disposition est d'une grande utilité quand il faut faire des cautérisations, ou porter des pièces de pansement au fond d'une profonde cavité, sur le col de l'utérus par exemple.

Les *sondes cannelées*, les *pinces à dissection*, les *ciseaux*, les *bistouris*, seront décrits dans le chapitre premier de la deuxième section.

(1) Percy, *Mémoire sur les stylets ou sondes solides*, couronné par l'Académie royale de chirurgie. Paris, 1784.

CHAPITRE II

INSTRUMENTS EMPLOYÉS PAR LA MÉDICATION RÉVULSIVE

Les agents mécaniques de la médication révulsive sont les révulseurs, les ventouses sèches, le moxa, le séton, l'acupuncture.

ARTICLE PREMIER. — RÉVULSEURS.

Les révulseurs sont des instruments munis de petites aiguilles, produisant à la peau un grand nombre d'ouvertures simultanées; ils ont été introduits dans la pratique en 1848 par Ch. Baundscheidt (1).

Le révulseur de Baunscheidt se compose d'un étui cylindrique renflé à sa partie inférieure (fig. 641). Cet étui renferme un ressort à boudin de 15 centimètres de longueur, fixé, supérieurement, à une petite tige B, inférieurement, à un disque de plomb de 1 centimètre de hauteur sur 2 centimètres de diamètre. La face libre de ce disque reçoit l'implantation de quarante aiguilles parallèles C, également espacées, d'une longueur de 2 centimètres. Le disque et les aiguilles sont logés dans le renflement du tube et protégés par un couvercle.

Pour se servir de l'instrument on dévisse le couvercle, puis on tire à soi la tige B qui tend le ressort et entraîne en haut le disque de plomb. L'instrument, ainsi préparé, est placé sur la partie qui doit être le siége de la révulsion; immédiatement l'opérateur rend la liberté au ressort en lâchant la tige B, et les épingles entrent plus ou moins profondément dans la peau; l'action du ressort est favorisée par le poids du disque de plomb.

On peut renouveler la décharge plusieurs fois, en quelques secondes, et produire ainsi un nombre de piqûres en rapport avec l'énergie de la révulsion que l'on désire obtenir. Un coup produit 40 piqûres, dix coups en produisent 400.

Cet instrument n'a pas tardé à être modifié par Dreyfus, puis par Morpain. La modification de Morpain est importante, en ce qu'elle permet de graduer la puissance du choc des aiguilles; on peut obtenir ce résultat en graduant la tige du révulseur de Baundscheidt, puisque le ressort agit avec une force proportionnelle à la saillie faite par cette tige hors de l'étui.

Mathieu a proposé un révulseur composé d'un cylindre A, armé d'une multitude de pointes d'aiguilles. Ce cylindre est monté sur une chappe B

(1) Baundscheidt, *Gazette de Bonn*, 11 juin 1848.— Baundscheidt, *Der Baundscheidtismus*, 8e édition. Paris, 1862.

adaptée à un manche de bois G; on le fait agir en le roulant sur la peau (fig. 642).

Pour augmenter l'énergie de la révulsion, Baundscheidt conseille d'oindre la partie piquée avec une huile ayant pour base le *Sinapis nigra* et le

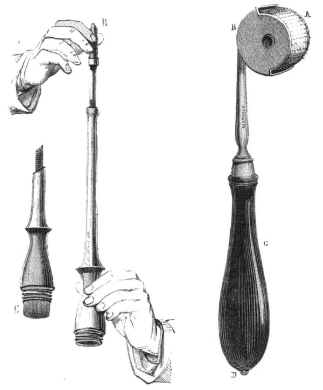

FIG. 641. — Révulseur de Baundscheidt.   FIG. 642. — Révulseur de Mathieu.

Piper nigrum (1). Le Roy de Méricourt, qui a expérimenté cette médication, a constaté que, deux ou trois minutes après l'application de l'huile, chacune des piqûres devient le siége d'une petite vésicule arrondie; quelque temps après ces vésicules prennent la forme et l'apparence d'œufs de vers à soie déposés sur une feuille de papier. Si l'opération a été faite sur une

(1) Le Roy de Méricourt, *Note sur l'emploi du révulseur de M. Ch. Baundscheidt* (*Bull. de thérap.*, 1862, t. LXII, p. 342 et 402).

peau à réaction vive, ces phénomènes peuvent s'étendre beaucoup au delà du point sur lequel a agi l'instrument. Quelquefois même une éruption confluente se développe, de telle sorte qu'au bout de vingt-quatre heures les vésicules réunies ne forment plus qu'une large ampoule semblable à celle du vésicatoire.

ART. II. — VENTOUSES SÈCHES.

Nous passerons rapidement sur la description de ces instruments qui sont entre les mains de tous.

Les ventouses sont de petits vases de verre, en forme de cloches surmontées d'un bouton; elles présentent un renflement qui doit être d'un tiers plus large que l'ouverture (fig. 643). Il est bon que le verre soit très-léger; le bord seul doit être épais et arrondi. La grandeur des ventouses doit être en rapport avec la forme de la région sur laquelle elles s'appliquent. Pour appliquer une ventouse, il faut produire la raréfaction de l'air; on obtient cet effet par la chaleur, soit en plaçant l'intérieur de la ventouse au-dessus d'une lampe à alcool,

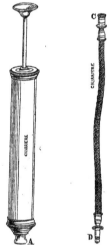
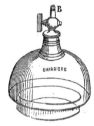

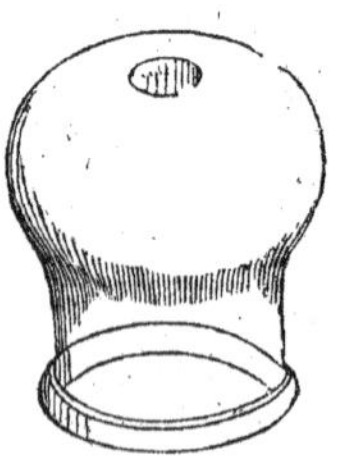

FIG. 643.   FIG. 644.   FIG. 645.   FIG. 646.

Ventouse à pompe.

FIG. 643. — Ventouse ordinaire.
FIG. 644. — Ventouse munie d'un robinet.
FIG. 645. — Pompe aspirante.
FIG. 646. — Tube intermédiaire de caoutchouc.

soit en faisant brûler dans son intérieur un petit morceau de papier. Ce dernier moyen, le plus simple de tous, n'a pas les inconvénients que quelques auteurs lui attribuent.

On peut aussi raréfier l'air au moyen d'une pompe aspirante. La ventouse à pompe se compose : 1° d'une ventouse ordinaire (fig. 644) garnie à
son sommet d'un tube de cuivre garni d'un robinet s'ouvrant et se fermant à volonté (fig 644); 2° d'une pompe aspirante (fig. 645). Pour ne
pas communiquer au malade les mouvements du piston de la pompe,
on interpose entre celle-ci et la ventouse un tuyau flexible de caoutchouc (fig. 646).

Blatin a inventé des ventouses de caoutchouc, agissant par succion. Ces
ventouses (fig. 647) consistent de un petit vase très-épais de caoutchouc,
dont l'orifice est parcouru par un fil métallique destiné à en assurer
l'ouverture constante. On comprime la ventouse avec la main, de façon à
en rapprocher les parois autant que possible ; dès qu'elle est appliquée
sur la peau, on cesse la compression, et le vide se produit. Ce système a
un sérieux inconvénient : on ne voit pas ce qui se passe à travers la ventouse. Capron a tourné la difficulté en plaçant, au-dessus de la tubulure
de la ventouse à pompe, une poire de caoutchouc (fig. 648) munie de
soupapes disposées de telle sorte qu'il ne soit pas nécessaire de retirer la
cloche pour assurer le vide en exerçant plusieurs pressions consécutives.

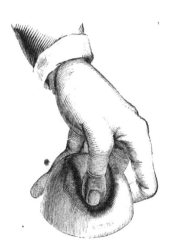
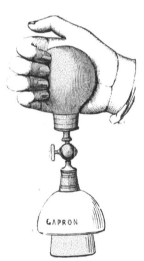
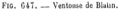

FIG. 647. — Ventouse de Blatin.   FIG. 648. — Ventouse de Capron.

Les ventouses à pompe et les ventouses de Capron atteignent parfaite-
tement le but qu'elles se proposent; elles ne se généralisent pas, parce

190.   INSTRUMENTS.

qu'elles sont plus compliquées et plus coûteuses que les ventouses ordinaires qui produisent cependant des effets identiques.

Il est difficile, chez les sujets maigres, d'appliquer les ventouses sur cer-

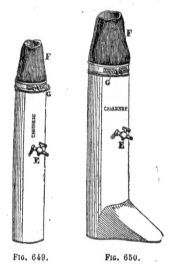

Fig. 649.   Fig. 650.

Appareil de Junod.

Fig. 649. — Cylindre-ventouse du membre supérieur.
Fig. 650. — Cylindre-veutouse du membre inférieur.

taines régions irrégulières, telles
que la région intercostale; Bondu
a ajouté au bord de la ventouse
ordinaire un tube de caoutchouc
très-court, susceptible de s'adapter à toutes les sinuosités.

Junod a inventé des ventouses
monstres capables de renfermer
un membre tout entier (fig. 649
et 650).

La ventouse de Junod se compose d'un énorme cylindre de
cuivre terminé en forme de botte
pour le membre inférieur; la
partie supérieure de ce cylindre
est munie d'un manchon de
caoutchouc F qui, s'appliquant
exactement sur le membre, empêche toute communication avec
l'atmosphère ambiante. Sur la
partie latérale de ce cylindre, on
remarque un robinet E, auquel
vient s'adapter un tube de caoutchouc d'un mètre de longueur environ.
Ce tube est mis en communication avec une pompe aspirante qui ne diffère de
celle de la ventouse à pompe (fig. 645) que par son calibre plus considérable.

Art. III. — Moxa.

Toute substance brûlée sur une partie du corps, dans le but de produire
une cautérisation lente et une eschare superficielle, prend le nom de
moxa. Cet agent révulsif, connu dès la plus haute antiquité, a été employé
par tous les peuples, même par les peuples sauvages. Les substances que
l'on a fait brûler ont varié à l'infini, depuis la fiente de chèvre employée
par les Perses, jusqu'au coton cardé dont nous nous servons aujour-
d'hui (1).

(1) Philippeaux, *Traité pratique de la cautérisation*. Paris, 1865.

Pour faire les moxas, on roule sur elle-même une couche de coton cardé que l'on revêt ensuite d'une chemise de toile, de manière à former des cylindres dont le diamètre varie de 1 à 3 centimètres; on coupe ensuite ces cylindres en tranches de 1 centimètre de hauteur, un peu plus ou un peu moins, selon que l'on veut obtenir un effet plus ou moins énergique. Le moxa, ainsi préparé, est placé dans un anneau métallique supporté par un manche (fig. 651); deux petites tiges métalliques, en forme d'épingles, servent à le fixer. J. D. Larrey a conseillé d'isoler cet anneau des téguments, au moyen de trois petites boules d'éhène, bois mauvais conducteur du calorique. Les auteurs du *Compendium de chirurgie* conseillent de tenir le moxa avec une simple pince à anneaux, en prenant la précaution de le saisir le plus près possible de son extrémité inférieure, afin de ne pas le lâcher avant que la combustion soit achevée.

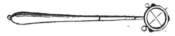

FIG. 651. — Porte-moxa.

Généralement on active la combustion avec un chalumeau, petit tube muni d'une embouchure d'ivoire; on peut se servir d'un soufflet ordinaire. Cette manœuvre n'est pas sans inconvénient ; A. Bérard et Denonvilliers (1) ont observé que la douleur s'exaspère beaucoup dès que l'action du soufflet ou du chalumeau se fait sentir. Percy avait sans doute fait la même remarque, puisqu'il a proposé de faire des moxas susceptibles de brûler sans l'intervention du soufflet ; la substance proposée par Percy était du chanvre macéré dans une solution de nitrate de potasse ; Jacobson et Cruveilhier ont proposé la même substance macérée dans du chromate de potasse. Les moxas, ainsi préparés, ont une action trop superficielle ; du reste, ces macérations sont inutiles, puisque le coton cardé brûle parfaitement sans l'intervention du chalumeau, si l'on a soin d'allumer bien complétement l'extrémité opposée à celle qui est appliquée sur la peau.

Le moxa est un agent révulsif d'une énergie et d'une efficacité sur laquelle les travaux de J. D. Larrey n'ont laissé aucun doute ; il est fâcheux que ce procédé tende de nouveau à tomber en désuétude.

Mayor de Lausanne a substitué aux moxas des marteaux arrondis à leurs deux extrémités. Ces marteaux sont chauffés dans l'eau bouillante pendant une heure environ, puis appliqués pendant quelques instants sur la peau; si l'eschare produite par une première application est trop superficielle,

(1) Denonvilliers, *Compendium de chirurgie*, t. I, p. 158.

ce que l'on reconnaît à sa blancheur, on la recouvre d'un deuxième marteau.

ART. V. — SÉTON.

Le séton est une bandelette de linge ou une mèche que l'on conduit sous les téguments, dans divers buts, dont le principal est de produire une suppuration révulsive. Un bistouri pour faire la ponction, et un stylet aiguillé pour conduire la mèche suffisent à cette opération.

Boyer a proposé une aiguille à séton pour faire l'opération en un seul temps : c'est une lame aiguë à double tranchant (fig. 652), terminée en

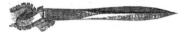

FIG. 652 — Aiguille à séton de Boyer.

arrière par un prolongement percé d'une large ouverture pour recevoir le séton. Cette aiguille abrége l'opération de sinq ou six secondes à peine, avantage insuffisant pour nécessiter l'emploi d'un instrument spécial.

Lorsque les sétons sont restés longtemps en place, la plaie se rétrécit ; pour lui rendre sa dimension première, Sédillot a proposé un stylet terminé

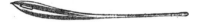

FIG. 653. — Aiguille à séton de Sédillot.

miné en arrière par une sorte de spatule tranchante et percée d'un chas (fig. 653); il engage l'extrémité allongée du stylet, puis la tire brusquement.

Les sétons filiformes de lin, de soie ou de métal, sont conduits par une aiguille ordinaire ou par un stylet aiguillé ; ces sétons sont surtout employés pour vider les abcès froids et produire des modifications dans les tumeurs.

ART. V. — ACUPUNCTURE.

L'acupuncture est un précieux moyen de révulsion ; nous renvoyons la description des instruments qu'elle nécessite à l'article PONCTION et AKIDOPÉIRASTIQUE.

Lorsque la peau a été congestionnée par une ventouse, on la scarifie souvent, puis on remet la ventouse en place afin de faciliter l'issue du sang.

Les scarifications peuvent être faites à l'aide d'un bistouri, d'une lancette ou d'un rasoir. Pour aller plus rapidement et épargner de la douleur au malade, on se sert souvent d'un instrument spécial connu sous le nom de scarificateur. Cet instrument (fig. 654) se compose d'une caisse munie d'un couvercle mobile qui peut être éloigné ou rapproché de la caisse par les vis de rappel dd ; ce couvercle est percé d'ouvertures longitudinales par lesquelles passent quinze ou vingt lames tranchantes, supportées sur un axe allant d'un côté à l'autre de la caisse. A cet axe est adapté un ressort, en barillet de pendule, dont l'action détermine un mouvement de demi-cercle qui fait passer les lames d'un côté à l'autre de la caisse, en traversant les ouvertures du couvercle et, par conséquent, en coupant les parties sur lesquelles est placé l'instrument. On détermine à l'avance le degré de la saillie des lames en rapprochant ou en éloignant plus ou moins le couvercle de la caisse.

Pour se servir du scarificateur, on presse sur le bouton C qui détend le ressort et fait jouer les lames. Pour s'en servir une seconde fois, on tend le ressort en pressant sur le levier A, puis on pousse de nouveau le bouton C.

Il existe un grand nombre de modèles de scarificateurs ; tous, à l'exception de celui de Bondu, présentent une grande analogie avec celui que nous venons de décrire. Les lames du scarificateur de Bondu coupent cir culairement, au lieu de couper longitudinalement ; elles sont mises en mouvement par une vis que l'on

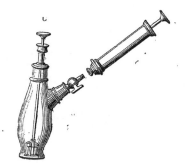

FIG. 654. — Scarificateur.   FIG. 655. — Bdellomètre de Sarlandière.

tourne de gauche à droite ou de droite à gauche. Cet instrument est plus simple que le précédent, mais son emploi est plus douloureux.

Sarlandière a inventé, sous le nom de bdellomètre, un instrument avec lequel on peut enlever une quantité de sang plus considérable qu'avec la ventouse ordinaire. Le bdellomètre (fig. 655) se compose d'une grande ventouse à pompe renfermant un scarificateur que l'on fait agir à l'aide de la tige C au moment où la peau est gonflée par le vide. Un robinet placé sur les côtés de la ventouse permet l'écoulement du sang.

Le docteur Damoiseau a fait connaître, sous le nom de térabdelle, un instrument permettant de produire un écoulement de sang continu et abondant par les simples mouchetures des ventouses scarifiées.

Là térabdelle (τέρας, prodige, et βδέλλα, sangsue) est une sorte de machine pneumatique qui, adaptée à des ventouses, extrait le sang au moyen de mouvements de succion répétés (fig. 656).

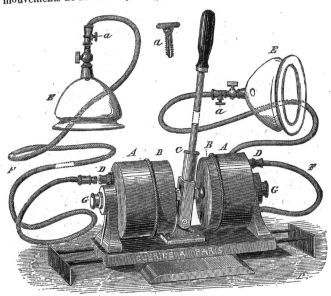

FIG. 656. — Térabdelle de Damoiseau.

Elle se compose de deux corps de pompe AA communiquant, par deux tubes de caoutchouc FF, avec deux verres à ventouses EE. Deux pistons BB, unis par une tige horizontale, se meuvent dans les corps de pompe sous l'impulsion des mouvements de va-et-vient du levier vertical C. Deux soupapes placées en DD, aux points où les tubes de caoutchouc s'unissent aux corps de pompe, s'ouvrent, de dehors en dedans, pour recevoir l'air qui est retiré des ventouses; deux autres soupapes GG s'ouvrent de dedans en dehors, pour donner issue à l'air qui sans cela s'accumulerait dans les corps de pompe. Enfin un robinet ou une soupape *aa* permet la réintroduction de l'air. Quant aux verres de la ventouse, ils varient de formes et de dimensions avec les régions sur lesquelles ils sont appliqués.

Damoiseau (1) indique le mode d'emploi de son appareil dans les termes suivants : « Les verres sont appliqués sur la peau ; les tubes sont ajustés sur les verres, et, les soupapes de réintroduction de l'air complétement ouvertes, on commande au malade de fixer solidement l'appareil avec ses pieds, et d'exécuter, en même temps, avec ses bras (agissant sur le levier) des mouvements de va-et-vient qu'il doit répéter environ deux fois par seconde pendant toute la durée de l'opération. La peau une fois engourdie, on fait agir l'appareil dans toute sa puissance en diminuant la réintroduction de l'air ; et quand les téguments paraissent d'un beau rouge, on détache subitement le verre. On scarifie trois ou quatre fois, plus ou moins, suivant les cas. Le verre étant ensuite réappliqué le plus promptement possible, le manœuvre recommencera son mouvement de va-et-vient, et l'on suit de l'œil les effets produits, en faisant varier la réintroduction de l'air quand il est nécessaire. La quantité de sang que l'on désire une fois obtenue, on enlève les verres. »

En somme, la térabdelle permet d'enlever de 20 à 100 grammes de sang par minute sans produire de douleur notable.

Le bdellomètre et la térabdelle sont des instruments très-ingénieux, mais leur complication s'oppose à leur vulgarisation ; les praticiens préfèrent généralement la ventouse scarifiée ordinaire et la saignée générale.

Damoiseau a fait lui-même la critique de son instrument dans une note dont j'extrais le passage suivant (2) : « Ayant remarqué que par suite d'un dérangement dans les soupapes, l'aspiration de la térabdelle était trop faible ; pour abréger, je fais appliquer immédiatement sur le robinet la petite pompe Charrière dont je me servais autrefois, avec l'intermédiaire d'un tube pour opérer le vide dans les verres à ventouse. Je commande à mon domestique de répéter coup sur coup les coups de piston, et, chose étonnante! en cinq minutes le verre se remplit de 600 grammes de sang! On sait que l'écoulement du sang obtenu par la térabdelle n'est que de 120 grammes par minute ; or, la petite pompe Charrière, ayant produit ici un effet aussi considérable, possède évidemment une puissance double de celle du premier appareil. Cette machine lourde et volumineuse n'est donc plus désormais qu'un instrument de luxe, » etc.

---

(1) Damoiseau, *La térabdelle ou machine pneumatique opérant à volonté la saignée locale et la révulsion.* Paris, 1863.
(2) Damoiseau, *Union médicale*, année 1867, t. I, p. 88.

Toirac et Heurteloup ont proposé des sangsues artificielles pouvan
rendre de grands services pour la saignée des organes profondément situés,
tels que le col de l'utérus, et pour la saignée locale des environs de l'orbite.
Les ventouses de Toirac (fig. 657) se composent de petits verres fusi-
formes, à ouverture très-étroite, communiquant, à l'aide d'un long tube
élastique, avec un corps de pompe aspirant le sang qui s'écoule par une
scarification préalable.

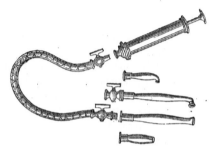

FIG. 657. — Ventouse de Toirac.

La sangsue artificielle de Heurteloup a été transformée avantageusement
par Robert et Collin. L'appareil de Robert et Collin (fig. 658, 659 et 660)
se compose de deux pièces distinctes : le scarificateur et la ventouse.

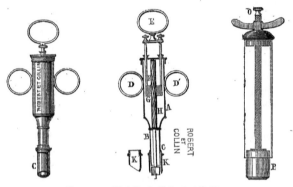

Sangsue artificielle de Robert et Collin.

FIG. 658. — Scarificateur.   FIG. 659. — Coupe longitudinale   FIG. 660. — Ventouse.
du scarificateur.

La coupe longitudinale (fig. 659) fait bien comprendre le mécanisme du
scarificateur. Cet instrument se compose d'un cylindre métallique A,
aminci à sa partie inférieure B, sur laquelle est tracé un pas de vis C.

Les parties latérales du cylindre supportent deux anneaux DD'. La partie centrale du cylindre est occupée par une tige d'acier H, sillonnée par un pas de vis elliptique, et terminée inférieurement par un emporte-pièce creux et circulaire J. Sur le pas de vis elliptique s'engrène une rondelle taraudée G, reliée par deux tiges métalliques à l'anneau E. Les mouvements d'ascension et de descente de l'anneau E impriment à la tige et, par conséquent, à l'emporte-pièce J un mouvement de rotation qui a pour résultat la section des tissus sur lesquels il est appliqué. Un curseur K, coupé en biseau et adapté sur le tube B au moyen de la vis C, permet au chirurgien de graduer à volonté, et à l'avance, la profondeur de la section; la coupe oblique de ce curseur K permet aussi de ne laisser saillir que la moitié de l'emporte-pièce, si la scarification doit être limitée à un demi-cercle.

Dès que la scarification est faite, on applique sur elle la ventouse (fig. 660) qui aspire le sang. Celle-ci se compose d'un tube de verre allongé, dans lequel se meut un bouchon P adapté à une tige tournée en pas de vis et traversant un disque d'ébène surmontant le tube de verre. Un écrou, agissant sur le pas de vis, fait monter et descendre le bouchon. La tige tournée en pas-de-vis est creuse, afin que l'opérateur puisse faire facilement rentrer l'air lorsque le moment est venu de retirer la ventouse; il suffit pour cela de dévisser d'un demi-tour le bouton O placé à la partie supérieure de cette tige.

CHAPITRE IV

VACCINATION

La vaccination peut se faire avec une lancette ordinaire (fig. 661); il est cependant plus avantageux de se servir d'une lancette à inoculation formée d'un stylet cannelé très-aigu A, ou d'un petit stylet lancéolaire également cannelée B (fig. 662). Ces stylets peuvent être placés entre les châsses d'une lancette ordinaire (fig. 661) ou renfermés dans un double étui (fig. 662).

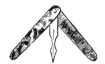

Fig. 661. — Lancette à inoculation.

Les accidents de contagion observés dans ces derniers temps ont inspiré P. Lorain l'idée de se servir de petites épingles tubulées d'une valeu presque insignifiante. La même épingle ne sert qu'une seule fois. Pour la manier commodément on la place entre les mors d'une pince à pansement muni d'un point d'arrêt près des anneaux, ou encore entre les mors d'une pince à verrou (fig. 663).

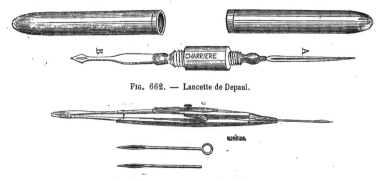

FIG. 662. — Lancette de Depaul.

FIG. 663. — Aiguilles cannelées de Lorain.

On a coutume de décrire parmi les opérations de petite chirurgie la saignée et les opérations qui se pratiquent sur les dents. J'ai trouvé logique de décrire les instruments destinés à ces opérations en même temps que ceux qui sont employés dans les maladies des veines et dans les maladies de la bouche.

DEUXIÈME SECTION

INSTRUMENTS ET APPAREILS POUR LES OPÉRATIONS GÉNÉRALES

CHAPITRE PREMIER

INSTRUMENTS POUR LA DIVISION DES TISSUS MOUS

ARTICLE PREMIER. — INSTRUMENTS POUR LES SECTIONS NETTES.

§ 1. — Bistouris.

L'instrument le plus généralement employé est le bistouri, sorte de petit couteau composé d'une lame et d'un manche.

La lame présente deux faces, dont la rencontre à angle aigu constitue le tranchant; le dos est au contraire formé par l'écartement de ces deux faces.

La pointe est le résultat de la rencontre du dos et du tranchant qui s'avancent l'un vers l'autre, avec une inclinaison différente dans les diverses variétés de bistouris. Du côté opposé à la pointe, la lame présente un épaulement dont la prolongation s'articule avec le manche. Examiné au microscope, le tranchant du bistouri présente une série de dentelures analogues à celles de la scie; plus le tranchant est fin, plus les dentelures sont petites ; la présence de ces dents explique pourquoi le bistouri agit très-peu par pression et beaucoup par traction.

Le tranchant est droit, convexe ou concave. Dans le bistouri droit proprement dit, le tranchant est horizontal, et le dos. s'arrondit, au voisinage de la pointe, pour venir à sa rencontre (fig. 664). Quelquefois le dos est

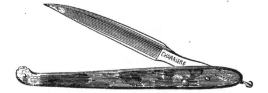

FIG 664. — Bistouri droit.

parfaitement horizontal et le tranchant, tout en restant parfaitement recti-ligne, s'incline progressivement depuis le talon jusqu'à la pointe.

Le tranchant du bistouri convexe présente une courbure très-prononcée, surtout dans son tiers antérieur; le dos lui-même est légèrement courbe dans toute son étendue (fig. 665).

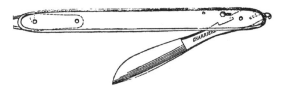

FIG. 665. — Bistouri convexe.

Ces deux formes de bistouri ont de sérieux inconvénients ; avec le premier, on ne peut agir qu'en utilisant la partie voisine de la pointe, ce qui le rend impropre aux incisions de quelque étendue. Avec le second, au contraire, on n'agit que du tranchant, ce qui expose le chirurgien à faire de longues queues en incisant la peau. Pour faire une incision convenable, il faudrait donc commencer avec le bistouri droit et continuer avec le bistouri convexe.

Chassaignac a tourné cette difficulté en créant un bistouri mixte, réunissant les avantages du bistouri convexe à ceux du bistouri droit (fig. 666). Le dos et le tranchant de ce bistouri présentent tous deux une

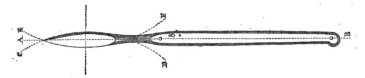

FIG. 666. — Bistouri de Chassaignac.

légère convexité appartenant à deux arcs de cercle DE et FC d'un même rayon ; il résulte de là que la pointe est située sur l'axe de la lame A. Cette lame, agissant aussi bien de la pointe que du tranchant, remplace avantageusement le bistouri droit et convexe.

Depuis quelques années, beaucoup de fabricants ne rendent les lames du bistouri tranchantes que dans les deux tiers antérieurs de leur étendue ; cette disposition est utile, puisqu'elle permet au chirurgien de saisir la lame elle-même sans craindre de se couper ; elle ne saurait avoir aucun inconvénient, puisque c'est tout au plus si, dans la pratique habituelle, on se sert des deux tiers antérieurs du tranchant.

H. Larrey emploie, lorsqu'il est nécessaire de diviser une tumeur en deux moitiés, un très-long bistouri droit, avec lequel il transperce la tumeur de la base au sommet.

Le bistouri à tranchant concave n'est plus employé que dans quelques opérations spéciales, telles que les hernies, à l'occasion desquelles nous le décrirons.

Souvent on se sert d'un bistouri dit boutonné (fig. 667) dans lequel la

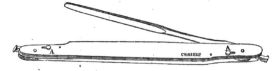

FIG. 667. — Bistouri boutonné.

pointe est remplacée par une surface mousse ou même par un petit renflement. Le dos et le tranchant sont à peu près rectilignes..Cet instrument est très-utile, surtout, lorsqu'il s'agit d'agrandir des plaies ou des trajets

fistuleux situés profondément; on peut le diriger sur le doigt sans craindre
de se blesser soi-même, ou d'atteindre, avec la pointe, des organes qu'il
importe de ménager.

La lame du bistouri peut être fixée sur le manche d'une manière ina-
movible; dans ce cas, l'épaulement de la lame s'effile pour traverser toute
la longueur du manche qui est le plus souvent d'ébène; c'est un scalpel.
Les bistouris à lame fine, dits aussi bistouris à lame dormante, sont les
meilleurs de tous. Leur seul inconvénient est de ne pouvoir entrer dans
la trousse.

La lame du bistouri de trousse se referme comme celle du couteau de
poche; le manche est composé de deux lames d'ébène, d'ivoire ou d'écaille,
qui prennent le nom de jumelles. Dans les anciens bistouris, les deux
jumelles étaient réunies par deux clous placés à leurs extrémités; l'un de
ces clous, traversant le talon de la lame, lui servait de pivot, tandis qu'un
point d'arrêt situé en arrière du pivot limitait l'ouverture de la lame. Ce
système très-simple ne donnait aucune sécurité, car la pression exercée par
les doigts, sur les jumelles, empêchait seule la lame de se refermer; il
fallait donc trouver un moyen simple capable d'assurer à la lame du bistouri de trousse une immobilité aussi parfaite qu'à celle du bistouri fixe.
On a proposé de résoudre ce problème en unissant les jumelles sur leur
côté dorsal par une lame métallique faisant ressort; en un mot, en employant le système adopté pour les couteaux de poche. Ce mécanisme est
vicieux, car il n'empêche pas la lame de se fermer si une pression intempestive est exercée sur son dos; de plus, la pointe chassée avec trop de
force, au moment de la fermeture, ne tarde pas à s'émousser.

J. D. Larrey faisait glisser sur les jumelles un anneau plein d'argent
ou de maillechort (fig. 668). Excellent en principe, ce procédé présente,

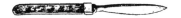

FIG. 668 — Bistouri de Larrey.

à la longue, un inconvénient assez sérieux; les jumelles s'usant avec le
temps, l'anneau glisse trop facilement.

Charrière a proposé un système qui a prévalu dans la pratique (fig. 665).
Le talon présente un relief portant deux échancrures; les jumelles sont
creusées, un peu au-dessus du pivot d'articulation, d'une mortaise dans
laquelle joue une petite lame d'acier rivée à ses deux extrémités; la mortaise des jumelles répond, lorsque la lame est complétement ouverte ou
fermée, aux échancrures du talon. Il suffit donc de pousser la petite lame

métallique dans ces échancrures pour que l'instrument ne puisse ni s'ouvrir ni se fermer, sans la volonté expresse du chirurgien.

Lüer a imaginé un mécanisme qui remplit les mêmes conditions. Le
talon de la lame du bistouri (fig. 669) présente deux encoches en B et D ;
un tenon mobile C, en forme de marteau, articulé sur le manche, s'engage

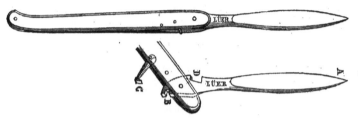

FIG. 669. — Bistouri de Lüer.

dans l'échancrure B lorsque le bistouri est ouvert, dans l'échancrure D
lorsqu'il est fermé.

Afin de diminuer le volume des trousses, Charrière a proposé, il y a
quelques années, de faire des bistouris construits de telle sorte que plusieurs lames pussent successivement être montées sur un seul manche
(fig. 670 et 671).

Le talon de la lame présente une encoche oblique, et 2 centimètres plus
haut une ouverture circulaire. Les châsses sont réunies l'une à l'autre par
un pivot A (fig. 670), dans lequel pénètre l'encoche oblique de la lame ;
2 centimètres plus haut, l'une des châsses supporte une petite tige métallique B, qui entre dans l'orifice circulaire du talon de la lame. Les jumelles
sont mobiles l'une sur l'autre comme celles des lancettes, mais cette mobilité peut être paralysée par le tenon C.

Pour monter la lame, on saisit le manche avec la main gauche, le pouce
écartant l'une de l'autre les jumelles A (fig. 671); puis, tenant la lame E avec
la main droite B, on la place à angle droit sur les châsses afin de faire glisser
l'encoche sur le pivot; ce temps accompli, on incline la lame de manière à
faire pénétrer le clou D de la jumelle dans l'orifice du talon. Si l'on veut
fermer la lame ainsi montée, il faut nécessairement dégager cet orifice afin
qu'elle puisse jouer sur le pivot; pour ce faire, on engage légèrement
l'ongle du pouce entre les châsses vers leur partie moyenne, et l'on ferme
la lame en lui imprimant un léger mouvement de pression latérale. Pour
ouvrir le bistouri après l'avoir fermé, il faut peser sur la queue de la lame
en évitant de presser le manche à sa partie supérieure.

Ce système a l'avantage incontestable de permettre de placer dans la trousse un grand nombre d'instruments, car ce ne sont pas seulement des lames de bistouris, mais encore des aiguilles *a,b*, des curettes *c*, des ténaculums, des érignes, de petites scies qui prennent place sur le même manche. Cet avantage n'est pas assez considérable à nos yeux pour contre-balancer

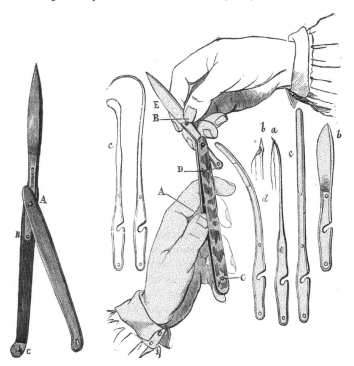

FIG. 670. — Bistouri à lame démontante, de Charnière.

FIG. 671. — Manière de fermer la lame du bistouri à lame démontante. — Divers instruments pouvant se monter sur le même manche.

les difficultés qu'éprouvent la plupart des chirurgiens à monter, ouvrir, et fermer le bistouri à lame démontante. Depuis plusieurs années je vois ces instruments entre les mains des élèves de l'école de Strasbourg et des médecins stagiaires du Val-de-Grâce auxquels ils sont imposés, et tous les jours je constate leur incommodité. Cette opinion est aussi celle de Ch. Sarazin qui condamne énergiquement ces bistouris (1).

(1) Ch. Sarazin, *Nouv. Dict. de méd. et de chirurg. pratiques*, art. BISTOURI. Paris, 1866, t. V, p. 123.

Je ferai observer cependant qu'il est utile de pouvoir placer dans la
trousse un grand nombre d'instruments susceptibles de se monter sur un
seul manche; aussi j'accepterais volontiers la combinaison proposée par
J. Charrière, dans laquelle l'une des extrémités du manche reçoit une lame
articulée à la façon ordinaire, tandis que l'autre peut recevoir, au besoin, uné
lame de rechange, un ténaculum, etc. De cette façon, le chirurgien a toujours sous la main un bistouri qu'il ouvre et ferme facilement, et il ne recourt que dans les circonstances exceptionnelles au système compliqué.

Guéride et Mathieu ont essayé de nouveaux mécanismes de lame démontante; ils n'ont pas mieux réussi que Charrière.

Il existe un grand nombre de bistouris de forme spéciale; ceux qui présentent une utilité réelle seront décrits à propos des opérations spéciales
auxquelles ils s'appliquent plus particulièrement.

§ 2. — Ciseaux.

Les ciseaux sont composés de deux leviers entrecroisés. Chaque levier
présente à considérer trois parties, la lame, l'entablure, le manche. La
lame présente deux surfaces, l'une plane, superposée à celle du levier opposé, l'autre convexe, portant vers sa partie médiane une arête mousse ; le
tranchant résulte de la réunion de ces deux surfaces. L'entablure est une
partie intermédiaire à la lame et au manche; c'est elle qui supporte l'articulation. Le manche ou branche est une tige d'acier terminée en haut
par un anneau ; il est généralement plus long que la lame. Dans les ciseaux
ordinaires, l'articulation est formée par une vis ou par un clou qui, s'élevant de l'une des entablures, traverse une mortaise creusée sur l'entablure opposée ; ce clou est rivé de façon à maintenir les lames tout en
permettant de fermer et d'ouvrir facilement l'instrument. Charrière a
substitué à ce mode d'articulation la mortaise à échappement (fig. 672)
que nous avons signalée pour les pinces à pansement. L'instrument est
est ainsi plus facile à nettoyer ; de plus, on peut à la rigueur se servir des
branches isolées, soit comme d'un levier, soit comme d'une rugine. Autrefois, on attachait les branches à la partie moyenne des anneaux, comme
cela se pratique pour les ciseaux de couture ; Percy (1) a indiqué d'insérer
les anneaux sur le côté externe des branches. Cette disposition est la meilleure, car elle permet de porter plus facilement les ciseaux au fond des
parties étroites et profondes.

(1) Percy, *Mémoire sur les ciseaux à incision,* couronné par l'Académie royale de
chirurgie. Paris, 1785.

Quelquefois l'articulation est placée latéralement au lieu d'occuper le centre de l'entablure (fig. 673). Cette disposition excentrique de l'articulation fait que l'une des lames est plus longue que l'autre lorsque les ciseaux sont ouverts, tandis que les deux lames ont la même longueur lorsque les ciseaux sont fermés; il en résulte que l'instrument coupe en sciant et en pressant tout à la fois,. tandis que les ciseaux ordinaires coupent surtout en pressant. En pratique, cette disposition ne présente pas grand avantage.

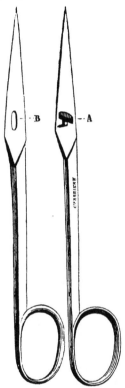

Les ciseaux employés pour les opérations générales sont droits ou courbes sur leurs faces. Les ciseaux courbes sur les bords, coudés à angle obtus plus ou

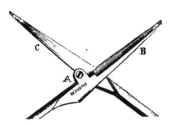

FIG. 672. — Ciseaux (modèle Charrière). FIG. 673. — Ciseaux à articulation latérale

moins prononcé sur les faces ou sur les bords, sont réservés aux opérations spéciales.

§ 3. — Instruments accessoires des sections nettes : pinces, sondes cannelées, crochets-mousses, érignes.

Si l'opérateur doit faire successivement la section de différentes couches de tissus, il a besoin de quelques instruments accessoires destinés à saisir ou à soulever les tissus et les tumeurs surtout, avant de les inciser ou de les disséquer, destinés aussi à écarter les lèvres de la plaie. Ces instruments sont les pinces, la sonde cannelée, les crochets mousses et les érignes.

La pince la plus employée est la pince à disséquer, sorte de pincette, dont les deux branches s'écartent par leur propre élasticité, tandis qu'elles se rapprochent sous l'influence d'une légère pression exercée par les doigts (fig. 674). La partie inférieure de ces branches prend le nom de mors ;

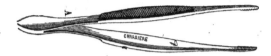

FIG. 674. — Pince à disséquer.

les mors sont garnis, sur leur face interne, de petites rainures transversales qui les empêchent de glisser sur les parties saisies. Des rainures sont aussi creusées, sur la face externe des branches, vers leur partie moyenne, afin que les doigts qui les pressent ne soient pas exposés à glisser. Si les parties à saisir sont très-délicates, on emploie les pinces à dents de souris : l'un des mors de cette pince se termine par une petite dent très-acérée reçue dans l'écartement de deux dents analogues placées sur le mors opposé (fig. 675). Si l'on doit embrasser une couche épaisse de tissus, on termine les mors par des dents plus volumineuses ; quelquefois même on met trois dents à l'extrémité de chaque mors (fig. 676).

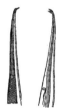

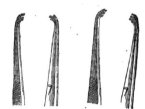

FIG. 675. — Mors des pinces à dents de souris.

FIG. 676. — Mors de la pince à dents multiples.

Dans certaines opérations, il est utile de se servir de pinces disposées de façon à rester fermées, par un mécanisme particulier, sans que la pression des doigts soit obligée d'intervenir. Diverses combinaisons ont été proposées : Percy a imaginé une pince à coulisses ; Amussat, une pince fermée par un curseur placé sur la face interne de l'une des branches, et terminé par un tenon reçu dans une mortaise située sur la branche opposée ; la pince de Fricke était construite d'après ce dernier principe. Aujourd'hui on ne se sert plus guère que de la pince à ressort, de la pince à verrou, et de la pince de Cavallini et Mathieu.

La pince à ressort (fig. 677) présente sur l'une de ses branches un res-

sort terminé par un petit bouton qui s'engage, lorsque l'instrument est
fermé, dans une mortaise ménagée sur la branche opposée. Ce mécanisme
est des plus gênants, car la moindre pression intempestive, exercée sur
les branches, fait échapper le ressort.

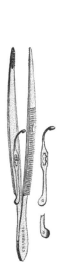

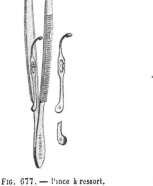

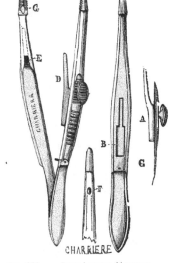

FIG. 677. — Pince à ressort.   FIG. 678. — Pince à verrou démontant.

Le verrou de la pince Charrière représenté en A (fig. 678) s'adapte à
volonté dans l'ouverture B, pratiquée sur la branche mâle de la pince,
branche représentée isolément dans la figure. Quand on veut fermer la
pince, on pousse le verrou qui vient s'engager, par son extrémité D, dans
un canal creusé dans la branche femelle, en E ; ce canal se prolonge jusque tout près du mors de la pince, ce qui permet de donner une grande
force à la pression. On peut se servir de cette pince comme d'une pince
ordinaire, soit en enlevant le verrou, soit, tout simplement, en repoussant
celui-ci du côté opposé aux mors. Les deux mors sont creusés à leur face
interne d'une rainure longitudinale terminée supérieurement par une
petite excavation G ; cette rainure et cette excavation sont destinées à
loger des aiguilles ou des épingles, et à transformer ainsi la pince en un
excellent porte-aiguille.

Dans la pince de Cavallini et Mathieu (fig. 679), un curseur A est poussé,
à l'aide d'un bouton, dans une coulisse pratiquée sur l'une des branches ;

ce curseur se termine, en bas, par une extrémité bifurquée qui s'introduit, lorsque l'instrument est fermé, dans deux petites rainures latérales ména-gées sur le mors de la branche opposée B. Les deux branches sont alors maintenues en contact par une force agissant avec une efficacité d'autant

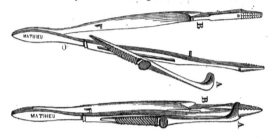

Fig. 679. — Pince de Cavallini et Mathieu.

plus grande qu'elle est placée sur les mors eux-mêmes. Le curseur peut être détaché de la pince avec une grande facilité, s'il n'est pas utile pour le but que se propose l'opérateur. La pince de Cavallini peut aussi être utilisée comme porte-aiguille.

Quelquefois, mais bien rarement, on se sert de pinces à pression conti-nue (fig. 680) ; les branches de ces pinces sont entrecroisées de telle sorte

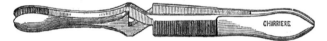

Fig. 680. — Pince à pression continue.

qu'elles se rapprochent par leur propre élasticité, et s'écartent au contraire par la pression des doigts.

La sonde cannelée (fig. 681) est une tige de métal, acier, argent ou or, de 4 millimètres de diamètre environ sur 12 centimètres de long ; convexe

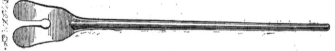

Fig. 681. — Sonde cannelée.

sur une face, elle présente sur l'autre une rainure qui se termine par un cul-de-sac assez profond ; l'extrémité opposée offre une plaque fen-due pour fixer certaines brides, telles que le filet de la langue. Les chi-rurgiens anglais et allemands suppriment quelquefois cette plaque pour la remplacer par un anneau placé en arrière ou sur les côtés de la sonde; cette disposition est plus gênante qu'utile. Pour se servir de la sonde cannelée, on l'introduit au-dessous des tissus à diviser par une ouvertuie naturelle ou artificielle, puis on fait glisser dans sa cannelure la pointe du bistouri droit.

Les crochets mousses (fig. 682) sont de petites lames d'argent ou de maillechort d'un décimètre de longueur, recourbées en forme de crochet à chacune de leurs extrémités. Les aides s'en servent pour écarter les lèvres de la plaie. Si cet instrument mousse ne suffit pas, on recourt à l'emploi des érignes ou des pinces-érignes. Les érignes sont peu employées dans les incisions ordinaires, telles que celles que l'on pratique, par exemple, pour faire une ligature d'artère; elles sont au contraire d'un usage fréquent dans certaines opérations spéciales, en particulier dans l'ablation des tumeurs;

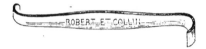

Fig. 682. — Crochet mousse.

elles saisissent et attirent la tumeur au dehors, afin qu'elle puisse être disséquée plus commodément.

Il existe de nombreuses variétés d'érignes que l'on peut classer en deux groupes : les érignes à une branche et les érignes en forme de pinces.

Les érignes à une branche (fig. 683) sont constituées par une tige d'a-

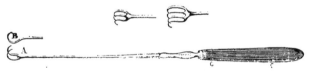

Fig 683. — Érigne à une branche.

cier de longueur variable, terminée par un crochet acéré ; quelquefois la même tige supporte trois ou quatre crochets disposés en forme de râteau ; la tige est supportée par un manche taillé à pans d'ivoire ou d'ébène.

Charrière a imaginé de faire de petites érignes d'acier disposées de manière à pouvoir se glisser dans une rainure pratiquée sur les côtés des mors de la pince à verrou (fig. 684) ; cette disposition est avantageuse en ce qu'elle permet de placer les érignes dans la trousse ordinaire sans en augmenter le volume.

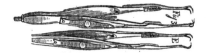

FIG. 684. — Érignes montées sur une pince à verrou.

La plus simple des érignes à deux branches est la pince de Museux. C'est tout simplement une pince à pansement dont les mors sont remplacés par des dents courbes et aiguës (fig. 685). On a adapté à la pince de

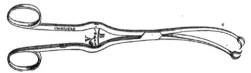

FIG. 685. — Pinces de Museux munie d'une crémaillère.

Museux une crémaillère située entre ses deux branches, afin de pouvoir les maintenir à un degré de rapprochement permanent, sans continuer de presser les anneaux. La crémaillère est disposée de telle sorte qu'elle ne puisse avoir d'effet utile sans la volonté du chirurgien. Quelquefois les griffes sont placées l'une au-dessus de l'autre, au lieu d'être disposées dans le même plan (fig. 686).

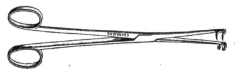

FIG. 686. — Pinces de Museux à dents latérales.

Ricord a fait construire une érigne à deux branches glissant l'une sur l'autre (fig. 687). La branche femelle reçoit la branche mâle dans un canal

FIG. 687. — Érigne de Ricord.

occupant les deux tiers postérieurs de sa longueur; cette disposition est avantageuse quand il faut aller saisir une tumeur située au fond d'une cavité ou d'une plaie étroite. .

H. Larrey a fait construire, pour saisir les tumeurs volumineuses, une pince (fig. 688) à branches courtes et très-solides terminées par deux fortes

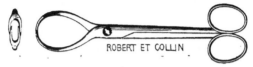

FIG. 688. — Pince-érigne de H. Larrey.

griffes ; la solidité des mors permet de saisir les tumeurs les plus volumineuses ; la brièveté des branches donne aux mouvements du chirurgien une précision que l'on ne saurait obtenir avec les longues pinces de Museux.

Quelquefois les mors de l'érigne à deux branches sont tournés en dehors. Cette érigne, qui prend le nom de divergente, est employée lorsque le chirurgien se propose d'écarter, d'un seul mouvement, les deux lèvres d'une plaie, ou bien encore lorsqu'il veut attirer une tumeur en la saisissant par son centre.

On a multiplié à l'infini les érignes convergentes et divergentes; nous aurons l'occasion de signaler les principales dans le courant de cet ouvrage, en particulier dans les chapitres qui traiteront des maladies du rectum et de l'utérus.

ART. II. — SECTIONS MOUSSES.

Les sections mousses se font avec des instruments qui étreignent fortement les tissus. Ces instruments agissent de deux manières différentes : tantôt la striction est calculée de manière à déterminer l'ulcération et la mortification ; tantôt, au contraire, elle est calculée de façon à séparer les tissus sans les mortifier; dans ce dernier cas, elle agit comme le bistouri, mais avec beaucoup plus de lenteur.

De là deux méthodes : la section mousse par ulcération, et la section mousse par action traumatique. La première exige un temps très-long; la seconde s'exécute en une seule séance.

§ 1. — Section mousse par ulcération.

Le principal agent de cette méthode est la ligature qui se pratique avec des liens de soie, de chanvre ou de métal (argent recuit, laiton, fer, plomb). La force des liens doit être proportionnée à l'épaisseur et à la densité des tissus qu'ils doivent diviser.

Quand la ligature se fait à la surface du corps, on peut la mettre en place avec les doigts ou les pinces; si, au contraire, elle doit être exécutée profondément, il faut recourir aux porte-ligatures (1). Souvent le porte-ligature fait en même temps fonction de serre-nœud.

Les serre-nœuds ont été très-multipliés; nous ne décrirons que les principaux dans ce chapitre.

Le serre-nœud de Levret (fig. 689) se compose de deux canules juxta-

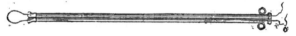

FIG. 689. — Serre-nœud de Levret.

posées, ouvertes à leurs extrémités; deux anneaux sont placés sur les parties latérales de ces canules, près du pavillon. Un fil traverse les deux canules de manière à former un anse à l'une des extrémités, tandis qu'à l'autre extrémité sortent les deux chefs du fil. Cet instrument peut servir à porter les ligatures dans les parties profondes, et en même temps à faciliter la striction du fil dont les deux bouts viennent se fixer sur les anneaux. Si le fil est métallique, il suffit, pour augmenter le degré de la striction, de faire faire à l'instrument quelques tours sur son axe : si le fil est de lin ou de soie, il faut, pour augmenter la striction, défaire le nœud et le resserrer.

Le serre-nœud de Desault agit à peu près de la même manière (fig. 690).

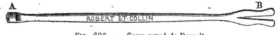

FIG. 690. — Serre-nœud de Desault.

C'est une tige d'acier offrant à l'une de ses extrémités un anneau A par lequel passent les deux chefs de la ligature ; ces deux chefs viennent ensuite se fixer, à l'aide d'un nœud, sur une échancrure située sur l'extrémité opposée B.

Le serre-nœud de Roderic se compose d'une série de petites boules d'ivoire de 5 millimètres de diamètre; ces boules sont percées d'un orifice

(1) Voy. Polypes des fosses nasales et Tumeurs de l'utérus.

central, à l'exception de la première et de la dernière, qui portent deux ouvertures.

Lorsque la ligature est en place, on engage ses deux chefs dans les deux ouvertures de l'une des boules extrêmes, puis on enfile les chefs réunis dans les ouvertures centrales des boules suivantes; lorsque le chapelet a une longueur suffisante, on sépare les deux chefs de la ligature et on les fait passer dans les deux orifices d'une boule à deux trous; il ne reste qu'à serrer les liens sur l'intervalle plein qui sépare ces deux orifices. L'avantage de ce système est de permettre de placer le serre-nœud dans les cavités les plus anfractueuses.

C'est improprement que l'on a donné aux instruments que nous venons de décrire le nom de serre-nœuds; ils ne peuvent contribuer à augmenter la striction qu'autant que le fil est métallique. Dans le cas opposé, ils servent tout simplement à conduire le fil à l'extérieur, afin que l'on puisse le. nouer plus facilement.

De Graefe a fait de l'instrument de Desault un véritable serre-nœud en lui ajoutant un pas de vis (fig. 691). Le serre-nœud de Graefe est composé d'un tube en gouttière *a*, comme celui de Desault; vers son bec, la gouttière forme un anneau complet dans lequel passe l'anse de la ligature *b*; les deux chefs de celle-ci viennent s'attacher à un bouton *d* qui fait partie d'une tige mobile dans la gouttière *a*. Cette tige est mue par la vis *c*, qui la fait monter et descendre à volonté. Il est aisé de comprendre que si l'on fait descendre la tige on desserre la ligature, tandis que le mouvement opposé assure une striction progressive.

Mayor a fait subir une modification du même genre au serre-nœud de Roderic (fig. 692). La dernière boule est remplacée par un petit tube métallique traversé par les chefs de la ligature; ceux-ci viennent se fixer sur un treuil dont les tours augmentent ou diminuent à volonté la striction.

Avec les serre-nœuds de de Graefe et de Mayor, la striction de la ligature n'est accrue qu'à certains intervalles, puisqu'elle exige une action spéciale de la part du chirurgien. Pour être parfait, un serre-nœud devrait jouir de la propriété d'augmenter la striction d'une manière automatique et incessante, puisqu'à tout instant celle-ci tend à diminuer en raison des progrès de l'ulcération. Levret avait cherché à obtenir ce résultat avec des ressorts, mais son instrument trop compliqué a été abandonné; le serre-nœud à pression continue de Charrière atteint parfaitement le but (fig. 693). Il ressemble beaucoup, comme on le voit, au serre-nœud de de Graefe; mais la tige étant élastique se redresse d'elle-même au fur et à mesure que l'ulcération diminue l'épaisseur des parties entourées par le lien; la striction est donc constante.

C'est en général sur la base des tumeurs qu'est jetée la ligature ; si la tumeur est pédiculée, rien n'est plus simple. Si la base est large,

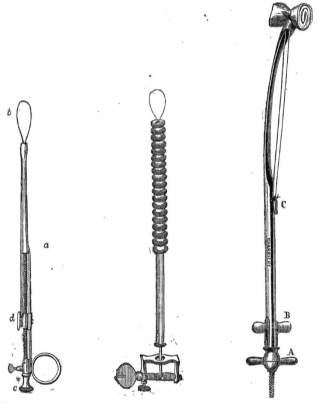

FIG. 691. — Serre-nœud de Desault modifié par de Graefe.

FIG. 692.— Serre-nœud de Roderic modifié par Mayor.

FIG. 693. — Serre-nœud à pression continue de Charrière.

il faut s'aider de pinces ou d'érignes avec lesquelles on étreint la tumeur, jusqu'au moment où la ligature est suffisamment serrée pour ne pouvoir plus glisser. La pince élastique et à double coulant de H. Larrey (fig. 694) remplit parfaitement cette indication. Cette pince est formée de deux longues branches élastiques, d'acier, sur lesquelles courent deux anneaux ; la base de la tumeur étant placée entre les branches de la pince, le rapprochement des anneaux détermine une constriction qui amincit nécessairement les parties embrassées par la pince. Cet instrument peut aussi servir à l'enlèvement des tumeurs avec l'instrument tranchant : le bistouri trouve dans les branches de la pince un guide infaillible, permettant d'enlever la tumeur d'un seul coup.

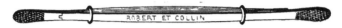

Fig. 694. — Pince à double coulant d'H. Larrey.

Quelquefois on traverse la base de la tumeur avec une ou plusieurs épingles qui fournissent un point d'appui assuré à la ligature.

Si la tumeur est très-volumineuse, on peut la traverser avec un ou plusieurs fils qui la segmentent pour rendre l'action de la ligature plus énergique et plus rapide. Les aiguilles à suture ordinaires peuvent être employées si la tumeur n'est pas trop volumineuse; dans ce dernier cas, on se sert avec avantage d'une longue aiguille à pointe droite ou légèrement courbe, aplatie en fer de lance tranchant des deux côtés (fig. 695). Cette pointe est percée d'un chas pour recevoir le fil; la tige, assez solide, est fixée sur un manche d'ébène taillé à pans.

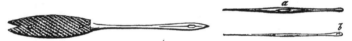

Fig. 695. — Aiguille pour passer un fil à travers les tumeurs.   Fig 696. — Aiguilles de Manec.

Manec a proposé un ingénieux procédé pour diviser les tumeurs en quatre segments. L'appareil se compose de deux aiguilles (fig. 696), une mâle et une femelle; l'aiguille femelle porte un chas à son centre a, l'aiguille mâle un chas à son extrémité b. Cette dernière seule est armée d'un fil double. Le chirurgien traverse alors la base de la tumeur avec l'aiguille femelle, puis il conduit l'aiguille mâle de façon à lui faire traverser le chas de la première (fig. 697). L'aiguille mâle est alors retirée, laissant dans le chas de l'aiguille femelle le fil double qui traverse l'un des diamètres de la tumeur. L'aiguille femelle est poussée à son tour jusqu'à ce que son chas médian apparaisse hors de la tumeur; l'une des anses du fil, coupé en deux, est saisie et retenue au dehors; l'aiguille retirée en sens inverse porte la deuxième anse du fil du côté opposé de la tumeur qui se trouve ainsi partagée en quatre segments par les anses acb, def, lkj, ghi (fig. 697).

Les ligatures ne sont pas les seuls moyens que l'on emploie pour diviser lentement les tissus par ulcération et mortification. On recourt assez

souvent à des pinces telles que celles de Breschet pour l'opération du
varicocèle, l'entérotome de Dupuytren, la pince de Legouest pour

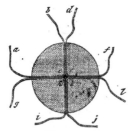

FIG. 697. — Tumeur divisée en quatre segments.

les polypes naso-pharyngiens, la pince de Thierry pour les polypes de
l'utérus, etc.

§ 2. — Section mousse par action traumatique.

La section mousse par action traumatique est connue depuis fort
longtemps. Fallope employait cette méthode pour extirper les polypes mu-
queux des fosses nasales; ce chirurgien introduisait, en effet, un fil plié
en double dans un tube d'argent ouvert à ses deux extrémités; lorsque
l'anse avait embrassé le polype, il poussait le tube d'une main, attirait le
fil de l'autre, et serrait ainsi jusqu'à ce que le pédicule de la tumeur fût
coupé. Les serre-nœuds de Graefe et de Mayor peuvent être appliqués à
ce genre de ligature, si le fil qui les traverse jouit d'une force suffisante.
L'instrument que Maisonneuve décrit sous le nom de constricteur n° 1
(fig. 698) ne diffère du serre-nœud de Graefe qu'en ce que son anneau
terminal est aplati de manière à présenter une ouverture en forme de fente
étroite, au lieu d'un orifice circulaire.

Ces instruments peuvent trouver leur application lorsqu'il s'agit de
tumeurs très-petites, bien pédiculées, peu vasculaires, et siégeant dans des
cavités où il serait difficile de conduire un lien un peu volumineux; hor-
mis ce cas, leur emploi est peu prudent, car leur mode d'action ne donne
pas assez de garanties contre l'hémorrhagie.

Le seul instrument véritablement pratique est l'écraseur linéaire de
Chassaignac. L'écraseur, dit Broca (1), coupe les artères par un mécanisme
comparable à celui de l'arrachement et de la torsion; les tuniques internes
divisées et écrasées avant que la tunique celluleuse ait cédé, sont refoulées

(1) Broca, *Traité des tumeurs*. Paris, 1866.

de bas en haut dans le canal du vaisseau qu'elles obstruent, de manière à empêcher l'hémorrhagie lorsque la tunique externe cède à son tour. L'écraseur linéaire a aussi l'avantage de produire une plaie aussi petite que possible, parce qu'il n'opère la section qu'après avoir réduit les parties à la plus simple expression de volume qu'elles puissent présenter.

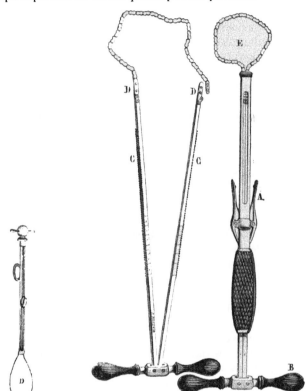

Fig. 698. — Constricteur n° 1 de Maisonneuve.

Fig. 699. — Écraseur linéaire de Chassaignac.

La partie essentielle de l'écraseur (fig. 699) est une chaîne exactemen semblable à celle de la scie à chaîne d'Atiken que l'on aurait édentée. Les deux derniers maillons de la chaîne portent deux petites mortaises qui s'engagent dans des tenons D situés à l'extrémité de deux tiges d'acier C C très-résistantes; cette disposition permet de monter successivement plusieurs chaînes sur les mêmes tiges. Les deux tiges d'acier s'articulent par leur extrémité opposée à un double levier B qui les met en mouvement; elles sont creusées sur leur côté externe d'une série de dents qui les transforment en crémaillères ; le côté interne de l'une de ces tiges présente une saillie glissant dans une gouttière ménagée sur le côté interne de la tige opposée.

Les tiges CC sont introduites dans une canule plate portant à sa partie supérieure un manche quadrillé d'ébène, que l'opérateur saisit de la main gauche, pendant qu'il fait manœuvrer le double levier avec la main droite ; les mouvements d'élévation et d'abaissement de ce levier font remonter dans la canule les deux tiges d'acier dont les dents latérales sont engrenées successivement par les cliquets A. Les branches d'acier CC entraînent nécessairement dans leur mouvement d'élévation la chaîne E.

Chassaignac recommande de donner une très-grande force à l'extrémité de la canule plate, parce qu'elle supporte une pression énorme au moment où la chaîne, ramenée dans la crémaillère, exerce son plus grand effort sur l'objet à écraser ; il recommande aussi de mettre dans un rapport de dimension très-rigoureuse la chaîne et la capacité de la canule plate; si la canule est trop spacieuse, les tissus sont entraînés dans son intérieur en même temps que la chaîne, et alors l'opération se transforme en un véritable arrachement.

La chaîne peut être composée de maillons tout à fait plats, ou de maillons taillés légèrement en biseau du côté qui doit exercer la pression ; les maillons plats sont les meilleurs; si cependant les tissus à diviser sont très-résistants, il faut recourir aux maillons taillés en biseau qui pénètrent plus facilement.

Les chaînes ordinaires ne peuvent s'infléchir que dans le sens latéral. Chassaignac a fait construire des chaînes susceptibles de s'infléchir en tous sens pour les circonstances où l'écrasement doit se faire au fond d'une profonde cavité ; ces chaînes ne doivent s'employer qu'en cas d'absolue nécessité, car elles sont beaucoup moins résistantes que les autres.

Quelquefois l'écraseur se brise pendant une opération, ce qui constitue un accident sérieux si l'on n'a pas une chaîne de rechange sous la main ; en tout cas, c'est une perte de temps. Presque toujours cet accident provient de ce que l'instrument n'a pas été essayé au préalable. L'essai doit se faire de la façon suivante : un corps tout à fait insécable est placé dans l'anse de la chaîne, puis on agit sur le levier avec toute la force possible; si l'instrument résiste, il est bon.

Chassaignac a appliqué son instrument à une foule d'opérations (1); on

---

(1) Chassaignac, *Traité clinique et pratique des opérations chirurgicales, ou traité de thérapeutique chirurgicale.* Paris, 1861.

s'en sert le plus habituellement pour l'ablation des tumeurs. Si la tumeur n'est pas pédiculée, il faut former un pédicule artificiel en étreignant sa base dans une ligature serrée, au besoin, à l'aide du serre-nœud ordinaire. Dès que l'écraseur est en place, le chirurgien paralyse l'action des cliquets en pressant sur leur extrémité postérieure, et retire à lui les deux crémaillères jusqu'à ce que l'anse de la chaîne embrasse exactement la tumeur. Alors, cessant de presser sur les cliquets, il fait jouer le levier qui doit agir très-lentement. En général, il faut combiner les mouvements de façon qu'ils ne fassent pas rentrer plus d'un maillon par minute; autrement, l'instrument agirait plutôt par section que par écrasement et l'hémorrhagie aurait lieu très-probablement.

Diverses modifications ont déjà été apportées à l'écraseur que Chassaignac fit construire par Mathieu. Charrière a fixé l'une des extrémités de la chaîne sur l'étui métallique; dès lors, la chaîne ne rentre que d'un seul côté en n'exécutant, pour ainsi dire, aucun mouvement de scie. Cette modification est aussi malheureuse que possible; elle expose à l'hémorrhagie.

Verneuil (1) a fait construire par Mathieu un écraseur à double chaîne, avec lequel on peut faire la section d'une tumeur en l'attaquant par le milieu et en opérant simultanément ses deux moitiés. Cet instrument (fig. 700) est un écraseur de Chassaignac, auquel on a ajouté, en C, une portion de gaine courbe sur laquelle sont ajustées deux chaines dont les extrémités externes sont maintenues par deux tenons BB fixés chacun à un ressort adhérent à la gaine. Il suffit de soulever l'un de ces ressorts pour rendre libre l'extrémité de la chaîne qui lui correspond; quant aux extrémités internes des chaînes, elles sont fixées aux deux tiges du levier double que l'opérateur fait rentrer par le mouvement de va-et-vient imprimé au manche.

L'écraseur à double chaîne est très-ingénieux; il peut rendre des services dans les cas où il est indispensable d'agir vite. Nous ferons remarquer cependant que la chaîne ne rentrant que d'un seul côté, cet instrument a, tous les inconvénients de l'écraseur de Charrière.

Maisonneuve a substitué à l'écraseur des instruments qu'il appelle constricteurs; nous avons déjà décrit le constricteur n° 1. Les constricteurs n° 2 (fig. 701) et n° 3 sont construits sur le même modèle; ce sont d'énormes serre-nœuds de Graefe dans lesquels le fil est remplacé par une corde métallique.

Le constricteur n° 2 a une longueur de 30 centimètres; son anneau terminal est large de 4 millimètres et long de 2 centimètres. La vis, d'un

(1) Verneuil, *Bulletin de la Société de chirurgie*, séance du 30 décembre 1868.

diamètre de 6 millimètres, supporte le crochet sur lequel viennent se fixer, les ligatures. La manivelle qui fait monter et descendre ce crochet est un volant à trois branches de 4 centimètres de rayon roulant librement sur la vis. Quant au lien, c'est une ficelle de 4 millimètres de diamètre ou une

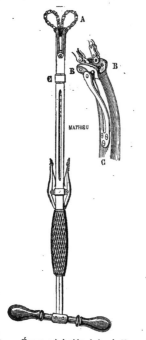

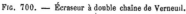

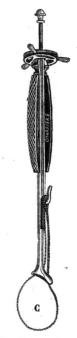

FIG. 700. — Écraseur à double chaîne de Verneuil.   FIG. 701. — Constricteur n° 2 de Maisonneuve.

corde composée de plusieurs brins de fil de fer. Cet instrument est inférieur à celui de Chassaignac à tous les points de vue.

Le constricteur n° 3 diffère du précédent par ses dimensions qui sont beaucoup plus considérables ; ici le lien est un véritable câble de dix à douze brins de fil de fer qui, réunis, présentent un diamètre de 8 millimètres. Cet instrument a une force colossale ; son inventeur s'en est servi pour faire l'amputation de l'avant-bras, du bras, de la jambe, de la cuisse (1)! Ajoutons bien vite que Chassaignac, le véritable inventeur de l'écrasement linéaire, est parfaitement innocent de ces exagérations.

(1) Maisonneuve, *De la ligature extemporanée*, in *Clinique chirurgicale*, t. II.

CHAPITRE II

INSTRUMENTS POUR LA RÉUNION DES PLAIES

Les moyens de réunion des plaies sont : la position, — les bandages, — les agglutinatifs, — les serres-fines de Vidal (de Cassis) et les pinces de Marcellin Duval, — les sutures.

Les trois premiers procédés ne doivent pas nous occuper ici (1), puisqu'ils n'exigent pas le secours d'instruments particuliers.

§ 1. — Serres-fines et pinces.

Pendant un voyage en Afrique, Furnari (2) vit avec surprise que les Arabes tentaient quelquefois la réunion des plaies en faisant mordre les lèvres de la solution de continuité par les mandibules d'un insecte. Cette pratique lui donna l'idée de faire construire des serre-fines. L'instrument de Furnari resta complétement ignoré jusqu'au jour où Vidal (de Cassis) (3) en vulgarisa l'emploi ; il est certain, du reste, que Vidal ignorait complétement l'invention de Furnari.

La serre-fine de Vidal (fig. 702) est formée d'un fil d'argent contourné à sa

FIG. 702. — Serres-fines de Vidal (de Cassis).

partie médiane en deux spirales formant ressort ; chacune des branches décrit une S dont une extrémité fait partie de la spirale, tandis que l'extrémité opposée supporte deux petits crochets. Les deux branches se croisent vers leur partie médiane de telle sorte que, sous l'action du ressort en spirale, les deux crochets tendent sans cesse à se rapprocher l'un de l'autre. Le diamètre du fil d'argent doit augmenter en raison de l'épaisseur des parties

(1) Voyez Gerdy, *Traité des bandages, des pansements et de leurs appareils.* Paris, 1837-1839, 2 vol. in-8. — Goffres, *Précis iconographique des bandages, pansements et appareils.* Paris, 1866, 1 vol. in-18.
(2) S. Furnari, *Voyage médical dans l'Afrique septentrionale, ou de l'ophthalmologie dans ses rapports avec les différentes races.* Paris, 1845, p. 310.
(3) Vidal (de Cassis), *Traité de pathologie externe,* 5e édit., t. I, p. 172. Paris, 1861.

qu'embrasse la serre-fine. Vidal a indiqué six numéros, dont le plus fort peut saisir la peau et le tissu cellulaire sous-cutané.

Charrière a imaginé de couder les serres-fines (fig. 703), afin d'éviter la saillie qu'elles forment au-dessus de la plaie; cette disposition est quelquefois gênante, parce qu'elle force à imbriquer les serres-fines les unes sur les autres.

Quelquefois la serre-fine se termine par trois crochets, afin d'agir sur

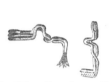
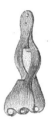
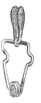

FIG. 703. — Serres-fines coudées.   FIG. 704. — Serres-fines palmipèdes.

une plus grande étendue à la fois; quelquefois encore les mors de la serre-fine ont une forme palmipède ou prennent la forme d'une pince à polype. Ces dernières variétés (fig. 704) sont surtout employées pour arrêter le sang fourni par les piqûres de sangsues.

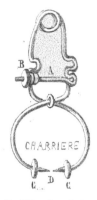

FIG.705. — Serre-fine à vis de pression de Debout.

Pour éviter le décroisement des branches, Vidal a indiqué de faire passer l'une des branches dans un chas placé sur la branche opposée; il a aussi conseillé de placer un petit anneau sur le point où les branches s'entrecroisent. Debout a réuni les deux branches par une vis de pression (fig. 705). Ces précautions ne sont utiles que si les parties à réunir sont très-épaisses; la serre-fine de Debout a été employée dans un cas de périnéorrhaphie.

Pour se servir de la serre-fine, on engage les deux lèvres de la plaie entre les crochets qui sont écartés l'un de l'autre par une légère pression exercée au-dessus de l'entrecroisement des branches; il suffit de cesser cette pression pour que le contact de ces lèvres soit assuré.

Les serres-fines de Vidal ne présentent d'utilité réelle que pour la réunion des plaies superficielles; quand il faut réunir à la fois les parties profondes et les bords d'une plaie, on est obligé de recourir à certaines variétés de suture, au pansement de Laugier ou aux pinces à pression continue de Marcellin Duval.

Le pansement de Laugier, proposé surtout pour les plaies d'amputation, consiste à maintenir les chairs adossées, d'un côté à l'autre, en engageant dans le bandage roulé deux plaques de liège d'un demi-centimètre d'épaisseur. Ces plaques doivent être assez longues pour embrasser le moignon, depuis le point où l'os a été scié jusqu'à quelques centimètres au delà de la section des chairs; elles doivent être assez larges pour aller d'un côté à l'autre du moignon. La partie des plaques de liège dépassant les bords de la plaie est divisée en plusieurs digitations; chacune supporte un trou traversé par un lacs qui réunit la plaque antérieure à la plaque postérieure. On peut rendre la pression des plaques plus douce en les doublant d'amadou.

Les pinces à pression continue et graduée de Marcellin Duval (fig. 706)

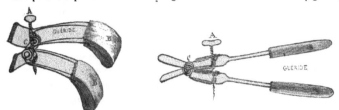

FIG. 706. — Pince à pression continue et graduée de Marcellin Duval.

sont faites de fil de fer zingué, d'acier bruni, d'argent, ou d'alliage non oxydable. Elles présentent deux ressorts construits sur les mêmes principes que les compresseurs de l'auteur. Ces ressorts sont réunis par une tige transversale C, munie d'un trou dans lequel s'engage une vis A qui augmente la force de constriction des mors de la pince. Les mors B affectent des formes différentes suivant les indications; ils sont droits ou courbes; ils sont entourés d'un morceau d'agaric épais, qui se trouve en contact immédiat avec la peau ou les tissus.

Les pinces de M. Duval remplissent, dans l'amputation, le même but que l'appareil de Laugier; elles sont d'une application plus commode et plus rapide. Elles permettent, en cas d'hémorrhagie consécutive, d'examiner la plaie sans tourmenter le malade en défaisant un pansement complet. De plus, le chirurgien peut, par un simple tour de vis, augmenter ou diminuer la compression. Remarquons encore que la pince de Duval permet de tenter la réunion immédiate d'une portion de la plaie seulement; dans une amputation, par exemple, on peut avec cette pince essayer la réunion immédiate des parties latérales, tandis que la partie centrale laissée libre est parcourue par une mèche de charpie. Les chirurgiens qui ne sont point partisans de la réunion immédiate après les amputations, mais qui cependant cherchent à diminuer l'étendue de la plaie, apprécieront cet avantage.

La pince de Marcellin Duval peut aussi servir, comme compresseur artériel, pour arrêter les hémorrhagies ; elle est très-utile, en particulier, dans les cas de blessures des artères de la main.

§ 2. — Sutures.

La suture consiste à rapprocher les lèvres d'une plaie à l'aide d'un fil ou de tiges métalliques traversant les lèvres de la solution de continuité.

Les fils peuvent être de lin, de soie ou de métal. Depuis un certain nombre d'années les fils métalliques tiennent une grande place dans l'histoire des sutures ; il ne faudrait pas croire cependant qu'ils fussent d'invention moderne. On en trouve des traces dans l'antiquité ; Fabrice d'Acquapendente a cherché à démontrer leur supériorité en employant des arguments auxquels les chirurgiens modernes n'ont presque rien ajouté.

Les fils d'argent pour la suture des plaies de la face sont en usage dans le midi de la France depuis un temps immémorial. Percy employait souvent des fils de platine ou d'or revêtus de plomb. D'ailleurs, la suture entortillée est un véritable suture métallique. Il est incontestable, cependant, que les fils métalliques ne sont entrés dans la pratique générale que depuis les travaux des médecins américains sur la réunion des fistules vésico-vaginales ; ils ont été surtout vulgarisés par Marion-Sims. Les fils métalliques peuvent être d'argent doré (Gosset), d'argent (Sims et Bozeman), de fer recuit (Simpson), de fer étamé, de fer galvanisé ; tous ces métaux sont également bons. En général, on accorde la préférence au fil de fer.

On donne habituellement aux fils métalliques la grosseur d'un crin de cheval. Ollier se sert souvent de fils capillaires, c'est-à-dire du diamètre d'un cheveu ; ces fils irritent moins les tissus que ceux qui sont plus volumineux ; cependant Ollier, craignant qu'ils ne coupent les tissus, les réserve pour les cas où les lèvres de la plaie ne subissent aucun tiraillement. Un élève d'Ollier, Muguet (1), a fait quelques expériences comparatives entre les fils ordinaires et les fils capillaires appliqués à la réunion de plaies à bords plus ou moins tendus ; il a constaté que, même dans ce cas, les fils capillaires n'achèvent la section qu'après les fils ordinaires. Si les expériences de Muguet étaient confirmées, l'emploi des fils capillaires ne comporterait plus d'exception.

(1) Muguet, *Des fils métalliques capillaires pour la réunion des plaies*. Thèse de Paris, n° 30. 1862.

Les liens, qu'ils soient de chanvre, de soie ou de métal, sont conduits au travers des tissus par des aiguilles. Les aiguilles ordinaires présentent à considérer un corps, une pointe et un chas. Quelquefois cylindrique, le corps est plus souvent aplati; il peut être courbe dans toute son étendue, rectiligne dans sa partie postérieure et courbe près de la pointe, rectiligne dans toute sa longueur (fig. 707). Le degré de la courbe varie à l'infini ; le chirurgien choisit la courbure la plus en rapport avec la forme de la région sur laquelle il doit opérer, et, aussi, avec la profondeur à laquelle il se propose de faire passer le fil. Le chas traverse le talon de l'aiguille, le plus souvent d'arrière en avant, quelquefois d'un côté à l'autre; en arrière du chas se trouve une petite cannelure dans laquelle se loge le fil, afin qu'il ne fasse pas un relief qui gênerait son passage au travers des tissus. La pointe a généralement la forme d'un fer de lance à arêtes antérieures et tranchantes.

Le volume des aiguilles, quelle que soit leur forme, doit varier en raison de l'épaisseur et de la résistance des tissus qu'elles doivent traverser ; tout ce que l'on peut dire de général à ce point de vue, c'est que l'aiguille doit être aussi petite que possible.

Les aiguilles courbes dans toute leur étendue se manient habituellement à la main ; les autres peuvent être conduites avec avantage par des instruments spéciaux connus sous le nom de porte-aiguilles. Autrefois on se servait beaucoup de porte-aiguilles analogues à celui de Roux que nous décrirons à propos de la staphylorrhaphie.

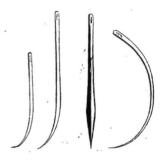

Fig. 707. — Aiguilles à sutures.

Aujourd'hui on se sert généralement des pinces à pansement ou à ligature ; nous avons vu, en décrivant ces instruments, que leurs mors portent des cannelures disposées pour recevoir le talon des aiguilles.

Pour les sutures qui se pratiquent sur les paupières, et en général sur les organes délicats, on se sert d'aiguilles très-fines dont la préhension ne serait pas assurée par une pince ordinaire; ces pinces, d'ailleurs, ne permettent de saisir l'aiguille que verticalement ou horizontalement, positions qui peuvent être embarrassantes. On remédie à ces inconvénients par l'emploi de petites pinces à verrous, dont les mors, remplacés par deux petites cuillers arrondies, présentent sur leur circonférence un grand nombre de rainures se correspondant exactement ; la cavité de ces petites cuillers est remplie d'étain. La multiplicité des rainures permet d'incliner l'aiguille en tout sens; de plus, sous l'influence de la pression, le talon de l'aiguille s'incruste en quelque sorte dans l'étain, et cette incrustation empêche toute déviation.

Mathieu a proposé une pince qui remplit le même but et dont le maniement est peut-être plus facile. Cette pince (fig. 708) se compose de deux

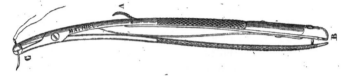

FIG. 708. — Pince porte-aiguille de Mathieu.

branches courbes articulées à 1 centimètre en arrière des mors C. Les mors sont entaillés à leur face interne d'un grand nombre de rainures inclinées en tous sens, de sorte que l'aiguille peut être saisie dans les positions les plus variées; lorsque les mors sont fermés, ils affectent la forme d'une petite boule. Le rapprochement des mors est maintenu dans une position invariable par une petite pièce armée d'un chas qui, partant de la branche inférieure, s'engage dans une mortaise pratiquée à l'extrémité de la branche supérieure B; cette pièce est fixée par un cliquet à ressort placé sous l'influence de la pédale A. Pour ouvrir l'instrument, il suffit d'exercer une légère pression sur cette pédale.

Quelquefois les aiguilles sont montées sur un manche; alors le chas est placé près de la pointe (fig. 709). Dans ce cas, dès que l'aiguille a tra-

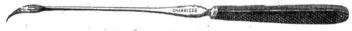

FIG. 709. — Aiguille à chas brisé.

versé les tissus, on retire l'un des chefs du fil et l'aiguille est ramenée au dehors, en parcourant, en sens inverse, le chemin qu'elle avait déjà fait. Pour faciliter le placement du fil, Charrière a imaginé de briser le chas de l'aiguille.

Nélaton a fait construire par Mathieu un porte-aiguille, ou plutôt un porte-fil très-ingénieux. Cet instrument (fig. 710) se compose d'une canule d'acier parcourue dans toute sa longueur par une tige munie, à son extrémité antérieure, d'une pointe acérée A; cette pointe porte à sa base un chas brisé disposé de telle sorte que lorsque l'instrument est au repos, l'échancrure du chas est fermée par l'extrémité de la canule. Si l'on veut ouvrir cette échancrure, il suffit d'exercer une pression sur la pédale B qui la dégage, en faisant avancer la tige. En général, on n'introduit le fil

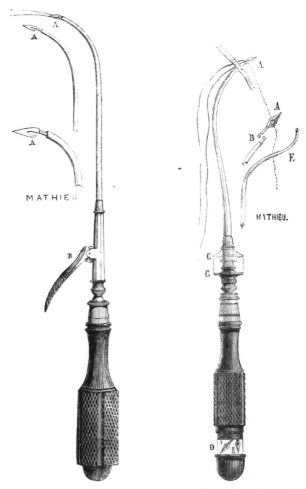

Fig. 710. — Porte-fil de Nélaton.   Fig. 711. — Porte-aiguille de Mathieu.

dans le chas que lorsque la pointe a traversé les bords de la plaie ; il suffit alors de retirer l'instrument pour que la suture soit placée. Ce porte-fil, comme toutes les aiguilles dont le chas est situé près de la pointe, n'est utile que pour le placement des sutures situées dans les cavités.

Dans ce cas, on peut encore se servir d'une canule courbe dans laquelle se meut une tige portant à son extrémité une encoche B dans laquelle s'engage l'aiguille A (fig. 711). Cette tige est sous l'influence d'un ressort qui maintient l'encoche et par conséquent le talon de l'aiguille à l'intérieur de la canule, à moins qu'une pression, exercée sur le bouton C, ne la pousse en avant. La pointe de l'aiguille, armée d'un fil, est conduite au travers des lèvres de la plaie; alors l'opérateur presse le bouton C, et la petite aiguille tombe en entraînant le lien, pendant que le porte-aiguille est retiré en sens inverse. Un étui D, ménagé dans le manche de l'instrument, contient des aiguilles de rechange. Nous aurons encore l'occasion, dans la suite de cet ouvrage, de décrire divers porte-aiguilles proposés pour les sutures des cavités, en particulier pour la staphylorrhaphie (1).

Les aiguilles et les porte-aiguilles que nous venons de passer en revue sont surtout employés pour le passage des fils de chanvre ou de soie. Des instruments spéciaux ont été proposés pour faciliter le passage des fils métalliques, mais ils ne sont pas indispensables. Bozeman introduit dans les lèvres de la plaie un fil de soie à l'aide d'une aiguille ordinaire, puis il attache ce fil de soie au fil métallique recourbé en crochet. D'autres enfilent directement le fil métallique sur l'aiguille ordinaire; mais alors le fil fait une saillie au point où il est recourbé, et l'on ne peut effacer cette saillie qu'en s'exposant à le briser. Guéride, sous la direction de Péan, a fait des aiguilles à suture métallique qui échappent à cet inconvénient.

Les aiguilles de Péan (fig. 712) ne diffèrent des aiguilles ordinaires que

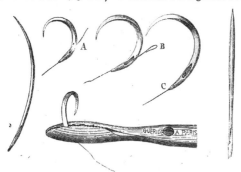

FIG. 712. — Aiguilles de Péan.

par la disposition du chas qui est tubulaire et conique (fig. 712). Le fil, après avoir traversé le chas A, est replié en anse B, puis retiré en arrière C.

(1) Consulter les articles STAPHYLORRHAPHIE et FISTULES VÉSICO-VAGINALES.

L'anse B s'enfonce dans le cône A et forme un relief suffisant pour ne pouvoir traverser son orifice postérieur. Ces aiguilles constituent certainement un des moyens les plus commodes que nous possédions pour conduire les fils métalliques : elles sont d'autant plus précieuses, qu'elles conviennent aussi aux fils ordinaires ; il suffit de remplacer l'anse B par un nœud qui va se cacher dans le cône. Il est inutile de dire que ces aiguilles peuvent affecter toutes les formes que nous avons signalées à propos des aiguilles ordinaires.

On peut aussi passer directement les fils métalliques avec es aiguilles creuses de Startin et de Simpson.

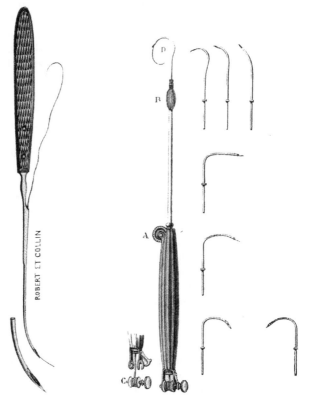

FIG. 713. — Aiguille de Simpson.   FIG. 714. — Aiguille chasse-fil.

L'aiguille de Simpson (fig. 713) est une longue tige d'acier de 10 à 15 centimètres de long, montée sur un manche et piquante à son extrémité libre.

Cette tige est parcourue dans toute sa longueur par un canal dans lequel on fait glisser le fil métallique. Dès que l'aiguille a traversé les lèvres de la plaie, on pousse par son canal le fil métallique qui vient faire saillie par un orifice ménagé près de la pointe. A la partie postérieure du manche, Startin a placé une bobine sur laquelle le fil est enroulé, ce qui permet de le renouveler à volonté.

Perfectionnant encore l'idée de Startin, on a imaginé des mécanismes pour faire glisser plus facilement le fil enroulé sur la bobine; ces appareils prennent le nom d'aiguille chasse-fil.

L'aiguille chasse-fil (fig. 714) se compose d'un manche et d'un tube creux traversé par un fil enroulé sur une bobine C placée à l'arrière du manche; le manche porte sur l'un de ses côtés une rainure permettant à une roue dentée A de se mettre en contact avec le fil. L'extrémité libre du tube est munie d'un écrou B à l'aide duquel on peut adapter des aiguilles de formes extrêmement variées, pour agir avec facilité dans les régions les plus diverses; les aiguilles sont tubulées et traversées aussi par le fil métallique.

Une fois le fil engagé dans la tubulure de l'instrument, l'opérateur n'a plus qu'à appuyer le pouce sur la roue A et à la faire tourner en arrière; le fil chemine dans l'intérieur de l'instrument et vient sortir par l'extrémité de l'aiguille D.

Les aiguilles de Startin et les chasse-fils sont très-commodes pour les sutures profondes; cependant elles peuvent être remplacées, le plus souvent, par les aiguilles si simples de Péan.

Quand le fil est en place, il faut, quelle que soit sa nature, rapprocher les lèvres de la plaie et assurer leur situation par un point d'arrêt. Quand la suture n'est pas métallique, un nœud réunissant les deux extrémités du fil remplit cette double indication; dans les cavités profondes, on se sert quelquefois, pour la formation du nœud, d'instruments particuliers portant le nom de presse-nœuds (1).

Si le fil est métallique, on peut aussi assurer la striction par un nœud; il est plus simple de tordre les deux extrémités. Cette manœuvre est facile; elle permet de diminuer facilement la striction exercée par l'anse du fil, si le gonflement des tissus devient trop considérable; il suffit de détordre légèrement le fil. Si l'on a fait un nœud, au contraire, la section et l'enlèvement total de la ligature permettent seuls de porter remède à l'étranglement. Pour pratiquer la torsion, on peut saisir les deux chefs de la ligature entre les mors d'une pince à ligature, mais il est préférable de recourir à un instrument spécial imaginé par Coghill. Cet instrument con-

(1) Voy. STAPHYLORRHAPHIE.

siste en deux tubes courts et fins rapprochés l'un de l'autre et montés sur une tige métallique (fig. 715). On passe les deux chefs du fil dans les tubes que l'on conduit ensuite jusqu'au niveau de la plaie; le tord-fil exécute

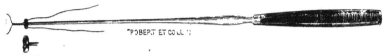

FIG 715. — Tord-fil de Coghill.

deux ou trois tours sur son axe, et la torsion du fil est effectuée. Avant de pratiquer cette torsion, il est indispensable, si l'on a posé plusieurs fils, de bien reconnaître leurs différents chefs ; on arrive assez facilement à ce résultat, même si la suture est profonde, en séparant les fils avec un petit crochet mousse.

Au lieu de tordre les fils, on peut les faire passer dans l'orifice central que présentent les petits tubes de plomb de Galli; ces tubes sont écrasés, au niveau de la plaie, par une forte pince, et cet écrasement suffit pour arrêter le glissement du fil. Les tubes de Galli peuvent être substitués au nœud quand on se sert des fils de lin.

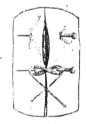

Marion Sims, Bozeman, Backer Brown, Desgranges (de Lyon), ont inventé des procédés particuliers pour assurer le rapprochement des lèvres de la plaie après les sutures métalliques. Nous nous occuperons de ces appareils à propos des

FIG. 716. — Épingles pour la suture entortillée.

sutures vésico-vaginales que ces chirurgiens ont eu surtout en vue.

La suture entortillée qui se pratique depuis fort longtemps peut être considérée comme une véritable suture métallique. Elle se fait avec des épingles, de laiton, bien étamées et aiguisées; les épingles d'entomologiste sont parfaitement convenables (fig. 716). Un fil jeté en huit de chiffre autour des épingles assure le rapprochement des lèvres de la plaie; la pointe des épingles est ensuite coupée avec de forts ciseaux afin qu'elle ne puisse blesser les parties.

Rigal de Gaillac a proposé de remplacer les fils par des bandelettes de caoutchouc vulcanisé d'une largeur de 4 à 10 millimètres. L'épingle est passée dans la bandelette à quelques millimètres de l'une de ses extrémités; lorsqu'elle a traversé les lèvres de la plaie, on tire sur la anière élastique et on l'appule sur la pointe de l'épingle qui la traverse une seconde fois. Rigal recommande de se servir d'épingles qui ne soient pas roides et inflexibles, mais qui puissent, au contraire, former dans les tissus une sorte de courbe ou d'anse métallique. La suture élastique a l'avantage d'affronter sans violence, de céder et de revenir sur elle-même, selon le degré de turgescence des parties rapprochées (1).

CHAPITRE III

INSTRUMENTS POUR LES SECTIONS SOUS-CUTANÉES

Le but que se propose le chirurgien dans ces opérations est de diviser les tissus sous la peau, afin que la plaie ne soit pas exposée au contact de l'air. Pour obtenir ce résultat, on pratique à la peau une ouverture très-étroite qui livre passage aux instruments chargés de faire la section. Ces instruments portent le nom de ténotomes, parce qu'ils servent le plus souvent à la section des tendons; cependant ils peuvent être utilisés aussi pour la section des nerfs, des muscles, des aponévroses et des brides fibreuses.

Les ténotomes (fig. 717 et 718) sont de petits bistouris à lame étroite unie au manche par une tige arrondie qui, se trouvant en rapport avec l'ouverture cutanée après que la lame a pénétré profondément, ne risque pas d'agrandir cette ouverture. La lame est étroite et résistante tout à la fois; son extrémité est pointue ou arrondie. La lame doit être étroite afin de pouvoir s'insinuer dans une ouverture cutanée aussi petite que possible; elle doit être résistante afin de ne pouvoir se briser; cet accident, qui arrive quelquefois quand les instruments ne sont pas d'une parfaite qualité, fait perdre au malade tout le bénéfice de l'incision sous-cutanée, puisqu'il nécessite une large incision pour retirer le corps étranger. La lame est ordinairement montée sur un manche d'ivoire ou d'ébène à quatre pans; un point noir ou blanc placé sur l'un de ces pans indique toujours la direction du tranchant.

Si l'on emploie le ténotome à pointe mousse, il est indispensable de faire une ponction à la peau avec la pointe d'un bistouri ou d'une lancette; le ténotome aigu suffit à accomplir tous les temps de l'opération.

Sédillot accorde la préférence au ténotome aigu. « En tirant obliquement, dit-il (2), la peau sur le tendon, pour rendre la plaie très-allongée,

(1) Rigal de Gaillac, *Bulletin de la société de chirurgie*, t. II, 1852, p. 213.
(2) Sédillot, *Traité de médecine opératoire*, t. I, p. 558.

excessivement étroite et à l'abri de tout parallélisme dans son trajet, on la
réduit à une sorte de piqûre presque imperceptible, au travers de laquelle
l'air ni le sang ne peuvent passer, et dont les surfaces coupées nettement
sont dans les meilleures conditions d'adhésion. Si l'on débute au contraire
par une ponction étendue des téguments au tendon, on doit la rendre assez

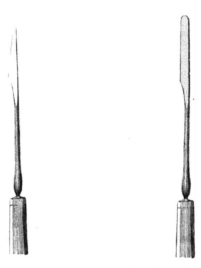

Fig. 717. — Térotome aigu   Fig 718. — Ténotome mousse

large et directe pour y conduire le ténotome, dont la pointe mousse ne suit
par toujours la plaie, s'égare dans le tissu cellulaire ambiant, le déchire
ou est arrêtée. Le chirurgien est alors dans la nécessité de le retirer et de
réitérer la ponction. Les conditions de la réunion immédiate sont altérées
et compromises, et ce sont celles de l'innocuité. »

Les motifs allégués par l'illustre professeur de Strasbourg sont d'une
logique incontestable; le ténotome aigu doit donc être employé en règle
générale.

Cependant je n'oserais le conseiller aux chirurgiens qui n'ont pas une
grande habitude quand ils opèrent dans les régions où les vaisseaux sont
très-rapprochés des tendons à diviser; ils contourneront mieux le tendon
et éviteront mieux les vaisseaux avec le ténotome mousse.

On a varié à l'infini la forme des ténotomes; on a préconisé des tranchants droits, convexes ou concaves; on a coudé plus ou moins le col en
lui imprimant les directions les plus variées, quelquefois les plus bizarres.

Toutes ces modifications ne méritent pas de nous arrêter; un ténotome rectiligne à tranchant très-légèrement convexe suffit à remplir toutes les indications.

CHAPITRE IV

INSTRUMENTS POUR LES PONCTIONS EXPLORATRICES ET ÉVACUATRICES

La ponction est une opération qui consiste à plonger un instrument à pointe acérée dans l'épaisseur des tissus. Cette opération peut se faire avec un bistouri droit, une lancette; nous ne nous occuperons ici que des instruments spéciaux employés pour l'exploration et l'évacuation des tumeurs.

§ 1. — Ponction exploratrice (akéidopéirastie).

Le plus inoffensif des instruments d'exploration est l'aiguille à acupuncture qui, en raison de sa ténuité, peut traverser impunément les tissus les plus délicats.

Les aiguilles à acupuncture (fig. 719) sont formées d'un fil d'or, d'argent ou d'acier d'un diamètre presque capillaire, d'une longueur variant entre 6

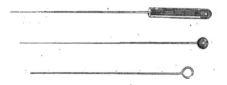

Fig. 719. — Aiguilles à acupuncture.

et 10 centimètres; l'or et l'argent adoptés par les Chinois ne sont presque -jamais employés en Europe. Malgré leur petit volume, les aiguilles doivent être légèrement coniques, afin de pouvoir progresser facilement dans les tissus; elles doivent aussi être douées d'une certaine élasticité afin de subir, sans se rompre, l'action des contractions musculaires. La tête de l'aiguille doit être garnie d'une boule d'ivoire ou de verre, ou d'un petit anneau, destinés à l'empêcher de se perdre dans les tissus; souvent aussi on monte les aiguilles sur un manche qui en facilite le maniement.

· Les aiguilles à acupuncture sont introduites dans les tissus, soit par la pression continue de la main, soit par la pression combinée à un mouvement de rotation, soit par la percussion d'un petit maillet; le deuxième procédé est le plus convenable. Elles peuvent servir à faire reconnaître si une tumeur est constituée par des tissus indurés ou par une partie solide, tel qu'un corps étranger. Malgaigne a indiqué l'emploi que l'on en peut faire pour éclairer le diagnostic des luxations. Plus souvent on utilise les aiguilles pour examiner si une tumeur contient un liquide ou une substance plus ou moins solide : dans le premier cas, l'aiguille peut exécuter des mouvements de circumduction qui sont impossibles dans le second, à moins qu'il ne s'agisse d'une tumeur encéphaloïde très-ramollie; dans le premier cas aussi quelques gouttes de liquide peuvent s'échapper le long de l'aiguille. Velpeau se servait souvent, dans ce dernier but, d'une aiguille terminée en fer de lance ou tout simplement d'une aiguille à cataracte droite; la plaie étant plus large que la tige de l'instrument donne une issue plus facile au liquide.

Nous ferons remarquer que ce mode d'examen ne peut conduire à un résultat assuré que dans les cas où la tumeur est superficielle, c'est-à-dire, dans les cas où il est à peu près inutile.

Le peu de gravité de l'acupuncture a engagé les chirurgiens à se servir, pour éclairer le diagnostic, du trocart explorateur de Récamier, que nous représentons (fig. 720) grandeur naturelle. Cet instrument se compose d'une canule B d'argent; dans cette canule joue une tige d'acier cylindrique A, terminée d'un côté par un bouton, de l'autre par une petite pointe. Cette pointe résulte de la rencontre, à angle très-aigu, des trois plans d'une pyramide à trois pans; les arêtes qui séparent ces trois plans sont tranchantes, ce qui facilite la pénétration de l'instrument. La lettre C représente un petit étui que l'on visse sur la pointe pour la protéger contre les frottements, lorsque l'instrument est dans la trousse. Si le contenu de la tumeur est liquide, il s'échappe par la canule dès que le poinçon est retiré.

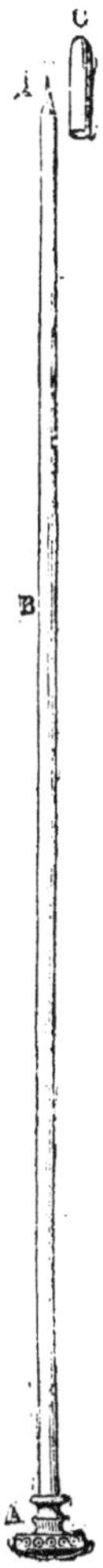

Le trocart explorateur de Récamier ne remplit pas exactement le but qu'il se propose ; il est d'un calibre trop considérable pour qu'il puisse être employé toujours sans danger ; je n'oserais certai-

FIG. 720. — Trocart explorateur de Ré-camier.

nement pas le pousser dans une tumeur que je soupçonnerais être un anévrysme. D'autre part, le diamètre de la canule n'est pas suffisant pour assurer le libre écoulement du liquide, si celui-ci est un peu grumeleux; on peut bien dans ce cas essayer de dégager la canule en y introduisant un fin stylet, mais on ne réussit pas toujours. Un résultat négatif, obtenu avec le trocart de Récamier, ne prouve donc pas qu'il ne s'agit pas d'une tumeur liquide.

Mathieu a rendu l'instrument plus parfait en imaginant d'adapter à la canule, après que le poinçon a été enlevé, un petit ajutage E, surmonté d'un tube de verre, qui lui-même est en communication avec une boule creuse de caoutchouc B (fig. 721). Le chirurgien doit avoir soin de presser la boule de caoutchouc entre le pouce et l'index, jusqu'à ce qu'elle soit défi-nitivement placée sur la canule ; alors, il cesse la compression, et sous l'in-fluence du vide, les liquides se précipitent dans la canule en chassant les grumeaux qu'ils pourraient rencontrer sur leur passage.

L'idée de l'aspiration est ingénieuse certainement, mais nous doutons que le vide produit dans la boule de caoutchouc soit toujours suffisant. Nous ferons remarquer encore que le trocart de Mathieu n'est pas capil-laire ; il est impossible qu'un trocart proprement dit, composé de deux pièces, un poinçon et une canule remplisse cette condition.

Van-den-Corput (1) a imaginé d'adapter au trocart explorateur un corps de pompe de verre, muni d'un robinet à double effet du système Charrière ; cet instrument qui est, en petit, l'appareil de J. Guérin (2), assure l'écoulement du liquide d'une manière plus certaine que l'aspira-teur de Mathieu, et, de plus, il permet d'injecter des solutions médicamen-teuses. A ce point de vue il est parfait, mais c'est encore un trocart qui pénètre dans les tissus.

G. Dieulafoy (3) a proposé un explorateur supérieur à tous ceux qui l'ont précédé, en ce que le trocart est remplacé par une aiguille tubulée d'un calibre infinitésimal, d'un calibre inférieur même à celui de l'aiguille qui termine la seringue de Pravaz. D'une longueur suffisante pour atteindre les tumeurs les plus profondes, cette aiguille réunit toutes les conditions que nous avons énumérées plus haut en parlant des aiguilles à paracen-tèse; elle est longue, flexible, extrêmement ténue et, par conséquent, elle peut traverser impunément tous les tissus; malgré son faible diamètre elle donne issue à tous les liquides en raison de la perfection du corps de pompe qui lui est adapté.

(1) Van-den-Corput, *Bulletin de l'Académie royale de Belgique*, t. XV, n° 9.
(2) Voy. THORACEECENTÈSE.
(3) Dieulafoy, *Bull. de l'Acad. de médecine*, 1869, t. XXXIV, p. 1016.

L'appareil de Dieulafoy se compose d'une aiguille creuse C, terminée par une pointe acérée ; deux petites fentes, ménagées un peu au-dessus de la

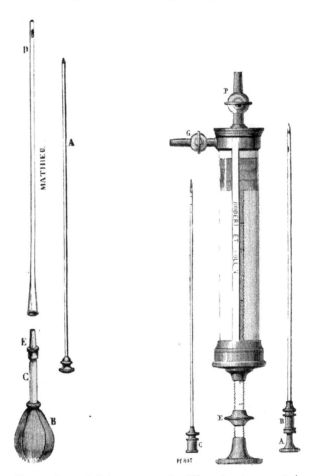

FIG. 721. — Trocart explorateur de Mathieu

FIG. 722. — Aspirateur sous-cutané de Dieulafoy.

pointe, permettent aux liquides de pénétrer dans la canule, alors même que l'extrémité de celle-ci serait obstruée. Le pavillon C de la canule s'ajuste à frottement sur le corps de pompe. Celui-ci est composé d'un tube de verre fermé à son extrémité par deux plaques métalliques ; la plaque inférieure supporte un tube central P et un tube latéral G, munis tous deux de robinets ; la plaque supérieure est percée d'un orifice que traverse une tige métallique mettant en jeu le piston destiné à faire le vide. Cette tige métallique est creusée d'un pas de vis sur lequel roule un curseur taraudé E.

Ceci posé, l'instrument fonctionne de la manière suivante : l'aiguille creuse est conduite dans la tumeur en suivant les règles qui président à l'emploi des aiguilles à paracentèse. L'opérateur ajuste le corps de pompe et ferme le robinet latéral G, tandis qu'il ouvre le robinet P. Il ne reste plus qu'à produire le vide dans le corps de pompe, en faisant jouer le piston, pour voir apparaître le liquide qu'il sera facile ensuite d'étudier.

Mais l'instrument de Dieulafoy peut servir aussi à vider complétement les tumeurs ; il est donc tout à la fois un instrument explorateur et un instrument curatif. Nous supposons le corps de pompe rempli du liquide aspiré ; l'opérateur, après avoir fermé le robinet P, ouvrira le robinet G, puis chassera le liquide du corps de pompe en faisant descendre le piston ; le premier temps accompli, il fermera le robinet G et ouvrira de nouveau le robinet P pour attirer une nouvelle quantité de liquide, etc., etc. Si l'on voulait se servir de l'instrument pour faire des injections médicamenteuses, il suffirait d'ajuster une deuxième aiguille tubulée au-dessous du robinet G, et de faire plonger cette aiguille dans un vase rempli de la solution ; le robinet central P serait fermé, et le robinet G ouvert jusqu'à ce que le corps de pompe fût rempli du liquide médicamenteux ; alors le robinet G serait fermé à son tour, et le robinet P ouvert. — Cette manœuvre, répétée autant de fois qu'il est nécessaire, permet d'injecter une quantité considérable de liquide ; nous remarquerons que l'introduction de l'air n'est pas à craindre, parce que la transparence du corps de pompe permet à l'opérateur de constater la présence de ce fluide, et de régler sa marche, à volonté, en donnant à l'appareil une direction convenable.

Si l'opérateur jugeait à propos de s'ouvrir une plus large voie, il pourrait substituer le trocart A, à l'aiguille tubulée.

Le jeu de l'aspirateur sous-cutané de Dieulafoy n'est certes pas nouveau ; il rappelle celui du trocart universel de Van-den-Corput, qui lui-même dérive de l'appareil de J. Guérin ; ce qui est original et véritablement utile, c'est la capillarité du tube aspirateur, capillarité sans laquelle l'exploration des tumeurs liquides est environnée d'écueils. Désormais, le chirurgien procédera à cette opération sans aucune préoccupation : alors même qu'il pénétrerait dans un anévrysme, alors même qu'il pénétrerait dans un viscère des plus importants, il produirait une lésion insignifiante.

Nous aurons plus d'une fois occasion, dans le courant de cet ouvrage, de signaler les services que peut rendre l'aspirateur sous-cutané.

Les trocarts explorateurs et l'explorateur sous-cutané ne permettent que l'exploration des tumeurs liquides ; depuis l'emploi du microscope, on a imaginé des instruments destinés à l'extraction de parcelles solides. Ces instruments se composent d'un trocart explorateur, et d'une sorte d'emporte-pièce qui prend le nom général de kélectome. Lorsque le trocart a été introduit dans les tumeurs, on retire le poinçon auquel on substitue le kélectome.

Le kélectome de Bouisson (fig. 723, c) se compose d'une longue tige terminée par un pas de vis f en forme de tire-bouchon, à quatre ou cinq spirales ; on l'enfonce dans la tumeur en lui faisant décrire cinq ou six tours, manœuvre pendant laquelle quelques parcelles solides s'introduisent nécessairement dans le pas de vis.

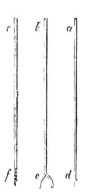

Le kélectome de Kuss, de Strasbourg (fig. 723, a), se compose d'une tige dont l'extrémité pointue d a la forme d'un harpon ; quelques parcelles de la tumeur viennent se loger dans la concavité du harpon.

Middeldorpf a inventé un nouveau kélectome (fig. 723, b) qui peut être très-utile surtout dans les cas où les tumeurs sont demi-molles. C'est une tige portant à son extrémité une petite pince e à mors creux. Les branches s'écartent dès qu'elles ont traversé la canule, puis elles se referment graduellement en entraînant quelques parcelles de la tumeur, pendant que le chirurgien fait remonter la pince dans la canule.

Fig. 723. — Kélectomes.

c, kélectome de Bouisson.
a, kélectome de Kuss.
b, kélectome de Middeldorpf.

Middeldorpf, qui a beaucoup étudié, sous le nom d'akéidopéirastique, le diagnostic fait à l'aide des instruments piquants, a réuni tous les kélectomes de façon qu'ils puissent traverser une même canule. Son appareil se compose donc d'un trocart explorateur, du kélectome de Bouisson, du kélectome de Kuss et du sien propre. La canule du trocart de Middeldorpf est d'acier ; ce métal est supérieur à l'argent parce qu'il permet d'amincir davantage le bord inférieur, et par conséquent d'annuler le relief que les canules d'argent ne manquent jamais de faire sur le poinçon. A ces instruments, Middeldorpf ajoute un stylet mousse d'argent, d'ivoire ou de baleine, plus long que la canule du trocart de 1 ou 2 millimètres; ce stylet, une fois la ponction faite, peut remplacer le poinçon et servir à apprécier la consistance de la tumeur (1).

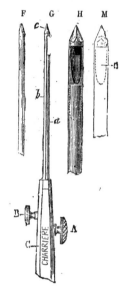

FIG. 724. — Emporte-pièce explorateur de Duchenne (de Boulogne).

Duchenne (de Boulogne)(2) a imaginé un em: porte-pièce d'un emploi très-simple (fig. 724). Cet instrument se compose d'une tige cylindrique *a b c*, divisée en deux moitiés, dont l'une *b* est fixée sur un manche C par la vis B, et dont l'autre *a* est mise en mouvement, sur la première, par une pression exercée sur le bouton quadrillé A. On fait pénétrer l'emporte-pièce fermé (F), puis on l'ouvre (G). Pendant ce mouvement, le fragment de tissu qui s'est engagé au-dessous du crochet, est divisé par la pression exercée par le bord tranchant du crochet sur l'extrémité libre de la tige *a*. Le petit fragment se trouve ainsi enfermé dans la cavité *a* (M).

Middeldorpf a aussi imaginé des forets avec lesquels il perfore les os, pour arriver au diagnostic des affections du crâne et des maladies intra-osseuses. Nous devrions, pour suivre exactement le plan de cet ouvrage, remettre la description de ces instruments au chapitre qui traite des opérations sur les os.

Cependant, nous croyons avantageux de déroger à ce plan pour présenter dans un seul cadre les principaux instruments de l'akéidopéirastie.

Le corps de cet instrument (fig. 725) est tout simplement la drille des horlogers et des dentistes, c'est-à-dire une colonne torse ou hélice à quatre ou cinq pas tournant dans le bouton métallique *h*, sous l'influence d'un écrou *g* mû par le manche *f*. Inférieurement, cette colonne se termine en un petit cylindre *b*, au centre duquel se fixe le foret *a*. Sur ce cylindre glisse un curseur *g*, qu'une vis *d* permet de fixer à des hauteurs variables afin d'empêcher le foret de pénétrer trop profondément dans les explorations délicates, en particulier, dans celles qui se font sur les os du crâne.

Elser (de Strasbourg) a proposé de supprimer l'écrou et son manche, et de faire tourner la colonne torse par un bouton de bois placé à sa partie

____

(1) Bᴠ ϝ y, *De l'akéidopéirastique*, thèse de Strasbourg, 1866.
(2) Duchenne (de Boulogne), *in* Racle, *Traité de diagnostic*, 4ᵉ édition. Paris, 1868, p. 688.

supérieure (fig. 726). — Quant aux forets, ils varient de forme et de dimension suivant les cas; les lettres *e f g h* de la figure 727 indiquent ces

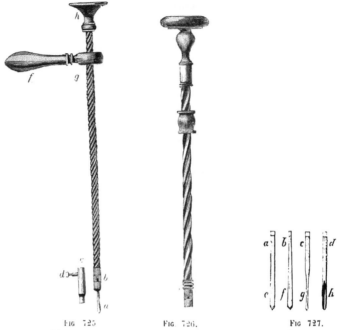

FIG. 725.   FIG. 726.   FIG. 727.

FIG. 725. — Perforateur de Middeldorpf pour l'exploration des affections des os.
FIG. 726. — Perforateur de Middeldorpf modifié par Elser.
FIG. 727. — Forets de Middeldorpf.

différentes formes. Pour la perforation du crâne, Middeldorpf recommande le foret en cuiller *h* qui découpe la lame vitrée sans la briser en éclats.

§ 2. — Ponction évacuatrice.

Le trocart, que nous avons envisagé jusqu'ici comme un instrument explorateur, sert plus souvent à donner issue aux liquides, et à pousser des injections dans les cavités qui contenaient ces liquides. Il présente alors un calibre plus considérable que dans le cas précédent.

Le trocart se compose d'un poinçon et d'une canule (fig. 728). Le poinçon, tige d'acier, se termine inférieurement par une pointe constituée par une pyramide à trois pans comme celle du trocart explorateur; en arrière de cette pointe, le poinçon présente un épaulement circulaire, très-léger, presque insensible, derrière lequel doit se dissimuler le bec de la canule. Par sa partie supérieure, le poinçon est monté sur un manche d'é-

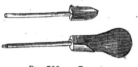

bène présentant un renflement considérable sur lequel doit s'appuyer la paume de la main.

La canule, d'argent ou de maillechort, doit avoir un calibre en rapport exact avec celui du poinçon ; supérieurement, elle se

FIG 728. — Trocart.

termine par une longue gouttière qui s'adapte sur le manche du poinçon, et qui sert à diriger la sortie des liquides. Du côté opposé, elle présente un orifice circulaire ou bec qui doit être aussi aminci que possible, afin de ne faire sur le poinçon aucune saillie capable d'arrêter la pénétration de l'instrument.

L'argent est trop peu résistant pour qu'il soit possible d'amincir le bec de la canule au point d'éviter tout relief ; ce fait est fâcheux, car il contraint le chirurgien à faire pénétrer le trocart par un mouvement brusque, par un véritable choc, tandis que, dans certains cas, il serait avantageux de le faire avancer par une pression lente et continue. On pourrait éviter ce relief en faisant des canules d'acier, mais celles-ci ont l'inconvénient de se laisser altérer très-rapidement.

On peut tourner la difficulté en se servant d'un trocart dont le poinçon présente un épaulement considérable en arrière de la pointe (fig. 729), et

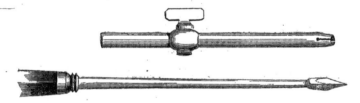

FIG. 729. — Trocart à canule fendue près du bec.

en donnant au bec de la canule un diamètre moindre que celui de cet épaulement ; de cette façon, il n'existe plus le moindre relief. Pour que le bec de la canule puisse passer au-dessus de l'épaulement, il faut le rendre un peu élastique en pratiquant deux petites fentes latérales. On a objecté à ce système que les fentes permettraient aux injections, à la teinture d'iode en particulier, de s'insinuer dans le tissu cellulaire. Il est facile d'éviter cet écueil en limitant les fentes à une longueur de 2 ou 3 millimètres, afin qu'elles soient, en tout cas, situées à l'i ntérieur de la cavité dans laquelle on agi t.

Le trocart ordinaire a été l'objet de quelques modifications qui ont porté sur ses diverses parties. Au lieu d'être d'une seule pièce d'acier, le poinçon est quelquefois composé d'une tige ronde de maillechort, sur laquelle se visse une pointe d'acier. Cette modification est avantageuse, car le maillechort est moins exposé à se rouiller ; de plus, elle permet de placer dans le manche de l'instrument, disposé en forme d'étui, plusieurs pointes qui peuvent se substituer les unes aux autres.

Dans ces dernières années, on s'est surtout ingénié à rendre le trocart plus portatif ; il fallait pour cela diminuer le volume du manche et surtout cacher la pointe.

Dans le nouveau trocart de Charrière (fig. 730), le manche rond est remplacé par un manche plat; la canule, terminée supérieurement par un petit entonnoir, est disposée de telle sorte que, si on la retourne, son bec rencontre, près du manche du trocart, une petite excava· tion circulaire B, qui l'empêche de se déformer et sert de point d'arrêt ; il résulte de là que la pointe est cachée dans l'entonnoir. Ainsi disposé, l'instrument peut être mis dans la poche ou dans la trousse, sans avoir besoin d'un étui spécial. Au point de jonction de l'entonnoir avec la canule, existe une petite rainure circulaire A, sur laquelle on peut fixer solidement un tube de baudruche.

Le manche et le poinçon du trocart Charrière sont creux, jusqu'à une certaine hauteur, pour loger un trocart explorateur C ou une aiguille à cataracte.

Mathieu a aussi imprimé à l'ancien trocart des modifications très-utiles (fig. 731). Ici le poinçon du trocart est rendu mobile sur le manche, auquel il est fixé par une simple vis de pression ; lorsque l'on ne se sert pas de l'instrument, on retourne la pointe dans l'intérieur du manche. Cette disposition est simple et utile tout à la fois ; pendant le cours d'une opération, si la canule s'engorge, on peut la désobstruer avec l'extrémité mousse du poinçon. Cette extrémité mousse peut aussi servir à apprécier la consistance du contenu d'une tumeur.

Il peut être très-utile de pouvoir disposer de trocarts de divers calibres. Mathieu a imaginé une heureuse disposition permettant de réunir quatre trocarts en un seul instrument; pour arriver à ce résultat, il creuse les poinçons mobiles de manière à les faire rentrer les uns dans les autres (fig. 732). Le manche commun à tous ces poinçons sert, à l'état de repos, à protéger la pointe du plus gros poinçon D qui engaîne les autres A, B, C.

Au lieu de trocarts cylindriques, on se sert quelquefois de trocarts plats. Alors le poinçon présente deux faces, légèrement convexes, séparées par des arêtes mousses; la pointe est formée par la réunion à angle

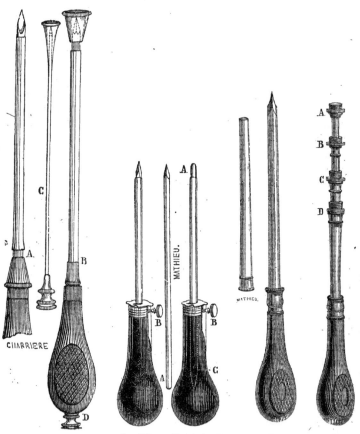

CHARRIÈRE

MATHIEU.

FIG. 730.—Trocart (modèle de Charrière).

FIG. 731. — Trocart (modèle de Mathieu).

FIG 732.—Trocart multiple a quatre pièces de Mathieu.

obtus de ces deux arêtes qui deviennent tranchantes au moment où elles commencent à s'incliner. La canule, bien entendu, est plate comme le poinçon. Cette disposition est avantageuse en certains cas, surtout quand la ponction doit être sous-cutanée; cependant la forme de la canule l'expose à se laisser engorger trop facilement.

Le trocart plat de J. D. Larrey échappe en grande partie à cet inconvénient ; les deux faces, au lieu d'être légèrement convexes, présentent sur leur partie moyenne une arête mousse en dos d'âne ; c'est plutôt un trocart losangique qu'un trocart plat. Cet instrument réunit les avantages du trocart cylindrique et du trocart plat.

Souvent on place, près du pavillon de la canule, un robinet, afin de régler plus facilement l'écoulement du liquide (fig.729, page 242).

Si l'on voulait se mettre à l'abri du contact de l'air pendant l'écoulement du liquide contenu dans une tumeur, un abcès par congestion, par exemple, on se servirait de trocarts munis d'appareils que nous étudierons plus loin avec détail (1).

Il existe encore une grande variété de trocarts que nous n'avons pas signalés ; les uns sont des superfluités, les autres rendent des services pour des opérations spéciales, à l'occasion desquelles nous les décrirons.

CHAPITRE V

CAUTÉRISATION

La cautérisation est une opération dans laquelle on se propose de détruire, par escharification, une étendue plus ou moins considérable de tissus.

L'escharification peut être obtenue par trois agents :

1° Par des métaux élevés à une haute température (cautérisation actuelle) ;

2° Par l'électricité (galvano-caustique) ;

3° Par des agents chimiques (cautérisation potentielle).

ARTICLE PREMIER. — CAUTÉRISATION ACTUELLE.

Les métaux les plus employés pour la construction des cautères sont le fer et l'acier ; les médecins arabistes employaient l'or et l'argent, prétendant que ces métaux causaient moins de douleur que le fer et produisaient une eschare plus molle. Depuis on a préconisé le cuivre et le platine. Hoppe (2), après avoir comparé entre elles ces diverses substances, est arrivé au rejet absolu du cuivre et de l'argent, mais a reconnu quelques avantages à l'or ; ce métal produirait une eschare plus lisse, plus égale et plus

(1) Voyez THORACOCENTÈSE.
(2) Hoppe, De la théorie du feu, tome II, page 155.

molle que celle du fer ; son application serait aussi moins douloureuse. Le platine l'emporte sur le fer par sa plus grande capacité pour le calorique. Cependant le fer, ou plutôt l'acier, est plus généralement employé, en raison de son prix peu élevé ; d'ailleurs ce métal présente le grand avantage de changer de couleur, suivant les diverses températures par lesquelles il passe, et ce changement de couleur est un guide précieux pour le praticien. Quant le fer présente la couleur rouge sombre son action est peu profonde ; il agit plus énergiquement et plus rapidement si il présente la couleur rouge-cerise et, surtout, la couleur rouge blanc qui coïncide avec son maximum de température.

Hoppe a cherché à réunir les avantages de l'acier à ceux du platine en recouvrant l'acier d'une couche de platine dans les parties qui doivent se trouver en contact avec les tissus ; le rôle de l'acier se réduit alors à indiquer les divers changements de température par lesquels passe le platine. Cette complication ne présente pas grande utilité ; l'acier seul est employé aujourd'hui.

Les cautères sont constitués par une tige d'acier présentant à son extrémité libre un renflement. L'extrémité opposée s'adapte sur un manche d'ébène sur lequel elle est fixée à demeure, ou au moyen d'une vis de pression(1) ; cette dernière combinaison est la meilleure parce qu'elle permet de n'avoir qu'un seul manche pour plusieurs cautères. Quelquefois encore on fixe la tige sur le manche par un ressort à bascule ; cette modification, peu importante d'ailleurs, est plus gênante qu'utile.

Le renflement qui constitue le cautère proprement dit, puisque seul il est soumis à l'action du calorique, a beaucoup varié de configuration aux divers âges de la médecine. Les formes qui méritent de rester dans la pratique sont les suivantes, que nous représentons (fig. 733) d'après Vidal de Cassis : a représente le cautère en roseau ; il offre un cylindre droit comme le manche et arrondi à son extrémité ; b représente le cautère olivaire dont l'extrémité a la forme d'une olive ; c le cautère conique dont l'extrémité a la forme d'un cône obtus ; quelquefois le roseau, l'olive ou le cône sont inclinés sur la tige avec laquelle ils forment un angle plus ou moins ouvert. d représente le cautère cultellaire ou hastiforme ; e le cautère nummulaire ; f le cautère à bec d'oiseau, dont la pointe est surmontée d'une boule sphérique ; g figure le cautère annulaire dont l'extrémité a la forme d'une couronne de trépan.

Toutes ces variétés sont loin d'être indispensables, car on peut remplir presque toutes les indications avec le cautère en roseau et le cautère olivaire ;

_____

(1) Percy, *Pyrotechnie chirurgicale pratique*. Paris, 1794, in-8.

cependant le cautère hastiforme est plus commode que le cautère olivaire pour la cautérisation transcurrente ; le cautère à bec d'oiseau est utile pour les cautérisations ponctuées, parce que la boule sphérique s'oppose à une déperdition trop rapide du calorique.

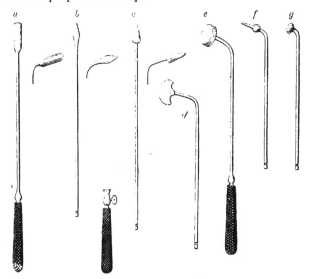

Fig. 733. — Cautères actuels.

Le cautère nummulaire est indispensable au chirurgien qui veut appliquer la cautérisation objective. Cette cautérisation, qui consiste à approcher de la partie malade, sans la toucher, un cautère fortement chauffé, est peu employée aujourd'hui ; cependant elle constitue l'un des moyens les plus efficaces que nous possédions pour modifier les ulcères rebelles ; je l'ai employée plus d'une fois avec succès.

Toutes les fois que l'on s'est servi d'un cautère d'acier, il convient de le plonger dans l'eau afin de lui rendre sa trempe.

La nature de cet ouvrage ne nous permet pas de discuter les divers degrés de température qu'il convient de donner au cautère selon le but que le chirurgien se propose : nous rappellerons seulement que la douleur éprouvée par le patient est en raison inverse de la température du cautère. Il ne résulte pas de là que le rouge brun et le rouge-cerise doivent être bannis de la pratique ; il ne faut pas oublier, en effet, que l'élément douleur peut jouer un rôle important en thérapeutique. Les vétérinaires commencent toujours la cautérisation par le rouge brun et ne dépassent pas le rouge-cerise; cette pratique mériterait d'être imitée plus souvent dans la médecine humaine.

Nélaton a tenté la destruction de certaines tumeurs en faisant la cautérisation actuelle avec les flammes de l'hydrogène ou du gaz de l'éclairage (fig. 734).

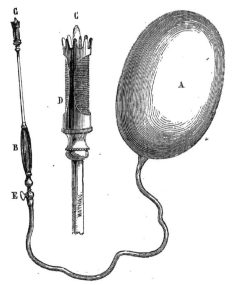

FIG. 734. — Cautère à gaz.

L'appareil se compose d'une vessie de caoutchouc A, d'une capacité de 1 à 2 litres. Une légère pression, exercée sur cette vessie, pousse le gaz dont elle a été remplie dans un tube qui le conduit jusqu'à la tige du cautère B, et de là jusqu'à l'extrémité C où il est allumé. Un robinet placé en E permet à l'opérateur de graduer à volonté l'intensité de la flamme. Un capuchon D sert à conduire l'appareil dans les parties profondes; ce capuchon présente un double-fond dans lequel on fait passer un courant d'air pendant toute la durée de l'opération; ce courant d'air empêche la chaleur de la flamme de se communiquer aux parois du tube protecteur.

Th. Anger (1) attribue au cautère à gaz les avantages suivants : 1° il forme des eschares de 1 à 2 centimètres de profondeur, tandis que le fer rouge borne son action à quelques millimètres ; 2° son action se borne

(1) Th. Anger, De la cautérisation dans le traitement des maladies chirurgicales, Thèse d'agrégation, Paris, 1869.

à cette profondeur ; au bout de douze à quinze minutes d'emploi, l'escharification ne fait plus de progrès. Cet appareil a été souvent dirigé par Nélaton et Parise, de Lille, contre les tumeurs de l'utérus ; ce dernier s'en montre très-enthousiaste. Il faut cependant attendre que le cautère à gaz soit plus répandu avant de le juger définivement.

ARTICLE II. — GALVANOCAUSTIQUE.

L'invention de la cautérisation électrique est due au professeur Steinhel, de Munich, qui, en 1843, donna au dentiste Heider l'idée de l'utiliser pour la cautérisation des dents. Crussel, de Saint-Pétersbourg, appliqua cette idée à la cautérisation des tumeurs ; Marshall, de Londres, le suivit dans cette voie ; Middeldorpf (1), après des expériences répétées, fit entrer définitivement la galvanocaustique dans la pratique ; quelques années plus tard, Broca (2) perfectionna la méthode du professeur de Breslau en simplifiant les appareils.

Les expériences de J. Regnauld (3) et de P. Broca ont le plus contribué à vulgariser la galvanocaustique en France.

La galvanocaustique peut être thermique ou chimique. Dans le premier cas, la pile agit en élevant à une haute température un morceau de platine placé entre les deux rhéophores ; le cautère de platine n'agit sur les tissus qu'en raison du degré de chaleur dont il est doué. Dans le deuxième cas, les tissus eux-mêmes sont interposés aux deux extrémités du rhéophore et sont décomposés, non plus par l'action de la chaleur, mais par une véritable action chimique se produisant aussi bien sur les corps vivants que sur les corps bruts.

§ 1. — Galvanocaustique thermique.

Tout appareil galvanocaustique se compose : 1° d'une pile ; 2° de deux rhéophores attachés par une de leurs extrémités aux pôles de la pile ; 3° d'un conducteur de platine intermédiaire aux rhéophores.

La pile doit fournir des courants constants, condition indispensable en galvanocaustique ; de plus, pour des motifs que nous expliquerons dans un instant, elle doit être susceptible de varier d'intensité et de tension.

(1) Middeldorpf, Die Galvanocaustik ein Beitrag zur operativen Medicin, 1854.
(2) Broca, Sur la méthode galvanocaustique de M. Middeldorpf (Bull. de la Société de chirurgie, 5 nov. 1856, tome VII, p. 205-213). — Sur une modification de l'appareil galvanocaustique (Bull. de l'Académie de médecine, 10 nov. 1857, tome XXIII, p. 75).
(3) J. Regnauld, Mémoire sur les applications chirurgicales des phénomènes thermiques de la pile (Bull. de l'Acad. de médecine, 1856, tome XXI, p. 496).

Les rhéophores de fer ou de cuivre doivent avoir un volume supérieur à celui du conducteur qui est toujours de platine. Le fer ou le cuivre ont été choisis, parce qu'étant excellents conducteurs de l'électricité, ils ne s'échauffent que très-peu pendant le passage de ce fluide ; ils s'échauffent d'autant moins qu'ils sont plus volumineux ; on sait que Reiss a démontré que le dégagement de la chaleur augmente en raison inverse de la quatrième puissance des fils. Il ne faut pas cependant que le volume des rhéophores les empêche d'être flexibles, car leur direction doit varier à l'infini selon la nature des opérations ; il est aisé de vaincre cette difficulté en composant les rhéophores de fils juxtaposés.

Le conducteur est toujours de platine, parce que le platine est de tous les métaux connus le moins bon conducteur de l'électricité ; il présente donc un obstacle au passage du courant électrique, et c'est en surmontant cet obstacle que celui-ci dégage de la chaleur. L'élévation de la température est, en effet, l'expression de la résistance vaincue. Le volume du conducteur doit être inférieur à celui du rhéophore, afin d'opposer une plus grande résistance au passage du courant.

Le conducteur de platine représente le cautère, ou plutôt il le constitue en variant de forme, de volume et de longueur. Ce sont ces variations qui nécessitent les changements d'intensité et de tension de la pile dont nous avons parlé plus haut.

Plus le volume du conducteur sera considérable, plus l'intensité de la pile devra être grande ; il faudra donc augmenter la surface des éléments, en raison du volume du conducteur, puisque la physique nous apprend que l'intensité d'une pile est en raison de la surface de ses éléments.

Si l'on augmente la longueur du conducteur, il faudra augmenter, dans une proportion déterminée, le nombre des éléments, car la longueur du fil qui peut être échauffé par une pile est influencée, surtout, par le degré de tension de cette pile ; or le degré de tension est en raison du nombre des éléments. On sait que l'on entend par tension la force avec laquelle l'électricité tend à se dégager au niveau de chaque pôle.

On voit par ce court exposé combien il devait être difficile de résoudre le problème de la galvanocaustique chirurgicale ; ce problème est d'autant plus compliqué que, souvent, c'est pendant l'opération elle-même qu'il faut faire varier l'intensité et la tension de la pile.

Middeldorpf a vaincu ces difficultés avec un appareil que P. Broca a décrit dans le *Bulletin de thérapeutique* (1).

« Quatre couples I, II, III, IV, ou éléments de Grove (fig. 735), hauts

_____

(1) **Tome LIII,** année 1857, page 444.

de 6 pouces et demi et larges de 4 pouces et demi (mesures rhénanes, un pouce fait un peu plus de 26 millimètres), sont disposés dans une boîte à quatre compartiments. Au milieu de la boîte, entre les quatre couples, est situé le commutateur O, petit appareil où sont placés les deux pôles P, Z, et qui est destiné à combiner les couples de plusieurs manières pour faire varier à volonté la tension et l'intensité de la pile.

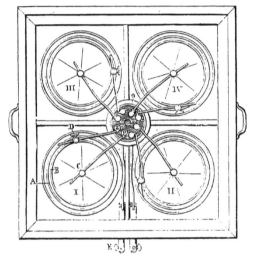

FIG. 735. — Couples de Grove.

» Le commutateur O se compose d'une cuvette à huit trous et de trois couvercles différents. Les huit trous de la cuvette sont pleins de mercure; ils sont parfaitement isolés de leurs voisins, et chacun d'eux communique, par un gros conducteur, avec l'un des zincs D ou l'un des platines C des couples. Il y a donc quatre trous zinc et quatre trous platine. Chaque couvercle porte huit petites fiches métalliques qui pénètrent dans les huit trous de la cuvette et se mettent en contact avec le mercure; ces fiches enfin sont reliées entre elles deux à deux ou quatre à quatre, au moyen d'une armature métallique diversement disposée dans les trois couvercles. L'armature du couvercle . n° 1 est construite de telle sorte que les zincs et les platines se succèdent et s'entrecroisent un à un. L'appareil forme ainsi une pile à quatre couples, dont l'intensité est représentée par la surface de chaque couple considéré isolément, et dont la tension est représentée par quatre, puisque les couples sont au nombre de quatre.

Le couvercle n° 2 combine successivement deux zincs, puis deux platines, puis encore deux zincs, et enfin les deux derniers platines ; les quatre couples, par conséquent, n'en forment plus que deux, dont la surface est devenue deux fois plus grande ; l'intensité se trouve donc doublée, tandis que la tension est diminuée de moitié. Le couvercle n° 3, représenté par la figure 736, marie tous les zincs ensemble et tous les platines ensemble.

» Il ne reste donc, en réalité, qu'un seul couple dont la surface, c'est-à-dire l'intensité, se trouve représentée par 4 et dont la tension se trouve réduite à 1. Pile à quatre éléments possédant une intensité égale à 1 et une tension égale à 4 ; pile à deux éléments possédant une intensité égale à 2 et une tension égale à 2 ; pile, ou plutôt batterie à un seul élément, possédant une intensité égale à quatre et une tension égale à 1 ; telles sont les trois combinaisons qu'on peut obtenir instantanément par un simple changement de couvercle, et qui permettent de remplir avec autant de facilité que de simplicité toutes les indications de galvanocaustique.

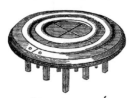

FIG. 736. — Couvercle n° 3.

» Lorsqu'on veut échauffer un fil long et fin, on cherche plutôt la tension que l'intensité, et l'on adapte au commutateur le couvercle n° 1. Si le fil est plus gros, on a besoin d'une tension moindre, mais d'une intensité plus grande, et l'on choisit le couvercle n° 2. La même combinaison permet de chauffer d'une manière très-suffisante un fil fin et court, parce que les fils courts, toutes choses égales d'ailleurs, opposent moins de résistance que les fils longs au passage des courants, et n'exigent pas par conséquent une tension aussi grande. Enfin, lorsqu'on veut chauffer un conducteur plus volumineux, comme une lame de platine, on peut se contenter d'une faible tension, mais on a besoin d'une grande intensité, et c'est le couvercle n° 3 qui doit avoir la préférence.

» Voyons maintenant comment Middeldorpf a disposé les instruments destinés à appliquer sur les tissus la chaleur galvanique. Deux tiges de cuivre EE (fig. 735), fixées sur le commutateur, l'une au pôle zinc ou pôle positif, l'autre au pôle platine ou pôle négatif, viennent faire saillie à l'extérieur de la boîte. Chacune d'elles donne insertion à un gros conducteur flexible, long de près de 2 mètres, et composé de huit fils de cuivre entourés de soie. L'extrémité libre de chaque conducteur aboutit à une douille de cuivre dans laquelle on fixe, au moyen d'une simple vis de pression, les divers cautères dont on veut se servir.

» Les cautères de Middeldorpf sont nombreux et variés. Tous se composent d'un manche d'ivoire ou d'ébène, ou de toute autre substance
isolante, parcourue dans sa longueur par deux tiges de cuivre parfaitement
isolées. Ces deux tiges (fig. 737) DD sortent du manche par l'une de leurs

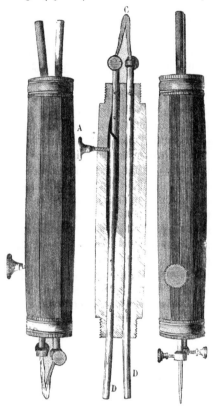

FIG. 737. — Cautères de Middeldorpf.

extrémités pour être reçues dans la douille qui termine chaque conducteur.
Leur autre extrémité fait également saillie en dehors du manche et supporte l'armature de platine C. Celle-ci, dont la forme varie beaucoup,
peut toujours, en définitive, être considérée comme une anse insérée
par ses deux bouts sur l'extrémité des tiges précédentes). Lorsque le
manche est fixé sur les grands conducteurs, le courant galvanique parcourt les deux tiges, et le circuit se trouve formé au moyen de l'anse de

platine C qui s'échauffe seule (ou à peu près) en vertu des lois qui ont été exposées plus haut. C'est elle, en effet, qui, à cause de son moindre volume et de la nature du métal qui la compose, constitue la partie du circuit la plus résistante, c'est-à-dire celle où le courant passe le plus difficilement.

» Je dois enfin faire connaître une dernière et importante particularité, qui donne à la galvanocaustique une supériorité très-marquée. L'une des tiges qui traverse le manche est coupée dans un point de sa longueur, et l'on peut à volonté, au moyen d'un bouton A, d'un coulant ou d'une bascule, ouvrir ou fermer le courant galvanique qui dégage la chaleur ; avantage inappréciable qui permet de manier les cautères de Middeldorpf avec une tranquillité et une précision bien différentes de la précipitation inséparable jusqu'ici de la cautérisation au fer rouge. Par exemple, lorsqu'on veut cautériser le fond d'une cavité, on introduit l'instrument à froid lentement, doucement ; puis, lorsqu'on s'est bien assuré par la vue, le toucher ou par tout autre moyen qu'il est exactement en place, on appuie sur le bouton ou sur le coulant, et deux ou trois secondes après la cautérisation commence. De même, lorsqu'on veut retirer l'instrument sans brûler l'entrée de la cavité, on pousse le coulant en sens inverse, et au bout d'un temps fort court le cautère est suffisamment éteint. La cautérisation, en effet, n'est pas faite par une grosse boule de métal qui garde longtemps la chaleur, mais par un fil ou par une mince lame de platine qui se refroidit très-promptement. Ce n'est pas le seul avantage du cautère électrique. Le calorique renaissant à mesure qu'il se dépense, on peut, sans retirer l'instrument, cautériser les tissus jusqu'à une profondeur en quelque sorte indéfinie. Certaines cautérisations peuvent durer, s'il le faut, plusieurs minutes; Si l'on opère dans le fond d'une cavité, on peut, bien mieux qu'avec le cautère actuel, protéger les parties environnantes ; on peut même, sans arrêter la cautérisation, lancer un jet d'eau froide sur les tissus qu'on veut soustraire aux effets du rayonnement. Le cautère électrique, enfin, répand autour de lui une lumière si éclatante, qu'il permet d'éclairer parfaitement le fond d'un spéculum et de prendre une exacte connaissance de l'état des parties qu'on se propose de cautériser. »

Les cautères de Middeldorpf, qui sont fort nombreux, sont tous composés d'un manche analogue à celui que nous venons de décrire ; les différences essentielles consistent dans la disposition de l'armature de platine. S'il faut agir sur une petite surface, la cavité d'une dent par exemple, l'armature prend la forme d'un bec très-aigu. Si, au contraire, la cautérisation doit agir sur une surface très-étendue, l'armature s'enroule en spirale autour d'une boule de porcelaine sur laquelle est tracé un sillon spiroïde (fig. 738). Quelquefois l'armature de platine prend la forme d'un V ou d'un fer à cheval, avec lequel on peut faire la cautérisation pointillée en se servant de la pointe : les bords agissent comme un bistouri.

L'instrument capital de la galvanocaustique est l'anse coupante ou porte-ligature ; le conducteur est alors un fil de platine rond et flexible jeté sur la base de la tumeur à la façon d'un écraseur. Nous empruntons la description du porte-ligature de Middeldorpf à la traduction d'Axenfeld. « Il se compose d'un manche d'ébène polyédrique surmonté de deux pièces de laiton recourbées en demi-cercle et terminées par deux renflements. Ceux-ci présentent chacun deux trous : 1° l'un latéral, pour

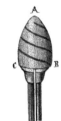

Fig 738. — Fil de platine enroulé sur une olive de porcelaine.

recevoir un bout de fil arrondi qui est destiné à être mis en communication avec un électrode ; 2° l'autre vertical, creusé en canal par où passe l'un des chefs du fil de platine ; de chacun de ces renflements part aussi un fil mince, isolé du tube voisin par une sorte de manchon d'ivoire, et traversé par ce même fil dont l'anse saillante à l'extrémité de l'instrument peut être déplacée en divers sens, et attirée vers l'opérateur au moyen d'un garrot auquel aboutissent les deux chefs de la ligature.

« Cet instrument très-simple est suffisant quand il est manié par une main exercée, à la condition toutefois que la traction faite sur le garrot sera lente et uniforme. Pour prévenir les inconvénients d'une striction trop prompte de la ligature, Middeldorpf a imaginé un instrument plus compliqué avec serre-nœud et roue dentée. »

Les appareils de Middeldorpf résolvent assez bien les termes du problème de la galvanocaustique, mais le maniement de l'anse coupante est très-difficile. Celle-ci, avons-nous dit, embrasse les tissus à la manière d'une ligature. Au fur et à mesure que les tissus se divisent, l'opérateur doit serrer cette ligature en agissant sur le garrot, par conséquent il doit diminuer la longueur du fil de platine, de telle sorte que si celle-ci était au commencement de 10 centimètres par exemple, elle n'est plus à la fin que de 1 ou 2 centimètres. Mais, en même temps que le fil diminue de longueur, il s'échauffe davantage ; il résulte de là qu'il peut entrer en fusion avant la fin de l'opération. C'est pour éviter ce grave inconvénient que l'opérateur est obligé de diminuer, pendant l'opération même, la tension de la pile en faisant agir le commutateur. Cette manœuvre, quelque simple qu'elle paraisse au premier abord, ne peut être faite, avec la précision nécessaire, que par des mains très-exercées au maniement des appareils de physique ;

aussi voyons-nous presque tous les chirurgiens qui essayent la galvano-caustique, avec l'appareil de Middeldorpf, appeler à leur aide d'habiles physiciens. Ce fait seul devait empêcher la méthode de la galvanocaustique de prendre une grande extension. L'élévation du prix de l'appareil de Middeldorpf devait nuire aussi à sa vulgarisation ; il est au moins de 1200 francs, ce qui se comprend facilement, puisque la composition de la pile exige une surface de platine de 1760 centimètres carrés.

Broca a donc rendu un grand service à la pratique en substituant à la pile de Groves la pile de Grenet, et en indiquant le moyen d'utiliser

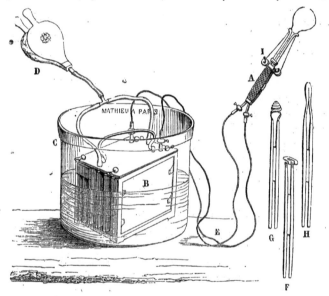

FIG. 739. — Cautère électrocaustique. — Pile de Grenet.

cette pile à la galvanocaustique chirurgicale. La pile de Grenet a le double avantage d'être d'un maniement facile et d'un prix accessible à tous. Nous ne saurions mieux faire sentir l'importance des perfectionnements apportés à la galvanocaustique par Broca qu'en citant textuellement cet auteur (1).

« La pile de Grenet se compose de plaques de zinc et de plaques de charbon plongées dans le liquide suivant : eau, six parties ; acide sulfurique, une partie, tenant en dissolution 50 grammes de bichromate de potasse par litre. Le liquide, préparé à froid, s'échauffe aussitôt jusqu'à une température de

(1) Broca, *Traité des tumeurs*. Paris, 1866, t. I, p. 643.

60 à 80 degrés. Il donne alors des effets beaucoup plus intenses que lorsqu'on le laisse refroidir ; mais il ne se refroidit pas sensiblement pendant la
durée de la séance, les actions chimiques produisant une quantité de chaleur
presque égale à celle qui se perd par rayonnement. Un tube à insufflation,
débouchant à la partie inférieure du vase par un grand nombre de petits
trous, permet de faire arriver sans cesse des bulles d'air qui se dégagent
en bouillonnant ; l'agitation du liquide s'oppose à la dépolarisation de la
pile et à l'affaiblissement du courant. Suivant qu'on souffle avec plus ou
moins de force, on obtient des effets plus ou moins énergiques ; circonstance très-précieuse, comme on le verra tout à l'heure, dans la pratique
de la galvanocaustique.

» Le prix de revient de cette pile est très-peu élevé. Aucune autre ne
dégage autant d'électricité sous un si petit volume. Elle est tellement
simple, que l'individu le plus ignorant peut la monter, la démonter, l'armer et la nettoyer ; le liquide, conservé dans des bouteilles, peut servir
un grand nombre de fois, pourvu qu'on ajoute à chaque séance nouvelle un
peu d'acide sulfurique et un peu de bichromate de potasse. Cette pile
n'exige pas de vase spécial ; on peut la faire fonctionner dans un seau de
bois. Elle ne dégage aucune vapeur, elle n'expose à aucune méprise.
Enfin j'ai pu, après divers essais, trouver une combinaison qui répond à
la fois à toutes les indications, qui permet de chauffer, sans commutation,
tous les cautères, l'anse coupante aussi bien que le bec d'oiseau, la lame
du galvano-cautère aussi bien que celle du cautère en coupole, et même
des olives de platine creuses remplaçant le cautère actuel.

» M. Grenet avait construit la pile en vue des applications mécaniques
de l'électricité. Il ne s'était pas appliqué d'en étudier et d'en utiliser les
effets calorifiques. Cette pile, brevetée, n'était encore connue que de lui
et de ses associés, lorsque, désireux d'obtenir quelques renseignements sur
le moteur électrique, je me mis en rapport avec lui en octobre 1857. Les
couples à petite surface, qu'il avait disposés en grande tension, ne donnaient
que de très-faibles effets de chaleur ; mais, dès que j'eus pris connaissance
du procédé qu'il employait pour rendre constantes les piles à un seul liquide, je songeai à tirer parti de cette découverte, pour réaliser enfin une
pile chirurgicale d'une application pratique. M. Grenet voulut bien, à ma
demande, construire des piles propres à l'usage que j'en voulais faire. Il le
fit avec beaucoup de zèle et d'intelligence ; et après des tâtonnements assez
nombreux, nous choisîmes enfin une pile à deux éléments, qui nous per-
mit d'obtenir, sous un volume sept à huit fois moindre, des effets plus énergiques même que ceux de la batterie de Middeldorpf, et de remplir
toutes les indications présentes de la galvanocaustique.

» Pour la disposition des cautères, je n'ai pas cru pouvoir mieux faire que d'adopter le manche à interrupteur de Middeldorpf, j'ai trouvé plus simple toutefois de faire articuler les armatures de telle sorte qu'elles puissent toutes s'adapter à un seul manche. L'anse coupante elle-même se place sur le manche ordinaire, qui reçoit dans une rainure latérale le serre-nœud destiné à opérer une traction sur le fil.

» Ayant renoncé à la commutation qui me paraissait être une cause d'erreurs pour les praticiens, et dès lors ne pouvant plus modifier la combinaison des éléments pour approprier la pile à chaque espèce de cautère, j'ai dû m'occuper de disposer tous les cautères de manière à les approprier à la même pile. La possibilité d'augmenter ou de diminuer la production de l'électricité, par une insufflation plus ou moins forte, facilite la solution de ce problème. Mais cela ne suffirait pas, si l'on ne s'attachait à uniformiser la résistance électrique de l'armature de platine des divers cautères. Pour cela, il faut combiner le volume et la longueur du platine de telle sorte que l'électricité ait toujours à peu près le même obstacle à surmonter. Ainsi la pile, telle qu'elle est disposée, chauffe à un degré convenable le galvano-cautère de Middeldorpf. Elle ne chaufferait donc pas suffisamment une olive de platine, dont le volume est plus considérable, et qui, par conséquent, offrant une résistance moindre, exigerait l'emploi d'une pile plus intense. Dans mes premiers essais, pour chauffer cette olive, je me servais d'un commutateur qui, réunissant ces deux éléments en un seul, donnait un couple unique d'une intensité double; mais j'ai pu renoncer à cette complication en pratiquant sur les deux côtés de l'olive deux petites incisions qui ne laissent entre elles, vers le sommet de l'olive, qu'une lame large de 4 millimètres. C'est en ce point rétréci que se produit la chaleur, qui se propage aussitôt au reste de l'olive; et pour chauffer le platine à ce niveau, il n'est plus nécessaire de fusionner les deux couples. De même, notre pile à deux éléments chaufferait beaucoup trop le cautère en bec d'oiseau, dont la pointe, formée d'un fil fin et court, brusquement recourbé, ne tarderait pas à se fondre. Middeldorpf dispose sa pile, en conséquence, à l'aide de son commutateur; j'atteins le même but, sans commutateur, en faisant tailler le bec d'oiseau dans une lame épaisse et effilée, qu'on fend ensuite dans sa longueur jusqu'à 2 ou 3 millimètres de la pointe. Notre pile, enfin, n'a pas assez de tension pour chauffer un fil fin dans une grande longueur. Mais elle chauffe très-bien 15 centimètres d'un fil de 1 millimètre, ou même un peu plus gros. J'emploie donc pour l'anse coupante des fils de 1 millimètre à cinq quarts de millimètre. Middeldorpf emploie ordinairement à cet effet des fils de trois quarts de millimètre, et, pour cela, il dispose ses éléments en tension;

mais il ne peut le faire qu'aux dépens de l'intensité; et c'est pour cela qu'il emploie un fil fin, parce que la surface de chaque couple étant réduite au minimum, ne pourrait pas chauffer un fil plus gros. Disposant d'une tension moindre, je ne puis, avec une pile à deux éléments invariables, vaincre la résistance d'un fil long et fin. Il faut donc diminuer la résistance en choisissant un fil plus gros, et je puis le faire, parce que je dispose d'une intensité plus grande. Au surplus, le volume plus considérable du fil de l'anse coupante est loin d'être un désavantage, il en résulte une section un peu moins prompte, qui diminue les chances de l'hémorrhagie.

» Pour ce qui concerne le maniement de l'anse coupante, il y a une difficulté sérieuse que nous avons résolue, M. Grenet et moi, au moyen d'un instrument trop compliqué, et d'un maniement trop délicat pour trouver place dans la pratique. J'y ai moi-même renoncé. Cette difficulté, que j'ai signalée, vient de ce que le fil, à mesure qu'il se raccourcit, s'échauffe davantage; alors il coupe trop facilement les tissus (j'ai eu une fois une hémorrhagie primitive pour l'artère linguale trop rapidement coupée; c'était au début de mes opérations galvanocaustiques). En outre, il est arrivé plus d'une fois que le fil, chauffé à blanc, s'est fondu avant la section complète du pédicule de la tumeur. Middeldorpf obvie à cet inconvénient au moyen du commutateur, en diminuant à temps la tension de la pile; toutefois, il n'a pas toujours pu empêcher le fil de se rompre pendant l'opération, accident fâcheux en tous cas et quelquefois nuisible.

» La pile Grenet permet de remédier de deux manières à l'inconvénieut que nous signalons. Lorsque l'échelle graduée du serre-nœud indique que le fil est réduit à la moitié, au tiers, au quart, etc., de sa longueur, on diminue l'intensité du courant : 1° soit en faisant diminuer, puis suspendre l'insufflation ; 2° soit en faisant soulever quelque peu la pile au-dessus du niveau du liquide où elle plonge. Toute la partie de la pile qui se trouve émergée cesse d'agir, et le résultat est le même que si l'on avait remplacé la première pile par une pile moins forte. Ce second moyen est plus précis que l'autre, mais il est d'une application un peu moins commode; il faudrait lui donner la préférence si le pédicule de la tumeur renfermait une artère capable de fournir une hémorrhagie inquiétante; alors, en effet, il ne s'agit pas seulement d'éviter de fondre le fil, il faut éviter même de le chauffer à blanc, parce que les artères coupées trop rapidement donnent des hémorrhagies. »

Revenons sur la description des cautères proprement dits, et surtout des cautères à anse coupante. Le manche du cautère A A B C (fig. 740) est semblable à celui du cautère de Middeldorpf que nous avons décrit plus haut.

Deux longues tiges adaptées au manche, en C C, supportent un fil de platine F F qui s'accroche en D par une de ses extrémités; l'extrémité opposée traverse un canal de 1 centimètre de long, placé en E, et vient s'adapter à un bouton G. Ce bouton fait partie d'un serre-nœud placé sur les parties

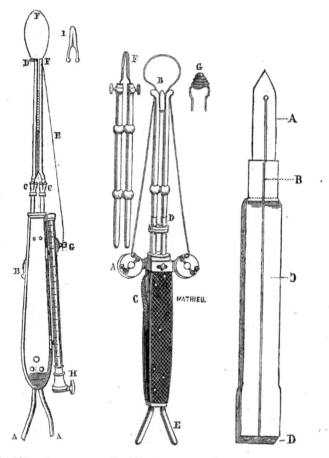

FIG. 740.— Anse coupante   FIG. 741.—Anse coupante   FIG. 742. — Couteau galvano
(1ᵉʳ modèle).   (2ᵉ modèle).   caustique hémostatique à cha
                                                         leur graduée.

latérales du manche; une vis sans fin, mue par le bouton H, fait reculer o¹ avancer à volonté le bouton G, de façon à permettre au chirurgien d'augmen ter la striction du fil de platine pendant l'opération. La tige du serre-nœud dont la longueur totale est de 12 centimètres, est graduée afin que l'opérateur puisse toujours se rendre un compte exact de la longueur du fil parcouru par le courant, et, par conséquent, du moment précis où il convient de diminuer l'action de ce dernier.

On ne peut pas indiquer, d'une manière absolue, à quel point de la longueur du fil il faut diminuer l'intensité du courant, soit en faisant cesser l'insufflation, soit en faisant retirer une partie de la pile hors du liquide. Ce point varie avec le diamètre du fil employé et aussi avec la combinaison de la pile ; l'opérateur doit le déterminer par une expérience préliminaire faite avant chaque opération (1).

Le serre-nœud est disposé de façon à pouvoir être détaché du manche avec la plus grande facilité ; alors on peut adapter sur ce même manche le cautère en pointe, le cautère à boule de porcelaine, en fer à cheval, etc. On peut aussi se servir de l'anse coupante représentée dans la figure 741. Le manche est le même que dans le cas précédent; l'anse B, après avoir passé par deux orifices situés à l'extrémité des tiges, vient s'enrouler autour de deux barillets d'ivoire; en tournant alternativement les manivelles A dont sont pourvus les barillets, on diminue l'étendue de l'anse, et par conséquent on la fait pénétrer dans la tumeur à enlever. Ce porte-anse est d'un emploi plus commode que le premier, mais peut-être est-il moins précis. Les cautères en pointe F, en boule de porcelaine G, peuvent également être substitués à l'anse coupante.

Les plaies produites par les cautères galvanocaustiques présentent de l'analogie avec les plaies faites à l'aide des instruments tranchants, quand le conducteur de platine est élevé au maximum de sa température, c'est-à-dire quand il est rougi à blanc; alors la section est nette et les artères restent béantes au fond de la plaie. Si, au contraire, le cautère est porté à une température moins élevée, les plaies se recouvrent d'une eschare très-légère, et les tuniques artérielles rentrent les unes dans les autres en faisant obstacle à l'hémorrhagie. L'idéal de la galvanocaustique, surtout lorsqu'elle s'applique à l'extirpation des tumeurs, serait d'obtenir toujours ce dernier résultat ; malheureusement il est bien difficile, pour ne pas dire impossible, de l'obtenir avec les instruments que nous venons de décrire.

Un médecin militaire, E. de Séré (2), a vaincu cette difficulté en inventant un couteau galvanocaustique, avec lequel on peut graduer en quelque sorte la température du platine. Cet instrument se compose (fig. 742) d'une

(1) Cattin, *De la galvano-caustie*, thèse de Paris, année 1858.
(2) Blanchet, *De l'emploi du feu en chirurgie et en particulier du cautère actuel, du cautère galvanique et du couteau galvanique*, thèse de Paris, 1862, et Duplomb, *De la galvanocaustique*. Thèse de Paris, 1862.

lame de platine A, montée sur un manche de cuivre C, composé de deux parties séparées par une lame isolante d'ivoire B. Les deux pièces du manche reçoivent en D l'extrémité des rhéophores de la pile de Grenet; continuant ces rhéophores, elles conduisent les courants jusqu'à la lame de platine qui leur est intermédiaire. Cette lame est disposée de telle sorte, qu'elle puisse rentrer dans le manche et varier de longueur à la volonté du chirurgien. La chaleur augmente ou diminue suivant que la lame s'allonge ou se raccourcit, c'est-à-dire suivant que la portion de platine comprise dans le circuit est plus ou moins longue. La lame de platine peut ainsi passer successivement de la température la plus élevée (1500 degrés) à une température beaucoup moindre; une échelle graduée, placée sur le manche, indique la dimension de la lame qui correspond à des degrés de chaleur déterminée. A la température de 1500 degrés, le couteau pénètre dans les tissus avec une rapidité foudroyante, en faisant des plaies nettes et saignantes comme celles de l'instrument tranchant. A la température de 600 degrés, au contraire, le couteau est hémostatique.

La lame que nous avons représentée peut être remplacée par d'autres instruments qui peuvent être gradués de la même manière.

§ 2. — Galvanocaustique chimique.

L'appareil nécessaire est une pile, en particulier, la pile de Bunsen, de huit à neuf éléments; les deux rhéophores doivent être terminés par des aiguilles de platine, destinées à s'implanter dans les tissus. Plusieurs aiguilles peuvent être mises en communication avec chacun des électrodes, si l'on veut déterminer une cautérisation en flèche. Dès que la pile est mise en action, les tissus sont décomposés de telle sorte que les acides se portent vers les extrémités de l'électrode positif, et les alcalis vers les extrémités de l'électrode négatif; la destruction des tissus résulte donc de deux causes, la décomposition chimique et la cautérisation produite par les acides et les alcalis. Ciniselli, qui a eu l'honneur de faire de la galvanocaustique chimique une méthode générale, conseille d'employer un courant de peu d'intensité; Tripier a insisté sur la valeur de ce conseil en faisant remarquer que la douleur produite par la cautérisation est d'autant moins vive, que celle-ci est moins rapide (1).

Ayant remarqué que les caustiques alcalins produisent des cicatrices molles et peu ou point rétractiles, A. Tripier a imaginé de ne mettre en contact avec les tissus à détruire que le pôle négatif vers lequel se portent les alcalis; le circuit est fermé, sur une partie voisine, par l'électrode

(1) Tripier, *De la galvano-caustique chimique* (*Archives gén. de médecine,* 1866).

positif aboutissant à une compresse mouillée. Nous verrons plus tard l'heureux parti que l'on a tiré de cette méthode pour le traitement des rétrécissements de l'urèthre.

CHAPITRE VI

INSTRUMENTS POUR L'EXPLORATION ET L'EXTRACTION DES CORPS ÉTRANGERS

Nous prendrons pour types des corps étrangers les projectiles de guerre.

§ 1. — Exploration des corps étrangers.

Avant de songer à extraire les projectiles, il faut les reconnaître par un moyen matériel et positif, car les signes les plus rationnels, en apparence, peuvent induire en erreur. Souvent il existe au fond d'une plaie un corps étranger, alors que tout porte à faire supposer que la balle n'a fait que traverser les tissus, alors même que le blessé affirme l'avoir ramassée et tenue dans sa main ; cette erreur s'explique parfaitement, car la balle a pu s'être fragmentée dans la plaie ; d'ailleurs, elle a pu entraîner avec elle des cailloux, des fragments de bois, des débris de vêtements, des boutons d'habits, etc. Souvent, au contraire, il n'existe pas de corps étrangers dans des circonstances qui portent à faire admettre leur présence.

Le meilleur des instruments explorateurs est le doigt introduit dans le fond de la plaie, après que le blessé a été mis, au préalable, autant que faire se peut, dans la position qu'il occupait au moment où il a été frappé. Si le doigt n'est pas assez long, on se sert du stylet explorateur ou de la sonde de femme ; la sonde de femme donne des sensations plus appréciables que le stylet ordinaire ; de plus, le canal dont elle est traversée permet, ainsi que l'a fait remarquer Larrey, l'écoulement des liquides qui pourraient faire obstacle à la netteté des sensations. Les sensations données par l'intermédiaire de ces instruments ne sont pas tellement nettes qu'elles ne puissent entraîner à des confusions, faire croire à la présence d'une balle alors que l'on n'a rencontré qu'une surface osseuse ; il y a là une question de tact qui ne peut s'acquérir que par une longue habitude. Percy voulait, avec raison, que les chirurgiens fissent souvent des essais comparatifs sur le cadavre.

Dans les cas de plaie étroite et sinueuse, A. Ferry se servait d'un stylet de plomb ; J. D. Larrey, d'une sonde flexible de gomme élastique ; on sait le parti que cet illustre chirurgien a su tirer de cette sonde, pour explorer le trajet d'une balle sous la voûte du crâne.

En général, si la plaie est trop étroite pour ne pouvoir être explorée avec le doigt, il est convenable de l'agrandir avec le bistouri ; dans ce cas, le débridement est nettement indiqué ; qu'il y ait corps étranger ou non, il ne saurait être qu'avantageux. « Si la plaie, par son étroitesse, dit Legouest (1), ne peut être explorée, il ne faut pas hésiter à la dilater par le débridement ; si la doctrine du non-débridement préventif est justifiée par un grand nombre de faits, elle peut être accusée à bon droit d'avoir fait négliger l'exploration. » Sédillot et la plupart des chirurgiens militaires soutiennent énergiquement cette doctrine.

Les chirurgiens qui suivront ces préceptes, qui seuls sont rationnels, auront rarement besoin d'instruments spéciaux pour distinguer la présence d'une balle, dans une plaie récente ; ces projectiles n'échapperont au toucher du doigt ou de la sonde de femme, que si ils ont décrit un immense trajet, comme dans le cas de Percy, où une balle après avoir frappé le sternum, fit le tour de la poitrine pour aller se loger au niveau de l'épine dorsale. Alors ce ne seront pas des instruments spéciaux qui feront découvrir le projectile, mais une exploration attentive, sur laquelle la nature de cet ouvrage ne nous permet pas de nous étendre.

Les instruments spéciaux se sont multipliés dans ces dernières années, depuis la blessure du général Garibaldi ; suivant nous, ils sont à peu près inutiles pour l'exploration des plaies récentes. Ils ne sont utiles que dans les cas d'explorations faites tardivement, alors que la plaie s'est transformée en un trajet fistuleux.

On pourrait à la rigueur se servir des aiguilles à acupuncture, mais celles-ci peuvent facilement glisser sur un corps arrondi ou passer à côté ; d'ailleurs, à supposer que la balle soit incrustée dans un os, elles ne donneront plus d'indications.

Toutant a décrit, en 1851, un trocart analogue aux kélectomes que nous avons décrits page 239 ; ce trocart pénètre dans la balle et peut ramener un petit fragment de plomb. L'action de cet instrument qui exige une certaine pression, peut être dangereuse ; Nélaton a proposé un petit stylet (fig. 743)

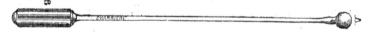

FIG. 743. — Explorateur de Nélaton.

terminé par une olive A de porcelaine blanche non vernie, sur laquelle le simple frottement du plomb peut imprimer une trace métallique révélant la présence du projectile. Cet instrument a servi entre les mains de

(1) Legouest, *Traité de chirurgie d'armée*. Paris, 1863.

Zanetti à éclairer le diagnostic de la blessure de Garibaldi. Nous ferons observer que si l'expérience a un résultat positif, c'est-à-dire si la boule revient chargée de traces de plomb, il n'y a plus de doute possible : mais si l'expérience est négative, le chirurgien n'est en droit de rien affirmer. En effet, des étoffes ou du cuir peuvent entourer la balle ; une couche de tissu cellulaire peut la recouvrir. Mais j'admets que le stylet sente directement le contact d'un corps dur et qu'il revienne vierge de toute trace métallique; on ne sera pas autorisé à dire pour cela que le corps dur est un os, et non pas un corps étranger ; ce corps dur n'est pas une balle, sans doute, mais c'est peut-être un caillou, un bouton, etc.

O. Lecomte (1), agrégé du Val-de Grâce, a fait construire par Lüer un instrument infiniment supérieur au stylet de porcelaine. Ce stylet (fig. 744) se compose d'une tige dont une extrémité est fixée dans un manche d'ivoire, et dont l'autre extrémité est fendue en deux branches cc, terminées chacune par une petite cuvette à bords minces et tranchants; ces deux petites branches s'écartent l'une de l'autre en vertu de leur élasticité. Une petite canule A, mue par un bouton placé sur le côté externe du manche, glisse sur la tige précédente et ferme ou ouvre la pince à volonté.

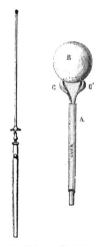

FIG. 744. — Explorateur de O. Lecomte.

Le rôle de cet instrument explorateur est facile à saisir ; conduit fermé dans la plaie, il joue le rôle de stylet ordinaire. Si l'on rencontre un obstacle, on appuye sur lui l'extrémité boutonnée du stylet, pendant qu'on ouvre et ferme alternativement la pince ; de cette façon, on peut ramener au dehors quelques fragments de plomb s'il s'agit d'une balle. S'il s'agissait de bois, de pierre, on pourrait être assez heureux pour en ramener au dehors de minimes parcelles ; à plus forte raison, cette petite pince entraînerait les fragments de vêtements.

On a eu recours aussi, toujours depuis la blessure de Garibaldi, à l'électricité. Fontan, Favre, Rhumkorff, ont proposé des appareils fort intéressants, mais malheureusement sujets à quelques chances d'erreur. En juin 1869, Trouvé a

_____

(1) O. Lecomte, *Recueil des mémoires de médecine et de chirurgie militaires*, 3e série, t. IX, p. 133.

présenté à l'Académie de médecine (1) un explorateur aussi parfait que possible.

L'appareil de Trouvé comprend: 1° une pile ; 2° un explorateur. La pile, dont la figure 745 représente une coupe (grandeur naturelle), est con-

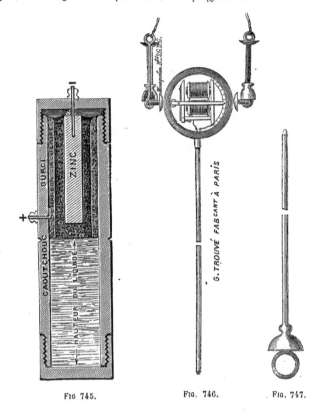

FIG 745.   FIG. 746.   FIG. 747.

Explorateur de Trouvé.

FIG. 745. — Coupe de la pile.
FIG. 746. — Explorateur communiquant avec la pile par deux rhéophores.
FIG. 747. — Canule munie de son mandrin.

tenue dans un tube de caoutchouc durci, fermé hermétiquement par un couvercle à vis. Au centre du couvercle est fixée une tige de zinc, qui s'introduit dans un tube cylindrique de charbon, faisant corps avec l'étui de

(1) Trouvé, *Bull. de l'Acad. de méd.*, juin 1869, t. XXXIV, p. 345.

caoutchouc ; le zinc et le charbon n'occupent que la moitié supérieure de l'étui; la moitié inférieure est occupée par le liquide excitateur, qui est composée d'eau ordinaire additionnée de 3 grammes de bisulfate de mercure. Si l'étui, placé verticalement, repose sur le côté opposé au couvercle, le liquide ne baigne pas les éléments, et, par conséquent, la pile ne fonctionne pas; si l'étui est renversé, la pile entre immédiatement en fonction.

Deux conducteurs partant des pôles de la pile viennent s'attacher à deux petites oreilles disposées sur les parties latérales d'une boîte métallique qui surmonte l'explorateur. Cette boîte métallique, fermée de deux côtés par deux glaces (fig. 746), renferme un électro-aimant surmonté d'un petit levier auquel s'articule un trembleur ; le trembleur est disposé de telle sorte qu'aucun choc ne puisse fausser le petit ressort qui le met en action. A cette boîte métallique se visse une canule d'argent parcourue par deux aiguilles d'acier à pointes très-acérées ; les aiguilles sont revêtues d'une couche isolante de soie, enduite de gomme laque.

Pour se servir de l'instrument, on commence par introduire dans la plaie le tube creux représenté figure 747, parcouru par un mandrin mousse. Lorsque ce tube rencontre un corps dur sur la nature duquel on désire s'éclairer, on retire le mandrin et l'on met à sa place les deux aiguilles à pointe acérée. Si le corps dur est métallique, le circuit est fermé complétement et le trembleur entre en action ; il n'y a ici aucune chance d'erreur, un corps métallique seul pouvant être assez bon conducteur pour agir sur le trembleur d'un appareil d'induction, comme celui de Trouvé; alors même que l'eau est décomposée par le courant, la sonnerie ne fait entendre aucun son. Des tissus, du cuir, des productions organiques entourant le corps métallique, n'empêcheraient pas l'action de l'explorateur Trouvé, parce qu'ils seraient traversés par les pointes des aiguilles. Dans le cas où la plaie est sinueuse, Trouvé remplace le tube d'argent par un tube de gomme élastique ; nous ajouterons que les tubes et les aiguilles sont de diverses grosseurs et de diverses grandeurs, pour pouvoir répondre à des indications variées. Le mandrin de la sonde élastique est recuit à un point qui lui conserve une certaine plasticité, afin que sa forme, au moment où il est retiré, indique la direction des sinuosités qu'il a parcourues.

L'instrument de Trouvé est parfait; il fait connaître à coup sûr la présence d'une balle ou de tout autre corps métallique ; il permet même de distinguer le plomb du fer et du cuivre. L'action du trembleur est plus énergique et plus continue quand les aiguilles rencontrent du plomb, parce qu'elles pénètrent dans ce métal et ne se déplacent pas par glissement au moindre mouvement de la main, comme cela a lieu quand elles sont en contact avec un métal dur et lisse.

Cependant nous pensons que cet instrument, comme tous les explorateurs spéciaux, doit être réservé pour l'examen des plaies anciennes et
devenues fistuleuses, où l'on soupçonne la présence d'un corps étranger
que le chirurgien, pour un motif ou pour un autre, le plus souvent par
oubli des règles de la chirurgie d'armée, n'a pas reconnu dès le principe.
Dans les plaies récentes, cet instrument est le plus souvent inutile ; de plus
il peut inspirer une fausse sécurité au chirurgien qui, ne voyant pas vibrer
le trembleur, pourra croire à l'absence de corps étranger ; mais ce corps
dur contre lequel butte l'explorateur n'est-il pas une pièce de bois, un
caillou, etc. ; puis, à côté, n'y a-t-il pas un débris de vêtement. L'exploration digitale peut seule lever tous ces doutes.

Trouvé a proposé, dans les cas douteux, de faire parcourir la canule par
une tige métallique terminée par une vis sans fin, une sorte de tarière avec
laquelle on pourrait détacher quelques parcelles du corps étranger, ou de
l'os (si c'en est un). Cette tarière demande, pour n'être pas dangereuse,
d'être maniée avec beaucoup de circonspection.

Je ferai observer que les critiques que j'adresse aux instruments explorateurs, même au plus parfait de tous, celui de Trouvé, ont de la valeur
surtout pour la chirurgie des champs de bataille, où les projectiles frappent
souvent par ricochet et après avoir communiqué leur impulsion aux corps
étrangers les plus durs. Si les circonstances dans lesquelles la blessure a
été reçue démontraient que le corps étranger ne peut être que de nature
métallique, la question changerait de face.

§ 2. — Extraction des corps étrangers.

La présence du corps étranger une fois constatée, il faut procéder à son
extraction. Les anciens ont imaginé une multitude de tire-balles auxquels
ils ont imposé des noms particuliers en rapport avec leur forme. Nous
empruntons à l'excellent traité de Legouest (1) quelques figures de ces instruments qui pour la plupart n'ont plus qu'un intérêt historique (fig. 748
à 752).

Alphonse Ferry a proposé de remplacer ces instruments, plus ou moins
bizarres, par une sorte de pince à trois branches, présentant des mors
munis à leur face interne de dents très-accentuées ; ces trois branches
étaient rapprochées et serrées sur le corps étranger par la virole *a* (fig. 753).
Cette pince, appelée *alphonsin*, a servi de modèle à la pince à trois branches dont se sont servis depuis Civiale et J. Leroy d'Étiolles pour retirer les
calculs de la vessie. On retrouve, dans le bec-de-perroquet (fig. 752),

---

(1) Legouest, *Traité de chirurgie d'armée*. Paris, 1863.

l'origine de nos brise-pierre actuels; la figure suffit à faire comprendre son mode d'emploi.

L'organum ramificatum d'André de la Croix était une longue canule d'où sortaient et rentraient, au moyen d'une vis, quatre tiges d'acier jouant l'office d'une double pince. Scultet rendit cet instrument plus simple et plus efficace tout à la fois en le réduisant à une canule dans laquelle glissait un tube d'acier divisé à son extrémité en deux branches élastiques terminées en forme de cuiller ; à l'intérieur de ce tube jouait

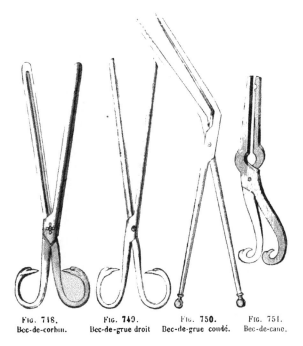

Fig. 718.   Fig. 749.   Fig. 750.   Fig. 751.
Bec-de-corbin. Bec-de-grue droit Bec-de-grue coudé. Bec-de-cane.

un tire-fond destiné à s'implanter dans le corps étranger et à le ramener entre les cuillers.

Thomassin proposa un peu plus tard une curette supportée par une tige cannelée (fig. 754); cette cannelure était parcourue par une lame d'acier taillée en biseau à sa partie inférieure ; le but de la lame d'acier était de s'abaisser sur la balle et de la maintenir dans la curette.

Au commencement de ce siècle, Percy a réuni en un seul instrument, portant le nom de tribulcon, les pinces, la curette et le tire-fond (fig.755). La pince est composée de deux branches qui peuvent se démonter ; l'une de ses branches se termine supérieurement par une curette, l'autre est creuse et renferme un tire-fond représenté isolément en *d*.

Aujourd'hui tous ces modèles sont abandonnés en France; on ne trouve plus dans les boîtes de la chirurgie militaire que le tire-fond modifié par Percy et les pinces tire-balle.

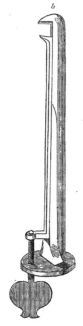
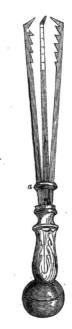
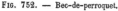

FIG. 752. — Bec-de-perroquet.   FIG. 753. — Alphonsin d'A. Ferry.

Le tire-fond (fig. 756) est une tige, de 15 centimètres de longueur, bien trempée et portant à son extrémité un double pas de vis parfaitement tranchant; la tige est conduite jusque sur la balle au travers d'un tube métallique servant à protéger les tissus contre l'action du pas de vis. Cet instrument est réservé pour l'extraction des projectiles enclavés dans les os. Legouest considère le tire-fond comme inutile; si la balle est au milieu des parties molles, il est à peu près impossible de bien la fixer, et alors le pas de vis glisse de côté et blesse les parties voisines; si, au contraire, la balle est solidement incrustée dans les os, elle résiste à la traction exercée par le tire-fond. Ce chirurgien n'a jamais pu retirer une balle par ce procédé, et n'a jamais rencontré un projectile portant les traces de l'action du tire-fond, bien qu'il en ait examiné un nombre considérable. Non-seulement cet instrument est inutile, il est souvent dangereux, car, agissant en pressant le projectile, il peut l'enfoncer profondément dans le tissu spongieux, et même le faire tomber dans le canal médullaire.

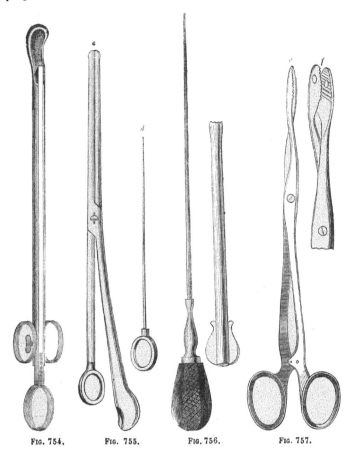

FIG. 754.   FIG. 755.   FIG. 756.   FIG. 757.

FIG. 754. — Cuvette tire-balle de Thomassin.
FIG. 755. — Tribulcon de Percy.
FIG. 756. — Tire-fond et sa canule.
FIG. 757. — Pince tire-balle (modèle Charrière).

Le meilleur des tire-balles est tout simplement une pince à pansement de grand modèle, avec point d'arrêt système Charrière (fig. 757). Quelquefois cette pince est courbe. Il peut être avantageux de se servir de pinces articulées à la façon du forceps, afin de pouvoir introduire les deux branches l'une après l'autre.

On peut employer aussi avec avantage une pince tire-balle proposée par Mathieu (fig. 758). Cette pince est munie d'une coulisse A B destinée à

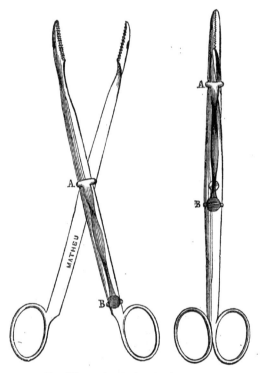

FIG. 758. — Pince tire-balle (modèle Mathieu).

maintenir les deux branches rapprochées dès que le corps étranger a été saisi. La pince de Mathieu assure peut-être mieux la préhension que celle de Charrière, parce que la coulisse descend jusque tout près des mors; en revanche, l'écartement de ses mors demande plus d'espace, ce qui est un inconvénient, puisque souvent on est obligé de manœuvrer au fond de. plaies très-étroites.

Gemrig a fait connaître un instrument que les chirurgiens américains ont beaucoup loué, après l'avoir souvent employé pendant la guerre de la sécession (fig. 759). C'est une pince dont les deux mors sont courbés en forme de cuiller : l'une de ces cuillers est bifurquée et se termine par deux crochets très-acérés, l'autre est simple et terminée également par un crochet. Lorsque l'instrument est fermé, la cuiller simple se place entre les deux branches de la cuiller bifurquée, de telle sorte que l'extrémité de l'instrument est parfaitement mousse et arrondie. L'avantage de cette dispo-

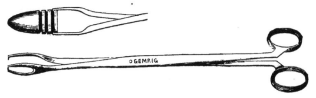

Fig. 759. — Pince tire-balles de Gemrig.

sition est de permettre l'extraction des balles, alors même que celles-ci sont saisies par un diamètre défavorable.

Gross (1) a fait faire une pince à extraction, dont les mors, largement fenêtrés, sont entaillés de manière à s'incruster en quelque sorte sur le projectile (fig. 760).

Lorsque les balles sont engagées dans le tissu osseux, il est rare que l'on puisse les extraire avec les instruments que nous venons de décrire ; si elles sont dans le tissu compacte, elles résistent aux tractions, et d'ailleurs

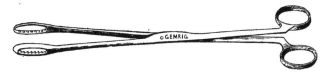

Fig. 760. — Pince tire-balles de S. Gross.

il est à peu près impossible de les contourner avec la pince. Si les projectiles sont dans le tissu spongieux, on ne peut ouvrir suffisamment les pinces. Presque toujours alors, il faut recourir à la gouge et au maillet, aux élévatoires, au trépan et autres instruments que nous décrirons à propos des résections.

Il n'est pas rare de rencontrer certains points du corps traversés par des baguettes de fusil ; tout le monde connaît la pièce déposée au musée

(1) Gross, *A System of Surgery*. Philadelphia, 1864, t. I, p. 376.

Dupuytren par Larrey, dans laquelle une baguette de fusil traverse la base du crâne, depuis le milieu du front jusqu'au trou condylien postérieur.

Pour retirer une baguette de fusil qui avait traversé la poitrine, Velpeau a fait construire, par Charrière, un appareil composé d'une sorte de trépied servant de point d'appui à une tige centrale creusée en pas de vis; cette tige terminée par une pince devait saisir la baguette, faire corps avec elle, et l'entraîner, dans son mouvement de rotation, ascendant avec une force irrésistible. Le blessé mourut avant que l'instrument eût été essayé.

CHAPITRE VII

INSTRUMENTS POUR LES OPÉRATIONS QUI SE PRATIQUENT SUR LES VEINES.

ARTICLE PREMIER. — VARICES.

L'incision, l'excision, la ponction, la ligature, la suture, l'acupuncture, la cautérisation, n'exigent pas d'instruments spéciaux. — L'injection de perchlorure de fer se pratique à l'aide de la seringue de Pravaz. — La compression est tantôt générale, tantôt limitée à la veine principale à laquelle aboutissent les vaisseaux variqueux ; dans le premier cas, on peut employer des bandes, des bandelettes de diachylon, mais surtout les bas ou bracelets de tissus élastiques déjà décrits (tome I, p. 447). La compression partielle se pratique avec des serre-fines ou mieux avec l'appareil de Sanson déjà décrit (tome I, p. 451).

Diverses modifications ont été apportées à l'instrument de Sanson par Landouzy, Breschet, etc.; nous les décrirons à propos du varicocèle.

ART. II. — SAIGNÉES.

Les instruments généralement employés sont les lancettes. La lancette (fig. 761) se compose de deux parties, la lame et la châsse. La lame, d'acier bien trempé, est plate ; sa longueur est de 3 centimètres environ ; à partir de son milieu, ses bords s'inclinent l'un vers l'autre de manière à former par leur réunion une pointe très-acérée ; toute la partie inclinée des bords doit être parfaitement tranchante. La châsse est formée de deux plaques de corne ou d'écaille plus longues et plus larges que la lame, et réunies à leur base par un clou rivé qui traverse également le talon de la lame. Il

résulte de là que les deux jumelles peuvent glisser l'une sur l'autre, et que
la lame peut prendre les degrés d'inclinaison les plus variables par rapport à la châsse. Cette disposition a l'avantage de permettre de nettoyer
facilement l'instrument, question fort importante, si l'on songe aux dangers que peut faire courir l'emploi d'une lancette qui n'est pas dans un
état de parfaite propreté.

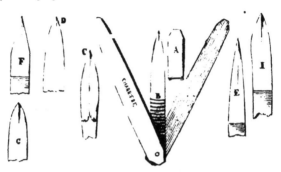

Fig. 764. — Lancettes.

Les lancettes sont dites à grains d'orge C, à grains d'avoine D, ou à
langue de serpent E, suivant que leur pointe est plus ou moins acérée. La
lancette à grain d'orge est préférée par les personnes peu exercées, parce
qu'elle permet de pratiquer la saignée par simple ponction ; cependant son
usage n'est pas sans inconvénient ; souvent elle fait une large incision à
la peau, tandis que l'incision de la veine est presque insignifiante. La lancette à grain d'avoine fait une ouverture plus convenable, bien qu'elle
nécessite un temps de plus, l'élévation pour agrandir l'ouverture com-
mencée-par la ponction. La lancette à langue de serpent a été recommandée
pour l'ouverture des veines cachées profondément dans le tissu adipeux ;
son usage, toujours dangereux, expose à transpercer la veine d'outre en
outre, et même à intéresser l'artère qui peut se trouver sur un plan plus
reculé ; il est plus prudent de mettre la veine à nu par une incision préalable faite au bistouri et de se servir des lancettes ordinaires.

Les Allemands saignent souvent avec un phlébotome, petite boîte de
métal renfermant une lame tranchante que l'on fait sortir au moyen d'une
bascule à ressort. Sous l'influence d'une pression exercée sur le ressort, la
lame s'échappe en décrivant un arc de cercle ; un mécanisme particulier
permet d'augmenter ou de diminuer la saillie de la lame selon que la veine
est plus ou moins profonde.

Cet instrument aveugle est bien inférieur à la lancette avec laquelle une main intelligente peut pratiquer des saignées, même dans le voisinage des artères, sans faire courir aucun risque au patient. Cependant nous lui accorderions la préférence si la saignée, opération des plus délicates, devait rester abandonnée, comme elle l'est trop souvent, à des mains ignorantes.

ART. III. — TRANSFUSION DU SANG.

Entrevue par les savants de l'antiquité, la transfusion du sang fut indiquée en termes parfaitement précis par Libavius (1) vers 1615. Les médecins anglais ne tardèrent pas à l'essayer sur les animaux, et les médecins français la pratiquèrent sur l'homme sous les auspices de Denys, médecin et professeur de physique. Condamnée par arrêt du parlement en 1668, et de la cour de Rome en 1679, la transfusion du sang tomba dans un profond oubli, dont elle fut tirée au commencement de ce siècle par le docteur Blundel (2). Depuis lors, elle a été pratiquée un assez bon nombre de fois pour que l'on puisse dire que si elle ne réussit pas toujours, elle n'est certainement pas dangereuse par elle-même.

Un grand nombre de procédés et d'appareils ont été proposés dans le but de permettre d'injecter dans les veines d'un sujet anémié le sang pris sur un sujet sain, avant qu'il ait eu le temps de se coaguler, et aussi sans qu'il soit possible d'injecter en même temps une certaine quantité d'air.

Laissant de côté les appareils compliqués et vicieux de Richard Lower et de Blundell, nous ne décrirons que les principaux parmi les appareils employés de nos jours. Ces appareils peuvent se diviser en deux classes, suivant qu'ils ont pour but la transfusion immédiate ou la transfusion médiate.

Par transfusion immédiate, on entend celle qui se pratique en mettant en communication directe la veine d'une personne saine avec celle d'une personne anémiée, au moyen d'un tube simple ou muni sur un point de sa longueur d'un système plus ou moins compliqué. Par transfusion médiate, on entend celle qui se pratique en injectant dans les veines d'un sujet le sang d'une autre personne, reçu dans un vase et poussé ensuite au moyen d'appareils dont le plus simple est la seringue.

(1) Libavius, *Appendix necessaria synagmatis arcanorum chymicorum*, 1615.
(2) Blundell, *Medico-chirurgical Transactions*, t. IX, 1818.

§ 1. — Transfusion immédiate.

L'appareil de Moncoq, de Caen (fig. 762), se compose de deux aiguilles creuses D terminant deux tubes de caoutchouc E attachés à un cylindre de verre. Dans l'intérieur du cylindre se meut un piston destiné à mettre

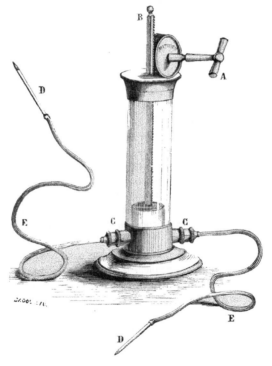

FIG. 762. — Appareil de Moncoq (de Caen).

en mouvement le liquide auquel livrent passage deux valvules C C disposées, en sens inverse, à la partie inférieure du cylindre. La tige B de ce piston étant graduée donne la mesure du liquide transfusé ; cette tige est en outre disposée en crémaillère, et fonctionne à l'aide d'un petit mécanisme A qui comporte un engrenage caché dans un tambour.

Voici comment fonctionne cet appareil. L'aiguille placée du côté de la valvule qui s'ouvre de dedans en dehors, pique en deux points la veine du

sujet anémlé de façon à ce que sa pointe soit placée hors du canal vascu-
laire. La secondé aiguille est poussée directement dans le centre même
de la veine du sujet sain et plonge dans le courant sanguin. Tout étant ainsi
disposé, on élève le piston, et sous l'influence du vide, le sang du sujet sain
arrive dans le cylindre; en abaissant le piston, on force le sang à sortir
par le côté opposé en soulevant la valvule qui s'ouvre de dedans en dehors;
en sortant, le sang entraîne les bulles d'air contenues dans l'appareil, ce qui
n'a aucun inconvénient, puisque le canal de l'aiguille ne communique pas
encore avec le courant sanguin de la veine du sujet anémié; cette aiguille
n'est ramenée dans le centre de la veine que lorsque tout l'air contenu
dans l'appareil a été expulsé. Il ne reste plus qu'à faire jouer le piston pour
que le sang passe librement du sujet sain au sujet malade. La graduation
en grammes du cylindre de cristal permet d'évaluer la quantité de sang
qui est injectée.

Weiss signale un appareil dont le mécanisme est analogue à celui du
précédent; il se compose aussi d'un corps de pompe duquel partent deux
tubes de caoutchouc terminés par des aiguilles creuses. Le corps de pompe
est divisé en deux chambres, l'une destinée à recevoir le sang, l'autre
destinée à recevoir l'eau chaude qui doit maintenir le sang à une température convenable. Cette complication est des plus inutiles ; à quoi bon ce
réservoir d'eau chaude, puisque Hunter a établi que la chaleur accélère la
coagulation du sang. Les expériences de Oré (1), de Bordeaux, ont confirmé cette donnée.

Oré a imaginé pour ses belles expériences sur la transfusion du sang
l'appareil suivant dont nous donnons la description textuelle :

« Cet appareil (fig. 763) se compose d'une poche de caoutchouc P, de
forme ovoïde et à parois assez résistantes pour l'empêcher de s'affaisser
sous la pression atmosphérique. A cette poche s'adaptent de chaque côté
deux pièces métalliques A B et A' B', vissées l'une sur l'autre et séparées par une soupape S' S (fig. 2 et 3). La soupape, qui est placée en B,
s'ouvre de dehors en dedans; la soupape en B' s'ouvre de dedans en
dehors, de telle sorte que le liquide arrivant dans l'appareil par le tube C,
soulève la première, remplit la poche et passe dans le tube C'. D'après
cela, il est facile de concevoir que les deux soupapes agissent en sens
opposé.

» De la pièce métallique B part un tube de caoutchouc terminé par un
robinet de cuivre D et une canule E. La même disposition existe du côté
opposé.

(1) Oré (de Bordeaux), *Études historiques et physiologiques sur la transfusion
du sang*, Paris, 1868, in-8,

.• *Manière de s'en servir.* Après avoir ouvert le robinet D', on ferme D, et l'on presse sur la poche de manière à chasser par le tube C' tout l'air qu'elle renferme, dont on évite le retour dans l'appareil en fermant aussitôt D'. Alors la canule E est placée dans la veine de l'animal qui doit fournir le sang. Le robinet D étant ouvert, le sang se précipite dans la poche qu'il remplit. La pression exercée sur elle le fait couler dans le tube C' terminé par la canule E, introduite dans la veine de l'animal sur lequel on

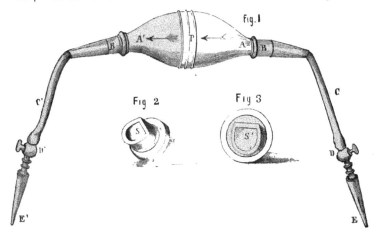

FIG. 763. — Appareil d'Oré (de Bordeaux), pour la transfusion du sang.

opère la transfusion. On comprend que la soupape qui se trouve en A B, s'élève pour laisser arriver le sang en P, mais la pression exercée sur la poire de caoutchouc suffit pour fermer cette soupape et lui permettre de s'opposer au retour du liquide dans le tube C. »

Cet appareil fort simple remplit les mêmes conditions que celui de Moncoq ; il semble cependant que ce dernier donne plus de garanties, s'il est possible, contre la pénétration de l'air.

Roussel (de Genève) (1) a proposé un appareil reposant sur deux idées nouvelles : 1° entourer la prise du sang d'un manchon vide d'air et imperméable à l'eau ; 2° faire la saignée sans l'eau, chasser le sang dans un canal plein d'eau et vide d'air reliant directement et hermétiquement la veine qui donne à celle qui reçoit. Cet appareil est très-ingénieux, mais sa complication et les soins que réclame son emploi le rendent peu pratique.

(1) Marmonier, *De la transfusion du sang*, thèse de Montpellier, 1869.

Le docteur Avelling se sert, comme Oré, d'un tube élastique présentant un renflement à sa partie moyenne ; les extrémités du tube se continuent par des canules d'argent destinées à entrer dans les veines. L'absence de soupapes rend cet instrument d'un emploi beaucoup moins sûr que celui d'Oré.

§ 2. — Transfusion médiate.

Mathieu a produit successivement trois appareils pour la transfusion du sang ; les deux premiers, trop compliqués, ont été abandonnés par leur auteur lui-même. Le troisième (fig. 764), construit d'après les indications du docteur Pajot, se compose d'un corps de pompe renversé H, surmonté d'un entonnoir A. Le piston, perforé dans toute sa longueur, se continue par un tube élastique E terminé par un petit ajutage F qui doit pénétrer dans une canule G préalablement introduite dans la veine du patient.

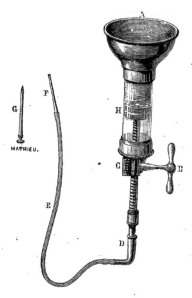

FIG 764. — Appareil de Mathieu.

Lorsque le sang a été reçu dans l'entonnoir, on fait monter le piston jusqu'à la partie supérieure du corps de pompe au moyen de la clef B ; l'abaissement du piston attire le sang qui vient remplir la cavité du corps de pompe sans qu'aucune bulle d'air puisse y séjourner. Dès lors, on se contente d'imprimer au piston des mouvements alternatifs d'un quart de cercle qui continuent à attirer le sang dans le corps de pompe, pendant qu'une quantité équivalente est chassée dans le tube de caoutchouc.

Il faut attendre que le sang commence à sortir du tube de caoutchouc avant d'adapter l'ajutage à la canule qui a été introduite dans la veine ; l'absence de cette précaution entraînerait nécessairement l'introduction d'une certaine quantité d'air dans les veines du patient.

Grailly Hewitt et Earle ont présenté à la Société obstétricale de Londres des appareils qui méritent des éloges pour leur simplicité, mais qui cependant sont d'un emploi moins commode que celui de Mathieu.

Les instruments spéciaux sont loin d'être indispensables pour pratiquer la transfusion médiate; beaucoup de chirurgiens ont fait cette opération avec une seringue ordinaire. Le docteur Marmonier ayant à pratiquer la transfusion à l'improviste, reçut le sang dans une tasse chauffée, le mit ensuite dans une seringue chauffée aussi, et l'injecta directement dans la veine de la patiente. Nélaton s'est servi tout simplement d'une seringue à hydrocèle d'une contenance de 250 grammes.

Lorsque l'on se sert de la seringue, il est indispensable de s'assurer qu'elle ne contient pas d'air en poussant le piston, pendant que la seringue, remplie au préalable, est élevée verticalement; si l'on se servait d'une seringue de verre, comme l'a conseillé Pajot, il serait plus facile encore de s'assurer qu'elle ne contient pas d'air; de plus, la seringue de verre serait plus facilement nettoyée.

Pendant son opération, le docteur Marmonier éprouva des difficultés dues à la coagulation prématurée du sang. Cette coagulation était due à l'excès de chaleur; il faut plutôt refroidir les instruments que les chauffer. Autant que possible, dit Nicolas (1), la température des récipients ne doit pas dépasser dix degrés; ce précepte est confirmé par les expériences du docteur Oré, qui a constaté que plus la température est basse, plus la coagulation du sang est retardée.

Oré conseille, pour empêcher le passage des petits coagulums qui pourraient exister, alors même que le sang paraît parfaitement liquide, de placer dans la partie évasée de la canule un cadre circulaire aplati, d'acier, sur

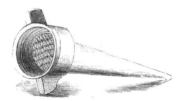

FIG. 765. — Canule garnie d'un tamis métallique.

lequel est tendue une toile métallique (fig. 765). Cette toile forme un réseau de mailles assez serrées pour ne laisser passer que la partie liquide du sang.

(1) L. E. Nicolas, *Essai sur la transfusion du sang*, thèse de Paris, 1860.

Le docteur Ed. Mathieu, professeur agrégé au Val-de-Grâce, a imaginé un appareil réunissant une grande précision à une extrême simplicité. Cet appareil (fig. 766) est constitué par une pompe à mercure construite d'après le principe des vases communiquants. La pompe se compose d'un réservoir de verre A, gradué et fixé dans une position stable sur une planchette R ; le réservoir A est relié, par un tube de caoutchouc K, à un second réservoir mobile B, de verre aussi, susceptible d'être déplacé et fixé en deux points extrêmes, l'un supérieur C, l'autre inférieur D. Du réservoir A part un tube de caoutchouc O terminé par une canule de verre E.

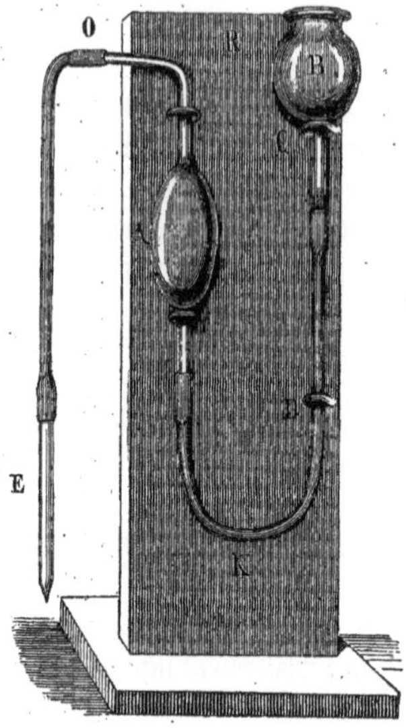

Pour amorcer l'appareil on verse du mercure dans l'ampoule B placée dans la position C; le réservoir fixe A se remplit, tandis que l'ampoule mobile B reste vide.

L'instrument ainsi préparé, l'opérateur introduit dans la veine du sujet anémié et dans la veine du sujet qui fournit le sang, un petit trocart identique avec celui qui est représenté figure 764. La canule E est alors introduite dans le tube du trocart placé sur le sujet qui fournit le sang, pendant que l'ampoule mobile est abaissée dans la position *d*; le mercure quitte le réservoir A pour se transporter dans le réservoir B, et le sang aspiré se précipite en A. Dès que le réservoir A est rempli de sang, le réservoir mobile B est élevé graduellement jusqu'à ce que l'air et les gaz contenus dans l'appareil soient expulsés. La transparence du réservoir A et de la canule E permet d'apprécier facilement ce résultat. L'air étant expulsé, il ne reste, pour faire la transfusion, qu'à placer la canule E sur le tube du trocart introduit préalablement dans la veine du sujet anémié, et à faire reposer en C l'ampoule B. Il reste toujours dans l'ampoule A une certaine quantité de sang, en sorte que la portion de ce liquide qui a été en contact avec le mercure n'est pas injectée.

FIG. 766. — Appareil du docteur Ed. Mathieu pour la transfusion du sang.

L'appareil du docteur Ed. Mathieu est certainement le plus simple de tous ceux qui ont été proposés. Une planchette de bois, deux ampoules de verre, deux tubes de caoutchouc, un tube de verre effilé en font tous les frais. Cet appareil donne une garantie absolue contre l'injection de l'air; de plus, il peut se nettoyer avec une extrême facilité. Ajoutons que l'opération peut se faire avec une grande rapidité, en quelques secondes ; or, ici la rapidité est indispensable, puisque seule elle peut donner des garanties sérieuses contre la coagulation du sang. Pour retarder la coagulation du sang, rien ne serait plus facile que d'entourer le réservoir A de linges imbibés de liquides réfrigérants; cette précaution est à peine utile, parce que le mercure absorbe une notable partie du calorique. Nous ajouterons encore que dans l'appareil du docteur Ed. Mathieu, le sang a à peine le temps de subir le contact de l'air ; c'est là un point très-important, car le contact de l'air a pour résultat, d'après les expériences d'Oré, d'accélérer la coagulation du sang.

La méthode de la transfusion médiate est inférieure à celle de la transfusion immédiate, car il résulte des expériences d'Oré que le contact de l'air contribue à accélérer la coagulation du sang. D'ailleurs, ce liquide peut, en se trouvant au contact de l'air, même pendant un temps très-court, absorber des principes nuisibles. Nous n'admettons la transfusion médiate que pour les cas où le chirurgien, pris à l'improviste, n'a pas sous la main d'instruments spéciaux, alors que l'indication d'agir ne comporte aucun retard. Dans ces circonstances, il aura recours à la seringue ou mieux à l'appareil du docteur Ed. Mathieu qu'il pourra construire en quelques minutes dans toutes les localités où existe un laboratoire de chimie.

Les considérations que nous venons de faire valoir brièvement perdraient une partie de leur valeur si l'on défibrinait le sang avant de l'injeeter; alors en effet, la coagulation de ce liquide ne serait plus à redouter. Mais là défibrination ne semble pas avoir d'utilité immédiate, puisque le sang de l'homme, si l'on opère à l'abri de l'air, et en refroidissant les instruments au lieu de les chauffer, ne se coagule que quatre ou cinq minutes après sa sortie des vaisseaux.

CHAPITRE VIII

INSTRUMENTS POUR LES OPÉRATIONS QUI SE PRATIQUENT SUR LES ARTÈRES.

ARTICLE PREMIER. — HÉMOSTASIE.

La ligature, — l'acupressure, — la torsion, — la compression médiate exercée sur le trajet des artères exigent des instruments spéciaux.

§ 1. — Ligature.

Cette opération qui consiste à étreindre circulairement les artères dans un lien de substance animale, végétale ou métallique, peut se pratiquer dans deux circonstances différentes : tantôt l'artère divisée dans tout son calibre est béante au fond d'une plaie, dans les amputations par exemple; tantôt, au contraire, le chirurgien cherche, au travers d'une couche de parties molles plus ou moins épaisse, une artère saine ou divisée sur un point limité de sa circonférence.

Les instruments nécessaires pour pratiquer la ligature dans le premier cas sont les pinces ou le ténaculum qui saisissent le vaisseau, le séparent des parties ambiantes et l'attirent légèrement hors des chairs.

Les pinces les plus usitées sont les pinces à dissection ordinaires; quelquefois, mais rarement, on se sert des pinces à verrous et des pinces à ressort (voy. chap. I, pages 206-208) ; les pinces à dents de souris ne sont utilisées que pour la recherche des vaisseaux ténus et profondément situés. Lorsque l'extrémité de l'artère a été attirée hors des chairs, l'opérateur, armé d'une deuxième pince, l'isole soigneusement des parties voisines, puis la saisit à l'aide de cette pince placée en travers de son calibre à 2 ou 3 millimètres en arrière de l'orifice du vaisseau ; le lien est serré en arrière de cette pince. Quand les artères sont superficielles, rien n'est plus facile que la manœuvre que nous venons de rappeler ; quand au contraire les artères sont profondément situées, il n'en est pas ainsi ; souvent l'opérateur ne peut les saisir qu'avec une seule pince, dont les mors sont placés parallèlement au trajet du vaisseau. Il arrive souvent alors que l'aide chargé de serrer la ligature ne place pas son fil au delà des mors de la pince dont il lie l'extrémité. Cet accident est rare quand on emploie les pinces à mors coniques de Fergusson ou de Lüer.

Les mors de la pince de Fergusson présentent une convexité externe s'amincissant brusquement vers le bec qui est armé de petites dents de souris ; ces mors sont fenêtrés, ce qui diminue le poids de l'instrument. On comprend que lors même que le fil serait placé sur les mors de la pince, il ne saurait les lier ; plus il sera serré et plus il tendra à glisser, et par conséquent à venir entourer le vaisseau. A côté de ces avantages la pince de Fergusson présente quelques inconvénients : la surface de préhension représentée uniquement par deux dents de souris n'est pas toujours assez considérable, et de plus, les branches sont maintenues en contact par un ressort à bouton qui peut jouer même en dehors de la volonté du chirurgien.

· Lüer a fabriqué un pince à verrous (fig. 767) dont les mors, disposés à

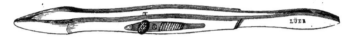

FIG. 767. — Pince de Luer à mors coniques.

leur surface interne comme ceux de la pince ordinaire, affectent à l'extérieur, lorsqu'ils sont rapprochés, la forme d'un cône très-prononcé ; il est impossible que le fil s'arrête sur un point quelconque de ce cône ; toujours il glisse en avant du bec. Malheureusement le bec de la pince de Lüer a un volume trop considérable ce qui nuit à la précision de l'instrument.

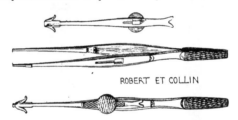

FIG. 768. — Pince de Bigelow (de Boston).

Bigelow (de Boston) a remédié à cet inconvénient. La pince à ligature de Bigelow se compose d'une pince à verrou (fig. 768) dont les mors trèsminces sont terminés par cinq petites dents de souris ; le verrou supporte, inférieurement, un appendice conique qui, lorsque la pince est fermée, descend quelques millimètres plus bas que l'extrémité des mors. Un fil jeté sur ce cône glisse nécessairement au-dessous de sa pointe, et par conséquent embrasse les parties molles qui ont été saisies par les mors de la pince, sans risquer en aucun cas de serrer ces derniers. L'emploi de cet instrument évite donc les tâtonnements si pénibles qu'éprouvent parfois les chirurgiens les plus expérimentés.

Pour faciliter le maniement de la pince de Bigelow on peut la monter
sur un manche.

On se sert quelquefois du ténaculum au lieu de pinces pour attirer
les artères hors des chairs. Cet instrument est formé d'une tige ronde

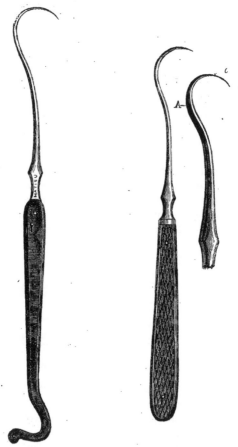

Fig. 769 — Ténaculum de trousse.   Fig. 770. — Ténaculum fixe.

d'acier, mince, pointue comme une aiguille, recourbée comme un crochet
et montée sur un manche fixe (fig. 770), ou sur un manche à châsses,
à la façon d'un bistouri (fig. 771).

Cet instrument est très-utile, surtout lorsque les vaisseaux sont rétractés et difficiles à apercevoir; le ténaculum traverse alors le point d'où provient le sang et attire une quantité plus ou moins considérable de tissus que l'on étreint dans un fil jeté en arrière de la convexité de l'instrument; c'est une ligature médiate. Quelquefois on se sert d'un ténaculum portant un chas auprès de sa pointe; le fil est alors conduit au travers des tissus qu'il doit serrer.

J. Cloquet a imaginé un ténaculum double (fig. 771). C'est une pince à anneaux dont les mors sont remplacés par deux ténaculums; cet instrument, qui rappelle le ténaculum double d'Assallini, est d'un emploi moins commode que le ténaculum simple.

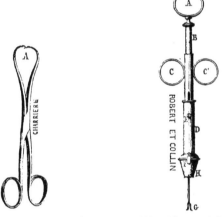

Fig. 771. — Ténaculum double de Cloquet.   Fig. 772. — Ténaculum de Bigelow (de Boston).

Il n'en est pas de même d'un nouveau ténaculum proposé par Bigelow (de Boston). Le mécanisme de cet instrument est exactement semblable à celui de la sangsue artificielle de Robert et Collin décrite page 196. Il n'en diffère qu'en ce que l'emporte-pièce est remplacé par une aiguille d'acier terminée par deux petits crochets G à pointes acérées et divergentes. Ces crochets étant mis en contact avec le point d'où jaillit le sang artériel, exécutent un mouvement de rotation lorsque le chirurgien élève ou abaisse l'anneau A; pendant ce mouvement de rotation, ils pénètrent dans les tissus et les saisissent fortement. Cet instrument est précieux pour la ligature médiate des petits vaisseaux dont il est parfois si difficile de distinguer l'orifice.

Les instruments que nous venons de décrire suffisent généralement pour les ligatures des artères à la surface des plaies. Cependant, quand le vais-

seau est profondément situé, l'opérateur éprouve parfois une difficulté insurmontable à porter le lien et surtout à le lier. Une multitude de pinces ont
été imaginées pour vaincre cette difficulté ; vouloir les décrire toutes serait,
entreprendre une tâche presque impossible et d'ailleurs peu utile. Nous
nous bornerons à décrire le ligateur automatique du docteur Cintrat ; cet

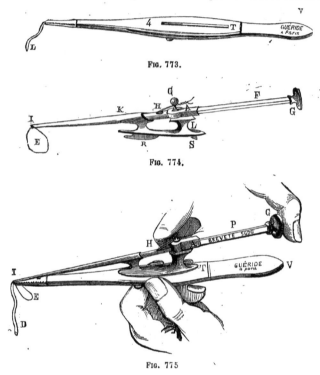

FIG. 773.

FIG. 774.

FIG. 775

Ligateur automatique du docteur Cintrat.

FIG. 773. — Pince.
FIG. 774. — Les deux aiguilles creuses.
FIG. 775. — Les aiguilles creuses et la pince réunies.

instrument, le plus parfait de tous, porte le fil sur le vaisseau, fait le nœud,
et au besoin coupe le fil à quelques millimètres en avant du nœud.

Le ligateur automatique se compose de deux pièces principales : une
aiguille et une gaîne (fig. 774). L'aiguille est creuse ; elle présente un
double orifice à son extrémité terminale ou bec, et un autre orifice en H.

Elle est traversée par un fil métallique double, dont l'anse sort de l'aiguille en E; les deux chefs de ce fil viennent s'attacher en C à un bouton qui fait partie d'un coulant A jouant sur la crémaillère F. Cette aiguille est renfermée dans une deuxième aiguille K, ou gaîne creuse, de dimension telle qu'elle puisse recevoir la première, et supportée par une plaque présentant à sa partie inférieure des crampons R S qui sont destinés à s'engrener dans la rainure d'une pince à dissection.

Pour se servir de l'instrument, il faut le préparer de la manière suivante : 1° monter le coulant A presque en haut de la crémaillère F; 2° introduire les deux bouts d'un fil dans les deux trous du bec de l'aiguille et les pousser jusqu'à ce qu'ils viennent sortir par le trou H; 3° prendre les deux bouts du fil, tirer dessus jusqu'à ce que l'anse vienne s'appliquer fortement sur la cloison qui sépare les deux trous; fixer solidement les deux fils en les enroulant sur le bouton C, tirer sur le coulant A pour bien tendre le fil; 4° tenant l'aiguille d'une main, soulever avec l'ongle du pouce de l'autre main le ressort B, et, en poussant, faire descendre le coulant A jusqu'à son point d'arrêt près du trou H; le fil ressort tel que le représente la figure, en E; 5° l'aiguille ainsi munie de son fil, l'introduire complètement dans sa gaine; 6° écarter l'anse du fil et le disposer en forme d'anneau. L'ensemble de l'appareil ainsi préparé est représenté par la figure 774. Supposons maintenant que le vaisseau ait été saisi par la pince (fig. 773), on enfilera l'anneau E par la tête V de la pince en dirigeant le bec du ligateur vers le bec de la pince; le crampon R viendra s'engrener dans la fenêtre T, et lorsqu'il y sera solidement placé, l'anse E ayant atteint l'extrémité de la pince sera nécessairement placée autour de l'artère à lier, comme cela est représenté par la figure 775; il ne s'agit plus que de serrer et de tordre la ligature. Pour ce faire, tenant la pince d'une main, l'opérateur tire avec l'index de l'autre main le coulant A, le pouce prenant un point d'appui sur le bouton G. Le fil rentrant dans l'aiguille pendant cette manœuvre, vient s'appliquer sur l'artère ; lorsqu'un certain sentiment de résistance indique que celle-ci est bien saisie, on fait exécuter à l'aiguille deux tours sur elle-même, dans le but de tordre le fil. Dès lors, le nœud est fait, la ligature est posée, et si l'on désire laisser ses chefs hors de la plaie, il suffit de les détacher du bouton G, de cesser de serrer les pinces et de retirer l'instrument. Si au contraire on veut faire une ligature perdue, on fait exécuter à l'aiguille deux tours de plus, et les fils se rompent à quelques millimètres du nœud.

Au premier abord, la manœuvre que nous venons de décrire minutieusement, en suivant pas à pas la description de l'auteur, semble très-compliquée; cependant nous nous sommes convaincu, en étudiant l'instrument du docteur Cintrat, qu'elle est simple et surtout qu'elle s'exécute avec une extrême rapidité. Cet instrument a rendu de grands services dans les opérations d'ovariotomie ; il pourrait être utilisé pour la ligature de la maxillaire interne quand celle-ci est coupée pendant l'ablation du maxillaire, etc.

Souvent, pendant le cours d'une opération, le chirurgien a intérêt à achever rapidement sans perdre de temps à lier les vaisseaux au fur et à mesure qu'ils sont coupés. On peut alors suspendre momentanément l'hémorrhagie en saisissant l'orifice artériel avec de petites pinces à mors croisés, qui s'ouvrent par pression et se referment spontanément comme

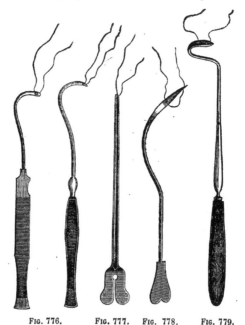

FIG. 776.   FIG. 777.   FIG. 778.   FIG. 779.

FIG. 776. — Aiguilles de Cooper.
FIG. 777. — Sonde cannelée percée d'un chas.
FIG. 778. — Aiguille de Larrey.
FIG. 779. — Aiguille de Deschamps.

les serres-fines de Vidal (de Cassis). L'opération terminée, on remplace ces petites pinces par une ligature.

Lorsque les artères doivent être liées dans leur continuité, c'est-à-dire entre la plaie et le cœur, on se sert, pour mettre le vaisseau à découvert, des instruments que nous avons décrits au chapitre des sections nettes. Les seuls instruments spéciaux à cette opération sont les aiguilles qui doivent conduire le lien autour du vaisseau ; si celui-ci est superficiel, on peut se servir du stylet aiguillé ordinaire, ou encore d'une sonde cannelée percée d'un chas près de son bec (fig. 777). Si au contraire l'artère est profondément située, on se servira avec avantage des aiguilles de Cooper et de Deschamps. L'aiguille de Cooper (fig. 776) est courbée dans le sens longitudinal, tandis que celle de Deschamps (fig. 779) est courbée latéralement ; toutes deux présentent un chas à leur extrémité libre. La situation des vaisseaux peut seule déterminer le choix de l'opérateur entre ces deux aiguilles ; seule aussi elle peut indiquer s'il faut se servir d'une aiguille de Deschamps à courbure latérale gauche ou à courbure latérale droite. L'aiguille de Larrey (fig. 778) serait indispensable pour pratiquer une ligature médiate.

Marcellin Duval a eu l'ingénieuse idée de réunir en un seul instrument les aiguilles de Cooper et de Deschamps, le ténaculum et la sonde cannelée. Ce nouvel instrument (fig. 780) se compose d'un manche à l'extrémité B' duquel se visse une sonde cannelée munie d'un chas près de son bec ; un ténaculum C peut être rapidement substitué à la sonde cannelée. L'extrémité opposée du manche se continue par une tige d'acier avec laquelle vient s'articuler l'aiguille A ; cette tige d'acier est contenue dans un tube B qui se visse sur elle en V, c'est-à-dire près du manche. L'articulation de l'aiguille A est disposée de telle sorte qu'elle puisse, à la volonté de l'opérateur, s'incliner instantanément en A' ou en A'', c'est-à-dire se transformer d'aiguille de Cooper en aiguille de Deschamps. Il suffit, pour obtenir ce résultat, de dévisser légèrement la canule B afin de rendre libre l'articulation, puis de la revisser dès que l'aiguille est dans la position désirée, afin d'assurer la stabilité de cette nouvelle situation.

Depuis longtemps Charrière avait indiqué un moyen très-simple de placer dans la trousse une aiguille de Cooper et de Deschamps ; il suffit de saisir entre les mors de la pince à pansement et à points d'arrêts une aiguille de Cooper sans manche, absolument comme on saisit une aiguille à suture. Si l'aiguille est placée dans une direction rectiligne, l'ensemble de l'instrument remplit les fonctions de l'aiguille de Cooper ; si au contraire elle est inclinée à droite ou à gauche, c'est une aiguille de Deschamps.

On peut éprouver quelque difficulté, lorsque l'artère est profondément située, à atteindre le chas de l'aiguille de Cooper pour retirer l'un des chefs du fil ; Lüer a produit un instrument qui peut faciliter ce mouvement. Cet instrument consiste en une sorte d'aiguille de Cooper (fig. 782) présentant à son bec une large ouverture, dont les bords latéraux sont creusés de deux orifices destinés à donner passage à un fil. Le fil à ligature, passé dans ces orifices latéraux, traverse le diamètre médian de la grande échancrure ; les deux chefs ramenés sur le dos de l'instrument, qui présente une cannelure B destinée à les recevoir, viennent se fixer à un bouton A. D'autre part, une aiguille à crochet D, mue par un bouton C, court dans une rainure ménagée sur le devant de l'instrument ; ce crochet est disposé de

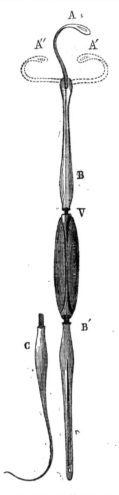

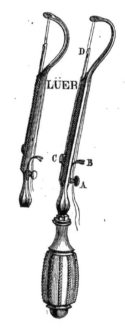

FIG 780. — Instrument de Marcellin Duval.   FIG. 781. — Aiguille de Lüer.

telle sorte qu'il puisse atteindre l'orifice du bec de la sonde. L'instrument étant préparé (c'est-à-dire le fil mis en place et l'aiguille D retirée vers le manche), on le conduit autour de l'artère comme une aiguille de Cooper ;

il suffit alors de pousser l'aiguille D jusque dans l'échancrure pour qu'elle aille saisir le fil qu'elle ramène ensuite dans un point où il est facilement accessible.

La ligature a l'inconvénient de laisser dans la plaie un corps étranger qui doit être éliminé tôt ou tard ; c'est en vain que l'on a essayé l'emploi de fils de substances animales, dans l'espoir de voir le nœud abandonné dans la plaie se résorber ; presque toujours cette attente a été déçue.

Quelques chirurgiens, redoutant la présence prolongée des fils dans la plaie, ont proposé la ligature temporaire, c'est-à-dire laissée en place pendant quelques heures ou quelques jours seulement. Des instruments spéciaux sont nécessaires pour retirer la ligature temporaire. Scarpa engageait le fil de la ligature dans une sonde cannelée portant deux anneaux, l'un près de la pointe, l'autre près de la plaque; la sonde, conduite à l'aide du fil jusque sur l'artère, sert à diriger le bistouri qui doit couper le nœud. Cette manœuvre est dangereuse, car la pointe du bistouri peut très-bien aller diviser l'artère, à moins que l'on ait eu recours à ce procédé particulier qui consiste à comprendre un rouleau de diachylon, en même temps que l'artère, dans l'anse des fils. Sédillot conseille deux procédés plus simples et plus sûrs tout à la fois : l'un consiste à placer sur le cylindre de diachylon un petit stylet terminé par une lame tranchante qu'il suffirait de tirer à soi pour terminer la ligature; l'autre, à étreindre dans la ligature l'extrémité d'une sonde cannelée très-mince sur laquelle on opérerait la section du lien.

C'est encore, en partie du moins, dans le but de pouvoir cesser la constriction du vaisseau après un temps déterminé que Deschamps, Assalini et quelques autres ont proposé des presse-artères que nous ne décrirons pas, car ils sont tombés en désuétude à juste titre. Les presse-artères, qui se proposaient de déterminer l'obstruction *graduelle* du vaisseau en un temps assez court, ne présentaient point de sécurité, et, surtout, ils plaçaient dans la plaie un corps volumineux susceptible de l'irriter et de l'ulcérer; ils produisaient donc des effets complétement opposés au but qu'ils voulaient atteindre.

§ 2. — Acupressure.

L'acupressure se rattache au même ordre d'idées que les presse-artères, puisque son but est d'arrêter le cours du sang en exerçant une simple pression sur les parois du vaisseau, et en ne laissant le corps étranger dans la plaie que le moins de temps possible; mais elle constitue un remarquable progrès, car le presse-artère n'est plus constitué que par une aiguille ou une épingle (fig. 782).

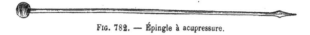

FIG. 782. — Épingle à acupressure.

Les figures 782, 783 et 784 représentent l'aiguille et l'épingle dont se sert Simpson. Dans la figure 783, l'épingle est montrée en place; elle traverse

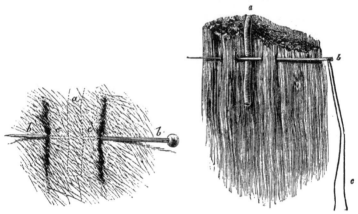

FIG. 783. — Épingle de Simpson.   FIG. 784. — Aiguille de Simpson.

les tissus de la peau vers les parties profondes, passe au-dessous du vaisseau, puis traverse de nouveau les téguments en allant des parties profondes vers les parties superficielles. Si l'aiguille, ne traversant pas les téguments, reste cachée dans les parties profondes, elle doit se terminer par un fil métallique qui servira à la retirer quand tout danger d'hémorrhagie aura disparu (fig. 784). En général, on ne retire l'aiguille que vers le quatrième ou le cinquième jour.

§ 3. — Torsion.

La torsion des artères a pour but de s'opposer à l'écoulement du sang sans laisser aucun corps étrangers dans la plaie, ce qui favorise évidemment la réunion immédiate; elle se pratique à l'aide d'une pince à verrous, telle que les pinces d'Amussat, de Charrière, de Mathieu, etc. Amussat a ajouté à la torsion simple anciennement connue, puisque Galien en parle déjà, le refoulement. Pour pratiquer la torsion combinée avec le refoulement, il faut disposer d'une pince à verrous et d'une pince à refoulement (fig. 785). La pince à refoulement n'a pas de mors, mais des tiges

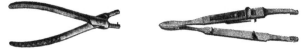

FIG. 785. — Pinces d'Amussat.

rondes qui peuvent se rapprocher avec assez de force pour rompre les deux tuniques internes, et les faire remonter ensuite, par glissement, dans l'intérieur de la tunique externe.

§ 4. — Compression médiate exercée sur le trajet des artères.

Les appareils à l'aide desquels se fait cette compression ont été décrits dans le premier volume, page 416. Nous n'aurions pas à y revenir ici si Marcellin Duval n'avait imprimé à son compresseur à *pression élastique et graduée* des modifications qui en font l'instrument le plus parfait que nous connaissions.

L'ensemble de l'appareil (fig. 786) est constitué par deux ressorts d'acier

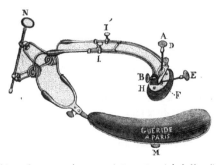

FIG. 786. — Compresseur à pression élastique et graduée de Marcellin Duval.
(dernière modification.)

contournés en spirale à leur partie postérieure ; en arrière de la spirale, les ressorts présentent un prolongement percé d'un trou dans lequel s'engage une vis de rappel N, dont le jeu augmente ou diminue à volonté l'énergie des ressorts ; à l'extrémité libre de ces derniers s'adapte, au moyen d'une coulisse arrêtée par les vis de pression II, deux arcs métalliques supportant la pelote de pression II et la pelote d'appui M. Lorsque l'appareil est mis en place, la pression est exercée par la seule élasticité des ressorts; on l'augmente en tournant de gauche à droite la vis de pression N.

Jusqu'ici l'appareil diffère peu de l'ancien système de Duval décrit par Gaujot (1). Marcellin Duval a compris que ce premier système ne pouvait répondre à toutes les indications. La pelote une fois mise en place pressait toujours sur le même point, et, sous ce rapport, la compression ne pouvait être modifiée que par un déplacement en totalité de l'appareil. Duval a vaincu cette difficulté en disposant la pelote de pression H de manière qu'elle pût être poussée facilement quelques millimètres au-dessus ou au-dessous du point où elle avait été primitivement appliquée, de manière qu'elle pût s'élever et s'abaisser à volonté sans qu'il fût nécessaire de toucher à l'ensemble de l'appareil, et enfin de manière qu'elle pût s'incliner et tourner en tous sens.

Pour atteindre ces résultats, il a fixé avec des tenons, à l'extrémité des arcs métalliques, une plaque F d'acier munie, à sa partie moyenne, d'une coulisse de 35 millimètres de longueur environ; dans cette coulisse glisse, à frottement dur, une pièce métallique creusée à son centre d'un pas de vis, dans lequel s'engage la vis A qui est fixée inférieurement sur la pelote H. Cette disposition permet : 1° de diminuer le degré de la pression sans déplacer l'appareil; il suffit de tourner légèrement la vis A. 2° Elle permet de déplacer le centre de la pression sans déplacer l'appareil; il suffit, après avoir légèrement tourné la vis A, de faire glisser la pelote dans la coulisse pour que la pression soit reportée 3 centimètres plus haut ou plus bas.

Il fallait encore donner à la pelote divers degrés d'inclinaison, afin que l'appareil pût s'appliquer à toutes les régions. Pour ce faire, Duval a placé sur la partie latérale de la plaque F une vis B dont la pression permet d'assurer à la pelote les degrés d'inclinaison les plus variables; une deuxième vis E permet de la tourner dans tous les sens.

Ainsi combiné, l'appareil de Marcellin Duval répond à toutes les indications possibles; il nous semble assez parfait pour faire oublier tous ceux qui l'ont précédé.

M. Duval a imaginé en outre un compresseur à vis verticale construit d'après un système analogue à celui que nous venons de décrire; il se démonte, comme le précédent, en trois parties; disposition qui le rend très-portatif et permet de le placer facilement dans une caisse d'instruments.

Lüer (2) a proposé un appareil auquel il donne le nom de compresseur élastique des artères. Il est probable qu'il ignorait le système de M. Duval.

(1) Gaujot, *Arsenal de la chirurgie*, t. I, p. 422.
(2) *Gazette des hôpitaux*, 1868, p. 551.

§ 1. — Instruments de diagnostic.

Souvent, pour constater le bruit de souffle dans les tumeurs anévrysmales, le chirurgien arme son oreille du stéthoscope. Dans quelques circonstances exceptionnelles il a recours à l'emploi du sphygmographe, instrument très-utile quand il s'agit de reconnaître si l'anévrysme siège sur un vaisseau plutôt que sur un autre placé dans le voisinage immédiat du premier; il sert alors à faire reconnaître les moindres changements dans la force du pouls qui est toujours plus ou moins affaibli au-dessous de la tumeur. Le sphygmographe sert encore à distinguer les tumeurs anévrysmales des tumeurs qui ne sont que soulevées par un anévrysme; dans le premier cas, le sphygmographe fournit des tracés d'une amplitude énorme; dans le second, au contraire, les tracés indiquent des pulsations plus faibles que celles que l'on obtiendrait, même en plaçant l'instrument sur une artère ordinaire.

Le premier, Hérisson construisit un appareil permettant de constater les caractères du pouls artériel; cet appareil se composait d'un tube de verre rempli de mercure et terminé à l'une de ses extrémités par une membrane fortement tendue. Cette membrane, placée sur le trajet de l'artère à explorer, était soulevée à chaque mouvement du pouls et communiquait son mouvement à la colonne de mercure. Ludwig perfectionna cet essai en plaçant sur le mercure un pinceau qui devait faire un tracé représentant les oscillations artérielles. Vierordt construisit un appareil plus complet qui fut considérablement modifié par Marey. Nous ne saurions mieux faire pour bien faire comprendre le sphygmographe que de citer textuellement son auteur.

Description du sphygmographe de Marey (1). — « La figure 788 montre · l'instrument appliqué sur le poignet, autour duquel il est fixé par un lacet jeté alternativement d'un côté à l'autre sur de petits crochets. Ceux-ci sont placés, trois de chaque côté, sur les bords d'un cadre métallique qui constitue le support de l'appareil. Le lacet complète donc, en arrière du poignet, une sorte de bracelet que forme en avant le cadre métallique,.et le tout est fortement assujetti.

» Dans l'intérieur du cadre QR, dont la figure nous montre le profil, se trouve un ressort d'acier très-flexible qui descend obliquement et porte

(1) Marey, *Physiologie médicale de la circulation du sang*, p. 179-181.

à son extrémité libre une plaque d'ivoire **K**. Cette plaque doit reposer sur l'artère ; elle la déprime, grâce à la force élastique du ressort. On sait en·

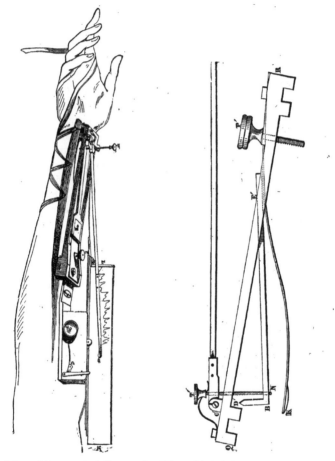

FIG. 787. — Sphygmographe de Marey.   FIG. 788. — Détails du levier du sphygmographe de Marey et du mécanisme de transmission des mouvements.

effet que, pour tâter le pouls, il faut que le doigt déprime le vaisseau avec une certaine force. Chaque pulsation de l'artère va donc imprimer à la plaque **K** des mouvements très-petits, il est vrai, mais qu'il s'agit maintenant d'amplifier et d'écrire.

» Pour amplifier ces mouvements, on se sert d'un levier très-léger, fait de bois et d'aluminium. Ce levier pivote autour du point c (fig. 788); il reçoit l'impulsion très-près de son centre de mouvement, et cela par une pièce intermédiaire BE que nous allons décrire.

» BE est une pièce de cuivre mobile autour du point E; la figure 788 en montre le profil. Un couteau vertical BD termine cette pièce, et une vis T la traverse verticalement. — Quand l'extrémité N de la vis repose sur le ressort au-dessus de la plaque d'ivoire, tout mouvement de cette plaque se transmet à la pièce BE, et de là au levier, si le couteau D est en contact avec ce levier. — Comme ce contact pourrait n'avoir pas lieu lorsque l'artère est trop profondément située, et comme, d'autre part, si l'artère est très-saillante, le levier pourrait être soulevé trop haut, il faut qu'on puisse à volonté augmenter ou diminuer l'intervalle ND qui établit la transmission du mouvement. Ce résultat s'obtient en tournant la vis T dans un sens ou dans l'autre, ce qui fait plus ou moins saillir sa pointe N.

» Supposons le contact bien établi, le levier exécute des mouvements alternatifs d'ascension et de descente qui seront très-grands à son extrémité. En effet, si la distance qui existe entre le couteau D et le centre de mouvement C est cent fois plus petite que le reste du levier, la pulsation sera grandie cent fois à l'extrémité du grand bras. Pour que le levier ne soit pas projeté en l'air par les soulèvements brusques, et pour que, d'autre part, sa descente ne soit plus entravée par les frottements qui existent à son extrémité a contre le papier, un petit ressort appuie sur la base du levier et tend constamment à le faire descendre.

» L'extrémité a du levier est celle qui doit écrire le tracé. Elle est terminée par un bec rempli d'encre qui frotte contre une plaque couverte de papier et qui se meut en glissant dans une rainure au moyen d'un mouvement d'horlogerie placé au-dessous.

» Pendant que le pouls s'écrit, la plaque est arrivée à la moitié de sa course.

» Le mouvement d'horlogerie se remonte à l'aide d'un bouton; on peut, à volonté, l'arrêter et le faire repartir.

» Le papier qu'on doit employer est glacé, très-uni; la plume doit glisser sur lui sans frottement appréciable et laisser une trace nette au moyen d'encre ordinaire. — La plaque qui porte ce papier met dix secondes à passer dans la rainure d'un mouvement uniforme. La longueur qui correspond à six secondes est indiquée sur cette plaque; elle sert à évaluer immédiatement la fréquence du pouls pour une minute. Pour obtenir ce chiffre, il suffit d'ajouter un zéro au nombre de pulsations obtenu dans les six secondes.

En résumé, dit M. Marey :

« Le but que nous avons poursuivi dans la construction de notre *sphyg-mographe* est le suivant : enregistrer les pulsations d'une artère, non-seulement avec leur fréquence, leur régularité et leur intensité relative, mais avec la *forme* propre à chacune d'elles. Ces résultats n'avaient été obtenus par aucun des appareils imaginés jusqu'à ce jour. De plus, nous avons cherché à faire du sphygmographe un instrument portatif. Nous y avons réussi. »

Béhler (1) a apporté d'importantes modifications au sphygmographe de Marey. Le levier AB (fig. 789) a été modifié de façon à ne s'appliquer que par la pression de la vis ; — une vis de pression à ailettes C commande le plateau D, plate-forme graduée en grammes et parcourue par une aiguille folle E destinée à indiquer le point de départ de la pression et le nombre de

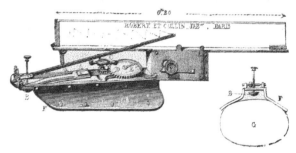

FIG. 789. — Sphygmographe de Béhier.

grammes qui la représente ; — le support F de l'appareil sur le bras a été rendu fixe afin d'éviter l'application simultanée du levier et de l'instrument. Cette application simultanée avait le fâcheux effet d'influencer le levier, par la première pression dans des proportions inconnues. Nous représentons en G une coupe du bras sur laquelle est appliqué l'instrument de Béhier : B indique l'extrémité du levier dont la vis C détermine l'application, à une pression déterminée ; — F le support rendu immobile et fixant l'appareil sur le bras.

Le 27 octobre 1868, Béhier présentait à l'Académie de médecine un nouveau sphygmographe conçu par Longuet, externe des hôpitaux de Paris (2).

(1) Béhier, *Description des modifications apportées au sphygmographe* (*Bull. de l'Acad. de médecine*, séance du 11 août 1868, t. XXXIII, p. 716).
(2) Longuet, *Bulletin de l'Académie de médecine*, 1868, t. XXXIII, p. 962.

Une tige verticale A (fig. 790), terminée en bas par une plaque qui doit être en contact avec la peau, et à son extrémité supérieure par une potence E, supporte un fil qui s'enroule autour de l'axe mobile B. Un double ressort CC appuyé sur la tige A la ramène de haut en bas quand le choc artériel l'a soulevée de bas en haut.

Chaque mouvement de la tige A fait décrire un arc de cercle à l'axe mobile F sur lequel est fixée une roue H; ces mouvements sont ensuite

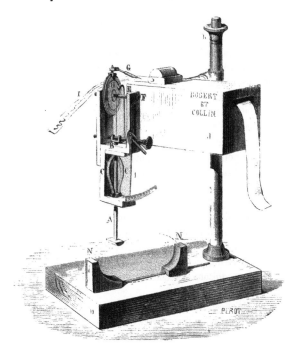

Fig 790. — Sphygmographe de Longuet.

transmis à l'aiguille I qui indique la pression de la plaque sur l'artère et la force de la pulsation. Une plume G, fixée par une pince à pression continue, s'applique sur la roue H et suit tous ses mouvements en les inscrivant sur une feuille de papier passant entre deux cylindres qu'un mouvement d'horlogerie contenu dans la caisse M fait rouler l'un sur l'autre.

Le mouvement d'horlogerie est réglé par une vis K; l'appareil entier est fixé sur un cadre de bois **D** muni de deux supports mobiles **NN** servant à maintenir le bras.

Béhier attribue à cet appareil de nombreux avantages sur celui de Marey. Ne pouvant nous étendre longuement sur ce sujet nous nous bornerons à dire que le sphygmographe de Longuet est plus délicat que celui de Marey, et qu'il peut s'appliquer sur tous les points du corps; nous ajouterons qu'il est d'un emploi commode chez les enfants.

§ 2. — Instruments et appareils pour la cure des anévrysmes.

Les procédés thérapeutiques qui, pour la cure des anévrysmes, demandent des instruments spéciaux sont : la compression indirecte, — la ligature, — les injections coagulantes, — et la galvano-puncture. Les instruments nécessaires aux deux premières opérations viennent d'être décrits dans l'article précédent. Les instruments nécessaires aux injections coagulantes sont les diverses variétés de seringues (voy. tome Ier, page 105). Nous n'avons donc à nous occuper ici que de la galvano-puncture; nous serons très-brefs sur ce point que nous ne pourrions exposer complétement sans entrer dans de longues considérations théoriques, tout à fait étrangères à l'objet de ce livre.

L'appareil le plus ordinairement employé est la pile de Volta, qui donne des courants galvaniques constants; ces courants sont bien préférables aux courants d'induction fournis par les machines de Duchenne, de Gaiffe, etc., car ces derniers ne possèdent presque pas d'action chimique. Les électrodes doivent se terminer par des aiguilles que l'on enfonce dans la tumeur. Nous reproduisons les conseils émanés du comité de Turin au sujet de l'emploi de cet appareil.

1° Se servir d'appareils de médiocre intensité. Il suffit d'une pile de Volta, à auges ou à colonnes, composée de 40, 30, 20 et même de six éléments d'un demi-centimètre carré, amorcés avec la solution de sel ammoniac ou de sel commun.

2° Se servir d'aiguilles minces et lisses (non vernies, ce qui est inutile), et répéter les séances plutôt que d'augmenter le nombre des aiguilles.

3° Espacer les aiguilles et les placer dans une direction parallèle entre elles, plutôt divergentes du côté des pointes que convergentes.

4° Les courants interrompus, avec inversion des courants, sont préférables aux courants continus.

5° Ne faire passer l'électricité négative à travers aucune aiguille sans y avoir fait passer auparavant le courant positif, et sans avoir déterminé autour d'elle la formation d'une petite auréole noirâtre. Changer le contact toutes les deux ou trois minutes, en appliquant le pôle négatif aux aiguilles d'abord en contact avec le pôle positif.

6° Ne pas laisser les aiguilles dans le sac dans l'intervalle d'une séance à l'autre.

7° Ne pas renouveler les séances tant que les effets obtenus dans les séances précédentes n'ont pas disparu, ou s'il existe des symptômes inflammatoires et des ulcérations.

CHAPITRE IX

INSTRUMENTS POUR LES AMPUTATIONS.

Les instruments nécessaires sont des couteaux et des bistouris pour la division des parties molles, des pinces et des ténaculums pour la ligature des artères, des scies et des pinces incisives pour agir sur les os.

Les couteaux à amputation sont destinés à couper les chairs entourant les os. Les anciens se sont servis de couteaux à extrémité ronde ou carrée, de couteaux à lame fortement convexe, et de couteaux concaves en forme de faucille. Cette dernière forme est tombée dans un complet oubli après avoir joui d'une grande vogue ; on s'est aperçu que la partie concave, n'agissant que par pression, était peu favorable aux sections nettes et rapides.

Aux dimensions près, la lame du couteau employé aujourd'hui ressemble exactement à celle du bistouri droit ; la meilleure disposition est celle dans laquelle le tranchant et le dos de l'instrument s'inclinent l'un vers l'autre pour former la pointe, afin que celle-ci se trouve sensiblement sur l'axe de la lame (fig. 791). Le dos doit être épais, afin d'assurer la solidité de l'instrument ; le manche doit être plus lourd que la lame, afin que le couteau soit bien en main.

Le couteau interosseux (fig. 792) a une lame étroite très-aiguë, portant sur chacune de ses faces une arête médiane, de laquelle partent les plans inclinés dont la rencontre forme le tranchant. Le plus souvent la lame n'est tranchante dans toute son étendue que d'un seul côté ; le côté opposé est mousse dans son quart postérieur, afin que le chirurgien puisse appuyer dessus avec le doigt indicateur.

Le talon des lames se continue par une longue soie qui traverse toute là longueur d'un manche d'ébène à pans quadrillés. Quelquefois les manches sont disposés de façon à recevoir successivement plusieurs lames, comme cela existe pour les bistouris dits à lames démontantes.

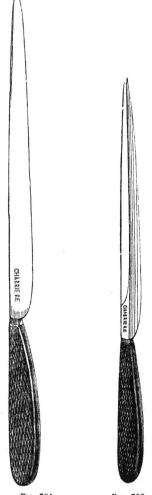

La longueur du couteau varie nécessairement avec le volume du membre et la nature du procédé qui est employé. La longueur de la lame nécessaire pour tailler par transfixion le lambeau antérieur dans la désarticulation coxo-fémorale est de 35 centimètres, tandis que la lame dont se servait Larrey pour la désarticulation de l'épaule n'avait que 81 millimètres.

En règle générale, il faut éviter de se servir d'instruments trop longs; ils sont toujours plus difficiles à manœuvrer avec précision que les instruments courts.

Nous n'avons décrit le couteau interosseux que pour nous conformer à l'usage; à notre avis cet instrument doit être proscrit, car il est tout à la fois inutile et dangereux. Si on l'emploie pour la section des chairs interosseuses, en faisant l'antique huit de chiffre, on court le risque de diviser ces chairs à des hauteurs inégales, et, par conséquent, de léser, sur plusieurs points différents, le calibre des vaisseaux; de là ces hémorrhagies consécutives si fréquentes après l'amputation de la jambe. Le couteau interosseux présente les mêmes inconvénients quand il est employé à tailler les lambeaux par transfixion.

Fig. 791.
Couteau à amputation.

Fig. 792.
Couteau interosseux.

Scies.

La scie ordinaire (fig. 793) se compose de trois parties, l'arbre, le manche et le feuillet. L'arbre est une solide tige d'acier dont les extrémités sont coudées en forme de branches; la branche postérieure, qui donne insertion

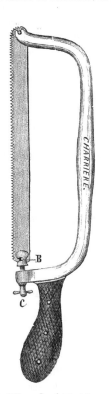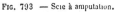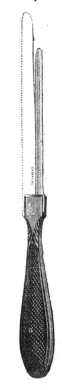

FIG. 793 — Scie à amputation.   FIG. 794. — Scie à dos mobile.

au manche de l'instrument, est un peu moins longue que la branche antérieure. La branche antérieure, bifurquée à son extrémité inférieure, présente une échancrure dans laquelle s'engage un tenon fixé sur le feuillet; la branche postérieure est percée d'un trou quadrangulaire dans lequel s'engage un écrou supportant, à sa partie antérieure, une petite lame d'acier bifurquée B dans laquelle le feuillet vient s'engager et se fixer à l'aide d'un tenon; l'écrou est mû par un pas de vis C qui rapproche ou éloigne la lame bifurquée B. Quant au feuillet, c'est une lame plate, d'acier, moins épaisse du côté du dos que du côté des dents ;,ses extrémités supportent les tenons dont nous venons de parler; les dents sont générale-ment couchées d'avant en arrière, de telle sorte que la scie a son maximum d'action au moment où le chirurgien la pousse devant lui. Un simple coup d'œil jeté sur la figure 793 suffit à faire comprendre que le feuillet peut être séparé de l'arbre avec la plus grande facilité. Cette disposition était nécessaire, parce que si un feuillet vient à se briser pendant une amputation, il est très-important de pouvoir le remplacer sur-le-champ par un feuillet de rechange. Le but de l'écrou BC est de tendre le feuillet à volonté.

Un grand nombre de mécanismes ont été imaginés pour faciliter la ten-sion de la scie ; nous n'insisterons pas, car ces détails sont sans importance; le système que nous venons de décrire est le plus simple de tous.

On peut aussi faire les amputations avec une scie droite, espèce de long couteau dont le tranchant est remplacé par des dentelures, et dont le dos est surmonté d'une tige creuse d'acier qui soutient la lame et lui donne une pesanteur convenable (fig. 794). Cette tige creuse est mobile au moyen d'une charnière qui permet de la relever lorsque la scie est pro-fondément engagée.

Nous décrirons les pinces incisives dans le chapitre suivant.

CHAPITRE X

INSTRUMENTS POUR LES RÉSECTIONS ET LA TRÉPANATION.

ARTICLE PREMIER. — RÉSECTIONS.

Les instruments nécessaires pour la pratique des résections sont : 1° tous les instruments utiles pour la division des tissus mous ; 2° des crochets mousses pour écarter les lèvres de la plaie, des palettes de bois, de métal, de caoutchouc ou même de carton pour protéger les tissus mous contre l'action des instruments agissant directement sur les os ; 3° des rugines pour séparer le périoste ; 4° des scies, des ciseaux, des gouges, des pinces incisives, des perforateurs pour attaquer les os.

§ 1. — Crochets mousses, palettes de bois, etc.

Les crochets mousses ressemblent à ceux que nous avons décrits page 209; Nous ferons seulement remarquer qu'il convient de leur donner une soli-dité considérable en rapport avec la profondeur de la plaie et l'énergie des contractions musculaires contre lesquelles ils doivent lutter; habituellement ces crochets sont montés sur un manche (fig. 795).

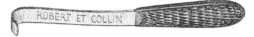

FIG. 795. — Crochet mousse.

Les palettes ne méritent pas de description spéciale. On se sert souvent, pour protéger les tissus mous contre l'action de la scie, de la sonde à résection de Blandin. Cet instrument se compose d'une longue tige d'acier, courbe à son extrémité antérieure, et profondément cannelée sur sa face convexe; cette tige est unie au manche par une articulation A permettant

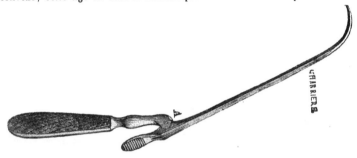

FIG. 796. — Sonde à résection de Blandin.

des mouvements de flexion assez limités, dont le maximum est représenté par la figure 796. La forme courbe de la sonde de Blandin permet de la faire glisser facilement autour des os.

§ 2. — Rugines.

Ces instruments sont spécialement destinés à détacher le périoste. Autrefois on ne se servait des rugines que pour quelques opérations spéciales, telles que les trépanations du crâne; depuis quelque temps on ne fait plu guère de résections sans leur intervention, car les chirurgiens se pénètrent de plus en plus de l'importance des résections sous-périostées. Pour notre part, nous pensons que le périoste doit être respecté au même titre que tous les tissus mous. Si nous nous déclarons partisan aussi absolu de la résection sous-périostée, ce n'est pas que nous espérions voir toujours, ni même souvent, l'os se régénérer par le périoste; c'est parce que nous sommes intimement convaincu que la résection sous-périostée est moins périlleuse que la résection ordinaire; nous avons eu l'occasion d'exposer

les motifs sur lesquels se fonde cette opinion dans plusieurs mémoires in_
sérés dans les *Archives générales de médecine* (1). Non-seulement la résec_
tion sous-périostée est moins périlleuse que la résection ordinaire, mais
bien plus elle assure mieux le rétablissement des fonctions, puisque les
tendons continuent, grâce à l'intégrité du périoste, à agir sur les fragments
osseux auxquels ils s'inséraient primitivement.

Pour détacher le périoste, Ollier se sert de rugines droites et courbes,
et de sondes.

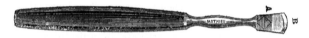

FIG. 797. — Rugine droite d'Ollier.

La rugine droite (fig. 797) est formée d'un manche de bois et d'une tige
d'acier dont l'extrémité aplatie, tranchante ou demi-tranchante, a 6 à
10 millimètres de longueur. La rugine courbe ne diffère de la précédente
que par la courbure de la tige d'acier.

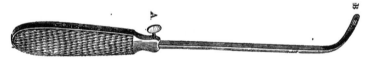

FIG. 798. — Sonde-rugine d'Ollier.

La sonde-rugine (fig. 798) se compose d'une tige d'acier courbe de
15 centimètres de longueur, profondément cannelée sur sa face concave;
cette tige s'enfonce plus ou moins profondément, suivant le cas, dans un
manche d'ébène auquel elle est fixée par une vis de pression A. L'extrémité B de l'instrument, aplatie et large de 7 à 8 millimètres, est tranchante
ou demi-tranchante; elle est percée d'un trou destiné à recevoir un fil entraînant une scie à chaîne. Cet instrument est tout à la fois une rugine, une
sonde à résection et une aiguille à résection.

§ 3. — Scies, ciseaux, gouges, cisailles, pinces incisives, perforateurs.

La scie ordinaire que nous avons décrite pour les amputations peut être
employée pour les résections, surtout si on lui imprime certaines modifications permettant au feuillet de s'incliner en divers sens sur l'arbre.

(1) E. Spillmann, *De la résection du genou de cause traumatique* (*Archives gén.
de méd.*, numéro de juin 1868); et *Recherches sur la résection de l'articulation tibio-
tarsienne* (*Arch. gén. de méd.*, n° 9, février 1869).

Le plus simple moyen d'arriver à ce but consiste à fixer le feuillet sur deux écrous qui s'engagent dans deux orifices arrondis, ménagés à la partie inférieure des branches de l'arbre. Ces deux écrous sont surmontés par un large bouton portant sur la face inférieure des arêtes qui s'engrènent dans des cannelures ménagées sur les orifices des branches. Il suffit, pour donner au feuillet les degrés d'inclinaison les plus variés, de détendre la scie et de faire tourner les écrous ; lorsque le feuillet a la position désirée, on engage les arêtes dans les cannelures correspondantes et l'on tend de nouveau l'instrument. Ce mécanisme permet de tourner les dents de la scie en haut, c'est-à-dire dans une situation diamétralement opposée à celles qu'elles occupent ordinairement. Il permet aussi de leur donner toutes les situations intermédiaires. La tension de cette scie se fait par un mécanisme différent de celui que nous avons indiqué précédemment : la portion horizontale de

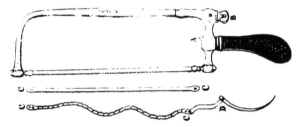

FIG 799. — Scie à lame articulée tournant en tous sens.

l'arbre (fig. 799) se compose de deux parties qui s'engagent l'une dans l'autre ; un écrou B rapproche ou éloigne ces deux parties, de sorte que

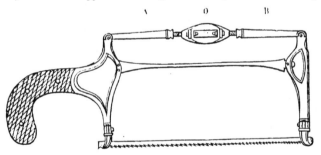

FIG. 800. — Scie de Butcher.

la tension est obtenue indirectement par l'allongement de l'arbre. On peut facilement accrocher une scie à chaîne aux deux branches de l'arbre.

Butcher a indiqué un autre modèle de scie tournante (fig. 800). Les branches de l'arbre sont divisées en deux parties qui s'articulent, quelques centimètres au-dessus de leurs extrémités, par une charnière à frottement permettant d'incliner le feuillet dans toutes les directions possibles. Le frotte. ment des charnières, augmentant avec la tension de la scie, suffit à assurer l'invariabilité de la position choisie. La tension de la scie est assurée par le mécanisme suivant : l'arbre est divisé en deux moitiés A, B, unies par une pièce O portant deux écrous à pas de vis disposés en sens inverse ; suivant que l'on fait tourner la pièce O de droite à gauche, ou de gauche à droite, on tend ou l'on détend le feuillet. Ce système a été repris par Mathieu, qui, sans toucher en rien au principe, a modifié le mode de tension adopté par Butcher.

Dans la scie de Mathieu (fig. 801), l'arbre présente une branche anté-

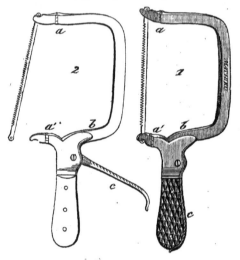

Fig. 801. — Scie à feuillet mobile.

rieure articulée en a ; la branche postérieure b se termine par une cré- maillère qui pénètre dans la racine du manche ; cette crémaillère est mue par un levier c qui attire l'arbre et l'allonge en s'abaissant sur le dos du manche ; le manche présente du côté opposé une petite branche articulée en a'. Le feuillet s'insère sur les deux branches a et a'. Lorsqu'on veut changer le feuillet, on le fait sortir des échancrures des branches, après avoir détendu l'instrument en soulevant le levier c.

La scie que nous avons représentée figure 799 et les scies de Butcher et de Mathieu répondent à des indications identiques ; nous préférons la première, parce que, une fois la lame fixée, elle ne peut plus changer de direction. Cette déviation peut se produire, sous l'influence d'un faux mouvement, avec la scie de Butcher, modifiée ou non ; une position qui n'est assurée que par une articulation à frottement dur n'offre pas de garantie suffisante.

Cependant nous ferons observer qu'il serait utile d'allonger les branches de l'arbre de la scie tournante du modèle Charrière afin que l'on pût placer un os volumineux entre l'arbre et le feuillet ; cette situation est quelquefois utile, en particulier pour la résection du genou.

Les scies que nous venons d'examiner conviennent aux grandes résections articulaires des membres ; elles ne sauraient être employées ni sur les os de la face, ni dans les cas où le chirurgien opère sur la continuité des os pour enlever une tumeur, pour faire sauter un pont osseux afin d'arriver jusqu'au canal médullaire, etc. Alors on peut recourir aux scies de Larrey, de Langenbeck, aux scies en crête de coq.

La scie de J. D. Larrey (fig. 802) et la scie de Langenbeck sont deux

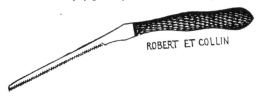

ROBERT ET COLLIN

Fig. 802. — Scie de J. D. Larrey.

petites scies à main, légères, très-étroites et solides tout à la fois. Les dents présentent une épaisseur beaucoup plus considérable que le dos de l'instrument, afin que celui-ci ne puisse jamais être serré dans la voie. La scie de Larrey a les dents inclinées en sens inverse de la scie ordinaire ; elle agit donc surtout lorsque l'opérateur l'attire vers lui ; cette disposition est très-avantageuse pour les opérations qui se pratiquent sur la face, car elle fait tomber la sciure hors de la plaie. La scie de Langenbeck, ayant des dents

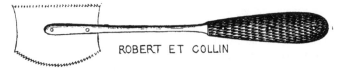

ROBERT ET COLLIN

Fig. 803. — Scie en crête de coq.

droites, marche dans les deux sens. Dans les scies en crête de coq (fig. 803 et 804), le feuillet présente un bord curviligne sur lequel sont placées les dents.

La scie à chaîne, qui peut être utilisée dans une foule de circonstances, est employée surtout pour les résections de la face. Inventée en 1784 par Aitken, cette scie ressemble à une chaîne de montre ; les paillons ou petites lames allant d'un chaînon à l'autre sont armés sur un de leurs bords d'une double rangée de dents droites ; leur réunion constitue, par conséquent, une scie à double voie.

La scie à chaîne (fig. 805) est d'une telle flexibilité et d'une telle finesse qu'on peut la conduire dans les espaces les plus étroits et les plus sinueux ; habituellement on l'attire avec une aiguille C armée d'un fil, et, lorsqu'elle est en place on accroche à ses extrémités des crochets métalliques B armés de poignées. Manrique a fait remplacer l'un de ces crochets par un étau A composé de deux branches excavées à l'intérieur et fixées l'une contre

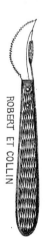

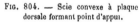

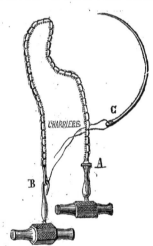

FIG. 804. — Scie convexe à plaque dorsale formant point d'appui.

FIG. 805. — Scie à chaîne.

l'autre par un anneau ; l'excavation reçoit l'extrémité de la scie, l'anneau assure le rapprochement des branches du petit étau. Cette modification est avantageuse en ce que, si la scie vient à se briser pendant une opération, l'extrémité brisée peut venir se fixer dans l'étau.

Charrière a eu l'idée de terminer la scie à chaîne, à ses deux extrémités, par un maillon présentant deux petits orifices qui permettent de l'adapter sur la scie tournante (fig. 799). Depuis quelque temps, Mathieu place dans ses boîtes à résection une sorte d'archet portant à ses deux extrémités des crochets BB dans lesquels s'engagent les derniers maillons de la chaîne (fig. 806). Montée sur l'arbre de la scie tournante ou sur l'archet, la scie à chaîne peut être maniée d'une seule main.

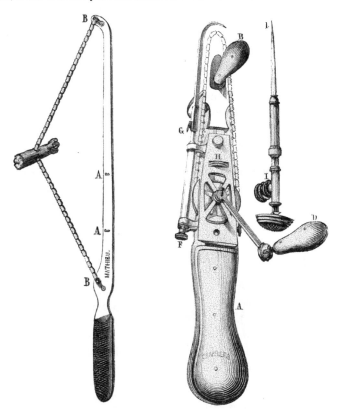

FIG. 806. — Scie à chaîne montée sur un archet (Mathieu).

FIG. 807. — Scie de Heine.

La scie à chaîne d'Aitken ne permet la section d'un os qu'autant qu'elle peut être glissée au-dessous de lui. Heine a eu l'ingénieuse idée de faire glisser la chaîne dans une rainure pratiquée sur une longue lame d'acier montée sur un manche A, et de la mettre en mouvement au moyen d'une roue dentée mue par une manivelle D (fig. 807). Sur l'un des côtés de l'instrument est placée une tige courbe, d'acier poli, destinée à protéger les parties molles contre l'action de la scie ; cette tige est composée de deux parties rentrant l'une dans l'autre et fixées au moyen du cliquet C afin de pouvoir s'allonger au gré de l'opérateur. Une autre tige très-aiguë *l* s'adapte sur un côté de la lame d'acier au moyen de l'engrenage *c*; elle fournit un point d'appui pour empêcher l'instrument de dévier. Une poignée B permet de diriger l'instrument.

Avec la scie de Heine on peut scier les os en tout sens. de dehors en dedans. faire sauter un pont osseux, enlever une partie de la diaphyse pour aller à la recherche d'un séquestre, etc.

Charrière a construit une scie qui remplit le même but, mais qui est constituée par une série de molettes décroissantes, terminée par une molette plus large; les molettes s'engrènent réciproquement et sont mises en mouvement par une manivelle.

Leguillon avait, avant Charrière, proposé une scie analogue, mais d'un modèle très-imparfait.

La scie de Martin (fig. 808) est composée d'un manche ou arbre *a* sem-

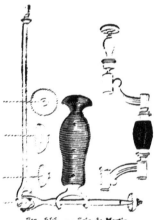

blable à celui du trépan, que nous décrirons dans l'article suivant. Une longue tige *f*, fixée sur cet arbre, se joint, par une double articulation, à une troisième tige qui supporte des molettes planes *e*, concaves *d c*, de toute grandeur, avec lesquelles on sculpte les os.

Nous ne sommes point entrés dans les détails minutieux qu'exigerait la description complète des scies de Heine, de Charrière et de Martin, parce que ces instruments n'entreront jamais dans la pratique; ils sont trop compliqués et d'un entretien trop difficile; de plus, ils sont si difficiles à manier, que le chirurgien le plus habile est exposé à faire des échappées et à aller beaucoup au delà du but qu'il se propose. Elles peuvent d'ailleurs être remplacées avec avantage par la scie en crête de coq, le ciseau, la gouge, les cisailles, aidées ou non du trépan. Sédillot, dans ses opérations d'évidement, ne s'est jamais servi que des instruments les plus simples.

Fig. 808. — Scie de Martin.

Le ciseau (fig. 809) employé en chirurgie est exactement semblable à celui dont se servent les ouvriers. C'est une tige d'acier montée sur un manche, aplatie et tranchante à son extrémité libre. La gouge (fig. 810) est un ciseau dont la tige évidée supporte un tranchant demi-circulaire. On fait pénétrer le ciseau et la gouge à l'aide d'un maillet (fig. 811), qui doit être de plomb afin de moins rebondir sur le manche.

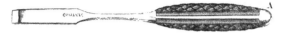

FIG. 809. — Ciseau.

La gouge se manie quelquefois à la main, lorsque le tissu sur lequel on opère est assez mou : elle doit alors présenter des courbures appropriées au

FIG. 810. — Gouge.

genre de l'opération. Legouest se sert d'une petite gouge courbe et solide, à manche résistant et pesant tout à la fois, qui peut servir dans le plus

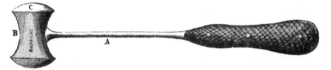

FIG. 811. — Marteau.

grand nombre des cas (fig. 812). Cette gouge sculpte les os les plus durs, sous l'impulsion de la main seule, avec une incroyable facilité.

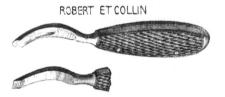

FIG. 812. — Gouge de Legouest.

Nélaton a fait construire une pince–gouge (fig. 813) qui permet d'agir avec beaucoup de force et de précision. Cette pince est composée de deux branches entrecroisées, très-fortes, dont les mors sont remplacés par deux gouges qui arrivent au contact par leurs extrémités tranchantes ; on coupe et l'on creuse, en évidant tout à la fois, avec cet instrument.

S'il s'agit de sectionner des portions osseuses peu résistantes, on peut se servir du fort scalpel concave de Velpeau ou de bistouris droits très-résistants. Le manche de ces instruments doit être très-long afin de présenter

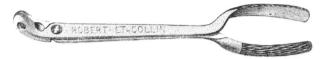

FIG. 813. — Pince-gouge de Nélaton.

une prise très-solide. Plus souvent on se sert de cisailles et de pinces incisives.

Les cisailles sont formées de deux branches d'acier, très-fortes, terminées par des lames tranchantes qui se rencontrent et se superposent à la manière des lames des ciseaux. Le tranchant est denté d'un côté en *b* afin qu'il ne puisse glisser sur les os. Dans les cisailles de Liston (fig. 814) l'articulation se trouve au centre de l'entablure; Charrière a rejeté l'articulation en dehors (fig. 815), ce qui permet à l'instrument d'agir en pressant et en sciant tout à la fois et, par conséquent, de faire des sections plus nettes. Legouest a fait placer un anneau à l'extrémité de chacune des branches de la cisaille; l'un, plus petit, est destiné à recevoir le pouce; l'autre, plus grand, reçoit les quatre derniers doigts. La cisaille de Legouest peut être manœuvrée d'une seule main, tandis que celle de Liston nécessite l'usage des deux mains; toutes les fois que les os ne sont pas trop résistants il est avantageux de se servir d'une seule main. La cisaille de Legouest est utile surtout pour la résection du maxillaire supérieur. Il est souvent avantageux de se servir de cisailles à lames courbes.

Les pinces incisives diffèrent des cisailles en ce que les lames tranchantes ne se superposent pas, mais arrivent simplement au contact; elles ont moins de force que les cisailles, mais coupent avec plus de netteté. Il existe une variété pour ainsi dire infinie de pinces incisives; les figures 816, 817, 818 et 819 en donnent une idée suffisante.

Les pinces en forme de tenailles servent surtout pour agir au fond des plaies et des cavités profondes. La pince représentée par la figure 816, dite pince tricoise, a servi à Nélaton pour couper la cavité glénoïde de l'omoplate.

Lorsque le chirurgien veut déployer avec les cisailles une force considérable, il peut recourir à plusieurs artifices. Le plus simple consiste à augmenter la longueur des branches; toutes les boîtes à résection contiennent des tiges d'acier disposées de façon à s'adapter sur les branches des ci-

sailles et des pinces ordinaires afin de porter leur longueur à 40 ou 45 centimètres. Un autre moyen consiste dans l'emploi de l'étau dit sergent

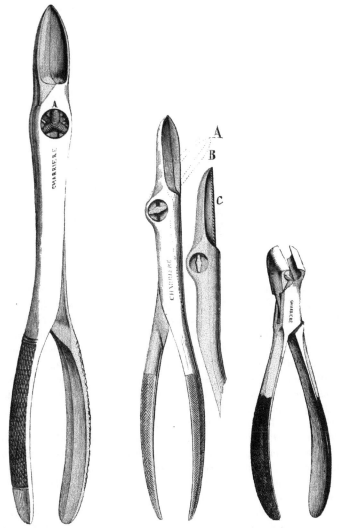

FIG. 814. — Cisailles de Liston.   FIG. 815. — Cisailles modifiées   FIG 816. — Pince tricoise
                                        par Charrière.   de Velpeau.

(fig. 820) imaginé par Charrière. L'une des branches de la pince est glissée dans l'échancrure C ; l'autre est placée en B au-dessous de l'écrou. La vis serre les branches de la cisaille avec une force irrésistible.

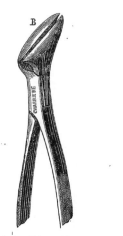
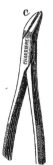

FIG. 817 et 8¬⁷₉. — Pinces incisives à mors très-rapprochés de l'articulation.

Castelnuovo a proposé une cisaille qui jouit d'une force vraiment colossale (fig. 821). Cet ostéotome se compose de deux tiges d'acier E,E glissant l'une sur l'autre à l'aide d'une coulisse terminée par deux lames recourbées et tranchantes B, une vis A munie d'une poignée perpendiculaire tourne follément sur le point C en rapprochant les deux lames tranchantes; deux poignées DD servent à assujettir l'instrument pendant l'opération.

Dans les opérations de résections, le chirurgien doit encore disposer d'instruments propres à saisir les os, soit afin de leur assurer une position stable pendant que l'on opère leur section, soit afin de les attirer en dehors. L'un des meilleurs instruments que l'on puisse employer dans ce dernier but est le tire-fond conseillé par Vidal (de Cassis) et Chassaignac; le tire-fond est une tige d'acier montée sur un manche et portant une vis de forme conique et à double pas (voyez article TRÉPAN).

On peut aussi se servir de forts daviers ; le meilleur est celui qui a été proposé par Ollier, de Lyon (fig. 822).

Certaines résections exigent encore l'emploi des perforateurs et des élévatoires; ces derniers ont pour but de soulever les pièces osseuses (voy. TRÉPAN). Les perforateurs sont destinés à pratiquer des orifices, soit pour permettre le passage de la scie à chaîne ou des pinces de Liston, dans la la résection de la voûte palatine, par exemple, soit pour livrer passage à des fils métalliques destinés à 'réunir les extrémités osseuses. Un grand

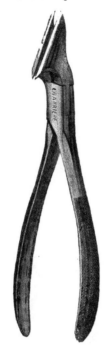

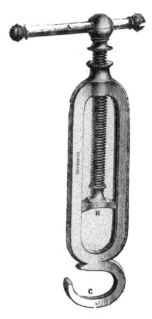

FIG. 819. — Coupe-net de H. Larrey   FIG. 820. — Étau dit sergent.
pour opérer au fond des cavités.

nombre d'instruments ont été proposés pour perforer les os ; nous n'indiquerons que les principaux.

Nélaton s'est servi, pour préparer le passage de la scie à chaîne, d'une forte pince (fig. 823) à mors très-courbes terminés par deux petites lames triangulaires et aiguës, qui, en se rapprochant, glissent l'une sur l'autre. Si les os à traverser sont épais et résistants, le perforateur de S. Laugier est préférable.

Le perforateur de Laugier se compose d'un manche, 4, à la partie inférieure duquel sont adaptées deux roues à angle, 3, mues par une manivelle ; les roues impriment un mouvement rapide de rotation à l'arbre sur lequel s'adapte un foret, 2, revêtu d'une canule, 1. La partie inférieure de la canule est armée de dents qui la transforment en une petite couronne de tré-

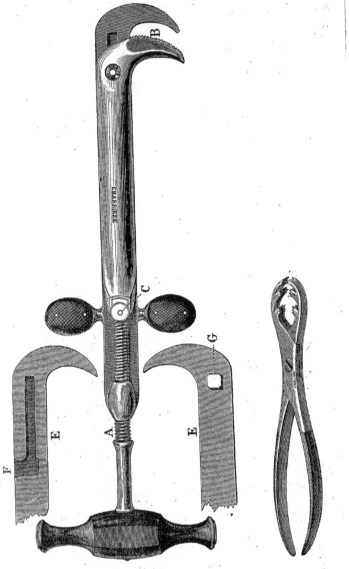

FIG. 821. — Ostéotome de Castelnuovo.   FIG. 822. — Davier d'Ollier.

pan; cette couronne fait d'emblée une ouverture suffisante pour livrer passage à la scie à chaîne ou à la scie de J. D. Larrey.

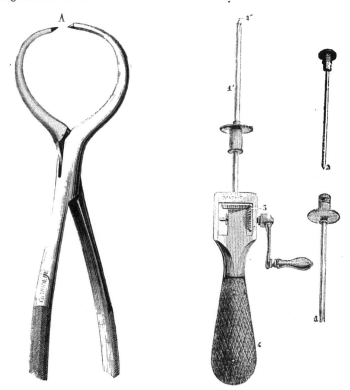

FIG. 823. — Pince perforatrice de Nélaton.   FIG. 824. — Perforateur de Laugier.

St. Laugier emploie encore son perforateur à la saignée des os et à l'é-
vacuation des abcès : dans ce cas, il enlève le foret en laissant la canule en
place; sur l'ajutage de cette dernière, il adapte un ballon (fig. 825) en
verre dans lequel il fait le vide à l'aide d'un petit corps de pompe; le corps
de pompe est uni à la ventouse par un tube élastique. Nous ferons remarquer en passant que le ballon aspirateur de Laugier pourrait être appliqué
sur le pavillon d'un trocart explorateur pour jouer un rôle analogue à celui
de l'aspirateur de Dieulafoy.

On peut se servir du perforateur de Laugier pour faire de petits orifices
suffisants seulement pour permettre le passage du fil métallique destiné aux

sutures osseuses ; il suffit de faire agir le foret non revêtu de la canule trépan. Plus souvent on se sert du perforateur de Bérenger-Féraud décrit tome Ier, page 191.

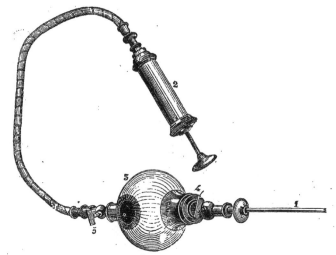

FIG. 825. — Ballon aspirateur de Laugier.

Robert et Collin ont proposé un perforateur (fig. 826) qui se compose, comme celui de Laugier, d'un arbre C mis en mouvement par une roue

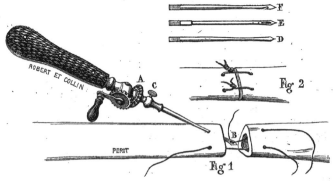

FIG. 826. — Perforateur de Robert et Collin.

à angle A, mais qui s'en distingue par la forme des forets. Ceux-ci sont au nombre de quatre : le foret B étant percé d'un chas à son bec reçoit le fil métallique après avoir traversé les os ; il suffit donc de retirer l'instrument pour que le fil soit en place ; le foret F est armé d'un crochet pour attirer une anse métallique ; le foret E est perforé dans toute sa longueur ; le foret D ne présente rien de particulier.

La figure 826 fait comprendre trop clairement le rôle du perforateur de Robert et Collin pour qu'il soit utile d'entrer dans de plus grands détails.

ARTICLE II. — TRÉPAN.

Le trépan est un instrument à l'aide duquel on perfore les os en leur causant, le plus souvent du moins, une¦ perte de substance circulaire. Le trépan peut être employé sur tous les points du squelette ; souvent on l'utilise pour donner issue à des abcès profondément situés dans le tissu spongieux ou dans le canal médullaire ; souvent aussi on l'utilise pour faciliter l'extraction de corps étrangers. Cependant il est plus spécialement réservé aux affections du crâne.

Dès la plus haute antiquité, on a reconnu la nécessité d'ouvrir, en certains cas, la boîte crânienne. Celse nous a laissé la description de deux trépans d'Hippocrate : l'un d'eux était analogue à la tarière des charpentiers ; l'autre avait une couronne tranchante présentant quelque analogie avec celle dont nous nous servons aujourd'hui. Après un long oubli, l'opération du trépan fut remise en honneur par Roger de Parme, Guy de Chauliac, Fabrice d'Acquapendente et leurs successeurs, qui en firent un tel abus que Desault la proscrivit d'une manière presque absolue. Les chirurgiens, de nos jours, recourent à cette opération, mais dans des circonstances exceptionnelles étudiées en 1869 devant la Société de chirurgie (1).

.La trépanation du crâne comprend trois temps principaux : 1° mettre les os à nu ; — 2° les perforer et leur faire subir une perte de substance ; — 3° égaliser les bords de l'ouverture s'il y a lieu.

Le seul instrument nécessaire pour le premier temps est le bistouri, avec lequel les tissus mous sont incisés crucialement jusqu'aux os ; les quatre angles résultant de cette incision sont ensuite soulevés et détachés des os. Si le périoste n'a pas échappé à la première incision, il est détaché avec le bistouri, après avoir été coupé circulairement.

Quelques chirurgiens, ne se contentant pas d'inciser circulairement le périoste et de l'enlever, grattent les os avec des rugines. Ces instruments sont composés d'une plaque d'acier fixée perpendiculairement à une

(1) H. Larrey, *Étude sur la trépanation du crâne* (*Mémoires de la Société de chirurgie*, t. VIII, 1869).

tige du même métal montée sur un manche (fig. 827). La plaque, qui a habituellément la forme d'un parallélogramme, présente, sur ses bords, des biseaux abattus et tranchants; quelquefois l'un des côtés du parallélogramme est remplacé par une poiñte.

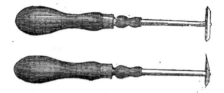

FIG. 827. — Rugines.

Les rugines sont plus qu'inutiles dans l'opération du trépan. Ce fait n'avait pas échappé à Garengeot, qui a préconisé l'emploi d'un scalpel en forme de feuille de myrthe pour enlever d'un seul coup la peau, les muscles et le péricrâne(1). Velpeau ne veut même pas que l'on détache le péricrâne; celui-ci, dit-il (2), ne gêne nullement l'action de la couronne, et sa blessure avec la scie n'est pas plus dangereuse qu'avec la rugine. De plus, en se servant immédiatement de la couronne de trépan, on ne déchire le péricrâne que dans l'étendue nécessaire, tandis qu'avec la rugine on le décolle toujours trop loin, ce qui expose à la nécrose.

Le deuxième temps, la section de l'os, se fait ordinairement avec le trépan, secondé par quelques autres instruments, surtout par le tire-fond et les élévatoires.

Le trépan se compose de deux parties : l'arbre et la couronne proprement dite. L'arbre est identique, à l'élégance près, avec celui du vilebrequin des ouvriers; il est fait en ivoire, en ébène ou en acier. La palette qui le termine en haut est mobile sur son centre, afin que l'opérateur puisse appuyer dessus avec la main, la poitrine ou le front sans être blessé par le frottement produit par le mouvement de rotation. La boule qui est au milieu de l'arbre, et par laquelle l'opérateur fait tourner l'instrument, est aussi mobile sur son axe. La couronne se compose d'un cylindre d'acier denté sur son bord inférieur, traversé dans toute sa longueur par une pyramide, et réunie à l'arbre par une tige d'acier.

La couronne, la pyramide et la tige ont varié dans leur forme et dans leur agencement réciproque. Nous décrirons d'abord le trépan des anciens qui se trouve encore dans quelques arsenaux (fig. 828).

(1) Garengeot, *Traité des instruments de chirurgie*. Paris, 1723.
(2) Velpeau, *Nouveaux éléments de médecine opératoire*, 2ᵉ édition. Paris, 1839.

La couronne de l'ancien trépan est un cône creux et tronqué *c*, mesurant 4 centimètres de hauteur environ ; la base du cône est tournée du côté de l'arbre. Le bord libre et inférieur du cône porte une rangée de dents de scie dirigées de droite à gauche. La base du cône est fermée par un disque d'acier portant le nom de culasse ; du centre de la face supérieure de la culasse part une tige d'acier qui, se reliant à l'arbre par un tenon *d* engagé dans la mortaise *e*, est retenu par un ressort *f*. Le centre de la face inférieure de la culasse est muni d'un trou dans lequel on visse la pyramide par un mouvement de rotation dirigé de gauche à droite ; la pyramide est une tige pointue à son extrémité libre qui doit dépasser de quelques millimètres le niveau des dents de la scie.

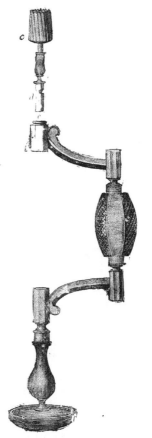

Le jeu de l'instrument ainsi disposé est facile à comprendre. Saisissant le trépan de la main gauche, et appuyant du menton, du front ou de la poitrine, sur la palette supérieure, le chirurgien place la pyramide sur le centre de la surface qu'il doit enlever, et fait tourner le vilebrequin de *droite à gauche*. La pointe de la pyramide, en s'enfonçant dans l'os, forme une sorte de pivot autour duquel vient rouler la scie circulaire qui ne peut glisser sur la surface arrondie du crâne. La pyramide ne saurait tomber pendant ce

Fig. 328. — Trépan (ancien modèle).

mouvement de rotation parce qu'elle est vissée de gauche à droite. Si l'on continuait à agir ainsi jusqu'à la fin de l'opération, on risquerait de voir la pyramide pénétrer dans le crâne, en labourant les méninges et l'encéphale avant que la rondelle osseuse ait été détachée. Il faut, pour éviter cet inconvénient, suspendre l'opération dès que la voie est tracée à la scie, et dévisser la pyramide à l'aide d'une clef à canon quadrangulaire.

Les anciens donnaient à la couronne une forme conique, parce qu'ils pensaient que cette forme permettait plus facilement que la forme cylindrique d'incliner le trépan en divers sens pendant le cours de l'opération ; ces mouvements d'inclinaison sont indispensables, car les os du crâne sont d'inégale épaisseur, et cependant l'action de la scie circulaire doit être ménagée de telle sorte qu'elle n'agisse pas sur la dure-mère d'un côté, tandis que l'os n'est pas encore complétement scié sur un autre point. Les anciens pensaient aussi que la forme conique était avantageuse en ce qu'elle causait une perforation disposée de telle sorte que l'orifice interne fût plus étroit que l'orifice externe ; cette disposition devait empêcher la couronne de tomber sur la dure-mère trop rapidement et à l'insu du chirurgien. Cet avantage incontestable est contre-balancé par la difficulté qu'éprouve une couronne conique à pénétrer dans le tissu osseux, difficulté que l'on comprendra sans peine si l'on réfléchit que la partie supérieure de la couronne ne peut pénétrer, sans exercer une forte pression, dans la voie préparée par la scie circulaire, puisque le diamètre augmente progressivement de bas en haut.

Pour parer à cet inconvénient, on a imaginé de tracer, sur l'extérieur de la couronne, vingt-deux tranchants formés par des entailles et des biseaux (fig. 829) inelinés de droite à gauche, c'est-à-dire dans le même sens que les dents. La couronne agissant comme une scie, dans toute sa hauteur, pénètre avec une grande facilité.

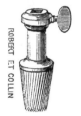

Fig. 829. — Couronne conique munie de biseaux tranchants.

Le chirurgien anglais, Sharp, proposa, l'un des premiers, de donner à la couronne une forme parfaitement cylindrique ; cette disposition a été acceptée par la plupart des chirurgiens modernes. Quand la couronne est cylindrique, il est indispensable de déjeter les dents de la scie alternativement à droite et à gauche, afin qu'elles creusent une voie plus large que l'épaisseur de l'anneau d'acier qui les supporte. La largeur de la voie fait que l'instrument n'est pas gêné dans sa marche par la pression exercée sur les os ; de plus, elle permet d'incliner l'instrument en divers sens pour appuyer davantage là où les os ont la plus grande épaisseur.

Bichat (1) a fait subir au trépan de nouvelles modifications qui simplifient son maniement. Frappé de l'inconvénient qu'il y avait de suspendre l'opération, à un moment donné, pour enlever la pyramide, il imagina de fixer directement la pyramide à l'arbre, c'est-à-dire d'en faire la conti-

_____

(1) P.-J. Desault, *OEuvres chirurgicales ou exposé de la doctrine et de la pratique*, par X. Bichat, 3ᵉ édit. Paris, 1830.

nuation de la tige. La culasse de la couronne fut percée à son centre et
surmontée d'un petit prolongement cylindrique muni d'une vis de pression (fig. 830); cette disposition permît de faire jouer la couronne sur la
tige-pyramide, et de la maintenir à des hauteurs variables. La tige est quadrilatère; l'un de ses côtés est creusé de petits orifices dans lesquels s'engage
la pointe de la vis de pression. Cette
disposition a été adoptée depuis pour
la tréphine.

Au commencement de l'opération,
la couronne est disposée de telle façon
que ses dents soient dépassées par la
pointe de la pyramide; dès que la voie
est bien tracée, il suffit de faire descendre la couronne pour que la pyramide soit cachée à l'intérieur de la
couronne.

Sir Henry a proposé une modification différente de celle de Bichat, bien
que répondant au même but. Dans le
trépan de Bichat, la couronne est mobile sur la pyramide qui continue la
tige; dans le trépan de Sir Henry,
la couronne est réunie à la tige; c'est
la pyramide qui est mobile. Sir Henry
a aussi proposé de mettre des charnières aux parties coudées de l'arbre;
cette dernière modification n'a d'au-

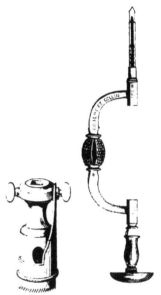

FIG 830. — Trépan de Bichat modifié
par Charrière.

tre but que de rendre l'instrument plus portatif.

Nous avons dit plus haut que les anciens préféraient la couronne
conique, parce qu'ils craignaient qu'une couronne cylindrique ne dépassât
le but en pénétrant dans l'intérieur du crâne, comme cela est arrivé à des
opérateurs malheureux. Charrière a rendu cet accident impossible en faisant courir sur la face externe de la couronne un anneau curseur en maillechort; le bord inférieur de cet anneau présente une saillie notable; le
bord supérieur supporte une tige fenêtrée qui peut être fixée à diverses
hauteurs par une vis de pression (fig. 830).

Charrière a proposé de faire tourner la couronne à l'aide d'une manivelle; il a disposé la scie à molette de son invention et la scie à cham-
pignon de Martin, de façon qu'elles pussent supporter des couronnes
de trépan. Ces modifications constituent des instruments d'un mécanisme

admirable, d'un grand luxe, si je puis m'exprimer ainsi ; ce fait même les exclut de la pratique. Charrière a aussi indiqué de faire jouer la couronne de trépan au moyen d'un système de roues à angles, identique avec celui que nous avons représenté figure 827, page 322 ; au point de vue mécanique, cet instrument est supérieur au vilebrequin, au point de vue pratique il lui est de beaucoup inférieur. Le chirurgien éprouve, en maniant le vilebrequin, des sensations qui lui servent de guide ; ces sensations sont plus difficilement perçues avec le système des roues à angles.

Les chirurgiens allemands et anglais préfèrent la tréphine au trépan.

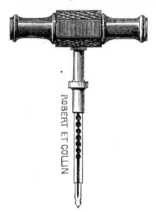

La partie inférieure de la tréphine (fig. 831), c'est-à-dire la tige, la couronne et la pyramide, est agencée comme dans le trépan ordinaire, modifié par Bichat et Charrière. Ce qui distingue la tréphine, c'est la suppression de l'arbre du vilebrequin, qui est remplacé par une poignée analogue à celle d'une vrille. La couronne trace sa voie, non plus par un mouvement circulaire de droite à gauche, mais par des demi-mouvements de rotation alternatifs de gauche à droite et de droite à gauche. Pour obtenir ce résultat, il a suffi d'armer la couronne de dents inclinées en sens inverse, les unes de

ROBERT ET COLLIN

Fig. 831. — Tréphine avec couronne munie d'un curseur.

droite à gauche, les autres de gauche à droite.

La tréphine se manie d'une seule main, tandis que le trépan exige l'emploi de deux mains ; de plus, l'opérateur éprouve plus facilement le sentiment de la résistance vaincue avec la tréphine qu'avec le trépan. Ajoutons que la tréphine est peu volumineuse, avantage sérieux surtout pour la chirurgie d'armée.

Que l'on se serve de la tréphine ou du trépan, il est indispensable de disposer de couronnes de divers diamètres susceptibles d'être montées sur un seul instrument. Cela est nécessaire surtout pour la trépanation du sinus frontal, car la paroi antérieure de ce sinus doit être divisée avec une couronne plus grande que la paroi postérieure.

Il est des circonstances dans lesquelles le chirurgien ne peut pas se servir de la pyramide pour assurer à la couronne une position stable jusqu'à ce qu'elle ait tracé sa voie. Ce fait se présente surtout quand il s'agit d'enlever une lamelle osseuse perforée à son centre par un projectile. Dans ce cas, on peut se servir d'un disque de carton portant une perforation d'un diamètre égal à celui de la couronne ; celle-ci est retenue par le relief du carton. H. Larrey remplace le carton par une lunette d'acier qui donne évidemment un point d'appui beaucoup plus stable.

Dans la plupart des cas, la rondelle osseuse, détachée par la couronne, tombe spontanément : quelquefois il n'en est pas ainsi, soit parce que cette rondelle est retenue par quelque adhérence, soit parce qu'elle reste fixée par une légère lamelle osseuse sur laquelle il serait imprudent de faire agir la scie. — Pour vaincre ces obstacles, on se sert du tire-fond (fig. 832) : le pas de vis est semblable à celui du tire-fond ordinaire ; le manche d'ébène est souvent remplacé par un anneau d'acier.

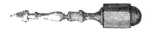

FIG. 832 — Tire-fond

Il ne serait pas prudent d'attendre, pour enfoncer le tire-fond au centre de la rondelle, que celle-ci fût presque entièrement détachée; on risquerait de l'enfoncer. Il faut, au contraire, dès que la voie de la scie est bien tracée, dès que la pyramide est relevée, faire pénétrer le tire-fond par deux ou trois tours de rotation dans le trou creusé par la pyramide, afin de sculpter quelques pas de vis sur la pièce osseuse. Le tire-fond est ensuite enlevé pour n'être remis en place qu'après que la couronne de trépan a terminé son action.

Il arrive souvent que lorsque le tire-fond est replacé pour la deuxième fois, il élargit la voie qu'il s'était d'abord tracée, et n'a plus une prise suffisante. On peut éviter cette difficulté en se servant d'un tire-fond composé de deux pièces séparées, le pas de vis et la tige. Le pas de vis supporte un petit anneau dans lequel s'engage l'extrémité de la tige recourbée à cet effet. Dès lors, la vis une fois implantée, peut rester en place sans gêner l'action de la couronne.

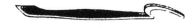

FIG. 833. — Élévatoire.

Il est quelquefois nécessaire de faire sauter les rondelles avec des élévatoires. Ces instruments peuvent affecter diverses formes ; la meilleure est celle que nous représentons figure 833. Cet élévatoire est composé d'une forte tige d'acier dont une extrémité ressemble à la petite extrémité d'une spatule, tandis que l'autre a une courbe un peu moins forte que l'un des crochets de l'*S* italique. Cet instrument est utile surtout lorsque, pour faire une large brèche, on a posé plusieurs couronnes les unes à côté des autres.

Une fois l'opération terminée, on régularise les bords de la perforation avec un couteau lenticulaire. Ce couteau (fig. 834) se compose d'une forte tige d'acier présentant, à son extrémité, un tranchant de 3 centimètres de longueur terminé par une lentille hémisphérique ronde et parfaitement lisse sur sa face externe. Cette lentille est engagée entre les os du crâne de la

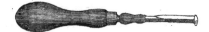

FIG. 834. — Couteau lenticulaire.

dure-mère, qu'elle protège pendant que le tranchant régularise la perforation.

Dans les boîtes de trépan, on trouve encore un instrument très-ancien, le méningo-phylax. Cet instrument ne diffère du couteau lenticulaire que par la substitution d'une tige parfaitement arrondie à la portion tranchante. Du temps de Garengeot, on s'en servait pour presser sur la dure-mère pendant que le malade faisait une forte expiration, afin de déterminer la sortie du pus ou du sang épanché ; cette manœuvre n'a aucune raison d'être. Le méningo-phylax servait aussi à introduire dans l'ouverture du crâne un disque de linge appelé sindon, d'un diamètre un peu supérieur à celui du trépan. Ce mode de pansement est abandonné aujourd'hui ; le méningo-phylax est donc un instrument inutile.

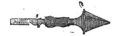

FIG. 835. — Trépan perforatif.

Si l'on avait seulement pour but de faire subir aux os une simple perforation, on pourrait recourir aux perforateurs décrits dans l'article précédent ; si cependant les os sont résistants, il est préférable d'employer le trépan perforatif. L'arbre est le même que celui du trépan ordinaire, mais la couronne est remplacée par une tige terminée inférieurement par une épaisse lame d'acier acérée à son extrémité libre (fig. 835) ; les deux bords sont formés de deux biseaux tranchants inclinés de droite à gauche. Autrefois on se servait du perforatif avant d'appliquer le trépan couronné pour faire d'abord un trou où se plaçait la pyramide ; on a trouvé plus simple de donner à l'extrémité de la pyramide une disposition analogue à celle du perforatif. Les anciens se servaient aussi d'un trépan auquel ils donnaient le nom d'exfoliatif. Ici la couronne est remplacée par une tige supportant une plaque en forme de carré long, tranchante sur ses bords latéraux et inférieurs (fig. 836); le milieu du bord inférieur est occupé par une pointe en forme de mèche destinée à assurer la fixité de l'instrument pendant le mouvement de rotation. Cet instrument, exactement semblable à celui dont se

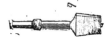

FIG. 836. — Trépan exfoliatif.

servent les tonneliers pour mettre les tonneaux en perce, agit en enlevant de larges copeaux à la surface des os; il est généralement abandonné.

Il est excessivement rare que la perforation résultant de l'action du trépan se comble par du tissu osseux; Larrey a observé, il est vrai, quelques faits de ce genre, mais dans des cas où la perte de substance avait à peine dépassé 1 centimètre. Généralement il n'existe qu'une cicatrice molle qu'il est indispensable de protéger contre l'action des chocs extérieurs; on emploie quelquefois dans ce but des plaques métalliques, mais celles-ci ont l'inconvénient d'être trop bonnes conductrices du froid et de la chaleur; J. D. Larrey les repoussait avec raison.

TROISIÈME SECTION
INSTRUMENTS ET APPAREILS POUR LES OPÉRATIONS SPÉCIALES

CHAPITRE PREMIER
APPAREILS ET INSTRUMENTS EMPLOYÉS DANS LES MALADIES DE L'ŒIL ET DE SES ANNEXES

ARTICLE PREMIER. — INSTRUMENTS DE DIAGNOSTIC.

La connaissance des maladies de l'œil a fait d'immenses progrès dans ces dernières années; ces progrès ont été dus en grande partie à l'application des lois de la physique aux phénomènes morbides de la vision.

En découvrant les principes sur lesquels est basée l'ophthalmoscopie, Helmholtz a ouvert un champ immense à nos investigations, puisqu'il nous a donné les moyens d'explorer avec facilité les troubles matériels des milieux transparents de l'œil et des membranes qui tapissent le fond de cet órgane. Il ne faudrait pas croire cependant que les recherches ophthal-moscopiques eussent seules une réelle importance. Un autre mode d'ex-ploration, trop négligé peut-être, est appelé à rendre d'immenses services; je veux parler de l'optométrie, question sur laquelle Donders a jeté une si vive lumière. Il est certain que les maladies de la vision sont produites le plus souvent par des troubles de la réfraction, troubles dus soit à une augmentation, ou à une diminution de la réfraction des milieux et de leurs surfaces de séparation, soit à des modifications survenues dans les phéno-mènes de l'accommodation. Or, l'optométrie seule peut nous apprendre, avec précision, si l'œil est emmétrope, myope, hypermétrope ou pres-byte, si l'œil est atteint d'astygmatisme.

Avant de recourir à l'optométrie ou à l'ophthalmoscopie, il faut étudier le degré de l'acuité de la vision et l'étendue du champ visuel.

§ 1. — Appareils pour mesurer l'acuité de la vision et l'étendue du champ visuel.

Pendant longtemps on s'est borné à explorer l'acuité de la vision en s'assurant de la facilité plus ou moins grande avec laquelle le sujet peut voir nettement de petits objets. Jœger, le premier, comprenant la néces-sité d'avoir des points de repère uniformes, proposa des échelles composées de vingt lignes imprimées. Les caractères de ces lignes vont en augmentant graduellement depuis le n° 1, où ils n'ont qu'un demi-millimètre de hau-teur, jusqu'au n° 20 où ils ont une hauteur de 20 centimètres.

Snellen et Giraud-Teulon ont adopté le système des échelles, mais au lieu de partir d'une base arbitraire, comme Jœger, ils ont adopté une base physiologi-que. Pour ces nouvelles échelles, les caractères d'imprimerie du n° 1 ont une étendue de un dixième de millimètre ; les caractères des numéros suivants augmentent de grandeur suivant la progression arithmétique 1, 2, 3, etc. Le n° 1 doit être lu à un pied, le n° 2 à deux pieds, le n° 10 à dix pieds, etc. A ces distances, ces caractères d'imprimerie sous-tendent sur la rétine un angle d'environ une minute, c'est-à-dire un angle correspondant à un arc rétinien de quatre ou cinq millièmes de millimètre; ils forment donc, d'après les calculs de Kölliker, une image à peu près égale à la dimension de l'élé-ment nerveux sensible. Pour obtenir cette unité, on a procédé par voie expérimentale en prenant pour types un grand nombre de jeunes sujets,

Quand on doit déterminer l'acuité de la vision, il est toujours indispen-sable d'écarter les causes d'erreurs pouvant résulter de l'accommodation ou d'une altération de la réfraction de l'œil. Pour cela, il faut recourir à la lunette sténopéïque que nous décrivons plus loin ; seulement ici la fente doit être remplacée par un petit trou central. Au lieu de cet instrument

spécial, on peut employer une simple carte opaque percée d'un trou d'é-
pingle. Quand on se sert de la lunette sténopéique, il faut avoir soin
d'éclairer fortement les échelles.

La mesure de l'étendue du champ visuel peut se faire très-simplement
à l'aide d'un tableau noir au centre duquel est tracé un petit cercle blanc.
Le malade, placé à quelque distance du tableau, fixe invariablement le
cercle blanc pendant que le chirurgien porte la main, armée d'un morceau
de craie, en haut, en bas, à droite, puis à gauche, en notant d'un trait les
points où le malade ne voit plus que confusément et ne distingue plus du
tout le crayon.

Ce procédé suffit en général à la pratique; cependant on a fait observer,

non sans quelque raison, que l'attention du malade pouvait être distraite
par la main du chirurgien errant sur
le tableau. Wecker a imaginé un ingénieux appareil qui donne des résultats plus précis (fig. 837).

Nous décrivons l'appareil de Wecker en citant textuellement son auteur (1). « 1° La tête du malade est
appuyée sur une mentonnière dont le
support gradué indique la distance,
qui reste la même pendant toute la
durée de l'examen ; 2° l'objet qui doit
impressionner les parties périphériques de la rétine étant toujours d'une
grandeur déterminée, la distance restant la même, ainsi que l'intensité
de l'éclairage artificiel, on peut avec
ces données calculer à la rigueur la
sensibilité de la rétine explorée ; 3° au
moyen d'un mécanisme très-simple,
dès que la petite boule a marqué la
limite du champ visuel, on la retourne
et elle devient invisible, parce qu'elle

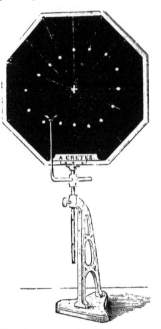

Fig. 837. — Appareil de Wecker pour mesurer l'étendue du champ visuel.

présente un côté noir et ne peut troubler en rien la suite de l'exploration ;
4° le déplacement des petites boules blanches s'effectue derrière le tableau,
de façon que la main n'intervient nullement et que le malade ne peut se

(1) Wecker, Traité théorique et pratique des maladies des yeux, 2ᵉ édition,
tome II, page 425.

méprendre, comme cela arrive si souvent dans les autres modes d'exploration; 5° en même temps que la boule blanche marque au devant du tableau la limite du champ visuel, d'autres boules indiquent ces limites en centimètres sur la face postérieure du tableau. »

Trouvant que les résultats obtenus, en étudiant l'étendue du champ visuel sur une surface plane, sont entachés d'inexactitude, Förster projette *le* champ visuel à examiner sur une demi-sphère. L'appareil de Förster est plus mathématique que les précédents; mais un examen si minutieux ne présente aucun avantage pratique.

Les procédés que nous venons d'indiquer ne sauraient suffire quand les milieux de l'œil sont troublés, dans la cataracte par exemple; cependant il est souvent nécessaire d'apprécier l'état de la sensibilité rétinienne et l'étendue du champ visuel pour statuer sur l'opportunité d'une opération.

Divers appareils, entre autres celui de de Graefe, ont été proposés pour mesurer la sensibilité rétinienne des yeux atteints de cataracte.

L'appareil de de Graefe se compose d'une lanterne noircie à l'intérieur et portant une lentille biconvexe sur l'une de ses parois; une forte bougie est placée dans la lanterne, dans une position telle que la flamme soit au foyer principal de la lentille. Devenus parallèles, après avoir traversé la lentille, les rayons émanés de la bougie sont dirigés sur une lame de verre dépolie où ils dessinent une surface largement éclairée; l'étendue de la surface éclairée peut, au moyen d'un mécanisme très-simple, être diminuée comme 1, 2, 4. Le sujet étant placé dans une chambre obscure à huit pouces de la lanterne, on juge de l'intensité de la vision par l'intensité qu'il faut donner à la lumière pour qu'elle soit nettement perçue.

Le plus souvent on ne recourt à aucun appareil spécial pour déterminer le degré de la vision d'un œil cataracté; on se contente de mettre le malade en face d'une lampe que l'on rapproche ou que l'on éloigne progressivement.

Le moyen le plus simple et le plus pratique pour mesurer l'étendue du champ visuel d'un œil cataracté, consiste à placer deux bougies l'une à côté de l'autre à quelques pieds de l'œil du malade. L'expérience se fait dans une chambre obscure; la pupille est dilatée par l'atropine. L'une des deux lumières servant de point de mire reste immobile, tandis que l'autre est portée successivement dans la direction des quatre points cardinaux. Si la lumière de la bougie mobile est perçue partout également, il est évident que la rétine est impressionnable dans toute son étendue; si, au contraire, elle cesse d'être perçue dans une position donnée, on conclut qu'une portion de la rétine est devenue insensible.

§ 2. — Optomètres.

Les recherches optométriques se font à l'aide d'instruments portant le nom d'optomètres.

Le plus simple des optomètres est celui de *Scheiner* (1); il consiste en une carte percée de deux trous séparés par une distance un peu moindre que le diamètre de la pupille (fig. 838). Supposons que nous placions au chiffre 5 un corps éclairé et très-mince (un cheveu ou une fine épingle); en ce point, ce corps est trop près de l'œil pour que son image conjuguée puisse aller se former sur la rétine; l'image est en arrière de cette membrane, et dès lors le corps est vu double. Éloignons successivement le cheveu jusqu'au point où l'œil ne percevra plus qu'une seule

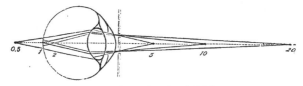

FIG. 838. — Optomètre de Scheiner.

image, en 10 par exemple, et nous aurons ainsi le point le plus rapproché de la vision distincte. Si l'œil était un instrument d'optique fixe, la vision distincte du cheveu ne serait possible que pour ce point 10, et si on le plaçait au chiffre 20 par exemple, il serait vu double, parce que le point de rencontre des rayons se ferait en avant de la rétine; mais grâce au pouvoir de l'accommodation, le cheveu continue à être vu simple; il ne commence à être vu double qu'à la limite extrême de ce pouvoir. Si donc il arrive que le cheveu placé à une distance de l'œil, que nous représenterons par le chiffre 50, soit vu double de nouveau, l'espace compris entre le chiffre 10 et le chiffre 50 indiquera l'étendue de l'accommodation de l'œil observé.

L'*optomètre de de Graefe* se compose d'une tige graduée, longue de 80 centimètres; sur cette tige glisse un petit cadre dans lequel des fils très-fins sont placés verticalement à un millimètre les uns des autres. L'extrémité de la tige, terminée par un bouton, est placée sur le front du malade; on rapproche ensuite le cadre jusqu'au point le plus voisin de l'œil, où les fils peuvent être vus avec une netteté parfaite; ce point indique la limite la plus rapprochée de la vision distincte.

(1) Giraud-Teulon, *Physiologie et pathologie fonctionnelle de la vision binoculaire*. Paris, 1861, p. 133.

L'*optomètre de Hasner* ne diffère du précédent qu'en ce que le cadre grillé est remplacé par des trous de 1 millimètre de diamètre; on l'utilise de la même manière.

Les optomètres de de Graefe et de Hasner ne peuvent faire connaître le *punctum remotum* avec précision que dans les cas de myopie très-prononcée. Tous les autres vices de la réfraction exigent l'emploi d'appareils dans lesquels les lentilles concaves ou convexes et les verres cylindriques jouent le principal rôle.

Si une lentille convexe placée au devant de l'œil rétablit la vision distincte des objets éloignés, il existe de l'hypermétropie, car cette lentille agit en forçant les rayons lumineux à entrer dans l'œil à l'état de convergence; le numéro de la lentille qui rend la vision distincte indique le degré de l'hypermétropie manifeste. Si, au contraire, la vision est rétablie par l'interposition d'une lentille concave, on devra conclure à la myopie, parce que cette lentille agit en diminuant la convergence des rayons lumineux. Le numéro de la lentille concave indique le degré de la myopie, à condition que le sujet observé ne fasse pas intervenir les phénomènes de l'accommodation.

Ce procédé d'exploration par les lentilles est long et délicat, car il n'est possible de trouver la lentille convenable qu'après des essais multipliés; de plus, il est sujet à quelques chances d'erreur, car l'accommodation est sollicitée chaque fois qu'une nouvelle lentille vient se placer devant l'œil.

De Graefe (1) a cherché à remédier à ces inconvénients en utilisant comme moyen de diagnostic la lunette de Galilée. L'instrument se compose de deux lentilles, l'une concave, l'autre convexe, placées dans deux tubes rentrant l'un dans l'autre; la lentille concave sert d'oculaire, tandis que la lentille convexe sert d'objectif.

Les deux lentilles se neutralisent si elles sont placées de telle sorte que la distance des verres soit exactement égale à la différence de la longueur focale de l'objectif et de l'oculaire; un œil emmétrope pourra donc réunir sur la rétine, sans faire intervenir l'accommodation, les rayons qui les traversent. Mais si nous diminuons cette distance, les rayons divergeront; et, si nous supposons l'une des lentilles placée dans un tube et l'autre placée dans un deuxième tube glissant sur le premier, le degré auquel nous serons obligés de faire rentrer le tube de tirage pourra nous indiquer le degré de la myopie. A la rigueur donc, on peut graduer une lunette d'opéra pour juger le degré de la myopie. Si, au contraire, nous éloignons les deux lentilles l'une de l'autre, les rayons convergeront d'autant plus que

(1) De Graefe, *Annales d'oculistique*, t. LVII, p. 180.

l'écartement sera plus considérable, et nous pourrons ainsi apprécier le degré de l'hypermétropie. Pour obtenir ce résultat, il a suffi à de Graefe d'augmenter la longueur de la lunette d'opéra. Ceci posé, on comprend que, à l'aide de calculs de correction, on puisse arriver à quelque résultat avec l'optomètre de de Graefe. Cet optomètre était d'abord monoculaire, plus tard, en 1859, de Graefe donna à son instrument la forme des jumelles d'opéra, c'est-à-dire qu'il le rendit binoculaire. Le but de cette correction fut surtout de diminuer les efforts d'accommodation en maintenant les axes visuels dans le parallélisme.

Au premier abord, l'instrument de de Graefe semble parfait. Cependant il manque de précision : les lignes de l'échelle indiquant l'état de la réfraction, se rapprochent d'autant plus que l'amétropie est plus prononcée ; il arrive un moment où les différences sont tellement faibles qu'elles deviennent insaisissables, et ce moment est celui où une extrême précision est indispensable ; de plus, la lunette de de Graefe ne saurait servir à déterminer l'astigmatisme, étude d'une importance capitale.

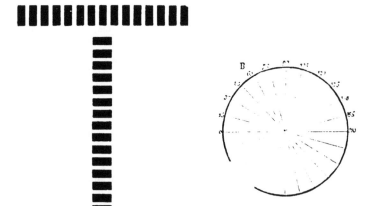

Fig. 839 et 840. — Lignes disposées en croix ou en étoile, pour le diagnostic de l'astigmatisme.

• Bon nombre de malades sont, en effet, considérés comme atteints d'amblyopie incurable alors que des verres cylindriques, convenablement choisis, pourraient les faire rentrer dans la plénitude de leurs fonctions visuelles. Ces malades sont atteints d'astigmatisme, c'est-à-dire de troubles de la réfraction tels que la puissance réfringente n'est pas égale pour tous les méridiens de l'œil ; il en résulte que les rayons lumineux, passant par un méridien donné, le vertical, par exemple, se réunissent en avant de la rétine, tandis que les rayons passant par un autre méridien se réunissent sur la rétine, ou en arrière de cette membrane.

L'astigmatisme peut être reconnu par l'examen au miroir ophthalmoscopique; il peut être soupçonné aussi par ce simple fait que la vision n'est pas améliorée par l'interposition de verres convexes ou concaves alors que l'ophthalmoscope ne démontre aucune lésion matérielle, et, surtout, alors que le sujet voit assez distinctement quand il regarde au travers d'une lunette sténopéique.

Si l'astigmatisme est très-prononcé, il est facile d'en constater l'existence; il suffit que le malade regarde un carton blanc sur lequel sont tracées des lignes noires disposées en croix ou en étoile (fig. 839 et 840); il verra nettement quelques-unes de ces lignes, tandis que les autres ne produiront que des images plus ou moins confuses.

On peut aussi, pour reconnaître l'astigmatisme très-prononcé, recourir à l'optomètre de Scheiner, que nous avons signalé précédemment (fig. 838). Il est clair, en effet, que la distance pour laquelle l'objet lumineux sera vu simple variera pour un astigmate, selon que les deux trous d'épingle seront dirigés dans un sens vertical ou dans un sens horizontal.

Si le degré de l'astigmatisme est moins considérable, il ne pourra être reconnu qu'à l'aide d'appareils spéciaux; d'ailleurs, ces appareils seront toujours indispensables pour préciser le degré de l'affection, et, par conséquent, le numéro du verre cylindrique capable d'y remédier.

Les termes du problème à résoudre ont été posés de la façon suivante par Donders (1) :

1° Reconnaître l'existence de l'astigmatisme ;

2° Reconnaître la direction des deux méridiens principaux, ceux du maximum et du minimum de réfraction ;

3° Reconnaître la réfraction de l'œil dans chacun de ces méridiens ;

4° Reconnaître le degré de l'astigmatisme (Soustraction.)

Pour arriver à une solution satisfaisante, Donders place à une fenêtre un carreau de verre mat devant lequel est une planche noire de 35 centimètres carrés. Au milieu de cette planchette est fixée une plaque métallique percée d'un trou, dans la rainure de laquelle on fait glisser un diaphragme muni d'ouvertures arrondies depuis un demi jusqu'à 10 millimètres de diamètre. Pour une distance de 10 à 15 pieds, on fait regarder une ouverture de 2 à 4 millimètres, tandis qu'à l'aide de verres on fait alterner une légère myopie et une légère hypermétropie. On obtient ainsi, même pour un œil normal, un allongement de l'image dans deux directions opposées qui indiquent le maximum et le minimum de courbure.

(1) Donders, *Astigmatisme et verres cylindriques*, p. 51. Paris, 1863.

Cette déformation de l'image ne saurait échapper dans l'astigmatisme. La direction des méridiens principaux étant connue, on examine si les rayons appartenant à ces méridiens donnent des images plus nettes que ceux de l'ensemble de la surface réfringente. Pour cela, on place devant les méridiens principaux la *fente* d'une lunette sténopéique.

La lunette sténopéique (fig. 841 se compose d'un cylindre très-court garni d'une poignée ; l'une des extrémités du cylindre est ouverte et échancrée du côté de l'œil, l'autre, au contraire, est pleine et pourvue d'une fente dont on peut faire varier les dimensions à volonté. On place le malade muni de cette lunette devant un point fixe, le n° 20, par exemple, de l'échelle de Jaeger, et l'on étudie si une lentille positive ou négative, placée dans une rainure à ressort située à l'arrière de la lunette, rend la vision plus nette. Une expérience identique est répétée sur l'autre méridien principal, et le degré de l'astigmatisme se déduit de la différence de la réfraction dans les deux méridiens principaux.

Donders a donné une série de formules à l'aide desquelles il est possible de reconnaître et de graduer les diverses formes de l'astigmatisme, mais il faut observer que son appareil ne peut avoir une précision suffisante qu'à la condition que l'accommodation soit supprimée, condition très-difficile et même impossible à réaliser complétement.

Nous ferons remarquer que l'on pourrait employer la lunette sténopéique, comme l'indique Donders, après avoir constaté l'astigmatisme, en faisant regarder au sujet en observation le carton étoilé (fig. 840).

On pourrait aussi arriver à un résultat en étudiant quel est le numéro d'un verre cy-

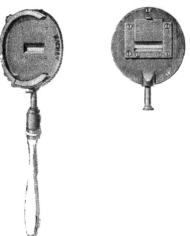

FIG. 841. — Lunette sténopéique.

lindrique capable de corriger l'astigmatisme; mais cette étude avec des verres d'essai ne peut se faire que par tâtonnements; elle a donc tous les inconvénients que nous avons attribués à l'emploi des verres d'essai dans les cas de myopie et d'hypermétropie.

Stockes a imaginé un appareil auquel il a donné le nom de lentille astigmatique. Cet appareil a été modifié par Donders, qui le décrit dans les termes suivants (1) :

« Figure 842, D, représente une coupe de l'appareil. Il est composé de deux lentilles cylindriques, l'une plan-convexe, de $\frac{1}{10}$, b, et l'autre plan-concave, de $-\frac{1}{10}$, b'. La première est fixée dans le court cylindre de laiton a, la seconde dans a' ; les cylindres s'adaptent exactement l'un dans l'autre, et peuvent tourner l'un sur l'autre autour de leur axe. De cette manière, les deux lentilles bb', dont les côtés plans sont tournés l'un contre l'autre, et séparés seulement par un intervalle très-petit, exécutent également une rotation l'un sur l'autre.

« Figure 842, C, représente l'extérieur de l'instrument. On remarque sur a un indicateur f, et sur a' une division en degrés. Si l'indicateur montre 0 ou 180 degrés, alors les axes des deux cylindres sont parallèles, et la section des lentilles apparaît comme en D, et elles peuvent, réunies, être envisagées comme une seule lentille concave-convexe à rayons de courbure égaux sur les deux surfaces, et dont l'action est à peu près $= 0$. Si l'indicateur montre 90 ou 270 degrés, alors les axes des verres cylindriques sont perpendiculaires l'un sur l'autre. Le système a alors son maximum m d'action astigmatique : un plan de rayons parallèles coïncidant avec l'axe de b ne subirait par b aucune déviation, mais par b' il conver-

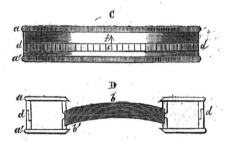

FIG. 842. — Lentille astigmatique de Stockes.

gerait vers son foyer situé à 10 pouces ; par contre, un plan de rayons parallèles coïncidant avec l'axe de b' serait rendu divergent par b, comme s'ils venaient d'un point situé à 10″, en avant de la lentille, et b' ne les fera pas dévier de cette direction. Dans l'un des méridiens, nous obtenons donc un astigmatisme de $\frac{1}{10}$, dans l'autre de $-\frac{1}{10}$, et l'astigmatisme m des rayons réfractés dans cette position des lentilles est égale à $\frac{1}{5}$. On voit donc

(1) Donders, *Astigmatisme et verres cylindriques*, p. 59.

qu'une rotation de 0 à 90 degrés fait monter l'astigmatisme de 0 à $\frac{1}{7}$, et par une simple formule As $= m$ sin a, on peut calculer l'astigmatisme pour chaque angle que font entre eux les axes des lentilles. Pour plus de facilité, on a marqué sur l'instrument des degrés déterminés d'astigmatisme, ce qui rend le calcul superflu. »

Les procédés que nous venons de signaler pour reconnaître et déterminer l'astigmatisme, présentent de grandes difficultés pratiques. Javal

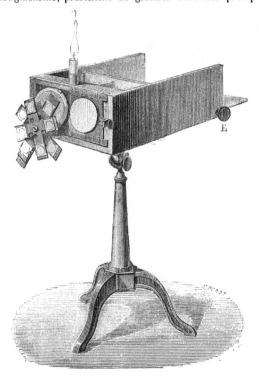

FIG. 843. — Optomètre de E. Javal.

a cherché à vaincre ces difficultés en imaginant un optomètre binoculaire qui a joui d'un légitime succès. Nous reproduisons la description que Gavarret a donnée de cet appareil (1) :

« L'appareil de M. E. Javal (fig. 843 et 844) est, à proprement parler,

(1) Gavarret, rapport sur un mémoire de M. Javal, intitulé : *De l'astigmatisme* (*Bull. de l'Acad. de méd.*, 1866-67, t. XXXII, p. 872).

un optomètre *binoculaire*. Avec les deux yeux largement ouverts, le malade regarde, à travers deux lentilles convexes de 5 pouces de distance focale, un carton sur lequel sont tracés deux cadrans horaires identiques (fig. 844); l'écartement des centres des cadrans est le même que celui des centres des lentilles et que celui des yeux. L'œil gauche ne peut voir que le

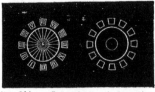

FIG. 844. — Cadran horaire de l'optomètre de E. Javal.

cadran de gauche, et l'œil droit le cadran de droite. Ajoutons que, du centre du cadran placé en face de l'œil soumis à l'exploration, partent des rayons noirs indiquant les heures et les demi-heures; l'angle compris entre deux rayons successifs est donc de 15 degrés. — On place d'abord le carton au foyer de

l'appareil lenticulaire; le malade fusionne les deux images; les axes de ses yeux sont alors nécessairement parallèles; la fixité de la position relative des axes optiques immobilise suffisamment l'état d'accommodation des yeux. — Cela fait, à l'aide d'un bouton métallique placé sur les parties latérales de l'appareil, on éloigne autant que possible le carton objectif; les images sont confuses, mais restent fusionnées. — Puis on rapproche graduellement le carton objectif jusqu'à ce que le malade *prévenu* dise : *Les rayons en étoile du cadran horaire sont tous grisâtres et confus, sauf un que je vois nettement.* Cette réponse indique :

» 1° Que l'œil observé est astigmate;

» 2° Que l'image du carton objectif est au foyer du méridien principal à *minimum* de courbure;

» 3° Que le méridien principal à *maximum* de courbure est dans le plan du rayon horaire, *seul* vu nettement, et le méridien principal, à *minimum* de courbure dans un plan perpendiculaire au précédent.

» Cela posé, on fait passer, devant l'œil à examiner, une série de lentilles cylindriques *divergentes*, de puissance successivement croissante, depuis $\frac{1}{74}$ jusqu'à $\frac{1}{7}$; cette série contient vingt combinaisons différentes. L'appareil est disposé de manière qu'au moment où chacune de ces *vingt* combinaisons passe devant l'œil, l'axe de la lentille cylindrique *divergente* est dans le plan du méridien principal à *minimum* de courbure; par conséquent, le verre cylindrique *ne dépasse pas* le foyer de ce méridien, et *recule* le foyer du méridien principal à *maximum* de courbure.

» On fait successivement passer devant l'œil examiné les diverses combinaisons de la série, en commençant par la plus faible, jusqu'à ce que le malade dise : *Je vois tous les rayons en étoile du carton horaire avec la même netteté.*

» A ce moment, évidemment, le foyer du méridien principal à *maximum* de courbure est *reculé* jusqu'à coïncider avec le foyer *non déplacé* du méridien principal à *minimum* de courbure ; l'examen est terminé, le praticien possède tous les renseignements nécessaires pour corriger l'astigmatisme. En effet :

» 1° Il sait que l'œil examiné est astigmate ;

» 2° Il connaît l'angle que font avec l'horizontale les deux méridiens principaux ;

» 3° Il a déterminé l'orientation de l'axe, et le numéro de la lentille cylindrique *divergente* suffisante et nécessaire pour faire coïncider les foyers de deux méridiens principaux.

» Quand une détermination semblable a été faite pour les deux yeux, il n'y a plus qu'à monter sur des besicles les deux lentilles cylindriques correctrices, en ayant soin de donner à leurs axes les orientations indiquées par l'examen optométrique ; on est certain qu'avec ces besicles l'astigmatisme des deux yeux est *complétement corrigé.* »

L'optomètre de Javal peut servir à mesurer tous les vices de réfraction des milieux oculaires, mais il présente quelques inconvénients ; quand il s'agit de la myopie ou de l'hypermétropie, les degrés de l'échelle se rapprochent trop au moment où l'amétropie est très-prononcée, c'est-à-dire au moment où il est le plus besoin de précision. D'autre part, quand il s'agit de l'astigmatisme, le degré de l'orientation ne descend pas au delà de 20 degrés, de sorte que si l'astigmatisme est compris dans un méridien intermédiaire, le résultat est entaché d'erreur. Les erreurs sont légères, il est vrai ; aussi on n'aurait probablement pas cherché d'autre instrument si l'optomètre de Javal n'était difficile à manier pour les personnes peu habituées à l'examen des maladies oculaires.

En 1869, Maurice Perrin a présenté à l'Académie de médecine un optomètre à l'aide duquel les médecins peu familiarisés avec les études optométriques pourront toujours reconnaître et préciser automatiquement, pour ainsi dire, tous les vices de la réfraction. C'est là un résultat important, car la complication de tous les instruments connus jusqu'ici, et surtout la complication des calculs nécessités par leur emploi, avait le fâcheux résultat de concentrer le traitement des affections oculaires entre les mains de quelques hommes spéciaux. Non-seulement l'instrument de Maurice Perrin est d'un usage très-commode, mais encore il donne des résultats d'une précision suffisante.

L'optomètre de M. Perrin se compose d'un tube D, sur la convexité duquel on remarque en E (fig. 845 et fig. 846) une règle à crémaillère ; sur cette crémaillère glisse, au moyen du pignon *f*, une chemise porte-lentille **F** munie d'un index. De chaque côté de la crémaillère est une règle graduée sur laquelle sont tracées des divisions calculées en pouces (la

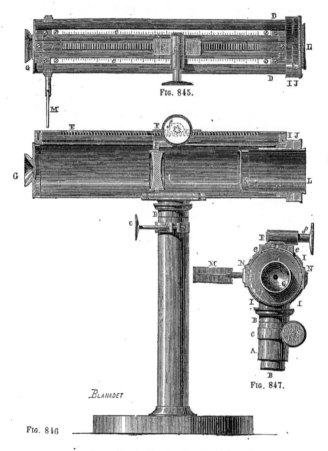

FIG. 845.

FIG. 846

Blanadet

FIG. 847.

Optomètre de Maurice Perrin et Mascart.

FIG. 845. Vue en plan. — FIG. 846. Élévation et coupe. — FIG. 847. Vue de face.

graduation métrique n'était pas possible, tous les travaux optométriques français et étrangers ayant adopté la graduation en pouces).

A l'extrémité **G** du tube **D**, on remarque une sorte de pavillon dans lequel est enchâssée une lentille convexe faisant fonction d'oculaire. L'extrémité opposée supporte deux cercles gradués **I**, **J** : le premier est fixe ; il fait partie intégrante du tube ; le second est mobile sur le premier, suivant la circonférence ; — en avant de ces cercles est une saillie L faisant partie d'un porte-objet introduit dans le tube. — Enfin en N est vissé un écran M muni d'une fente horizontale au travers de laquelle doit regarder l'œil qui n'est pas en observation afin que les deux axes visuels soient maintenus dans un même plan, condition sans laquelle il est impossible de déterminer la direction de l'astigmatisme. La figure 847, qui représente l'appareil vu de face, fait parfaitement comprendre le rôle de cet écran ; il peut se visser à droite ou à gauche, suivant le côté de l'œil qui est en observation.

Le tube D est soudé, à sa partie moyenne, à une tige cylindrique B glissant, à frottement dur, dans le support A qui est creux. Cette disposition permet d'élever et d'abaisser à volonté le tube pour le mettre en face des yeux en observation. Un collier C muni d'une vis de pression assure la stabilité de la tige cylindrique B.

Quant au mécanisme intérieur, la coupe de la figure 846 le démontre très-clairement : en G se trouve une lentille biconvexe (oculaire) occupant une position invariable ; en H une lentille biconcave unie à la chemise porte-lentille F et, par conséquent, susceptible de s'éloigner ou de se rapprocher de l'objectif sous l'influence du pignon f roulant sur la crémaillère E. La partie antérieure du tube est occupée par le porte-objet L supportant en K, dans un petit cadre, un disque de verre sur lequel sont tracés des caractères d'imprimerie pour la détermination de la myopie ou de l'hypermétropie, et des lignes parallèles, blanches sur fond noir, pour la détermination de l'astigmatisme. Dans ce dernier cas, on rend le porte-objet solidaire du cercle mobile J au moyen d'une petite glissière. Nous reviendrons sur ce fait en expliquant le mode d'emploi de l'instrument. Dans les cas où les malades ne savent pas lire, les caractères d'imprimerie sont remplacés par un certain nombre de cercles ou de triangles.

Examinons maintenant le mode d'emploi de l'optomètre. La règle qui longe la crémaillère est graduée de telle sorte que quand la lentille biconcave se trouve en regard de l'un de ses points marqué par la lettre e, les rayons émanés de l'objet en observation (c'est-à-dire des caractères tracés sur le disque de verre du porte-objet) sortent de l'oculaire G à l'état de parallélisme. Si l'œil est emmétrope, il lira ces caractères avec une parfaite netteté, sans faire intervenir l'accommodation ; s'il est amétrope, il ne les distinguera que très-confusément.

Rien ne sera plus facile que de déterminer si le vice de la réfraction est dû à la myopie ou à l'hypermétropie ; il suffira de déplacer la lentille H à l'aide du pignon f en l'éloignant ou en la rapprochant de l'oculaire. Si en éloignant graduellement la lentille concave, il arrive un moment où le sujet en observation déclare qu'il voit nettement les caractères imprimés, il est manifestement hypermétrope. Une lettre H, tracée sur le tube, entre le point e et le porte-objet K, indique le champ de l'hypermétropie. Si, au contraire, il faut rapprocher la lentille de l'oculaire pour que le sujet puisse lire distinctement, il est myope. Une lettre M, tracée sur le tube entre le point e et l'oculaire, indique le champ de la myopie. Les lois de la lunette de Galilée donnent l'explication de ces faits. En éloignant la lentille concave au delà de e, l'image virtuelle qu'elle fournit est au delà de l'oculaire et les rayons sortent en convergeant ; en la rapprochant, on force les rayons à sortir à l'état de divergence.

Il ne s'agit plus que de déterminer le degré de la myopie ou de l'hypermétropie afin d'indiquer au malade le numéro des verres qui lui conviennent.

Pour déterminer le degré de la myopie, on fait glisser la lentille concave de la lettre e vers l'oculaire jusqu'à ce que le malade voie distinctement l'image ; puis, on fait tourner très-lentement le pignon, et par conséquent la lentille en sens inverse, c'est-à-dire vers la lettre e jusqu'à ce que la vision commence à être moins distincte, ce que l'on reconnaît à ce que les caractères d'imprimerie perdent de la netteté de leurs contours. Si, alors, on attend un instant on constate, le plus souvent, que l'image d'abord confuse devient brusquement très-nette, ce qui résulte de la détente de l'accommodation. La position occupée par la lentille à ce moment indique évidemment le *punctum remotum*, c'est-à-dire la distance la plus éloignée de la vision distincte de l'œil en observation. Or, la position occupée par la lentille concave se traduit à l'extérieur du tube par la position de l'index relativement à la règle graduée ; il suffit donc de lire le chiffre tracé sur cette règle pour connaître exactement le degré de la myopie.

La détermination du degré de l'hypermétropie est tout aussi simple ; il suffit de faire glisser la lentille vers le porte-objet et de répéter dans le champ de l'hypermétropie, marqué par la lettre H, la manœuvre que nous venons de faire dans le champ de la myopie.

Remarquons que les numéros de la règle graduée n'empiètent pas les uns sur les autres pour les degrés les plus avancés de l'amétropie, comme cela a lieu avec la lunette optométrique de de Graefe ; ils sont toujours très-distincts. Par de nombreuses expériences appuyées de contre-épreuves faites avec des verres d'essai, M. Perrin s'est assuré qu'il est toujours facile d'arriver à une approximation minimum de $\frac{1}{16}$.

On peut aussi très-facilement mesurer, avec l'optomètre de M. Perrin, le déficit de l'accommodation dans les cas de presbytie, d'insuffisance hypermétropique, de paralysie, etc. « Il suffit, dit Maurice Perrin (1) de disposer l'instrument de façon que l'objet soit vu très-distinctement, puis de rapprocher progressivement la lentille concave de l'oculaire jusqu'à ce que la vision devienne moins nette : à ce niveau se trouve le *punctum proximum*. L'index correspondra nécessairement à l'une des divisions de la vue myope.

« Supposons, pour fixer les idées, que l'index marque quatorze pouces : on en conclura que le *punctum proximum* du sujet observé est à la même distance que le *punctum remotum* d'un œil atteint d'une myopie $\frac{1}{14}$.

« Pour évaluer le déficit, il suffit de trouver la différence qui existe entre $\frac{1}{14}$ et $\frac{1}{7}$ valeur moyenne de l'accommodation normale :

$$\frac{1}{7} - \frac{1}{14} = \frac{1}{14}. »$$

Pour reconnaître et déterminer l'astigmatisme, il faut substituer dans le porte-objet L, K (fig. 846), au disque de verre sur lequel sont tracés des caractères d'imprimerie, un autre disque sur lequel sont figurées des lignes parallèles, claires sur fond noir, assez étroites, séparées par des interlignes égaux à l'épaisseur des lignes. Il faut avoir soin de rendre le porte-objet solidaire du disque mobile et gradué J (fig. 845 et 846) afin que les lignes tracées sur le verre suivent tous les mouvements de ce disque. Le disque J, tournant sur un disque fixe et gradué aussi, il est facile de placer les lignes dans la direction de tous les azimuts et de calculer l'angle qu'elles font avec l'horizon.

Ceci posé, supposons, pour un instant, que nous ayons à déterminer l'astigmatisme d'un œil myope. Nous plaçons le porte-objet dans une direction telle que l'O du cercle mobile corresponde à l'O du cercle fixe, puis nous mettons le sujet en observation devant l'oculaire en lui recommandant de diriger le regard de l'œil non observé dans la fente de l'écran M ; nous faisons ensuite mouvoir la lentille biconcave vers le *punctum remotum*, comme s'il s'agissait d'une myopie ordinaire. A ce moment, on imprime des mouvements de rotation au cercle mobile, jusqu'à ce que la direction dans laquelle les lignes sont les plus distinctes soit trouvée, ce qui indique l'orientation de l'astigmatisme ; puis on recommence la recherche du *punctum remotum* dans le méridien que l'on vient de déterminer exactement.

(1) Maurice Perrin et Mascart, *Mémoire sur un nouvel optomètre destiné à faire reconnaître et à mesurer tous les vices de la réfraction de l'œil* (*Annales d'oculistique*, t. LXII, juillet 1869, p. 5). — Voy. Gavarret, rapport sur le Mémoire de MM. Perrin et Mascart (*Bull. de l'Acad. de méd.*, 1869, t. XXXIV, p. 459).

Le *punctum remotum* d'un premier méridien étant déterminé, il ne reste plus qu'à tourner le cercle mobile jusqu'à ce que les lignes du porte-objet occupent une position perpendiculaire à celles qu'elles avaient précédemment et à déterminer le *punctum remotum* de ce nouveau méridien. Une soustraction faisant connaître la différence qui existe entre les deux résultats obtenus fera connaître le degré de l'astigmatisme. Que cherchons-nous, en effet ? à donner à l'œil une vision égale dans ses deux méridiens opposés ; or, l'un étant plus réfringent, il faut diminuer l'excès de cette réfringence. La soustraction que nous venons d'indiquer nous fera connaître le numéro du verre cylindrique convenable ; il sera nécessaire d'ajouter à ce verre cylindrique la lentille concave, qui corrige la myopie du méridien le moins réfringent.

Les résultats obtenus pour la détermination de l'astigmatisme arrivent facilement à une approximation de 2 degrés pour l'orientationet de $\frac{1}{4}$ pour la détermination.

Pour éviter aux praticiens le désagrément de faire les additions et les soustractions nécessaires pour préciser le numéro des lunettes, les auteurs ont joint à l'optomètre une table d'addition et de soustraction, que nous reproduisons page 349.

E. Boisseau (1), professeur agrégé au Val-de-Grâce, a fait remarquer que l'optomètre de M. Perrin peut servir à déjouer les ruses des conscrits devant les conseils de révision. Si un individu se disant myope déclare qu'il ne voit rien du tout en regardant dans l'instrument, il est clair qu'il simule, car au moment où la lentille mobile arrive à un point correspondant à son degré de myopie, il doit lire parfaitement ; s'il déclare qu'il voit distinctement à un moment où la lentille occupe le champ de l'emmétropie ou de l'hypermétropie, la simulation n'est pas moins évidente. Si, au contraire, il ne lit bien que lorsque la lentille occupe le champ de la myopie prononcée, de la myopie assez avancée pour exempter du service militaire, il est réellement atteint de cette infirmité. Cette épreuve déjoue toutes les ruses qui peuvent réussir avec les lunettes ordinaires que l'on emploie encore en France ; on sait que bon nombre de conscrits arrivent par l'exercice à lire avec des verres n° 4, en développant leur puissance d'accommodation ; ici ce système échouerait, à moins que le simulateur n'ait fait une étude approfondie de l'instrument, ce qui ne peut pas être, en règle générale du moins.

Ce que nous venons de dire de la myopie est vrai pour l'hypermétropie.

_____

(1) Boisseau, *Des maladies simulées et des moyens de les reconnaître.* Paris, 1870.

	3	4	5	6	7	8	9	10	11	12	13	14	15	16	18	20	24	30	36	42	48	60	72
2												$3\frac{1}{2}$	3	$3\frac{3}{4}$	$3\frac{1}{2}$	$3\frac{1}{4}$	$3\frac{1}{2}$	$3\frac{1}{2}$	$3\frac{1}{2}$	$3\frac{1}{4}$	$3\frac{1}{4}$	$3\frac{1}{4}$	3
3	12	8	6	$5\frac{1}{4}$	5	$4\frac{1}{2}$	$4\frac{1}{2}$	4	4	4	$5\frac{1}{4}$	$5\frac{1}{4}$	$5\frac{1}{4}$	$5\frac{1}{4}$	$3\frac{1}{2}$	$3\frac{1}{2}$	$3\frac{1}{2}$	$3\frac{1}{2}$	$4\frac{1}{2}$	$4\frac{1}{2}$	$4\frac{1}{2}$	$4\frac{1}{2}$	4
4	20	12	$9\frac{1}{2}$	7	$6\frac{1}{2}$	$6\frac{1}{2}$	6	6	8½	8	$7\frac{1}{2}$	7	7	5	6	$6\frac{1}{2}$	$4\frac{1}{2}$	$5\frac{1}{2}$	$5\frac{1}{2}$	$5\frac{1}{2}$	$5\frac{1}{2}$	$6\frac{1}{2}$
5	30	18	14	11	10	9	12	11	8	10½	10	$9\frac{1}{2}$	9	$8\frac{1}{2}$	10	$7\frac{1}{2}$	9	$7\frac{1}{2}$	7	7	8	8
6	42	24	18	15	13	12	17	24	11	14	13	12	11	13	12	9	$8\frac{1}{2}$	9	7	$8\frac{1}{2}$	7	8	9
7		52	30	24	19	15	20	30	19	17	16	$11\frac{1}{2}$	13	11	12	11	$10\frac{1}{2}$	10	$9\frac{1}{2}$	$9\frac{1}{2}$	9	9	10
8			72	40	30	36	48	30	24	20	18	16	20	18	13	12	$11\frac{1}{2}$	11	$12\frac{1}{2}$	12	10½	11½	
9			$3\frac{1}{2}$	90	100	60	42	36	36	24	22	20	17	15	14	13	13	14	13	13	14		
			4				72	48	30	36	24	20	17	16	15	15	16	15	14	14	16		
			$4\frac{1}{4}$	$4\frac{1}{2}$		5		80	42	36	30	24	20	18	17	17	18	17	16	15	17		
10			$4\frac{1}{4}$	$4\frac{1}{2}$	$5\frac{1}{4}$	$5\frac{1}{4}$		48	36	30	24	20	18	18	20	24	20	18	20	17			
11			$4\frac{3}{4}$	5	$5\frac{1}{4}$	$5\frac{3}{4}$	6		100	60	36	30	24	24	24	24	24	20	24	18	20		
12			5	$5\frac{1}{4}$	6	6	$6\frac{1}{2}$	6½		72	48	36	30	30	30	36	30	24	30	24			
13			5	$5\frac{1}{2}$	6	$6\frac{1}{2}$	7	7	7		80	42	36	36	48	36	36	36	30	24			
14			5	$5\frac{1}{2}$	6	$6\frac{1}{4}$	7	7	$7\frac{1}{2}$	$7\frac{1}{2}$		60	48	36	36	42	30	24	30				
15			5	$5\frac{1}{2}$	6	$6\frac{1}{2}$	7	$7\frac{1}{2}$	$7\frac{1}{2}$	8		72	48	36	60	30	30					
16			5	6	$6\frac{1}{2}$	7	$7\frac{1}{2}$	$7\frac{1}{2}$	8	8	$8\frac{1}{2}$	9		60	48	36	36	36					
18			$5\frac{1}{4}$	6	$6\frac{1}{2}$	7	$7\frac{1}{2}$	8	8	$8\frac{1}{2}$	9	10	10		60	80	60	48	72				
20			$5\frac{1}{4}$	6	7	$7\frac{1}{2}$	8	8	9	9	$9\frac{1}{2}$	11	11	12		90	»	60	100				
24			$5\frac{1}{4}$	$6\frac{1}{2}$	7	$7\frac{1}{4}$	8	9	$9\frac{1}{2}$	9	$10\frac{1}{2}$	$11\frac{1}{2}$	12	13	15		»	80	»				
30			6	7	8	$8\frac{1}{2}$	9	$9\frac{1}{2}$	10	$10\frac{1}{2}$	11	12	13	15	16	18		90	»				
36			$6\frac{1}{4}$	7	8	9	$9\frac{1}{4}$	$9\frac{1}{2}$	11	11	$11\frac{1}{2}$	$12\frac{1}{2}$	13	16	18	20	21	24		24			
42			7	$7\frac{1}{2}$	8	9	$9\frac{1}{2}$	10	11	$10\frac{1}{2}$	12	13	14	16	18	20	24	30	30				
48			7	$7\frac{1}{2}$	8	9	10	$10\frac{1}{2}$	11	$11\frac{1}{2}$	12	14	15	17	20	24	30	30	36				
60			7	8	9	$9\frac{1}{2}$	10	$10\frac{1}{2}$	12	12	$12\frac{1}{2}$	$15\frac{1}{2}$	16	18	20	24	30	30	36				
72			7	8	9	$9\frac{1}{2}$	11	$10\frac{1}{2}$	12	12	13												

TABLE D'ADDITION

La plupart des gouvernements étrangers ont renoncé au système vicieux de l'épreuve des lunettes. Quelques-uns d'entre eux font usage de l'optomètre de Ruete (1). Cet instrument ne saurait servir, comme les optomètres que nous avons étudiés jusqu'ici, à préciser les vices de la réfraction ; son unique but est de constater si un individu est myope, oui ou non, et si cette infirmité est assez prononcée pour l'exempter du service militaire.

L'optomètre de Ruete (fig. 848) se compose d'une boîte supportée sur un pied ; cette boîte n'a pas de paroi postérieure ; la paroi antérieure est

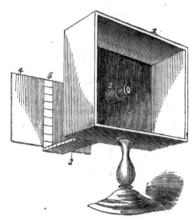

FIG. 848. — Optomètre de Ruete.

percée d'un trou de 3 ou 4 millimètres de diamètre, au devant duquel est placée une petite lorgnette, 2, que l'on doit pouvoir enfoncer d'un pouce environ. À la partie postérieure de la boîte est attachée une échelle, 3, supportant un écran, 4, mobile en avant et en arrière ; sur cet écran sont imprimées en petits caractères, 5, des mots disposés verticalement, de telle façon que chaque mot soit séparé de celui qui le suit de 1 à 2 pouces.

Pour reconnaître la myopie avec cet instrument, on procède de la façon suivante : « Supposons maintenant qu'on regarde par derrière, au moyen d'un œil et à travers le tube, un mot qui est tracé sur l'écran (celui-ci doit être de telle façon qu'on ne puisse voir qu'un seul mot), alors l'appréciation de la distance de ce mot aura notablement perdu de sa netteté. Mais, pour qu'on ne puisse jamais apercevoir qu'un seul mot, il faut que la

(1) Ruete, Der Augenspiegel und das Optometer für praktische Aertze. Goettingue, 1852 (analyse in Archives belges de médecine militaire, 1854, t. XIV, p. 340).

paroi extérieure de la boîte, au devant du trou, soit garnie d'une coulisse avec des trous de différentes grandeurs. Lorsque l'écran est porté à une distance plus grande, on met un trou plus petit devant l'ouverture de la boîte, et *vice versâ.*

» Veut-on à présent procéder à l'examen d'un individu qui se dit myope, on le fait regarder par derrière à travers le tube, dont l'ouverture antérieure reste fermée jusqu'à qu'on ait insensiblement reculé l'écran à une distance de 18 à 24 pouces : en plaçant alors l'ouverture antérieure dévant un trou d'un diamètre correspondant, l'objet sera convenablement éclairé. L'individu qui ignore à quelle distance se trouve l'écran, dira s'il peut lire le mot qui se trouve devant lui. S'il peut le faire, il n'est certainement pas myope.

» Pour plus de certitude néanmoins, on peut encore tenter une autre épreuve, qui consiste à rapprocher l'écran d'une manière insensible jusqu'à la distance de 3 ou 4 pouces, en y faisant correspondre un trou plus grand, tandis que la tête de l'individu qui est soumis à l'épreuve est fixée derrière la table, après qu'on a fermé l'ouverture antérieure. S'il ne peut pas lire ce mot, il est sans doute presbyte, et dans le cas opposé, il est myope. »

Nous ferons observer que cet instrument est insuffisant. L'hypermétropie prononcée doit exempter du service militaire tout aussi bien que la myopie ; or, on ne peut la reconnaître avec l'optomètre de Ruete.

§ III. — Instruments pour l'examen des lésions matérielles des parties superficielles de l'œil.

Les plus importants parmi ces instruments sont : la loupe simple, la loupe de Brücke, l'orthoscope de Czermak et l'ophthalmomicroscope.

La loupe simple consiste en une lentille convergente d'un très-court foyer ; pour manier plus facilement cet instrument, on l'enferme souvent dans un cercle de fer ou de buis supporté par un manche. L'emploi de la loupe est peu commode, parce que l'œil observé doit être placé entre la lentille et son foyer principal ; il résulte de là que le chirurgien doit se mettre tout près du malade s'il veut obtenir un grossissement convenable.

Pour éviter cet inconvénient, on peut recourir à la loupe de Brücke. Celle-ci est composée de deux tubes glissant l'un sur l'autre : l'un porte un oculaire concave achromatique, et l'autre un objectif convexe, également achromatique. Avec cette loupe, l'objet à examiner ne doit plus être placé entre le foyer principal et la lentille ; par conséquent, le chirurgien n'est plus obligé de se mettre tout près du malade : il peut obtenir, en se plaçant à une distance de 7 à 8 centimètres, un grossissement de trois à huit fois. Avec la loupe de Brücke, on peut examiner la cornée, l'iris et même les parties superficielles du cristallin.

Quand on désire apprécier les rapports relatifs de la cornée, de l'iris et du cristallin, on peut recourir à l'orthoscope de Czermak qui donne un profil très-satisfaisant de ces parties.

L'orthoscope (fig. 849) se compose de deux lames métalliques acb et cdf,

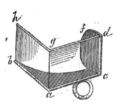

FIG. 849. — Orthoscope
de Czermak.

sur lesquelles viennent s'ajuster très-exacte-ment deux lames de verre $abhg$ et $acdg$; ainsi disposé, il représente une caisse triangulaire dont on aurait enlevé un des côtés. On applique cet appareil au devant de l'œil, de telle sorte que la lame métallique acb occupe le côté inférieur ; cette lame est découpée de façon à pouvoir s'appliquer sur le bord orbitaire inférieur ; s'il existe quelque vide, on le comble soit avec de la cire, soit avec de la mie de pain. Cela fait, l'appareil est rempli d'eau et l'œil est examiné au travers du liquide par les lames de verre antérieure et latérale.

L'orthoscope de Czermak est peu employé ; il est plus simple de recourir au procédé de l'éclairage latéral (fig. 850). Celui-ci se fait au moyen d'une

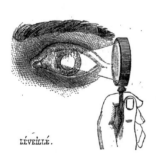

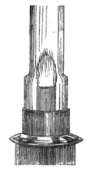

LÉVEILLÉ.

FIG. 850. — Éclairage latéral.

loupe en verre convexe, qui reçoit les rayons lumineux provenant d'une lampe pour les projeter sur l'orifice pupillaire.

Wecker (1) a imaginé d'associer un microscope à la lentille biconvexe,

_____

(1) Wecker, *Annales d'oculistique*, t. XLIX, p. 258.

afin d'apprécier exactement l'état de la cornée, de la couche épithéliale
qui tapisse cette membrane, de la capsule du cristallin, etc.

Liebreich (1) a fait construire un ophthalmo-microscope permettant
d'atteindre ces divers buts.

L'ophthalmo-microscope de Liebreich (fig. 851) est un microscope monoculaire ou binoculaire E E, enchâssé horizontalement dans un anneau

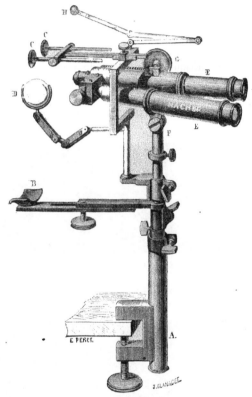

FIG. 851 — Ophthalmo-microscope de Liebreich.

reposant sur une charnière F douée de mouvements horizontaux et verti-
caux sur la ligne A; au bas de cette tige est une vis de pression permettant de fixer l'appareil sur le bord d'une table. Une crémaillère à pignon G

(1) Liebreich, *Nouveau Dictionnaire de médecine et de chirurgie pratiques*, Paris,
1867, tome X, article CATARACTE.

est destinée à la mise au point; une petite mire H, mobile sur une tige articulée, est destinée à fixer le regard du malade; la lentille éclairante D est aussi mobile sur une tige articulée. Le menton du patient repose sur la mentonnière B, pendant que son front s'appuie contre les boutons C C.

L'éclairage latéral permettant seulement l'examen des parties superficielles, il faut recourir à l'ophthalmoscope pour l'étude des parties profondes.

§ IV. — Ophthalmoscopes.

Depuis l'immortelle découverte d'Helmholtz, les ophthalmoscopes se sont multipliés à l'infini; chaque opérateur a voulu avoir le sien. Aussi il serait impossible de les décrire tous; nous nous bornerons à signaler les principaux types.

Les parties fondamentales de tout ophthalmoscope sont un réflecteur et une lentille.

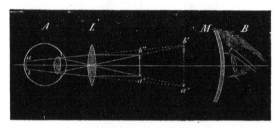

FIG. 852. — Rôle de la lentille biconvexe.

La forme du réflecteur est susceptible de nombreuses variations; toute substance assez polie pour renvoyer des rayons émanés d'un foyer lumi-

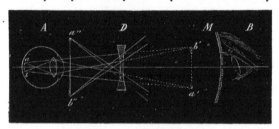

FIG. 853. — Rôle de la lentille biconcave.

neux peut servir de réflecteur, à la condition, toutefois, que les rayons ainsi réfléchis arrivent à l'œil observé à l'état de parallélisme ou de légère convergence.

La lentille varie en ce qu'elle peut être positive ou négative. Dans l'un et l'autre cas, elle joue un double rôle : 1° en empêchant les rayons émanés du réflecteur de se réunir en foyer sur la rétine, elle provoque la formation sur cette membrane de cercles de diffusion; 2° elle permet à l'observateur de saisir avec netteté l'image aérienne des parties éclairées par le cercle de diffusion.

Si la lentille est positive, l'image sera vue renversée. Cette lentille fait converger les rayons sortis de l'œil observé, et par conséquent rend l'image aérienne plus petite et non pas plus grande, comme on le dit trop souvent. Si au lieu d'une lentille biconvexe on se sert d'une lentille biconcave, on verra l'image droite. Il suffit de suivre la marche des rayons lumineux dans les figures 852 et 853 pour se rendre compte de ces phénomènes.

Les lentilles restant les mêmes dans toutes les variétés d'ophthalmoscopes, nous n'aurons à nous occuper dorénavant que des réflecteurs.

Les ophthalmoscopes peuvent être monoculaires ou binoculaires; les premiers sont le plus généralement employés.

I. OPHTHALMOSCOPES MONOCULAIRES. — Les ophthalmoscopes monoculaires peuvent être subdivisés en deux grandes classes : 1° ophthalmoscopes dans lesquels la lentille et le réflecteur sont indépendants l'un de l'autre; 2° ophthalmoscopes dans lesquels la lentille et le réflecteur sont réunis l'un à l'autre par un appareil.

A. *Ophthalmoscopes dans lesquels la lentille et le réflecteur sont indépendants l'un de l'autre.* — Le réflecteur est tantôt concave, tantôt convexe ou plan; quelquefois il est constitué par une lentille biconvexe étamée sur l'une de ses faces, ou par un système de prismes.

Réflecteur concave. — Les réflecteurs concaves sont les plus usités en France; ils ont le grand avantage de projeter dans l'œil observé un faisceau de rayons légèrement convergents, faisceau qui éclaire convenablement, pourvu que le foyer lumineux soit placé à une distance à peu près égale à la longueur focale du miroir.

La figure 854, empruntée à Follin (1), fait parfaitement comprendre le rôle des réflecteurs concaves. Les rayons émanés du foyer lumineux A, foyer séparé de l'œil observé par un écran D, sont réfléchis par le miroir concave B. Convergeant vers l'œil observé, ils se réunissent en O après avoir traversé la lentille convexe C et le cristallin; ils éclairent donc la rétine par un cercle de diffusion a b.

Les types de l'ophthalmoscope à réflecteur concave, réflecteur imaginé par Ruette, sont les ophthalmoscopes de Follin et de Desmarres.

(1) Follin, *Leçons sur l'exploration de l'œil.* Paris, 1863.

Le réflecteur de Follin (fig. 855) consiste en un miroir concave, en
verre, de 25 centimètres de foyer étamé dans toute son étendue, à l'ex-

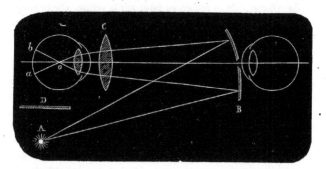

FIG. 854. — Marche des rayons lumineux réfléchis par les réflecteurs concaves.

ception de son centre où l'étain a été enlevé dans un cercle de 4 millimètres
de diamètre. Le réflecteur est porté sur un cadre d'chène monté sur un

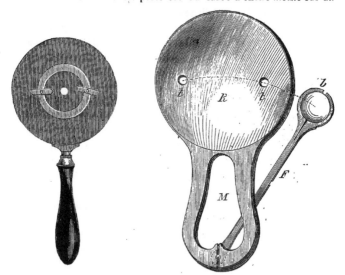

FIG. 855. — Ophthalmoscope de Follin.   FIG 856. — Ophthalmoscope de Desmarres.

manche ; derrière le réflecteur est un cercle dans lequel on peut déposer et
fixer, à l'aide de tiges mobiles, des verres biconvexes ou biconcaves destinés
à corriger, s'il y a lieu, la vue de l'observateur. On peut encore, comme

l'a fait Stelwag von Carion, mettre derrière le réflecteur un disque mobile sur un axe et portant deux lentilles positives et deux négatives qui peuvent se placer, à volonté, en regard de l'orifice du réflecteur. Cette dernière disposition est le modèle réglementaire de l'armée. Maurice Perrin (1) fait observer que cette disposition est mauvaise : les verres correcteurs trop petits se salissent vite et se nettoient difficilement; d'ailleurs, ce n'est pas avec quatre verres que peuvent être corrigés les degrés si variables de la myopie, de l'hypermétropie ou de la presbytie.

M. Perrin conseille donc de recourir de préférence à l'encastrement de Follin ou à la griffe de Desmarres, et de placer dans l'écrin qui renferme l'ophthalmoscope des verres positifs nᵒˢ 3 1/2, 8, 16, et des verres négatifs 8, 12, 16 ; ces verres sont choisis pour répondre aux principales exigences de l'examen ophthalmoscopique, et aussi pour le diagnostic de la myopie et de l'hypermétropie. Le verre 3 1/2 est destiné à l'exploration par l'image renversée quand on a besoin d'un grossissement plus considérable.

Le réflecteur de Desmarres (fig. 856), concave comme celui de Follin, est en acier parfaitement poli; il est percé de deux orifices latéraux, au lieu de n'avoir qu'un orifice central. Une tige F supporte une grille d'acier dans laquelle se placent les lentilles correctrices.

En employant l'acier poli, Desmarres a voulu éviter l'inconvénient que présentent les miroirs de verre, de donner deux rayons réfléchis pour chaque rayon incident. Cette idée est logique, mais n'a pas une grande importance pratique. Quant aux deux orifices latéraux remplaçant l'orifice central, nous avouons ne pas saisir leur utilité.

Les débutants éprouvent souvent une certaine difficulté à manier convenablement le réflecteur d'une main et la lentille de l'autre : il faut, pour bien accomplir ce double mouvement, une certaine synergie d'action qui ne peut s'acquérir que par l'habitude. Gillet de Grandmont (2) a cherché à surmonter cette difficulté en fixant la lentille sur la tête du malade.

L'ophthalmoscope de Gillet de Grandmont (fig. 857) se compose d'un porte-lunette sans verre, présentant, à sa partie moyenne, une plaque concave destinée à embrasser la racine du nez. Une tige de cuivre, solidement fixée sur cette plaque, supporte, à l'aide d'un écrou, une tige deux fois articulée sur laquelle vient se placer la lentille que l'on peut ainsi incliner dans tous les sens voulus. De plus, la tige supportant la lentille peut glisser, au moyen d'un écrou, sur la tige de cuivre, afin que l'observateur puisse placer la lentille à un degré d'éloignement convenable. Quant au

(1) Maurice Perrin, *Traité pratique d'ophthalmoscopie et d'optométrie*. Paris, 1870, p. 38.
(2) Gillet de Grandmont, *Annales d'oculistique*, t. XLVII, p. 290.

réflecteur, c'est un miroir concave ordinaire, tel que celui de Follin ; il
se manie à la main. L'ophthalmoscope de Gillet de Grandmont est assez

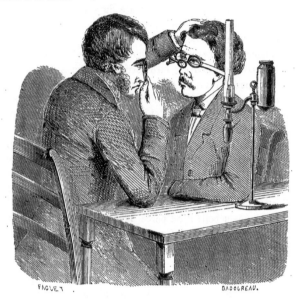

FIG. 857. — Ophthalmoscope de Gillet de Grandmont.

peu employé; ses avantages ne sont pas assez considérables pour faire
oublier la simplicité de l'ophthalmoscope à main de Follin.

L'emploi des ophthalmoscopes que nous venons de décrire nécessite une
chambre obscure.

Galezowski a imaginé un appareil avec lequel l'examen peut se faire au
lit du malade, même dans une chambre parfaitement éclairée.

S'inspirant des idées de Galezowski, Poncet a fait construire un appareil très-simple.

L'ophthalmoscope de Poncet (1) se compose d'un réflecteur identique avec
celui de Follin, et d'une lentille contenue dans un petit cylindre auquel est
adapté un large manchon de soie noire qui s'applique sur l'orbite, autour
de l'œil en observation (fig. 858). La lentille se manie d'une main et le
réflecteur de l'autre main, absolument comme s'il s'agissait d'un réflecteur
de Follin ou de Desmarres; seulement le manchon de soie noire forme,
entre la lentille et l'œil, une chambre noire suffisante pour l'examen avec

(1) Poncet, Gaz. méd. de Strasbourg, 1869, p. 199.

la pupille dilatée. Le manchon est assez souple pour permettre à la lentille de varier de position, à volonté.

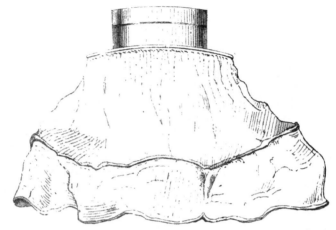

FIG. 858. — Lentille munie d'un manchon de soie noire. (Poncet.)

Pour rendre son appareil portatif, Poncet en a réuni les différentes pièces dans une petite boîte formée de deux cylindres *a* et *b* (fig. 859). La coupe verticale, représentée figure 860, fait comprendre l'agencement des diverses

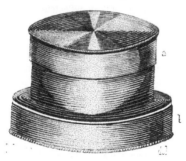

FIG. 859. — Boîte renfermant l'ophthalmoscope de Poncet (grandeur naturelle).

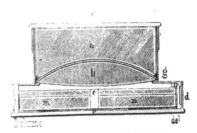

FIG. 860. — Coupe verticale de la boîte de l'ophthalmoscope de Poncet.

pièces. Une lentille *b* est enchâssée en *g* dans le cylindre supérieur ; le manchon *a* est placé entre la lentille et le couvercle *f*. Le cylindre inférieur renferme un réflecteur concave dont le manche est replié afin d'occuper moins d'espace ; une rainure est ménagée sur le pourtour de ce cylindre,

pour l'adaptation du manchon de soie. Un couvercle inférieur *e* ferme
l'appareil.

Réflecteurs convexes. —Les miroirs convexes réfléchissent la lumière
par des rayons divergents; ces rayons sont impropres à l'examen ophthalmoscopique ; il faut les forcer à converger en plaçant une lentille positive C
entre le réflecteur B et le foyer lumineux A (fig. 861). Cette lentille, qui

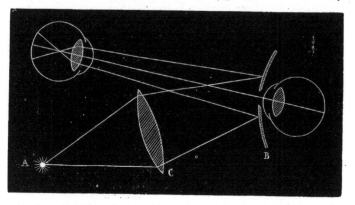

FIG. 861. — Réflecteur convexe combiné avec une lentille biconvexe.

fait partie intégrante du réflecteur, ne doit pas être confondue avec celle
qui doit être placée devant l'œil observé, quel que soit le réflecteur dont
on fasse usage.

L'ophthalmoscope à réflecteur convexe a été imaginé par Zehender. Il
est composé d'un miroir étamé porté sur un cadre qui vient se fixer sur
un manche; une partie non étamée dans l'étendue de quelques millimètres est réservée au centre du miroir; celui-ci est convexe et a un foyer de
six pouces. Une lentille convexe articulée et d'un foyer de trois pouces
est destinée à s'interposer entre la lampe et le miroir pour faire converger les rayons lumineux.

L'ophthalmoscope de Zehender est très-peu employé en France; on le
trouve trop compliqué. Il présente cependant quelque avantage, consistant
en ce que la réunion des rayons lumineux, en raison de l'aberration de
sphéricité de la lentille, se fait dans plusieurs plans successifs. Il en résulte, dit Wecker [1], qu'on voit le fond de l'œil très-distinctement dans
les parties centrales de l'image de la flamme, et moins éclairé dans les parties périphériques de cette image.

(1) Wecker, *Traité théorique et pratique des maladies des yeux*, t. II, p. 63.

Réflecteurs plans. — Les miroirs plans nécessitent aussi pour l'examen ophthalmoscopique la présence d'une lentille positive entre eux et le foyer lumineux. Le type de ces réflecteurs est représenté par l'ophthalmoscope de Coccius, qui du reste est l'inventeur de cette variété.

Cet appareil (fig. 862) se compose d'un miroir plan A, le plus souvent métallique, de 4 centimètres de diamètre environ ; le trou central, à bords tranchants, mesure 3 ou 4 millimètres. Le miroir est vissé sur un manche court, et s'articule avec le verre convexe B destiné à s'interposer entre lui et le foyer lumineux. Des verres pour corriger la myopie et l'hypermétropie sont enchâssés dans une plaque métallique C qui, glissant entre deux rainures, permet de mettre le verre le plus convenable devant le trou central.

L'ophthalmoscope de Coccius est d'un emploi difficile, parce qu'il faut faire passer les ˚rayons lumineux émanés de la lampe par le centre de la lentille. Cependant il peut être utile, car il permet de

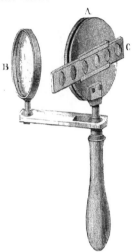

FIG. 862. — Ophthalmoscope de Coccius.

modifier la convergence des rayons réfléchis, en changeant ou en déplaçant seulement la lentille, sans modifier la distance respective de la lampe au miroir, et du miroir à l'œil observé.

Réflecteurs divers. — Ulrich de Gœttingue a construit un ophthalmoscope avec lequel il se propose d'éclairer le fond de l'œil en utilisant la réflexion totale des prismes; les instruments construits sur ce principe sont coûteux et très difficiles à manier.

Burrow a employé comme réflecteurs des lentilles biconvexes étamées sur une de leurs faces, excepté en un point correspondant au centre de la lentille; ce réflecteur est peu employé.

Ed. Jæger a fait construire un ophthalmoscope susceptible de remplir diverses indications. Cet instrument se compose d'un tube court *aa* monté sur un manche (fig. 863). Le tube, coupé à pan oblique du côté dirigé vers l'œil observé, est muni de deux rainures destinées à supporter des réflecteurs de diverses formes contenus dans l'anneau représenté figure 865. De plus, on peut faire glisser dans ce tube un deuxième tube court contenant deux lentilles pour l'éclairage oblique ; l'ophthalmoscope se transforme alors en loupe de Brücke. Enfin, dans l'intérieur du tube on peut

encore placer une plaque divisée en carrés numérotés (fig. 866). Des lentilles concaves ou convexes peuvent être adaptées à l'extrémité du tube
dans les cas de myopie ou d'hypermétropie.

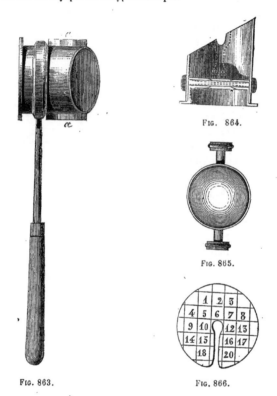

Fig. 864.

Fig. 865.

Fig. 863.   Fig. 866.

Ophthalmoscope de Ed. Jæger.

Fig. 863. Tube court muni de deux rainures. — Fig. 864. Coupe du tube court. — Fig. 865. Anneau
renfermant un réflecteur. — Fig. 866. Plaque divisée en carrés numérotés.

B. *Ophthalmoscopes dans lesquels la lentille et le réflecteur sont
réunis l'un à l'autre par un appareil.* — Les ophthalmoscopes fixes,
connus aussi sous le nom d'ophthalmoscopes composés, ont été imaginés
surtout pour faciliter les travaux des élèves.

Parmi ces ophthalmoscopes, nous signalerons ceux de Cusco, de Desmarres, de Follin et de Liebreich.

L'ophthalmoscope de Cusco (fig. 867) se compose d'un miroir concave M et d'une lentille convexe L fixés, tous deux, sur un levier horizontal H, composé de deux pièces susceptibles de glisser l'une sur l'autre. Cette disposition permet de rapprocher et d'éloigner, à volonté, la lentille. Le miroir est monté de manière à pouvoir tourner autour d'un axe horizontal mobile lui-même autour d'un axe vertical. Le levier horizontal H peut tourner à son tour sur le pied P qui se termine par un étau T fixant l'instrumentation sur le bord d'une table. En *m*, se trouve un petit bouton de cuivre qui, supporté sur une tige mobile en laiton, sert de point de mire à l'œil observé.

Plus simple encore que le précédent, l'ophthalmoscope de Desmarres (1) peut rendre quelque service. Cet appareil (fig. 868) se compose d'une tige

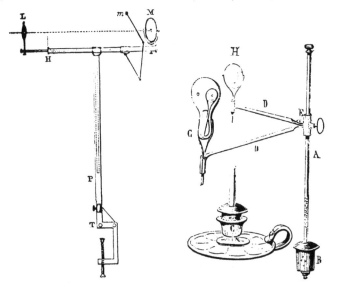

Fig. 867. — Ophthalmoscope de Cusco.   Fig. 868. — Ophthalmoscope de Desmarres.

d'acier A, divisée en deux parties, d'une longueur totale de 30 centimètres; la base de cette tige se termine par un bouchon de liège B qui s'introduit dans un bougeoir de plomb C. De la tige A partent deux branches D D articulées en E comme un compas; l'une porte un réflecteur G, l'autre une lentille H de deux pouces et demi de foyer. Ces deux branches s'éloignent ou se rapprochent à volonté et sont maintenues fixes sur la tige A, par une vis de pression.

(1) Desmarres, *Gazette des hôpitaux*, 1861, p. 219.

Pour fixer la tête du malade, on lui fait appuyer le menton sur un objet suffisamment élevé, une pile de livres par exemple.

Replié sur lui-même, l'ophthalmoscope de Desmarres peut tenir dans un étui de poche de 18 centimètres de long sur cinq de large.

Follin a fait construire par Nachet un appareil plus complet que les précédents; cet ophthalmoscope est très-souvent employé pour les démonstrations cliniques.

L'ophthalmoscope fixe de Follin (1) se compose (fig. 869) (nous citons

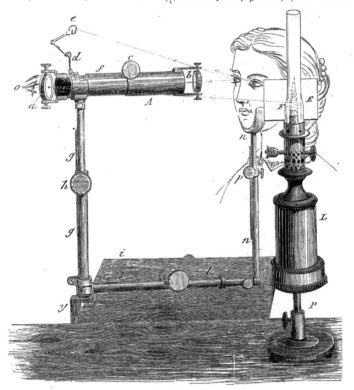

FIG. 869.— Ophthalmoscope fixe de Follin.

textuellement) d'un corps formé de deux tubes de cuivre A qui se meuvent l'un sur l'autre à l'aide d'une crémaillère f et d'un piton à engrenage c; à l'une des extrémités de ce corps est placé un miroir concave a, de 25 centimètres

(1) E. Follin, *Leçons sur l'exploration de l'œil*, p. 54. Paris, 1863.

de foyer, étamé, excepté à son centre, et mobile autour d'un de ses diamètres, de manière à pouvoir varier ses inclinaisons; à l'autre extrémité de ce corps, est placée une lentille biconvexe *b*. Par suite du mouvement des deux tubes, le miroir et la lentille peuvent être éloignés ou rapprochés l'un de l'autre. Le corps de l'instrument, garni de diaphragmes à son intérieur, peut tourner sur son axe, ce qui permet d'aller chercher la lumière dans toutes les directions. Le milieu de l'appareil est supporté par une tige *gg* pouvant être élevée ou abaissée à l'aide d'une crémaillère *h*, et fixée par un écrou *y* à une table *i*. De la partie inférieure de cette tige verticale part une tige horizontale *ll* qui supporte, à l'autre extrémité, une seconde tige verticale *nn*, mobile, terminée par une plaque concave sur laquelle l'observé pose son menton. Sur le corps de l'instrument est adaptée une tige articulée *d*, mobile, terminée par une boule *e*, qui sert à diriger l'œil du malade. Enfin, Follin a fait placer entre la tige verticale qui supporte le corps de l'instrument et celui-ci une petite tige articulée en genou, de manière à pouvoir imprimer au corps de l'appareil des mouvements de haut en bas. Le chirurgien peut, à l'aide de cette petite tige articulée, plonger pour ainsi dire dans l'œil du malade, et examiner les lésions profondément situées sur la partie inférieure de la rétine.

L'ophthalmoscope de Liebreich a tant d'analogie avec celui de Follin que nous ne jugeons pas à propos de le décrire. Hâtons-nous de dire, cependant, que ces deux instruments n'ont pas été copiés l'un sur l'autre; ils ont été imaginés simultanément. Du reste, ils ne sont qu'un perfectionnement de l'ophthalmoscope de Van Hasner, qui, le premier, a placé le réflecteur et la lentille sur un axe commun en les fixant aux extrémités de deux tubes engaînants.

X. Galezowski (1) a fait construire un ophthalmoscope qui présente de sérieux avantages.

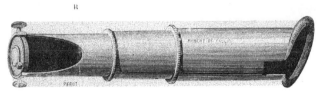

Fig 870 — Ophthalmoscope de Galezowski.

Cet instrument (fig. 870) est composé de deux parties A et B C. La première renferme une lentille biconvexe située à une distance définie d'avance,

(1) Galezowski, *Traité pratique des maladies des yeux*. Paris, 1870. — Galezowski, *Traité d'ophthalmoscopie*. Paris, 1871.

mais pouvant être augmentée à volonté au moyen d'un pas de vis. L'ex-trémité du tube A est disposée obliquement, afin de pouvoir s'adapter exactement au pourtour de l'orbite du malade.

La deuxième partie de l'instrument est composée des tubes rentrants comme une lorgnette B C, portant à leur extrémité un miroir concave et mobile; une échancrure permet à la lumière d'arriver sur le miroir. Cette deuxième partie s'assemble à volonté avec la première; c'est alors un ophthalmoscope qui ressemble à ceux de Follin et Liebreich, mais que l'on doit appuyer sur l'orbite du malade dans son lit comme dans toutes les positions.

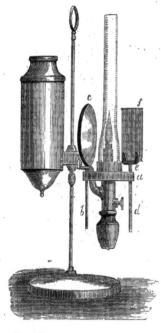

Il est facile de comprendre l'avantage de l'appareil de Galezowski. Le tube A, entourant l'œil de tous côtés, forme autour de cet organe une chambre noire qui permet d'examiner le malade en tout lieu, tandis qu'avec les autres instruments, il faut le conduire dans une chambre obscure.

Nous sommes loin, sans doute, d'avoir décrit tous les ophthalmoscopes qui ont été proposés pour l'examen monoculaire; mais, je le répète, ces instruments ont été tellement multipliés qu'il est impossible de les reproduire tous. Nous terminerons par une remarque au sujet de la disposition qu'il convient de donner aux foyers lumineux.

Habituellement on se sert d'une lampe ordinaire; cependant Follin, ayant remarqué que les rayons lumineux les

Fig. 871. — Lampe munie de verres
bleus (Follin).

plus favorables à notre vision se trouvent dans la partie verte du spectre et dans celles qui l'avoisinent, a proposé d'éteindre les rayons jaune, rouge, orangé, à l'aide de verres. légèrement verts ou bleus. Pour ce faire, il place sur une lampe quelconque un anneau de cuivre *a*, supportant deux tiges (fig. 871) : l'une *b* surmontée d'un miroir concave *c*, l'autre *d* terminée en *e* par une pince à pression continue destinée à recevoir des verres *f* bleus de teinte variée.

Les tiges *b* et *d* glissent de haut en bas dans l'anneau, et peuvent toujours être placées de façon que le centre du miroir corresponde bien à celui de la flamme de la lampe.

Le miroir renvoie les rayons lumineux qui sans lui seraient perdus pour l'observateur ; les verres tamisent la lumière d'autant mieux qu'un cylindre de carton percé, seulement au niveau de la flamme, entoure tout l'appareil.

II. OPHTHALMOSCOPE BINOCULAIRE. — Avec les ophthalmoscopes que nous venons de passer en revue, l'observateur ne se sert que d'un seul

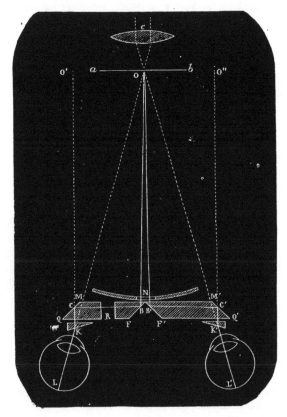

FIG, 872 — Coupe et explication de l'ophthalmoscope binoculaire.

œil ; il ne peut avoir la sensation des reliefs. Il n'en est pas de même avec l'ophthalmoscope binoculaire qu'a imaginé Giraud - Teulon (1),

(1) Giraud-Teulon, *Physiologie et pathologie de la vision binoculaire*. Paris, 1861.

car cet instrument produit tous les avantages de la vision stéréosco-
pique.

La figure 872 présente une coupe de l'instrument et sert en même
temps à le faire bien comprendre. Deux rhomboèdres MNFQ et M'NF'Q',
réunis en N par un de leurs angles, et deux prismes K K' en constituent
les parties essentielles. La base des prismes est tournée en dehors. En
avant des rhomboèdres se trouve en N une coupe de miroir concave servant
de réflecteur. En c est figurée la lentille biconvexe qui forme l'image

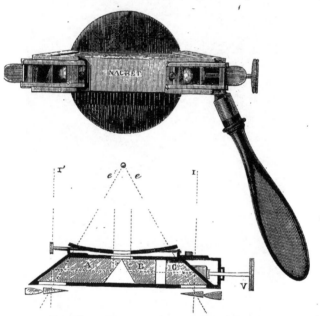

FIG. 873. — Ophthalmoscope binoculaire de Giraud-Teulon.

ophthalmoscopique; cette lentille ne fait pas partie intégrante de l'instrument; elle est placée au point convenable par la main de l'observateur
comme lorsque l'on se sert de l'ophthalmoscope monoculaire mobile.
Supposons maintenant un point O pris sur l'image ophthalmoscopique ab
formée par l lentille et un rayon O B partant de ce point pour venir tomber sur la surface N F du rhomboèdre ; ce rayon subira sur cette surface
une réflexion totale qui le conduira suivant la ligne B C sur la surface
opposée M Q ; là ce rayon subira une nouvelle réflexion totale suivant la
ligne C K. Un rayon O B' tombant sur la surface N F' subira une série

de déviations identiques, de telle sorte qu'il prendra la direction C'K'.

Il résulte de là que si l'appareil n'était composé que par des rhomboèdres l'œil gauche verrait le point O en O', tandis que l'œil droit le verrait en O''; mais les prismes placés en arrière des rhomboèdres fusionnent ces deux images et les ramènent en O. En effet, en arrivant sur les prismes, les rayons C K et C' K' subissent une déviation qui les rapproche de la base du prisme et les force à se diriger selon les lignes K L et K' L'; lignes dont la réunion vient se former au point O.

Les prismes peuvent varier selon que les observateurs sont myopes ou hypermétropes; les premiers se serviront de prismes de 7 à 8 degrés, les seconds de prismes légèrement convexes.

Les rhomboèdres sont contenus dans une sorte d'étui placé immédiatement en arrière du miroir réflecteur (fig. 873). A la partie postérieure de l'instrument se trouve une coulisse contenant plusieurs prismes; l'observateur fait glisser cette coulisse à son gré, pour choisir le prisme le plus convenable à sa vision. A la partie externe se trouve une vis de rappel destinée à faire mouvoir la partie externe du rhomboèdre M N P Q que l'on a coupé en deux (fig. 872) afin qu'il puisse être éloigné ou rapproché, à volonté, selon que les yeux de l'observateur sont plus ou moins écartés. La coupe reproduite au-dessous de la figure 873 montre la vis de rappel V éloignant la portion C du rhomboèdre de la portion B.

Coccius, Heymann, Giraud-Teulon ont imaginé des auto-ophthalmoscopes avec lesquels il est possible d'examiner soi-même le fond de son œil. Nous ne décrirons pas ces instruments qui, très-intéressants sans doute à certains points de vue, n'ont pas d'application chirurgicale immédiate.

§ 5. — Œil artificiel de Maurice Perrin.

Même avec les meilleurs instruments l'examen ophthalmoscopique est une œuvre délicate; elle ne peut être menée à bonne fin que par un observateur ayant acquis une habitude considérable par des exercices répétés et suffisamment prolongés. Malheureusement il est difficile de faire cet apprentissage sur l'homme, qui ne se prête qu'avec peine, quand il n'est pas malade, à un exercice toujours désagréable et quelquefois dangereux.

Pour obvier à cet inconvénient, le professeur Maurice Perrin a imaginé un œil artificiel (fig. 874) auquel il donne le nom d'œil ophthalmoscopique. Grâce à cet ingénieux appareil, de nombreux élèves peuvent, tous les ans, acquérir rapidement au Val-de-Grâce une grande habitude du maniement des appareils ophthalmoscopiques.

« Cet appareil, dit Maurice Perrin (1), se compose d'une sphère creuse

(1) Perrin, *Annales d'oculistique*, t. LXI, 10ᵉ série, p. 165.

de cuivre dont la cavité est approximativement égale au volume du globe oculaire. Cette sphère, supportée par un pied qui peut s'élever ou s'abaisser à volonté, et qui est pourvue d'une articulation à sa partie supérieure, peut être tournée et inclinée dans tous les sens.

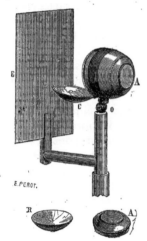

Fig. 874. — Œil artificiel de Maurice Perrin.

» Elle se décompose en trois parties :

» 1° Une partie moyenne, qui correspond à la zone équatoriale, s'articule avec la tige; elle est noircie à l'intérieur, et représente plus spécialement la cavité intra-oculaire;

» 2° Une partie antérieure A, qui correspond au segment polaire antérieur, se compose d'une pièce de cuivre munie d'un pas de vis assez long, à l'aide duquel il s'ajuste sur la partie précédente.

» Elle renferme l'appareil dioptrique de l'œil, représenté ici, pour plus de simplicité et avec une exactitude suffisante, par une seule lentille plan convexe d'un foyer approprié.

» Deux petits diaphragmes, l'un de 7 millimètres et l'autre de 3 millimètres d'ouverture, destinés à donner les divers degrés de dilatation pupillaire, s'adaptent à l'aide d'un pas de vis, immédiatement en avant de la lentille réfringente.

» 3° Une partie postérieure C, qui correspond au segment polaire postérieur, s'articule avec la partie moyenne à l'aide d'une petite charnière qui permet de l'ouvrir ou de la fermer à la façon d'une tabatière. Cette dernière pièce peut recevoir de petites capsules en cuivre R de même rayon de courbure qu'elle, sur lesquelles peuvent être peintes les images ophthalmoscopiques du fond de l'œil soit normal, soit pathologique.

» J'ai fait représenter quelques types. Chacun peut les varier à son gré, et même recueillir les faits intéressants de sa pratique personnelle, en se munissant de capsules préparées et non peintes.

» Ces trois parties réunies constituent un globe oculaire complet.

« Si la lentille est emmétrope, si la capsule représente l'état physiologique, on a à sa disposition un œil artificiel normal, sur lequel on peut s'exercer au maniement de l'ophthalmoscope, absolument comme sur l'œil vivant.

» J'ai fait disposer en arrière de l'œil un écran destiné à renseigner les débutants sur la direction de leur éclairage.

» Chaque appareil est pourvu de trois lentilles de valeur réfringente différente, destinées à reproduire les états dioptriques de l'œil humain. L'une d'elles a son foyer exactement sur la rétine, quand la virole en cuivre qui la supporte est vissée à fond ; elle correspond à l'œil emmétrope. Il suffit de dévisser la simple virole, autant que possible sans la démonter, pour augmenter d'autant la longueur de l'axe antéro-postérieur du globe, et pour obtenir un degré de myopie assez élevé pour être reconnu au réflecteur. Avec la même lentille, on obtient ainsi à volonté un œil emmétrope ou myope. J'ai fait graver sur sa monture, pour le reconnaître, les lettres E et M, qui sont, comme on sait, les signes habituels de la notation de la myopie et de l'emmétropie.

» Une seconde lentille, montée de la même façon, a son foyer au delà de la rétine : elle rend l'œil hypermétrope ; la lettre H sert à la reconnaître. Enfin, une troisième sphère cylindrique rend l'œil astigmate elle est désignée par les lettres AS. »

Tel est l'appareil qu'a imaginé Maurice Perrin ; l'expérience que nous avons acquise en le faisant manier souvent aux élèves attachés à notre service nous a démontré que ses avantages étaient d'ordre essentiellement pratique ; par son emploi les élèves s'habituent, en quelques séances, à observer le fond de l'œil, et surtout acquièrent cette harmonie des deux mains qui cause tant d'embarras aux débutants.

Nous ferons observer, en outre, que la diversité des lentilles permet d'utiliser l'appareil pour des études optométriques.

§ 6. — Instruments divers de diagnostic pour mesurer le diamètre de la pupille, la tension du globe oculaire, le strabisme.

A. *Instruments pour mesurer le diamètre de la pupille.* — Ces instruments ne sont que rarement employés en clinique ; aussi serons-nous très-brefs à leur égard.

On peut apprécier le diamètre de la pupille en le mesurant avec un compas sur un miroir plan où se réfléchit l'œil en observation.

On peut encore placer près de l'œil du malade une feuille de carton

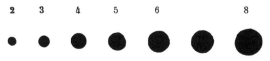

FIG. 875. — Échelle des pupilles.

ou de métal sur laquelle sont tracés des cercles dont le diamètre varie de 2 à 10 millimètres ; on juge par comparaison (fig. 875).

S'il était nécessaire d'obtenir une précision mathématique, on pourrait recourir au coréomètre de Lawrence (1).

Cet instrument (fig. 876) consiste en une coulisse graduée semblable, aux dimensions près, au pied de roi dont se servent les cordonniers. Des deux tiges qui s'élèvent perpendiculairement à la coulisse, l'une *f* est fixe, l'autre *m* est mobile au moyen d'une vis de rappel *h s*. La figure 876

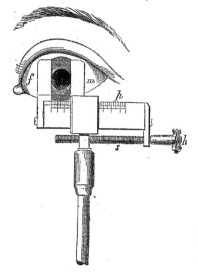

indique suffisamment le mode d'emploi de cet instrument.

B. *Instruments pour mesurer la tension du globe oculaire.* — De Graefe a proposé un instrument spécial, auquel il a donné le nom de tonomètre, pour reconnaître le degré de la tension oculaire dans le glaucome ; on conçoit que cet examen puisse conduire à de sérieux résultats pour le diagnostic, et surtout pour la thérapeutique.

« Le tonomètre de de Graefe consiste (2) en une tige mobile dans un curseur vertical, et dont la tête soulève un levier dont l'extrémité court sur un arc de cercle gradué destiné à en mesurer les excursions. La tige

FIG. 876. — Coréomètre de Lawrence.

mobile, terminée inférieurement par un petit disque de quelques millimètres, est mise en contact par cette extrémité inférieure, perpendiculairement avec l'un des éléments de la surface scléroticale, le curseur qui la contient étant d'ailleurs fixé sur deux points d'appui solides, puis sur l'orbite et l'os malaire. L'extrémité supérieure de la même tige est retenue par le levier mobile, et si l'on appelle résistance la force développée par la réaction du globe oculaire, on devine que cette résistance a sur le levier son point d'application tout près du point d'appui du levier, et entre celui-ci et la puissance. Cette puissance est représentée par un certain poids normal fixé à l'extrémité ou longue branche du levier.

» On comprend facilement qu'une relation proportionnelle puisse être établie, par l'expérience, entre la puissance et la résistance, et qu'on arrive

(1) Lawrence, *Annales d'oculistique*, 9e série, t. LIII, p. 68.
(2) De Graefe, *Annales d'oculistique*, t. XLI, p. 264.

à exprimer la moyenne réaction du globe, ou la pression normale intra-oculaire, et à fournir ainsi une unité pour l'appréciation comparative des réactions anormales et de l'accroissement pathologique de la pression intra-oculaire. »

De Graefe ne se dissimule pas que son tonomètre est d'un emploi difficile, et que même, avec de grandes précautions, il peut induire en erreur. Donders et Dor ont cherché, sans atteindre le but, une instrumentation plus parfaite. Ces moyens de diagnostic laissent donc encore trop à désirer pour entrer dans la pratique.

C. *Instruments pour mesurer le degré du strabisme.* — Le degré de déviation se mesure le plus souvent par la méthode linéaire indiquée par de Graefe. Le malade regardant un objet situé à 3 mètres environ en avant de lui, le centre de la cornée de l'œil sain correspond à peu près au centre de la fente palpébrale ; de Graefe marque ce point par un trait noir tracé sur la paupière inférieure ; il cherche ensuite, avec un compas, le point symétrique au précédent sur la paupière inférieure de l'œil strabique, puis il marque, sur cette paupière, le point correspondant au centre de la cornée déviée. La distance qui sépare ces deux points donne la mesure linéaire de la déviation.

Ed. Meyer (1) a fait construire un petit instrument avec lequel on peut prendre la mesure linéaire de la déviation avec plus de rapidité et de précision que par le procédé précédent.

Le strabomètre de Meyer (fig. 877) se compose d'une tige creuse terminée par deux bifurcations supportant à leur partie supérieure deux petites plaques graduées destinées à s'appliquer sur les deux paupières inférieures. Sur ces plaques se meuvent deux petites aiguilles a et a', sous l'influence d'un ressort contenu dans la tige creuse et mû par la vis V. Sur ces plaques aussi roulent deux aiguilles b et b', mobiles à la main.

Pour se servir de cet instrument, on applique les deux plaques sur les deux paupières inférieures, et on recommande au malade de regarder un objet situé à 3 mètres de distance environ. — « Supposons que le malade soit strabique de l'œil droit : l'œil gauche, dit Meyer, étant normalement dirigé, nous pointerons, à l'aide de la vis V, l'aiguille gauche a, perpendiculairement au-dessous du centre pupillaire de cet œil ; l'aiguille droite a' viendra alors se placer au point symétrique de l'autre côté, et indiquera où devrait être le centre pupillaire ; à l'aide de l'aiguille droite mobile à la main b', nous marquerons le point qui est perpendiculairement au-dessous du centre de la cornée déviée, et la distance qui sépare cette

(1) Meyer, *Du strabisme et spécialement des conditions de succès de la strabo-tomie*, thèse de Paris, n° 122, année 1863.

aiguille de celle qui indique le point où devrait se trouver le centre de la cornée, sera la mesure linéaire de la déviation, et comme la plaque est graduée, elle pourra se traduire facilement. »

Le strabomètre de Meyer donne des résultats d'une précision mathématique ; cependant on lui a reproché, non sans quelque raison, sa complication.

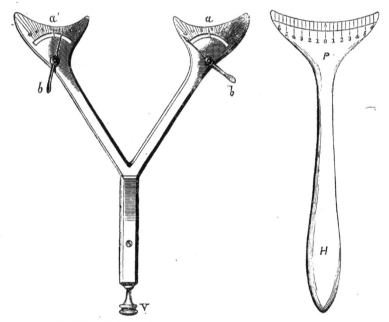

FIG. 877. — Strabomètre de E. Meyer.   FIG. 878. — Strabomètre de J. Z. Laurence.

Le strabomètre de J, Z. Laurence (1) est infiniment plus simple : il se compose (fig. 878) d'une plaque d'ivoire P supportée sur une poignée H. La plaque d'ivoire porte, sur son bord supérieur, des divisions en lignes de Paris. Pendant que le malade regarde à 3 mètres devant lui, on applique successivement la plaque d'ivoire sur les deux paupières inférieures; il suffit, pour mesurer le strabisme, de noter la distance qui sépare la pupille déviée du point 0.

Étant monoculaire, le strabomètre de Laurence expose à quelques

(1) J. Z. Laurence, *Annales d'oculist.*, t. LIII, 9ᵉ série, p. 67.

chances d'erreur, que Galezowski évite en employant un strabomètre binoculaire (fig. 879).

Cet instrument se compose d'une tige horizontale graduée suspendue à un anneau qui doit être tenu en haut, la tige horizontale s'appliquant sur les paupières supérieures. Une fourche centrale s'appuie sur le dos du nez. Deux aiguilles mues par des boutons placés aux extrémités de la tige horizontale, glissent sur cette tige de gauche à droite, et *vice versâ*, jusqu'à ce qu'elles soient en face du centre des pupilles.

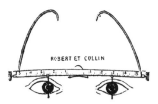

Fig. 879. — Strabomètre binoculaire de Galezowski.

La graduation de la tige indique alors le degré du strabisme avec une grande précision.

ART. II. — BLÉPHAROSTATS ET OPHTHALMOSTATS.

§ 1. — Blépharostats.

Dans le plus grand nombre des opérations qui se pratiquent sur l'œil et ses annexes, il est indispensable de maintenir les paupières écartées. Le meilleur instrument dont on puisse se servir à cet effet est le doigt d'un aide, à la condition que celui-ci soit assez intelligent pour relever la paupière supérieure sans exercer la moindre pression sur le globe oculaire ; cette précaution est importante surtout pendant les opérations de cataracte.

La main d'un aide peut être remplacée par des élévateurs ou des dilatateurs des paupières.

L'élévateur de Pellier est constitué par un double fil d'argent contourné en S et recourbé à ses deux extrémités en forme d'anse.

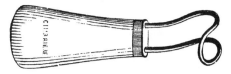

Fig. 880. — Élévateur de Pellier, modifié par Jæger.

Jæger a coupé en deux l'élévateur de Pellier de manière à n'avoir plus qu'un seul crochet monté sur une plaque d'ivoire pouvant servir de point d'appui dans quelques-unes des opérations qui se pratiquent sur les paupières (fig. 880).

Les élévateurs de Pellier et de Jæger ne sont pas sans inconvénients : ils permettent à la conjonctive ou à la peau de s'insinuer dans l'ouverture laissée libre par l'écartement du fil de fer ou d'argent ; de plus exerçant une pression trop limitée, ils sont douloureux pour le malade. L'élévateur plein est donc préférable (fig. 881).

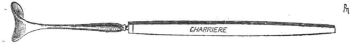

FIG. 881. — Élévateur plein.

Les élévateurs nécessitent l'intervention d'un aide, qui en tient le manche ; il n'en est pas de même des dilatateurs. Le plus simple de ces instruments est celui de Kelley-Snowden (fig. 882) fait d'un fil d'argent

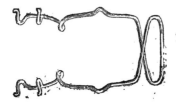

FIG. 882. — Dilatateur de Kelley-Snowden.

contourné de telle sorte, que l'extrémité libre de chacune de ses branches présente une gouttière pour les paupières supérieure et inférieure. Les branches de cet instrument s'écartent, en raison de leur élasticité, quand elles ne sont plus maintenues l'une contre l'autre par la pression des doigts ; si la force élastique est en excès, la pression exercée sur les paupières est

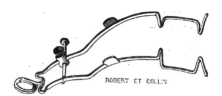

FIG. 883. — Dilatateur de Kelley-Snowden, modifié.

très-pénible. Une vis allant d'une branche à l'autre (fig. 883) peut remédier à cet inconvénient en permettant à l'opérateur de régler l'écartement à volonté.

Le dilatateur de Kelley-Snowden est toujours d'un emploi peu commode : 1° parce que l'opérateur est obligé d'exercer une pression sur les branches pendant qu'il insinue l'instrument entre les paupières ; 2° parce que l'instrument fait en dehors de l'angle externe de l'œil une saillie qui gêne singulièrement la manœuvre des instruments destinés à agir sur le globe oculaire.

Le dilatateur de Furnari (fig. 884) échappe à ces inconvénients. Ce dilatateur est composé d'un abaisseur fixé à la partie inférieure d'une tige à crémaillère B ; le releveur C roule sur cette crémaillère au moyen du bouton A. Les deux branches sont rapprochées l'une de l'autre pour l'introduction du blépharostat entre les paupières ; la branche supérieure est ensuite écartée de l'inférieure à un degré convenable. La crémaillère B se place dans l'angle interne de l'orbite de manière à ne pas gêner les manœuvres opératoires.

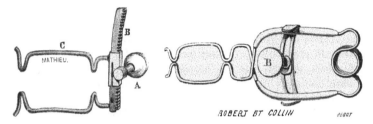

FIG. 884. — Dilatateur de Furnari.   FIG. 885. — Dilatateur de Robert et Collin.

Le dilatateur de Robert et Collin qui remplit les mêmes indications est encore plus commode (fig. 885). Cet instrument est fermé à l'état de repos, ce qui permet de l'introduire facilement sous les paupières ; on l'ouvre en exerçant une légère pression sur les extrémités manuelles que l'on fixe à un degré de rapprochement convenable, au moyen du bouton B. La courbure donnée à l'extrémité manuelle permet de la placer dans l'angle interne de l'œil.

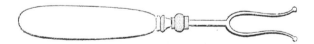

FIG. 886. — Blépharostat de Buys.

Buys a proposé un blépharostat spécial (fig. 886) destiné surtout à faciliter l'examen du cûl-de-sac rétrotarsien supérieur (1). Ce blépharostat se compose d'un corps d'argent en forme de fourche monté sur un manche d'ivoire; les deux extrémités de la fourche sont terminées par un bouton mousse. « Après avoir renversé la paupière, dit Buys, je la maintiens au moyen du doigt médius de la main gauche, la pulpe appliquée sur son bord libre. J'introduis entre elle et le globe de l'œil les branches de l'instrument tenu de la main droite, jusqu'au repli oculo-palpébral. Saisissant alors l'instrument par la partie supérieure du manche, à la naissance de la tige, entre le pouce et l'indicateur de la main gauche, le médius restant appliqué sur la paupière renversée, j'effectue le soulèvement. De la main droite, devenue libre, j'applique le pinceau chargé d'acétate de plomb, pour en recouvrir la surface granuleuse entièrement mise à découvert. »

§ 2. — Ophthalmostats.

Il ne suffit pas lorsque l'on opère sur le globe oculaire, en particulier sur le cristallin et l'iris, de tenir la paupière ouverte ; il faut encore immobiliser le globe oculaire. Laissant de côté une foule d'instruments complétement délaissés, tels que les pinces de Pope, l'aiguille de Poyet, le ruban de Larghi, l'anneau de Lusardi, nous nous contenterons de décrire les instruments les plus usités.

On peut se servir d'une érigne simple ou de l'érigne double de Richter que l'on glisse sous la conjonctive ; ces instruments n'assurent pas une immobilité suffisante.

La pique de Pamard (fig. 887), présentée en 1765 à l'Académie de chirurgie, est encore fort en vogue aujourd'hui ; elle se compose d'une tige d'acier, longue de trois centimètres, courbée en son milieu en deux sens différents,

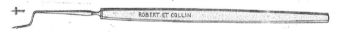

ROBERT ET COLLIN

FIG. 887. — Pique de Pamard.

de manière à former un double coude qui porte la pointe de l'instrument en dehors de l'axe du manche, mais toujours dans la direction de ce même axe. Ce double coude est destiné à embrasser la saillie formée par le dos du nez. La pointe, très-acérée, porte, à trois centimètres au-dessous de son extrémité, un petit renflement qui l'empêche de pénétrer trop profondément.

(1) Deval, *Traité des maladies des yeux.* Paris, 1862.

La pique de Pamard, enfoncée dans la sclérotique, prévient parfaitement les mouvements en dedans et en dehors, en haut et en bas du globe oculaire, mais elle ne saurait paralyser les mouvements de rotation qui se font autour de sa pointe. Leport a donc eu raison de modifier cet instrument en le terminant par une double pointe bifurquée.

Desmarres, Rumpelt et Demours ont imaginé de placer sur le doigt médius de la main gauche, un dé muni d'une pointe acérée jouant le même rôle que la pique de Pamard (fig. 888).

Tous ces instruments sont mauvais, parce qu'il est bien difficile de s'en servir sans exercer une certaine pression sur le globe oculaire, pression qui peut devenir une source de dangers dans l'opération de la cataracte.

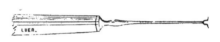

FIG. 888. — Dé de Desmarres.   FIG. 889. — Ophthalmostat de Luer.

L'ophthalmostat de Lüer échappe à cet inconvénient, c'est une sorte de fourche à deux branches dont les extrémités, très-acérées, sont infléchies à angle droit et en sens inverse (fig. 889). Les deux pointes sont introduites successivement sous la conjonctive, puis l'instrument exécute un demi-tour de gauche à droite; à partir de ce moment, l'œil est fixé bien plutôt par un mouvement d'attraction que par un mouvement de pression.

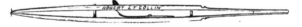

FIG. 890. — Pince fixatrice de Desmarres.

L'ophthalmostat de Rothmund agit à peu près de la même manière ; c'est une pince à mors divergents terminés par un petit crochet tourné en dehors.

Les ophthalmostats de Lüer et de Rothmund, ne pénétrant que dans la conjonctive, n'assurent que d'une façon insuffisante l'immobilité absolue du globe oculaire; pour obtenir ce résultat, il faut en effet saisir, en même temps que la conjonctive et le tissu sous-conjonctival, une partie de l'épaisseur de la sclérotique. On atteint ce but avec les différentes pinces que nous allons signaler.

La pince de Desmarres (fig. 890) est une pince à ressort; l'un des mors est armé d'une petite dent qui est reçue dans un intervalle ménagé entre deux dents du mors opposé.

Les mors de la pince de Graefe (fig. 891), préférable à la précédente, sont beaucoup plus larges ; ils sont armés de trois dents.

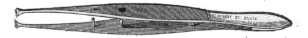

FIG. 891. — Pince fixatrice de Graefe.

Tout dernièrement, Daviers a présenté une pince (fig. 892) présentant quelque avantage sur la précédente. Les mors de cette pince se terminent par des crochets acérés tournés en dedans et disposés de manière à se

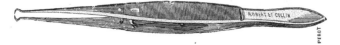

FIG. 892. — Pince fixatrice de Daviers.

croiser quand la pince est fermée. Le repli saisi par les mors de la pince vient se loger dans l'anneau formé par le rapprochement des mors ; il n'est donc soumis à aucune pression.

Nélaton a proposé un ophthalmostat (fig. 893) composé d'une tige métallique dont l'extrémité aplatie se recourbe en forme de crochet mousse. Le crochet s'engage dans l'angle externe de l'œil ; la pression légère qu'il exerce

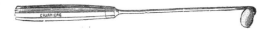

FIG. 893. — Ophthalmostat de Nélaton.

sur le fond du cul-de-sac oculo-palpébral empêche le globe oculaire de se porter vers l'angle interne. Cet avantage est incontestable : cependant les indications de l'emploi de cet ophthalmostat sont très-limitées, car il ne peut empêcher le globe oculaire de tourner sur son axe ; il réussit à peine aussi à l'empêcher de s'élever ou de s'abaisser.

Art. III. — Instruments nécessaires pour les opérations qui se pratiquent sur les voies lacrymales.

§ 1. — Maladies des points et des conduits lacrymaux.

Les points et les conduits lacrymaux peuvent être rétrécis ou oblitérés ; sans être directement malades, les points lacrymaux peuvent être déviés par un ectropion ou un entropion. Les moyens chirurgicaux opposés à ces lé-sions qui ont pour résultat commun la difficulté du cours des larmes, sont le cathétérisme et l'incision.

Le cathétérisme peut se faire avec la sonde d'Anel et autres instruments sur lesquels nous reviendrons à propos du canal nasal ; pour le moment, nous ne nous occuperons que des instruments destinés spécialement à la dilatation des conduits lacrymaux.

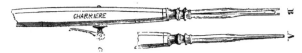

Fig. 894. — Dilatateur de Bowman.

Bowman a fait construire un dilatateur (fig. 894) composé de deux lames concaves et demi-cylindriques entre lesquelles passe une tige métallique ronde et pleine ; ces diverses parties, montées sur un manche, sont dispo-sées de telle sorte qu'une pédale, placée sur le côté externe de ce manche, puisse faire monter et descendre la tige centrale. Rapprochées l'une de l'autre, lorsque la tige est remontée (A), les deux lames s'écartent au con-traire à un degré d'autant plus considérable que cette tige est descendue plus bas (B). On peut donc graduer la dilatation à volonté.

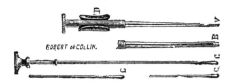

Fig. 895. — Dilatateur de Desmarres.

Desmarres (1) a fait construire un dilatateur (fig. 895) qui offre quel-que analogie avec le précédent. L'instrument se compose d'une canule bi-valve très-fine B A munie de deux petites capsules D, destinées à tenir l'instrument entre deux doigts ; une série de stylets C C de calibres diffé-

(1) Desmarres, *Gazette des hôpitaux*, 1866, page 471.

rents, introduits entre ces valves, déterminent la dilatation graduée du point lacrymal. Cet instrument est plus précis que celui de Bowman.

Le dilatateur de Galezowski est d'un mécanisme plus simple et d'un

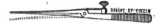

FIG. 896. — Dilatateur de Galezowski.

emploi plus commode. Ce dilatateur (fig. 896) est composé de deux branches qui, réunies, ont la forme d'un coin très-fin. Les deux branches s'écartent l'une de l'autre au moyen d'un petit bouton placé sur l'une d'elles.

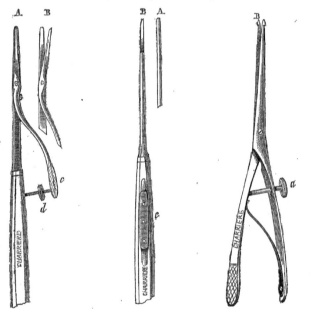

FIG. 897. — Bistouri à lame cachée de Bowman (1er modèle).

FIG. 898. — Bistouri à lame cachée de Bowman (2e modèle).

FIG. 899. — Dilatateur de Bowman.

Si l'obstacle au cours des larmes était représenté uniquement par l'oblitération des points lacrymaux, on pourrait enlever ces derniers d'un coup de ciseau à la manière de Jünken; il n'en serait plus de même si les conduits lacrymaux étaient oblitérés sur un point de leur trajet, en particulier à leur embouchure dans le sac lacrymal. On pourrait alors forcer l'obstacle avec la lancette de Bowman : cet instrument se compose d'une petite canule très-fine montée sur un manche creux; une tige d'acier terminée par une pointe acérée se cache dans l'intérieur de cette canule et peut en sortir sous l'impulsion d'un bouton placé sur le manche de l'instrument : c'est tout simplement le mécanisme du canif à coulisse. Des cathétérismes répétés empêchent ensuite la coarctation de se reproduire.

Si l'ouverture faite avec la lancette est jugée insuffisante, on peut l'agrandir avec les bistouris à lame cachée de Bowman. La simple inspection des figures 897 et 898 fait parfaitement comprendre le mécanisme de ces instruments; la tige boutonnée d que l'on voit dans la figure 897, entre la pédale C et le manche de l'instrument, est destinée à limiter l'écartement de la lame, écartement que l'on doit graduer avant l'opération. Le second modèle (fig. 898) est conçu sur les principes de la lancette à lame cachée : A A montrent les instruments fermés, B B, les instruments ouverts. La figure 899 donne le modèle d'une pince dilatatrice utilisée pour dilater largement l'ouverture faite par le bistouri à lame cachée.

Le lacrymatome à lame cachée de Galezowski remplit le même but avec plus de simplicité. Cet instrument (fig. 900) se compose d'une canule très-

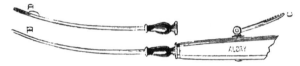

FIG. 900. — Lacrymatome caché de Galezowski.

fine E renfermant une lame mue par un mandrin placé sous l'influence de la pédale C; une pression exercée sur cette pédale détermine la saillie de la lame dans la position D.

Les instruments que nous venons de passer en revue sont surtout destinés aux cas de rétrécissement ou d'obstruction des conduits, mais ils ne sauraient convenir dans le cas de déviation. Ici, il faut tout simplement transformer le conduit lacrymal en une véritable gouttière, c'est-à-dire fendre sa paroi supérieure. Cette incision peut se faire avec des ciseaux présentant une branche à extrémité mousse, et d'un diamètre assez fin pour parcourir toute la longueur du conduit lacrymal. On peut aussi, comme l'a indiqué Bowman, introduire dans le conduit une sonde can-

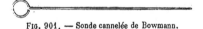

FIG. 901. — Sonde cannelée de Bowmann.

nelée très-fine (fig. 901), sur laquelle glisse ensuite la lame d'un bistouri, ou mieux, celle d'un couteau à cataracte.

Giraud-Teulon a réuni ces deux instruments en un seul qui se compose d'une tige cannelée montée sur un manche; une lame tranchante glisse dans la tige cannelée sous l'impulsion d'un bouton placé sur le manche. La lame doit faire une saillie suffisante (fig. 902) pour couper toute l'épaisseur du canal, y compris la muqueuse.

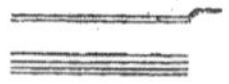

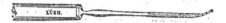

FIG. 902. — Lacrymatome de Giraud-Teulon.

Il est préférable (1) de se servir du petit couteau de Weber (fig. 903), petit scapel très-mince dont la pointe est remplacée par un bouton qui lui

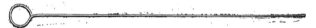

FIG. 903. — Couteau de Weber pour l'incision des conduits lacrymaux.

permet de traverser le conduit à la façon d'une sonde ; lorsque cette pointe est arrivée dans le sac, il suffit de relever perpendiculairement l'instrument, le tranchant en haut, pour diviser la paroi supérieure du conduit.

§ 2. — Maladies du sac lacrymal et du canal nasal.

A. *Instruments destinés à assurer le libre écoulement des larmes.* — Le but que se sont proposé les chirurgiens, dans le traitement de la tumeur lacrymale, a toujours été de maintenir libre le canal nasal, afin d'assurer l'écoulement des humeurs. Anel cherchait à atteindre ce but en faisant des injections répétées avec la seringue décrite dans le tome Ier, page 100).

Cette seringue est encore employée pour des injections médicamenteuses. Lorsque le liquide refluait par les points lacrymaux, Anel s'effor-

FIG. 904. — Stylet d'Anel.

çait de passer, par un de ces points, un petit stylet d'argent (fig. 904) qu'il poussait jusque dans le canal nasal.

Laforêt pratiquait le cathétérisme de bas en haut, ce qui lui permettait l'emploi d'instruments plus volumineux; il se servait d'une sonde pleine

(1) *Archiv für Ophthalmologie*, t. VIII, A. 1, p. 107.

d'une forme appropriée à la direction du canal nasal, d'une sonde creuse de même forme et d'une seringue pour pousser des injections. Gensoul, qui a repris les idées de Laforet, a donné une forme parfaite à ces instruments en les faisant confectionner sur le moule du canal nasal, pris avec l'alliage fusible de d'Arcet. Le cathéter creux est d'argent (fig. 905) ; il présente près de son pavillon un anneau indiquant au chirurgien la direction que prend le bec de l'instrument. Il faut avoir deux sondes, l'une pour le côté

FIG. 905. — Cathéter de Gensoul.

droit, l'autre pour le côté gauche. Les chirurgiens ont à peu près abandonné ce mode de cathétérisme, difficile, quelquefois impossible en raison de la structure de l'extrémité inférieure du canal nasal, quelquefois dangereux, et presque toujours inutile.

On s'est aperçu, dès longtemps, que non-seulement le canal nasal était obstrué par du mucus épaissi, mais que, bien plus, il était presque toujours le siége d'un véritable rétrécissement contre lequel on devait employer les méthodes qui sont admises dans la thérapeutique des coarctations de l'urèthre. Pour atteindre ce but, Petit imagina de ponctionner le sac avec un bistouri (fig. 906) dont la pointe devait pénétrer dans l'orifice supérieur du canal nasal ; le dos de ce bistouri portait une rainure sur laquelle glissait une bougie dont le volume était graduellement augmenté.

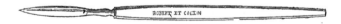

FIG. 906. — Bistouri de J. L. Petit.

Méjean introduisit par les conduits lacrymaux un stylet aiguillé, du même calibre que la sonde d'Anel, entraînant un fil de soie à l'extrémité duquel on attachait des mèches dont le volume était augmenté chaque jour. Desault, Pamard, Jurien de Genève, Manec, multiplièrent les instruments hors de toute proportion. Je m'abstiens de décrire tous ces instruments qui sont presque complétement bannis de la pratique.

Travers s'est servi d'une série de sondes d'un pouce de long environ, d'une grosseur variable, aplaties à une extrémité, légèrement bulbeuses à l'autre ; ces sondes pénétraient par les points lacrymaux. Hey a préconisé

la même méthode en recommandant de ne pas rendre bulbeuse l'extrémité
des sondes (fig. 907).

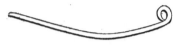

FIG. 907. — Sonde de Hey.

L'étroitesse du conduit lacrymal ne permet pas d'obtenir par ce moyen
une dilatation convenable. Bowman (1) a levé cette difficulté en incisant
au préalable les conduits lacrymaux, opération qui se fait avec les instruments que nous avons signalés plus haut ; dès lors on peut sans danger et
sans faire de plaie défigurant le malade, introduire des cathéters convenables. Les cathéters de Bowman sont des stylets d'argent malléable de

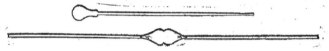

FIG. 908. — Stylet de Bowman.

grosseur différente ; le n° 1 a les dimensions d'un crin très-fort, tandis que
le n° 6 a un peu plus d'un millimètre de diamètre. Habituellement on
joint bout à bout les sondes de Bowman, afin d'avoir 2 diamètres différents réunis en un seul instrument (fig. 908).

Teale a indiqué de rendre la sonde de Bowman bulbeuse à son extrémité,
afin de faciliter son introduction ; Critchett a adopté cette légère modification.

Weber (2) a conseillé des modifications plus considérables. Il reproche
aux sondes de Bowman de ne pas avoir de numéros d'un calibre assez
considérable, et surtout d'avoir une forme ronde, tandis que le canal est
légèrement aplati. Pour remédier à ce dernier inconvénient qui ne permet

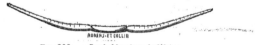

ROBERJ-ET COLLIN

FIG. 909. — Sonde biconique de Weber.

pas de comprimer également tous les points du canal, il conseille des bougies élastiques comme celles que l'on emploie pour l'urèthre ; après avoir
fait pendant quelque temps la dilatation avec ces bougies, il la termine avec

(1) *Ophthalmic Hospital Report*, octobre 1857, et *Annales d'oculistique*, t. XXXIX,
page 76.

(2) *Archiv für Ophthalmologie*, 1861, t. VIII, A. 1, p. 94.

des bougies de cire coniques, larges à leur extrémité de 1 millimètre à 1 millimètre et demi, et s'accroissant assez brusquement jusqu'à 1 diamètre de 4 millimètres. Quand il ne peut pas de prime abord pénétrer avec une sonde correspondant au n° 5 de Bowman, il recourt au cathétérisme forcé qu'il pratique avec une sonde biconique (fig. 909) de métal. L'une des moitiés de cet instrument correspond par sa petite extrémité au n° 1 de Bowman et atteint, à une longueur de 3 centimètres, un diamètre de 2 millimètres. L'autre moitié de la sonde, plus volumineuse, atteint, à une longueur de 3 centimètres, un diamètre de 3 millimètres ; ces dimensions sont calculées d'après celles du canal nasal qui présente un calibre normal d'environ 3 millimètres.

La plupart des ophthalmologistes repoussent le cathétérisme forcé.

On a aussi préconisé des sondes faites en laminaria ; Critchett s'en est déclaré partisan. L'avantage de cette substance est d'être polie et résistante à l'état sec, et d'augmenter de volume dans une proportion énorme sous l'influence de l'humidité. Cette dernière propriété est précisément celle que l'on invoque généralement pour repousser ce moyen de cathétérisme. Après quelque temps de séjour, la bougie ne peut être retirée qu'au prix de grands efforts dans lesquels on déchire la muqueuse.

Les sondes de Bowman restent donc, jusqu'à nouvel ordre, les meilleurs des instruments que nous ayons à notre disposition. Dans le cas où elles ne pourraient suffire, il vaudrait mieux recourir à la stricturotomie du canal nasal, qu'au cathétérisme forcé de Weber. La sonde biconique ne doit être employée que dans le cas où il y a plutôt engorgement que rétrécissement proprement dit.

Stilling (1) incise la muqueuse tapissant les parois du canal nasal avec un petit couteau (fig. 910) dont la lame a la forme d'un étroit triangle rectangle ; la pointe est arrondie et tranchante. Les dimensions de cette lame sont : 13 millimètres de longueur, 3 millimètres à la base, 3/4 de millimètre à la pointe. Le manche est long de 10 centimètres.

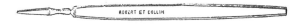

FIG. 910. — Couteau de Stilling.

S'il convient d'aider l'action des sondes par des injections détersives ou médicamenteuses, rien n'est plus facile que de creuser l'un des cathéters de Bowman ou la sonde de Weber, et d'y placer un ajutage sur lequel vient se visser une seringue d'Anel ou de Pravaz (fig. 911). On

(1) Stilling (de Cassel), *Nouveau procédé opératoire pour l'incision interne des coarctations des voies lacrymales* (*Annales d'oculist.*, 1868, p. 224).

peut aussi, comme l'a indiqué Galezowski (1), se servir d'une canule fermée à son extrémité, mais présentant sur toute sa surface des petites ouvertures ayant une direction oblique en bas. Cette canule est fixée sur une seringue d'Anel.

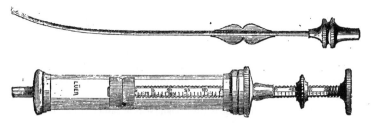

FIG. 911. — Sonde de Weber, munie d'un ajutage, pour les injections.

La cautérisation du canal nasal a été tentée sans grand succès. Deslandes la pratiquait au moyen d'une sonde creusée de deux rainures remplies de nitrate d'argent. Gensoul a indiqué un porte-caustique construit sur ce modèle de ses cathéters.

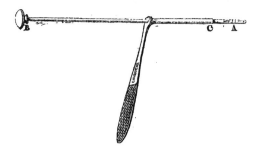

FIG. 912. — Porte-caustique de Desmarres.

Desmarres pratiquait la cautérisation au moyen d'une sonde creuse qu'il portait dans le canal nasal par une ouverture faite au sac : Cette sonde, graduée afin que l'opérateur puisse préciser à quelle profondeur se trouve le rétrécissement, donne passage à un porte-caustique, gradué aussi, dont la cuvette est remplie de nitrate d'argent (fig. 912).

Les seuls instruments vraiment utiles pour le traitement de la tumeur lacrymale sont ceux qui servent à dilater ou à inciser le conduit lacrymal : la sonde de Bowman et quelquefois la sonde de Weber, la seringue à

(1) Galezowski, *Traité des maladies des yeux.* Paris, 1870.

injection, et le couteau de Stilling pour inciser les coarctations. Cependant nous décrirons, à titre purement historique, la canule de Dupuytren et le clou de Scarpa.

L'introduction d'une canule dans le canal nasal, mise en grand hon- neur par Dupuytren, est aujourd'hui rejetée de la manière la plus absolue par le plus grand nombre de chirurgiens. Foubert le premier émit l'idée de placer cette canule dans le double but de faire une dilatation perma- nente, et d'assurer l'écoulement des humeurs; Lafaye et Pellier mirent cette idée à exécution. Dupuytren, qui réhabilita ce procédé vers 1812, se

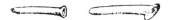

FIG. 913. — Canule de Dupuytren.

servait d'une canule d'argent (fig. 913) de 20 à 25 millimètres de longueur, terminée inférieurement par un orifice taillé en bec de flûte; l'orifice supé- rieur présente un bourrelet circulaire destiné à s'appuyer sur le bord du canal nasal. L'ensemble de la canule décrivant une légère courbure, la canule du côté droit ne peut servir pour le côté gauche. On a fait observer, avec raison, qu'il est inutile de donner à la canule une longueur supérieure à 18 millimètres, puisque la longueur du canal ne dépasse pas 14 milli- mètres; il suffit que la canule dépasse de 2 millimètres les orifices supé- rieur et inférieur du canal. D'ailleurs on peut toujours proportionner la longueur de la canule à celle du canal en mesurant, à travers les parties molles, l'espace qui s'étend du bord supérieur et antérieur du canal nasal, à la partie la plus élevée du sillon jugo-labial.

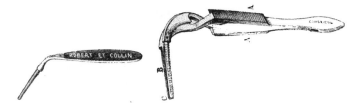

FIG. 914. — Mandrin de Dupuytren.   FIG. 915. — Pince de Charrière pour l'extraction des canules.

Plusieurs modifications ont été imprimées à la canule de Dupuytren; on a supprimé le bec de flûte pour le remplacer par une ouverture circu- laire; — Von Onsemont a criblé ses parois de trous; — Pétrequin a pra- tiqué à sa partie inférieure trois fentes longitudinales de 4 millimètres afin de la diviser en trois petites languettes. Le but de Pétrequin était d'assurer, par l'élasticité, la fixité de la canule que l'on avait vue plus d'une fois disparaître, même à l'insu du malade.

Pour introduire la canule, après avoir ouvert le sac lacrymal, Dupuytren se servait d'un mandrin (fig. 914) composé de deux portions : une branche légèrement courbe comme la canule dans laquelle elle doit s'engager, et un manche. Près du coude formé par l'union de ces deux parties, on remarque un bourrelet qui doit presser sur l'orifice supérieur de la canule.

La canule déterminant souvent des accidents, Dupuytren lui-même dut imaginer un instrument pour les extraire du canal nasal. Cet instrument, modifié par Charrière, est une pince à longs mors divergents (fig. 915), qui, lorsqu'elle est fermée, sert de mandrin pour l'introduction de la canule. Il suffit d'exercer une pression sur les branches de la pince pour que les mors, en s'écartant, exercent une pression excentrique suffisante pour permettre d'attirer la canule au dehors.

Diverses modifications ont été encore imprimées aux mandrins et à la canule pour faciliter l'extraction de cette dernière. Nous ne nous appesantirons pas davantage sur ce point, car, je le répète, je n'ai décrit la canule de Dupuytren qu'à titre historique.

Scarpa, au lieu d'introduire une canule dans le canal, se contentait d'un stylet d'argent (fig. 916) long d'un pouce et quart, épais d'un vingtième de pouce, et muni à son extrémité supérieure d'une tête aplatie. Le clou de Scarpa doit être rejeté au même titre que la canule de Dupuytren.

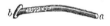

FIG. 916. — Clou de Scarpa.

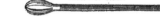

FIG. 917. — Clou de Richet.

Richet, se fondant sur des considérations anatomo-physiologiques exposées avec beaucoup de talent (1), est revenu à l'emploi du clou de Scarpa qu'il a muni d'une tête découpée à jour (fig. 917).

B. *Instruments pour créer une voie artificielle aux larmes.* — Wolhouse perforait l'os unguis avec un stylet aigu et dilatait l'ouverture ainsi pratiquée avec des tentes. Pour mieux assurer la permanence de l'ouverture faite à l'os unguis, Montain conseilla d'enlever une rondelle de cet os avec une petite canule-trépan. Reybard chercha à atteindre le même but avec un emporte-pièce. Cet instrument (fig. 918) se compose d'une sorte

(1) Richet, *Traité pratique d'anatomie médico-chirurgicale,* page 368.

de vrille à mèche A, sur laquelle tombe une longue virole mobile et tranchante B destinée à couper les tissus au fur et à mesure que s'engage le pas de vis. Quand une première ouverture est pratiquée, on peut l'agrandir et la régulariser à l'aide d'un deuxième instrument C, d'un mécanisme analogue au premier ; le bouton de ce deuxième instrument est introduit par la perforation, à l'intérieur des fosses nasales ; la canule tranchante rejoignant le bouton, sous l'influence d'un mouvement de rotation imprimé au manche, coupe avec une parfaite netteté tous les tissus intermédiaires. Immédiatement après l'opération, Desmarquay met dans l'orifice un petit clou de Scarpa de caoutchouc vulcanisé qu'il laisse en place pendant une quinzaine de jours.

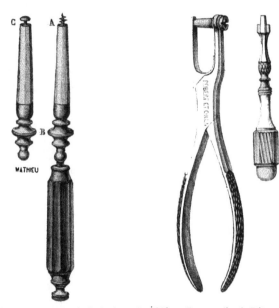

FIG. 918. — Emporte-pièce de Reybard. FIG. 919. — Emporte-pièce de Foltz pour perforer l'os unguis.

Foltz (1) a conseillé de perforer l'os unguis avec un davier emporte-pièce (fig. 919) ; l'une des branches du davier, introduite dans les fosses nasales, présente une extrémité légèrement aplatie, et garnie d'une plaque

(1) Foltz, *Nouvel instrument pour l'opération de la fistule lacrymale* (*Annales d'oculist.*, février et mars 1860, mars et avril 1865).

de mailléchort, sur laquelle doit agir le tranchant de la canule emporte-pièce. Cette canule fixée, à angle droit, sur l'extrémité de l'autre branche du davier, coupe par pression et par un mouvement circulaire qui lui est communiqué par une petite clef.

Laugier, qui perfore la paroi supérieure du sinus maxillaire, se sert tout simplement d'un fort trocart recourbé à quelque distance de sa pointe.

C. *Destruction des voies lacrymales par les caustiques.* — Quand tous les procédés curatifs ont échoué, il ne reste plus d'autre ressource que dans l'ablation de la glande lacrymale, ou dans la destruction des voies lacrymales par la cautérisation.

Desmarres fait la cautérisation au fer rouge, avec un petit cautère à tête de moineau (fig. 920); une boule de fer pleine, servant de réservoir pour

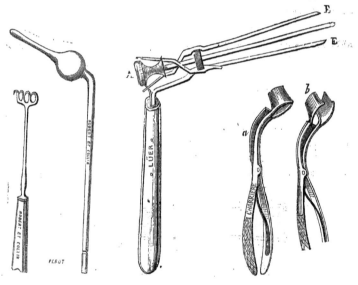

FIG. 920. — Instrument de Des-marres pour la cautérisation des voies lacrymales.

FIG. 921. — Porte-caustique de Delgado, de Madrid.

FIG. 922. — Spéculum de Magne.

la chaleur, continue une tige d'acier montée sur un manche. Pour écarter convenablement les lèvres de la plaie faite au sac lacrymal, Desmarres recommande de petites érignes, en forme de râteau, dont les pointes sont assez émoussées pour ne donner lieu à aucun écoulement de sang.

Il est difficile de conduire une matière incandescente avec assez de précision pour atteindre l'entrée du conduit lacrymal dans le sac, et cependant cette précaution est indispensable. Cette difficulté n'existe pas quand on se sert des instruments galvanocaustiques que nous avons décrits précédemment.

Quelquefois on se sert de caustiques chimiques qui sont surtout la pâte de Vienne, le beurre d'antimoine et le caustique de Canquoin. Pour protéger les parties voisines contre l'action du caustique, on peut se servir du spéculum de Magne, modifié par Manfredi, et mieux encore du porte-caustique de Delgado de Madrid (1). Le spéculum de Magne modifié par Manfredi (fig. 922), est composé de deux valves principales *b*, auxquelles s'ajoute une petite valve *a* destinée à protéger la joue contre le contact du caustique. Le spéculum de Delgado (fig. 921) est composé de trois valves EE montées à angle droit sur un manche. Entre ces valves joue un mandrin A destiné à pousser le caustique jusqu'au fond de la plaie à l'entrée du canal nasal.

ART. IV. — INSTRUMENTS POUR LES OPÉRATIONS QUI SE PRATIQUENT SUR LES PAUPIÈRES.

§ 1. — Incisions.

Les incisions se pratiquent avec des bistouris de petit modèle; le plus souvent on emploie des bistouris à lame courte montée sur un manche, comme les scalpels. Pour donner à la paupière une tension suffisante, il convient de passer au-dessous d'elle une spatule unie, de corne ou d'ivoire. Mackensie recommande de donner à cette spatule une forme légère-

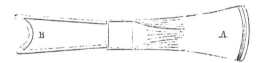

FIG. 923. — Spatule pour tendre la paupière.

ment convexe d'un côté, concave de l'autre, et de tracer sur la face convexe un petit sillon transversal situé à une légère distance de l'extrémité A. Pour éviter la multiplicité des instruments, on peut donner cette disposition au manche de l'élévateur de Jaeger (fig. 923).

(1) Delgado, *Annales d'oculistique*, p. 240, t. LV.

Utile pour les incisions, la spatule devient insuffisante quand il s'agit de l'extirpation des tumeurs. Desmarres a imaginé une pince qui tend parfaitement les paupières et qui, en même temps, empêche l'écoulement du sang pendant l'opération, Cette pince (fig. 924) est une pince ordinaire

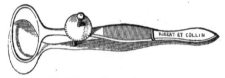

FIG. 924. — Pince de Desmarres.

dont les mors sont remplacés par une plaque ovale et un anneau parfaitement poli. La plaque est glissée sous la paupière malade, pendant que l'anneau est mis en regard de la tumeur ; il suffit de serrer la vis qui relie les deux branches pour assurer une parfaite immobilité.

Anziaux a imprimé à la pince de Desmarres une modification qui n'est pas très-heureuse en entrecroisant ses branches, et en remplaçant la vis par un ressort; l'instrument est plus facile à manier, mais en revanche il exerce presque toujours une pression trop forte, et par conséquent douloureuse. Snellen et Lawrence ont fait construire des pinces (fig. 925) qui dif-

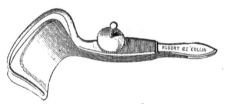

FIG. 925. — Pince de Snellen.

fèrent de celles de Desmarres par la forme de la plaque et de l'anneau. La position occupée par la tumeur peut seule guider le choix de l'opérateur. Tout dernièrement Mathieu a proposé une pince dont la plaque B et l'anneau C ont une forme triangulaire. Cette pince (fig. 926) peut servir à l'extirpation des tumeurs et, de plus, elle peut être employée très-utilement dans certaines opérations d'entropion.

Quand les tumeurs sont petites, quand leur contenu s'écoule facilement, quand on a lieu de supposer que leurs parois sont peu épaisses, on se contente souvent de les inciser et de cautériser fortement leur cavité. Pour limiter l'action du caustique à la cavité du kyste, Wecker conseille de se servir d'un porte-caustique à gaîne (fig. 927). Le crayon est fixé à l'extré-

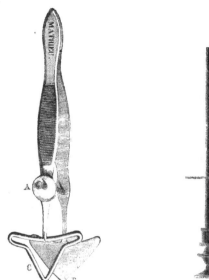
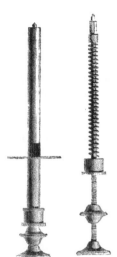

FIG. 926. — Pince de Mathieu.   FIG. 927. — Porte-caustique de Wecker.

mité d'une longue tige mobile, au moyen d'un pas de vis et d'un ressort, dans une gaine protectrice. A défaut de cet instrument Wecker (1) conseille l'emploi d'une sonde d'Anel plongée à plusieurs reprises, par l'une de ses extrémités, dans du nitrate d'argent fondu.

§ 3. — Excision d'un pli cutané des paupières (entropion et ectropion).

Les opérations dans lesquelles on enlève une portion plus ou moins considérable des paupières, soit pour remédier à un entropion, soit pour combattre un ptosis, sont aussi facilitées par l'emploi de pinces spéciales.

Il est très-important de déterminer à l'avance l'étendue qu'il convient de donner à l'incision; ou peut arriver à ce résultat en embrassant un repli de la peau palpébrale entre les branches de la petite pince élastique

(1) Wecker, *Traité théorique et pratique des maladies des yeux*, 2ᵉ édit. Paris, 1868. t. I, p. 632.

de Sichel (fig. 928), et en calculant l'effet produit. Les branches de cette légère pince se rapprochent par un mécanisme analogue à celui des serres-fines. Remarquons en passant que cette pince est utilisée à titre palliatif dans le ptosis.

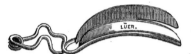

FIG. 928. — Pince élastique de Sichel.

A défaut de la pince de Sichel, on peut placer deux fils d'archal, l'un au-dessus, l'autre au-dessous du repli palpébral et en tordre ensuite les extrémités.

La quantité de peau à enlever étant bien précisée, l'opérateur saisit le pli avec des pinces solides en arrière desquelles il fait l'excision, soit avec des ciseaux droits, soit avec des ciseaux en genouillère ou en bec de grue. Au lieu de pinces ordinaires on se sert le plus souvent des pinces d'Adam, de Beer, de de Graefe, dont le but général est de permettre à l'opérateur d'agir sans être gêné par la saillie du dos du nez.

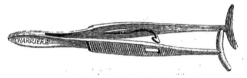

FIG. 929. — Pince à béquilles.

Les pinces d'Adam se composent : 1° d'une tige d'acier montée sur un manche d'ivoire ; l'extrémité libre de la tige se termine par une palette d'acier ; 2° d'une seconde branche d'acier, à palette aussi, et articulée avec la première par un tenon. Un ressort placé en arrière de l'articulation assure la juxtaposition parfaite des deux branches. L'opérateur manie la pince d'Adam avec une précision d'autant plus grande qu'il n'a aucune pression à exercer sur l'instrument pour assurer la préhension. On peut

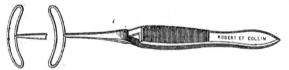

FIG. 930. — Pince à béquille modifiée par Galezowski.

aussi placer les palettes à l'extrémité des branches d'une pince à ressort (fig. 929) ou d'une pince à pression continue (fig. 930).

Deux pètites palettes arrondies fixées perpendiculairement à l'extrémité des branches d'une paire de ciseaux droits représentent parfaitement la pince à béquilles de Beer. Cette pince est mauvaise; elle n'est maintenue fermée que par une pression exercée par la main de l'opérateur.

Les pinces fenêtrées de Himly sont des pinces à coulant ou à ressort dont les mors sont remplacés par deux triangles fenêtrés.

A la suite de l'excision de la paupière on rapproche généralement les lèvres de la plaie par une suture; il est souvent difficile de traverser avec une aiguille la peau si lâche et si mobile de la paupière. Pour parer à cet inconvénient, Tavignot a imaginé une pince à mors coudés (fig. 931) percés

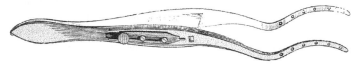

FIG. 931. — Pince de Tavignot.

d'un grand nombre de trous. Lorsque l'on se sert de cette pince, on fait passer l'aiguille et le fil à suture dans les trous, puis on coupe le pli palpébral en avant de la pince.

Cet instrument ne peut convenir qu'à certaines opérations déterminées, tandis que la pince à suture de Desmarres répond aux indications les plus

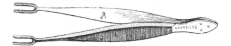

FIG. 932. — Pince à suture de Desmarres.

variées. Les mors de cette dernière (fig. 932) se terminent par une petite bifurcation entre les branches de laquelle la peau saisie présente un plan très-résistant facile à traverser avec des aiguilles.

§ 4. — Trichiasis.

Le trichiasis réclame des instruments spéciaux, soit pour rendre aux cils une direction normale, soit pour les arracher, soit pour cautériser les bulbes, soit encore pour faire l'excision du bord ciliaire et des bulbes.

Anagnostakis a fait faire par Lüer un petit fer à friser avec lequel on saisit les cils pour les retourner en dehors; bien entendu le fer est chauffé. Cet instrument, renouvelé de Rhazès, est déjà oublié.

L'arrachement se fait avec une pince dont les mors recourbés se terminent par une surface plate (fig. 933).

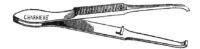

FIG. 933. — Pince à arrachement des cils.

La cautérisation, opération très-délicate, peut se pratiquer avec une aiguille métallique portant, un peu au-dessus de sa pointe, une boule destinée
à conserver le calorique; le cautère est difficile à diriger convenablement
sur des surfaces aussi petites que les bulbes ciliaires. Carron du Villards a
proposé de ne pas arracher les cils avant la cautérisation, mais de s'en servir, au contraire, comme de guides pour enfoncer dans les bulbes des
épingles d'entomologiste ; lorsque les épingles ont pénétré à la profondeur
d'une ligne et demie, elles sont réunies par un fil d'argent recuit, puis saisies toutes à la fois avec un fer à papillote chauffé à blanc.

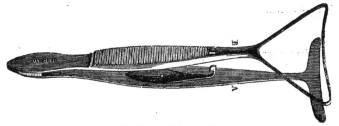

FIG. 934. — Pince de Ratti.

Si l'on devait faire l'excision du bord ciliaire et des bulbes, on pourrait
se servir, avec avantage, de la pince de Ratti (fig. 934). La branche inférieure A, qui est en forme de béquille, se place sous la paupière; la
branche supérieure B a la forme d'un triangle fenêtré dont la base s'applique en avant du bord libre de la paupière; elle limite exactement la
portion qui doit être incisée du côté de la peau et sert de guide au bistouri. Une seconde incision faite sous les cils permet d'enlever toute la
portion bulbeuse sans empiéter sur la conjonctive.

La pression exercée par les deux branches de la pince de Ratti a de plus
l'avantage d'empêcher tout écoulement de sang pendant l'opération.

ART. XV. — STRABISME.

Les instruments nécessaires pour l'opération du strabisme sont : un écarteur des paupières, deux petites pinces à griffes ou deux petites érignes pour soulever la conjonctive, deux crochets mousses pour soulever le tendon, une paire de ciseaux courbes sur le plat pour couper la conjonctive, puis le tendon.

Les pinces, les érignes et les ciseaux ne diffèrent des instruments que nous avons décrits à l'article des opérations générales, que par leur plus grande délicatesse.

Les seuls instruments spéciaux sont les crochets mousses qui sont d'inégale grandeur : le plus grand sert à soulever le tendon mis à nu pour que l'opérateur puisse facilement le détacher de ses insertions à la sclérotique avec les ciseaux mousses. Le plus petit sert à explorer les parties latérales du tendon, à s'assurer qu'aucune partie n'a échappé à la section (fig. 935).

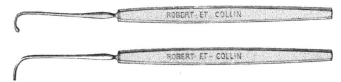

FIG. 935. — Crochets mousses pour la strabotomie.

On a imaginé des bistouris, des ciseaux et des ténotomes spéciaux pour pratiquer la strabotomie ; ces instruments sont peu employés. Nous devons cependant rappeler les principaux d'entre eux.

Lucien Boyer qui, à l'exemple d'Amussat et de Dieffenbach, coupe la conjonctive au-dessus du bord supérieur du tendon, charge celui-ci sur un double crochet mousse ; les deux branches de ce crochet sont montées en pince sur un manche qui facilite la préhension de l'instrument (fig. 936).

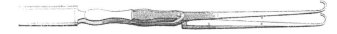

FIG. 936. — Crochet mousse dilatateur d'Amussat et Lucien Boyer.

Baudens, qui opérait le strabisme par un procédé particulier, se servait d'un ténotome en forme de serpette (fig. 937) ; le bistouri était porté sur un manche dont l'extrémité opposée se terminait par une pince porte-éponge.

Nous enfonçons, dit Baudens (1), d'un coup sec, une érigne à crochet unique, mais fort, dans l'angle de réflexion oculo-palpébral de la conjonctive, et un peu au-dessus du diamètre transversal de l'œil, pour saisir

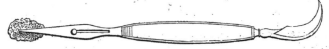

FIG. 937. — Ténotome avec pince porte-éponge de Baudens.

l'attache musculaire; prenant sur elle un point fixe, nous faisons effort comme pour redresser l'œil. Par cette manœuvre se dessine en relief bien senti, et traduisant une véritable corde, le muscle strabique. Nous passons sous lui (de bas en haut), sans toutefois chercher à l'embrasser en entier, un petit bistouri à double courbure sur le plat de la lame et large à son talon (fig. 937) ; à double courbure pour éloigner sa pointe du globe de l'œil, à mesure qu'il chemine ; large à son talon, pour que l'incision des

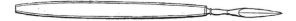

FIG. 938. — Bistouri lancéolaire de J. Guérin.

parties à diviser soit presque accompli au moment où la lame de l'instrument est arrivée au bout de sa course.

« Dans ce premier temps opératoire, la gaîne est ouverte et une partie du muscle lui-même a été coupée. Nous engageons alors sous ce dernier notre crochet-bistouri, pour le soulever et le couper d'un seul coup de ciseaux. Cet instrument est tout simplement un crochet qui, en petit, représente assez bien l'aiguille à ligature artérielle de Deschamps, quant à sa disposition et à sa forme. Après le crochet vient un tranchant, comme celui d'un bistouri; de sorte que, si l'on voulait, sans abandonner le muscle, il suffirait de le faire glisser au delà du crochet qui l'a soulevé pour couper totalement cette corde musculaire. »

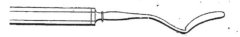

FIG. 939. — Myotome à double courbure de J. Guérin.

Guérin, pour exécuter son procédé de section sous-conjonctivale, se sert d'un bistouri droit et lancéolaire (fig. 938) qui perfore la conjonctive, et d'un ténotome à double courbure (fig. 939) qui fait la section du tendon.

(1) Baudens, *Leçons sur le strabisme*. Paris, 1841, p. 24.

ART. VI. — INSTRUMENTS POUR LES OPÉRATIONS QUI SE PRATIQUENT
SUR L'IRIS.

Ces opérations, indiquées pour la première fois par Cheselden, se font
tantôt dans le but d'ouvrir une nouvelle voie au passage des rayons lumineux, tantôt pour faciliter l'extraction du cristallin, en particulier l'extraction linéaire, tantôt pour faire tomber l'étranglement qui accompagne
certaines affections intra-oculaires.

Les procédés opératoires sont nombreux et quelques-uns exigent un
appareil instrumental assez compliqué; quelle que soit la méthode à laquelle
on ait recours, il est nécessaire de disposer d'instruments pour relever les
paupières et fixer le globe oculaire. Ces instruments ont été décrits dans
l'article II, page 375.

§ 1 — Iridotomie.

Pour faire cette opération qui consiste à pratiquer une ou plusieurs incisions sur l'iris, on a cherché à attaquer cette membrane, tantôt par sa
face postérieure, tantôt par sa face antérieure.

Cheselden et Adams suivaient la première méthode; le premier employait une aiguille un peu plus large que l'aiguille à cataracte; le second
se servait d'un couteau très-étroit à pointe acérée, à dos mousse et droit,
à tranchant légèrement convexe vers la pointe.

Pour couper l'iris, après l'incision de la cornée, Maunoir (de Genève)
imagina des ciseaux coudés près de leur talon (fig. 940) : les lames de ces
ciseaux sont si étroites que lorsqu'elles sont rapprochées elles atteignent à
peine le diamètre d'une petite sonde Charrière ; elles ont trois quarts de
pouce de long et sont recourbées de façon à former un angle de 160 degrés avec l'axe du manche. Les deux lames sont d'inégales longueurs : la
plus courte est très-aiguë ; la plus longue est boutonnée afin de passer
entre l'iris et la cornée sans blesser ces organes.

Les sections de l'iris, quel que soit le but que l'on désire en obtenir, peuvent aussi se faire avec des ciseaux-canules tels que les ciseaux de Wilde.

Les ciseaux de Wilde ont été construits sur le modèle de la serretelle de
Desmarres. La serretelle se compose d'une tige d'acier divisée supérieurement en deux petites branches terminées par deux petits mors (fig. 941);
les deux branches sont maintenues écartées l'une de l'autre en raison même
de leur élasticité. La tige d'acier est introduite dans une canule montée
sur un manche présentant une pédale à sa partie externe; une pression

exercée sur la pédale fait glisser la canule jusqu'à ce que les deux mors de la pince soient juxtaposés. Pour transformer cet instrument en ciseaux,

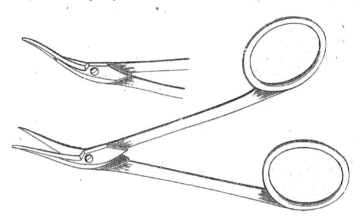

FIG. 940. — Ciseaux de Maunoir (de Genève)

Wilde s'est contenté de mettre deux petites lames tranchantes à la place des mors; ces lames sont tranchantes à leurs parties interne et externe, de telle sorte que l'instrument peut servir tout à la fois à traverser la cornée et à inciser l'iris. La lettre E de la figure 942 représente les ciseaux ou-

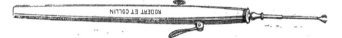

FIG. 941. — Serretelle de Desmarres.

verts; la lettre D les représente fermés. On risque de blesser le cristallin avec la pointe de la branche engagée entre cet organe et l'iris; pour éviter cet inconvénient, Bowman a fait émousser l'extrémité de cette lame et a diminué sa longueur; cachée derrière la lame aiguë, elle ne nuit en rien à la pénétration de l'instrument au travers de la cornée.

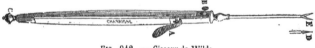

FIG. 942. — Ciseaux de Wilde.

Les ciseaux de Wilde sont d'une construction et d'une conservation difficiles. La canule doit avoir une dimension calculée de telle sorte qu'elle

puisse obstruer complétement la plaie faite à la cornée; après chaque opération il est important de démonter l'instrument et d'en nettoyer chaque
pièce, car la moindre humidité empêche le jeu du mécanisme. Pour nettoyer la tige, Desmarres conseille un fil de lin enroulé sur un fil de laiton
très-mince.

Beer faisait la section de l'iris par la cornée, avec un couteau à double
tranchant ayant exactement la forme d'une lancette. Un tel instrument ne
saurait être manié sans danger que par une main très-exercée.

§ 2. — Iridectomie.

Cette méthode, qui consiste à enlever un lambeau de l'iris, est la plus
généralement employée.

Wenzel se servait pour la pratiquer d'un large couteau à deux tranchants,
avec lequel il traversait la cornée et l'iris (fig. 943). Il est à peine utile de
faire remarquer qu'il était à peu près impossible avec cet instrument de

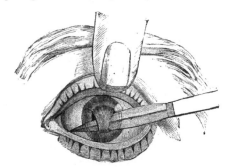

Fig. 943 — Couteau de Wenzel.

ne pas inciser la cristalloïde antérieure. Ce procédé dangereux a été abandonné pour d'autres plus délicats qui nécessitent des couteaux pour faire la
section de la cornée, des pinces ou des crochets pour attirer l'iris au dehors,
des ciseaux pour couper cette membrane.

Beer a proposé, pour faire l'incision de la cornée, un couteau lancéolaire à extrémité très-aiguë, à bords tranchants. La lame a une direction
(fig. 944) qui se continue avec celle du manche si l'opération doit se faire
sur le côté externe; si, au contraire, elle doit être pratiquée en dedans ou
en haut, la lame doit être fortement coudée, afin d'éviter les saillies du
dos du nez et de l'arcade sourcilière.

La longueur de l'incision est en raison directe de la profondeur à laquelle là lame est enfoncée; en raison même de la forme lancéolaire de la lame, l'incision de la face externe de la cornée est beaucoup plus étendue que celle de la face interne. Weber (1) a cherché à diminuer cet inconvénient en réunissant les deux bords tranchants sous un angle beaucoup plus obtus,

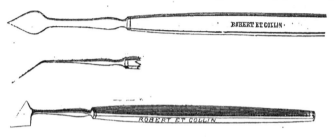

FIG 944. — Couteaux lancéolaires.

mais il n'a pu l'éviter entièrement. Ces instruments doivent être rejetés pour un autre motif encore : pour peu que l'instrument quitte un seul instant la direction horizontale, il s'engage entre les lames de la cornée, et dans ce cas, ou il n'arrive pas dans la chambre antérieure, ou il n'y arrive que par un canal très-étroit, ne permettant pas d'achever l'opération.

Cet accident est d'autant plus fréquent que l'opérateur, craignant de blesser la cristalloïde antérieure au moment où la pointe du couteau arrive en face de la pupille, abaisse instinctivement le manche de l'instrument de façon à ramener sa pointe vers la superficie de l'œil.

Il est infiniment préférable de se servir du couteau préconisé par de Graefe pour l'extraction de la cataracte par le procédé linéaire. Ce couteau (fig. 945), long et effilé, est tranchant sur un côté et soigneusement arrondi sur l'autre; il est très-étroit, mais en même temps il présente une certaine

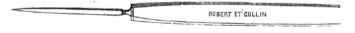

FIG. 945. — Couteau de de Graefe.

épaisseur sur ses faces, afin de combler la plaie pendant qu'il chemine dans la chambre antérieure; de cette façon l'humeur aqueuse n'est pas exposée à s'écouler prématurément.

Le couteau de de Graefe ne risque pas de blesser le cristallin, car, passant entre la cornée et l'iris, il manœuvre en dehors du champ de la

(1) Weber, *Annales d'oculistique*, t. LIX, p. 70.

pupille. En outre, il est plus facile de le diriger, parce qu'on le voit constamment sur la surface antérieure de l'iris; lorsque la pointe du couteau de Beer arrive dans le champ de la pupille, il est impossible de voir si elle reste au devant de la cristalloïde; sa direction seule sert de point de repère.

Les instruments destinés à attirer l'iris sont des pinces droites ou courbes, selon le point du globe oculaire qui doit être attaqué; les branches, très-fines et très-lisses extérieurement, doivent s'affronter exactement par toute la longueur de leur surface interne qui présente à l'extrémité de l'une d'elle une petite arête conique reçue dans une mortaise creusée dans la branche opposée (fig. 946). Quand l'iridectom ie sefait tout à fait en

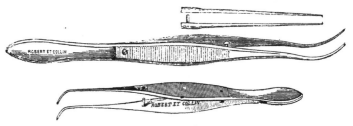

FIG. 946. — Pinces à iridectomie

dedans, on recourt à des pinces contournées en S ou encore à des pinces dont la courbure n'est pas arrondie, mais angulaire.

Au lieu de pinces, on peut employer la serretelle que nous avons représentée et décrite (page 402), et divers crochets que nous décrirons à l'article IRIDODIALYSE.

Lorsque des adhérences occupant le champ de la pupille maintiennent l'iris dans un état considérable de tension, il est souvent difficile de saisir cette membrane avec les pinces à iridectomie; on peut alors s'aider utilement de la pince de Notta, de Lisieux (fig. 947). Cet instrument, qui ressemble au percuteur de Heurteloup, se compose de deux branches glissant l'une sur l'autre sous l'influence d'un bouton placé près du manche de l'instrument; le mors femelle, un peu plus long que le mors mâle, est aigu et tranchant sur les côtés; il traverse l'iris d'avant en arrière; le mors mâle vient alors s'appliquer sur le mors femelle. La portion de membrane comprise entre ces deux mors ne saurait s'échapper; de légers mouvements imprimés à l'instrument la déchirent.

Enfin, pour faire l'excision de l'iris, on se sert de petits ciseaux droits ou courbes sur le plat (fig. 948).

Éd. Meyer a imaginé de réunir en un seul instrument la pince à iridectomie et les ciseaux. L'instrument de Meyer (fig. 949) consiste en une paire
de ciseaux courbes sur laquelle est montée une petite pince, obéissant à un

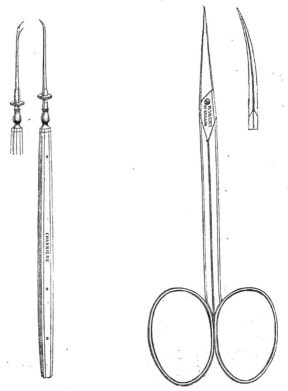

Fig. 947. — Pince de Notta (de Lisieux).   Fig. 948. — Ciseaux pour l'excision de l'iris.

mécanisme B, adapté en A aux branches des ciseaux. Lorsque l'opérateur
écarte les anneaux, la pince C D descend entre les deux lames; dans le
mouvement de rapprochement des anneaux, la pince saisit l'iris et l'attire
entre les deux lames des ciseaux qui en opèrent la section.

En règle générale, il faut préférer les ciseaux droits aux ciseaux courbes;
la convexité de ceux-ci étant appliquée sur la convexité du globe oculaire,
la section de l'iris prend nécessairement la forme d'un croissant dont les
deux cornes font saillie en dehors de la plaie.

Nous ne signalerons que pour mémoire les instruments avec lesquels

J. Leroy (d'Étiolles), Furnari et Physick, causaient une perte de substance à l'iris : l'instrument de Leroy (d'Étiolles) était construit sur le principe du

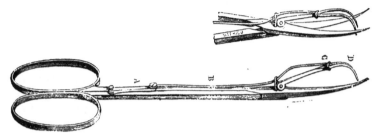

FIG. 949. — Pinces-ciseaux pour saisir et exciser l'iris (Meyer).

tonsillotome de Fahnestock ; ceux de Furnari et de Physick constituaient de véritables emporte-pièce. Ces instruments sont tombés dans un juste oubli.

§ 3. — Iridencleisis (déplacement de l'iris par enclavement).

Ce procédé, pratiqué surtout dans les cas d'opacité partielle de la cornée, a pour but d'attirer l'iris dans un sens tel que l'ouverture pupillaire soit en face des parties restées transparentes. Il a été imaginé par Adams qui se contentait de solliciter la hernie de l'iris au travers d'une incision linéaire de la cornée. Regardant cette incision comme insuffisante, Guépin (de

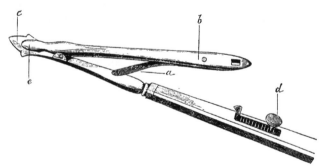

FIG. 950. — Emporte-pièce de Desmarres.

Nantes) et Desmarres ont conseillé de causer une petite déperdition de substance à la cornée à l'aide d'instruments spéciaux. L'instrument de Desmarres (fig. 950) se compose d'un couteau triangulaire, dont la lame c présente deux petites arêtes destinées à l'empêcher de s'enfoncer trop profondément sous la cornée ; un peu en arrière de cette lame vient s'articuler la branche supérieure *b*, dont l'extrémité oculaire *e* s'engage dans une fenêtre taillée sur le couteau pour produire la perte de substance ; c'est un véritable emporte-pièce.

Pour se servir de l'instrument, il faut presser sur la branche supérieure de façon que l'ouverture de son extrémité externe s'engage dans le crochet qui termine la crémaillère indiquée par la lettre *d*. On fait alors pénétrer le couteau lancéolaire sous la cornée ; dès qu'il est au point convenable, on pousse la crémaillère, et la branche supérieure, ramenée par le ressort *a*, vient s'appliquer sur l'inférieure en perforant la cornée. Cet instrument, de même que celui de Guépin, est à peu près abandonné ; d'ailleurs il est toujours possible de faire sortir l'iris par une incision linéaire en allant le chercher avec un crochet, en particulier avec le crochet mousse de Tyre (fig. 951).

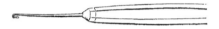

FIG. 951. — Crochet-mousse de Tyrel.

Critchett, qui a remis en honneur, avec grand succès, la méthode de l'enclavement, ne fait plus sortir le bord libre de l'iris, mais il saisit cette membrane entre ce bord et son attache ciliaire. Pour ce faire, on peut employer un crochet ou la serretelle de Charrière ; on pourrait aussi employer la serretelle de White-Cooper qui ne diffère de la précédente que par la courbure de son extrémité. Il serait plus simple encore de prendre les pinces indiquées par Bowman. Celles-ci sont bien plus fines que les pinces à pupille ordinaire ; leur extrémité fermée n'a que l'épaisseur d'une forte aiguille. Un tourillon placé entre les deux branches ne permet pas une divergence supérieure à 2 millimètres.

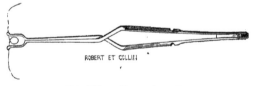

ROBERT ET COLLIN

FIG. 952. — Pince porte-nœud.

Lorsque l'iris est une fois sorti, Critchett veut qu'on le serre dans une gature ; pour ce temps de l'opération, Waldau a imaginé une pince à branches divergentes (fig. 952). Les bouts du fil sont placés sur l'extrémité des branches de la pince, de telle sorte qu'il suffise de presser celle-ci pour assurer la striction du nœud.

Des faits cliniques observés dans ces derniers temps démontrent que la ligature de l'iris est loin d'être indispensable.

§ 4. — Iridodialyse ou décollement de l'iris à sa grande circonférence.

Ce procédé comporte trois méthodes : 1° le fragment décollé est abandonné dans l'œil; — 2° le fragment est attiré au dehors et enclavé dans la plaie de la cornée; — 3° le fragment est attiré au dehors et coupé par les ciseaux de Cooper.

Nous n'avons à nous occuper ici que des instruments avec lesquels on peut décoller la circonférence de l'iris, car ils peuvent en même temps servir à attirer cette membrane à l'extérieur. Ces instruments sont des pinces ou des crochets :

1° Des pinces à iridectomie très-fines, surtout celle qui a été modifiée par Bowman, peuvent être employées. La serretelle courbe de White-Cooper est avantageuse parce qu'elle peut pénétrer et agir par une ouverture cornéale extrêmement petite.

2° Le crochet de Reisinger, instrument composé de deux branches (fig. 953) terminées par deux crochets très-fins ; lorsque l'instrument est

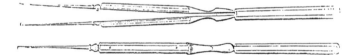

FIG. 953. — Crochet double de Reisinger.

fermé, il a la dimension et l'aspect d'un simple crochet. Cet instrument a tous les inconvénients du crochet simple et, de plus, tous les inconvénients des pinces à iridectomie, puisqu'il nécessite une ouverture de la cornée assez grande pour permettre l'écartement des branches ; il doit donc être rejeté.

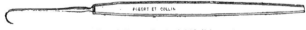

FIG. 954. — Crochet à iridodialyse.

3° Le crochet à iridodialyse (fig. 954), petite tige d'acier recourbée à son extrémité, montée sur un manche d'ivoire portant sur le côté correspondant à la courbure du crochet un signe destiné à servir de point de repère pour le maniement de l'instrument; la pointe du crochet est exposée à blesser l'iris ou la cornée.

4° La pince à recouvrement de Pamard. Cet instrument est composé de deux branches : l'une, fixe, est un simple crochet monté sur un manche d'ivoire; l'autre, mobile, appelée branche à recouvrement, est disposée de telle sorte que, lorsque l'instrument est au repos, elle masque complétement le crochet. C'est en cet état que l'instrument est conduit sur l'iris; alors on fait descendre la branche à recouvrement en pressant sur une pédale qui se trouve sur le côté externe du manche; le crochet démasqué ayant saisi l'iris, on cesse de presser sur la pédale, et par conséquent les deux branches se rapprochent.

Cet instrument présente donc deux avantages : 1° il n'expose à faire aucune lésion inutile; 2° il assure parfaitement la préhension de l'iris.

5° Les coréoncions de Langenbeck et de de Graefe. Le coréoncion de Langenbeck (fig. 955) est composé d'un crochet d'acier glissant dans un

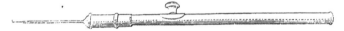

FIG. 955. Coréoncion de Langenbeck.

tube d'or. Le tube d'or est fixé sur un manche creux d'argent dans lequel passe un ressort en spirale destiné à attirer le crochet en arrière; il suffit de presser sur un bouton placé à l'extérieur du manche pour pousser le crochet en avant. Cet instrument a des avantages analogues à ceux de la pince à recouvrement de Pamard.

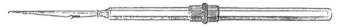

FIG. 956. — Coréoncion de de Graefe.

Le coréoncion de de Graefe, modifié par Schlagintweit (fig. 956), présente tant d'analogie avec le précédent, qu'il n'est pas utile de nous étendre sur sa description.

6° Le crochet à aiguille attribué par les uns à Lusardi, par les autres à Baratta. Ce crochet se compose de deux tiges déliées montées sur un manche creux; ces deux tiges s'emboîtent exactement lorsque l'instrument est au repos. Si au contraire on fait jouer la pédale placée sur le manche, la branche la plus courte descend en laissant libre le crochet qui termine la branche la plus longue. Il est facile de comprendre que cet instrument remplit le même but que celui de Pamard; il ne risque de blesser aucun organe en cheminant dans l'œil et il n'est pas possible que l'iris lui échappe après avoir été saisi; il peut donc rendre des services très-réels.

Il existe encore une foule d'instruments tels que l'aiguille-pince de Wagner, le raphiankistron d'Emden, l'iriankistron de Schlagintweit, etc., que nous ne croyons pas utile de décrire.

§ 5. — Corélysis.

Il est quelquefois indiqué de détruire des adhérences pathologiques unissant l'iris à la cristalloïde antérieure. Après avoir ponctionné la cornée,

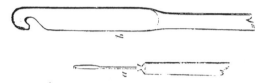

FIG. 957 — Spatule à corélysis de Streatfield.

Streatfield (1) attaque la synéchie avec une spatule (fig. 957) terminée en forme de crochet mousse et plat. Cette spatule est représentée en *a* avec ses dimensions normales, en *b* avec un fort grossissement.

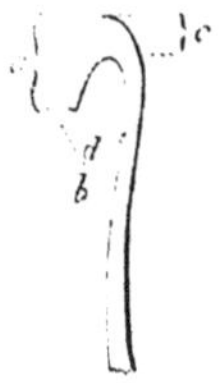

Weber fait la même opération avec le crochet mousse et arrondi, représenté figure 958 avec un grossissement de 3^{mm} en *a*, et de 1^{mm},5 en *c d*.

Desmarres a rendu tranchante la lame de l'instrument de Streatfield et l'a munie d'une tige protectrice mobile. « Au moyen de cet instrument, on s'imagine couper la synéchie, ce qui est impossible si le tranchant ne se déplace pas sur le tissu à sectionner (2). »

FIG. 958.—Crochet de Weber.

ART. VII. — INSTRUMENTS POUR L'OPÉRATION DE LA CATARACTE.

§ 1. — Division.

Cette opération, qui est très-ancienne (elle était déjà pratiquée du temps de Celse), consiste à faire une ou plusieurs incisions sur la capsule et, quelquefois même, à séparer le cristallin en plusieurs fragments. Les instruments peuvent pénétrer par la sclérotique ou par la cornée.

Division par la sclérotique. — On peut se servir de l'aiguille à cata-

(1) Streatfield, *Annales d'oculistique*, tome XLVI, p. 151.
(2) Wecker, *Traité théorique et pratique des maladies des yeux*, t. I, p. 479, 2º édition, Paris, 1868.

racte employée pour l'abaissement; cependant Mackensie fait observer que cette aiguille doit être moitié moins longue; il recommande de plus que le collet soit arrondi et que les côtés de la lance soient aussi tranchants que le permet la forme de l'instrument.

Hays préfère à l'aiguille droite un instrument réunissant les avantages du bistouri à ceux de l'aiguille. Le dos du couteau de Hays offre un biseau étendu aux trois quarts postérieurs de sa longueur, tandis que le dernier quart est parfaitement tranchant; le tranchant de l'instrument est rectiligne jusqu'à quatre lignes de la pointe, mais à partir de ce point il s'arrondit pour former une pointe acérée en rencontrant le tranchant dorsal. La longueur totale de ce couteau, sans le manche, est d'environ sept lignes.

Desmarres a conseillé de ponctionner la sclérotique avec un couteau lancéolaire, et de faire pénétrer par cette ouverture un crochet à iridodialyse. La division par sclérotonyxis est peu usitée.

Division par la cornée. — Conradi qui, le premier, en 1797, a proposé ce procédé comme méthode scientifique, traversait la cornée et la capsule avec une petite lancette en forme de couteau.

De nos jours on fait cette opération avec des aiguilles; quelle que soit la forme que l'on donne à ces aiguilles, il faut que le col en soit arrondi et présente un diamètre suffisant pour que l'ouverture faite à la cornée, par la portion tranchante, ne puisse livrer passage à l'humeur aqueuse. Saunders recommande une aiguille à tige longue de 2 centimètres, aplatie dans son tiers antérieur en forme de fer de lance aigu et tranchant.

Jacob de Dublin se sert d'une aiguille à coudre ordinaire de la grosseur n° 7· Il courbe la pointe au degré convenable au moyen d'une pince ou de la fente d'une clef, sans faire chauffer, afin de ne pas détruire la trempe. A peine se trouve-t-il une aiguille sur vingt qui puisse être pliée à froid, mais quand une pareille aiguille a été trouvée, elle possède une solidité que l'on rencontre difficilement dans les aiguilles trempées chez le coutelier. Avant de se servir de l'aiguille, on aplatit la pointe sur une bonne pierre et l'on s'assure de son degré de perfection à l'aide d'un verre grossissant. Cela fait, on enfonce l'aiguille dans un manche de cèdre de façon à ne la laisser saillir que d'un demi-pouce.

Mackensie (1) considère l'aiguille de Jacob comme l'une des meilleures dont on puisse se servir.

Nous préférons cependant de beaucoup l'aiguille de Bowman. Cette aiguille (fig. 959) très-étroite a un tranchant de un millimètre et un col arrondi présentant un diamètre suffisant pour fermer hermétiquement la

(1) Mackensie, *Traité pratique des maladies de l'œil*, t. II, p. 478.

plaie cornéale. Un arrêt placé sur la tige empêche un opérateur, même inexpérimenté, de l'enfoncer trop profondément. L'aiguille de Bowman est à peu près seule employée aujourd'hui pour la discision, opération qui tend à se généraliser pour le traitement de la cataracte des jeunes sujets.

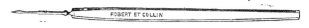

FIG. 959. — Aiguille de Bowman.

Avec l'aiguille de Bowman on peut aussi dilacérer les cataractes siliqueuses et les cataractes secondaires; dans ce cas il faut avoir deux aiguilles à sa disposition.

§ 2. — Extraction à lambeaux.

Cette opération a pour but de faire sortir la lentille du cristallin après avoir taillé un large lambeau aux dépens de la cornée, et après avoir incisé la capsule. Il faut donc des instruments pour diviser la cornée, *kératotomes ;* des instruments pour ouvrir la capsule, *kystitomes ;* des instruments pour faire sortir la lentille, si elle ne s'échappe pas spontanément, *curettes, crochets,* etc.

A. *Instruments destinés à l'incision de la cornée.* — Daviel, qui fut sinon l'inventeur, du moins le généralisateur de l'extraction de la cataracte, se servait d'un couteau en forme de feuille de myrte pour inciser la cornée, d'un deuxième couteau de même forme, à pointe mousse, pour agrandir l'incision, de ciseaux pour achever le lambeau. Cette instrumentation compliquée ne tarda pas à être abandonnée; dès 1753, Lafaye taillait le lambeau en un seul temps avec un bistouri étroit, bombé sur les deux faces, tranchant d'un côté, mousse de l'autre, si ce n'est tout près de la pointe.

Wenzel père se servit d'un couteau qui eut beaucoup de vogue autrefois. Cet instrument (fig. 960) a la forme générale d'une lancette à grain

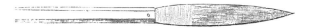

FIG. 960. — Couteau de Wenzel.

d'orge; il est cependant un peu moins large et un peu plus long; son bord inférieur est tranchant dans toute sa longueur, tandis que le bord supérieur ne l'est que près de la pointe.

Richter imagina un instrument triangulaire à bords droits. Le bord supérieur est horizontal et tranchant vers la pointe, dans une petite partie de son étendue fig. 961]; le bord inférieur oblique est tranchant dans toute sa longueur; la lame va en s'élargissant rapidement de la pointe à la base. Cette disposition permet de tailler le lambeau par la simple progression du kératotome, sans qu'il soit nécessaire de lui imprimer la moindre inclinaison.

Beer perfectionna le couteau de Richter en rendant la lame plus courte et en bombant légèrement ses deux faces. Le bord tranchant du couteau de Beer forme un angle d'environ 15° sur le dos qui se continue en ligne droite avec le manche; le dos, tranchant dans l'étendue d'une ligne près de la pointe, est arrondi, sans être trop épais, dans la plus grande partie de sa longueur. L'épaisseur de cet instrument augmente insensiblement de la pointe à la base; cette augmentation graduelle d'épaisseur, ainsi que la convexité des faces de la lame, ont pour but de permettre à celle-ci de remplir exactement la plaie de la cornée, afin que l'humeur aqueuse ne puisse s'écouler avant l'achèvement complet du lambeau.

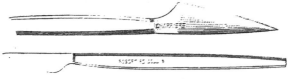

Fig. 961. — Couteau de Richter.

Le couteau de Richter, modifié par Beer, est généralement adopté; cependant on lui a fait subir quelques modifications. Sichel et Desmarres ont avec raison diminué sa longueur; il arrive souvent, en effet, que la pointe du couteau de Richter rencontre la saillie du nez avant la section complète de la cornée.

White-Cooper et Zehender ont proposé de substituer un tranchant légèrement courbe au tranchant droit de Richter. Cette modification présente des avantages sérieux qui ont été parfaitement développés par Zehender (1).

De Graefe père a fait courber sur le plat l'extrémité du couteau de Richter de façon que la pointe fût légèrement relevée. Le but poursuivi par de Graefe était de tourner la pointe vers la cornée, afin que l'instrument pût progresser sans risquer de léser l'iris. Cette modification n'a pas d'avantage sérieux, et de plus elle présente des inconvénients très-réels, puisqu'elle em-

---

1. Zehender, in Wecker, Traité théorique et pratique des maladies des yeux, 2° édition. t. II. p. 219.

pêche de pousser le couteau dans une direction parfaitement horizontale ;
elle empêche en outre de tailler un lambeau aussi périphérique que le demandent quelques écoles modernes.

Pendant que l'opérateur taille le lambeau avec le couteau de Richter, il
doit avoir soin de pousser son instrument parallèlement au plan de l'iris pour
ne pas léser cette membrane ; il doit avoir soin aussi de conduire le couteau tout droit, d'un seul trait, sans basculer ni en haut, ni en bas, ni en
avant, ni en arrière, afin d'éviter que l'issue prématurée de l'humeur
aqueuse ne provoque l'iris à glisser sous le tranchant de l'instrument. On
a cherché à rendre cette manœuvre toute mécanique au moyen d'appareils
de précision qui doivent être connus, bien qu'ils soient peu employés.

Petit imagina un couteau dont la pointe se prolongeait en aiguille. La
ponction et la contre-ponction se faisaient avec l'aiguille, de sorte que la
lame n'avait plus qu'à suivre une voie tracée à l'avance. L'emploi de cet
instrument devait être rendu à peu près impossible par la saillie du nez
qui fait obstacle à la pointe de l'aiguille.

Cunradi, Wiedmann, Reybard (de Lyon), Grand-Boulogne, imaginèrent,
pour remédier à cet inconvénient, des aiguilles à rainure ; dans cette rainure glissait la lame du couteau de Richter poussée par un bouton ou par
un anneau placé sur le manche. D'autres remplacèrent le bouton par un
ressort à bascule qu'il suffisait de presser doucement pour faire avancer
la lame ; ces divers instruments, sur lesquels nous ne nous étendrons pas
plus longuement, parce qu'ils ne sont pas entrés dans la pratique, présentent cependant quelques avantages théoriques que Desmarres a fait ressortir (1). « La ponction et la contre-ponction pouvant être faites avec lenteur, l'opérateur serait plus maître de donner au lambeau une étendue
convenable, et courrait moins le risque de le faire trop grand ou trop petit.
De même l'aiguille, en traversant la cornée, n'ayant pas permis à l'humeur
aqueuse de s'échapper au dehors, et servant de conducteur au couteau,
celui-ci pourrait passer rapidement en avant de l'iris, et l'on ne serait pas
exposé, de cette manière, à blesser cette membrane dont la hernie serait
aussi moins fréquente. Enfin la section étant bien faite, la sortie du corps
vitré arriverait moins souvent, etc. » Cependant, ajoute un peu plus loin
Desmarres, nous doutons que le couteau-aiguille soit appelé à jouer un
grand rôle dans l'histoire contemporaine de l'extraction de la cataracte, et
qu'il puisse remplacer un jour complétement le couteau de Richter.

Guérin (de Bordeaux) et Guérin (de Lyon) ont aussi imaginé des instruments à ressort destinés à servir tout à la fois d'ophthalmostat et de kéra-

(1) Desmarres, Traité des maladies des yeux, t. III.

totome. Ces instruments présentent des avantages analogues à ceux que nous avons signalés pour le couteau-aiguille, mais ils peuvent amener les plus grands désordres, s'ils ne sont pas placés avec une exactitude mathématique.

Jaeger a imaginé, pour faire la kératotomie, en particulier la kératotomie supérieure, un couteau à deux lames juxtaposées (fig. 962). L'une des lames est fixe et montée sur un manche; elle a exactement la forme de celle de Richter modifiée par Beer, si ce n'est que l'une de ses faces est aplatie. De même forme que la première, mais plus petite, la deuxième lame est plate sur la face qui glisse sur la lame fixe, convexe sur l'autre face ; elle est mise en mouvement par un bouton courant dans une rainure ménagée sur le manche. Quand l'instrument est fermé, il ressemble au couteau de Richter ; c'est dans cet état qu'il fait la ponction et la contre-ponction. Si après ce premier temps l'œil fuit vers l'angle interne de manière à empêcher le couteau d'avancer, on fait glisser la petite lame qui achève la section commencée. La petite lame devant toujours se trouver en avant, il est indispensable d'avoir deux instruments, l'un pour l'œil droit, l'autre pour l'œil gauche. Guthrie se servait quelquefois d'un kératotome présentant une grande analogie avec le précédent. Les kératotomes à double lame peuvent certainement rendre des services ; cependant ils sont peu employés, sans doute à cause de leur complication.

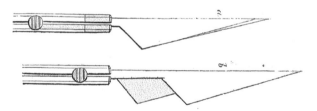

Fig. 962. — Kératotome à double lance de Jaeger.

Il arrive quelquefois que l'incision de la cornée n'est pas achevée dans le premier temps de l'opération, soit parce que quelques complications se sont présentées, soit parce que l'opérateur a mal dirigé son instrument. Quelquefois l'opérateur a des motifs pour tailler le lambeau en plusieurs temps ; Guthrie et Alexandre n'achevaient le lambeau qu'après avoir incisé la capsule ; quelques opérateurs de nos jours ne l'achèvent qu'après avoir pratiqué une iridectomie. Dans ces cas, on termine la section avec des ciseaux ou de petits couteaux.

Les ciseaux de Daviel sont courbés sur le côté, de manière à pouvoir faire la section suivant une courbe concentrique à la circonférence de la cornée; il faut en avoir deux paires courbées en sens inverse, l'une pour la section du côté temporal, l'autre pour la section du côté nasal de la cornée. Beaucoup de chirurgiens rejettent les ciseaux prétendant que les incisions ainsi pratiquées ne se réunissent pas par première intention, sont sujettes à s'enflammer, à rester béantes, et favorisent la hernie de l'iris; ils donnent la préférence au couteau. Nous pensons que les deux instruments sont également bons; nous ferons cependant remarquer que si le tranchant du couteau n'est pas excellent, cet instrument provoque, en tiraillant le globe oculaire, l'issue du corps vitré.

Le couteau le plus employé est celui de Desmarres (fig. 963), petit couteau mousse et étroit.

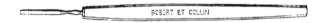

ROBERT ET COLLIN

FIG. 963. — Couteau mousse de Desmarres.

On peut aussi se servir du couteau de Leport qui n'est autre qu'un couteau de Richter dont la pointe est mousse ou remplacée par un petit bouton plat.

B. *Kystitomes*. — Ces instruments présentent un grand nombre de variétés de formes; nous ne décrirons que les principales.

Kystitome de Jaeger (fig. 964) : C'est une aiguille montée sur un manche et terminée par un fer de lance aigu et tranchant; l'extrémité opposée du manche supporte une curette de Daviel. C'est du reste là une disposition commune à la plupart des kystitomes.

Kystitome de Lafaye : Ce kystitome, peu usité aujourd'hui, consiste en une tige terminée en fer de lance; la lame est cachée.dans une gaîne plate et légèrement courbe, dont elle ne peut sortir que sous la pression d'un ressort placé, soit à l'extrémité du manche, soit sur l'un de ses côtés.

Kystitome de Boyer (fig. 965) : Petite serpette montée sur un manche portant une curette à l'autre bout.

Kystitome de Guthrie (fig. 966) : Ce kystitome est formé d'une aiguille d'acier sur laquelle s'insère une petite dent triangulaire et acérée; il est très-facile avec cet instrument de déchirer largement la capsule.

Desmarres (1) a proposé un kystitome-curette. Ce kystitome (fig. 967) se compose d'une curette fenêtrée A dans la cavité de laquelle glisse un petit

(1) Desmarres, *Bulletin de thérapeutique*, t. LVI. p. 64.

crochet ou un petit bistouri coudé B mû par un mandrin caché dans la tige qui supporte la curette; ce mandrin est en communication avec une pédale C

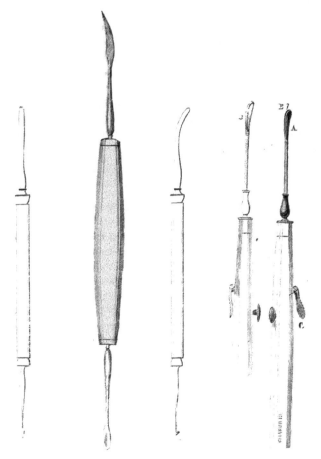

Fig. 964.—Kystitome   Fig. 965.—Kystitome   Fig. 966.—Kystitome   Fig. 967. — **Kystitome**
de Jaeger.   de Boyer.   de Guthrie.   à curette de Desmarres.

placée sur le manche de l'instrument; une légère pression exercée sur la pédale détermine la saillie du crochet au-dessous de la face convexe D de la curette. La curette, étant parfaitement lisse sur sa face convexe, glisse sur l'iris sans risquer de blesser cette membrane, lors même qu'elle tendrait à se projeter en avant ; le crochet n'est démasqué que dans le champ pupillaire.

Desmarres fils (1) a fait construire par Robert et Collin un autre kystitome caché. Cet instrument (fig. 968) se compose d'une tige fixe terminée par un crochet tranchant, et d'une tige mobile destinée à cacher le crochet. Ces deux tiges sont plates et glissent l'une sur l'autre, au moyen d'une pédale placée sur le manche de l'instrument. Le but de cet instrument est de pouvoir manœuvrer dans la chambre antérieure sans blesser la cornée ou l'iris ; la lame n'est démasquée qu'au moment où elle se trouve en regard du cristallin.

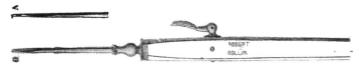

Fig. 968. — Kystitome caché de Desmarres.

C. Instruments pour faire sortir la lentille et enlever des fragments plus ou moins étendus de la cristalloïde. — Quand la capsule est ouverte dans une proportion convenable, le cristallin sort le plus souvent sans le secours d'aucun instrument ; quelquefois il est nécessaire de favoriser sa sortie par une légère pression exercée avec le dos de la curette de Daviel sur le point du globe opposé à celui sur lequel a été pratiqué le lambeau.

Si le cristallin ne pouvait s'échapper à cause d'une adhérence contractée avec la capsule, on se servirait utilement de la petite spatule d'argent de Mackenzie (fig. 969) que l'on utilise plus communément pour l'extraction des corps étrangers de la cornée ou de la conjonctive.

Quant aux petits fragments détachés de la masse cristallinienne, on les extrait, si cela devient nécessaire, avec la curette de Daviel ou avec les pinces et serretelles que nous avons décrites à propos des opérations sur l'iris.

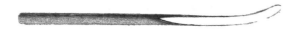

Fig. 969. — Spatule pour déchirer les adhérences.

S'il survenait, à la suite de l'opération, une hernie de l'iris, on s'aiderait utilement pour la réduire de la spatule de Dixon (fig. 970).

Quand la cristalloïde antérieure est opaque en même temps que le cristallin, il est indispensable de l'enlever ; la plupart des opérateurs font sortir

(1) Desmarres, Gazette des hôpitaux, t. LXVI, p. 63.

la lentille, puis cherchent à entraîner la capsule par fragments avec des pinces à iridectomie. Alessi a proposé d'enlever la capsule, avant le cristal-

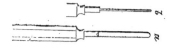

.FIG. 970. — Spatule de Dixon.

lin, avec un instrument spécial. « Cet instrument (1) se compose de deux pièces glissant l'une sur l'autre (fig. 971). La branche inférieure et la plus longue, se termine à son extrémité comme une lame large d'aiguille à cataracte, piquante et coupante sur les côtés. A son extrémité supérieure est fixé, rivé solidement, un petit tenon rivé dans une petite gouttière pratiquée dans la branche supérieure, munie à son extrémité d'une petite griffe qui sert à accrocher la capsule cristalline. Pour se servir de l'instrument

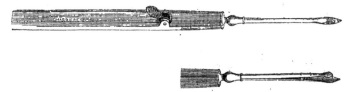

FIG. 971. — Instrument d'Alessi, de Rome, pour enlever la cristalloïde antérieure.

que l'on introduit par l'ouverture faite à la cornée, on incise la capsule avec la lame inférieure; on appuie ensuite sur la bascule qui est sur le manche ; alors la lame supérieure glisse sur le petit tenon qui lui fait faire saillie et la soulève pour aller en même temps accrocher la capsule et retomber aussitôt, saisie par un mouvement inaperçu opéré par la gouttière et par le tenon qui fait échappement.

« A l'aide de cet instrument, en sortant le kystitome du globe oculaire, on extrait avec la griffe adaptée à la branche supérieure, les lambeaux de capsule qu'il est si difficile de saisir lorsque le cristallin a été extrait. »

Aujourd'hui on combine assez souvent l'extraction du cristallin, par le procédé à lambeau, avec l'excision d'une portion plus ou moins étendue de l'iris; alors même que l'on n'aurait pas l'intention de suivre cette méthode, on devrait réunir, avant l'opération, tous les instruments nécessaires à l'iridectomie, car celle-ci peut être rendue utile par des accidents imprévus. Ces instruments seraient indispensables si l'on voulait ex-

(1) Mackenzie, *loc. cit.*, t. II, p. 432.

traire le cristallin par la méthode de Pagenstecher (1). Celui-ci, après avoir excisé une grande portion de l'iris, introduit en arrière du cristallin, ren-

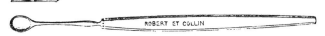

Fig. 972. — Curette de Pagenstecher pour l'extraction du cristallin et de sa capsule, , vue de face et de profil.

fermé dans sa capsule, une curette large et plate que la figure 972 représente vue de face et de profil.

§ 3. — Extraction linéaire.

Pratiquée accidentellement au commencement du XVIII⁰ siècle, l'extraction linéaire ne devint une méthode qu'entre les mains de Gibson vers 1811 ; cette méthode n'est entrée dans la pratique que depuis que de Graefe en a posé les indications et les règles. Les instruments nécessaires à cette opération sont des couteaux pour sectionner la cornée ou plutôt la sclérotique, — des kystitomes, — des crochets et des curettes pour faciliter l'incision du cristallin.

Kératotomes. — De Graefe se servait primitivement du couteau lancéolaire droit dont nous avons donné la description en parlant de l'iridectomie page 404. Critchett, qui fait son incision à la partie supérieure de la cornée, a coudé ce couteau afin de pouvoir manœuvrer commodément au-dessous du rebord orbitaire.

Bowman conseille un couteau lancéolaire dont les bords tranchants se réunissent à angle de 50 à 55 degrés; il veut de plus que la lame soit légèrement courbée sur le plat.

Ces couteaux lancéolaires dont nous avons déjà fait ressortir les inconvénients tendent à disparaître pour faire place au petit couteau de de Graefe. Ce chirurgien qui, dans son nouveau procédé (2), fait l'incision tout à fait en haut et tangentiellement à la cornée, se sert d'un couteau long et effilé, tranchant sur un côté et soigneusement arrondi sur l'autre. Nous avons représenté cet instrument figure 945, page 404.

Ce couteau est très-étroit, mais en même temps il présente une certaine épaisseur afin de pouvoir retenir l'humeur aqueuse pendant son passage à travers la chambre antérieure. .

Si l'incision faite par le kératotome est jugée trop peu étendue, on

(1) Pagenstecher, *Annales d'oculistique*, t. LIX, p. 145.
(2) A. de Graefe, *Clinique ophthalmologique*, édition française, par E. Meyer. Paris, 1867.

peut l'agrandir avec des ciseaux coudés, à pointe fine et émoussée ou avec des petits couteaux (fig. 973) mousses inclinés sur le côté, tels que ceux de Junken.

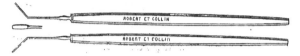

FIG. 973. — Couteaux de Junken.

Kystitomes. — On peut à la rigueur se servir des kystitomes dont nous avons parlé à propos de l'extraction à lambeau, en exceptant les kystitomes cachés de Desmarres. Il est préférable de se servir du kystitome de de Graefe (fig. 974) formé d'une petite lame trangulaire placée à l'extrémité d'une aiguille légèrement courbe. Il faut se servir de deux kystitomes courbés en sens inverse pour l'œil droit et pour l'œil gauche ; on peut remplacer les deux kystitomes par un seul instrument dont la tige n'est pas trempée afin de pouvoir être infléchie au gré du chirurgien.

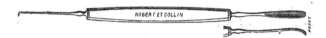

ROBERT ET COLLIN

FIG. 974. — Kystitome de de Graefe.

Les kystitomes de de Graefe se bornent à pratiquer dans la cristalloïde antérieure une ouverture plus ou moins étendue, par laquelle s'échappe le cristallin.

Depuis longtemps les chirurgiens se préoccupent d'enlever toute la cristalloïde antérieure, parce que cette membrane devient souvent le siège d'opacités qui constituent l'une des formes les plus fréquentes de la cataracte secondaire. Un grand nombre d'instruments ont été proposés pour atteindre ce but, mais aucun d'eux n'est arrivé à un résultat pratique. Le professeur Maurice Perrin a eu l'obligeance de nous faire assister, il y a quelque temps, à quelques opérations sur le cadavre ; dans lesquelles il employait un kystitome d'une extrême simplicité. Cet instrument (fig. 975) se compose d'un petit disque d'acier, de la forme d'une curette de Daviel, pourvu sur sa circonférence inférieure de quatre dents triangulaires, acérées par leur pointe, tranchantes sur toute l'étendue de leurs bords ; ces dents sont obliquement dirigées d'avant en arrière et de bas en haut.

Ce kystitome est glissé sous la cornée jusqu'à ce que sa circonférence inférieure soit arrivée au niveau du bord inférieur de la pupille ; la rangée de dents triangulaires s'implantant dans la cristalloïde antérieure, produit une section de cette membrane équivalente à la largeur de l'instrument ; le kystitome en remontant vers l'incision linéaire pratiquée à la sclérotique, entraîne le lambeau sectionné à la cristalloïde antérieure qui disparaît ainsi complétement du champ de la pupille.

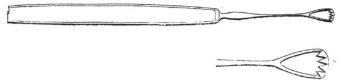

Fig. 975 — Kystitome de Maurice Perrin.

Plusieurs expériences pratiquées sur des yeux d'animaux et sur des cadavres nous ont confirmé la réalité du résultat que nous venons d'annoncer. Il y a tout lieu d'espérer que le kystitome de Maurice Perrin atteindra parfaitement son but sur le vivant.

Instruments destinés à faciliter l'issue du cristallin. — De Graefe dans sa première méthode se servait tout simplement de la curette de Daviel. Waldau (Schuft) (1) ayant remarqué que cette curette trop épaisse et trop profonde brisait le cristallin et en refoulait quelques fragments derrière l'iris, lui a imprimé quelques modifications. La curette de Waldau (fig. 976) est plus large et moins profonde que celle de Daviel ; son bord très-épais et un peu acéré est haut de un millimètre et quart ; le col de l'instrument est très-mince afin que les lèvres de la plaie puissent se fermer derrière la cuiller dès que celle-ci a été introduite. La curette de Waldau étant d'argent malléable peut être recourbée si cette disposition devient nécessaire.

La curette de Waldau tenant encore trop de place, en arrière du cristallin, en raison de son épaisseur et du relief de son bord, Critchett a proposé un nouvel instrument auquel il donne le nom de curette-levier (2). Cette curette (fig. 977) est formée d'une plaque d'argent plane, sans bords latéraux ; son bord inférieur présente un léger relief ayant pour but de permettre d'attirer le cristallin sans que l'on soit obligé d'exercer la moindre pression d'arrière en avant.

Les curettes de Critchett, supérieures à celles de Waldau, ont encore été modifiées par Bowman (3); tout en louant la curette de Critchett, Bowman fait observer que son extrémité, qui a la forme d'un coin, doit dépasser le

(1) Waldau A. Schuft, *Die Auslöfflung des Staares, ein neues Verfahren.* Berlin, 1860.
(2) Critchett, *Annales d'oculistique,* t. LII, p. 115.
(3) Bowman, *Ophthalm. Hosp. Reports,* t. IV, p. 337.

noyau de toute la longueur de ce coin, avant de pouvoir le saisir; de plus ce coin tient une place inutile derrière le cristallin. Dans la nouvelle

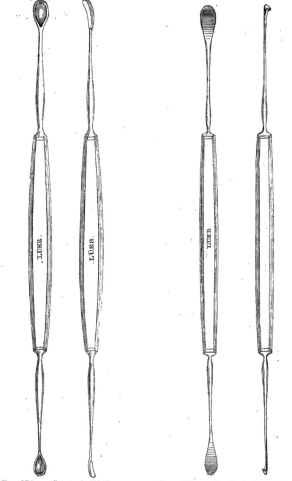

Fig. 976. — Curette de Waldau,
vue de face et de profil.

Fig. 977. — Curette de Critchett,
vue de face et de profil.

curette de Bowman (fig. 978), le bec n'est plus recourbé vers le manche, mais forme avec lui, ainsi que le corps de la curette, un angle très-obtus : la cuiller, très-mince à son extrémité, est un peu recourbée sur les côtés afin de pouvoir pénétrer facilement ; elle a une ampleur suffisante pour embrasser facilement le cristallin.

Martin (1) a imaginé de placer au fond de la curette de Critchett, deux

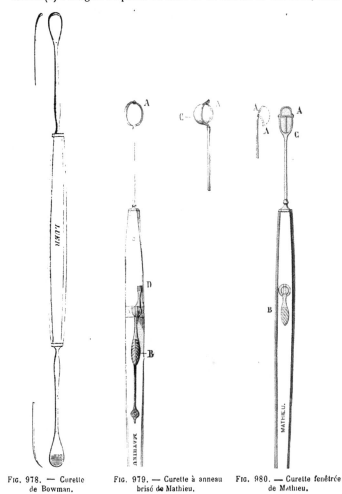

Fig. 978. — Curette de Bowman. Fig. 979. — Curette à anneau brisé de Mathieu. Fig. 980. — Curette fenêtrée de Mathieu.

petites érignes très-courtes et très-fines ; ces érignes sont couchées dans le fond de la curette jusqu'à ce que celle-ci ait dépassé le cristallin ; à ce

(1) Martin, *Gazette des hôpitaux*, 1866,

moment elles sont relevées par le jeu d'une pédale, placée sur le manche de l'instrument; elles pénètrent par conséquent dans la substance du cris-tallin et en facilitent l'extraction. Bien entendu la longueur des érignes est calculée de façon qu'elles ne puissent jamais traverser toute l'épais-seur de la cataracte en risquant de blesser la cor-née.

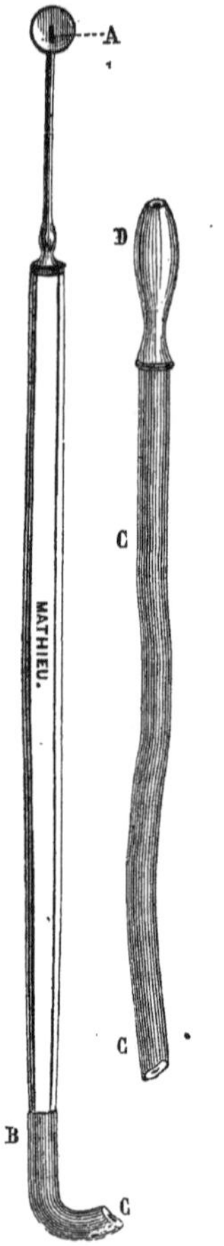

Mathieu a construit deux curettes fenêtrées : la première (fig. 979) se compose d'une tige creuse terminée par un anneau brisé A très-fin et d'ar-gent. Lorsque cet anneau a été conduit en arrière du cristallin, l'opérateur pousse sur la glissière B et imprime ainsi à la moitié de l'anneau un mou-vement de rotation qui l'amène à se juxtaposer sur son autre moitié en prenant pour axe la tige de l'instrument. Le cristallin C serait alors saisi comme cela est représenté en A. Nous croyons que cet instrument, très-ingénieux au point de vue théo-rique, n'a aucune valeur pratique. Nous préfé-rerions la curette fenêtrée de la figure 980.

Ici l'extrémité inférieure A de la curette est mobile sur la moitié supérieure C au moyen de la pédale B; lorsque la curette a été introduite en arrière du cristallin, l'opérateur presse sur la pé-dale et détermine l'inflexion de l'extrémité A qui se recourbe de façon à former un crochet, dont l'angle est plus ou moins fermé selon que la pres-sion exercée sur la curette est plus ou moins forte.

Mathieu a aussi construit une curette A (fig. 981) communiquant par un manche cieux avec un tube de verre B surmonté d'un ajutage auquel vient s'a-dapter un tube de caoutchouc C; une aspiration exercée sur l'extrémité D de ce tube aurait pour résultat de fixer, sous l'influence du vide, la lentille du cristallin contre la curette et de permettre une prompte et facile extraction. Nous ne pensons pas que cette curette à suc-cion entre jamais dans la pratique.

Fig. 981. — Curette à suc-cion de Mathieu.

D'ailleurs, quand l'incision extérieure a été faite avec le couteau de de Graefe, en suivant les règles posées par cet éminent chirurgien, il est presque toujours inutile d'introduire des curettes dans l'intérieur du globe oculaire. De Graefe se contente ordinairement d'appuyer le dos d'une large curette d'écaille (fig. 982), à forme un peu courbe, sur la lèvre scléroticale de l'incision afin de rendre cette dernière béante. «Pen-

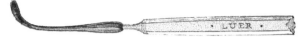

FIG. 982 — Curette d'écaille de de Graefe.

dant cette douce pression (1), les masses corticales s'avancent, et le sommet du bord nucléaire commence à se présenter. Pour faire avancer la sortie du noyau, on fait glisser le dos de la curette sur la sclérotique, en appuyant d'abord avec une pression douce et très-égale successivement d'un angle de la plaie vers l'autre, et *vice versa* ; puis, le noyau se dégageant d'avantage, on retire la curette sur la sclérotique, dans une ligne correspondante au milieu de la plaie, de bas en haut; en même temps on appuie le dos de la curette, avec une force croissante. Dès que le diamètre du noyau se présente dans la plaie, on diminue de nouveau la pression, et l'on termine la sortie, en appliquant tout au plus le bout de la curette à la partie la plus avancée du bord nucléaire. »

Quelquefois encore, quand il n'existe qu'une couche mince de corticale molle, de Graefe emploie la méthode de glissement.

Si cette manœuvre est insuffisante, de Graefe fait descendre derrière le cristallin un crochet mousse (fig. 983) avec lequel il attire cette lentille. Le crochet est supérieur à la curette, car il peut être introduit à plat dans la plaie scléroticale, sans en contusionner les bords comme le font nécessairement les curettes qui présentent toujours une certaine épaisseur ; de

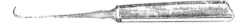

FIG 983 — Crochet mousse de de Graefe.

plus quand la concavité du crochet a été glissée au-dessous du cristallin, il suffit d'une légère attraction pour amener celui-ci au dehors, tandis que la curette nécessite un mouvement de traction combiné avec un mouvement de pression d'arrière en avant ; or le mouvement de pression entraîne nécessairement un certain degré de contusion.

Quelquefois, mais bien rarement, et seulement quand la cataracte est

(1) De Graefe, *Clinique ophthalmologique*, édition française publiée par Edouard Meyer. Paris, 1867.

très-dure, de Graefe remplace le crochet mousse par un crochet aigu (fig. 984).

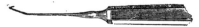

FIG. 984. — Crochet aigu de de Graefe.

L'introduction des curettes n'est utile que dans des cas tout à fait exceptionnels où les noyaux glissent trop facilement pour être entraînés par des crochets.

§ 4. — Succion.

Nous pouvons rattacher, d'une manière générale, à la méthode de l'extraction linéaire, l'ancien procédé de la succion que Laugier a essayé de faire revivre. S. Laugier (1) se servait d'une petite pompe aspirante (fig. 985) dont la canule était constituée par une aiguille creuse et acérée. La lame de

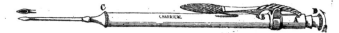

FIG. 985. — Aiguille et pompe à succion de Laugier.

l'aiguille, après avoir traversé la sclérotique, atteint la capsule en bas, en dehors et en arrière; dès lors il n'y a plus qu'à faire jouer la pompe pour aspirer toutes les parties fluides de la cataracte.

Dans la pompe à succion de Bowman (fig. 986), la canule se termine en forme de curette; le corps de pompe contient un piston qui s'élève et s'abaisse sous le jeu d'un levier ; celui-ci est mis en mouvement par le pouce qui s'allonge en A, tandis que l'index est glissé dans l'anneau latéral.

Nous ferons remarquer que l'instrument de Bowman ne fait pas lui-même la ponction comme celui de Laugier ; il faut au préalable inciser la cornée et la capsule. Du reste Bowman se sert surtout de sa pompe aspirante pour enlever les petits fragments qui ont échappé à la curette après l'extraction linéaire. On pourrait, dans le même but, se servir de la curette à succion de Mathieu (fig. 981), qui n'est qu'une imitation d'un instrument qu'avait fait construire Pridgin Teale (2).

La succion peut aussi se faire avec l'aspirateur de Wecker, qui se compose d'une canule aiguë ou mousse B C (fig. 987) surmontée d'un ajutage

(1) Laugier, Revue médico-chirurgicale, 1847.
(2) Pridgin Teale, Annales d'oculistique, t. LVII.

muni d'un pas de vis sur lequel se fixe une pièce conique A recouverte d'une membrane élastique. Le doigt indicateur, appuyé sur la membrane élastique, régularise l'aspiration.

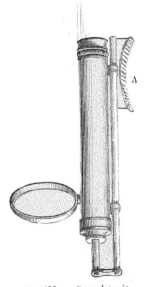

Wecker (1) fait observer avec raison que les méthodes de succion peuvent avoir une influence très-fâcheuse sur la circulation des membranes profondes de l'œil, surtout si l'aspiration n'est pas réglée avec une extrême lenteur.

Si la cataracte était absolument liquide, on pourrait lui donner issue en enfonçant dans son épaisseur l'aiguille à rainure de Wecker (fig. 988). Cette aiguille est analogue au couteau imaginé par Walker et à l'aiguille de Bussi (2).

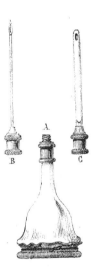

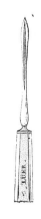

FIG. 986. — Pompe à succion de Bowman.

Fig. 987. — Aspirateur de Wecker.

FIG. 988. — Aiguille à rainure de Wecker.

(1) Wecker, loc. cit., t. II, p. 186.
(2) Bussi, Annales d'oculistique, 1849, t. XXI, p. 261.

§ 5. — Abaissement de la cataracte.

Une aiguille est le seul instrument nécessaire pour éloigner la cataracte du champ de la pupille. A. Paré a figuré dans ses œuvres une aiguille à pointe conique comme celle des aiguilles à coudre. Beer, Bell, Jaeger, Hey, Schmidt, Scarpa, Dupuytren, etc., se sont ingéniés de donner à l'aiguille à cataracte une forme plus convenable en la terminant par une petite lame tranchante. Les aiguilles de Scarpa et de Dupuytren sont seules employées en France. Dans l'aiguille de Scarpa la petite lame, plane sur sa

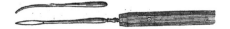

FIG. 989. — Aiguille de Scarpa modifiée par Dupuytren.

surface convexe, présente, sur sa face concave, deux plans inclinés réunis par une arête saillante 'et peu tranchante se continuant jusqu'à la pointe. Dupuytren (fig. 989), trouvant dangereux de placer une arête sur la partie qui doit appuyer sur le cristallin, a rendu la face concave parfaitement plane. Dans l'une et l'autre aiguille, la pointe est aussi acérée que possible et les bords sont parfaitement tranchants.

Quelques chirurgiens, entre autres Smalsius et Gerdy, ont imaginé des instruments plus compliqués.

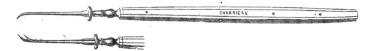

FIG. 990. — Aiguille double de Gerdy pour l'abaissement de la cataracte

Smalsius commence par traverser la sclérotique avec une aiguille cannelée à pointe aiguë ; puis, dans la cannelure, il glisse une aiguille à pointe mousse avec laquelle il achève l'opération.

Gerdy a proposé une aiguille-pince (fig. 990) composée de deux lames d'inégale grandeur ; la plus longue, lancéolée, porte la pointe ; la plus petite s'applique exactement sur la précédente, de sorte que lorsque l'instrument est fermé, il ressemble à une aiguille ordinaire. C'est dans cet état que l'instrument est conduit sur le cristallin, à travers la sclérotique ; alors on écarte les deux branches en retirant en arrière un anneau qui assurait leur réunion. Le but que se proposait Gerdy était de presser sur le cristallin par deux points à la fois.

Ces instruments compliqués sont peu employés.

ART. VIII. — CATARACTES SECONDAIRES.

A la suite des opérations de cataracte, il peut survenir des cataractes secondaires dues quelquefois à un petit fragment de cristallin oublié, mais le plus souvent à une opacité secondaire de la capsule ou à une production de fausses membranes.

Ordinairement on se borne à déchirer les opacités et à les écarter du champ de la pupille; rarement il est nécessaire de les extraire.

Pour déchirer et écarter la cataracte secondaire, on peut se servir d'une aiguille à abaissement introduite par la sclérotique et la cornée. Il est préférable de se servir de deux aiguilles à discision de Bowman (fig. 959, page 413); les pointes de ces aiguilles, introduites simultanément sur deux points opposés de la cornée, sont dirigées vers le centre de l'opacité; dès que celle-ci a été traversée les deux pointes la déchirent en s'écartant l'une de l'autre.

Pour mieux débarrasser le champ pupillaire on cherche quelquefois à saisir la fausse membrane et à l'enrouler sur elle-même après l'avoir déchirée. La serretelle de Charrière remplit parfaitement cette indication, mais elle a l'inconvénient de ne pouvoir pénétrer que par une ouverture assez étendue. On peut tourner cette difficulté en se servant des ciseaux de Wilde de Dublin (fig. 942, page 402) qui seront utiles surtout si le tranchant interne des branches est remplacé par de petites aspérités destinées à saisir les parties opaques. Les ciseaux de Wilde font la ponction de la cornée par leur pointe et leurs bords externes tranchants; leur tige arrondie · remplit ensuite l'ouverture faite à la cornée pendant que les lames écartées, puis rapprochées, saisissent la fausse membrane et l'écartent. Cependant, ces serretelles ne sont pas d'un emploi très-commode, parce que le rapprochement des mors n'est assuré que par la pression exercée sur la pédale; il résulte de là que la moindre inadvertance de la part du chirurgien détermine l'ouverture de l'instrument en temps inopportun.

La modification de Furnari a eu pour but de remédier à ce défaut. L'aiguille-pince de Furnari (fig. 991) a le volume d'une aiguille ordinaire de Scarpa. Elle est formée d'une tige terminée par deux branches parfaitement égales, dont les extrémités réunies constituent une petite lame courbe; les bords internes A des branches sont garnis d'aspérités, tandis que les bords

externes sont tranchants. Le mécanisme de l'instrument se compose d'une
boîte inférieure dans laquelle sont logés la bascule à engrenage B, la canule et un ressort. En appuyant sur la bascule on fait rentrer la gaîne dans

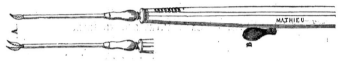

FIG. 991. — Aiguille-pince de Furnari.

le manche; alors l'aiguille, abandonnée a elle-même, se sépare en deux,
saisit et déplace les corps opaques qui obstruent le champ de la pupille;
lorsque la fausse membrane est une fois saisie, l'instrument reste donc
fermé de lui-même sans que le chirurgien soit obligé de continuer la moindre pression.

Maurice Perrin a modifié les serretelles d'une manière plus avantageuse
encore (fig. 992) : la canule *b*, mue par la rondelle *c*, glisse à frottement
doux sur la tige d'acier qui se termine par les deux lames *e a* ; il suffit
donc de poser l'index sur la rondelle *c* et de la pousser en avant ou en
arrière, pour maintenir l'instrument ouvert ou fermé. La lame *a* est aiguë
et tranchante sur ses bords pour ponctionner la cornée; plus petite et
mousse, la lame *e* s'applique sur la première. Une vis *d* permet de démonter les diverses pièces de la serretelle pour la nettoyer.

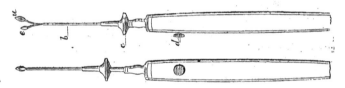

FIG. 992. — Aiguille serretelle de M. Perrin.

Le docteur Lanne a conseillé, pour l'extraction des cataractes secondaires,
une pince-aiguille construite sur le modèle général des pinces à pression
continue.

Les deux mors (fig. 993) s'allongent en forme de petites tiges cylindriques, d'une longueur de 2 centimètres, terminées par deux petits fers
de lance, qui, appliqués l'un contre l'autre, constituent la pointe d'une
aiguille à cataracte. Deux pointes fixées sur la face d'application de l'une
des branches, l'une au niveau du fer de lance, l'autre sur la tige, pénètrent

dans des trous ménagés sur la branche opposée, afin de mieux assurer la juxtaposition des mors.

L'aiguille-pince du docteur Lanne est bonne pour attaquer les fausses ' cataractes par une ouverture assez considérable de la cornée ou de la sclé-

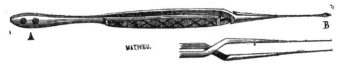

FIG. 993. — Pince-aiguille du docteur Lanne.

rotique, mais on ne pourrait avec elle ponctionner la cornée et saisir la fausse membrane, comme cela se pratique avec les serretèles de Wilde et de Maurice Perrin ; l'étroitesse de l'ouverture cornéale s'opposerait, en effet, à l'écartement des branches.

Quand on a dû pratiquer une section à la cornée, afin de procéder à l'extraction de la cataracte secondaire, on peut recourir aux instruments que nous venons de décrire, et plus simplement encore aux petites pinces que

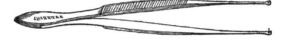

FIG. 994. — Pince à pupille artificielle de Sichel.

nous avons signalées à propos des opérations qui se pratiquent sur l'iris. On peut encore utiliser la pince à pupille artificielle de Sichel : l'un des mors est garni d'une petite pointe qui pénètre dans un orifice ménagé sur le mors opposé (fig. 994).

ART. IX. — INSTRUMENTS POUR DIVERSES OPÉRATIONS QUI SE PRATIQUENT SUR LE GLOBE OCULAIRE.

§ 1. — Scarification de la conjonctive.

Les anciens se servaient, pour scarifier la conjonctive, de pierre ponce ou d'os de sèche (Alexandre de Tralles), d'une cuiller armée de dents (Paul d'Égine), ou encore d'une brosse faite avec des barbes d'épis de seigle étroitement serrés. Ces instruments grossiers ont été remplacés par lalancette à grains d'orge qui suffit à remplir presque toutes les indications. Quelquefois, pour faire la circoncision de la cornée, on emploie des ciseaux courbes (fig. 995) avec lesquels on coupe la conjonctive soulevée par une petite pince à griffes multiples (fig. 996). Les ciseaux portent, sur l'un des anneaux, un trou taraudé qui reçoit une petite pince à bran-

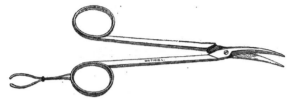

FIG. 995. — Ciseaux courbes de Furnari.

ches flexibles rapprochées par un coulant ; cette pince est destinée à porter une petite éponge.

Si quelques filaments celluleux ont échappé à l'action des ciseaux, Fur-

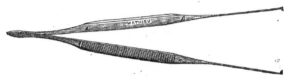

FIG. 996. — Pince à griffes multiples (Furnari).

nari les soulève sur un petit crochet mousse dont la concavité est tranchante (fig. 997).

Tavignot coupe les vaisseaux de la cornée avec l'aiguille à cataracte. Desmarres a proposé un couteau spécial à tranchant très-convexe qu'il promène, parallèlement à la cornée, sur les vaisseaux périkératiques. — Deval a fait construire un couteau analogue à celui de Desmarres, mais à

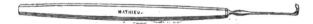

FIG. 997. — Crochet mousse à concavité tranchante (Furnari).

tranchant beaucoup moins convexe ; ce couteau est destiné à couper largement et superficiellement la paroi muqueuse de la paupière, ou à raser les productions granuleuses.

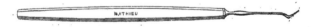

FIG. 998. — Scarificateur de Furnari.

Furnari scarifie la conjonctive avec un petit scarificateur (fig. 998) à pointe et à bords tranchants; la concavité de l'instrument est aussi tranchante à partir de la première courbure.

§ 2. — Paracentèse oculaire.

Cette opération peut se faire par la cornée ou la sclérotique.

Ponction par la cornée. — La ponction de la chambre antérieure est souvent employée pour diminuer la tension du globe oculaire dans certaines ophthalmies. Elle peut se faire avec la pointe d'une aiguille à cataracte; il suffit, après avoir traversé la cornée, d'imprimer à l'instrument un léger mouvement de rotation pour que l'humeur aqueuse s'écoule.

Desmarres se sert d'une aiguille (fig. 999) dont la pointe, parfaitement conique, supporte un épaulement empêchant l'instrument de pénétrer à plus de 2 millimètres; cette modification, qui donne une grande sécurité à l'opérateur, a été généralement acceptée. Un stylet d'Anel, introduit dans la plaie produite par cette aiguille, permet de renouveler l'écoulement plusieurs fois, à quelques minutes d'intervalle.

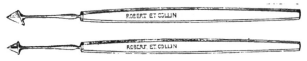

FIG. 999. — Aiguille à paracentèse de la cornée de Desmarres.

Spérino fait une ponction un peu plus large avec le couteau à double tranchant dont se sert Jules Guérin pour la ténotomie sous-conjonctivale. Ce couteau, légèrement courbé sur le plat, offre sur l'une de ses lames une saillie longitudinale qui rend l'instrument légèrement convexe dans le sens transversal, et facilite sa pénétration; la largeur du couteau est de 3 millimètres environ. Pour faire sortir l'humeur aqueuse plusieurs fois dans la même journée, et même à vingt-quatre heures d'intervalle, Spérino glisse dans la petite plaie un stylet de baleine à extrémité olivaire.

Ponction par la sclérotique. — Pour faire la ponction par la sclérotique, Whyte, médecin de l'armée d'Égypte, se servait d'une aiguille à cataracte. On pourrait aussi employer la pointe d'une lancette ou d'un couteau lancéolaire.

Desmarres préconise une aiguille un peu plus volumineuse que celle qu'il emploie pour la ponction par la cornée (fig. 1000). Une gouttière, *e f g* creusée sur cette aiguille, donne facilement passage au liquide contenu au-dessous du décollement de la rétine; dans cette gouttière, on peu

glisser un petit stylet pour rompre l'hyaloïde, les saillies *b c* empêchent la
pointe *d* de pénétrer trop avant.

Dans les cas de décollement de la rétine, de Graefe ne se propose pas
de donner issue au liquide épanché, mais d'établir une communication
entre la partie rétinienne et le corps vitré ; il se sert d'une aiguille à deux

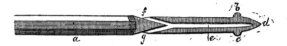

FIG. 1000. — Aiguille de Desmarres pour la paracentèse de la sclérotique.

tranchants dont le col, assez fort pour remplir la plaie scléroticale, es
muni d'un arrêt placé à 16 millimètres de la pointe. Il déchire le décolle
ment en inclinant l'aiguille en divers sens. Les aiguilles à discision de
Bowman peuvent être utilisées pour l'opération de de Graefe.

Wecker a fait construire par Lüer une aiguille-trocart (fig. 1001) permettant de [donner issue au liquide épanché, et, en même temps, d'établir
ne communication entre la poche sous-rétinienne et l'humeur vitrée ;

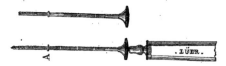

FIG. 1001. — Aiguille-trocart de Wecker.

c'est tout simplement un trocart de très-petite dimension muni d'un arrêt
A. en forme de curseur, qu'un ressort permet de fixer sur la canule à des
distances variables.

§ 3. — Staphylotomie de la cornée.

Pour faire l'excision de la cornée, on pourrait se servir d'un large couteau à cataracte, en complétant la section avec des ciseaux. Le large couteau
lancéolaire à deux tranchants (fig. 1002) de Desmarres est préférable ; il

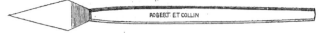

FIG. 1002. — Staphylotome de Desmarres.

aut avoir soin de fixer, au préalable, le staphylôme soit avec une érigne,
soit avec un fil qui en traverse la base.

Si l'on voulait recourir à la suture, d'après le procédé de Borelli et de

Critchett, il faudrait disposer d'aiguilles courbes pour conduire les fils, du petit couteau à cataracte de de Graefe pour faire l'incision, et de ciseaux pour enlever les lambeaux.

CHAPITRE II

INSTRUMENTS POUR LES MALADIES DE L'OREILLE

ARTICLE PREMIER. — INSTRUMENTS D'EXPLORATION.

§ 1. — Spéculums et otoscopes.

On peut explorer le conduit auditif, sans instruments spéciaux, en portant le pavillon de l'oreille en haut et en arrière, afin de redresser autant que possible la courbe décrite par le conduit auditif externe. Cependant, si l'on veut procéder à un examen rigoureux, il faut recourir aux spéculums et aux otoscopes.

Les spéculums sont pleins ou à valves.

Peu usité en France, le spéculum plein jouit d'une grande vogue en Angleterre, où l'on se sert surtout du spéculum de Gruber, modifié par Avery et par Toynbee.

Le spéculum de Gruber est constitué par un petit tube conique, en argent poli, d'un pouce et demi de longueur d'un diamètre de un huitième de pouce à son sommet dont les bords sont mousses et arrondis.

Avery, ayant remarqué que la forme conique du spéculum de Gruber ne permettait pas de

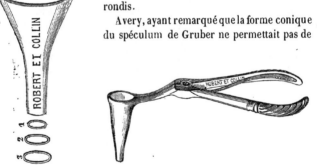

FIG. 1003. — Spéculum de Toynbee.   FIG. 1004. — Spéculum d'Hard.

q'introduire assez profondément, termina le cône par une extrémité tubulaire d'un diamètre invariable dans une longueur de trois quarts de pouce environ. Toynbee donna à cette extrémité tubulaire une forme ovalaire, plus convenable que la forme ronde, puisque la coupe du conduit externe est ovalaire et non pas circulaire (fig. 1003). Il est indispensable de disposer de spéculums de divers diamètres (1, 2, 3), car les dimensions du conduit auditif externe ne sont pas identiques chez tous les sujets.

L'emploi du spéculum plein est assez commode ; cependant nous ferons observer que la portion tubulaire du spéculum de Toynbee pénètre inutilement dans la portion osseuse du conduit, portion qui n'est pas dilatable ; il diminue donc de toute l'épaisseur de ses parois la voie ouverte aux rayons lumineux.

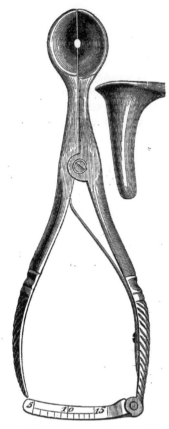

Les spéculums bivalves n'ont pas cet inconvénient ; pénétrant seulement dans la portion cartilagineuse et charnue du conduit, ils la dilatent largement.

Les spéculums bivalves ont été indiqués par Fabrice de Hilden ; les plus employés sont ceux d'Itard, de Kramer, de Kramer modifié par Triquet, de Bonnafont et de Weiss.

La forme droite des valves du spéculum d'Itard (fig. 1004) n'est pas parfaitement appropriée à la direction du conduit à parcourir.

Supérieur au précédent, le spéculum de Kramer a la forme d'un entonnoir métallique divisé en deux moitiés suivant sa longueur qui est de 3 centimètres. Le sommet de l'entonnoir est cylindrique et d'un très-petit diamètre, afin de pouvoir s'insinuer dans les conduits les plus étroits. Les valves présentent une courbure modelée sur celle du conduit auditif; leur base est fixée, à angle droit, à l'extrémité de deux branches articulées par

FIG, 1005. — Spéculum de Kramer modifié par Triquet.

un écrou comme les ciseaux. Il suffit de presser sur l'extrémité de ces deux branches, qui sont séparées par un ressort, pour obtenir l'écartement des valves,

La modification de Triquet (1) (fig. 1005) a consisté à adapter une crémaillère entre les deux branches qui supportent le spéculum ; la graduation tracée sur la crémaillère permet d'apprécier les dimensions du conduit auditif.

Kramer recommande de peindre en brun la face interne des valves, afin d'éviter les effets de lumière produits par la réflexion des rayons lumineux. La proposition de Kramer est parfaitement juste ; cependant elle n'est pas adoptée généralement ; on s'efforce, au contraire, de rendre les valves aussi brillantes que possible.

Le spéculum de Weiss a aussi la forme d'un cône, mais il est composé de trois valves montées sur un manche articulé à angle droit, et formé de plusieurs pièces dont le rapprochement ou l'éloignement détermine des mouvements analogues des valves. Il est utile, surtout, lorsqu'il convient d'obtenir une dilatation considérable de la portion cartilagineuse des conduits pour certaines opérations, telles que la ligature ou l'extraction des polypes.

Bonnafont (2) a fait construire un petit spéculum (fig. 1006) composé de deux valves, dont la longueur est calculée de telle sorte que l'instrument ne puisse pas pénétrer au delà de la portion extensible du canal. Légèrement aplaties, ces valves s'articulent entre elles à la réunion du tiers externe de

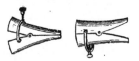

FIG 1006. — Spéculum de Bonnafont, ouvert et fermé.

leur longueur avec les deux tiers internes. Une vis, munie d'un bouton, sert à écarter les valves et à les maintenir ouvertes dès que l'écartement est jugé suffisant.

Ce spéculum est le meilleur de tous, car il tient seul dans le conduit par la pression des valves ; l'opérateur conserve donc la liberté de ses deux mains pour opérer dans le conduit.

Les rayons directs du soleil sont la meilleure lumière que l'on puisse employer pour éclairer le fond du conduit auditif. Mais on ne peut se servir de ce moyen en tout temps et en tout lieu ; on a donc dû recourir à la lumière artificielle.

Depuis les essais d'Archibald Cléland, de Bozzini, etc., les otoscopes se

(1) Triquet, Traité des maladies de l'oreille. Paris, 1857, p. 66.
(2) Bonnafont, Traité théorique et pratique des maladies de l'oreille et des organes de l'audition. Paris, 1860.

sont multipliés. Le procédé le plus simple a été indiqué par Ménière (1) ; il consiste à placer derrière la flamme d'une bougie, une cuiller d'argent qui fait office de miroir concave. Triquet, ayant remarqué que l'on n'arrive à placer la bougie et la cuiller dans des rapports convenables qu'après quelque tâtonnement, a proposé un petit appareil (fig. 1007) construit sur le même principe ; cet appareil se compose d'un support à deux valves qui s'ouvrent et s'écartent par la pression d'un ressort ; une bougie allumée est placée entre les valves, un petit miroir métallique est fixé en arrière.

Dans l'otoscope de Kramer, une lampe d'Argand constitue le foyer

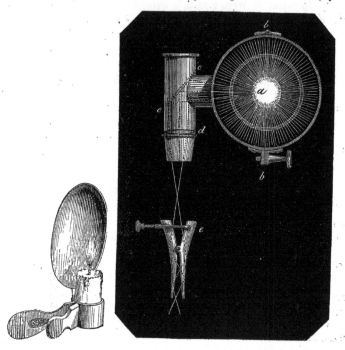

FIG. 1007.— Réflecteur de Triquet.   FIG. 1008. — Otoscope de Bonnafont.

lumineux. « Cette lampe est entourée d'une boîte de fer-blanc noircie a l'intérieur, percée en dessus pour laisser passer le verre, et, de plus, ouverte latéralement pour que la lumière jaillisse par un point déterminé. L'ouverture par où le faisceau lumineux doit sortir est garnie d'un tube

(1) Ménière, *Mémoire sur l'exploration du conduit auditif*, Paris, 1841.

ayant 38 centimètres de longueur, et portant à ses deux extrémités deux lentilles convexes de 8 centimètres de diamètre ». Les rayons lumineux reçus par le miroir concave, puis projetés sur les lentilles convexes du tube directeur donnent une lumière très-brillante. On ne peut reprocher à cet appareil que sa complication.

Plus simple, l'otoscope de Bonnafont (1008) produit un éclairage très-satisfaisant; nous reproduisons la description qu'en a donné l'auteur (1). » Le cylindre, qui n'a guère que 6 centimètres de hauteur et 5 de diamètre, est composé de deux valves articulées à charnière b, de manière à pouvoir s'ouvrir pour s'adapter au verre d'une lampe correspondant au foyer lumineux. Ce cylindre présente d'un côté une ouverture circulaire, de 2 centimètres, munie d'une lentille convexe des deux côtés, et communiquant à un petit tube soudé sur le corps de l'instrument. Ce petit tube est garni 1° d'un miroir réflecteur o e placé en face de la lentille et décrivant avec elle un angle d'environ 45 degrés ; 2° d'une lentille fermant l'ouverture correspondante du tube d. On comprend maintenant que la partie cylindrique de l'instrument une fois adaptée à la lampe, la lumière de celle-ci est fortement réfractée par la première lentille avant d'être reçue par le miroir réflecteur, lequel à son tour la réfléchit à angle droit sur la deuxième lentille, qu'elle traverse en se condensant, et forme, en sortant, un faisceau lumineux très-intense, lequel, dirigé sur le conduit auditif pendant que celui-ci est dilaté par le petit spéculum bivalve, éclaire si bien toutes les parties de ce tube, qu'il devient facile de distinguer toutes les transformations morbides qu'il peut avoir subies. » La lampe est maintenue sur un support garni d'une vis qui permet de l'élever et de l'abaisser à volonté, et de placer ainsi la lumière au niveau de l'oreille que l'on veut examiner. »

Dans un premier modèle, Bonnafont avait ménagé un orifice central au centre du miroir réflecteur ; il l'a supprimé, parce qu'il s'est aperçu qu'il restait entre le bord de l'instrument et le spéculum une distance suffisante pour que le rayon visuel de l'observateur pût pénétrer dans le conduit auditif.

L'otoscope de Blanchet (fig. 1009) se compose (2) : 1° d'un spéculum A à valves noircies intérieurement ; 2° d'un miroir concave I à orifice central; une articulation à genouillère E permet de fixer le miroir dans les directions les plus variées ; 3° d'une lentille H biconvexe ou biconcave pour l'accommodation ; 4° d'un porte-bougie, avec réflecteur tournant dans tous les sens en E ; 5° d'une crémaillère permettant de limiter le mouvement des

(1) Bonnafont, *loc. cit.*, p. 45.
(2) Blanchet, *Bulletin de thérapeutique*, p. 479, t. LXXII.

INSTRUMENTS.

valves et de les maintenir écartées. Les valves du spéculum sont écartée
ou rapprochées par l'action des branches B C. Le miroir concave I est uni
au spéculum A par la tige G, sur laquelle la lentille H peut prendre diverses
positions au moyen de la glissière F.

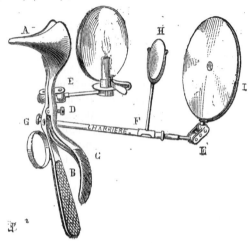

Fig. 1009. — Otoscope de Blanche.

Le Dr Garrigou Desarènes(1) a présenté à la Société de médecine de
Paris un otoscope qui fournit une lumière beaucoup plus considérable que
tous les appareils précédents.

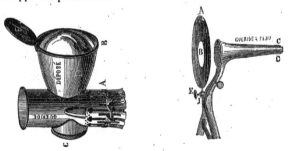

Fig. 1010. — Otoscope de Garrigou Desarènes.   Fig. 1011. — Spéculum de Garrigou Desarènes.

La lampe qui fournit la lumière dans l'otoscope parabolique de Garrigou
(fig. 1010) est placée au centre d'un tube A supportant un réflecteur D,

(1) Garrigou Desarènes, *Gazette des hôpitaux*, 1867, p. 407.

de forme parabolique, parfaitement poli sur sa face interne ; la partie postérieure C de ce réflecteur peut se démonter pour régler la lumière de la
lampe. Les rayons lumineux émanés de la lampe arrivent parallèlement à
l'ouverture B, où ils sont réunis par un verre plan convexe ayant un foyer
de 18 centimètres. Ce verre est doublé, sur son côté plan, d'un autre verre
teinté en bleu formant le complément de la teinte jaunâtre de la lumière
de la lampe. On obtient ainsi une clarté très-blanche.

L'appareil est monté sur une lampe ordinaire au moyen du tube métallique A soudé au réflecteur parabolique (fig. 1012).

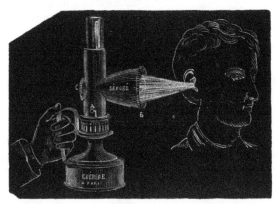

Fig 1012. — Mode d'emploi de l'otoscope Garrigou Desarènes.

Le réflecteur donnant une lumière très-vive, Garrigou emploie en même
temps un petit spéculum à deux valves C C (fig. 1011), muni d'un écran
noir A percé à son centre d'un orifice B de 15 millimètres ; l'écran est fixé
au spéculum par la vis E ; il a pour but d'absorber les rayons dont on n'a
pas besoin. Le spéculum de Garrigou Désarènes tient de lui-même dans le
conduit auditif comme celui de Bonnafont.

La complication de la structure de la plupart des appareils que nous
venons de décrire n'est nullement en rapport avec le but que l'on cherche
à obtenir ; il n'est pas besoin de disposer d'un éclairage d'une intensité si
considérable pour apercevoir nettement le fond du conduit auditif, et
même l'oreille moyenne quand le tympan est détruit.

A l'exemple de Simon Duplay, nous plaçons le malade à côté d'une
lampe ordinaire disposée de la même manière que pour l'examen ophthalmoscopique ; nous introduisons ensuite dans le conduit auditif externe un
spéculum de Toynbee, ou mieux un spéculum de Bonnafont. Ces dispositions prises, nous dirigeons vers ce spéculum les rayons réfléchis d'un mi-

roir concave fixé sur notre front par un bandeau (fig. 1013) ou par une
monture de lunettes. En un mot, nous employons pour l'examen de l'oreille

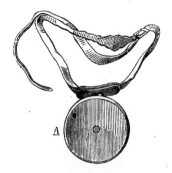

le procédé laryngoscopique conseillé
par Smeleder et Ed. Fournié.

Quelquefois encore nous nous servons de l'otoscope anglais de Brunton
(fig. 1014). Cet otoscope se compose
d'un tube en métal poli, le plus souvent en argent, terminé à sa partie
antérieure par un ajutage qui s'adapte
sur un spéculum auris D de modèle
Toynbee. La partie postérieure du
tube est munie d'un oculaire B par
lequel regarde l'observateur; la partie
moyenne est occupée par un miroir
réflecteur C, incliné à 45 degrés et
percé d'un orifice central; en avant

Fig. 1013. — Miroir réflecteur fixé au front
par un bandeau.

de ce réflecteur, le tube présente un large orifice latéral surmonté d'un
pavillon évasé en entonnoir A. Les rayons lumineux, qu'ils proviennent du
soleil ou d'une lampe ordinaire, se réfléchissent sur le miroir pour se
diriger vers le spéculum.

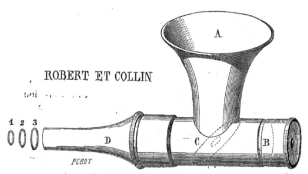

Fig. 1014. — Otoscope de Brunton.

Les boîtés qui renferment l'otoscope de Brunton sont munies de quatre
spéculums Toynbee de diamètre variable à leur orifice interne, mais d'un
diamètre identique avec l'orifice opposé qui s'ajuste sur le tube. Cet otoscope est très-avantageux parce qu'il est très-portatif et permet l'exploration
sans aucun préparatif; il suffit de mettre le pavillon dans la direction des
rayons provenant du soleil ou de la flamme d'une bougie.

§ 2. — Instruments pour mesurer l'acuité de l'ouïe.

Wolcke mesurait l'acuité de l'ouïe en laissant tomber un marteau de bois très-dur sur une planche, à des distances variables. Itard donna à ce procédé une teinte scientifique : le marteau doit frapper le corps dur sous un angle déterminé qui est indiqué par une aiguille tournant sur un cadran gradué (fig. 1015).

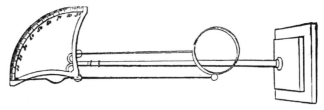

FIG. 1015. — Acoumètre d'Itard.

L'aiguille indique le degré d'écartement du marteau et par conséquent l'intensité du bruit. L'acoumètre de Yearsley (1) est fondé sur des principes analogues.

Les acoumètres sont peu employés ; le plus souvent, on se contente d'apprécier la distance à laquelle le tic-tac d'une montre est perçu par le malade.

A peu près à la même époque, Vidal de Cassis et Bonnafont ont proposé d'apprécier le degré de sensibilité du nerf acoustique en plaçant un diapason sur différents points du crâne ; cet instrument rend de grands services dans quelques cas exceptionnels.

§ 3. — Instruments pour l'exploration de la trompe d'Eustache
et de l'oreille moyenne.

Toynbee emploie pour explorer la trompe d'Eustache un instrument auquel il donne le nom d'otoscope, composé d'un tube élastique d'environ dix-huit pouces de longueur, et terminé, à chacune de ses extrémités, par un embout d'ivoire ou d'ébène (fig. 1016).

L'une des extrémités de ce tube est placée dans l'oreille du malade, l'autre dans l'oreille du médecin. Si la trompe d'Eustache est libre, le médecin entend distinctement un bruit caractéristique quand le malade fait une forte expiration, après avoir pris la précaution de fermer la bouche et les narines.

(1) Yearsley, *Archives générales de médecine*, t. VI, 5ᵉ série, p. 618.

Pour árriver à un résultat plus positif encore, Toynbee introduit dans

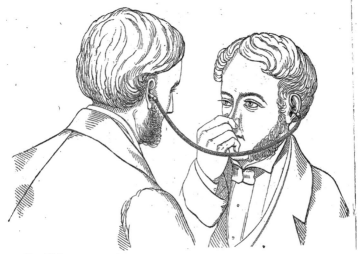

FIG. 1016. _ Otoscope indirect de Toynbee pour l'exploration de la trompe d'Eustache
et de l'oreille moyenne.

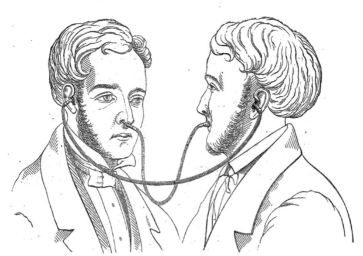

FIG. 1017. __ Otoscope direct de Toynbee pour l'exploration de la trompe d'Eustache
et de l'oreille moyenne.

la trompe d'Eustache le cathéter que nous décrirons page 461 ; puis il ajuste sur le pavillon de ce cathéter l'extrémité d'un tube élastique de dix-huit pouces de long (fig. 1017); le tube se termine par une sorte d'enton-noir dans lequel l'opérateur souffle doucement, de façon à projeter une colonne d'air dans l'oreille moyenne. Cette colonne d'air détermine dans l'oreille moyenne et sur la membrane du tympan des phénomènes acous-tiques que l'opérateur perçoit parfaitement, s'il fait usage d'un tube unis-sant son conduit auditif externe à celui du patient.

ART. II. — INSTRUMENTS POUR L'EXTRACTION DES CORPS ÉTRANGERS.

Une foule d'instruments, pinces, crochets, leviers, curettes, ont été imaginés pour faciliter l'extraction des corps étrangers du conduit auditif externe.

Les auteurs du Compendium, et avec eux presque tous les chirurgiens de nos jours (1), font observer que ces instruments ne doivent être employés qu'à titre très-exceptionnel quand des injections d'eau tiède n'ont pas sufü à amener les corps étrangers au dehors. Les injections se pratiquent avec l'appareil de Ménière décrit tome 1ᵉʳ, page 84; à défaut de cet appareil on peut se servir d'une seringue ordinaire.

Quant aux divers pinces et crochets, les plus recommandables sont les suivants :

1° L'instrument de Vidal de Cassis (fig. 1018), composé d'une canule plate parcourue par un fort ressort de montre terminé par un petit bouton aplati. Lorsque la canule a été glissée au-dessous du corps étranger, on fait sortir le ressort en pressant sur un bouton situé à l'arrière de l'instrument ; on le fixe dans cette situation en tournant une vis placée sur la partie laté-rale de la canule. Le ressort en se recourbant passe derrière le corps étran-ger; en tirant le tout en avant, canule et ressort, on extrait ce corps.

2° La curette articulée de J. Leroy d'Etioles (fig. 1019), curette construite sur le même principe et le même modèle que celle que ce chirurgien a con-seillée pour l'extraction des corps étrangers du canal de l'urèthre.

3° La curette de Cloquet (2) (fig. 1020), petit stylet d'argent terminé en B par une anse métallique, et en A par une petite curette. Le métal qui forme l'extrémité B a été recuit, afin de prendre plus facilement la forme nécessaire à son introduction dans la cavité qui contient le corps étranger ; la face interne de l'anse est creusée d'une gouttière pour être moins ex-posée à glisser. Le métal, étant très-malléable, ne peut blesser les parois du conduit.

(1) Compendium de chirurgie pratique, tome III, page 447.
(2) Cloquet, Bulletin de la Société de chirurgie, 1854.

4° Des pinces à disséquer à mors très-longs et aplatis à leur extrémité;
ces pinces sont conseillées par Bonnafont. Les Anglais se servent souvent

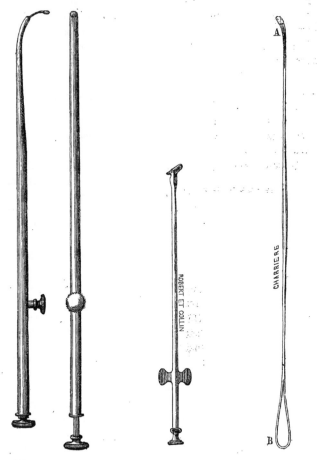

FIG. 1018. — Instrument de Vidal (de Cassis) pour retirer les corps étrangers du conduit auditif interne.

FIG. 1019. — Curette articulée de J. Leroy d'Étioles.

FIG. 1020. — Curette et anse de Cloquet.

de ces pinces, auxquelles ils ajoutent un petit crochet qui peut servir à enlever les boulettes de coton introduites dans le conduit auditif.

5° Les pinces-curettes de Rousset de Vallière (fig. 1021) sont composées de deux branches soudées perpendiculairement sur les mors d'une pince à dissection ; une canule courant sur les branches perpendiculaires les maintient étroitement serrées l'une contre l'autre quand elles ont été glissées de chaque côté du corps étranger.

6° Si le corps étranger est peu résistant, comme le serait une boulette de coton, Bonnafont recommande une pince dont les mors c, terminés par un double crochet à dents de rats d, pénètrent dans le corps étranger ; les mors sont rapprochés par un coulant ab, présentant à sa partie postérieure deux anneaux servant à le mouvoir (fig. 1022).

7° Quelquefois on s'est servi d'un petit tire-

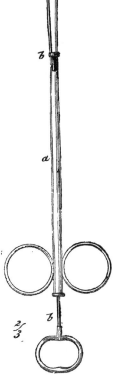

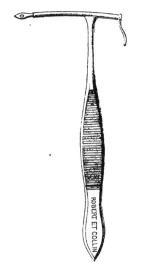

FIG. 1021. — Pince-curette de Rousset de Vallière.   FIG. 1022. — Pince de Bonnafont.

fond pour extraire des corps étrangers du conduit auditif ; en règle générale cet instrument est bien plus propre à enfoncer les corps étrangers qu'à les faire sortir (1).

Le docteur Bussière a fait connaître un procédé très-simple pour remplacer la curette de Leroy (d'Étiolles) : « Je prends, dit-il, une épingle

(1) *Bulletin de la Société de chirurgie*, t. IX, p. 181 et suiv.

ordinaire que je fixe solidement entre *les* mors d'une pince à artère, puis j'en courbe la pointe, à peu près à angle droit, dans une étendue variable de 1 à 2 millimètres, et sur le premier corps dur qui se présente sous ma main, j'émousse cette pointe de manière à ne pas piquer le patient s'il venait à faire quelque brusque mouvement. J'introduis ce petit crochet dans le vide qui existe entre le corps étrangers et la partie inférieure du conduit auditif, en ayant soin d'appliquer et de faire glisser sur la face inférieure de ce corps la portion recourbée de l'épingle, et dès que celle-ci est arrivée à la partie postérieure du corps étranger, je lui fais exécuter un petit mouvement de rotation, un quart ou un cinquième de circonférence, et par un léger mouvement de traction en haut et en dehors j'en débarrasse promptement le patient (1). »

ART. III. — OPÉRATIONS QUI SE PRATIQUENT SUR LES POLYPES.

Les principales méthodes sont l'arrachement, la ligature, l'excision et la cautérisation.

§ 1. — Arrachement.

L'arrachement peut se faire avec les pinces de Bonnafont (fig. 1023). Celles-ci se composent : 1° d'un manche H ; 2° d'une pince à deux ou trois branches F G ; 3° d'une canule à coulisse dans laquelle est fixée l'une des deux pinces ; l'extrémité libre de la canule se termine par un bouton aplati. Une petite tige carrée réunit la canule au manche H sur lequel elle est fixée à angle de 45° environ (E), au moyen d'une vis de pression placée sur la partie supérieure du manche. Cette disposition permet de suivre de l'œil tous les mouvements de la pince, puisque la main qui tient son manche est placée au-dessous de l'oreille, de façon à ne gêner aucunement le passage de la lumière.

Quand le polype est saisi, on assure sa préhension en poussant la canule vers les mors de la pince ; on enlève ensuite le manche pour favoriser le mouvement de torsion que l'on doit autant que possible combiner avec l'arrachement.

Quand le polype est volumineux et saillant, Triquet l'arrache avec des pinces ordinaires à branches très-allongées (2). Si le polype est petit et profondément situé, Triquet recommande une pince à bascule (fig. 1024), dont le mécanisme ne diffère de celui de la serretelle (décrite à propos des

(1) Bussière, *Journal de médecine de Bruxelles*, décembre 1864.
(2) Triquet, *Traité pratique des malddies de l'oreille*. Paris, 1857, p. 358.

maladies des yeux), que par un volume un peu plus considérable ; la lettre P représente un petit bistouri destiné à couper le pédicule s'il est très-résistant.

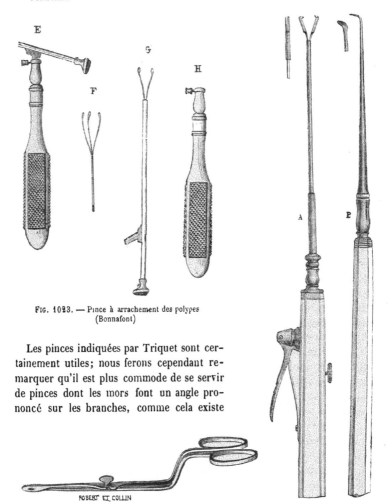

FIG. 1023. — Pince à arrachement des polypes
(Bonnafont)

Les pinces indiquées par Triquet sont certainement utiles; nous ferons cependant remarquer qu'il est plus commode de se servir de pinces dont les mors font un angle prononcé sur les branches, comme cela existe

FIG. 1025 — Pince de Dupuytren.

FIG. 1024. — Pince et bistouri de Triquet.

dans l'instrument de Dupuytren; la main de l'observateur, placée au-dessous de l'oreille, ne gêne pas la vision (fig. 1025).

§ 2. — Ligature.

L'appareil de Fabrizj est un des meilleurs, à la condition que le polype ne soit pas trop volumineux. En raison de son importance, et parce que cette ligature est non-seulement applicable aux polypes de l'oreille, mais encore à ceux des autres régions, nous décrirons ce procédé avec détail et d'après l'auteur (1) :

« On se sert de plusieurs canules d'argent, longues de 108 millimètres, et dont le diamètre ne dépasse pas 3 millimètres. Chaque canule contient un fil de métal qui fait anse en sortant d'une des extrémités, et qui dépasse l'autre de 135 à 162 millimètres. L'extrémité des canules du côté de l'anse est divisée en deux parties égales par une petite barre qui sépare les deux bouts du fil. L'autre extrémité de la canule porte sur sa partie latérale un petit bouton. A l'aide d'une de ces canules, on introduit une anse dans l'oreille qui embrasse le polype le plus près possible de son pédicule. On serre un peu l'anse en tirant à soi les deux extrémités libres du fil sur lequel on fait glisser la canule, qu'on tire toujours à soi. Puis, se guidant sur cette première canule, on porte une autre anse sur le polype, et la première, servant de pince, peut faire avancer cette nouvelle anse plus près de la base de la tumeur. Alors la première étant inutile, on l'ôte et l'on continue les torsions avec la seconde. Si la tumeur résiste et ne se laisse pas détacher, on prend une autre anse qui, destinée à rester en place, est de chanvre, et est portée par une petite canule de plomb. Avec une forte pince, on aplatit celle-ci sur le fil dans quelques lignes de son étendue, en dedans du conduit, et l'on entretient ainsi cette espèce de ligature. Lorsque la tumeur gêne les manœuvres, on la coupe avec des ciseaux très-minces après avoir appliqué la première anse, et l'on termine l'opération de la manière indiquée. Le jour suivant, on essaye si la tumeur se détache, en exerçant sur elle quelques tractions au moyen de la canule; si la canule résiste, on arrache en exerçant de nouvelles torsions sur le pédicule. »

Si le polype est assez volumineux pour remplir presque complétement le conduit, Bonnafont (2) recommande les instruments suivants : « Le porte-nœud ressemble à celui de Récamier pour les polypes de l'utérus, mais réduit aux dimensions suivantes : longueur de la tige jusqu'aux anneaux 12 centimètres, largeur un millimètre et demi, épaisseur un demi-millimètre. Le serre-nœud est un peu plus fort, sa largeur étant de 2 mil-

---

(1) Fabrizj, *Résumé des leçons de médecine opératoire acoustique professées à l'École de médecine de Paris*, 1839, p. 12.
(2) Bonnafont, *Traité pratique des maladies de l'oreille*. Paris, 1860, p. 240.

timètres et son épaisseur de un millimètre. Celui-ci consiste en une tige d'acier, présentant : 1° un chas à une extrémité pour faire passer les deux bouts du fil ; 2° à 7 centimètres de cette extrémité un petit bouton à vis précédé d'une petite œillère placée à la distance d'un demi-centimètre; 3° enfin, son extrémité correspondante est libre et se fixe sur un manche d'acier à l'aide d'une vis de pression. Toutes ces parties sont représentées par les figures K, L, J, I. On peut tout à la fois agir avec cet instrument par pression et par torsion (fig. 1026).

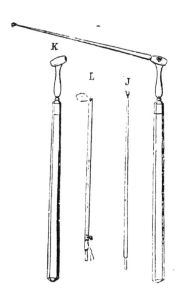
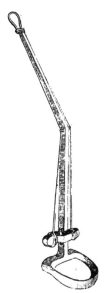

FIG. 1026. — Porte-ligature et serre-nœud de Bonnafont.

FIG. 1027. — Pince de Wilde.

La pince de Wilde (fig. 1027) est souvent employée aussi dans le traitement des polypes de l'oreille : elle se compose d'une tige coudée, terminée à son extrémité manuelle par un anneau dans lequel s'engage le pouce, et, à l'extrémité opposée, par deux petits coulants dans lesquels glisse le fil; après avoir traversé deux autres coulants, les chefs du fil viennent s'enrouler sur une pièce transversale qui monte et descend, à frottement doux, sur la tige coudée, sous l'impulsion des doigts de l'opérateur.

Garrigou-Desarènes a fait construire par Guéride un appareil destiné à faire l'écrasement linéaire des polypes de l'oreille. Je ne saurais mieux faire com-

prendre le mécanisme de cet instrument qu'en reproduisant la description
qu'en a donnée son auteur (1) : « Je fais pénétrer dans le tube C de mon
écraseur (fig. 1028) un fil de fer de la grosseur d'un demi-millimètre ployé
en deux, et je laisse une anse A capable de passer par-dessus le polype,
puis je courbe cette anse en formant avec le tube C un angle droit ou

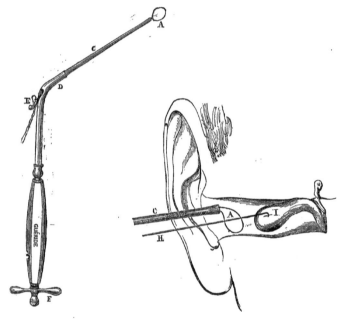

Fig. 1028. — Écraseur linéaire   Fig. 1029. — Mode d'emploi de l'écraseur
     de Garrigou-Desarènes.   précédent.

presque droit. Cela fait, j'introduis mon fil et le tube qui le porte dans le
corps de l écraseur D, et je le fixe au crochet E par deux tours en sens inverse pour chaque fil. L'instrument ainsi disposé, je saisis le polype avec une
longue érigne H (fig. 1029) que je tiens d'une main, pendant que l'autre
main conduit l'écraseur dont l'anse de fil A est passée autour de l'érigne
jusque sur la base du polype I; alors je fais tenir l'érigue par une aide,
puis je saisis le volant F, et je procède lentement à la section en tournant
le volant, sans exercer aucune traction avec l'écraseur. L'opération, une

(1) Garrigou-Desarènes, *Gazette des hôpitaux*, 1866, p. 578.

fois le polype saisi, dure de 20 à 30 secondes. On est averti que le polype est coupé quand le volant tourne sans aucune difficulté ».

Un an plus tard, Ladreit de Charrière fit construire par Mathieu un instrument présentant la plus grande analogie avec le précédent. Nous ferons remarquer que la ligature des polypes de l'oreille peut parfaitement se faire avec le ligateur automatique de Cintrat que nous avons décrit à propos des ligatures profondes des vaisseaux artériels (page 288).

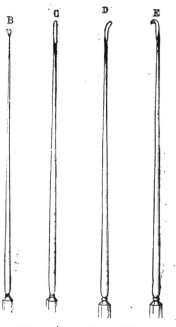

§ 3. — Excision.

Suivant le mode d'insertion du polype on peut pratiquer l'excision avec des petits ciseaux légèrement courbés ou avec des bistouris boutonnés.

Bonnafont se sert de quatre petits bistouris assez déliés pour manœuvrer facilement dans le conduit auditif (fig. 1030). La lettre C représente un bistouri

Fig. 1030. — Érigne et bistouris de Bonnafont.

droit dont le tranchant n'a pas plus de 1 centimètre de long sur 1 millimètre et demi de largeur ; cette portion tranchante est placée à l'extrémité d'un stylet, long de 10 centimètres, monté sur un manche. Les bistouris D E à tranchant concave ou tourné sur le plat ont les mêmes dimensions.

Pour attirer commodément les polypes, Bonnafont recommande une érigne double B montée sur un manche avec lequel elle forme un angle presque droit.

§ 4. — Cautérisation.

Le caustique le plus employé est le nitrate d'argent. Bonnafont fait couler des petits crayons d'un millimètre et demi de diamètre ; il enfonce ces petits crayons dans un porte-caustique allongé et très-mince, en ayant soin qu'ils dépassent à peine les valves de l'instrument. (fig. 1031).

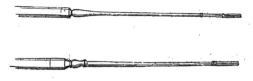

Fig. 1031. — Porte-caustique de Bonnafont.

On peut aussi couler le nitrate d'argent dans une petite cuvette de platine montée sur l'extrémité d'un stylet.

ART. IV. — INSTRUMENTS POUR PRATIQUER LA PERFORATION DE LA MEMBRANE DU TYMPAN.

Cooper perforait la membrane du tympan avec un petit trocart courbe dont la pointe dépassait la canule de 5 millimètres à peine. Buchanam substitua au trocart de Cooper un trocart quadrilatère dans la pensée que la plaie se réunirait moins facilement.

Après eux, Himly, Paroisse, Fusch, Michaelis, Itard, Lafaye, Gayral, imaginèrent des instruments complétement abandonnés aujourd'hui.

Fabrizj a décrit dans les termes suivants son perforateur (1) : « L'instrument est composé de deux pièces. L'une consiste en une canule cylindrique d'acier, longue de trois pouces et demi, qui, dans l'espace d'un pouce, a environ deux lignes de diamètre, et dans le reste de sa longueur une ligne. Dans la partie où le diamètre est le plus grand, il existe à l'intérieur un pas de vis, et l'autre portion de la canule, qui a un plus petit diamètre, se termine par un bord tranchant. L'autre pièce est une tige d'acier montée sur un manche d'ivoire, long de trois pouces et d'une figure à peu près fusiforme. La tige métallique est plus longue d'une ligne que la canule. A partir du point qui s'implante dans le manche, elle a, dans l'espace d'un pouce, un diamètre égal à celui de la cavité de la canule dans sa portion plus large, et présente un pas de vis en relief destiné à correspondre à l'écrou de la canule, et à mettre les deux pièces en contact immédiat. L'autre portion de la tige a dans toute son étendue un diamètre d'une ligne, correspondant à celui de la portion plus étroite de la canule, dans laquelle elle s'introduit en la remplissant exactement, jusqu'à une ligne de distance de

_____

(1) Fabrizj, loc. cit., p. 61.

son extrémité ; cette tige a une forme cylindrique et lisse ; mais arrivée à ce point elle se change en spirale de même diamètre formée par un fil métallique de la grosseur d'un tiers de ligne, tournant autour d'un axe. Cette spirale fait un tour et demi, dans un espace de deux tiers de ligne, et se termine par une pointe très-aiguë placée dans la direction de l'axe de la tige, et qui a un tiers de ligne de longueur (fig. 1032).

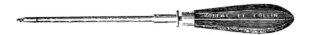

FIG. 1032. — Perforateur de Fabrizj

» La canule se monte sur la tige de manière que son extrémité la plus évasée vienne toucher le manche. La tige alors se trouve complétement couverte, excepté la spirale qui dépasse la canule de toute sa longueur.

» La construction de cet instrument exige plusieurs précautions. Le manche doit porter, où la tige s'implante, un signe correspondant à la direction de l'instrument pour faire connaître au chirurgien, lorsqu'il opère, le nombre de tours circulaires qu'il a déjà exécutés.

» Il faut que l'espace qui sépare les tours de la spirale soit un peu plus large que l'épaisseur ordinaire de la membrane. La révolution de la spirale doit avoir une petite inclinaison, de manière que, se trouvant plus directement opposée à l'action de la canule, elle y trouve une résistance. Il faut, en outre, qu'elle ait une direction de droite à gauche, si c'est dans ce sens qu'on tourne la canule pour la monter, en sorte que, lorsque dans l'opération on fait descendre cette dernière, le mouvement de rotation qu'on lui imprime soit en opposition avec la direction de la spirale.

» L'instrument, ainsi décrit et monté, suffit pour pratiquer l'opération. Pour les soins consécutifs, il faut une semblable tige à la première pour le rapport des dimensions, mais qui restant cylindrique dans toute son étendue, diffère de l'autre, en ce qu'elle ne présente dans la dernière ligne de sa partie libre qu'une cavité disposée en spirale accomplissant deux tours circulaires. Pour s'en servir on la monte dans la canule comme la précédente. »

L'instrument que nous venons de décrire remplit son but avec une rare perfection ; on ne peut lui reprocher que sa complication et son maniement difficile. Cependant il a reçu l'approbation de presque tous les chirurgiens qui ont eu à pratiquer la perfortion du tympan. On le préfère à l'instrument de Deleau, qui est cependant d'une construction plus simple.

Dans l'instrument de Deleau (fig. 1033), une canule à extrémité tranchante renferme une tige évidée en tire-bouchon, et terminée par un petit disque mince dont les bords tranchants regardent ceux de la canule. Lorsque cet instrument est porté jusqu'au fond du conduit auditif, on fait marcher la tige en lui imprimant un mouvement de rotation ; elle traverse la membrane comme un tire-bouchon ; alors un ressort qui se détend ramène avec force le disque tranchant contre la canule, de manière à couper une rondelle de la membrane du tympan.

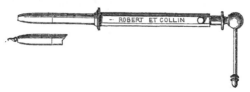

FIG. 1033. — Perforateur de Deleau.

A première vue le perforateur de Deleau paraît préférable à celui de Fabrizj ; cependant il a de sérieux inconvénients : la sensibilité de la membrane du tympan s'accommode mal de ce mouvement de tire-bouchon qui est inévitable ; le malade remue et dès lors l'instrument est déplacé. Rien de pareil n'est à craindre avec le perforateur de Fulrizj puisque l'opération est instantanée.

Bonnafont a fait construire un perforateur (fig. 1034) composé d'une tige qui a 2 ou 3 millimètres de diamètre sur 10 centimètres de longueur ; cette tige est montée sur un manche a long d'environ 5 centimètres. L'extrémité c de la tige se termine par un pas de vis à pointe acérée. Cette tige s'engaîne dans une canule b dont le diamètre est en rapport avec celui que l'on désire donner à la perforation ; l'une des extrémités de la canule est fixée près du manche par un petit ressort qui la rend immobile, tandis que l'autre extrémité se termine par un tranchant circulaire aussi acéré que possible. Lorsque les deux pièces sont réunies, une seule spirale du pas de vis, représentant avec la pointe 4 millimètres environ, dépasse la canule.

Ce perforateur agit de la façon suivante : le tympan est traversé d'un coup sec par la pointe de la spirale ; alors on fait tourner rapidement le manche de l'instrument de manière à lui faire exécuter un tour et demi à deux tours. Pendant ce mouvement de rotation la canule incise le tympan dans tout son pourtour.

Bien que l'on ait enlevé une rondelle du tympan avec les perforateurs, cette membrane tend sans cesse à se cicatriser. Pour lutter contre cette tendance, Bonnafont a imaginé des canules d'argent (fig. 1035) d'une longueur égale à celle du conduit auditif externe, et d'un diamètre pareil à celui de l'ouverture du tympan.

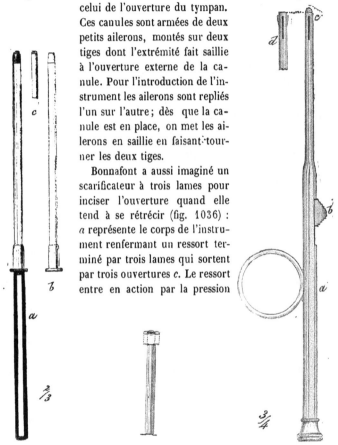

Ces canules sont armées de deux petits ailerons, montés sur deux tiges dont l'extrémité fait saillie à l'ouverture externe de la canule. Pour l'introduction de l'instrument les ailerons sont repliés l'un sur l'autre; dès que la canule est en place, on met les ailerons en saillie en faisant tourner les deux tiges.

Bonnafont a aussi imaginé un scarificateur à trois lames pour inciser l'ouverture quand elle tend à se rétrécir (fig. 1036) : *a* représente le corps de l'instrument renfermant un ressort terminé par trois lames qui sortent par trois ouvertures *c*. Le ressort entre en action par la pression

FIG. 1034. — Perforateur de Bonnafont.

FIG. 1035. — Canule dilatatrice de Bonnafont.

FIG. 1036. — Scarificateur ue Bonnafont.

d'une saillie *b*. La petite figure *d* représente les tranchants des scarificateurs en saillie.

On a essayé de perforer le tympan avec des caustiques de nitrate d'argent ou de pâte de Vienne dans l'espoir que la plaie aurait moins de tendance à s'oblitérer. Ces tentatives n'ont pas eu de succès.

ART. V. — TYMPANS ARTIFICIELS.

Autant il est difficile d'empêcher la restauration de la membrane du
tympan après une perforation chirurgicale, autant il est difficile d'obtenir cette
restauration après une perforation pathologique. Mettant en pratique une idée
émise par Leschevin, Deleau fit construire un petit tympan artificiel, composé
d'un fil d'argent roulé en spirale évasé à
l'une de ses extrémités, et recouvert, dans
toute sa longueur, d'une lame mince
d'éponge fixée sur le métal par un fil de
soie ou par une chemise très-fine de
caoutchouc.

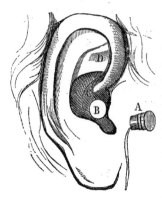

Le tympan artificiel de Toynbee consiste en une rondelle de caoutchouc
vulcanisé de la même longueur et de la
même forme que la membrane du tympan ; cette rondelle est supportée
par un fil d'argent rigide, quoique très-délié, et assez long pour que le
malade puisse lui-même placer et ôter l'instrument.

Fig. 1037. — Tympan artificiel de Triquet.

Triquet a fait fabriquer par Lüer un tympan artificiel composé d'un
tube d'argent A garni d'une baudruche à son extrémité externe ou évasée,
(fig. 1037). B représente l'appareil en place; D figure un fil caché dans
l'hélix destiné à retirer le tympan artificiel.

Il est rare que l'on ait recours à ces appareils spéciaux; le plus souvent
on se contente d'une petite boulette de coton.

ART. VI. — CATHÉTÉRISME DE LA TROMPE D'EUSTACHE.

Cette opération fut indiquée en 1724 par Guyot, maître de poste à Versailles, qui se servit d'une sonde avec laquelle il ne pouvait qu'effleurer le
pavillon de la trompe.

Boyer fit construire une sonde creuse de quatre pouces de long sur une
ligne et demie de diamètre ; le bec était incliné dans une étendue de six
lignes sur le corps de la sonde avec lequel il formait un angle d'environ
136 degrés ; le pavillon de la sonde portait un écrou destiné à recevoir la
canule d'une seringue.

Saissy (1) proposa une sonde dont les trois courbures ne pouvaient que gêner l'opérateur.

Analogue par sa conformation générale à la sonde uréthrale de la femme, la sonde d'Itard (fig. 1038) a la grosseur d'une plume de corbeau. La partie courbe de la sonde, ou bec, a à peu près 3 centimètres de longueur et est inclinée sous un angle de 55° ; ce bec est terminé par un petit renflement. L'extrémité opposée est légèrement évasée en forme de pavillon

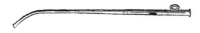

FIG. 1038. — Sonde d'Itard.

pour recevoir la canule d'une seringue ou d'une poire à air, s'il y a lieu. Deux anneaux, placés près du pavillon, indiquent la direction du bec lorsque celui-ci a disparu dans la cavité nasale. Une graduation métrique tracée sur le corps de la sonde indique la profondeur à laquelle elle a pénétré.

La sonde de Gairal est un tube d'argent qui décrit, vers le bec, une courbe de 115° dans une étendue de deux pouces; son diamètre varie d'une à deux lignes ; sa face convexe porte des numéros indiquant la distance à parcourir pour arriver à l'orifice postérieur des fosses nasales.

Itard, dans un célèbre rapport à l'Académie de médecine (2), a reconnu que la courbure de la sonde de Gairal devait être préférée à celle qu'il avait indiquée ; celle-ci, dit Itard, ne peut pas être engagée au delà de trois ou quatre millimètre à partir de l'orifice de la trompe; tandis que la sonde de Gairal peut pénétrer beaucoup plus profondément.

Triquet a pensé, non sans raison, que le chirurgien doit disposer de sondes de dimensions et de courbures différentes, car le diamètre et la direction de la trompe ne sont pas identiques chez tous les sujets. De plus, l'étroitesse des fosses nasales commande quelquefois de diminuer la courbure de la sonde. Il a donc établi six cathéters de courbures et de dimensions diverses. Les numéros 1 à 6 de la figure 1039 représentent cette série; le numéro 7 figure le porte-caustique de Triquet.

Bonnafont a préconisé une sonde à courbure de 31 degrés ; cette courbure nous semble exagérée.

Deleau rejette, en général du moins, les sondes métalliques et leur substitue des sondes élastiques longues de cinq pouces environ et présentant

(1) Itard, *Traité des maladies de l'oreille et de l'audition.* Paris, 1842, 2ᵉ édition, tome II, p. 192.
(2) Saissy, *Essai sur les maladies de l'oreille interne.* Paris, 1827.

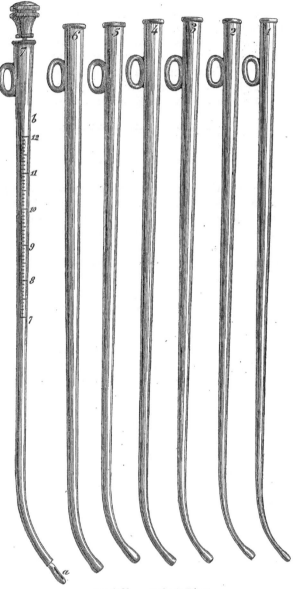

FIG. 1039. — Sondes de Triquet.

un diamètre d'une ligne et demie. Les mandrins sont des fils d'argent ou d'or, gradués sur leur longueur, et terminés, à l'arrière, par un anneau qui sert à manier l'instrument; un curseur glisse sur le mandrin (fig. 1040).

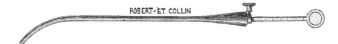

FIG. 1040. — Sonde élastique à mandrin, de Deleau.

Pour donner une courbure convenable aux sondes garnies de leurs mandrins, il faut tirer deux lignes divergentes partant d'un même point; à cinq pouces du point de départ ces lignes doivent être écartées de 9 à 11 lignes pour une sonde d'adulte (fig. 1041); pour une sonde d'enfant

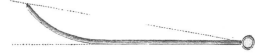

FIG. 1041. — Courbure de la sonde de Deleau, pour l'adulte.

(fig. 1042), elles ne doivent diverger que de 6 à 7 lignes, à quatre pouces du point de départ.

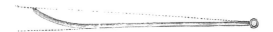

FIG. 1042. — Courbure de la sonde de Deleau, pour enfant.

Lorsque l'on se sert de ces sondes, on doit, dès qu'elles ont pénétré aussi avant que possible, faire glisser la sonde élastique sur le mandrin qui reste immobile; Deleau espère que la bougie, complétement souple, pénétrera plus loin qu'un cathéter solide. Le fait est vrai en théorie ; en pratique, il arrive bien souvent que l'on perd tout le terrain gagné, et même que l'on fait sortir complétement la bougie de la trompe, au moment où l'on retire le mandrin pour pratiquer une injection ou une insufflation.

Lorsque l'on a réussi à laisser pendant quelque temps la bougie en gomme dans la trompe, on constate que le bec a subi des déviations en rapport avec la direction du canal (fig. 1043).

Les sondes de Deleau peuvent être employées avec avantage quand le cathétérisme doit être suivi d'une injection liquide ; elles ne transmettent

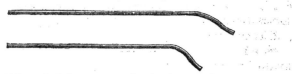

FIG. 1043. — Sonde de gomme ayant séjourné quelque temps dans le canal.

pas à la trompe la pression que l'embout de la seringue peut exercer sur le pavillon d'une sonde métallique. Sédillot obtient le même résultat avec une sonde d'argent dont le pavillon est soutenu par un bout de sonde élastique, intercalé entre les deux extrémités de la première.

Garrigou-Desarènes (1) a fait construire une sonde qui ne présente pas les mêmes courbures que celles que nous venons de décrire. Cette nouvelle sonde (fig. 1044) est mieux accommodée à la direction générale de la trompe ; il suffit pour s'en convaincre de jeter les yeux sur les nᵒˢ 2 et 3

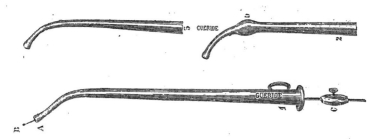

FIG. 1044. — Sonde de Garrigou-Desarènes.

de la figure 1044, qui représentent des sondes élastiques moulées sur ce canal.

L'une des sondes de Garrigou-Desarènes porte, à 4 millimètres de son bec, un renflement olivaire destiné à remplir l'orifice de la trompe et à prévenir le retour trop rapide des fluides injectés.

Quand la sonde est en place elle peut servir de conducteur à des bougies filiformes, et à des injections liquides ou gazeuses destinées à pénétrer dans la caisse. Les bougies que l'on emploie pour arriver dans la caisse doivent être extrêmement ténues, puisque le diamètre le plus étroit de la trompe, c'est-à-dire le diamètre transversal, n'a pas plus de 2 milli-

(1) Garrigou-Desarènes, *Gazette des hôpitaux*, 1865, p. 587.

mètres au point de jonction du cône tympanique avec le cône guttural. Les injections liquides ou gazeuses sont poussées au moyen des appareils décrits dans le tome Ier; on peut aussi faire passer de l'air dans la caisse sans le secours d'aucun appareil, en employant le procédé de Politzer.

Si les manœuvres doivent durer un certain temps, il est utile de fixer la sonde à la tête du malade, autant pour rendre tout déplacement impossible que pour donner au chirurgien la liberté de ses deux mains. Pour atteindre ce but, Itard se servait d'un frontal constitué par un demi-cercle de laiton assez mince pour s'élargir ou se resserrer à volonté, en embrassant exactement le contour de la partie antérieure du crâne; deux courroies fixées aux extrémités de ce demi-cercle en font un bandeau complet qui se boucle en arrière de la tête. De la partie moyenne du cercle métallique descend une pince courbe à coulant, mobile transversalement et longitudinalement; cette pince vient prendre une position fixe au devant de la narine qu'elle est destinée à saisir en la fixant sur la sonde (1).

Le fixateur de Bonnafont (fig. 1045) est préférable en raison de sa simplicité; c'est une pince à pression continue qui saisit tout à la fois la sonde et le nez.

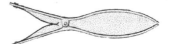

FIG. 1045. — Fixateur de Bonnafont.

On avait essayé, pour mieux lutter contre les rétrécissements, des bougies en corde à boyaux; trop rigides, ces bougies buttent contre les parois et n'arrivent pas au but. L'éponge préparée, conseillée par Deleau, est inapplicable. D'ailleurs nous ferons observer que les bougies doivent être d'une souplesse extrême pour ne pas exposer à blesser les parois d'un canal aussi difficile à parcourir que la trompe; une telle blessure pourrait devenir l'origine d'un emphysème.

ART. VII. — CORNETS ACOUSTIQUES.

Les cornets acoustiques sont des instruments destinés à renforcer les sons, de manière à leur permettre d'impressionner l'ouïe des personnes atteintes d'une surdité plus ou moins prononcée.

Le type général de ces instruments est un entonnoir dont la petite

(1) Voyez le frontal représenté figure 1057, page 474.

extrémité s'enfonce dans le conduit auditif, tandis que l'extrémité évasée recueille les ondes sonores (fig. 1046); cette extrémité est souvent cou-*pée en biseau.

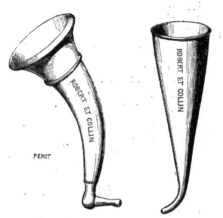

FIG. 1046. — Cornets acoustiques en forme d'entonnoir.

Quelquefois l'entonnoir est remplacé par un long tuyau terminé par un cône creux muni à son ouverture d'un grillage métallique (fig. 1047); l'ap-

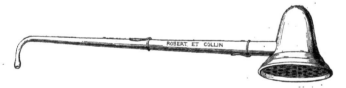

FIG. 1047. — Cornet acoustique en forme de pipe.

pareil a alors la forme générale d'une pipe; d'autres fois on donne au cornet la forme d'une conque (fig. 1048).

D'autres fois encore on donne aux cornets une forme sphéroïde, analogue à celles que présentent certains coquillages appartenant à la classe des enroulés. Toutes ces dispositions ont pour but de multiplier les surfaces sur lesquelles se réfléchissent les ondes sonores.

Les cornets ont une longueur moyenne de 20 à 30 centimètres qui les rend peu portatifs ; on peut tourner cette difficulté en composant les cornets de tubes rentrants les uns dans les autres comme ceux d'une lorgnette.

On peut aussi diminuer la longueur du cornet en le form·ut d'un tube replié deux fois et adossé à lui-même (fig. 1049).

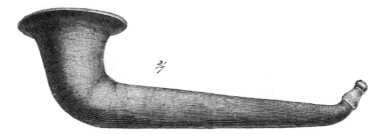

FIG. 1048. — Conque acoustique,

Quand la surdité est très-prononcée, la personne qui parle est obligée d'approcher sa bouche contre l'extrémité évasée du cornet, et, par conséquent, de prendre une situation très-gênante. On peut tourner cette difficulté en adaptant un petit entonnoir à l'extrémité d'un long tube flexible de caoutchouc; l'extrémité opposée est munie d'un petit embout d'ivoire, qui s'introduit dans le conduit auditif externe (fig. 1050.

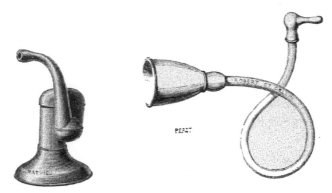

FIG. 1049. — Cornet à tube replié.   FIG. 1050. — Long cornet acoustique flexible.

J. D. Larrey a imaginé de réunir deux petites conques par un ressort passant sur le sommet de la tête. — Les petits cornets peuvent se dissimuler dans la coiffure surtout chez les femmes; leur puissance est assez faible, aussi ils ne conviennent que dans les cas où la surdité est peu prononcée (fig. 1051).

Les cornets acoustiques peuvent être faits d'argent, de tôle, de ferblanc, d'étain, de bois, de corne, de gomme élastique.

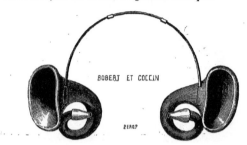

FIG. 1051. — Conques de Larrey.

Les subtances métalliques retentissent sous l'influence des ondes sonores de façon à rendre les sons confus ; la corne et surtout la gomme n'ont pas cet inconvénient. Ces dernières substances sont préférables dans tous les cas où la surdité n'est pas portée à un degré excessif. Il est toujours utile de placer dans le cornet une cloison de baudruche, près du pavillon, afin de diminuer le retentissement qui se produit dans l'intérieur de l'instrument.

Il serait du plus haut intérêt d'étudier quelles sont les formes de cornets les plus convenables pour renforcer les sons sans les rendre confus. Cette étude est presque tout entière à faire ; du reste, nous ne saurions l'aborder sans entrer dans des détails de physique complétement étrangers au plan de cet ouvrage.

Nous signalerons, pour mémoire seulement, les fauteuils acoustiques, les guéridons acoustiques, les pupitres acoustiques, et autres appareils de luxe qui ne semblent pas destinés à rendre des services bien réels.

CHAPITRE III

INSTRUMENTS DESTINÉS AUX OPÉRATIONS QUI SE PRATIQUENT DANS LES FOSSES NASALES

ARTICLE PREMIER. — EXPLORATION.

S. Duplay a présenté à la Société de chirurgie, le 25 novembre 1868, un spéculum formé de deux valves. L'une de ces valves, immobile et aplatie à son extrémité, doit répondre à la cloison des fosses nasales ; l'autre, plus convexe et appropriée à la forme de la narine, peut s'écarter de la première à l'aide d'un curseur mobile sur une vis. Lorsque le spéculum a été introduit dans la narine, les deux valves sont écartées au degré convenable; l'écartement est rendu permanent par le curseur, en sorte que l'instrument reste en place sans qu'il soit nécessaire de le soutenir avec la main (fig. 1052).

En faisant pénétrer dans la narine, au travers du spéculum, la lumière du soleil, ou la lumière d'une lampe réfléchie par un miroir concave, Duplay a pu explorer la cavité nasale dans toute son étendue ; il a même pu, chez des sujets à fosses nasales très-larges, apercevoir la paroi postérieure du pharynx.

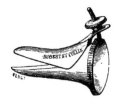

Le spéculum de S. Duplay est éminemment pratique ; nous nous en servons journellement pour étudier les lésions syphilitiques des fosses nasales.

Fig. 1052. — Speculum de S. Duplay.

Les fosses nasales peuvent être aussi exploiées par leur orifice postérieur; cet examen présentant de nombreuses analogies avec l'examen laryngoscopique, nous l'étudierons à cette occasion.

ART. II. — TAMPONNEMENT DES FOSSES NASALES.

Lorsque les affusions froides, les manuluves et les pédiluves, les aspirations de liquides styptiques, se montrent impuissants à arrêter une hémorrhagie nasale, il faut recourir au tamponnement. Cette opération se pratique ordinairement avec la sonde de Belloc.

La sonde de Belloc (fig. 1053) se compose d'un tube courbe percé à ses

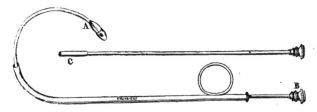

Fig. 1053. — Sonde de Eelloc (ancien mo lèle).

deux extrémités, et portant, à l'arrière, un anneau qui sert, tout à la fois, à maintenir l'instrument et à indiquer la situation de l'extrémité courbe, ou bec, orsque celle-ci a pénétré profondément dans les fosses nasales. Le tube est parcouru dans toute sa longueur par un ressort terminé, à l'une de ses extrémités A, par un bouton perforé qui ferme exactement le bec de la sonde ; sur l'extrémité opposé, le ressort est creusé d'un pas de vis, sur lequel se fixe un long stylet B, C.

La sonde est introduite fermée dans les narines; dès qu'elle est arrivée en arrière du voile du palais, l'opérateur pousse le stylet afin que le bec du ressort vienne faire saillie dans la cavité buccale; il ne reste qu'à glisser dans son orifice un fil double et à retirer l'instrument ; de cette façon, les chefs du fil double pendent tout à la fois hors du nez et de la bouche, et peuvent servir à fixer des bourdonnets de charpie sur les orifices antérieur et postérieur du nez.

Pour placer commodément la sonde de Belloc dans la trousse, il faut dévisser le stylet, sans quoi l'instrument présenterait trop de longueur. Charrière a évité ce léger inconvénient en donnant au ressort et au stylet la disposition représentée dans la figure 1054 ; le ressort présente en B un orifice tubulaire creusé d'un pas de vis sur lequel peuvent se fixer les deux

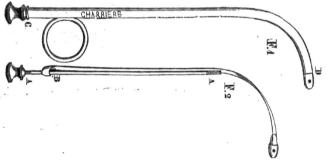

FIG. 1054. — Sonde de Belloc, modifiée par Charrière.

extrémités A, A du stylet, également munies d'un pas de vis. Lorsque l'on veut se servir de cet instrument, on retire le stylet en arrière et on le fixe sur l'orifice tubulaire au moyen du pas de vis ; l'opération terminée, on fait glisser le stylet sur la sonde, et, au moyen de quelques tours, on le fixe dans sa nouvelle situation. On peut atteindre le même but par divers mécanismes ; cette question a trop peu d'importance pour nous arrêter plus longuement.

Des efforts de vomissements rendent souvent difficile et même impraticable le tamponnement avec la sonde de Belloc; les procédés de Martin-Saint-Ange, de P. Franck et de Gariel n'ont pas cet inconvénient.

Martin-Saint-Ange se sert d'un petit appareil auquel il donne le nom de *rhinobion*. Cet appareil (fig. 1055) se compose d'une petite sonde de fer creux, portant un robinet près de son pavillon ; à l'autre extrémité, se trouve une petite vessie de baudruche; le long de la sonde est un curseur

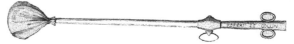

FIG. 1055. — Rhinobion de Martin St-Ange.

à vis de pression, garni d'une languette. La vessie est mouillée, puis roulée sur elle-même et introduite dans la narine dont elle parcourt toute la longueur ; ce premier temps exécuté, on souffle de l'air par le pavillon, la vessie se gonfle et obture l'orifice postérieur de la fosse nasale ; un bourdonnet de charpie, maintenu par le curseur à vis, ferme l'orifice antérieur.

P. Franck conseille de glisser tout simplement dans les narines une petite vessie de cochon, et de la remplir ensuite avec de l'eau froide ; une ligature empêche l'eau de sortir. La vessie doit remplir toute la narine.

Le procédé de Gariel, fondé sur le même principe que celui de Franck, est d'un emploi plus commode. L'instrument (fig. 1057) est constitué par

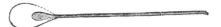

FIG. 1056. — Pelote à tamponnement nasal de Gariel.

un tube de caoutchouc de petit calibre, présentant à l'une de ses extrémités un renflement olivaire à peine sensible à l'état de vacuité, mais susceptible de prendre un grand développement par l'insufflation ; un mandrin de fil de fer donne à ce petit appareil une rigidité suffisante. Le tube de caoutchouc est présenté à la narine par son extrémité olivaire, puis poussé par le mandrin jusqu'à 1 centimètre au delà de l'orifice postérieur ; une insufflation remplit d'air le renflement olivaire, et cet air est maintenu, soit par une ligature, soit par la fermeture d'un robinet placé à l'extrémité antérieure du tube. On exerce alors une traction modérée sur le tube pour bien assurer la pression exercée par le renflement olivaire, et surtout pour éviter que celui-ci, trop saillant en arrière et distendu outre mesure, n'exerce une pression inutile sur les organes situés contre la paroi du pharynx, en particulier sur le pneumogastrique.

Art. III. — Cautérisation des ulcérations des fosses nasales.

Celse et Fabrice d'Acquapendente faisaient cette cautérisation avéc le fer rouge. Plus tard on a employé des caustiques liquides.

J. J. Cazenave, de Bordeaux (1), préconise surtout le nitrate d'argent, qu'il conduit sur l'ulcération à l'aide de porte-caustiques spéciaux, consistant en une tige d'ébène, taillée à plusieurs pans à son extrémité manuelle, ronde dans le reste de son étendue, et marquée d'un point blanc sur l'une de ses faces. La plus petite de ces tiges a 3 millimètres de diamètre; elle est pourvue à son extrémité nasale d'une cuvette de platine ouverte latéralement, évasée dans son fond, longue de 15 millimètres et large, à l'entrée, de 3 millimètres. Le point blanc sert de point de repère pour reconnaître la position de la cuvette. — Un deuxième porte-caustique ne diffère du premier que par des dimensions un peu plus considérables. — Un troisième, destiné spécialement à agir sur la voûte des fosses nasales, présente l'ouverture de la cuvette directement en haut. Le nitrate d'argent doit faire une légère saillie en dehors des bords de la cuvette, parce que la muqueuse adhérente aux os ne peut embrasser le porte-caustique, comme cela arrive dans le canal de l'urèthre.

Art. IV. — Destruction des polypes du nez et des polypes naso-pharyngiens.

Les polypes du nez et les polypes naso-pharyngiens ont été attaqués par divers procédés; ceux qui demandent des instruments spéciaux sont : la cautérisation, l'incision, l'arrachement et la ligature.

§ 1. — Cautérisation.

Hippocrate portait un cautère actuel sur les polypes, en lui faisant traverser une canule destinée à protéger les parties saines. Ce procédé, remis en honneur par des chirurgiens plus modernes, ne saurait conduire à un bon résultat ; le cautère actuel ne peut être employé utilement que pour détruire la racine des polypes enlevés par une large brèche, telle que la division du voile du palais, l'ablation de la voûte palatine, la résection temporaire des maxillaires, etc., etc.

(1) J. J. Cazenave, *Du coryza chronique et de l'ozène non vénérien*, 1835,

La cautérisation potentielle, ainsi que la galvano-caustique thermique et chimique, peuvent être employées sans aucune opération préalable.

Un Allemand, Yensch, a tenté, non sans succès, la cure des polypes nasaux avec un caustique composé de beurre d'antimoine, d'acide sulfurique et de nitrate d'argent. Pour faire cette opération, il se servait d'une longue épingle métallique, dont la tête avait le volume d'un gros pois ; cette tête, imprégnée de caustique, était portée, à diverses reprises, sur les polypes, dont la cautérisation s'achevait en quelques jours.

Desgranges a proposé de faire la cautérisation avec le chlorure de zinc, sans opération préalable, à l'aide des instruments suivants, dont nous empruntons la description à Philipeaux (1).

« 1° *Appareil frontal.* — L'appareil frontal construit, pour les insufflations de la trompe, sur les données de Kramer, se compose (fig. 1057) d'une couronne et d'une tige mobile. La couronne, faite d'un ressort d'acier, s'adapte et se fixe à la tête par la courroie B ; elle porte en avant une olive C, qui tourne à frottement dur. La tige, cylindrique en haut, est reçue dans l'olive, où elle glisse et tourne à volonté ; elle est brisée, à son milieu, par une articulation en genou D ; enfin elle se termine par une petite pince E.

« Tous ces points mobiles prennent de la fixité au moyen de vis de pression, adaptées à chacun d'eux ; de plus, cette tige jouit de tous les mouvements : de l'inclinaison latérale, par la rotation de l'olive C ; de la rotation sur elle-même et de l'allongement, par la manière dont elle s'unit à l'olive ; elle se fléchit en genou, et peut, dès lors, se prêter à toutes les positions que prend la spatule H, qu'elle est destinée à maintenir.

» 2° *Spatule.* — C'est une tige d'acier arrondie, longue de 12 à 13 centimètres, aplatie à l'une de ses extrémités, comme le représente la figure 1059, de grandeur naturelle.

» 3° *Baleine flexible* (fig. 1060). — Destinée à porter le caustique dans le pharynx, elle est longue de 23 centimètres environ, et très-mince, pour contourner facilement le voile du palais (fig. 1061) ; elle s'élargit à celle de ses extrémités qui reçoit le caustique, et, pour qu'on puisse mieux l'y fixer, elle est percée de cinq à six trous en cet endroit ; l'extrémité opposée n'est percée que d'un trou, pour le fil qui fait suivre le trajet de la bouche aux narines.

» 4° Une sonde de Belloc, du fil et de la charpie. »

Le rôle de ces instruments est le suivant : le voile du palais étant relevé par une anse de fil, dont les chefs sortent par le nez et la bouche, le chi-

(1) Philipeaux, *Traité pratique de la cautérisation*, Paris, 1856, p. 360.

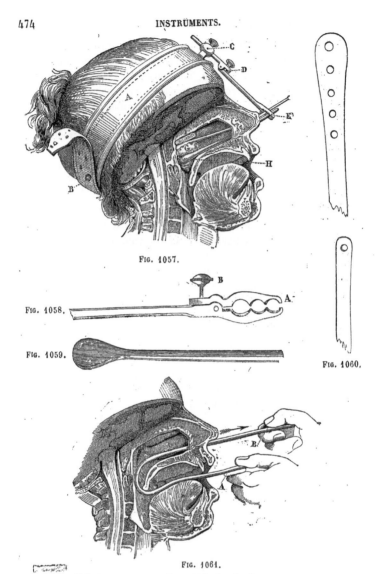

FIG. 1057.

FIG. 1058.

FIG. 1059.

FIG. 1060.

FIG. 1061.

Appareil de Desgranges pour la cautérisation des polypes des fosses nasales.

Fig. 1057. — Frontal maintenant en place les instruments de Desgranges par la cautérisation des polypes. — Fig. 1058. Pince terminale vue isolément. — Fig. 1059. Spatule. — Fig. 1060. Les deux extrémités de la baleine flexible. — Fig. 1061. Baleine flexible passée par la bouche et le nez.

rurgien porte le caustique sur la racine du polype, à l'aide de la baleine flexible ; un tampon de charpie G (fig. 1058) est comprimé sur le caustique par la spatule, que le frontal maintient en place jusqu'à ce que le chirurgien suppose la cautérisation terminée. En général, l'appareil reste appliqué pendant cinq ou six heures.

Les détails dans lesquels nous sommes entrés précédemment sur la galvano-caustique, chimique et thermique, nous dispensent de revenir sur ces procédés.

§ 2. — Excision.

Celse pratiquait l'excision avec un instrument qu'il appelle *spatha*, probablement une spatule tranchante. Fabrice d'Acquapendente se servait de pinces semblables, par leur conformation générale, aux pinces à arrachement, mais en différant en ce que les faces internes des mors étaient tranchantes au lieu d'être garnies d'aspérités ; il excisait donc les polypes, et ne les arrachait pas, comme on l'a répété trop souvent.

Wathely s'est servi d'un bistouri pharyngotome, dont la lame prolongée en forme de bec de sonde était concave sur le tranchant et enfermée dans une gaine mobile. La pointe du bistouri était percée d'un orifice destiné à conduire l'instrument sur l'un des chefs d'une ligature jetée, au préalable, sur la base du polype.

Ces instruments sont d'une utilité très-contestable. La conformation des fosses nasales rend l'excision impraticable, si une large voie n'a été ouverte. On ne peut recourir à l'excision que dans les cas exceptionnels où le polype est implanté tout près de l'orifice antérieur du nez ; dans ces cas, une érigne pour attirer la tumeur, un bistouri ou des ciseaux pour couper le pédicule, remplissent toutes les indications.

§ 3. — Arrachement.

L'arrachement se fait avec des pinces droites ou très-légèrement courbes, si elles doivent agir en contournant le voile du palais. Ces pinces (fig. 1062), construites sur le modèle général des pinces à anneaux, présentent des mors fenêtrés, à surface interne concave et munie de dentelures plus ou moins saillantes.

Le but des dentelures et de la fenêtre est d'assurer la préhension du polype, en l'empêchant de glisser entre les mors de l'instrument.

Lorsque l'on agit avec des pinces courbes au fond de la gorge, il est impossible de faire le mouvement de torsion qui doit être combiné avec l'arrachement. Il est bon, alors, de remplacer les dentelures par des dents

de loup très-saillantes, qui favorisent l'arrachement en mâchant le pédicule. Gerdy se servait de pinces très-fortes, dont les mors étaient armés de

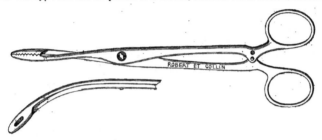

FIG. 1062. — Pinces à polypes.

dents depuis l'extrémité jusqu'au pivot; cette disposition permet de saisir
solidement toute l'étendue du polype.

Les branches de la pince doivent tenir le moins de place possible
dans la narine; les branches des pinces de Charrière étant entrecroisées au-dessous de leur articulation, tiennent moins de place lorsqu'elles
sont à demi entr'ouvertes que lorsqu'elles sont fermées. Toutes les nouvelles pinces à polypes sont à point d'arrêt au niveau des anneaux, d'après
le système que nous avons décrit pour la pince à pansement. Cette disposition est très-importante, car, une fois la tumeur saisie, l'opérateur n'a
plus à exercer aucune pression pour en assurer la préhension.

La plupart des pinces à polypes ont une articulation fixe; pour les polypes
très-volumineux, Richter a imaginé des pinces à articulation mobile comme
celle du forceps. Cette disposition permet d'introduire les branches l'une
après l'autre.

Les pinces que nous venons de décrire ont été modifiées par Duplay (1), qui a proposé deux modèles. Le premier de ces modèles
(fig. 1063) ressemble beaucoup aux pinces ordinaires; il en diffère : 1° par
le petit volume des branches ; 2° par la courbure, qui est très-courte ;
3° par l'articulation des branches placée très-près des cuillers. La disposition de ces pinces permet de les employer en même temps que le *speculum nasi*.

Les branches des pinces du second modèle Duplay sont articulées à la
façon du forceps ; les branches sont terminées par des cuillers largement
fenêtrées, qui s'appliquent exactement l'une contre l'autre par leur face
interne. La courbe est plus longue que celle des pinces ordinaires, et l'ar-

(1) Duplay, *Gazette des hôpitaux*, 1868, p. 585.

ticulation, qui ne doit pas entrer dans le spéculum, est plus éloignée des cuillers. Cette pince est utile surtout dans le cas de polypes volumineux.

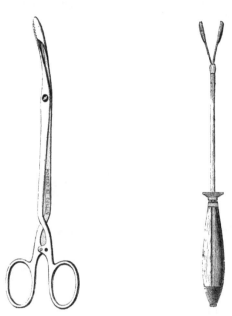

FIG. 1063. — Pince à polypes de S. Duplay.   FIG. 1064. — Pince à polypes de Weiss.

Weiss indique l'emploi d'une pince, que nous représentons figure 1064. C'est une tige métallique, bifurquée à son extrémité libre, et fixée, à son autre extrémité, sur un manche à quatre pans quadrillés. Une canule glis-sant sur la tige assure la pression des mors.

§ 4. — Écrasement des polypes.

Velpeau a plusieurs fois broyé des polypes naso-pharyngiens en les ser-rant fortement entre les mors des pinces à polypes.

Le professeur Legouest a imaginé une pince avec laquelle il se propose d'attaquer le pédicule des polypes naso-pharyngiens ; cette pince, portée le plus haut possible sur le polype, doit rester en place jusqu'à la mortifica-tion de la tumeur. Elle ne peut être employée qu'après que l'opérateur s'est ouvert une voie par une opération préliminaire.

Les mors des pinces de Legouest (fig. 1065) offrent, suivant leur longueur, une courbure en rapport avec la configuration de la voûte des fosses
nasales; les mors ont une forme conique et leurs faces internes se rencontrent par le sommet des cônes opposés qu'elles représentent. Les
branches sont articulées, comme celles du forceps, au moyen d'un pivot
et d'une échancrure latérale; elles peuvent donc être introduites isolément. La striction du pédicule de la tumeur est assurée par une vis de

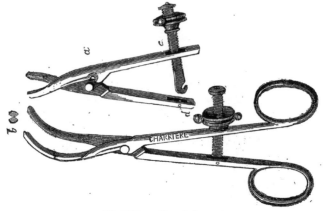

FIG. 1065. — Pince de Legouest.

pression D qui, partant de la branche femelle, s'articule en D avec l'autre
branche.

La lettre *b* indique une coupe perpendiculaire du mors de la pince de
Legouest.

§ 5. — Ligature.

La ligature est généralement réservée aux polypes fibreux. Cette opération ne remonte guère qu'au XVI* siècle; si auparavant on avait jeté des
liens autour des polypes, c'était pour les arracher et non pour les lier (1).

La ligature comprend trois temps : 1° placer dans l'arrière-gorge une
anse de fil, dont les chefs sortent par la narine; 2° ramener cette anse de
fil en avant, et la diriger de telle sorte qu'elle soit arrêtée par le *pédicule*
de la tumeur qu'elle doit entourer ; 3° étreindre le pédicule en serrant la
ligature avec un serre-nœud.

Le premier temps n'est jamais difficile à accomplir. Une sonde de Belloc
va chercher dans la bouche les deux chefs du fil et les ramène hors du nez.

(1) Consultez P. Broca, *Traité des tumeurs*, t. I, p. 511.

Le deuxième temps ne peut s'effectuer qu'à l'aide d'instruments spéciaux. Levret se servait d'une sonde et d'une pince à anneaux et à longues branches. Desault employait une canule courbe et un porte-nœud traversant la canule (1).

A. Dubois a indiqué un procédé très-simple. L'anse de fil est passée dans un fragment de sonde d'une longueur de 15 à 30 centimètres ; à ce fragment, qui glisse librement sur l'anse, est attaché un fil colorié. L'anse est donc maintenue ouverte par le fragment de sonde. Au fur et à mesure que les chefs de la ligature sont attirés hors des narines, le chirurgien dirige l'anse ouverte jusque sur le pédicule de la tumeur, à l'aide des doigts introduits dans la bouche. Dès que l'anse est en place, on retire le fragment de sonde à l'aide du fil coloré.

Le procédé de Dubois n'est pas applicable au cas où le pédicule est trop haut placé pour être atteint par le doigt. On peut alors se servir des instruments de Blandin, Rigaud, Hatin, Leroy (d'Étiolles), Charrière, Mayor.

L'instrument de Blandin (fig. 1066) est constitué par une fourchette à trois dents creûses ; les deux dents latérales peuvent s'écarter de la dent centrale ou s'en rapprocher sous l'influence d'une tige qui, parcourant le manche de l'instrument, se termine en arrière par un gros bouton. Les fourchettes présentent, à leur extrémité libre, une échancrure *b*, pouvant être transformée en un anneau *d* par un fil métallique parcourant le manche de l'instrument pour venir se fixer à un bouton plus petit que le premier ; en tirant ce bouton, on ouvre l'échancrure. Ceci posé, il est facile de se rendre compte du fonctionnement du porte-ligature de Blandin. L'anse de fil, dont les chefs sortent par les narines, est passée dans les anneaux *d* des trois fourchettes ; celles-ci se rapprochent pour contourner le voile du palais, puis s'écartent jusqu'au moment où elles ont rencontré le pédicule ; alors un aide tire fortement les chefs de la ligature pendant que l'opérateur ramène à lui le petit bouton pour transformer les anneaux en échancrures et retire le porte-ligature.

Le polypotome de Rigaud se compose de trois tiges qui se meuvent dans une forte canule ; ces tiges peuvent s'écarter ou se rapprocher à volonté ; leur extrémité présente une ouverture en bec d'oiseau dans laquelle se place l'anse du fil. L'instrument est conduit fermé jusqu'en arrière du voile du palais ; à ce moment, il est ouvert au degré convenable pour porter l'anse de fil sur le pédicule ; il suffit de tirer sur les chefs de l'anse pour que celle-ci quitte le polypotome.

(1) Voyez, pour la description de ces instruments, l'article POLYPES DE LA MATRICE.

. L'instrument de Hatin (1) (fig. 1067) se compose : 1° d'une lame d'acier G ayant 21 centimètres de longueur sur 3 de largeur, recourbée à son extré. mité pharyngienne, qui supporte deux petits crochets H inclinés en gout. tière ; cette lame est soutenue sur une tige mobile D, au moyen de laquelle

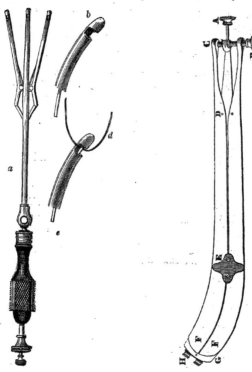

Fig. 1066. — Porte-ligature de Blandin.   Fig 1067. — Porte-ligature de F. Hatin.

elle peut glisser de bas en haut et de haut en bas; 2° de deux lames d'acier aussi, FF, placées au-devant de la première, et réunies par la pièce E. Une anse de fil, conduite dans la cavité buccale par la sonde de Belloc, est placée dans les crochets HH, que l'on convertit en anneaux en faisant des- cendre la lame G, au moyen du bouton A, jusqu'au niveau de l'extrémité supérieure des lames FF.

L'instrument, ainsi armé, est conduit dans le pharynx, la concavité en

(1) F. Hatin, *Mémoire sur de nouveaux instruments propres à faciliter la liga- ture des polypes qui naissent à la base du crâne.* Paris, 1829.

avant; si cela est nécessaire pour entourer la base du polype, on augmente la largeur de l'anse en écartant les lames FF au moyen du pas de vis BC. Lorsque l'anse est arrivée sur le pédicule, un aide tire les chefs nasaux, pendant que le chirurgien presse sur le bouton A, afin d'ouvrir les anneaux HH qui laissent échapper le fil.

L'instrument de J. Leroy, d'Étiolles (fig. 1068), se compose d'une canule a, légèrement courbe, contenant deux tiges d'acier : l'une d'elles, b,b, commençant par un bouton r placé à l'arrière du manche, se termine supérieurement par une petite lame métallique d, concave transversalement ; cette tige élastique est mobile dans la canule de façon à pouvoir être allon-

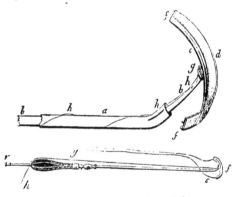

FIG. 1068. — Porte-ligature de Leroy (d'Étiolles).

gée ou raccourcie à volonté. De petits anneaux, placés sur la longueur de la première tige, embrassent, à frottement dur, la deuxième tige, terminée supérieurement par une plaque concave c semblable à la première, sur laquelle elle est mobile dans une étendue de quelques millimètres ; les mouvements de cette plaque sont déterminés par un deuxième bouton placé, comme le premier, à l'arrière du manche.

Pour porter une ligature avec l'instrument de Leroy (d'Étiolles), on commencera par fixer l'anse du fil h, h, h dans la gouttière f, f ménagée entre les deux plaques c, d ; l'appareil, ainsi préparé, étant porté en arrière du voile du palais, on pousse le bouton de la première tige jusqu'à ce que les plaques soient arrêtées par le pédicule de la tumeur ; il ne reste plus qu'à tirer légèrement le bouton de la deuxième tige pour séparer les plaques et dégager le fil.

L'instrument de Leroy (d'Étiolles) est moins commode que les précédents en ce qu'il ne peut s'amoindrir pour traverser l'isthme du gosier;

il leur est supérieur en ce qu'il permet de porter l'anse de la ligature beaucoup plus haut.

Plus simple que le précédent, le porte-ligature de Charrière (fig. 1069) reçoit l'anse de fil dans un sillon moins profond à sa partie moyenne qu'à ses extrémités; le fil est fixé au moyen d'un curseur *a* faisant jouer une tige

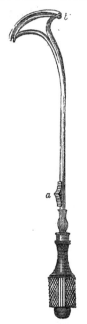

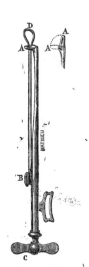

FIG. 1069. — Porte-ligature   FIG. 1070. — Serre-nœud à bout articulé
de Charrière.   de Broca.

métallique *b* sur chacune des extrémités de la coulisse. Le porte-ligature de Charrière a les inconvénients de celui de Leroy sans en avoir les avantages, puisque sa longueur est invariable.

Dans quelques circonstances très-exceptionnelles, on est assez heureux pour pouvoir porter l'anse de fil, directement sur le polype, par l'ouverture antérieure des fosses nasales. Dans ce cas, il suffit d'une pince à pansement présentant un œil à l'extrémité de chaque mors. La pince, armée d'un fil, est introduite fermée jusqu'en arrière de la tumeur ; à ce moment, elle est ouverte, et, par conséquent, le fil forme une anse qui s'arrête sur le pédicule au fur et à mesure que la pince est retirée à l'extérieur.

Nous avons décrit, page 214, les serre-nœuds à l'aide desquels s'opère la striction du fil; Broca a fait construire un serre-nœud (fig. 1070) différent des serre-nœuds ordinaires en ce que son extrémité A est articulée de façon à pouvoir quitter la direction de la portion principale de l'instrument pour lui devenir perpendiculaire. Cette disposition est avantageuse quand le serre-nœud doit traverser une narine très-étroite.

On peut appliquer au traitement des polypes de la base du crâne la ligature par escharification, ou la ligature par action traumatique. Cette dernière est presque toujours préférable à la première, car elle est moins longue, moins douloureuse, et elle n'expose pas le malade à tous les dangers qui peuvent résulter d'une suppuration fétide. Nous avons vu Legouest enlever avec le plus grand succès un polype volumineux par la méthode de la ligature extemporanée, dans le courant de l'année 1869 ; cet éminent chirurgien s'est servi, dans ce cas, du constricteur n° 1 de Maisonneuve.

Péan a fait construire, par Mathieu, une pince avec laquelle on peut remplir les principales indications de la ligature extemporanée, sans jeter au préalable un lien sur le pédicule de la tumeur.

Cette pince (fig. 1071) se compose de deux branches, articulées en B, par un tenon, comme le forceps. L'une de ces branches porte une lame C,

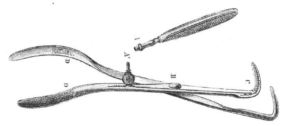

FIG.. 1071. — Pince-scie de Péan.

qui correspond à une rainure pratiquée dans la lame opposée. Une fois la tumeur placée entre les mors de la pince, on comprime les deux poignées DD, et en même temps on fait exécuter, à l'une des branches, un mouvement de va-et-vient au moyen de la clef A, qui s'ajuste sur le canon A'; les tumeurs sont séparées par mâchement. La courbure de la pince de Péan est calculée de telle sorte qu'elle puisse saisir les polypes naso-pharyngiens en passant par la cavité buccale, en arrière du voile du palais.

CHAPITRE IV

INSTRUMENTS POUR LES OPERATIONS QUI SE PRATIQUENT SUR LES LÈVRES

BEC-DE-LIÈVRE.

Quand le bec-de-lièvre est simple, l'opération ne comprend que deux temps : l'avivement et la réunion. Le premier se pratique indifféremment avec des ciseaux ou des bistouris ; c'est une affaire d'habitude. Des instruments spéciaux ont été imaginés pour bien tendre les tissus pendant la section et pour donner un point d'appui à l'action du bistouri ; Séverin employait, pour atteindre ce double but, des pinces dites morailles, dont la branche postérieure élargie fournissait un point d'appui, tandis que la branche antérieure très-mince fixait la lèvre. Ces instruments sont de la plus complète inutilité, les doigts, ou au besoin de petites pinces à dents de souris suffisent à un chirurgien expérimenté.

La réunion se fait le plus souvent par la suture entortillée ; on doit choisir des épingles très-fines et très-fortes, telles que les épingles d'entomologiste. Alex. Thierry a recommandé de se servir d'épingles à vis et à pointe mobile. Ces aiguilles (fig. 1072) se composent d'une tige d'argent,

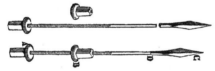

FIG. 1072 — Aiguille de Thierry.

dont l'extrémité A est renflée et taillée à quatre pans ; l'extrémité opposée s'unit, en D, à une pointe mobile C ; le corps de l'aiguille est creusé d'un petit pas de vis sur lequel tourne un petit écrou quadrilatère B. Pour se servir de ces aiguilles, on enlève l'écrou B, on adapte la pointe C, puis on place l'extrémité A dans un tube quadrilatère E (fig. 1073), qui sert de

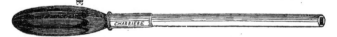

FIG. 1073. — Manche à tube carré pour manœuvrer l'écrou de l'aiguille de Alex. Thierry.

porte-aiguille. Dès que l'aiguille a traversé les deux lèvres de la plaie, on enlève la pointe C, on remet en place l'écrou B que l'on tourne vers la aillie A jusqu'à ce que les bords de la plaie soient convenablement rapprochés ; si quelque temps après on s'aperçoit que la plaie est trop serrée on dévisse légèrement l'écrou. Les épingles de Thierry sont peu employées, et, cependant, on ne peut leur contester un certain degré d'utilité ; elles ne risquent pas d'étrangler les tissus, et elles laissent la plaie complétement à découvert, puisqu'elles suppriment l'usage des fils.

Denonvilliers pratique la suture entrecoupée, en se servant de petites plaques de corne percées de quatre trous (1). Une première plaque étant placée en arrière de la lèvre, Denonvilliers engage dans ses orifices deux fils formant deux anses postérieures ; armant alors d'une aiguille les chefs de ces fils, il traverse les deux bords avivés, puis les trous de la deuxième plaque au devant de laquelle se fait le nœud.

Lorsque le bec-de-lièvre est compliqué de fissure de la voûte palatine, on se contente souvent, dans les premiers temps, de faire la réunion de la fente labiale, dans l'espoir que les os se rapprocheront ultérieurement. Il est souvent difficile de rapprocher les bords labiaux, même après une dissection assez étendue ; pour prévenir cette difficulté, Phillips (2) place de chaque côté du nez deux plaques de carton et les réunit par une grosse épingle passant en arrière des ailerons du nez ; les deux bouts de l'épingle sont ensuite repliés sur les plaques de carton qui sont aussi rapprochées l'une de l'autre qu'il est possible ; le rapprochement des ailes du nez entraîne celui des deux lambeaux de la lèvre. Une épingle de Thierry, de gros modèle, peut remplir la même indication.

Guersant (fig. 1074) a remplacé les épingles par une forte érigne, qui agi - avec plus d'efficacité, et qui, surtout, est moins sujette à se déplacer. Une vis B jouant sur la tige taraudée A, sert à augmenter ou à diminuer la pression exercée sur les tissus par les pointes D. Deux petits boutons CC, placés à 3 millimètres des pointes, les empêchent de pénétrer trop avant dans les tissus.

Lorsque l'écartement du maxillaire est très-considérable, il peut être utile de le diminuer, au moyen d'un appareil compresseur, avant de tenter l'opération proprement dite. C'est ce qu'a fait, avec succès, Alph. Robert, dans un cas où l'écartement était de 2 centimètres 1/2 (3). L'appareil compresseur (fig. 1075) se compose de deux pelotes CC, maintenues en place à l'aide de deux tiges fixées en D sur une sorte de bourrelet A,B,B, construit en plaques minces d'acier à garniture épaisse et souple, afin de prévenir le résultat d'une pression prolongée. Les pelottes CC portent deux boutons sur lesquels peut se fixer, au moyen d'un lacs F percé de plusieurs trous, une pelote E ; le but de cette dernière est de presser d'avant

(1) *Compendium de chirurgie pratique*, t. III, p. 527.
(2) Philips, *Bulletin de thérapeutique*, t. XXXIII. p. 275.
3) A. Robert, *Bec-de-lievre double* (*Bull. de thérap.*, 1853. t. XLIV, p. 259).

en arrière le tubercule intermaxillaire. Une clef H permet d'agir sur les articulations D, pour augmenter ou diminuer la pression.

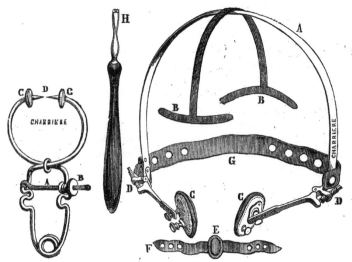

Fig. 1074. — Grande érigne de Guersant.

Fig. 1075. — Appareil compresseur.

Robert a été assez heureux en employant cette double compression pour réussir sans avoir recours aux procédés sanglants et quelquefois dangereux, que Gensoul, Blandin (1) et Dupuytren ont conseillé pour remettre en place, ou pour enlever le tubercule intermaxillaire.

Quand la suture est faite sur une lèvre, en arrière de laquelle se trouve une fissure palatine, il arrive souvent que les enfants dérangent le travail de la réunion en passant leur langue dans la fissure ; les appareils de Goyrand et de Broca ont pour but de remédier à cet inconvénient.

L'appareil de Goyrand se compose d'une mentonnière courte et solide fixée par des liens passant sur la tête et derrière la nuque. Sur le bord supérieur de cette mentonnière se fixe une lame d'ivoire horizontale qui, introduite dans la bouche, s'applique sur la face supérieure de la langue et l'empêche de monter vers le palais.

Broca se contente de protéger la face postérieure de la lèvre avec une lamelle de caoutchouc.

(1) Blandin, *Dict. de méd. et de chir. prat.* Paris, 1830, t. IV, p. 44, art. BEC-DE-LIÈVRE. — Voy. aussi Demarquay, *Nouv. Dict. de méd. et de chir. prat.* Paris, 1866, t. IV, p. 655, art. BEC-DE-LIÈVRE.

CHAPITRE V

INSTRUMENTS POUR LES OPÉRATIONS QUI SE PRATIQUENT DANS LA CAVITÉ
BUCCALE ET DANS LE PHARYNX.

ARTICLE PREMIER. — DILATATEURS DES MACHOIRES. — SPÉCULUMS. —
ABAISSE-LANGUE.

§ 1. — Dilatateurs des mâchoires.

Les dilatateurs des mâchoires sont surtout destinés à forcer la mâchoire
inférieure à s'écarter progressivement de la mâchoire supérieure, dans les
cas où des brides cicatricielles, des rétractions musculaires, etc., entretien-
nent une roideur considérable, et dans les cas de fausse ankylose.

Le plus simple de tous ces instruments est le coin de bois qui, appliqué
d'abord par Binninger, fut perfectionné par Toirac (1). Ce dernier commence
par introduire entre les deux arcades dentaires un coin de bois dur et de
forme mince et allongée ; il augmente le volume de ce coin jusqu'au moment où il a déterminé une dilatation suffisante.

Deguise (de Charenton) a proposé un cône de buis ou d'ivoire (fig. 1076),
sur lequel est creusé un pas de vis. Cet instrument agit à peu près comme

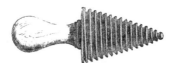

FIG. 1076. — Vis ouvre-bouche de buis ou d'ivoire.

es coins gradués, mais avec une moindre précision ; on ne l'emploie que
dans les cas où la contraction est due à un spasme momentané qu'il importe
de vaincre brusquement. Il est d'un usage fréquent dans les cas d'asphyxie
par submersion.

H. Larrey a proposé un dilatateur avec lequel on peut exercer une
pression graduée d'une façon mathématique. Le dilatateur se compose
(fig. 1077) : 1° d'une tige creuse B, sur laquelle s'insère perpendiculairement
un levier ou point d'appui garni d'étain sur sa face supérieure ; celle-ci peut
être munie d'un abaisse-langue A ; 2° d'une tige K, jouant dans la tige creuse
B et surmontée d'un levier C garni d'étain sur sa face supérieure ; cette tige
pleine monte et descend dans la tige B, sous l'influence d'une vis D ; une

(1) Blavette, thèse de Paris, 1860.

graduation métrique, tracée sur la partie inférieure de la canule B, permet d'apprécier exactement le degré d'écartement des deux leviers A C. Une clavette d'échappement, placée en E, permet de paralyser l'action de la vis et de fermer l'instrument avec la rapidité de la pensée. Nous ferons remarquer que le levier A est exactement semblable au levier C ; il est masqué dans la figure par une spatule faisant fonction d'abaisse-langue.

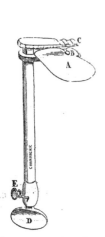

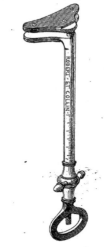

FIG. 1077. — Dilatateur de H. Larrey
(premier modèle).

FIG. 1078. — Dilatateur de H. Larrey
(deuxième modèle).

Les leviers A et C sont trop épais pour pouvoir pénétrer entre les mâchoires quand la coarctation est très-prononcée ; de plus, ils n'agissent que sur une étendue très-limitée. H. Larrey a corrigé ces deux défauts en les remplaçant par deux plaques d'acier garnies de deux plaques d'ivoire quadrillé (fig. 1078); ces plaques sont plus larges et plus minces que celles du modèle précédent.

§ 2. — Spéculums oris.

Le but principal des spéculums oris est de maintenir la bouche ouverte, à un degré suffisant, pendant que le chirurgien explore cette cavité et y pratique des opérations.

L'un des plus simples est l'anneau cunéiforme de Saint-Yves. Cet instrument (fig. 1079) est une espèce d'anneau placé entre deux gouttières de 5 centimètres de longueur chacune ; la profondeur de ces gouttières est calculée de telle sorte qu'elles puissent recevoir les dents molaires des deux arcades dentaires; l'anneau a un diamètre en rapport avec celui du doigt indicateur, qui abaisse la base de la langue, tandis que les mâchoires sont écartées. Robert faisait souvent usage de cet anneau pour pratiquer l'amygdalotomie chez les enfants.

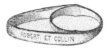

Fig. 1079. — Anneau cunéiforme de Saint-Yves

On peut aussi maintenir la bouche ouverte avec des ouvre-bouche en forme de pinces, tels que ceux de Delabarre, de Bégin, de Mathieu.

Les deux branches BB de l'ouvre-bouche de Delabarre (fig. 1086) sont séparées par un ressort qui les maintient ouvertes quand elles ne sont pas rapprochées par les mains du chirurgien. Articulées par un tenon, à leur point d'entrecroisement, ces pinces se terminent par de larges mors AA, recouverts d'étain et insérés perpendiculairement. Les faces externes

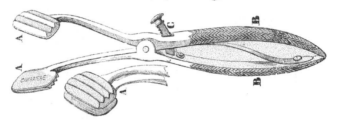

Fig. 1080. — Ouvre-bouche du docteur Delabarre.

de ces mors sont creusées de profondes rainures, afin de ne pas glisser sur les dents. Une crémaillère C permet de maintenir les mors écartés au degré convenable. Charrière a muni le mors inférieur d'une spatule destinée à abaisser la langue en même temps que les arcades dentaires sont écartées.

Bégin a fait fabriquer un ouvre-bouche beaucoup plus délicat, et, partant, beaucoup plus commode que le précédent; l'instrument de Bégin a été simplifié par Mathieu.

Le spéculum de Mathieu est une sorte de pince à deux branches inégales : les grandes branches portent deux plaques C garnies de plomb pour recevoir les arcades dentaires; l'une d'elles peut être munie d'un abaisse-langue B; les petites branches sont munies d'une vis de pression A qui détermine et assure l'écartement des grandes branches (fig. 1081).

Lüer a proposé un spéculum assez commode pour faciliter l'ablation des

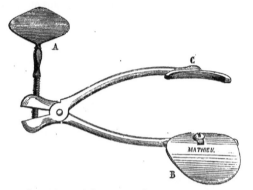

Fig. 1081. — Spécululum de Bégin, modifié par Mathieu.

amygdales : c'est un anneau métallique et élastique, présentant inférieurement un prolongement qui fait office d'abaisse-langue (fig. 1082).

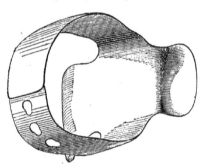

Fig. 1082. — Spéculum de Lüer.

Charrière a construit un instrument du même genre, mais beaucoup plus complet (figure 1083) : c'est un spéculum complet dont les trois valves fonctionnent comme celles du spéculum du vagin ; un prolongement A abaisse la base de la langue. Ces instruments pleins nous semblent tenir une place trop considérable. D'ailleurs, ils ne sauraient servir que pour les opérations qui se pratiquent sur les amygdales et le pharynx, tandis que le dilatateur de Bégin, modifié par Mathieu, est utile, non-seulement dans cette circonstance, mais encore peut faciliter l'extraction des dents chez les sujets indociles.

Chassaignac (1) se sert, pour l'exploration de l'arrière-bouche et l'extirpation des amygdales, d'un spéculum qu'il a fait construire par Mathieu.

« Cet instrument se compose d'une large spatule C et d'un anneau A,
» d'abord couché à plat sur le dos de la spatule, et qui s'élève tout à coup
» sur la face convexe de celle-ci, quand, saisissant les deux manches DE,
» primitivement écartés, on les rapproche par un mouvement rapide.

(1) E. Chassaignac, *Leçons sur l'hypertrophie des amygdales*. Paris, 1854.

» La figure 1085 représente l'instrument fermé. Les deux manches DE
» sont écartés, et l'anneau A couché sur la spatule C.

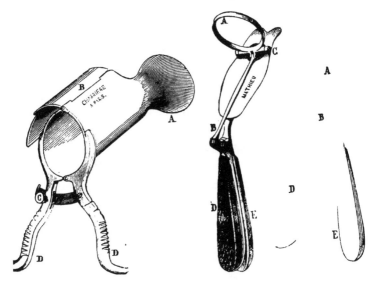

FIG. 1083. Spéculum de Charrière.   FIG. 1084. Dilatateur   FIG. 1085. Le même,
                                       de la bouche, ouvert.   fermé. (Chassaignac.)

» La figure 1084 montre les deux manches DE rapprochés et l'anneau A
» relevé. Ainsi qu'on peut le voir en consultant les deux figures, l'anneau B
» présente une solution de continuité qui a pour but d'approprier l'instru-
» ment à l'opération de l'ablation des amygdales par le tonsillitome de
« Fanestock.

» La spatule buccale est imitée de cette foule d'instruments qui, sous le
» nom de *speculum oris*, sont connus et employés dans la pratique de
» temps immémorial. La seule modification qu'on ait fait subir à cette
» spatule consiste en une échancrure substituée à la pointe, plus ou moins
» aiguë, par laquelle se terminait l'instrument. Pour peu que la spatule
» fût engagée un peu profondément, le repli médian glosso-épiglottique
» était froissé douloureusement au point de susciter, chez certains malades,
» une très-vive résistance. Il a donc fallu remédier à cet inconvénient par
» la présence d'une échancrure transversale ».

L'instrument est introduit fermé dans la bouche ; on rapproche alors les
deux branches ; l'anneau se relève perpendiculairement à la plaque, et pro-

duit l'écartement des mâchoires par une force de levier puissante. Il est à remarquer que, pendant ce mouvement, l'anneau s'appuie sur la voûte palatine; Chassaignac assure que cette pression n'est pas douloureuse. Cette question de douleur étant écartée, nous n'hésitons pas à dire que le spéculum de Chassaignac est excellent; aucun autre ne permet aussi facilement l'exploration digitale des parties profondes de la cavité buccale; aucun autre n'assure une plus grande sécurité pour le placement de l'amygdalotome chez les sujets indociles.

T. Smith a employé un bâillon spécial pour maintenir les mâchoires écartées et immobiles pendant l'opération de la staphylorrhaphie, qu'il pra-

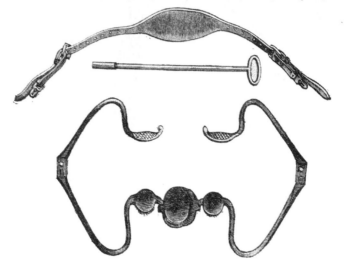

Fig. 1086. — Bâillon de T. Smith.

tique avec le secours du chloroforme (1). Ce bâillon, dont nous empruntons la description et le dessin à T. Holmes (2), est fait de fil métallique solide disposé comme l'indique la figure 1086, et soudé à une spatule. La portion horizontale s'ajuste en dedans des dents inférieures, et la spatule maintient la langue en dehors de la voie que l'opérateur a besoin de trouver libre. Les branches supérieures s'adaptent en dedans des dents de la mâchoire supérieure, immédiatement sous le maxillaire supérieur;

---

(1) T. Smith, *Compte rendu de la session* 1867-68 *de la Royal medical and chirurgical Society.*

(2) Holmes, *Thérapeutique des maladies chirurgicales des enfants,* traduit par O. Larcher. Paris, 1870, p. 148.

quand on les ouvre, elles maintiennent les mâchoires écartées. Elles s'ouvrent et se ferment à l'aide d'un écrou. Le tout est maintenu en place par
une courroie entourant la tête de l'enfant ; les branches, qui réunissent les
parties supérieure et inférieure de l'instrument, occupent les angles de la
bouche et la maintiennent largement ouverte.

§ 3. — Abaisse-langue.

L'abaisse-langue est une sorte de spatule montée à angle droit sur un
manche. L'abaisse-langue de Green et Trousseau (fig. 1087) est le véritable
type de ces instruments.

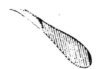

FIG. 1087.— Abaisse-langue de Green et Trousseau.　　　FIG. 1088.— Abaisse-langue
　　　　　　　　　　　　　　　　　　　　　　　　　　de Colombat (de l'Isère).

Colombat (de l'Isère) a articulé la spatule sur le manche
(fig. 1088), afin de rendre l'a-
baisse-langue plus portatif. D'au
tres ont joint bout à bout deux
abaisse-langue de longueur et
de largeur différentes , l'un
servant de manche à l'autre
(fig. 1089). Nous n'insisterons
pas sur ces modifications.

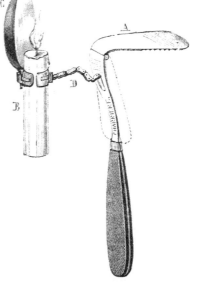

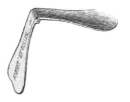

FIG 1089 — Spatule double articulée.　　FIG. 1090.— Abaisse-langue avec réflecteur, de Ricord.

Ricord a eu l'ingénieuse idée de joindre une lumière et un réflecteur à l'abaisse-langue (fig. 1090).

Guersant (1) a proposé un instrument servant tout à la fois à abaisser la langue, à écarter les mâchoires et à conduire les injections dans la cavité pharyngienne.

Gelé a fait construire aussi un abaisse-langue fort ingénieux permettant de faire des injections de liquides et de poudres médicamenteuses (2).

ART. II. — INSTRUMENTS DE LA CHIRURGIE DENTAIRE.

§ 1. — Exploration.

Les instruments nécessaires à l'exploration des dents sont une sonde, dont on se sert pour déterminer le siége et l'étendue des caries, et un miroir.

La sonde est une tige d'acier montée sur un manche ; son extrémité est tout à la fois arrondie et effilée. Il est bon de disposer de sondes de divers calibres ; le plus souvent, on en place deux (fig. 1091) aux extrémités d'un

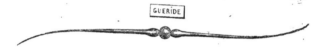

FIG. 1091. — Sonde exploratrice.

même manche ; il faut aussi que la courbure du bec varie, afin de pouvoir explorer tout le contour de la surface des dents. Magitot recommande de se servir de sondes dont le bec soit détrempé et très-souple, afin de pouvoir subir diverses inflexions (3).

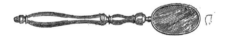

FIG. 1092. — Miroir explorateur.

Le miroir (fig. 1092) est un petit miroir *concave* de forme ovalaire, de 4 centimètres de diamètre environ, monté dans un cadre d'éhène fixé sur un manche ; introduit dans la bouche, il réfléchit l'image des faces postérieures et latérales des dents.

____

(1) Voy. *Arsenal de la chirurgie contemporaine*, t. I, p. 57.
(2) Gelé, *Gazette des hôpitaux*, 1869, p. 103.
(3) Magitot, article DENTS, *in* A. Jamain, *Manuel de petite chirurgie*. Paris, 1864.

§ 2. — Abrasion des dents.

Cette opération, qui a surtout pour but d'enlever le tartre, se fait avec des burins dont la forme peut varier considérablement. Trois burins sont indispensables, ce sont : 1° Un burin droit, n° 15, tige quadrangulaire, dont la pointe, taillée en losange, est tranchante par ses deux côtés supérieurs (fig. 1093). — 2° Un burin courbe, n° 3, ne différant du précédent

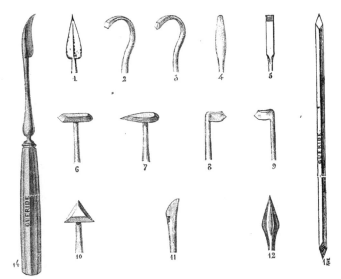

FIG. 1093. — Burins et grattoirs de diverses formes

que par ses inflexions. — 3° Un burin concave n° 1, sorte de cuiller tranchante sur ses bords. On peut du reste donner aux burins et grattoirs les diverses formes qui sont représentées dans la figure 1093.

§ 3. — Résection et trépanation des dents.

La résection des dents est une opération qui consiste à enlever la carie en totalité, ou ses parois, avec de petites limes, afin de transformer la cavité en une surface dans laquelle les substances alimentaires ne puissent plus séjourner. Quelquefois la résection est curative ; le plus souvent elle constitue un temps préliminaire à l'opération de l'obturation. Les instruments de la résection sont de petites limes très-fines et surtout très-égales, afin de

ne pas causer d'ébranlements inutiles ; tantôt ces limes sont plates.(fig. 1094)
et usent par une de leur faces ou par les deux à la fois ; tantôt elles sont ar-

FIG. 1094. — Lime plate.

rondies en boule à leur extrémité ; tantôt encore elles affectent une forme

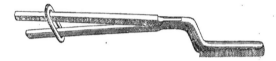

FIG. 1095. — Lime plate, montée sur un manche en forme de baïonnette.

plus ou moins losangique ; quelquefois encore les limes plates sont mon-

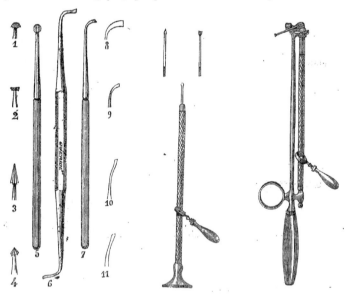

FIG.. 1096. — Fraises et rugines.   FIG. 1097. — Porte-foret   FIG. 1098. — Porte-foret
                                      et fraise, pour agir d'a-   et fraise pour agir d'ar-
                                      vant en arrière.   rière en avant.

tées sur une pince recourbée en forme de baïonnette (fig. 1095). La situation des points à enlever indique le genre de lime le plus convenable.

La trépanation des dents est quelquefois employée dans un but curatif; le plus souvent, elle sert à perforer l'ouverture nécessaire au plombage des dents.

La trépanation se fait avec de petites fraises, tiges d'acier terminées par une boule sillonnée de dents longitudinales et tranchantes; la tige d'acier est montée sur un manche qui sert à imprimer à la fraise les mouvements de rotation nécessaires. La forme des fraises (fig. 1096, n°s 1 à 5) varie suivant la nature de la perforation que l'on désire obtenir, suivant l'espèce de dents sur laquelle on agit. L'action des fraises est souvent aidée par de petites rugines (fig. 1096, n°s 6 à 10).

Au lieu de la fraise, on emploie quelquefois la drille des horlogers (fig. 1097). Nous avons déjà décrit cet instrument, page 241. On a imaginé aussi un perforateur à double engrenage permettant d'agir d'arrière en avant (fig. 1098).

§ 4. — Obturation des dents.

Quand la cavité a été préparée à l'aide de la lime, des forets et des rugines, il faut la nettoyer, c'est-à-dire faire sauter les tissus ramollis et altérés qui doublent ses parois. Cette opération s'accomplit avec des

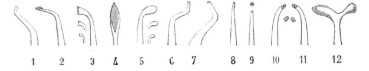

1   2   3   4   5   6   7   8   9   10   11   12

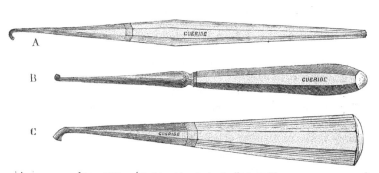

Fig. 1099. — Fouloirs et brunissoirs de divers modèles.

gouges, des rugines ou des burins (fig. 1093 et fig. 1096, n°s 6 à 11) inclinés suivant des angles différents, afin de pouvoir s'accommoder aux diverses positions de l'orifice à combler. Les Américains ont l'habitude de placer deux rugines sur un manche assez volumineux ; le manche de la rugine française est plus délicat.

Toutes ces précautions prises, il ne reste qu'à combler la cavité avec une substance inaltérable telle que l'amalgame de plomb, l'amalgame d'argent (étain en larmes, argent vierge, parties égales) (1), l'or en feuilles ou à l'état spongieux, l'oxychlorure de zinc, etc., etc. — Ces substances sont introduites et pressées avec des fouloirs. Les fouloirs sont des tiges d'acier montées sur un manche pesant ; l'extrémité de ces tiges affecte diverses courbures et diverses formes sur lesquelles il est impossible de rien dire de général, puisque la courbure et la forme doivent changer avec chaque cas particulier (fig. 1099).

L'obturation terminée, on égalise la surface des amalgames avec une spatule ou des brunissoirs de diverses courbures (fig. 1099).

§ 5. — Cautérisation.

La cautérisation se fait généralement avec une boulette de charpie trempée dans une solution plus ou moins caustique ; souvent aussi on se sert d'une pâte arsenicale introduite dans la cavité cariée, puis recouverte de coton. De petites pinces, de petites spatules, de petits crochets ne différant des fouloirs que par leur délicatesse plus grande et leur extrémité acérée, servent à introduire ces divers corps.

On a tenté la cautérisation avec de petits cautères à boule chauffés au rouge ; ces instruments sont des plus difficiles à manier. Il serait préférable d'employer le cautère galvanocaustique à bec d'oiseau.

§ 6. — Extraction des dents.

Les instruments les plus employés pour l'extraction des dents sont la clef de Garengeot et les daviers.

Clef de Garengeot. — La clef de Garengeot (fig. 1100) se compose d'une tige droite d'acier terminée à une extrémité par une partie élargie, le panneton ; l'extrémité opposée est montée sur un manche perpendiculaire à la tige. Le panneton présente, à l'un de ses côtés, une échancrure dans laquelle s'engage le crochet ; celui-ci est une tige d'acier courbée en demi-cercle, terminée par un bec bifide et percée d'un trou à son talon. — Le crochet peut être fixé sur le panneton par divers mécanismes ; tantôt c'est une vis C (1), tantôt c'est une simple pompe B (2). — Quelquefois la tige

---

(1) **Magitot,** *loc. cit.*

est contre-coudée. Nous n'entreprendrons pas ici de décrire toutes les modifications que l'on a fait subir à la clef de Garengeot; l'examen de la figure 1100 fait saisir leur ensemble : 4, crochet destiné à l'extraction de la dent de sagesse; — 5, modification de Ritouret ; l'articulation F est mo-

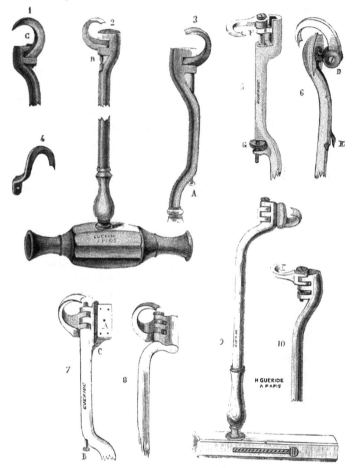

FIG. 1100. — Clef de Garengeot et ses principales modifications.

bile au moyen de l'éerou G; — 6, clef anglaise; le crochet tourne sur le pivot D, et appuie sur le ressort E; — 7, clef de Delestre; le pannetou A, recouvert de caoutchouc, est mobile au moyen de la charnière C; —

8, clef de Delabarre ; — 9 et 10, clef de Magitot ; la première est réservée aux dents de sagesse ; la seconde sert pour les autres dents ; la tige de la clef de Magitot est montée à l'union du tiers externe de la longueur du manche avec le tiers moyen ; le bras du levier étant augmenté, la force de l'opérateur est plus grande.

La clef de Garengeot ne saurait enlever les dents incisives et les canines ; celles-ci doivent être attaquées avec des daviers ; depuis quelques années, les Américains et les Anglais ont proposé d'enlever toutes les dents avec des daviers, afin d'éviter les accidents de compression et de fracture que détermine souvent la clef de Garengeot.

Daviers. — Les daviers sont des pinces droites ou courbes, à mors courts et garnis de dentelures, à branches solides et longues. Les mors du davier doivent être plus ou moins aplatis, plus ou moins contournés et évasés, suivant la forme de la dent à extraire ; les Américains et les Anglais, qui emploient exclusivement le davier pour l'extraction des dents, ont multiplié ses formes pour ainsi dire à l'infini ; Magitot pense que sept types principaux sont seuls utiles pour la pratique journalière. Nous empruntons à cet habile et savant dentiste la description de ces sept types (1).

« 1° Deux daviers droits suivant le mo-

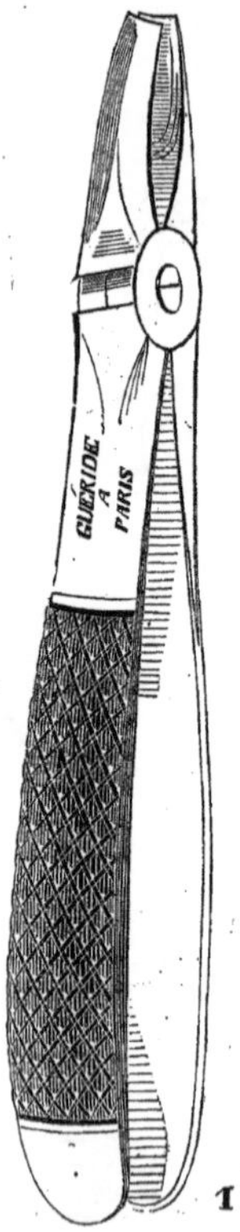

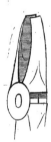

Fig. 1101. — Davier pour les incisives et les canines supérieures et inférieures.

dèle (fig. 1101), à mors égaux disposés en cuiller, l'un large, l'autre plus étroit, destinés à extraire les incisives et les canines supérieures ou infé-

(1) Magitot *in* A. Jamain, *Manuel de petite chirurgie,* 4e édit. Paris, 1864, p. 735.

rieures à forme toujours conique, et dont le volume seul varie. La précaution de deux daviers nous paraît d'autant plus nécessaire que cet instrument est le seul qui puisse être employé pour l'extraction de ' cette espèce de dents.

» 2° Un troisième davier (fig. 1102), à mors un peu plus évasés que ceux des précédents, mais recourbés sur le manche à angle presque droit, suffira à extraire les petites molaires des deux mâchoires indistinctement ; toutefois, l'extraction des petites molaires supérieures pourra se faire, dans certaines circonstances, avec les daviers droits.

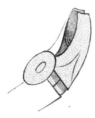 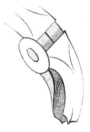

FIG. 1102. — Davier courbe pour les petites molaires des deux mâchoires.

FIG. 1103. — Davier pour les première et secondes grosses molaires inférieures.

» 3° Un quatrième (fig. 1103) servira à extraire les premières et même les secondes grosses molaires inférieures. Il est rigoureusement conformé comme l'exige la forme de la dent, dont la couronne régulière et carrée surmonte deux faisceaux de racine disposés l'un devant l'autre et séparés transversalement par un sillon qui remplit dans l'alvéole une travée osseuse. Chacun 'des mors, large et mince, est séparé en deux concavités égales par une arête saillante destinée à pénétrer dans le sillon, tandis que les côtés en cuiller saisissent les racines.

» Les deuxièmes molaires inférieures différant peu des précédentes, seront extraites par le même instrument ; ces dents sont, en effet, conformées comme les premières molaires, seulement leur volume est un peu moindre, leur forme un peu moins accusée, et leurs racines courtes, mais également disposées, sont séparées par un sillon moins profond.

» 4° Un cinquième davier (fig. 1104) servira à extraire la première grosse molaire supérieure gauche. Or, cette dent présente une disposition et une forme constantes : sa couronne ressemble à celle de ∞ premières molaires inférieures, mais ses racines, au nombre de trois, sont situées, deux en dehors, une en dedans. Il résulte de cette disposition que le davier devra présenter, à son mors externe, deux concavités séparées par une arête qui s'interpose aux racines, tandis que son mors interne offrira une concavité unique pour recevoir la racine interne.

» La deuxième molaire supérieure droite, d'une forme voisine de la précédente, s'enlèvera avec les mêmes instruments.

» 5° Un sixième davier (fig. 1105), destiné à l'extraction de la première

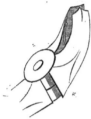 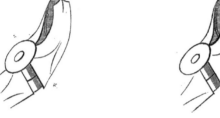

FIG. 1104. — Davier pour la première grosse molaire supérieure gauche.   FIG. 1105. — Davier pour la première et la deuxième grosse molaire supérieures droites.

ainsi que de la seconde grosse molaire supérieure droite, sera disposé absolument comme le précédent, sauf que le mors divisé sera externe et le mors simple placé en dedans.

» 6° Enfin, un septième davier, à mors en cuiller un peu plus mince que celui représenté figure 1101 et un peu recourbé sur le manche, est de la plus grande utilité, soit pour extraire chez les enfants les diverses dents temporaires, et chez l'adulte les racines ou débris de dents peu accessibles, par leur forme, à l'emploi d'autres instruments.

» Les daviers que nous venons de décrire ont donc pour caractère de borner leur action à la dent à extraire, sans comprimer ou léser les parties voisines; leur appropriation à la forme des dents et la direction de la puissance employée sont telles qu'une extraction, dans ces circonstances, ressemble réellement à une véritable énucléation d'un organe hors de la cavité qui le contient et suivant la direction de son axe naturel. Toutefois ils ont l'inconvénient, en raison de leur volume et de leur position la plus ordinaire au milieu de l'ouverture de la bouche, de masquer quelquefois, ainsi que la main qui les tient, le champ de l'opération.

» Ils ont encore le désavantage d'exercer leur action sur une dent par deux puissances opposées agissant au niveau des mors sur les deux côtés de la couronne. Or, si comme cela arrive le plus souvent, cette couronne creusée d'une cavité est plus ou moins fragile, la dent peut être brisée ou écrasée.

» Cet inconvénient serait très-sérieux s'il n'était en partie compensé par la forme tranchante des mors qui, pénétrant au-dessous de la gencive, vont saisir la dent par sa partie la plus profonde au point de division des racines, c'est-à-dire au delà des limites les plus ordinaires des caries. »

Pied-de-biche, leviers et langue-de-carpe. — Ces trois instruments sont des leviers diversement configurés, avec lesquels on attaque la dent de sagesse et les racines inaccessibles aux daviers ou à la clef de Garengeot. La figure 1106 fait parfaitement saisir les principales formes de ces leviers : 1, pied-de-biche et levier simple, réunis sur un même instrument ; 2, levier de Delestre; 3, levier de Duran ; 4, levier simple; 5, langue-de-carpe ; 6, 7, 8, levier américain, concave sur une face, convexe sur l'autre, afin de mieux s'adapter à la configuration des racines et des alvéoles.

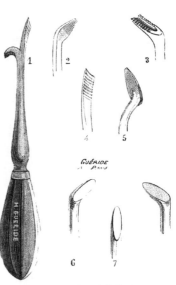

FIG. 1106 — Pied-de-biche, leviers et langue-de-carpe.

D'Estanque a proposé, en 1861, un nouvel instrument (1) pour l'extraction des dents, qu'il désigne sous le nom d'*attractif* (fig. 1107). L'attractif se compose : 1° d'un levier D, terminé par un mors à plan incliné et à crochet recourbé excentriquement, c'est-à-dire vers l'alvéole et non pas vers la dent ; 2° d'un levier contre-coudé D', articule en E, et traversant une mortaise ménagée dans le levier droit, pour passer à sa partie supérieure; le levier D' se termine par un crochet recourbé et armé de deux petites dents; c'est ce crochet qui saisit la dent et la fait glisser sur le plan incliné, présenté par le crochet opposé; pour obtenir ce résultat, il suffit de rapprocher les deux branches DD'. Un ressort, fixé par la vis F, presse sur le dos du levier contre-coudé pour augmenter son action. Les deux crochets sont reliés aux leviers par une simple mortaise, de sorte qu'il est très-facile de leur substituer des crochets A, B, C, de forme et de dimensions en rapport avec celles des dents à extraire.

(1) Destanque, *Bull. de l'Acad. de méd.*, 3 décembre 1861, t. XXVII, p. 166. — Voyez le Rapport de M. Oudet (*Bull. de l'Acad. de méd.*, 3 février 1863, t. XXVIII, p. 365).

L'avantage de cet instrument est de ne prendre aucun point d'appui sur la mâchoire ; c'est le crochet inférieur qui sert de point d'appui par son plan incliné. Les daviers ont le même avantage et sont d'un emploi plus simple.

Poinsot a présenté un autre instrument (fig. 1108), composé de deux leviers A et B, se rapprochant parallèlement, en tournant

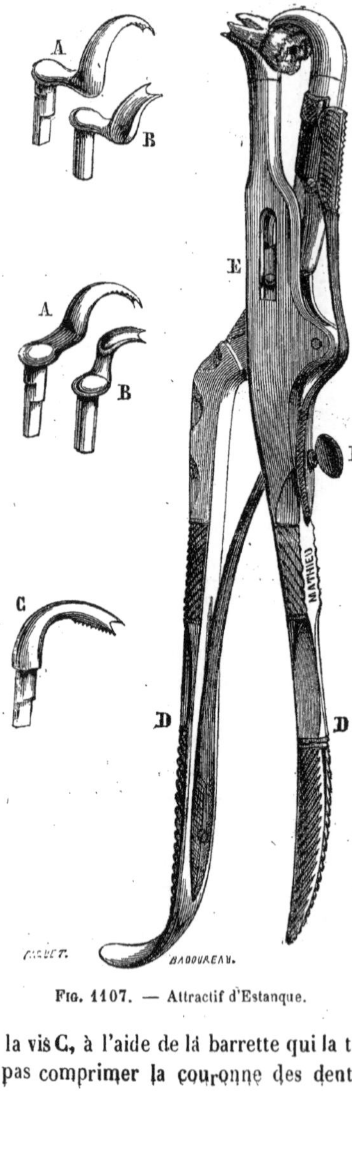

FIG. 1107. — Attractif d'Estanque.

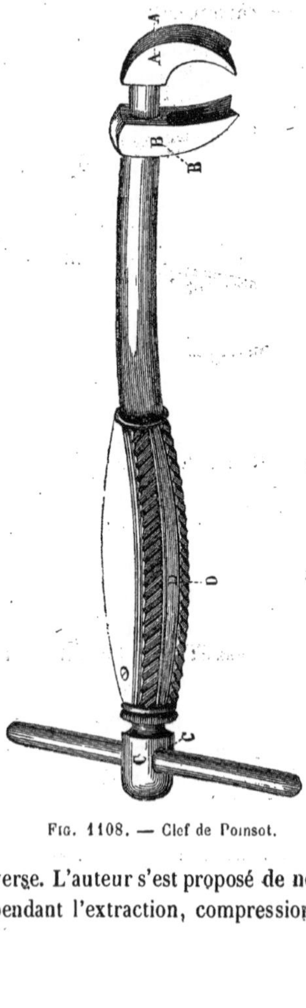

FIG. 1108. — Clef de Poinsot.

la vis C, à l'aide de la barrette qui la traverse. L'auteur s'est proposé de ne pas comprimer la couronne des dents pendant l'extraction, compression que font instinctivement les opérateurs peu expérimentés en se servant des daviers. L'idée est juste, mais alors il faudrait disposer de mors nombreux, accommodés à la configuration de chaque dent, et susceptibles de se monter successivement sur le même instrument.

Art. III. — Staphylorrhaphie.

Cette opération comprend deux temps : l'avivement et la réunion.

L'avivement se fait avec des ciseaux ou des bistouris. Ph. J. Roux se servait des ciseaux coudées, représentés figure 1109. On peut aussi se servir

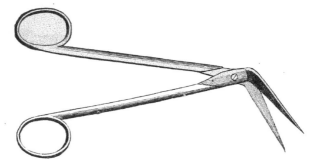

Fig. 1109. — Ciseaux à lame coudée, de Broca.

des ciseaux à branches contre-coudées, représentées par la figure 1110. Ces ciseaux n'agissant que d'avant en arrière ne sauraient atteindre l'angle antérieur de la solution de continuité ; il faut donc achever l'opération

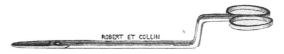

Fig. 1110. — Ciseaux à branches contre-ccudées.

avec un bistouri. Pour éviter cet inconvénient, Sotteau a proposé des ciseaux coudés à angle aigu, de telle sorte que la pointe, étant tournée vers l'opérateur, les ciseaux agissent d'arrière en avant ; les ciseaux de Sotteau sont malheureusement d'un emploi très-difficile.

Presque tous les chirurgiens, à l'exemple de Dieffenbach, font l'avivement avec des bistouris à long manche (fig. 1111). Vidal (de Cassis) recommandé un petit couteau à deux tranchants, construit sur le modèle du kératotome de Wenzel.

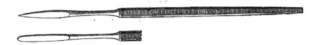

FIG. 1111. — BISTOURIS pour la staphylorrhaphie.

Avant de procéder à l'avivement il convient de tendre le voile du palais ; ce but est facilement atteint avec la pince-podomètre de Denonvilliers (1). Cette pince (fig. 1112) se compose d'une longue tige d'acier, creusée

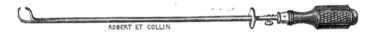

ROBERT ET COLLIN

FIG. 1112. — Pince podomètre de Denonvilliers.

d'une profonde rainure et terminée par un mors recourbé à angle droit, et pourvu de deux petites dents acérées. Une seconde tige, supportant à l'arrière une rondelle, glisse dans la cannelure de la première ; son extrémité recourbée porte deux petites dents qui correspondent à celles de la première tige.

Il est peut-être plus simple de se servir de pinces courbes (fig. 1113), construites sur le modèle des pinces à iridectomie ; quatre petites dents de souris placées à l'extrémité des mors assurent la préhension.

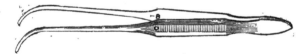

FIG. 1113. — Pince pour tendre le voile du palais.

Le deuxième temps consiste à passer les fils à suture, de telle sorte qu'ils forment une anse située en arrière du voile du palais, pendant que les chefs s'échappent du côté de la bouche.

Ph. J. Roux arrivait à ce résultat en traversant l'un des bords de la solution de continuité, *d'arrière en avant*, avec une aiguille courbe armée d'un fil

(1) Prévot, Thèses de Paris, 1866.

(fig. 1114); l'extrémité opposée de ce fil était ensuite enfilée dans une aiguille qui traversait l'autre bord de la solution de continuité, toujours d'*arrière en avant*. L'aiguille est portée sur un porte-aiguille spécial (fig. 1115). Le porte-aiguille est composé de deux tiges d'acier, terminées

Fig. 1114. — Aiguille de Roux.

par deux mors A, présentant, à leur partie moyenne, une rainure longitudinale. Les branches de cette espèce de pince sont rapprochées par le jeu

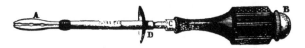

Fig. 1115. — Porte-aiguille de Roux.

du coulant D. Dès que la pointe de l'aiguille fait saillie en avant, après avoir traversé le voile, le chirurgien la saisit avec des pinces, pendant qu'un aide fait descendre le coulant du porte-aiguille. On peut aussi recourir aux porte-aiguille que nous décrivons au chapitre des fistules' vésico-vaginales.

Très-simple, en théorie, le procédé de Roux est très-difficile en pratique ; l'opérateur, ne voyant pas le lieu sur lequel il applique son aiguille, est exposé à piquer trop près ou trop loin des lèvres de la plaie, trop haut ou trop bas.

Si l'on veut poser le point de suture avec la régularité convenable, il faut absolument faire pénétrer l'aiguille en avant, afin de bien voir le point sur lequel elle est implantée ; il faut, cependant, que l'anse soit en arrière du voile du palais et les deux chefs en avant, car il est évident que le nœud ne peut être fait que sur la partie antérieure. Pour concilier ces deux propositions contradictoires, en apparence, on a imaginé des procédés et des instruments spéciaux.

A. Bérard prenait deux fils différents, un pour le côté droit et un pour le côté gauche, et les enfilait sur des aiguilles courbes de 12 à 15 millimètres de long, sur deux de larges, dont le talon était percé d'un chas très-large. L'un des deux fils porte une anse sur son chef interne. L'aiguille, armée du fil simple, est d'abord enfoncée d'*avant en arrière* sur l'un des bords de la solution de continuité jusqu'à ce que l'on aperçoive sa pointe à travers la fente palatine ; alors elle est saisie avec une pince et ramenée hors de la bouche. Le fil formant anse, traverse la lèvre opposée par le même procédé ; en retirant ce dernier fil, après avoir passé dans son anse le chef profond du premier, on ramène nécessairement celui-ci hors de la bouche.

Le procédé de Bérard est assez simple ; cependant il n'est pas toujours facile de saisir la pointe de l'aiguille entre les lèvres de la solution de continuité pour l'attirer en dehors. Villemur, Bourguignon, Sotteau, Fauraytier, Depierris et une foule d'autres, ont imaginé des instruments spéciaux pour tourner cette difficulté.

Le porte-aiguille de Bourguignon (fig. 1116) est une tige assez malléable pour pouvoir être courbée à volonté ; cette tige, traversant toute l'étendue du manche a, pour ressortir en b, peut prendre divers degrés de longueur ; une vis c la fixe au degré choisi. L'extrémité libre de la tige est mousse, et reçoit à frottement dur de petites aiguilles creuses, qui peuvent être séparées du manche par une simple traction (fig. 1117). Dès que la pointe apparaît dans la fente palatine, on la dégage en la tirant avec une pince. Nous ferons remarquer que la même manœuvre peut être exécutée avec les aiguilles de Roux ; la seule supériorité réelle de l'aiguille de Bourguignon est son peu de longueur.

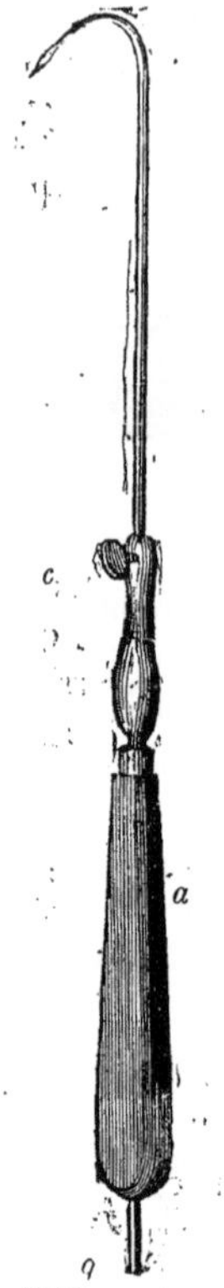

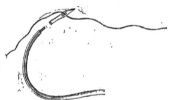

FIG. 1116. — Porte-aiguille de Bourguignon.

FIG. 1117. — Aiguille séparée de la tige malléable.

L'aiguille de Villemur est d'acier ; son élasticité la fait ressembler à un ressort de montre, de telle sorte que dès qu'elle est dégagée au-dessus du voile du palais, elle vient se présenter dans la fente et la dépasser. Cela est plus théorique que pratique : si l'aiguille n'est pas dirigée avec une précision mathématique, ce n'est pas vers la fente qu'elle se dirigera, mais vers un point quelconque de l'arrière-gorge.

Le porte-suture de Sotteau est une pince articulée, comme la pince à pansement, et présentant une branche mâle et une branche femelle. La branche mâle porte sur la face interne du mors une petite tige perpendiculaire de 1 centimètre de long, sur laquelle se fixe, à frottement doux, une aiguille creuse. Le mors de la branche femelle est divisé d'avant en arrière en deux petites branches élastiques, disposées de telle sorte que l'aiguille vienne s'interposer entre elles, dès que la pince est fermée. Pour se servir de l'instrument on passe la ligature dans le chas de l'aiguille, on ouvre la pince et on la dirige vers les lèvres de la solution de continuité, en plaçant au-dessous la branche mâle, puisque l'aiguille doit piquer d'avant en arrière. Dès que la pointe de l'aiguille est placée dans une situation convenable, on ferme la pince; l'aiguille traverse le voile et vient se placer entre les deux lames de la branche femelle qui, en vertu de leur élasticité, la saisissent avec assez de force pour qu'elle abandonne la branche mâle quand on ouvre l'instrument; il ne reste donc qu'à ouvrir la pince et à la retirer pour que le fil soit placé.

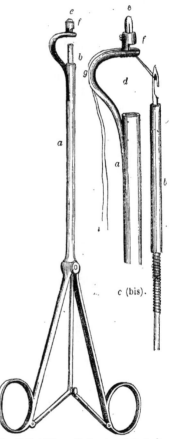

Malgré sa séduisante ingéniosité, la pince de Sotteau ne remplit pas parfaitement son but; il est difficile de bien diriger, au fond de la bouche, une aiguille montée perpendiculairement sur les mors d'une pince; de plus, si l'on exerce le moindre effort sur les anneaux, les mors se faussent momentanément, et l'aiguille ne passe plus entre les lames élastiques.

Le porte-ligature de Depierris, perfectionnement d'un instrument proposé auparavant par Fauraytier, est beaucoup préférable. Nous décrirons cet instrument en tenant compte de quelques modifications apportées par Blandin. — La fi-

FIG. 1118-1119. — Porte-suture de Depierris
Différentes pièces du porte-suture.

gure 1118 représente l'ensemble du porte-aiguille; la figure 1119 en indique les détails. La canule *a* renferme une canule *b*, sortant légère-

ment de la première dans la figure 1118. La canule *b* renferme à son tour
une tige d'acier, terminée supérieurement par une aiguille à crochet *c,*
qui repose, en bas, sur un ressort à boudin *c* (bis). Sur la grande canule *a*
est soudée supérieurement une tige recourbée *g*, supportant une sorte de
petit dé *e* fermé en haut, et présentant à sa base une échancrure *f*, dans
laquelle passe un fil *i*, dont les chefs reposent sur une cannelure ménagée
sur la tige *g*. Ceci posé, on se sert de l'instrument de la façon suivante

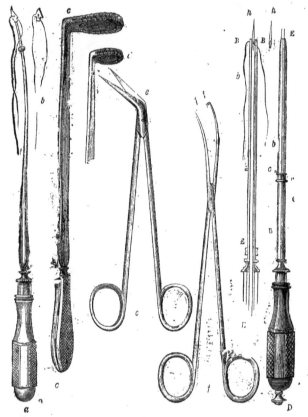

Fig 1120. — Appareil Sédillot.

le chirurgien tient entre ses doigts les anneaux qui terminent l'instrument,
et en même temps les extrémités du lien *i* qui doit être modérément tendu ;
alors le petit dé *e* est placé en arrière du voile du palais, tandis que la

canule *b*, dépassant déjà la canule *a* (fig. 1118) est placée en avant, en face du point qui doit être traversé par l'aiguille ; ces dispositions prises, le chirurgien n'a plus qu'à fermer complétement les anneaux, pour que l'aiguille *c* pénètre dans le dé *e* en traversant l'échancrure *f*; le fil, qui occupe cette échancrure, tombe nécessairement dans le crochet formé par l'aiguille, et est ramené en avant par celle-ci, qui rentre dans la canule, dès qu'il n'est plus exercé de pression sur les anneaux. Le voile du palais a donc été piqué d'avant en arrière, et cependant le fil a été ramené d'arrière en avant; recommençons les mêmes manœuvres du côté opposé avec le même fil, auquel nous avons donné une longueur suffisante, et le problème sera résolu ; nous aurons piqué d'avant en arrière et jeté une anse postérieure.

Si l'on essaye cet instrument sur le cadavre ou sur une matière inerte, il est d'une simplicité merveilleuse ; mais que de mécomptes, disent les auteurs du *Compendium* (1), lorsqu'on le fait agir sur le vivant! Ces auteurs ajoutent : « Combien il est difficile (nous en avons fait l'expérience sur le vivant) de saisir entre les deux plaques le bord libre du voile du palais, et comme il arrive aisément que l'engagement du fil dans le chas de la petite aiguille soit entravé par la contraction du voile! Rien n'est tel que de se servir des instruments ordinaires. » En définitive les auteurs du *Compendium* concluent qu'il est plus avantageux de faire la staphylorrhaphie avec le porte-aiguille ordinaire, le porte-aiguille de Roux, en plaçant les fils d'après la méthode de Bérard. Cette opinion tend à prévaloir de plus en plus dans la pratique ; nous devons dire cependant que les instruments dont se sert Sédillot, pour passer la ligature, offrent beaucoup plus de sécurité que ceux que nous avons décrits jusqu'ici. Ces instruments ne sont, d'ailleurs, qu'un accessoire de l'appareil de Sédillot qui, de même que Fergusson, ne se contente pas d'aviver les bords de la solution de continuité et de les suturer. Ces illustres chirurgiens font, en outre, la section d'un ou de plusieurs muscles, afin de rendre le voile du palais plus souple. L'effet de ces sections, dit Sédillot, est des plus remarquables : « Sur quelquesuns de nos malades, les deux moitiés du voile, dont l'écartement était auparavant des plus considérables, se trouvaient spontanément rapprochées et presque ramenées au contact (2). »

L'appareil de Sédillot (fig. 1120) comprend : 1° un petit ténotome dont la lame, pointue et tranchante, n'a pas plus de 15 millimètres de longueur et peut atteindre le péristaphylin interne, qui est attaqué par-dessous la muqueuse de la face buccale du voile; 2° des ciseaux droits pour la section des piliers

(1) *Compendium de chirurgie pratique*, t. III, p. 759.
(2) Sédillot et Legouest, *Traité de médecine opératoire*, 4ᵉ édit., t. II, p 82.

antérieurs et postérieurs; 3° des pinces de Museum très-fines et à double crochet *ff*, servant à saisir le voile du palais; 4° des ciseaux coudés *e* très-minces pour faire l'avivement; 5° un porte-aiguille légèrement courbe *a*; une saillie, située à 15 millimètres de la pointe, l'empêche de pénétrer trop profondément; 6° des aiguilles *b* de 5 millimètres de longueur sur 2 millimètres de largeur, composées de deux parties; l'une de ces parties est triangulaire et percée d'un trou, l'autre est creusée de manière à pouvoir se placer sur le porte-aiguille; 7° un anneau *c d*, garni de caoutchouc et fixé perpendiculairement sur une tige d'acier terminée, à l'arrière, par un manche.

L'anneau de caoutchouc est porté en arrière du voile du palais pendant que le chirurgien traverse celui-ci d'arrière en avant avec l'aiguille montée sur le porte-aiguille (fig. 1121); l'aiguille s'implante dans le disque de

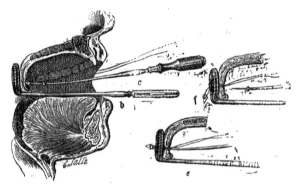

Fig. 1121. — Mode d'emploi de l'aiguille et du disque de Sédillot.

caoutchouc et y reste solidement fixée en raison de sa forme triangulaire qui ne lui permet pas de revenir sur ses pas. Il suffit d'exercer une légère traction sur le porte-aiguille pour le séparer de l'aiguille; celle-ci est ramenée au dehors, avec le lien, par le disque de caoutchouc. Quand la même manœuvre a été répétée du côté opposé, le fil est placé, mais l'anse est en avant; pour la faire glisser en arrière, on noue les deux bouts du fil et l'on fait passer le nœud d'arrière en avant au travers du voile, dont la petite plaie produite par l'aiguille est assez large pour ne pas faire obstacle à cette manœuvre.

Sédillot a encore ajouté à cet appareil un porte-aiguille et une aiguille spéciale pour la suture de la luette. Le porte-aiguille (fig. 1120) est composé de deux valves B B fixées sur un manche A, creusées d'un canal central, et réunies par un anneau C, dont le mouvement est limité par la saillie c.

Une tige centrale EE traverse les valves ; elle présente en haut une cavité de 2 millimètres de profondeur pour recevoir l'aiguille h, et en bas un bouton mobile D. La coupe du porte-aiguille fait parfaitement comprendre son mécanisme ; elle montre le fil bb traversant l'aiguille h qui est supportée par la tige E.

L'appareil de Sédillot, dont nous empruntons à l'auteur la description et les figures (1), peut, au premier abord, paraître compliqué ; il suffit de quelques instants de réflexion et d'un peu d'expérience pour se convaincre qu'il facilite singulièrement la manœuvre si difficile de la staphylorrhaphie.

L'appareil de Fergusson est plus simple; nous le représentons figure 1122. a représente un petit couteau coudé sur le plat, coupé obliquement à son extrémité tranchante ; il est destiné à couper les péristaphylins interne et externe et le pharyngo-staphylin en contournant le voile du palais, qui doit être attaqué par sa face supérieure, la face inférieure restant intacte ; c est un couteau à deux tranchants, analogue à celui que recommandait Vidal pour faire l'avivement ; quelquefois Fergusson fait l'avivement avec les ciseaux e ; d représente le porte-aiguille de Fergusson, qui place les fils d'arrière en avant, d'après le procédé de Roux.

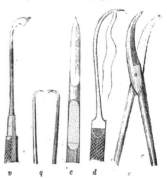

Fio. 1122. — Appareil de Fergusson pour la staphylorrhaphie.

Les aiguilles et les porte-aiguille que nous venons de passer en revue ont été imaginés surtout pour le passage des fils ordinaires ; aussi si l'on voulait s'en servir pour les sutures métalliques, il serait bon de placer d'abord un fil de soie auquel on attacherait ensuite le fil métallique. Il est infiniment plus simple de recourir aux aiguilles et aux porte-aiguille spéciaux que nous avons décrits à propos des sutures métalliques, pages 227 à 230. L'aiguille de Startin, les aiguilles de Péan, le chasse-fil de Mathieu, convenablement maniés, peuvent rendre ici les plus grands services.

Le troisième temps de l'opération consiste à serrer la ligature; comme il est quelquefois difficile de serrer convenablement le nœud avec les doigts introduits au fond de la gorge, on a conseillé des instruments qui sont à peu près abandonnés, à l'exception du presse-nœud de Sotteau et des tubes de Galli.

(1) Sédillot et Legouest, Traité de méd. opér., 4e édit., t. II, p. 79.

Le presse-nœud de Sotteau (fig. 1123) n'est qu'une simple tige d'acier, terminée par un anneau horizontal. Pour se servir de cet instrument, il faut faire le nœud de l'escamoteur, sorte de double nœud coulant fait autour de l'un des chefs de l'anse du fil; le double nœud est glissé sur ce chef parfaitement tendu, comme sur une coulisse, jusqu'au voile du palais. Ce nœud n'a peut-être pas une solidité suffisante.

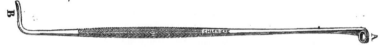

FIG. 1123. — Presse-nœud de Sotteau.

Galli introduit les deux chefs du fil dans un petit tube de plomb long de 3 à 4 millimètres. On pousse ce tube jusque sur la division en tirant en même temps sur les deux chefs, afin que l'affrontement se fasse; alors, l'aide d'un davier à mors plats, on écrase le tube sur les fils qui, si l'écrasement est bien fait, sont parfaitement réunis.

Nous avons indiqué précédemment le moyen d'assurer la stabilité des fils métalliques; quelques-uns des procédés que nous étudierons d'une manière plus spéciale, à l'occasion de la fistule vésico-vaginale, pourraient être transportés ici.

ART. IV. — URANOPLASTIE.

Quel que soit le procédé que l'on emploie pour combler une perforation de la voûte palatine, il faut : 1° détacher de la voûte osseuse un ou plusieurs lambeaux formés de toute l'épaisseur des parties molles tapissant cette voûte, y compris le périoste; 2° pratiquer l'avivement de ces lambeaux; 3° faire des sutures.

Baizeau, professeur agrégé au Val-de-Grâce, a fait connaître le meilleur des procédés d'uranoplastie, c'est-à-dire le procédé à deux ponts, mobiles latéralement, et pouvant se réunir par leur bord interne sans

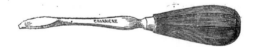

FIG. 1124. — Rugine de Fergusson.

torsion ni renversement. Pour détacher les lambeaux et faire l'avivement, Baizeau employait de petits bistouris concaves sur le plat. Il est préférable de faire le décollement avec des instruments demi-mousses; une spatule coudée, la rugine tranchante de Fergusson (fig. 1124), les grattoirs de Langenbeck (fig. 1125), remplissent parfaitement cette indication.

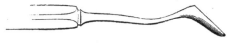

FIG. 1125. — Grattoir de Langenbeck.

Marion Sims a inventé, pour les opérations de fistule vésico-vaginale, un bis touri à lame articulée (fig. 1126), qui peut rendre des services dans les opérations d'uranoplastie. Ce bistouri est composé d'une lame convexe C, articulée sur une longue tige fixée sur un manche. Le talon B de la lame est denté de façon que cette lame peut être inclinée sur la tige dans les situations les plus variées ; le degré d'inclinaison adopté est maintenu par une longue vis A qui, parcourant toute la longueur de l'instrument, se termine par une pointe engagée dans l'une des dents du talon.

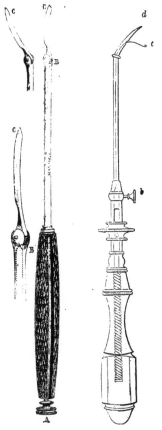

Un des temps les plus difficiles de l'uranoplastie consiste dans l'application de la suture ; on ne peut pas songer à se servir des instruments de Depierris ou de Sédillot, la place manque pour les manœuvrer. L'aiguille de Bourguignon, délaissée pour la staphylorrhaphie, pourrait rendre ici des services en raison de la malléabilité de sa tige, malléabilité qui permettrait de l'adapter aux formes variables de la voûte palatine.

Langenbeck conseille un porte-ligature (fig. 1127), composé d'un manche et d'une longue tige creuse pointue à son extrémité d; la tige creuse est parcourue par un fil c qui s'échappe d'une petite ouverture

FIG. 1126. — Bistouri à lame articulée de Sims.

FIG. 1127. — Porte-suture de Langenbeck.

lorsque l'on desserre la vis b; ce fil est chassé par un support à ressort placé dans l'intérieur du manche *a*. C'est seulement après avoir traversé le lambeau que l'opérateur lâche le ressort ; il place le fil sur le crochet, fait rentrer celui-ci dans la tige et retire l'instrument.

Trélat a présenté à la Société de chirurgie (1) des aiguilles à urano-plastie disposées de la manière suivante : le chas est placé près de la pointe et celle-ci est ramenée parallèlement à la tige ; la longueur de la partie récurrente est de 18 millimètres ; l'écart entre cette partie récurrente et la tige est de 6 millimètres ; l'aiguille pique quand on attire le manche vers soi, comme s'il s'agissait d'une érigne fortement recourbée.

Les aiguilles à suture métallique, décrites page 228, peuvent être employées ici avec avantage.

ART. V. — EXCISION DES AMYGDALES.

L'excision des amygdales peut se faire avec le bistouri ou des instruments spéciaux, les amygdalotomes. Quand l'incision se fait avec le bistouri ou les ciseaux, il faut avant tout saisir l'amygdale avec des pinces ou des érignes afin de l'attirer, autant que possible, hors des piliers du voile du palais.

L'instrument le plus commode est la pince de Museux, surtout si elle est à point d'arrêt. H. Larrey a imaginé d'adapter un abaisse-langue à la pince de Museux (2); c'est une plaque mobile d'ivoire fixée sur l'une des branches de l'instrument. En même temps que les érignes saisissent l'amygdale, la plaque repose sur toute la largeur de la langue et l'abaisse de façon à donner pleine liberté au jeu du bistouri.

Les pinces à griffes latérales de Robert et les pinces à coulisse de Ricord valent la pince de Museux, mais n'ont pas d'avantage marqué. Au lieu de pinces de Museux on se sert quelquefois d'érignes à un ou plusieurs crochets. La préhension n'est jamais aussi sûre avec les érignes qu'avec les pinces ; de plus, les érignes peuvent blesser les parois buccales au moindre faux mouvement.

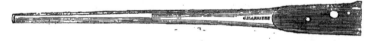

FIG. 1128. — Bistouri de Blandin.

Le bistouri doit être long et boutonné afin que l'opérateur ne soit pas exposé à piquer les parois du pharynx ; il est utile que la lame ne soit tranchante qu'à son extrémité antérieure ; tel est le bistouri de Blandin. Au

(1) Trélat, *Bulletin de la Société de chirurgie*, 2ᵉ série, t. VII, p. 426.
(2) H. Larrey, *Bull. de la Société d chirurgie*, 3 juillet 1850.

lieu d'un bistouri droit, Baudens se servait d'un bistouri courbe, tranchant dans son quart antérieur seulement (fig. 1129).

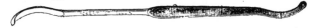

Fig. 1129. — Bistouri de Baudens.

Chassaignac pense que le bouton du bistouri peut s'engager dans les lacunes de l'amygdale pendant les mouvements de va-et-vient de l'instrument. Pour éviter cet inconvénient, il a proposé un bistouri dont l'extrémité se termine du côté tranchant par une lentille mousse perpendiculaire à la lame ; toute la portion tranchante est convexe (fig. 1130).

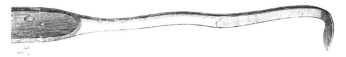

Fig. 1130. — Bistouri de Chassaignac.

L'excision des amygdales est facile avec tous ces instruments ; à la rigueur on se servirait parfaitement d'un bistouri boutonné ordinaire dont la lame serait garnie de linge près du talon.

Redoutant l'emploi du bistouri dans une région aussi voisine de l'artère carotide, on a depuis longtemps songé à se servir tout simplement de ciseaux courbes sur le plat. Cloquet avait proposé des ciseaux dont les lames étaient remplacées par deux demi-lunes se regardant par des bords tranchants et concaves. Je ne rappelle cette idée que pour mémoire, car l'instrument de Fahnestock l'a fait tomber dans l'oubli.

Le tonsillotome de Fahnestock se compose tout simplement d'une lunette de métal devant laquelle passe une sorte de guillotine qui retranche la glande d'un seul coup. Cet instrument ne tarda pas à être modifié par Velpeau.

Modifié par Velpeau, l'amygdalotome de Fahnestock (fig. 1131) se compose de trois parties : 1° une canule portant supérieurement un double anneau elliptique et mousse ; 2° une tige supportée par un manche et terminée à l'extrémité opposée par un anneau dont les bords concentriques sont tranchants ; 3° une pique dont l'extrémité antérieure se termine par un fer de lance et l'extrémité postérieure par un anneau de préhension ; la pique est unie à la canule par une articulation permettant des mouvements d'avant en arrière et des mouvements de bascule. La tige est placée dans la canule de telle sorte que l'anneau tranchant occupe l'espace intermédiaire entre les deux anneaux elliptiques.

Le rôle de ces diverses parties est facile à saisir : 1° l'instrument est introduit fermé, c'est-à-dire dans une situation telle que les trois anneaux n'en forment qu'un seul qui embrasse l'amygdale ; 2° le chirurgien pousse, en avant la pique jusqu'à ce que le fer de lance ait pénétré le tissu de l'amygdale ; une pression exercée sur l'anneau de la pique détermine le

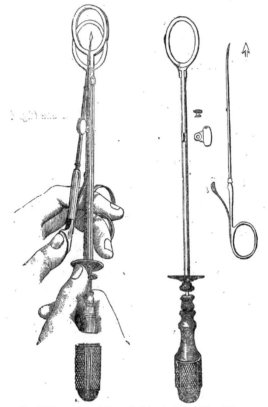

FIG. 1131. — Amygdalotome de Fahnestock, modifié par Velpeau.

mouvement de bascule qui fait sortir l'amygdale hors des piliers ; 3° la ca- nule et la pique étant saisies de la main gauche, il ne reste qu'à tirer le manche de la tige centrale pour faire jouer l'anneau tranchant qui abat l'amygdale.

Charrière ne tarda pas à faire subir à cet instrument d'importantes mo- difications portant sur la composition de la pique et des anneaux. La pique à un seul dard déchirait souvent le tissu de l'amygdale sans l'attirer au dehors; elle a été remplacée par une pique à deux ou trois branches en forme de fourchette (fig. 1132). Un anneau unique ne présentait pas tou-

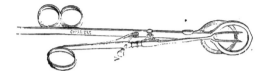

FIG. 1132 — Amygdalotome à fourchette.

jours un diamètre proportionné au volume de l'amygdale; Charrière a disposé l'instrument de telle sorte qu'il pût recevoir, successivement, des anneaux de divers diamètres H, G, I; ces anneaux, représentés dans la figure 1133, sont fixés par la coulisse DC.

Pour donner plus d'élégance et de rapidité à la manœuvre, Maisonneuve et Blatin ont proposé un amygdalotome qui peut être manœuvré d'une seule main. L'amygdalotome de Maisonneuve (fig. 1133) se compose d'un tube à fortes parois ouvert latéralement dans toute sa longueur, terminé supérieurement par un double anneau mousse, inférieurement par un manche fixé à angle droit. Dans la rainure de ce tube glisse une lame d'acier portant, supérieurement, un anneau à bords concentriques tranchants, inférieurement une détente qui lui est perpendiculaire. Sur le côté opposé est placée une pique à trois branches, articulée en B, et douée de mouvements d'avant en arrière et de mouvements de bascule, comme celle de Velpeau, mais en différant en ce que le mouvement de bascule est limité au gré de l'opérateur par la vis E. Le manche peut se démonter en F, ce qui rend l'instrument plus portatif.

L'instrument de Maisonneuve se manie de la manière suivante : les deux derniers doigts fixent le manche dans la paume de la main pendant que l'index et le médius appuient sur la détente et que le pouce presse sur la plaque terminale A de la pique. Il résulte de là un mouvement simultané dont le double effet a pour résultat l'attraction de l'amygdale et sa section ; nous devons faire observer qu'un ressort, pressé par la vis E, empêche l'anneau tranchant de descendre avant que la pique n'ait effectué complétement son mouvement de bascule.

L'instrument de Maisonneuve permet d'agir avec une grande rapidité, mais il demande une habitude consommée ; avec l'instrument de Velpeau, modifié par Charrière, on opère bien et sûrement du premier coup. Ajoutons que la résection de l'amygdale droite, avec l'instrument de Maisonneuve, exige l'emploi de la main gauche, circonstance gênante pour un grand nombre d'opérateurs.

L'amygdalotome de Luër, qui se manie aussi d'une seule main, est d'un emploi infiniment plus commode que le précédent (fig. 1134). Tous les

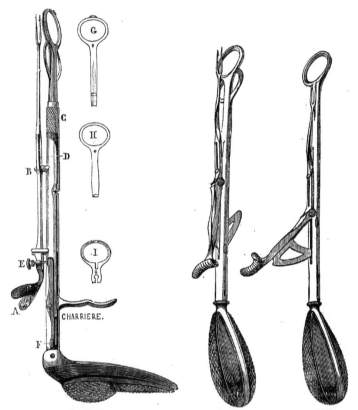

FIG. 1133. — Amygdalotome de Maisonneuve.   FIG. 1134. — Amygdalotome de Luer.

doigts, excepté le pouce, saisissent le manche. Le pouce est appliqué contre le croissant qui fait saillie ; il pousse en avant et fait marcher la fourchette vers l'amygdale. Pour couper cette glande, on n'a qu'à presser avec le même doigt, comme pour rapprocher le croissant de la tige du tonsillotome, et la lunette tranchante est mise en mouvement parce qu'elle tient à une tige plate qui a une fenêtre dans laquelle le cône qui est sous le croissant pénètre ; ce cône entraîne vers le manche la lunette tranchante

qui excise la glande. Vidal (de Cassis) fait le plus grand éloge de ce mécanisme dont il se servait habituellement.

Mathieu a construit, récem-
ment, un amygdalotome à une
seule main (fig. 1135) qui est
d'un emploi très-commode, en
ce qu'il permet d'enlever, avec
la main droite, les deux amygdales.

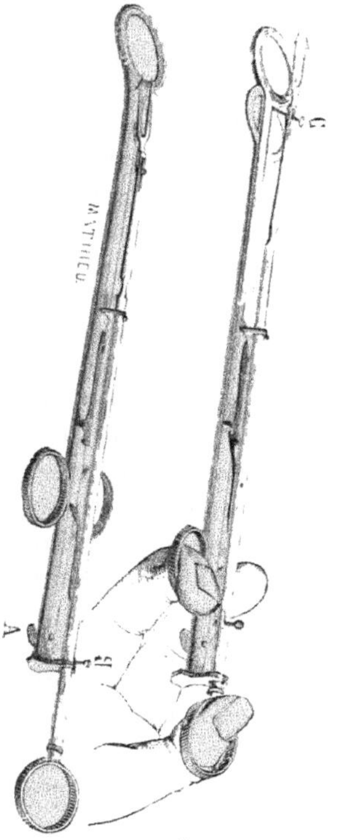

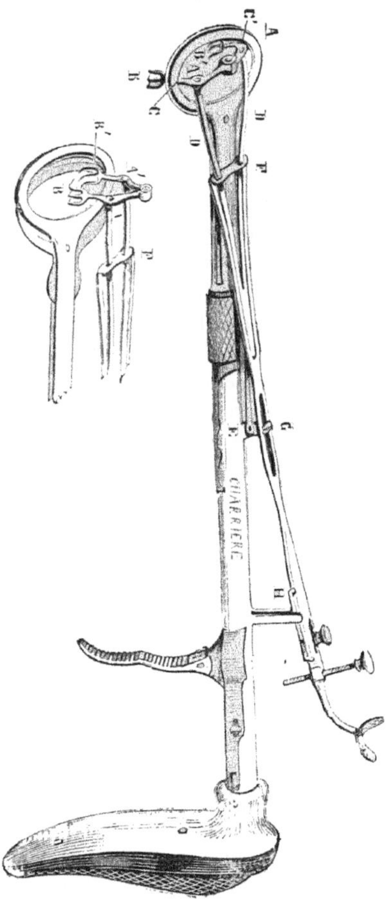

Fig. 1135. — Amygdalotome de Mathieu.   Fig. 1136. — Amygdalotome de Chassagny.

Nous pourrions citer encore un grand nombre de modifications apportées à l'instrument primitif de Fahnestock ; cette étude fastidieuse serait
dénuée de toute espèce d'intérêt. Nous ferons cependant une exception
pour l'amygdalotome de Chassagny ; ce chirurgien a remplacé la fourchette élévatrice par une pince-érigne, permettant de saisir l'amygdale la

plus friable et de l'attirer hors des piliers, alors même qu'elle est enchatonnée (1).

Cet instrument (fig. 1136), construit sur le modèle général de l'amygdalotome de Maisonneuve, en diffère en ce que la fourchette avec laquelle on traverse l'amydale est remplacée par une pince à érigue. Les branches de la pince sont très-courtes ; chacune d'elles représente un quart de cercle B B' articulé à charnière au point A A', avec sa congénère A' B', de manière à former à peu près une demi-circonférence terminée, à chacune de ses extrémités, par une érigne à trois pointes. Cette pince est placée dans l'anneau de l'instrument, dans le sens de son grand diamètre, l'articulation le dépassant un peu, la pointe de l'érigne restant en dessous et circonscrivant un espace plus grand que celui de l'anneau. Par leur partie moyenne, au point CC', chacune de ces branches s'articule avec l'extrémité d'une pince à ressort DD', qui, elle-même, s'articule avec la tige de l'instrument au point E ; cette pince, se rapprochant à l'aide de l'anneau coulant F, fait fermer l'érigne et saisir l'amygdale. Le coulant F est poussé en avant par la tige à coulisse G, sur laquelle glisse, au point H, une petite plaque à coulisse servant à limiter la fermeture de la pince ; cette tige est analogue à celle qui porte l'aiguille dans l'amygdalotome de Maisonneuve et se manœuvre exactement de la même manière.

L'excision des amygdales avec le bistouri et même avec l'amygdalotome donne lieu, parfois, à des hémorrhagies inquiétantes. Pour éviter cet accident, on a conseillé de détruire les amygdales avec des caustiques ; Chassaignac a proposé l'écraseur linéaire, Maisonneuve son constricteur ; Tanner (de Dublin) a inventé un instrument composé d'une fourchette pour fixer l'amygdale et une chaîne articulée pour la diviser. Ces procédés sont très-peu employés.

Quand une hémorrhagie survient, on peut la maîtriser avec la pince à polype, employée avec succès par Hatin ; l'une des extrémités, garnie d'amadou, fut placée sur la région tonsillaire, pendant que l'autre mors s'appuyait au dehors, sur l'angle de la mâchoire ; un lien, réunissant les deux anneaux, assurait la compression. Une pince de grand modèle de Marcelin Duval (page 223), remplirait admirablement cette indication.

Ricord a fait construire un instrument spécial qui agit avec plus de sûreté que le compresseur improvisé de Hatin. Cet instrument (fig. 1137) se compose de deux tiges articulées en C, de manière à pouvoir être démontées facilement. L'une des tiges supporte une petite pelote A qui comprime la surface saignante, l'autre une grande pelote B qui s'appuie

(1) Chassaignac, *Nouvel amygdalotome* (*Bull. de thérap.*, 1861, t. LXI, p. 430).

sur l'angle de la mâchoire. Lorsque le compresseur est en place, il suffit

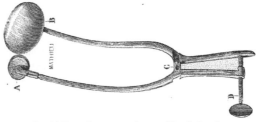

FIG. 1137. — Compresseur des amygdales, de Ricord.

de tourner la vis D pour assurer une compression suffisante et immobiliser l'appareil.

ART. VI. — EXCISION DE LA LUETTE.

Des instruments spéciaux ont été imaginés par Fabrice de Hilden et Desault. Des chirurgiens modernes ont proposé un appareil semblable à l'amygdalotome de Fahnestock. Warens (de Boston) a fait construire des ciseaux-pinces avec lesquels il coupe et saisit tout à la fois la luette hypertrophiée. Ces complications instrumentales n'ont qu'une médiocre valeur, car il s'agit ici d'une opération qui peut se faire avec des pinces de Museux, à dents fines et acérées, et une paire de ciseaux.

CHAPITRE VI

INSTRUMENTS EMPLOYÉS DANS LES AFFECTIONS DU LARYNX

ARTICLE PREMIER. — INSTRUMENTS D'EXPLORATION.

Essayé au commencement de ce siècle, surtout par Bozzini (1), l'examen du larynx et de la partie inférieure du pharynx n'a commencé à donner des résultats sérieux qu'entre les mains de Garcia (2), dont les études physiologiques, faites à l'aide de miroirs éclairés par la lumière solaire, eurent un grand retentissement. Ludw. Turck (3) se servit de procédés analogues en les perfectionnant, et Czermak (4) fit entrer définitivement la laryngoscopie

(1) Bozzini, *Der Lichtleiter, oder Beschreibung einer einfachen Vorrichtung, und ihrer Anwendung zur Erleuchtung innerer Höhlen...* Weimar, 1807.
(2) Garcia, *Observations physiologiques sur la voix humaine.* Paris, 1855.
(3) Turck, *Méthode pratique de laryngoscopie.* Paris, 1861.
(4) Czermak, *Du laryngoscope et de son emploi.* Paris, 1860.

dans la pratique, en appliquant le réflecteur de Ruete à l'éclairage laryngoscopique.

Pour voir les parties profondes du larynx et du pharynx, il faut : 1° un
miroir ; 2° un foyer lumineux.

A. *Miroir*. — Le miroir est destiné à dévier les rayons lumineux, de
telle sorte qu'après avoir traversé la bouche en ligne droite, ils s'inclinent,
à un degré convenable, pour éclairer les parties profondes ; alors celles-ci
viennent faire sur le miroir une image que peut saisir l'observateur. Le
miroir doit être porté au fond de la gorge par une tige solide et mince tout
à la fois, afin de ne pas gêner le passage des rayons lumineux. Nous avons
donc à étudier la forme et la nature du miroir, la direction de la tige, le
degré d'inclinaison du miroir sur la tige.

On s'est servi de miroirs d'acier, mais on n'a pas tardé à les rejeter à
cause de la facilité avec laquelle ils s'altèrent ; le plus souvent on emploie
des miroirs de verre étamé garnis d'une monture d'argent. Avant d'être
placé dans la bouche, le miroir doit être chauffé, soit avec de l'eau chaude,
soit, plus simplement, à la lumière de la lampe, afin que sa surface ne soit
pas ternie par la condensation des vapeurs ; il faut donc que le miroir et
sa monture présentent une certaine épaisseur pour ne pas se refroidir trop
rapidement ; Turck a proposé d'interposer entre le miroir et sa monture
un corps, mauvais conducteur du calorique, tel que l'asbeste, mais cette
modification n'a pas donné le résultat espéré.

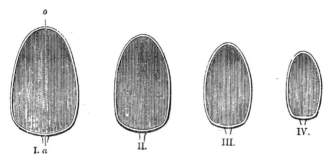

FIG. 1138. — Forme du miroir de Turck (quatre dimensions).

La forme du miroir peut varier considérablement : Ludw. Turck a proposé des miroirs circulaires et des miroirs ovoïdes (fig. 1138). Czermak
se sert de préférence de miroirs quadrangulaires à angles émoussés ;
la tige est soudée à l'un des angles. La figure 1139 représente les formes et les dimensions des trois miroirs de Czermak. Ces derniers sont

plus employés que les miroirs de Turck, mais cependant on leur a fait subir une légère modification, en leur donnant une forme losangique ; la tige est soudée à l'un des angles les plus aigus. Cette dernière forme est mieux appropriée que les autres à la conformation de l'isthme du gosier. Du reste, cette question de forme est secondaire ; la dimension du miroir a plus d'importance. D'une manière générale, plus le miroir est grand, plus l'image est vue distinctement : le plus grand diamètre possible est de 35 millimètres ; il est difficile de voir distinctement avec des miroirs d'un diamètre inférieur à 15 millimètres.

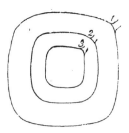

Fig. 1139. — Miroir de Czermak (trois dimensions).

La tige est, en général, de même métal que la monture du miroir ; Czermak donne à cette tige une direction légèrement coudée (fig. 1140); la plupart des chirurgiens préfèrent une tige rectiligne et malléable (fig. 1141) qui permet plus facilement d'incliner le miroir en divers sens. Cette tige doit glisser dans un manche creux de buis, de façon à pouvoir être allongée ou raccourcie à volonté ; pour l'adulte, elle doit avoir une longueur moyenne de 8 centimètres.

Pour pouvoir diriger les rayons lumineux dans le larynx, le miroir doit être incliné sur la tige à angle obtus ; l'angle répondant le mieux aux diverses indications est de 120 à 125 degrés ; d'ailleurs, la tige doit être assez flexible pour que le chirurgien puisse modifier, à volonté, cette inclinaison.

Les miroirs sont généralement plans. On a essayé de grossir l'image avec des miroirs concaves ; ce grossissement s'achète aux dépens de la netteté.

Le docteur Labordette (1) a eu l'idée de placer le miroir laryngoscopique à l'extrémité A de la valve supérieure C d'une sorte de spéculum (fig.1142). Cette valve supérieure C est disposée en courbe afin de suivre le voile du palais et de pouvoir descendre plus ou moins profondément dans le pharynx ; elle se termine en arrière par un manche. La valve inférieure B, plus courte que la supérieure (elle ne doit pas dépasser la base de la langue), se termine aussi par un manche. Les deux manches sont réunis par un ressort qui maintient les valves rapprochées. Lorsque l'instrument a été introduit dans la bouche et poussé aussi loin que possible, la branche postérieure C est maintenue immobile, pendant qu'une pression exercée sur le

(1) Labordette, *Emploi du spéculum laryngien dans le traitement de l'asphyxie par submersion*, etc. (*Annales d'hyg. publ.* Paris, 1868, t. XXIX, p. 325).

manche de la valve inférieure déprime la langue. Il suffit de placer le
malade à un jour convenable pour examiner le larynx.

Nous devons dire que nous n'avons jamais rencontré de malades assez
patients pour supporter l'emploi du spéculum de Labordette, et, cepen-

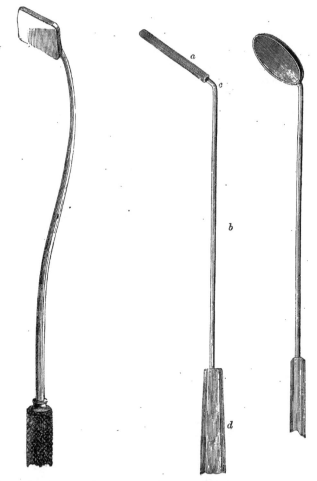

FIG. 1140. — Miroir à tige incurvée.   FIG. 1141 — Tige rectiligne.

dant, nous avons multiplié les essais. Nous ne voulons pas conclure de là
au rejet absolu de cet instrument, car il peut rendre, *dit-on*, des services

dans les cas d'asphyxie, surtout si celle-ci a été produite par submersion. C'est à ce titre que le conseil d'hygiène l'a fait placer dans la boîte de secours.

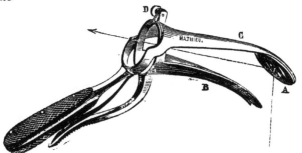

I ig. 1142. - - Spéculum de Labordette.

B. *Foyers lumineux.* — Dans ses premières expériences, Ludw. Turck ne se servait que de la lumière du soleil. Lorsque le soleil est près de l'horizon, il suffit de placer le malade en face de cet astre, pour que les rayons lumineux tombent, au fond de la gorge, sur le miroir ; l'observateur placé entre le soleil et le malade s'efface de manière à permettre aux rayons de passer par-dessus son épaule. Ce mode d'examen est peu commode et, surtout, il ne peut se faire que très-matin ou très-tard, à moins que l'on ne soit en hiver. On peut tourner cette difficulté en recevant les rayons lumineux sur une petite glace qui les réfléchit horizontalement dans la bouche du malade en observation; dans ce cas, le malade doit tourner le dos au soleil et la glace doit être placée devant lui, à une certaine distance. La plus grande objection que l'on puisse faire à ce mode d'examen, consiste en ce que le soleil fait défaut, dans nos pays, pendant une grande partie de l'année.

Czermak a donc rendu un grand service en imaginant de se servir de la lumière artificielle à l'aide des réflecteurs ophthalmoscopiques. Le réflecteur de Czermak consiste en un miroir concave de forme circulaire, d'une distance focale de 20 à 30 centimètres et d'un diamètre de 10 centimètres environ. Ce réflecteur est percé d'un orifice central. Il est soutenu sur un demi-cercle métallique à deux branches et attaché sur une plaque par un pivot mobile. Quand le chirurgien a donné au miroir une inclinaison convenable, il le fixe par une petite vis. Czermak termine cette plaque par une petite tige que l'opérateur peut tenir de la main gauche, pendant que de la main droite il manie le miroir laryngoscopique. Si l'on veut garder une main libre on peut, à l'exemple de Czermak, tenir le miroir réflecteur avec les dents, mais il est plus commode de le fixer le réflecteur à un bandeau frontal comme Kramer (fig. 1143), ou à des lunettes comme Semeleder (fig. 1144).

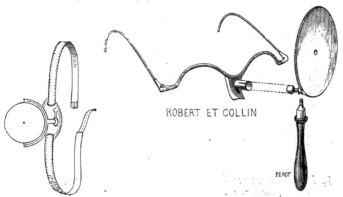

ROBERT ET COLLIN

PEROT

FIG 1143.— Réflecteur de Kramer.   FIG. 1144. — Réflecteur de Semeleder (modifié par S. Duplay).

S. Duplay a indiqué de disposer le miroir de telle sorte qu'il pût être séparé des branches de lunette pour être monté sur un manche et manié à la main ; le même instrument peut alors servir pour l'examen de l'œil.

Czermak et Semeleder conseillent de placer le miroir au devant de l'œil droit et de regarder par son orifice central ; il est plus commode de placer le miroir sur le front et de regarder des deux yeux.

Turck trouve préférable de rendre le miroir indépendant de l'observateur en le fixant à un support sur lequel il est mobile en tout sens. Il décrit pour arriver à ce résultat, un appareil des plus compliqués et des plus inutiles.

Quel que soit le mode de fixation du réflecteur, il doit être disposé de telle sorte qu'il renvoie dans la bouche du malade, sur le miroir laryngoscopique, la lumière d'une lampe placée à côté, ou mieux encore derrière et un peu au-dessus de la tête du malade.

Pour obtenir une lumière plus intense, Turck a proposé de placer entre la lampe et le réflecteur une boule remplie d'eau comme celle des cordonniers. Il dispose cette boule sur une colonne courbée (fig. 1145), de telle sorte que le centre de gravité de la boule tombe à peu près au milieu du support.

Il est bien plus simple de se servir de lentilles pour renforcer la lumière.

Le laryngoscope de Mandl (1) est fondé sur ce principe. Ce laryngoscope (fig. 1146) est composé d'un abat-jour cylindrique B posé sur la lampe et enveloppant la flamme de toute part. Il se termine d'un côté par un miroir concave C, de l'autre par une lentille convexe D ; le miroir et la lentille ont un diamètre de 10 à 12 centimètres,

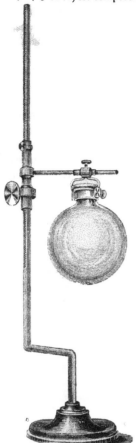

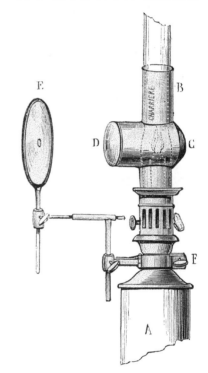

FIG. 1145. — Boule remplie d'eau
pour renforcer la lumière (Turck).

FIG. 1146. — Laryngoscope de Mandl.

et sont disposés de telle sorte que la flamme se trouve au foyer. La lumière fournie par cet appareil est dirigée, à l'aide du miroir concave E, dans la partie qu'elle doit éclairer.

Diverses modifications ont été apportées au laryngoscope de Mandl ; elles

(1) Mandl, *Appareil d'éclairage laryngoscopique* (*Bull. de thérapeutique*, 1862, t. LXII, p. 143) ; *Traité des affections chroniques du larynx*, Paris, 1871.

ont eu surtout pour but de permettre d'appliquer l'appareil sur des lampe
de divers calibres.

Avec les appareils imaginés par Czermak on peut non-seulement examiner le larynx des malades, mais le sien propre, en ajoutant de nouveaux
miroirs. Ce fait est important, car ce n'est qu'en faisant des études sur
soi-même que l'on peut arriver à une certaine habileté.

La figure 1147 fait parfaitement comprendre l'auto-laryngoscope de Czermak. Les rayons, partant de la lampe, tombent sur le réflecteur ; celui-ci
les envoie sur le miroir laryngoscopique qui les réfléchit à son tour sur les
parties à éclairer. Dès que l'image est formée sur le miroir laryngoscopique, l'observateur la voit se réfléchir sur un miroir carré, placé un peu
au devant de lui. Une personne étrangère pourrait en même temps observer
l'image laryngoscopique en mettant son œil contre l'ouverture centrale du
réflecteur. Il suffit de suivre la marche des rayons lumineux, tracés sur la
figure, pour se rendre compte de tous ces faits.

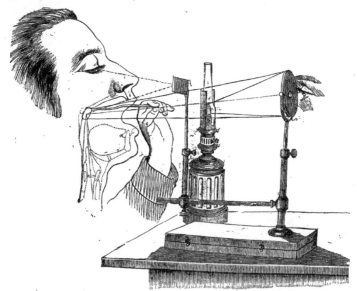

FIG. 1147. — Auto-laryngoscope de Czermak.

Il ne faudrait pas croire qu'un réflecteur fût indispensable pour la laryngoscopie, comme il l'est pour l'ophthalmoscopie ; les chirurgiens français
ont créé une nouvelle méthode en supprimant cet accessoire. Moura-Bourouillou, le premier, a construit un laryngoscope à lumière directe.

« L'appareil de Moura-Bourouillou (1) se compose d'un collier de cuivre et d'une tige articulée, c'est-à-dire à deux branches mobiles l'une sur l'autre. Le collier est en forme de pince courbe; il est maintenu solidement autour de la galerie de la lampe au moyen de deux ressorts. La convexité du collier est munie, d'un côté d'un porte-écran, dans lequel on met un morceau de papier ou de carton ; celui-ci est destiné à préserver les yeux du médecin et à concentrer en même temps la lumière sur la lentille. De l'autre côté cette convexité porte une pièce dans laquelle est reçue la branche verticale de la tige articulée ; une vis permet d'élever ou d'abaisser la tige à volonté. La branche verticale est unie par une charnière à la branche horizontale, qui est introduite à frottement dur, dans un tube d'acier, pourvu d'une mortaise à vis. C'est dans cette mortaise que l'on fixe la lentille. Ce mécanisme permet de faire mouvoir la lentille dans tous les sens, de la rapprocher ou de l'éloigner de la lampe, de porter ainsi à des distances très - variables l'image de la flamme, afin d'employer à son gré des rayons lenticulaires convergents, parallèles ou divergents. Quant à la lentille, c'est une lentille biconvexe ou plan-convexe, dont la distance focale varie

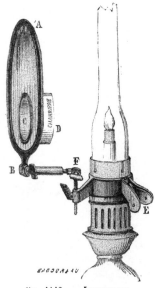

Fig. 1148. — Laryngoscope de Moura-Bourouillou.

entre 40 et 70 millimètres ; avec la lentille de 70 millimètres, une flamme de bougie donne un éclairage très-suffisant. » La lettre E (fig. 1148) représente le collier ; les lettres F, B, les articulations de la tige.

L'appareil de Moura se place au devant de la bouche du malade, à une distance qui varie depuis 15 jusqu'à 30 centimètres. L'observateur, placé derrière la lampe, regarde à droite ou à gauche du petit écran ou même au-dessus (fig. 1149).

Afin de faciliter les études d'auto-laryngoscopie, Moura-Bourouillou a placé la lentille destinée à concentrer les rayons lumineux dans un tube

(1) Moura, *Traité pratique de laryngoscopie et de rhinoscopie.* Paris, 1864; p. 34.

C D (fig. 1148); ce tube occupe un orifice de 4 à 7 centimètres de diamètre, ménagé à la partie inférieure du miroir ellipsoïde A. Ainsi disposé, l'appareil peut servir pour la laryngoscopie ordinaire et pour l'auto-laryngoscopie : dans le premier cas, il est employé comme cela est représenté dans la figure 1149 ; dans le second, on le place au devant d'une lampe en ayant soin de donner au miroir une situation verticale et de placer la len-

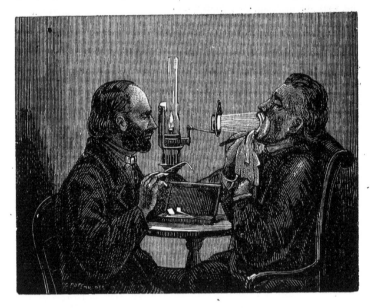

FIG. 1149. — Mode d'emploi du laryngoscope de Moura.

tille à 8 ou 11 centimètres de la flamme. L'observateur qui veut examiner son propre larynx se place au devant du miroir, de telle sorte que les rayons lumineux qui ont traversé la lentille tombent au fond de sa gorge ; il voit alors cette partie se réfléchir dans la glace, et s'il a eu le soin de mettre en place un miroir laryngoscopique, il voit dans la glace l'image du larynx. Ce mode d'examen est d'une simplicité qui ne laisse rien à désirer.

Il n'est pas besoin d'ajouter que l'auto-laryngoscope peut servir à l'examen d'un malade ; il suffit de faire abstraction de la glace qui entoure la lentille et de placer le malade et le chirurgien dans les positions que nous avons indiquées plus haut.

Krishaber (1) a décrit un instrument ne différant de celui de Moura-Bourouillou que par quelques modifications de peu d'importance. L'anneau, disposé de façon à pouvoir s'adapter facilement à toutes les lampes, présente à chaque extrémité de l'un de ses diamètres un petit cylindre creux destiné à recevoir d'un côté la lentille, de l'autre un réflecteur. La lentille verre plan-convexe, de 5 centimètres de diamètre, encadrée d'une épaisse monture métallique, est surmontée d'un miroir qui ne sert que pour l'auto-laryngoscopie. Les rayons tracés dans la figure 1150 font parfaitement comprendre la marche de la lumière dans la laryngoscopie directe et dans l'auto-laryngoscopie.

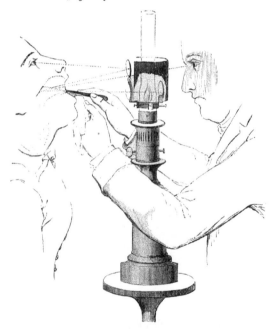

Fig. 1150. — Laryngoscope de Krishaber

On a imaginé diverses modifications des laryngoscopes que nous venons de décrire ; nous ne croyons pas utile d'insister sur ces détails, car toutes les indications de la laryngoscopie peuvent être réalisées facilement, soit avec

(1) Krishaber, *Dictionnaire encyclopédique des sciences médicales*, 2ᵉ série, t. I, p. 485, et F. Guyon, *Nouveaux éléments de chirurgie*. Paris, 1871.

les appareils de Czermak, soit avec ceux de Moura. On pourrait appliquer à l'examen laryngoscopique l'otoscope de Garrigou-Desarènes que nous avons décrit page 443.

Cependant l'appareil de Trouvé (fig. 1151) mérite une mention spéciale en raison de sa commodité. Cet ingénieux mécanicien a trouvé le moyen de réunir dans un étui de 18 centimètres de longueur, sur 3 centimètres et demi de diamètre, tous les instruments nécessaires à l'exploration par la

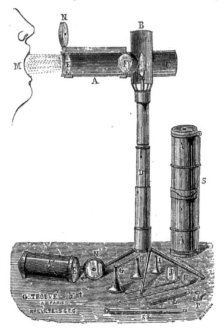

Fig. 1151. — Polyscope de Trouvé.

lumière, du larynx, de l'oreille, des yeux, du canal de l'urèthre, etc. L'étui A, A' est fermé par des couvercles renfermant chacun deux miroirs, l'un plan, l'autre concave, percés tous deux à leur centre. Cet étui contient deux miroirs laryngoscopiques J, K avec leur manche L, trois spéculum auris G, H, I, un photophore ou chandelier D avec pied articulé à trois branches ; le photophore est composé de pièces rentrantes les unes dans les autres qui, déployées, atteignent une hauteur de 40 centimètres. Du côté de la lumière le photophore est terminé par une cheminée B qui sert en même temps de réflecteur.

L'étui renferme, en outre, un tube porte-lentille C, s'ajustant en croix, et à frottement; sur la cheminée du photophore, dont la lumière est alimentée par l'essence de pétrole. Deux lentilles F, F, sont combinées de façon à fournir à volonté des rayons convergents, divergents ou parallèles ; il suffit pour obtenir ces divers résultats de rapprocher ou d'éloigner les deux lentilles.

Les lettres NN′ représentent le couvercle renfermant un miroir plan ou concave ; quand ce couvercle est relevé, comme dans la figure, il peut servir à l'auto-laryngoscopie.

On peut supprimer le pied et tenir l'appareil à la main ; cette disposition est souvent utile dans l'examen laryngoscopique, car elle permet au chirurgien de suivre tous les mouvements du malade.

On comprend parfaitement que cet appareil puisse servir à l'exploration du conduit auditif. Il peut aussi servir d'ophthalmoscope fixe ; il suffit alors d'incliner le miroir N sur le passage de la lumière, de façon à la renvoyer dans l'œil à examiner ; si l'on détache ce miroir, qui n'est autre que le couvercle de l'étui, on dispose d'un ophthalmoscope à main.

Trouvé a joint à son étui une sonde S disposée pour l'urétroscopie.

On se sert parfois en laryngoscopie de quelques instruments spéciaux pour donner à la langue ou à l'épiglotte une situation convenable. Turck a imaginé un pince-langue avec lequel le patient doit saisir la pointe de la langue attirée hors de la bouche ; il consacre une dizaine de pages à la description de cet instrument qui est pour le moins inutile, car le patient préférera toujours tenir sa langue avec ses doigts enveloppés d'un linge fin. D'ailleurs il n'est pas toujours utile d'attirer la langue hors de la bouche; chez certains sujets, ce mouvement a pour résultat de faire basculer l'épiglotte de façon à rendre impossible l'examen du larynx; dans ce cas il convient de laisser la langue dans la bouche, et il vaut mieux exercer le malade à lui donner une position convenable que de recourir aux abaisse-langues.

Il est quelquefois absolument nécessaire de redresser l'épiglotte avec des instruments spéciaux, tels que des pinces ou des ténaculums.

Morell-Mackenzie (1) a proposé une pincette que nous représentons ouverte dans la figure 1152. Cet instrument se compose d'un tube creux terminé par la lame *a* qui reste toujours immobile : ce tube est parcouru par une tige brisée à son extrémité antérieure pour constituer une deuxième lame *b* qui s'étend sur le tube tant que le ressort S est au repos. L'in-

_____

(1) Morell-Mackenzie, *Du laryngoscope et de son emploi dans les maladies de la gorge*, traduit de l'anglais par E. Nicolas-Duranty. Paris, 1867.

strument reste dans cette situation jusqu'à ce que la lame antérieure ait
été glissée sur l'épiglotte; alors on fait jouer le ressort S et l'épiglotte est

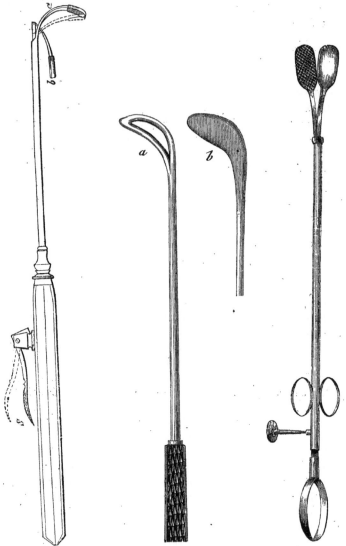

FIG. 1152. — Pince de Morell-   FIG. 1153. — Crochet de Czermak,   FIG. 1454. — Pince-
Mackenzie pour saisir l'épiglotte.   pour relever la luette.   luette de Turck.

saisie. Les deux lames sont larges et recouvertes de caoutchouc, afin que leur contact soit plus doux.

Krishaber (1) préfère se servir de sondes garnies de mandrins. D'une main on introduit la sonde dans le pharynx, après lui avoir donné la courbure nécessaire, jusqu'à la hauteur du bord libre de l'épiglotte ; l'opercule est saisi très-légèrement par le bout crochu de la sonde et ramené doucement en haut et en avant.

Les instruments de laryngoscopie que nous venons d'étudier peuvent aussi servir à l'examen de la partie postérieure des fosses nasales, de la base du crâne et de la face supérieure du voile du palais. Czermak, qui est le véritab'e inventeur *clinique* de ce mode d'examen avait proposé des instruments spéciaux qui sont inutiles, car on remplit parfaitement le but avec le miroir laryngoscopique ordinaire ; il suffit de porter la face polie du miroir vers les parties à examiner. Cependant l'opérateur doit disposer d'instruments particuliers pour soulever le voile du palais et la luette en avant et en haut. Czermak se sert d'un crochet à longue tige (fig. 1153) qui a la forme d'une spatule fenêtrée. Turck a imaginé un ingénieux instrument auquel il donne le nom de pince-luette ; cet instrument (fig. 1154) est formé d'une tige munie, en arrière, d'un anneau destiné à laisser passer le pouce, et divisée, en avant, en deux branches étroites et à ressort ; ces deux branches se terminent par deux larges lames qui saisissent la luette. Cette tige est renfermée dans une gaine qui laisse ouvrir les lames ou qui les referme, selon qu'elle est retirée en arrière ou poussée en avant. La vis qui se trouve à la partie inférieure de la gaine fixe celle-ci dans une position invariable quand la luette a été saisie.

L'instrument de Moura-Bourouillou (fig. 1155) remplit le même but que celui de Torek ; il nous semble plus commode. C'est un double

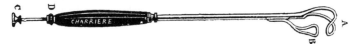

FIG. 1155. — Pince-luette de Moura-Bourouillou.

crochet disposé en forme de podomètre, de telle sorte que la branche inférieure B glisse sur la branche supérieure A sous l'impulsion d'un bouton placé à l'arrière de l'instrument. Si cependant on devait, pour une exploration prolongée, ou pour certaines opérations, laisser en place, pendant un temps assez long, le releveur de la luette, il faudrait préférer la pince-

(1) Krishaber, *Dictionnaire encyclopédique des sciences médicales*, 2e série, t. I, p. 493.

luette de Turck; celle-ci pourrait être fixée à un bandeau frontal, ce que
l'on ne saurait faire avec la pince de Moura-Bourouillou, qui exige une pression constante du pouce sur le bouton pour assurer la préhension.

Les instruments de Ludw. Turck et de Moura-Bourouillou ne pouvaient
que relever la luette. S. Duplay a imaginé une pince qui relève la luette et
porte en même temps le miroir réflecteur. « Cet instrument (1) se compose de deux longues branches coudées (fig. 1156) : l'une, fixe, se termine
par un miroir dont l'inclinaison peut être modifiée à volonté; l'autre, agissant

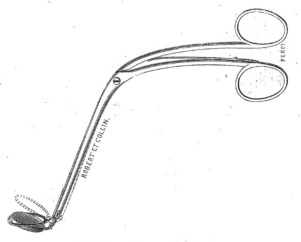

FIG. 1156. — Rhinoscope de S. Duplay.

à l'aide d'un double levier sur la première, fait mouvoir un anneau placé en
avant du miroir et destiné à relever la luette et le voile du palais. Le miroir,
recouvert de l'anneau mobile, étant introduit derrière le voile du palais,
jusqu'au contact de la paroi postérieure du pharynx, une pression exercée
sur les longues branches de l'instrument fait agir l'anneau mobile, qui se
relève et s'écarte en même temps, repoussant en avant la luette et le voile
du palais. Avec un bon éclairage on peut voir alors sur le miroir l'image de
la partie postérieure des fosses nasales, les ouvertures des trompes d'Eustache et la face postérieure du voile du palais. »

Le rhinoscope de Duplay est incontestablement le meilleur instrument
que nous possédions pour l'examen des affections naso-pharyngiennes. Une

(1) S. Duplay, *Bulletin de l'Académie impériale de médecine*, 9 novembre 1869,
t. XXXIV, p. 1066.

seule main suffisant à relever la luette et à diriger le miroir réflecteur, l'autre reste libre et peut accomplir les opérations jugées nécessaires.

Exploration du larynx par sa partie inférieure, après l'opération de la trachéotomie. — Czermak, le premier, a fait cette exploration sur le vivant; il s'est servi : 1° d'une canule à trachéotomie fenêtrée sur sa paroi supérieure, et d'un diamètre aussi large que possible; 2° d'un miroir métallique tourné obliquement en haut et en avant, et placé de telle manière qu'il se trouva partiellement engagé dans la fenêtre de la canule, immédiatement au-dessous du larynx. Le miroir, éclairé par un réflecteur ophthalmoscopique, reproduisit l'image du larynx.

Turck a proposé, pour cette exploration, l'instrument que nous représentons figure 1157. C'est un tube très-court, profondément échancré sur

Fig. 1157. — Laryngoscope de Turck, pour l'examen par une plaie de la trachée.

ses deux bords, et dont la longueur ne dépasse pas celle du canal formé par la plaie; à une distance d'un quart de cercle de ces échancrures s'attache une tige mince et flexible pourvue d'un manche. Lorsque l'on introduit cet instrument dans le canal formé par la plaie, les échancrures sont tournées en bas; le manche est confié à un aide. Un petit miroir laryngoscopique, monté sur une tige que l'on peut courber à volonté, est dirigé vers l'intervalle qui existe entre les deux échancrures.

ART. II. — INSTRUMENTS POUR LES OPÉRATIONS QUI SE PRATIQUENT DANS LE LARYNX PAR LES VOIES NATURELLES.

Les opérations qui peuvent se faire par les voies naturelles sont : l'insufflation; — la scarification des replis arythéno-épiglottiques; — la cautérisation du larynx; — le tubage de la glotte; — et enfin, diverses opérations pour la destruction des polypes.

§ 1. — Insufflation.

L'insufflation se pratique généralement avec le tube laryngien de Chaussier. Cet instrument est un tube conique en argent de 18 à 20 centimètres de long, élargi en forme de pavillon à son extrémité antérieure, rétréci à son extrémité laryngienne, se courbant à 3 centimètres de cette

extrémité, et présentant, au commencement de la courbure, une petite
rondelle en agaric ou en peau de buffle destinée à s'appliquer sur les bords
de l'orifice laryngien.

Dans le tube laryngien de Chaussier (fig. 1158), le bec se termine en cul-

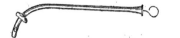 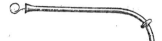

Fig. 1158. — Tube laryngien de Chaussier.   Fig. 1159. — Tube laryngien de Depaul.

de-sac et porte deux orifices latéraux; Depaul a modifié cet instrument en
remplaçant par une seule ouverture terminale les deux orifices latéraux
(fig. 1159).

§ 2. — Tubage de la glotte.

Bouchut (1) s'est servi de la sonde d'homme ordinaire, à orifice central,
pour porter dans le larynx des viroles destinées à assurer le passage normal
de l'air dans les cas d'asphyxie imminente provoquée par le croup. Ces
viroles sont cylindriques et droites, longues de 1 centimètre et demi à
2 centimètres, garnies à leur extrémité supérieure de deux bourrelets placés à 6 millimètres de distance ; le bord supérieur de la virole est percé
d'un trou pour le passage d'une anse de soie destinée à retirer l'instrument au dehors.

Pour faire cette opération, Bouchut conseille d'entourer l'index d'un
doigtier métallique capable de le protéger contre les morsures (fig. 1160).

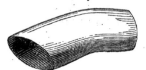

Fig. 1160. — Doigtier protecteur.

Le tubage de la glotte a été très-diversement apprécié; il est certain
que ce procédé peut rendre des services, et qu'il y a lieu d'en faire l'objet
de nouvelles expériences.

(1) Bouchut,. Nouvelle méthode de traitement du croup par le tubage du larynx
(Bull. de l'Académie de médecine, 1857-58, t. XXIII, p. 1160); et Traité des mo-
ladies des nouveau-nés. Paris, 1867, p. 269.

§ 3. — Scarification.

Dans les cas d'œdème de la glotte, Lisfranc faisait des mouchetures avec un bistouri courbe, à lame étroite, garni de linge jusque près de sa pointe; Malgaigne assure avoir dissipé en peu de secondes un œdème de la glotte en exerçant des malaxations avec les doigts, après avoir fait les mouchetures de Lisfranc.

Sestier a imaginé un instrument qui remplit ces deux indications. Le presse-scarificateur de Sestier est une pince dont chaque branche, incurvée à angle presque droit près de sou extrémité, se termine en un disque aplati de forme ovalaire. Ce disque est armé à sa partie interne de quatre lames taillées elles-mêmes en dents aiguës et tranchantes; ces lames alternent avec celles du disque de l'autre branche. A l'aide de cet instrument, la scarification porte à la fois sur la face interne et externe du bourrelet qui se trouve en même temps soumis à une pression énergique.

Le scarificateur de Mandl (fig. 1161) se compose d'une canule terminée à sa partie inférieure par une olive b, et à son extrémité supérieure par une rondelle c au-dessous de laquelle se trouvent deux anneaux latéraux. L'olive est munie de quatre encoches, la rondelle est marquée de quatre petits points correspondant aux encoches de l'olive. La canule est traversée par une tige d'acier portant, à son extrémité, du côté concave, une lame elliptique a; un peu au-dessous du manche, cette tige supporte un petit bouton. Lorsque l'olive est introduite au point convenable, on fait sortir la lame de l'une des encoches de l'olive en poussant légèrement le manche. Il est toujours facile de déterminer par quelle encoche sort l'olive; il suffit, pour cela, de mettre le petit bouton dans la direction de l'un des points de repère tracés sur la rondelle c, puisque ces points de repère correspondent aux encoches. L'avantage du scarificateur de Mandl est de permettre de ne faire jouer la lame qu'après que l'on s'est bien assuré que l'olive est en rapport exact avec la partie qui doit être scarifiée.

Morell-Mackenzie (1) conseille un instrument qui peut scarifier la muqueuse du larynx, inciser les abcès, et diviser, dans quelques cas exceptionnels, les tumeurs du larynx. Cet instrument consiste en une tige métallique (fig. 1162) parcourant toute la longueur du manche h et du tube métallique t, b; en b, cette tige s'articule avec une petite lancette l, à double tranchant. Lorsque l'instrument est au repos, la lancette est cachée dans le tube; une pression exercée sur la pédale s p la fait saillir au dehors; on peut à l'avance graduer le degré de cette saillie en faisant faire quelques

(1) Morell-Mackenzie, *Du laryngoscope et de son emploi*. Paris, 1867.

tours en avant ou en arrière à la vis S *c* qui se trouve sur l'extrémité postérieure de la tige. Des tubes de diverses longueurs et courbés sous des

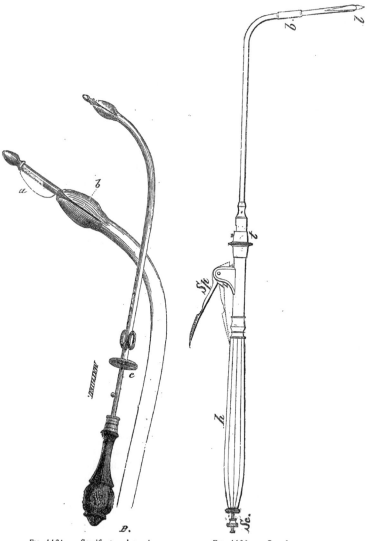

FIG. 1161. — Scarificateur laryngien de Mandl.

FIG. 1162. — Scarificateur de Morell-Mackenzie.

angles différents, peuvent s'adapter au scarificateur de Morell-Mackenzie; cette disposition permet de l'accommoder aux inclinaisons diverses que fait avec l'horizon la plan de l'ouverture laryngienne; elle permet aussi d'opérer, avec la lancette, soit à la partie supérieure, soit à la partie inférieure du larynx.

§ 4. — Cautérisation du larynx.

La cautérisation du larynx peut se faire avec des caustiques solides ou liquides. Le caustique solide le plus employé est le nitrate d'argent, qui peut être porté dans le larynx avec divers porte-caustiques.

Le porte-caustique de Trousseau présente la courbure que nous avons

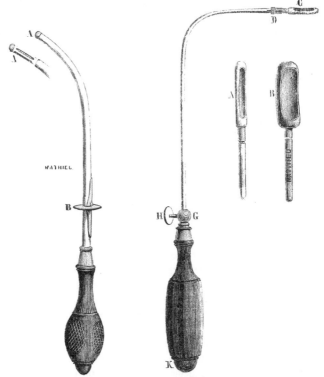

FIG. 1163. — Porte-caustique de Trousseau   FIG. 1164. — Porte-caustique de Mandl.

assignée plus haut au tube laryngien de Chaussier. Construit en argent, il est composé d'une gaîne dans laquelle joue une tige terminée à sa partie inférieure par une cuvette à quatre ouvertures latérales A. Une rondelle B, placée à l'arrière de la gaîne, permet d'attirer celle-ci en arrière ou de la pousser en avant, de façon que le caustique ne puisse agir que lorsqu'il est en regard des parties qui doivent être cautérisées.

Le porte-caustique de Trousseau (fig. 1163) présente des inconvénients considérables : 1° sa courbure constante le rend d'un emploi difficile surtout pour les cautérisations profondes ; 2° il cautérise non pas un point déterminé du larynx, mais tout le pourtour de la glotte, puisque sa cuvette est ouverte en tous sens. Mandl a su éviter ces écueils.

Le porte-caustique laryngien de Mandl (fig. 1164) se compose de cuvettes de diverses grandeurs A B C, qui se fixent en D, au moyen d'un coulant, à l'extrémité d'une tige assez malléable pour être courbée à volonté. La tige d'argent malléable est fixée en G sur le manche au moyen de la vis de pression H. Les cuvettes de rechange sont contenues dans un étui K placé à l'arrière du manche.

Cependant il y a peut-être un danger à rendre la cuvette indépendante de la tige ; on peut craindre de la voir s'échapper dans les voies aériennes, aussi préférons-nous le porte-caustique de Fauvel.

Le porte-caustique de Ch. Fauvel (fig. 1165) est composé d'une cuvette G, fixée au bout d'une spirale en argent D ; celle-ci est montée sur une tige centrale flexible, de manière à pouvoir modifier sa courbure. Un mouvement de rotation imprimé à la rondelle A fait tourner la cuvette dans le même sens, de telle sorte que son ouverture est toujours en rapport avec le bouton qui surmonte la rondelle. Un étui placé en B, dans le manche, contient du nitrate d'argent.

Il est quelquefois difficile d'introduire un porte-caustique dans le larynx, parce que l'épiglotte est toujours prête à s'incliner sur l'orifice glottique à l'approche des corps étrangers. Pour tourner cette difficulté, Fournié (de l'Aube) a proposé un instrument ayant la forme d'une pince capable de saisir l'épiglotte, en même temps que, par un mécanisme particulier, on fait pénétrer dans le larynx un caustique solide ou liquide. Cet instrument se compose de deux tubes (fig. 1166) glissant l'un sur l'autre, et dont les deux extrémités G D forment un bec A analogue à celui du brise-pierre. Du bec supérieur G sort, dans la longueur de 3 centimètres, une cuvette grillagée E contenant du nitrate d'argent solide ; cette cuvette est fixée à l'extrémité antérieure d'une tige F dont le jeu la fait sortir ou rentrer dans le tube. Le même bec G contient un petit tube communiquant avec la seringue en verre B, avec laquelle on peut pousser une solution caustique. Les tubes G et D se rapprochent ou s'éloignent l'un de l'autre sous l'influence des deux anneaux C C'. Le tube inférieur peut être séparé du tube supérieur; alors l'instrument agit comme un porte-caustique simple.

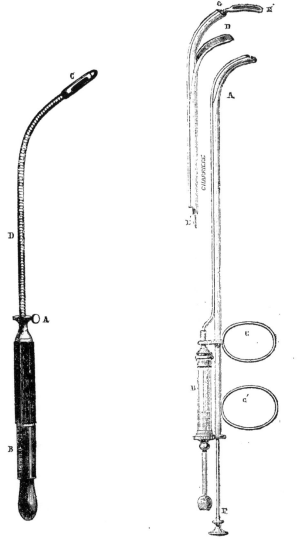

FIG. 1165. — Porte-caustique de Fauvel.

GAUJOT ET SPILLMANN.

FIG. 1166. — Pince porte-caustique de Fourmé (de l'Aube).

Des solutions caustiques plus ou moins concentrées peuvent être portées dans le larynx au moyen de la baleine porte-éponge de Trousseau
(fig. 1167), ou de la pince à trois branches
porte-éponge d'Adams, de New-York.
A, représente l'éponge; B, un coulant qui
rapproche les trois branches C (fig. 1168).

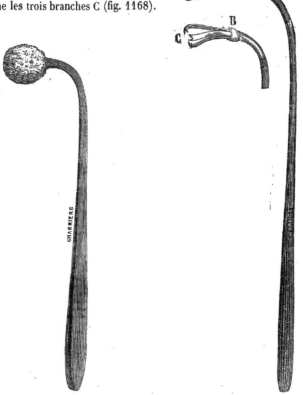

FIG. 1167. — Baleine porte-éponge de Trousseau.   FIG. 1168. — Pince porte-éponge d'Adams.

On pourrait aussi conduire l'éponge au travers d'un tube courbe, comme
l'a indiqué Loiseau.

Au lieu d'éponge, on peut se servir d'un pinceau en poils de chameau
avec lequel il est plus facile de limiter l'action du caustique.

§ 5. — Instruments pour agir sur les polypes du larynx.

Il y a quelques années à peine, on ne concevait pas l'ablation des polypes du larynx sans opération préalable de bronchotomie. C'est en 1846 que Green (de New-York) réussit pour la première fois à exciser un polype par les voies naturelles; ces opérations se sont multipliées depuis que la laryngoscopie est devenue d'un usage général. Les polypes sont attaqués tantôt par l'écrasement et l'arrachement, tantôt par la ligature; tantôt par l'excision, tantôt par la cautérisation.

A. *Écrasement et arrachement.* — L'écrasement, qui se combine le plus souvent avec la torsion et l'arrachement, se fait au moyen de pinces; nous décrirons les modèles les plus usités, car il est utile d'avoir à sa dispo-

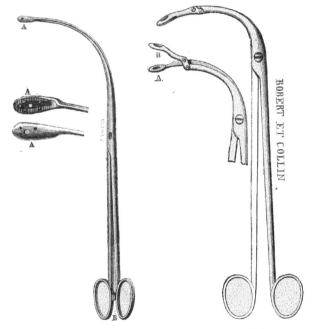

FIG. 1169. — Pince de Fauvel.   FIG. 1170. — Pince de Cusco.

sition plusieurs de ces instruments pour les varier en raison des dispositions de la tumeur.

L'une des pinces les plus simples est celle de Fauvel, composée de deux mors croisés AA, criblés de trous dans lesquels pénètrent des pointes très-fines et très-acérées qui empêchent la tumeur de glisser.

On peut aussi se servir utilement de la pince de Cusco ; des deux branches de cette pince l'une présente un double levier renversé B, et est mobile sur l'autre branche A, qui reste toujours fixe (fig. 1170).

Quelquefois il est plus facile de saisir le polype avec une pince dont les mors sont attachés perpendiculairement (fig. 1171) à l'extrémité des bran-

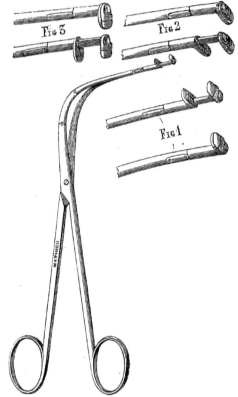

FIG. 1171. — Pince à mors perpendiculaires de Mathieu.

ches ; le mors inférieur reste immobile dès qu'il a été glissé au-dessous du polype ; le mors supérieur seul entre en action pour s'écarter du précédent, grâce à l'articulation dont sa branche est pourvue au niveau de sa courbure. Les mors peuvent tourner sur les branches de manière à pouvoir regarder, selon la situation de la tumeur, à gauche ou à droite, en avant ou en arrière (n°ˢ 1, 2, 3 de la figure 1171).

Mathieu a aussi construit une pince qui permet de tordre les polypes. Cet instrument se compose d'une tige à maillons butés dans la petite courbure, et se terminant par une pince dont les deux branches A A sont à ressort. Cette tige est montée sur un manche D; elle joue dans une gaine que l'opérateur fait avancer ou reculer à l'aide de la rondelle C, afin d'ouvrir ou de fermer la pince. Lorsque le polype est saisi, il suffit, pour faire la torsion, d'imprimer un mouvement de rotation au manche D. La lettre B indique le mode d'action de la pince (fig. 1172).

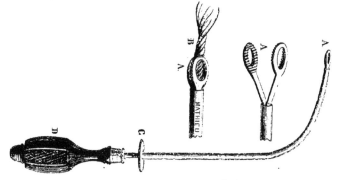

FIG. 1172. — Pince à tordre les polypes de Mathieu.

Morell-Mackenzie a fait connaître un instrument qui, par un ingénieux mécanisme, peut subir des transformations successives. Nous décrirons son mode d'emploi en citant textuellement son auteur; mais, auparavant, nous devons indiquer son mécanisme :

S P (fig. 1173) est un ressort dont la pression pousse un tube métallique sur l'épaulement du forceps; — t, jonction du tube et du manche; à cette partie peuvent s'adapter des tubes coudés sous des angles différents; — b, articulation à laquelle on peut adapter des tubes plus ou moins longs et qui sert aussi à retirer les lames quand on veut les nettoyer; — h, manche; — r, anneau à l'aide duquel on fait tourner le forceps de manière à faire ouvrir les lames dans une direction déterminée; — S c, écrou pour démonter l'instrument lorsqu'on veut le nettoyer ; — 1, lames verticales; — 2, lames horizontales; — 3, ciseaux avec crochets; — 4, écraseur; les dimensions de la gaine seront variables suivant les circonstances ; — E, modification qui doit être apportée au manche lorsqu'on veut placer l'écraseur sur le tube-forceps.

« Les dents du tube-forceps (1) se rapprochent l'une de l'autre lorsqu'on fait avancer le tube sur l'épaulement des lames. De cette manière, l'extrémité seule de l'instrument

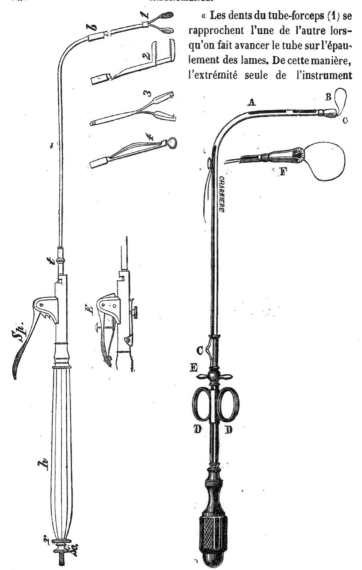

FIG. 1173. — Tube-forceps, ciseaux et écraseurs laryngiens (Morell-Mackenzie).

FIG. 1174. — Porte-ligature de Moura-Bourouillou.

(1) Morell-Mackenzie, *Du laryngoscope et de son mode d'emploi*, Paris, 1867, p. 105.

entre à peine en mouvement, quand on saisit les tumeurs. Le tube qui renferme le forceps est en acier ; il a un diamètre d'un dixième de pouce ; il est coudé sous un angle de 110 degrés. Des tubes coudés sous des angles différents peuvent être adaptés au même manche. Au-dessous de la partie angulaire se trouve une articulation qui permet au praticien de nettoyer le forceps, et suivant les circonstances, de placer des mors plus ou moins longs. Le ressort qui pousse le tube sur le forceps est placé à la partie antérieure et supérieure du manche. L'opérateur tient l'instrument entre le pouce et le second doigt, et presse sur le ressort avec l'index. A la partie postérieure du manche se trouve un anneau à l'aide duquel on peut faire tourner le forceps, ce qui permet aux lames de s'ouvrir d'avant en arrière ou de droite à gauche. L'opérateur peut ainsi saisir les excroissances, soit qu'elles naissent près de l'insertion antérieure des cordes vocales, soit qu'elles se développent vers les cartilages aryténoïdes, ou bien sur l'un des côtés du larynx. Les lames du forceps ont des dents tranchantes et aiguës, mais leurs bords sont arrondis. Dans la plupart des cas, on se sert de lames qui sortent du tube dans une direction verticale. Mais, quelquefois, lorsque les excroissances sont minces, membraneuses et développées sur les côtés du larynx, on se sert avec avantage d'un forceps dont les lames s'ouvrent horizontalement. Dans ce cas, une des lames est fixée à angle droit sur la tige ; l'autre est mobile et pénètre dans le tube par son épaulement. Les deux lames du forceps se rapprochent lorsque le tube auquel est adaptée la lame supérieure est poussé en bas par la pression exercée sur le ressort du manche.

« Si l'on emploie le forceps à lames verticales pour extirper une tumeur développée sur un des côtés du larynx, il peut arriver que ces lames la repoussent de côté. Il convient, dans ce cas, d'employer les forceps à lames horizontales. On presse la lame inférieure au-dessous de la tumeur ; on pousse ensuite en bas la lame supérieure.

» En résumé, cet instrument présente les avantages suivants : 1° sa longueur peut varier suivant les cas ; 2° l'angle suivant lequel il est coudé est variable ; 3° les lames peuvent s'ouvrir dans toutes les directions. »

B. *Ligature.* — La ligature est un procédé plus expéditif que l'écrasement et l'arrachement ; malheureusement, elle ne peut s'appliquer que dans les cas où la tumeur est bien pédiculée, ce qui est fort rare.

Divers porte-ligatures ont été proposés ; le plus important est celui de Moura (fig. 1174). Il se compose d'un tube dont la portion laryngienne A B donne passage à un double fil métallique C. La portion horizontale du tube est parcourue par une tige métallique terminée par un bouton E sur lequel se fixent les extrémités du fil C ; deux anneaux coulants DD placés à l'extrémité manuelle de cette tige servent à la mouvoir ; le retrait de ces anneaux détermine la section de la tumeur en forçant l'anse C à rentrer dans le tube, en F.

Nous avons expliqué plus haut comment le forceps-tube de Morell-Mackenzie peut se transformer en porte-ligature.

C. *Excision.* — Cette opération se pratique avec divers instruments

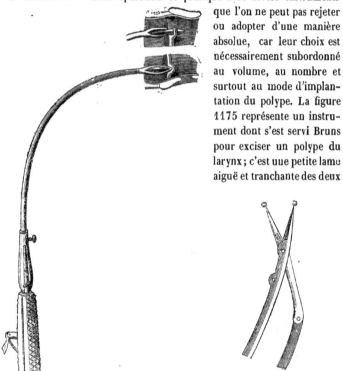

que l'on ne peut pas rejeter ou adopter d'une manière absolue, car leur choix est nécessairement subordonné au volume, au nombre et surtout au mode d'implantation du polype. La figure 1175 représente un instrument dont s'est servi Bruns pour exciser un polype du larynx ; c'est une petite lame aiguë et tranchante des deux

FIG. 1175. — Polypotome de Bruns (de Tubingen).   FIG. 1176. — Ciseaux de Bruns (de Tubingen).

côtés, susceptible de rentrer dans une gaîne sous l'action de la pédale pla-cée sur la partie supérieure du manche. Nous ferons remarquer que le polypotome de Bruns a dû servir de modèle au scarificateur de Morell-Mackenzie qui lui est bien postérieur. La manœuvre de cet instrument est d'une extrême difficulté (1). Cependant, dit Krishaber, l'opération peut

(1) Krishaber, *Dictionnaire encyclopédique des sciences médicales,* 2e série, t. I, p. 769.

réussir et l'on peut enlever, à la pointe d'une petite lame, les polypes qui ont échappé à toute autre tentative opératoire.

Les ciseaux représentés figure 1176 appartiennent aussi à la pratique de Bruns. Ce sont des ciseaux dont une lame est contrecoudée et articulée ; ce mécanisme leur donne une grande précision, car lorsque la lame composée d'une seule pièce a été conduite sur la tumeur, elle reste immobile ; la lame articulée entre seule en mouvement pour venir à la rencontre de la première. On remarquera que les tumeurs coupées avec ces ciseaux, ne peuvent faire autrement que de tomber dans le larynx où elles occasionnent une gêne plus ou moins considérable. Il est utile de disposer, sur les lames, de petits crochets destinés à saisir le polype.

On préfère généralement aux lancettes et aux ciseaux, des polypotomes présentant une certaine analogie avec l'amygdalotome de Fahnestock. Un instrument de ce genre a été fabriqué par Mathieu, d'après les indications de U. Trélat.

Le polypotome de Trélat (fig. 1177) est composé de deux branches articulées comme une paire de ciseaux ; ces deux branches sont terminées par des anneaux ressemblant à ceux du tonsillotome ; l'une d'elles est d'une seule pièce, l'autre présente deux articulations un peu au-dessus de sa courbure. Lorsque l'instrument est fermé, les deux anneaux se correspondent centre pour centre B ; au fur et à mesure que l'instrument s'ouvre, la branche brisée glisse sur la face interne de l'autre branche, en entraînant avec elle l'anneau tranchant C qui la termine. Il est facile de se rendre compte de l'action de cet instrument : introduit fermé dans le larynx, il reste dans cette situation jusqu'à ce que la tumeur occupe le centre des anneaux ; alors l'opérateur ouvre l'instrument, en laissant immobile la branche d'une seule pièce ; l'anneau de la branche brisée coupe nécessairement la tumeur pendant son mouvement d'ascension. Pour empêcher que la tumeur ne tombe dans le larynx, une petite serre-fine A est disposée, sur la face externe de l'instrument, de telle sorte qu'elle se ferme au fur et à mesure que les ciseaux s'ouvrent ; dans la figure 2 où les ciseaux sont fermés, la serre-fine est ouverte ; dans les figures 1 et 3 où les ciseaux sont ouverts, la serre-fine est fermée.

Le polypotome de Trélat peut être employé avantageusement toutes les fois que le polype est situé sur les parties latérales du larynx ; mais pour peu que sa situation soit moins favorable, il n'en est plus de même parce que l'on ne peut pas faire tourner les lames.

Mathieu a paré à cette difficulté en inventant le polypotome représenté figure 1178. Ce polypotome est composé d'un anneau tranchant A, d'un anneau mousse, ou point d'appui B, et d'une fourche en hameçon C, saisissant le polype au moment où il est excisé et l'empêchant de tomber dans le larynx. La partie inférieure de l'instrument est mobile en F, de telle sorte que le chirurgien peut la tourner à droite ou à gauche, en avant

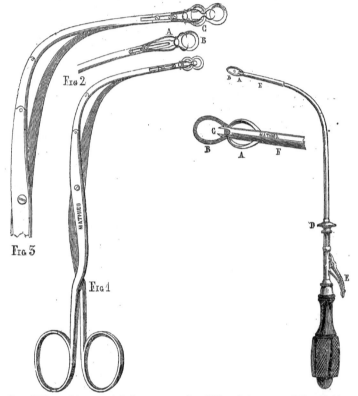

FIG. 1177. — Polypotome de Trélat.   FIG. 1178. — Polypotome modifié par Mathieu.

ou en arrière, d'après les indications fournies par le laryngoscope sur le siége de la tumeur.

Pour se servir du polypotome de Mathieu, on l'introduit dans le larynx, après avoir ramené les anneaux au parallélisme en poussant la virole D. Dès que la tumeur est embrassée par l'anneau, on presse sur la pédale E qui, au moyen d'un ressort, ramène vivement en arrière l'anneau tranchant.

Lorsqu'il existe de nombreuses végétations dans le larynx, on peut se servir de l'abraseur multiple (fig. 1179) ; cet instrument fonctionne absolument comme le polypotome simple de Mathieu ; il en diffère, en ce que le double anneau est remplacé par deux plaques A glissant l'une sur l'autre et cintrées, de manière à s'adapter à la circonférence interne du larynx.

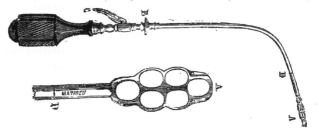

FIG. 1179. — Abraseur multiple des polypes et végétations du larynx.

Ces deux plaques sont percées de trous multiples, dans lesquels s'engagent les polypes qui sont sectionnés par le tranchant des anneaux de l'une des plaques, au moment où celle-ci glisse sur l'autre.

ART. III. — TRACHÉOTOMIE.

La trachéotomie se fait, ou pour donner issue à des corps étrangers introduits accidentellement dans les voies respiratoires, ou pour donner un libre passage à l'air quand les voies supérieures sont embarrassées par des obstacles de diverse nature, tels que le gonflement inflammatoire, les fausses membranes, etc.

Dans le premier cas, le chirurgien doit avoir à sa disposition les instruments nécessaires pour ouvrir la trachée, et des pinces ou des crochets pour saisir les corps étrangers ; dans le second cas, il doit en outre être pourvu d'instruments spéciaux pour assurer la dilatation de l'ouverture qu'il vient de pratiquer (1).

§ 1. — Instruments employés pour ouvrir la trachée.

L'appareil instrumental ordinaire comprend un bistouri droit pour inciser tous les tissus jusqu'à la trachée et ponctionner cette dernière, — un bistouri boutonné pour agrandir la plaie faite par le bistouri droit, — une sonde cannelée, — des pinces à disséquer, — des crochets mousses pour écarter les tissus. Ces instruments sont seuls employés par le plus grand nombre des chirurgiens. Cependant on ajoute souvent à cet appareil un ténaculum que l'on glisse au-dessous du cartilage cricoïde pour

(1) Voyez T. Holmes, *Thérapeutique des maladies chirurgicales*, traduit par O. Larcher. Paris, 1870, p. 500.

fixer le tube trachéal ; il est sans doute impossible d'empêcher absolument les mouvements d'ascension et d'abaissement, qui sont d'autant plus étendus que la gêne de la respiration est plus accentuée, mais on peut chercher à les limiter. Un tenaculum ordinaire peut remplir cette indication ; il est mieux de se servir du double tenaculum de Langenbeck.

Ce tenaculum (fig. 1180) est composé de deux branches articulées ; l'une d'elles C se continue avec le manche, tandis que l'autre C' se termine par une pédale A ; un ressort situé à la face interne de la pédale force les deux

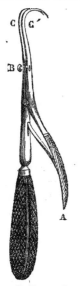

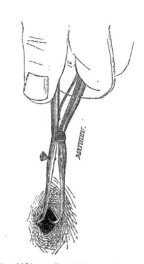

FIG. 1180. — Double tenaculum de Langenbeck.

FIG. 1181. — Emploi du tenaculum de Langenbeck.

branches à rester appliquées l'une contre l'autre, quand aucune pression n'est exercée par la main du chirurgien ; sous l'influence d'une légère pression (fig. 1181), les deux branches s'écartent l'une de l'autre, de telle sorte que l'instrument, après avoir fixé la trachée comme un tenaculum simple, sert à dilater la plaie. En B est une petite vis avec laquelle on peut écarter à volonté les deux crochets avant de les implanter dans la trachée. Le bistouri sectionne celle-ci en passant entre les deux pointes du tenaculum, qu'il suffit ensuite d'écarter à un degré plus considérable pour obtenir une large dilatation de la plaie.

Benjamin Anger se sert pour fixer la trachée d'une pince analogue à la pince de de Graefe pour la fixation de l'œil. Cette pince saisit directement la trachée, vers la partie supérieure de l'incision. Non-seulement la trachée est ainsi fixée, mais elle peut être attirée en avant, manœuvre qui facilite sa section et l'introduction consé-

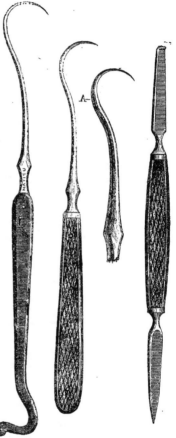

cutive de la canule.

Ces procédés ont paru trop lents à Maisonneuve et à Chassaignac qui sont revenus, avec des instruments plus parfaits, aux anciennes méthodes de Sanctorius et de Decker, dans lesquelles on divisait, en un seul temps, les parties molles et la trachée.

L'appareil de Maisonneuve (1) est très-ingénieux ; sa complication l'a empêché de se généraliser.

L'appareil instrumental de Chassaignac (fig. 1182) est beaucoup plus simple (2) ; il se compose : 1° d'un tenaculum cricoïdien, forte érigne à un seul crochet, coudée dans sa longueur, de manière à lui permettre de piquer bien perpendiculairement dans le point où elle doit être implantée, c'est-à-dire immédiatement au-dessous du cartilage cricoïde. Sur la courbe du tenaculum est disposée une cannelure A destinée à conduire avec sûreté la pointe du bistouri dans la trachée. Chassaignac recommande de ne pas donner au tenaculum une courbure trop serrée, parce que son introduction serait difficile ; la courbure ne doit pas être trop plate non plus, car elle

Fig. 1182. — Tenaculum et bistouri de Chassaignac pour la trachéotomie.

ne retiendrait pas suffisamment la trachée, et surtout elle exposerait le chirurgien à blesser la paroi postérieure de ce conduit.

2° D'un bistouri droit et d'un bistouri mousse montés sur un seul

(1) Maisonneuve, *Nouvelle méthode de trachéotomie. Nouvel instrument dit trachéotome* (*Bulletin de thérapeutique*, 1861, t. LXI, p. 416).
(2) Chassaignac, *Leçons sur la trachéotomie.* Paris, 1855.

manche. Le bistouri droit, conduit sur la cannelure du tenaculum, ponctionne d'un seul coup toutes les parties molles jusqu'à la trachée inclusivement ; le bistouri mousse agrandit l'incision commencée.

Avec les instruments de Chassaignac, l'opération de la trachéotomie se fait avec une grande rapidité ; il n'y a plus de dissection. Le temps le plus difficile consiste dans l'implantation du tenaculum, car de sa bonne situation dépend le succès de l'opération. Nous remarquerons que l'opérateur est averti qu'il est bien dans la trachée par le passage de l'air le long de la cannelure.

L'opération de Chassaignac a été blâmée par les uns, admise par les autres ; la nature de cet ouvrage ne nous permet pas d'entrer dans cette discussion. Nous dirons seulement qu'à notre avis ce mode d'opérer est dangereux, mais que, cependant, il doit être conservé dans la pratique, car il est des circonstances dans lesquelles l'indication capitale est d'agir vite.

Un interne des hôpitaux, Amédée Tardieu, a imaginé de faire l'opéra-

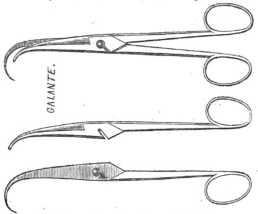

Fig. 1183. — Ciseaux bronchotomes de A. Tardieu.

tion de Chassaignac avec des ciseaux à articulation mobile, qu'il a appelés ciseaux bronchotomes. L'une des branches (fig. 1183) se termine par une pointe de tenaculum, qui est introduite dans la trachée, comme le tenaculum de Chassaignac ; alors on articule la deuxième branche, qui ressemble à une branche de ciseaux ordinaires, un peu courbe vers son extrémité. Cela fait, il ne reste qu'à rapprocher les anneaux et à couper.

§ 2. — Dilatateurs de la trachée.

Soit pour la recherche des corps étrangers, soit pour le placement d'une canule, il faut dilater la plaie trachéale, car les anneaux cartilagineux coupés en long tendent sans cesse à se rapprocher. Divers instruments ont été proposés pour atteindre ce but ; nous les étudierons surtout au point de vue de la commodité qu'ils présentent pour le placement des canules (1).

On peut à la rigueur se servir, pour dilater la plaie, des crochets doubles mousses de Bretonneau (fig. 1184), mais il est bien préférable

FIG. 1184 — Crochets de Bretonneau.

d'employer des pinces à deux ou trois branches. Nous avons déjà décrit le double-ténaculum de Langenbeck et indiqué comment il joue le rôle de dilatateur.

Trousseau, le vulgarisateur de la trachéotomie, après Bretonneau, se servait d'une pince dont les mors s'écartent par le rapprochement des anneaux (fig. 1185).

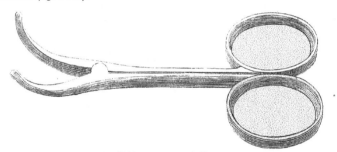

FIG. 1185. — Dilatateur de Trousseau.

Le dilatateur de Garnier est une pince à branches croisées, élastiques, dont les extrémités recourbées restent en contact par le seul ressort des branches, et s'écartent par une pression exercée au-dessus du point d'entre-croisement (fig. 1186). Son action est analogue à celle du dilatateur de Trousseau, mais il est plus commode à manier.

Chassaignac (2) recommande une pince coudée (fig. 1187) dont les deux extrémités terminales sont articulées entre elles ; ce système assure à la trachée une dilatation suffisante et, en même temps, la fixe avec plus de

(1) Bouvier, *Rapport sur des canules et des dilatateurs pour la trachéotomie* (*Bull. de l'Acad de méd.*, 1861-62, t. XXVII, p. 1218).
(2) Chassaignac, *Leçons sur la trachéotomie*. Paris, 1855.

sûreté que les pinces précédentes. La figure 1187 représente le dilatateur
ouvert et fermé.

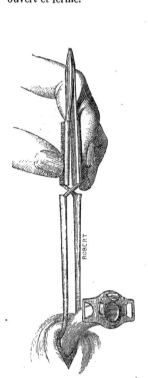

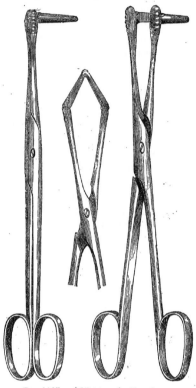

FIG. 1186. — Dilatateur de Garnier (du   FIG. 1187. — Dilatateur de Chassaignac.
Mans) aidant à placer une canule.

J. V. Laborde (1), ayant remarqué qu'il était souvent difficile de
glisser la canule dans la trachée en se guidant avec les pinces à deux
branches, a imaginé d'ajouter à la pince de Trousseau une troisième
branche inférieure et coudée. Quand l'instrument est fermé, la troisième branche s'applique contre les deux premières; quand on ouvre le
dilatateur, cette branche s'abaisse en même temps que les branches latérales s'écartent. La plaie de la trachée est comprimée non-seulement sur
ses parties latérales, mais encore sur son angle inférieur, d'où résulte une
ouverture triangulaire à angles émoussés au lieu d'une boutonnière élargie.

(1) Bouvier, loc. cit., p. 1233.

Il est évident que la première ouverture est plus favorable que la seconde au passage d'une canule. « La pince de Laborde, dit Bouvier, a été employée, à l'hôpital des Enfants, un assez grand nombre de fois ; elle a réel-

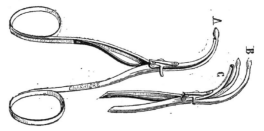

FIG. 1188. — Dilatateur de Laborde.

lement rendu l'introduction de la canule plus facile. Avis donc à ceux qui pourraient se trouver arrêtés dans ce temps de l'opération. Nous ne saurions trop leur recommander d'essayer le dilatateur de Laborde. »

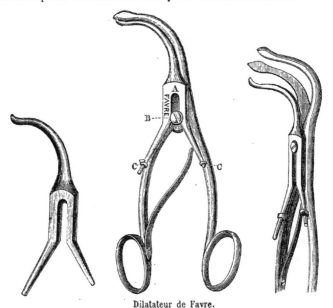

Dilatateur de Favre.

FIG. 1189. Troisième branche. — FIG. 1190. Dilatateur fermé. — FIG. 1191. Dilatateur ouvert.

Tout en abondant dans le même sens que Bouvier, nous ajouterons que le dilatateur de Laborde a été heureusement modifié par Favre, qui, sans toucher au principe de l'instrument, en a rendu le mécanisme plus parfait.

Dans le dilatateur de Favre, la troisième branche ou branche surajoutée au dilatateur ordinaire (fig. 1189) et A (fig. 1190), se terminant par deux extrémités bifurquées et légèrement coudées en dehors, s'adapte à coulisse, au moyen de la fente résultant de cette bifurcation, à la tête de la vis B qui maintient les deux autres branches. Les deux extrémités bifurquées sont reçues dans deux petits pivots percés et mobiles C. La pression des anneaux ouvre les pinces en provoquant un écartement proportionnel de la troisième branche. Celle-ci glisse d'avant en arrière jusqu'au point d'arrêt constitué par l'extrémité supérieure A de la fente. L'écartement des trois branches est ainsi limité d'une manière invariable, ce qui rend l'instrument plus facile à diriger; bien entendu, cet écartement est calculé sur le diamètre des plus grosses canules que l'on puisse employer chez l'enfant. Si l'on veut un écartement plus considérable pour opérer les adultes, on peut remplacer la troisième branche par une autre d'un plus grand parcours.

§ 3. — Extraction des corps étrangers.

Pour extraire les corps étrangers après avoir incisé la trachée, on se sert de pinces et de crochets mousses. Gross (1) recommande une pince d'argent (fig. 1192) de 8 pouces de longueur dont les branches, munies

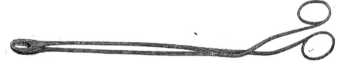

FIG. 1192. — Pince pour l'extraction des corps étrangers de la trachée (Gross).

d'anneaux, sont fortement inclinées sur les mors; l'extrémité des mors est convexe en dehors, plate et sillonnée de rainures sur sa face interne; cette extrémité, qui est fenêtrée, a 9 lignes de long sur 3 lignes de large. La pince de Gross doit être en argent flexible, afin que l'opérateur puisse à son gré changer le degré de sa courbure; elle peut servir d'instrument explorateur; de plus, ses dimensions ne sont point assez considérables pour gêner sérieusement le passage de l'air pendant l'opération.

Gross recommande aussi l'emploi d'un crochet mousse en argent flexible,

(1) Gross, *System of Surgery*. Philadelphie, 1864.

très-utile pour aller à la recherche des corps étrangers situés à la partie
inférieure de la trachée ou à l'origine des bronches.

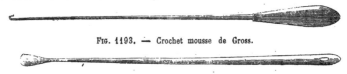

FIG. 1193. — Crochet mousse de Gross.

FIG. 1194. — Sonde de Gross.

La sonde (fig. 1194) peut servir à déloger les corps étrangers du larynx,
surtout quand ils sont situés dans les ventricules.

§ 4. — Canules.

Les canules sont des tubes métalliques traversant toute l'épaisseur des
parties molles, depuis la plaie extérieure jusqu'à la trachée, pour assurer le
libre passage de l'air. Les canules doivent être en métal aussi peu oxydable
que possible; l'or et le platine sont préférables à l'argent qui est généralement employé.

Sanctorius, Decker, Bauchot, Richter se servaient de canules rectilignes, ne pénétrant pas dans la trachée; ces canules se bornaient à faire
communiquer avec l'extérieur une portion de la circonférence de ce çon-
duit; on peut leur donner, à l'exemple de Bouvier, le nom de *canules latérales* qui exprime bien leur mode d'action.

Les canules latérales sont très-sujettes à se déplacer et ne permettent que difficilement l'issue des
mucosités bronchiques; elles doivent donc être rejetées, surtout quand il s'agit du croup. Cependant
elles peuvent avoir quelque utilité dans certains cas
spéciaux et très-exceptionnels. Follin a fait porter
avec avantage une canule latérale (fig. 1195), à double point d'arrêt, par un homme atteint d'affection
syphilitique du larynx. Cette canule se composait
d'un tube terminé, à son extrémité interne, par une
demi-gouttière inclinée à angle droit; dans ce tube
jouait une autre demi-gouttière qui pouvait, à volonté, recouvrir exactement la première ou se placer en sens opposé. La canule est introduite, les

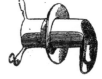
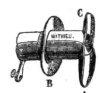

FIG. 1195. — Canule laté-
rale de Follin.

gouttières inclinées du même côté; lorsqu'elles sont arrivées dans la trachée, on imprime un mouvement de rotation à la demi-gouttière C, de telle

sorte qu'elle forme avec la gouttière A deux points d'arrêt, supérieur et
inférieur, dans l'intérieur de la trachée. Une plaque B serrée contre la peau
fixe l'instrument, qui tient à la façon d'un double bouton de chemise.

Les canules courbes pénétrant dans l'intérieur de la trachée furent indiquées par les travaux de Maunoir et généralisées par Bretonneau, mais
surtout par Trousseau. D'une manière générale, la canule courbe, que
Bouvier appelle canule tubante, doit être curviligne dans sa partie supérieure seulement, afin que la partie introduite dans la trachée soit parallèle à ce conduit. Cette disposition capitale était très-facile à remplir avec
les canules simples dont on se servait autrefois, mais il n'en est plus de
même avec les canules doubles ; car, pour que deux tubes inflexibles et
emboîtés l'un dans l'autre puissent se séparer, il faut de toute nécessité
qu'ils soient rectilignes ou qu'ils appartiennent à un segment de cercle
régulier ; malgré cette difficulté, l'usage des canules doubles s'est généralisé
parce qu'il présente l'immense avantage de permettre de retirer la canule
interne, pour la nettoyer, pendant que la canule externe reste en place.

Pour éviter autant que possible la compression exercée sur les parois de
la trachée par une canule à courbe régulière, il faut avoir soin de choisir
une courbure appartenant à un cercle de 4 centimètres de rayon. Telle est
la courbure adoptée par Trousseau (1).

La figure 1196 représente la canule interne un peu plus mince que l'ex-

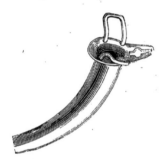
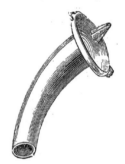

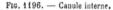

Fig. 1196. — Canule interne.   Fig. 1197. — Canule externe.

terne ; son pavillon est muni de deux larges oreilles servant à la placer dans
le tube externe et à l'en retirer, servant aussi à éloigner de la canule la
cravate que l'on peut mettre autour du cou ; à l'arrière du pavillon se
trouve un petit prolongement plat percé d'une fenêtre en forme de croix.

(1) Trousseau, *Clinique médicale de l'Hôtel-Dieu*, 3ᵉ édition. Paris, 1868, t. I,
p. 464.

Cette fenêtre est destinée à recevoir une goupille mobile placée sur le pavillon de la canule interne (fig.1197), goupille que l'on tourne lorsque les deux canules sont emboîtées; la canule interne est aussi pourvue de deux petits anneaux où se passent les rubans destinés à fixer l'appareil. La figure 1198 représente les deux canules réunies; la canule interne est un peu plus longue que l'externe, afin que l'intérieur de cette dernière ne puisse jamais être sali.

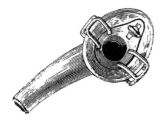

FIG. 1198. — Les deux canules réunies.   FIG. 1199. — Canule de Borgellat.

La canule de Borgellat (fig. 1199) est construite d'après des principes analogues à celle de Trousseau ; *c* représente le tube externe, *a* le tube interne à demi retiré.

Certaines précautions doivent être employées pour éviter, autant que possible, les pressions exercées par les canules curvilignes. L'extrémité trachéale doit être coupée en biseau, de manière que le côté le plus court soit le côté concave; on évite ainsi la compression de la paroi antérieure Si l'on veut éviter une trop forte pression sur la paroi postérieure, il faut, dit Bouvier dans un remarquable travail (1), que la plaque du pavillon fasse sur le tube une inclinaison de 30 degrés; si la plaque est fixée à angle presque droit, le tube placé dans la trachée ne peut manquer de basculer en comprimant la paroi postérieure.

Il ne suffit pas d'atténuer les pressions en avant et en arrière ; il est encore indispensable d'assurer à la canule une certaine mobilité lui permettant de monter et de descendre en même temps que la trachée, afin d'éviter les frottements de la muqueuse contre le tube métallique. Rien n'est disposé dans la canule de Trousseau pour éviter ces frottements; sans doute, la canule jouit de quelques mouvements, grâce à l'élasticité du cordon qui la fixe autour du cou, mais cela est très-insuffisant.

Robert et Collin ont cherché à rendre la canule plus mobile en attachant le ruban, non plus à de simples ouvertures pratiquées dans le pavillon,

(1) Bouvier, *Rapport sur des canules et des dilatateurs pour la trachéotomie. Bull de l'Acad, de méd.*, 1861-62, t, XXVII, p. 1218).

mais à des œillettes triangulaires et mobiles (fig. 1200) placées à a partie
antérieure de ces ouvertures. Mathieu, d'après les indications de Chassaignac, a remplacé les œillettes par des anneaux (fig. 1201) attachés à la
partie supérieure de la plaque, en arrière de l'ouverture de la canule.
Ces modifications n'ajoutent rien ou presque rien à la mobilité de la canule
primitive.

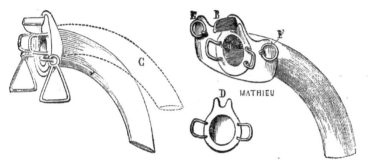

IG. 1200. — Modification de Robert et Collin.   FIG. 1201. — Modification de Mathieu.

Il n'en est pas de même de la canule construite par Lüer d'après les indications de H. Roger. Ici (fig. 1202), le double tube trachéal est mobile en tout
sens, et surtout d'avant en arrière sur le pavillon auquel s'insèrent les lacs;
la canule peut donc suivre tous les mouvements d'ascension et de descente
de la trachée sans être retenue par ces lacs. Avec la canule de Lüer, il n'y
a donc plus de frottements de la muqueuse sur le tube métallique, mais ce
n'est pas encore là la per-
fection; car, même avec une
courbe de 8 centimètres de
diamètre, les parois du larynx
supportent des pressions qui
se traduisent trop souvent par
des ulcérations; ces pressions ne peuvent être évitées
que par une canule rectiligne
à sa partie inférieure, curviligne à sa partie supérieure.
Charrière a résolu ce problème difficile en articulant le

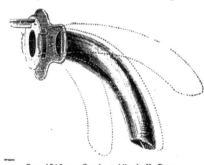

FIG. 1202. — Canule mobile de H. Roger,
construite par Luer.

tube interne (fig. 1204) un peu au-dessus de son extrémité inférieure;
grâce à cet artifice, le tube interne peut parcourir successivement les deux

portions d'un tube externe (fig. 1203), curviligne en haut, rectiligne en bas.

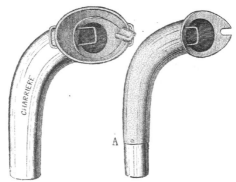

Canule articulée de Charrière.

Fig. 1203. Canule externe dont la partie inférieure est presque rectiligne. — Fig. 1204. Canule interne dont la partie inférieure A est articulée.

En ajoutant à la canule de Charrière un pavillon mobile comme celui de H. Roger, on aurait un instrument aussi parfait que possible (1).

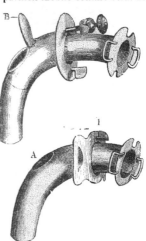

La canule doit rester en place le moins longtemps possible, c'est-à-dire qu'il faut l'enlever dès que la respiration peut se faire sans son secours. On peut juger du moment opportun en enlevant la canule et en examinant comment le malade respire ; ce procédé a ses dangers, car il est souvent très-difficile de replacer une canule enlevée depuis quelques heures seulement. Chassaignac (2) a tourné cette difficulté en pratiquant, sur la convexité de la canule extérieure (fig. 1205), une ouverture ovalaire A permettant, quand on enlève la canule interne et quand on ferme l'orifice du tube externe, de

Fig. 1205. — Canules de Chassaignac.

s'assurer expérimentalement si l'air passe à travers l'orifice supérieur du

(1) Guersant, De la trachéotomie dans le croup (Bulletin de thérapeutique, 1864, tome LXVI, p. 64).
(2) Chassaignac, Leçons sur la trachéotomie. Paris, 1855.

larynx. Une valve mobile B peut être disposée sur l'ouverture ovalaire de manière à se redresser après l'introduction de la canule.

Broca a présenté à la Société de chirurgie une canule appartenant au même ordre d'idées. Cette canule présente (fig. 1206), sur sa courbure, une ouverture arrondie permettant à l'air de passer dans le larynx quand l'extrémité antérieure est close. A cette extrémité antérieure s'applique une petite pièce mobile B renfermant une soupape C, dont l'occlusion est réglée au moyen d'une vis A, qui vient s'arc-bouter contre un petit levier D. En fermant plus ou moins cette soupape, on force l'air à passer plus ou moins par le larynx. Lorsqu'on a pu laisser la soupape fermée pendant plusieurs heures ou plusieurs jours, on a la certitude de pouvoir enlever la canule sans danger, puisqu'on s'est assuré que le passage de l'air par les voies naturelles est devenu possible et suffisant.

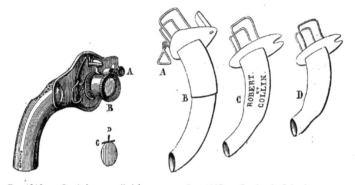

Fig. 1206. — Canule à soupape limitée de Broca.

Fig. 1207. — Canules de Laborde.

Il est des enfants chez lesquels on ne peut pas retirer la canule, non pas parce que les voies respiratoires présentent un obstacle au passage de l'air, mais parce qu'ils ont, en quelque sorte, perdu l'habitude de respirer par la bouche. On est alors obligé de retirer les canules à divers intervalles pour les replacer peu de temps après. On peut éviter cet inconvénient, qui nécessite l'intervention permanente du médecin, en se servant des canules de Laborde, conseillées par Guersant (fig. 1207).

La canule de Laborde est constituée : 1° par une canule externe de 30 millimètres de longueur, chiffre dépassant peu la distance moyenne qui sépare la trachée de la plaie cutanée chez les enfants de un à huit ans. C'est donc un tube très-court A B, ayant cependant une longueur suffisante pour pénétrer de quelques millimètres dans la trachée ; 2° par trois tubes intérieurs ; l'un est de dimensions semblables aux tubes ordinaires ; les deux autres C et D subissent une diminution progressive dans leur diamètre et leur longueur. Les avantages de ces canules sont les suivants : 1° le malade s'habitue à respirer progressivement en partie par la canule, en partie par le larynx, en raison du volume décroissant du tube ; 2° les tubes internes étant de diverses longueurs ne viennent pas toujours presser sur le même point de la trachée, au risque de l'ulcérer ; 3° l'enfant peut être trompé ; il suffit d'enlever le tube interne et de relâcher légèrement le lien qui retient le tube externe pour que la trachée soit complétement libre. Le petit malade croit toujours à l'intervention de la canule et, par conséquent, n'a pas d'appréhension.

Quel que soit le genre de la canule auquel on se soit arrêté, il est de la plus haute importance qu'elle ait un diamètre convenable pour donner un libre accès à la respiration. Les anciens se servaient de canules beaucoup trop étroites, aussi étaient-ils loin de retirer de la trachéotomie tous les résultats que comporte cette opération. Le diamètre de la canule doit être aussi considérable que le permet le diamètre de la trachée. Voici, d'après Trousseau, les dimensions que doit avoir la canule aux divers âges de la vie.

	Ouverture antérieure.	Ouverture postérieure.	Grande courbe.	Petite courbe.
Homme de taille ordinaire..	0,015	0,012	0,065	0,050
Femme de taille ordinaire..	0,013	0,011	0,060	0,045
Enfant de 8 à 12 ans..	0,012	0,009	0,055	0,040
Enfant de 5 à 8 ans.....	0,011	0,008	0,050	0,036
Enfant de 2 à 5 ans......	0,010	0,007	0,045	0,035
Enfant au-dessous de 2 ans .	0,009	0,005	0,042	0,033

Morax a pris avec soin les mesures de la trachée chez les enfants de douze à quinze ans. Ses données, qui indiquent, 7 à 15 millimètres pour cette période permettent d'avoir seulement quatre numéros pour les différents âges chez les enfants.

	Age.	Diamètre de la canule.	Longueur.
N° 1 :	1 à 4 ans..........	6 millimètres.	5 centimètres.
N° 2 :	4 à 8 ans..........	8 —	6 —
N° 3 :	8 à 12 ans........ .	10 —	6
N° 4 :	12 à 15 ans........	12 —	6 —

Chassaignac fait observer qu'il faut prendre garde de donner à la canule une longueur exagérée, dans la crainte qu'elle ne vienne irriter l'éperon bronchique.

Un jeune médecin militaire, Bonnier (1), a pensé qu'il serait bon de

(1) H. Bonnier, *Étude sur la respiration dans la trachéotomie*. Thèse de Strasbourg, 1868.

placer à l'orifice externe de la canule un appareil simulant les fonctions de la glotte, dont les replis s'éloignent au temps de l'inspiration pour se rapprocher au tem s de l'expiration. Le resserrement de la glotte, pendant l'expiration, aurait, d'après Mendelsohn, une grande importance, car augmentant la pression de l'air, il empêcherait la stagnation du sang dans l'appareil pulmonaire, sang qui est appelé à chaque inspiration. Nous décrivons l'appareil de Bonnier en le citant textuellement :

La canule est la canule double ordinaire (fig. 1208) « l'appendice mn est destiné à faire fonction de glotte ; il s'adapte à la canule interne, à laquelle il est fixé par la clef d. On peut enlever à volonté cette pièce de la canule pour la nettoyer lorsqu'il en est besoin. L'appendice, tel qu'on le voit (fig. 1209), se compose d'un tube $g\,k$; dans ce tube est un opercule plan et à peu près circulaire. Cet opercule o est très-mobile autour d'un axe qui, à l'une de ses extrémités, présente une tige perpendiculaire qu'on voit hors du tube ; elle forme avec l'axe un T. Cette tige se trouve dans le plan de l'opercule et fait un angle droit avec son axe.

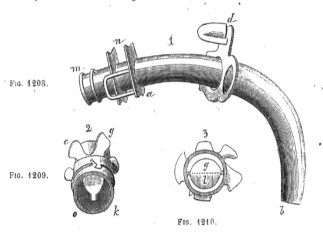

Fig. 1208.

Fig. 1209.

Fig. 1210.

Canule de Bonnier.

Fig. 1208. Ensemble de l'appareil. — Fig. 1209. Appendice renfermant l'opercule.
Fig. 1210. Opercule.

« Supposons que l'opercule, vu de l'extrémité du tube, présente sa tranche, la tige c se trouvera parallèle à l'axe de ce cylindre ; une encoche taillée dans l'anneau qui déborde le tube l'arrê te dans cette position. Supposons maintenant le plan de l'opercule perpendiculaire à l'axe du tube, la tige c a décrit un quart de cercle et est venue se fixer contre le rebord de l'anneau mentionné plus haut, et qui l'arrête dans ce second mouvement. La tige, comme on peut le voir d'après ce qui vient d'être dit, est arrêtée dans deux positions ; lorsque l'opercule présente sa tranche et lorsqu'il présente son plan. Il ne peut décrire qu'un quart de cercle autour de son axe.

« Ces points d'arrêts font que le courant d'air d'inspiration place l'opercule de façon à ce qu'il présente sa tranche, c'est-à-dire diminue peu le calibre du tube ; tandis que le courant d'expiration le met de façon à ce que, présentant son plan, il diminue notablement l'ouverture de sortie de l'air qui s'échappe par la couronne laissée vide, entre l'opercule et la paroi du tube. »

Les deux moitiés $g\,l$ du cercle (fig. 1210) composant l'opercule sont d'inégale étendue; la moitié l présente une surface un peu plus grande que la moitié g ; s'il en était autrement, le courant d'air agirait avec une égale force, au-dessus et au-dessous de l'axe, et l'opercule resterait immobile pendant l'inspiration et pendant l'expiration. Il est facile de calculer les dimensions de l'opercule, de telle sorte que l'ouverture qui livre passage à l'air expiré, soit dans un rapport déterminé, à l'avance, avec celle qui livre passage à l'air inspiré.

L'invention de Bonnier repose sur une base physiologique des plus sérieuses ; il est incontestable que le sang introduit dans le poumon pendant l'inspiration ne peut être chassé à l'expiration que si la pression de l'air est augmentée, et cette pression ne peut être augmentée sérieusement que si l'air s'échappe par une glotte naturelle rétrécie, ou par une canule présentant des conditions analogues. Peut-être l'emploi de la canule de Bonnier contribuera-t-il à rendre moins fréquentes les complications pulmonaires que l'on observe à la suite de la trachéotomie. Bonnier a fait quelques expériences sur les animaux ; elles ne sont point concluantes à notre avis, mais elles démontrent tout au moins que la canule peut être expérimentée sur l'homme sans aucun danger.

Cependant Barthez a fait observer que le sang, le pus, les fausses membranes, etc., pouvaient, en sortant de la canule, gêner le mécanisme de la valvule et la condamner à rester ouverte ou fermée ; dans ce dernier cas, l'asphyxie est imminente si le malade n'est pas l'objet d'une surveillance incessante.

Pour répondre à cette objection qui est très-sérieuse, Bonnier a fait construire une nouvelle glotte artificielle composée (fig. 1211) « d'un tube qui se divise en deux branches a et b, donnant toutes les deux passage à l'air dans l'inspiration, tandis qu'à l'expiration le tube a se trouve complétement fermé par une valvule $h\,g$. L'air ne sort donc que par le tube *b c.* Les mucosités suivent nécessairement la même direction, et ne peuvent obstruer le tube *a*, qui ne livrera passage ni à des fausses membranes

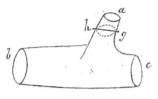

ni à du pus; le jeu de la valvule ne sera donc pas entravé. » Cette modification prévient tout danger d'asphyxie imminente; cependant, je le répète, les canules de Bonnier sont encore à l'état théorique; il leur manque une sanction clinique. Si le mécanisme est imparfait, l'idée est excellente.

FIG. 1211. — Glotte artificielle de Bonnier.

Une canule n'est pas absolument indispensable pour maintenir ouverte la plaie faite à la trachée. Gendron faisait cette dilatation avec deux lames parallèles, presque plates, fixées sur un cylindre creux; une vis placée dans le cylindre déterminait l'écartement des plaques. Maslieurat-Lagémard a proposé un dilatateur plus simple et agissant à peu près de la même manière. Ces procédés n'ont pas réussi à se répandre dans la pratique.

Un chirurgien prudent ne se passera jamais de la canule, à moins que, surpris à l'improviste, il n'ait pas cet instrument sous la main. Dans un cas pressant on ferait bien de recourir au procédé de Chassaignac que nous citerons ici, précisément parce qu'il a été l'objet d'un injuste oubli dans presque tous les traités de médecine opératoire. De chaque côté de l'incision trachéale, et à deux travers de doigt de cette incision, Chassaignac fait à la peau un pli transversal perpendiculaire à la direction de la plaie. Ce pli est traversé à sa base par une épingle sur laquelle vient se fixer, par un huit de chiffre, un fil double passé dans les lèvres correspondantes de la trachée. De cette manière, les lèvres de la trachée sont renversées fortement en dehors, en formant une ouverture par laquelle la respiration se fait en pleine liberté.

Après les opérations de trachéotomie, Trousseau écouvillonnait la trachée, afin d'extraire les fausses membranes, soit avec une sorte de pinceau (fig. 1212), soit avec une éponge fixée au bout d'une baleine. Plus

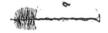

FIG. 1212. — Écouvillon de Trousseau.

tard il renonça à cette pratique. Cependant on est souvent obligé de faire l'extraction de fausses membranes se présentant dans la canule.

Valéry-Meunier a imaginé une pince à longues branches entre-croisées fig. 1213) qui peuvent se glisser et s'ouvrir dans l'intérieur de la canule

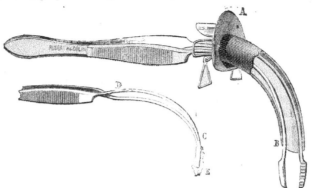

Fig. 1213. — Pince de Valery-Meunier pour l'extraction des fausses membranes.

interne. On peut, dans le même but, se servir de la pince proposée par Cusco (fig. 1214) pour l'arrachement des polypes.

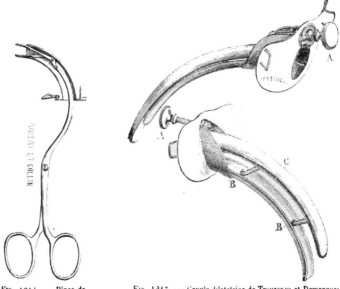

Fig. 1214. — Pince de Robert et Collin

Fig. 1215 — Canule dilatatrice de Trousseau et Demarquay (modèle Mathieu).

Les canules que nous avons étudiées servent uniquement à livrer passage à l'air pour assurer la respiration. On leur a fait subir quelques modifications répondant à des indications spéciales.

Trousseau et Demarquay ayant diagnostiqué chez une dame, après une trachéotomie, un rétrécissement de la trachée, firent faire, par Mathieu, la canule représentée figure 1215. Cette canule est composée de deux valves articulées l'une sur l'autre par deux tenons fenêtrés B B ; sous l'influence de la vis A, la valve supérieure C peut s'écarter de l'inférieure jusqu'au parallélisme. On peut donc régler la dilatation à volonté et rendre graduellement à la trachée ses dimensions normales.

Charrière a construit, pour le même chirurgien, une canule répondant aux mêmes indications. Cette canule (fig. 1216) présente quatre valves élastiques B qui, à l'état de repos, se rapprochent les unes contre les autres. Lorsque la canule est en place, on peut obtenir une dilatation graduée à l'aide de mandrins ou tubes creux A, C, C, C glissant à l'intérieur de la canule quadrivalve. Cette canule est convenable, non-seulement lorsqu'il existe

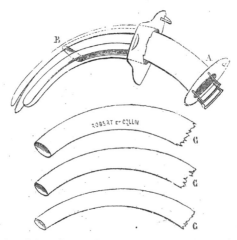

Fig. 1216. — Canule quadrivalve de Demarquay (modèle Charrière).

un rétrécissement de la trachée, mais encore lorsque la plaie extérieure s'est rétractée, ce qui arrive très-rapidement chez les enfants auxquels on a enlevé le canule à titre d'essai.

La canule de Bourdillat (fig. 1217) convient, d'une façon toute particulière, aux cas où la plaie extérieure est rétrécie (1) Elle se compose d'un pavillon et de deux valves ee' qui, pendant l'introduction, sont maintenues en

_____
(1) Bourdillat, *Union médicale.* 3ᵉ série, t. V, p. 315. Paris, 1868.

contact, à leur extrémité inférieure, par une pince bifurquée *a b* introduite dans la canule. Dès que la canule est en place, la pince *a' b'* est retirée pour permettre l'écartement des valves; cet écartement est, du reste, assuré par l'adaptation de la canule interne *c*.

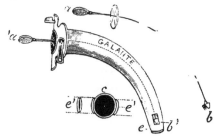

FIG. 1217. — Canule de Bourdillat

Dans un cas où il était indiqué de rétablir la continuité des voies aériennes, Richet a eu recours à une canule d'un modèle très-ingénieux. Une pièce A (fig. 1218) est pourvue d'un tube vertical destiné à rétablir la continuité des voies aériennes; dans cette pièce s'engage une canule externe portant sur sa convexité un orifice C en rapport avec le tube vertical; la canule externe est à son tour parcourue par une canule interne munie, elle aussi, d'un orifice B. La lettre E indique la disposition de l'appareil lorsqu'il est assemblé. Le système de Richet est pourvu d'une soupape D.

Si la canule posée, dans un cas d'affection chronique, doit rester longtemps en place, il faut songer à rendre la parole au malade, ce qui ne peut se faire qu'autant que l'air pourra

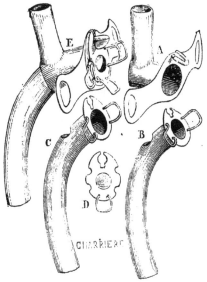

FIG. 1218. — Canule de Richet.

traverser le larynx; il faut aussi songer à permettre les efforts qui ne peuvent s'exécuter qu'autant que l'air peut être momentanément retenu dans les poumons pendant le temps de l'expiration.

Pour obtenir ce double résultat, on a dû appliquer une soupape à l'entrée de la canule, et percer un ou plusieurs trous sur le sommet de sa partie convexe.

Bérard a fait construire une canule de ce genre qui a été depuis perfectionnée par Macquet. Une plaque *b* (fig. 1219) est fixée à l'extrémité d'une

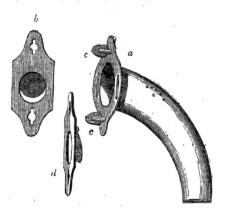

FIG. 1219. — Canule à soupape de Bérard et Macquet.

canule ordinaire au moyen de deux viroles *c c*; cette plaque est percée à son centre d'un orifice d'un diamètre inférieur à celui de la canule ; une charnière fixe une soupape à l'extrémité supérieure de l'orifice; on voit cette soupape entr'ouverte dans la figure *d*, où la plaque est vue de profil. Des trous nombreux sont percés en *b* au sommet de la convexité de la canule.

La soupape est disposée de telle sorte que l'air inspiré puisse entrer dans le tube ; l'air expiré, au contraire, ferme la soupape, et s'échappe, en conséquence, par les trous *b*; il traverse donc le larynx, et rend la parole possible. L'effort devient possible par la même raison ; la glotte naturelle pouvant se fermer en même temps que la soupape, pendant l'expiration, l'air peut être retenu dans les poumons.

Les canules à soupape sont très-employées en médecine vétérinaire. Un cheval muni d'une canule ordinaire serait impropre à tout service, puisqu'il ne saurait faire l'effort nécessaire à la traction.

Morel Lavallée fit faire une canule imitée de la précédente, mais en différant en ce que la pression d'une vis B (fig. 1220) supprime à volonté le jeu de la valvule quand le malade désire établir une communication permanente entre l'air extérieur et la trachée. La partie inférieure de la canule de Morel

Lavallée est mobile en *c* sur la partie supérieure ; cette disposition lui permet de s'accommoder la direction de la trachée.

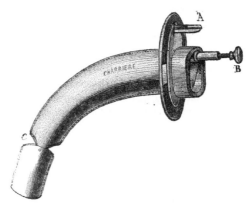

FIG. 1220. — Canule à soupape de Morel-Lavallée.

Les canules à soupape de Bérard et de Morel-Lavallée ne sont pas applicables quand des mucosités abondantes s'échappent par la canule ; ces mucosités, entraînées avec l'air aspiré, s'appuient contre la valvule et paralysent son action. Mathieu (fig. 1221) a cherché à remédier à cet inconvénient en

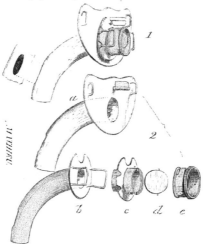

FIG. 1221. — Canule trachéale à soupape de Mathieu.

n'attachant plus la valvule sur la circonférence de l'orifice, mais en la faisant tourner sur son grand diamètre qui lui sert d'axe ; cette disposition est préférable à la précédente, mais elle est loin d'être parfaite ; que les mucosités soient un peu abondantes, et la valvule ne tournera qu'avec une grande difficulté.

Trousseau s'est servi avec le succès le plus complet d'une canule imaginée par Lüer, dans un cas où des mucosités accumulées sans cesse à l'extrémité de la canule gênaient les mouvements de la soupape (1).

Dans la canule de Lüer (fig. 1222), ie clapet est remplacé par une petite boule d'aluminium mobile ; cette boule est renfermée dans un petit espace disposé de telle sorte que la boule ferme l'ouverture de la canule quand elle

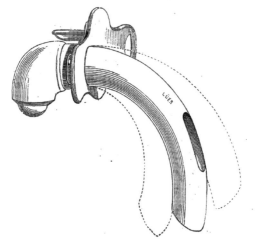

FIG. 1222. — Canule à boule mobile de Lüer.

est repoussée par l'air expiré, tandis que, au contraire, elle fuit devant l'air inspiré, auquel elle laisse un libre accès.

L'extrémité antérieure du tube a une forme recourbée, de telle sorte que, dans l'attitude droite, la boule retombe d'elle-même sur l'orifice, ce qui favorise singulièrement l'occlusion pendant l'expiration ; bien entendu, le poids de la boule est assez léger pour qu'elle puisse être repoussée facilement par l'air inspiré.

(1) Bouvier, *Rapport sur des canules et des dilatateurs pour la trachéotomie* (*Bull. de l'Acad. de méd.*, 1862, t. XXVII, p. 1218).

CHAPITRE VII

INSTRUMENTS POUR L'OPÉRATION DE LA THORACOCENTÈSE.

La thoracocentèse est une opération dans laquelle on fait une ouverture aux parois pectorales pour donner issue aux fluides liquides ou gazeux épanchés dans les plèvres. Les anciens pratiquaient souvent cette opération avec le cautère actuel ou du caustique potentiel ; si l'on considère que, presque toujours, il est important de ne pas permettre à l'air de pénétrer dans la plèvre, on concevra que cette méthode douloureuse ait été proscrite. De nos jours, on ne se sert que du bistouri et du trocart.

L'incision au bistouri est réservée aux circonstances où il importe avant tout d'avoir une large ouverture, et où l'air a déjà accès dans la poitrine ; c'est ainsi que l'on se sert du bistouri quand il faut faire une contre-ponction au lieu d'élection, alors qu'il existe déjà une ouverture située dans un point défavorable à l'écoulement des liquides.

Le trocart est le seul instrument qui permette de vider les plèvres sans livrer accès à l'air extérieur. Il a été proposé dès le XVIIᵉ siècle par Drouin. Au milieu du siècle suivant, Lurde indiqua le moyen d'éviter l'entrée de l'air avec cet instrument : au moment où le poinçon est retiré de la canule, le liquide s'échappe par un jet qui, d'abord égal, ne tarde pas à devenir saccadé ; faible pendant l'inspiration, il augmente d'intensité pendant l'expiration ; un opérateur expérimenté saisit facilement le moment où le jet va cesser d'être continu, et peut prévenir l'entrée de l'air en plaçant le doigt sur l'extrémité de la canule, ou en tournant le robinet, si la canule est munie de cet appareil.

Ce procédé ne permet pas de vider complétement la cavité des plèvres : si l'épanchement est purulent, c'est un bien plutôt qu'un mal, car il est inutile et même nuisible de vider un pareil épanchement en une seule séance. Il n'en est plus de même si l'épanchement est séreux, surtout s'il y a lieu de supposer que les adhérences qui s'opposent à l'expansion du poumon sont nulles ou très-faibles. D'ailleurs, lors même que l'on ne voudrait pas vider la plèvre en une seule fois, le procédé que nous venons d'indiquer n'offrirait pas des garanties suffisantes contre la pénétration de l'air ; il est possible, en effet, que l'opérateur ne saisisse pas nettement le moment où l'écoulement va devenir intermittent ; de plus, un accès de toux, accident fréquent pendant la thoracocentèse, peut déjouer ses prévisions.

On a imaginé une foule de procédés pour prévenir, d'une façon absolue,

la pénétration de l'air pendant l'opération. Bouvier (1) a proposé une canule dont l'orifice externe se ferme par un obturateur à ressort aussitôt
après le retrait du poinçon ; le liquide est forcé de s'échapper par un orifice
latéral surmonté d'une boule contenant une bille libre. Cette bille, soulevée pendant l'expiration par le flot du liquide, retombe l'instant d'après
sur l'orifice de la canule, de manière à empêcher l'accès de l'air pendant
l'inspiration. Cet instrument est plus théorique que pratique ; pour peu
que la boule n'occupe pas une position verticale, les lois de la pesanteur
empêcheront la bille de retomber sur l'orifice.

Schuh (2) imagina un appareil conduisant au but avec plus de sécurité
que le précédent. Cet appareil, composé de quatre parties, — une petite
canule destinée à faire suite à la canule du trocart, — une seringue d'une
forme particulière, — une bougie de gomme élastique, était trop compliqué pour entrer dans la pratique; il a été abandonné par son auteur
lui-même.

Le trocart de Récamier (3) est beaucoup plus simple que les précédents.
Une soupape garnie de peau de buffle est adaptée au pavillon de la canule
et maintenue à l'aide d'un ressort; elle ne peut s'ouvrir que sous l'influence
d'une pression exercée de dedans en dehors.

Beaucoup d'autres instruments du même genre ont été inventés avec
plus ou moins de bonheur ; nous les passons sous silence, car ils ont été
éclipsés par le trocart muni de baudruche de Reybard.

L'appareil de Reybard (fig. 1223) se compose d'un trocart ordinaire

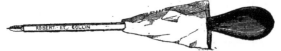

Fig. 1223. — Trocart garni de baudruche (Reybard).

portant, près de son pavillon, une rainure sur laquelle peut être fixé, au
moyen d'un fil, un tube en baudruche, ou, à son défaut, un boyau de
poulet, de lapin ou de chat. Avant de faire l'opération, il faut avoir soin
de ramollir la baudruche dans l'eau.

Cet instrument d'une extrême simplicité remplit toutes les indications :
lorsque le liquide se présente à la canule, il la trouve toujours ouverte; si
l'air tend à pénétrer, le boyau s'aplatit et forme une soupape infranchissable.

(1) Bouvier, Empyème, nouveau trois-quarts (Bulletin de l'Académie de médecine, 1836, p. 73, t. I).
(2) Schuh, De la paracentèse du thorax (Union médicale, avril 1848, p. 181).
(3) Trousseau, Clinique méd. de l'Hôtel-Dieu, 3e édit., Paris, 1868, t. I.

Toutes les objections faites au trocart à baudruche sont dénuées de fondement. La vérité exige cependant qu'on ne laisse pas l'honneur de la découverte à Reybard ; elle est exposée textuellement dans une thèse soutenue en 1814 par Boyron, élève de Dupuytren (1). « Le célèbre professeur, dit Boyron, a imaginé d'introduire dans la plaie une petite canule dont l'extrémité placée à l'extérieur sera un peu renflée, afin d'y adapter un tube de quelques pouces de longueur, fait avec une substance très-souple et très-flexible (comme, par exemple, la vessie de quelques animaux domestiques). D'abord cet appareil permettrait au pus de couler goutte à goutte dans un réservoir de gomme élastique adapté à l'extrémité libre du tube qu'on fixerait sur le côté malade, puis il s'opposerait à l'entrée de l'air dans la poitrine; aussitôt que le pus aurait traversé la partie du tube la plus rapprochée de la canule, l'air en comprimerait les parois et les mettrait en contact l'une avec l'autre ; il se fermerait à lui-même toute espèce d'accès. » Il est impossible de citer un texte plus précis et plus authentique dans une question de priorité : la canule à baudruche appartient positivement à Dupuytren. Hâtons-nous d'ajouter que Dupuytren avait si peu insisté sur l'emploi de la canule à chemise que personne n'en parlait plus lorsque Reybard (2) publia son mémoire en 1841. Velpeau (3) lui-même a omis d'en faire mention. Il reste donc à Reybard le mérite d'avoir montré le parti que l'on peut tirer de cette ingénieuse idée et de l'avoir fait adopter par les médecins du monde entier ; ce mérite est plus grand que celui de l'invention, aussi c'est à juste titre que l'instrument porte le nom de Reybard.

En 1849, Raciborski (4) a proposé un appareil présentant la plus grande analogie avec celui de Reybard. Ce chirurgien se sert d'une vessie de porc dont la capacité est proportionnelle à la quantité de liquide que l'on doit évacuer; il la trempe dans l'eau pour la ramollir, puis la tord pour en chasser l'air. L'orifice de la vessie est ensuite fixé autour du pavillon du trocart, dont le manche se trouve ainsi complétement coiffé par la vessie. La ponction se fait à la manière ordinaire, seulement la main presse sur l'enveloppe extérieure en même temps que sur le manche du poinçon ; la ponction faite, on retire le poinçon et on l'abandonne dans la cavité close formée par la vessie; celle-ci se distend à mesure que le liquide s'écoule, et la moindre parcelle d'air ne saurait pénétrer.

(1) Boyron. Thèses de Paris, 1814.
(2) Reybard, *Mémoire sur les épanchements dans la poitrine* (*Gazette médicale de Paris*, 1841, p. 33).
(3) Velpeau, *Nouveaux éléments de médecine operatoire*, 2e édit., Paris, 1839.
(4) Raciborski, *Évacuation des liquides morbides sans pénétration de l'air* (*Gaz. des hôpit.*, novembre 1849, p. 557).

Au premier abord, la vessie close de Raciborski semble offrir plus de garantie contre la pénétration de l'air que la chemise ouverte de Reybard ; il n'en est rien, la vessie n'est qu'une complication rendant difficile le retrait du trocart.

J. Guérin a appliqué à la thoracocentèse un appareil qu'il avait imaginé d'abord pour le traitement des abcès par congestion. Cet appareil se compose d'un trocart plat (fig. 1224) ; la pointe de la flamme A est assez effilée pour traverser la peau et les muscles. La canule, légèrement courbe près de son bec, est percée, en ce point, d'un grand nombre de trous permettant le passage du liquide, alors même que la lumière serait engorgée. La canule est munie d'un robinet C et d'une rondelle D ; sur cette rondelle se fixe une pompe munie d'un robinet à double effet (système Charrière), afin de permettre, alternativement et sans désemparer, le double effet de l'aspiration et de l'évacuation. Le robinet à double effet a été décrit tome Ier, p. 97.

J. Guérin (1) expose en ces termes l'emploi de son appareil : « L'instrument ayant pénétré dans la poitrine, on retire le trocart jusqu'au point où il dépasse le robinet placé sur le trajet de la canule ; on ferme ce robinet, puis on retire complétement le trocart de la canule, on visse celle-ci sur la pompe et l'on commence l'extraction du liquide. Celui-ci ne sort point par l'effort du vide de la pompe, mais il pousse en quelque façon de lui-même le piston, que l'on tire sans le moindre effort. Quand le corps de pompe est plein, on ferme le robinet d'aspiration et l'on ouvre celui d'évacuation. Le liquide est évacué par le canal d'ajutage, lequel est immédiatement fermé après le retour du piston au fond de la pompe. On recommence autant de fois que la quantité de liquide l'exige, sans aller jamais jusqu'à exercer une pression dans le vide. Il suffit de voir fonctionner l'instrument pour s'assurer qu'en obéissant, pour ainsi dire, à l'afflux du liquide dans la pompe, le piston obéit au mouvement d'expansion

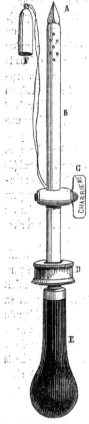

FIG. 1224. — Appareil de J. Guérin pour la thoracocentèse.

_____

(1) J. Guérin, *Discussion sur la thoracocentèse* (*Bulletin de l'Académie impériale de médecine*. Paris, 1865, t. XXX, p. 994).

pulmonaire sans le provoquer au delà de son libre développement. »
J. Guérin accorde une grande importance à la courbure du trocart ; cette
courbure permet à la portion extérieure de la canule de rester appliquée
contre la paroi thoracique et recouverte par le pli cutané, que l'opérateur
a formé avant l'opération pour qu'il n'y ait pas parallélisme entre la plaie
profonde et la plaie de la peau.

. L'appareil de J. Guérin permet certainement de faire la thoracocentèse
sans que la moindre parcelle d'air puisse entrer dans la poitrine, mais en
cela il ne l'emporte en rien sur la canule à chemise de Reybard, qui est
infiniment plus simple. S'il est employé dans un cas d'épanchement purulent, ou dans un cas où le poumon est retenu par de fortes adhérences, il
pourra devenir dangereux, car il donne incontestablement au chirurgien
le moyen de faire le vide involontairement en tirant le piston du corps de
pompe. Sans doute J. Guérin veut que le piston ne force pas le vide, mais
obéisse au mouvement d'expansion pulmonaire, sans le provoquer aucunement ; il veut que le liquide pousse de lui-même le piston que l'on tire
sans faire le moindre effort, mais il est clair qu'il y a là une manœuvre
délicate, et que le chirurgien ayant un corps de pompe entre les mains
sera instinctivement entraîné à s'en servir.

Avec la simple canule de Reybard rien de pareil n'est à craindre ; rien
de plus simple que d'arrêter l'écoulement au moment où on le voit devenir
intermittent, et dès lors le vide intra-thoracique devient impossible. C'est
là une considération immense, car faire le vide dans la plèvre peut amener
des accidents redoutables sur lesquels Sédillot a insisté dans une admirable page (1).

L'appareil de J. Guérin peut rendre des services quand il s'agit de pousser des injections médicamenteuses dans la poitrine, mais il n'est pas indispensable ; ici encore on peut se contenter de la canule à baudruche avec
laquelle pas la moindre bulle d'air n'entrera dans la poitrine si l'on suit
le procédé indiqué par Barth (2). « Quand l'écoulement du pus commence
à se ralentir, on ferme le robinet de la canule, un aide relève la baudruche
en la déployant, un autre y verse de l'eau tiède ; les moindres bulles d'air
remontent nécessairement à la surface du liquide. Cela fait, on ouvre le
robinet, on voit alors le niveau d'eau baisser graduellement dans la baudruche à mesure que le liquide entre dans la poitrine. Avant que toute
l'eau y ait pénétré, on ferme le robinet, on rabat la baudruche dans un

(1) Sédillot et Legouest, *Traité de médecine opératoire*. Paris, 1870, 4e édit.,
t. II, p. 498.
(2) Barth, *Discussion sur la thoracocentèse* (*Bull. de l'Acad. de méd.* Paris, 1865,
t. XXX, p. 1040).

réservoir; on fait exécuter au malade des mouvements d'ampliation et de resserrement de la poitrine pour faire passer le liquide injecté sur les surfaces malades de la plèvre; puis on rouvre le robinet, on fait faire des expirations; le liquide s'écoule au dehors; puis on recommence comme précédemment, et l'on renouvelle l'opération aussi souvent qu'il est nécessaire. »

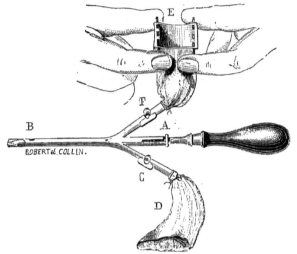

FIG. 1225. — Canule à deux robinets de Barth.

Pour rendre l'opération encore plus simple, Barth a fait faire une canule B ayant deux embouts à robinet C F, munis l'un et l'autre d'une baudruche DE (fig. 1225).

Piorry a imaginé de faire l'opération *sous l'eau* avec un appareil faisant siphon 'et permettant, tout à la fois, l'issue des liquides contenus dans la plèvre et l'entrée du liquide médicamenteux (1). L'appareil se compose tout simplement d'un trocart muni d'une canule à robinet et d'un tube de caoutchouc. Lorsque le trocart est introduit dans la poitrine, le poinçon est retiré et le robinet fermé immédiatement; alors on adapte à la canule une sonde de caoutchouc, longue de 50 centimètres, dont l'extrémité plonge au fond d'une bassine remplie d'eau tiède. Ces précautions prises, le chirurgien ouvre le robinet après avoir recommandé au malade de faire un effort d'expiration; on voit apparaître à la surface de l'eau quelques bulles d'air contenues dans la sonde, puis le pus s'écoule librement sans que

(1) Piorry, *Sur un cas de fistule pulmonaire* (*Bulletin de l'Acad. de méd.*, Paris, 1865, t. XXX, p. 541).

l'air puisse pénétrer. Quand le pus est sorti, on ferme le robinet, puis on place la sonde dans un vase contenant de l'eau très-pure; on recommande alors au malade de faire une très-forte inspiration sous l'influence de laquelle une masse d'eau plus ou moins considérable pénètre dans la plèvre; une série successive d'expirations et d'inspirations établit un véritable courant que l'on continue jusqu'à ce que l'eau sorte claire. Si l'on juge utile de faire une injection médicamenteuse, on conduit l'extrémité du tube de caoutchouc dans un vase rempli de la solution et l'on fait exécuter au malade quelques inspirations. L'abaissement du liquide contenu dans le vase indique la quantité de liquide qui pénètre dans la poitrine.

L'appareil de Piorry est très-ingénieux; il a l'avantage de ne pas pouvoir déterminer le vide dans la poitrine. Cependant il a été critiqué à juste titre par Barth. Pour l'évacuation, il ne vaut pas la baudruche qui offre plus de sécurité et permet de voir ce qui se passe; de plus, si quelque flocon albumineux vient à obstruer la canule, il est difficile de la désobstruer avec le long siphon de Piorry, tandis que rien n'est plus simple avec la canule à chemise; il suffit d'introduire un stylet ou une aiguille à tricoter pour rétablir l'écoulement un instant suspendu. Barth affirme que l'aspiration du liquide, déterminée par les mouvements d'inspiration du malade, est loin d'être constante; il l'a tentée inutilement dans deux cas, et il explique son insuccès par une excellente raison : pour faire remonter le liquide à travers le tube, il faut beaucoup de force et les malades sont le plus souvent épuisés au moment de l'opération.

Cette observation est parfaitement juste, mais elle s'applique au procédé préconisé par Barth tout aussi bien qu'à celui de Piorry; si le malade ne peut pas agir avec assez de force pour attirer le liquide par l'inspiration, il faut recourir à l'injection. et alors il convient de se servir de l'appareil de J. Guérin.

En résumé, la canule à chemise de Reybard est le meilleur et le plus sûr des instruments pour évacuer le liquide contenu dans la plèvre; elle peut servir utilement pour conduire des liquides détersifs ou chargés de médicaments dans la plèvre quand le malade n'est pas à bout de forces; dans ce dernier cas, les injections peuvent se faire avec l'appareil de J. Guérin.

Nous avons omis à dessein de parler de l'appareil de Stanski, dans lequel une ventouse munie d'un système capable de faire le vide est adaptée au trocart. On ne saurait rien imaginer de plus nuisible.

Blachez, qui a proposé de faire la thoracocentèse par une ponction capillaire, a aussi adopté la canule à chemise, seulement il en a considérablement réduit les dimensions.

La canule de Blachez (1) présente en A une double virole destinée à fixer solidement la baudruche. Le manche est évidé de manière qu'on

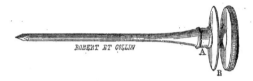

FIG. 1226. — Trocart capillaire de Blachez.

puisse, si on le désire, fixer également, dans la rainure, en B, l'autre extrémité du cæcum préalablement mouillé et qui se déploie à mesure que l'on retire le poinçon. Le manche du poinçon a la forme d'une large plaque excavée, sur laquelle le pouce peut solidement s'appuyer (fig. 1226).

Damoiseau a proposé de procéder à l'extraction du liquide, après l'introduction du trocart capillaire, en faisant jouer la térabdelle (2); la térahdelle aurait pour résultat d'empêcher la canule de se laisser engorger par des flocons fibrineux. Cette idée est ingénieuse, *mais nous préférons l'aspirateur sous-cutané de Dieulafoy* (3), *qui remplit le même but avec plus de simplicité.* Nous ferons remarquer que la canule de l'aspirateur sous-cutané est d'un volume beaucoup plus faible que celle de Blachez.

Lorsque l'épanchement est purulent il ne tarde pas à se reproduire, aussi il est presque toujours indispensable de recourir à de nouvelles ponctions. Pour éviter cet inconvénient, on peut laisser à demeure la canule du trocart munie de la baudruche de Reybard, mais il faut se garder de rendre l'écoulement permanent, car le liquide ne tarderait pas à ne s'écouler que pendant l'expiration ; il se formerait donc un vide pendant l'inspiration, et la cavité de la plèvre serait en quelque sorte placée sous l'influence d'une ventouse perpétuelle. On évite ce danger en employant une canule munie d'un robinet que l'on ouvre de temps à autre pour donner accès au pus qui s'est reproduit, et que l'on ferme dès que l'écoulement devient intermittent.

La canule doit être très-légère, courte, et porter des ailes latérales sur lesquelles se fixent des rubans entourant la poitrine. Malheureusement les canules, quelque légères qu'on les suppose, altèrent peu à peu les tissus qu'elles traversent, et alors l'introduction de l'air est fatale.

Barth conseille de substituer à la canule un tube de caoutchouc vulcanisé qui, n'agrandissant pas la plaie et ne pouvant léser le poumon, permet

(1) Blachez, *Union médicale*, année 1868, p. 634.
(2) Voyez plus haut, page 194.
(3) Voyez plus haut, page 237.

d'obtenir un écoulement continu et de faire des injections répétées sans pénétration d'air dans la poitrine. « Pour atteindre ce double but (1), le tube est introduit par son extrémité libre dans une baudruche terminée inférieurement en cul-de-sac, liée superieurement autour du tube, et reçue dans une poche de toile que l'on suspend au cou du malade. Quand on veut faire l'injection, on pince le tube à quelques centimètres de son extrémité ; un aide introduit le bec de la seringue dans la partie du tube qui dépasse les doigts qui le compriment et commence à pousser le piston ; on cesse alors la compression ; l'aide achève l'injection, et l'opérateur comprime de nouveau le tube avant que l'aide dégage le bec de l'instrument. Au bout de quelques instants on laisse couler le liquide, puis on remet le tube dans la baudruche fermée. A mesure que la quantité de pus fourni par le foyer diminue, on peut renoncer à l'écoulement continu et supprimer le réservoir de baudruche ; il suffit alors de boucher le tube avec un petit fosset, et l'on se contente d'évacuer le liquide matin et soir, en faisant chaque fois une injection détersive. »

Il serait peut-être plus prudent de continuer toujours l'usage de la baudruche et de suspendre l'écoulement au moyen d'une petite pince à pression continue, appliquée sur l'un des points de la longueur du tube; il suffirait de relever la baudruche sur le tube au moment de l'injection.

Verneuil, qui est revenu sur ce procédé devant la Société de chirurgie (2), conseille de glisser par la canule du trocart, à l'aide d'un mandrin, une sonde de caoutchouc percée d'une douzaine de trous à son extrémité pénétrante. Une baudruche, fixée à l'extrémité libre du tube de caoutchouc, plonge dans un bassin rempli d'eau.

Dans une réclamation adressée à la Société de chirurgie, au sujet des procédés précédents, Abeille décrit un appareil fondé sur des principes analogues ; il avait présenté cet appareil en 1867, à l'Académie de médecine (3), et dit avoir eu nombre de fois occasion de l'appliquer (4). Nous reproduisons textuellement la description de ce médecin : « Le tube de caoutchouc vulcanisé C F (fig. 1227) est le même, seulement, à son extrémité libre, et quand il est en place, j'adapte un récipient A en caoutchouc vulcanisé, à parois aussi minces que la baudruche, muni d'un robinet B à double ouverture, après que par la pression j'ai fait le vide dans sa cavité. Ce réci-

(1) Barth, Discussion sur la thoracocentèse (Bulletin de l'Acad. de méd., 1865, t. XXX, p. 1043).
(2) Verneuil, Bulletin de la Société de chirurgie, 30 décembre 1868.
(3) Abeille, Instrument imaginé pour obtenir l'évacuation intermittente ou continue des grandes collections purulentes à l'abri du contact de l'air (Bull. de l'Acad. de méd. Paris, juillet 1867, t. XXXII, p. 865, et Gaz. des hôpit., 1869, p. 63).
(4) Abeille, Communication verbale.

pient peut contenir un demi-litre. Une fois en place, on n'a qu'à ouvrir le robinet, et le pus de la poitrine s'écoule dans le récipient à l'abri du contact de l'air. Quand le récipient est plein, on ferme le robinet qui reste fixé au tube conducteur, on enlève le récipient, on le vide et on le lave. Si l'on veut faire une injection, on met le liquide dans le récipient, en ayant soin de le remplir exactement, puis l'adaptant au robinet et ouvrant celui-ci, on fait pénétrer à volonté l'injection, que l'on reprend ensuite dans ce même récipient, après avoir rouvert le robinet, et après avoir jugé le temps convenable. »

Pour empêcher le tube de s'échapper et de glisser hors de la cavité tho-

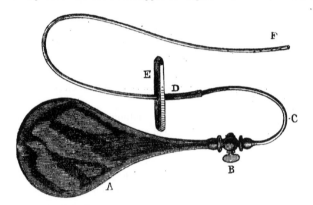

Fig. 1227. — Appareil du docteur Abeille.

racique, Abeille fait glisser sur lui une gaîne D munie d'une plaque de caoutchouc E. Cette plaque de caoutchouc est maintenue par des rubans entourant le thorax.

La plupart des appareils que nous venons de décrire sont parfaitement applicables au traitement des abcès par congestion. Le procédé si simple de Verneuil peut rendre ici les plus grands services.

CHAPITRE VIII

INSTRUMENTS POUR LES OPÉRATIONS PRATIQUÉES SUR L'ŒSOPHAGE.

ARTICLE PREMIER. — SONDES DESTINÉES A PORTER DES MATIÈRES ALIMENTAIRES DANS L'ESTOMAC.

Pour conduire des aliments liquides dans l'estomac, on se sert habituellement d'une sonde en caoutchouc, présentant 8 millimètres de diamètre sur 44 centimètres de longueur. L'extrémité inférieure de la sonde œsophagienne (fig. 1228) est percée latéralement de deux grosses ouvertures; quelquefois on remplace les ouvertures latérales par un seul orifice placé dans l'axe de la sonde. Nous donnons la préférence à ce dernier mode, qui rend plus facile l'arrivée des liquides alimentaires dans l'estomac; un orifice central expose moins aussi à suffoquer le malade dans le cas où, par mégarde, la sonde serait introduite dans le larynx. Cet accident peut parfaitement arriver, surtout si le malade ne se tient pas tranquille au moment de l'opération. J. D. Larrey a rapporté l'histoire d'un malade chez lequel la sonde œsophagienne pénétrait très-facilement dans le larynx.

Si le cathétérisme se fait par le nez, on peut faciliter le passage de la sonde derrière le voile du palais, en la garnissant d'un mandrin qui est retiré dès que le bec de la sonde apparaît dans l'arrière-gorge.

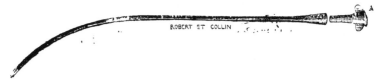

ROBERT ET COLLIN

Fig. 1228. — Sonde œsophagienne.

En ajustant un corps de pompe à la sonde œsophagienne, il est facile d'extraire les liquides contenus dans l'estomac, si ceux-ci sont toxiques. Charrière a disposé un petit ajutage représenté en A qui peut s'adapter à toutes les canules et à toutes les sondes.

La sonde en caoutchouc est suffisante pour pratiquer le cathétérisme dans les circonstances ordinaires; son emploi rencontre des difficultés quelquefois insurmontables quand il faut recourir au cathétérisme forcé chez des aliénés refusant de prendre toute espèce de nourriture. Ces difficultés sont produites par la contraction de la langue et des muscles de l'arrière-gorge.

Baillarger (1) a imaginé pour le cathétérisme forcé une sonde à double mandrin, l'un en fer très-mince et très-flexible, l'autre en baleine. Le premier, qui est courbe, est retiré dès que la sonde est arrivée à l'entrée du pharynx; son unique but était de faciliter l'introduction de la sonde jusqu'à ce point. Quant au second mandrin, il reste en place jusqu'à l'arrivée de la sonde dans l'estomac; il se redresse par son élasticité propre dès que le mandrin de fer est retiré, et, par conséquent, il applique le bec de la sonde contre la paroi postérieure du pharynx; ce mandrin sert donc tout à la fois à

(1) **Baillarger,** *Du cathétérisme de l'œsophage chez les aliénés* (*Gazette médicale*, 6 octobre 1845).

vaincre la résistance musculaire et à éloigner la sonde de l'entrée du larynx.

Le mécanisme indiqué par Baillarger est ingénieux ; on peut cependant lui reprocher sa trop grande complication et la fragilité du mandrin de fer qui est exposé à se briser au niveau de sa courbure.

Le cathéter de Blanche (fig. 1229) est tout à la fois plus solide et plus facile à manœuvrer (1). La sonde ne contient qu'un seul mandrin en maille-chort d'une longueur de 44 centimètres et d'un diamètre de 4 millimètres. Le mandrin est composé de 31 anneaux articulés, disposés de manière à jouer librement dans le sens de la flexion et à reprendre toute leur rigidité dans l'extension. Le tiers supérieur de l'instrument est constitué par un tube auquel est attaché le premier anneau de la chaîne articulée ; ouvert en haut, ce tube renferme un ressort de montre soudé à une tige rigide et mobile. C'est en faisant jouer cette tige que l'on donne au ressort de montre et, par son intermédiaire, à toute la chaîne articulée, les degrés de cour-bure jugés les plus convenables. Il résulte de là qu'après avoir franchi les fosses nasales à un degré de courbure assez prononcé on peut changer la direction de l'instrument pour éviter l'entrée du larynx ; il suffit de tirer la tige qui redresse le ressort. Quand la sonde est arrivée dans l'œsophage, on lui rend toute sa souplesse en retirant le mandrin.

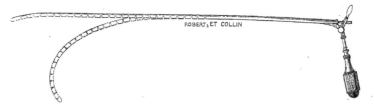

FIG. 1229. — Mandrin articulé de Blanche (modèle Charrière).

L'appareil de Blanche est plus facile à conduire que celui de Baillarger, puisqu'il ne contient qu'un seul mandrin ; il présente aussi plus de sécu-rité, car le mandrin est trop solide pour se briser ; d'ailleurs, lors même que cet accident arriverait, il ne serait suivi d'aucun résultat fâcheux, parce que le mandrin est trop épais pour tomber dans l'estomac en traversant l'ori-fice inférieur de la sonde élastique.

Dans les cas où la sonde devait rester en place pendant un temps pro-longé, Leuret (2) se servait d'une sonde très-souple faite avec des intestins de mouton. Les intestins doivent être au préalable dépouillés de leurs mem-

(1) Émile Blanche, Thèse de Paris, 1848.
(2) Leuret, *Note sur une nouvelle sonde pour l'alimentation des aliénés* (*Gaz. méd. de Paris*, 23 et 30 août 1845, t. IX, p. 220).

branes péritonéales et villeuses, c'est-à-dire réduits à leur tunique fibreuse ; plusieurs tubes sont introduits les uns dans les autres, puis insufflés et desséchés. Lorsque les intestins se sont collés ensemble par la dessiccation, ils sont plongés pendant vingt-quatre heures dans une eau chargée de tan, puis assouplis et lavés. On coupe ensuite un tube d'une longueur de 50 à 60 centimètres, qui doit être arrondi en cul-de-sac à l'une de ses extrémités, près de laquelle on pratique deux orifices latéraux ; un anneau est adapté à l'extrémité opposée.

Leuret conduisait cette sonde à l'aide d'un tube courbe traversé par un mandrin flexible. Le tube s'arrête dès que la sonde est arrivée en arrière du larynx, tandis que le mandrin accompagne la sonde jusqu'à l'estomac.

Le grand avantage de la sonde de Leuret est de ne laisser dans l'œsophage qu'un tube d'une épaisseur insignifiante et d'un contact parfaitement toléré.

ART. II. — RÉTRÉCISSEMENTS DE L'OESOPHAGE.

Les rétrécissements de l'œsophage furent considérés comme au-dessus des ressources de l'art, jusqu'au jour où Mauchard, les comparant aux coarctations de l'urèthre, proposa de les traiter par la dilatation graduée. Beuttel (1), l'un des élèves de Mauchard, soutint, à ce sujet, une thèse très-importante. Les opinions de Mauchard furent longtemps combattues ; Boyer ne craignit pas de dire (2) que l'analogie était fausse, et qu'introduire une sonde dans l'œsophage était une méthode plus propre à irriter le mal qu'à le guérir. L'erreur de Boyer est aujourd'hui démontrée ; Follin, dans une thèse remarquable (3), nous a appris les ressources dont peut disposer la chirurgie contre cette redoutable affection.

Les méthodes générales sont la dilatation graduée, la dilatation forcée, la cautérisation, l'œsophagotomie interne et l'œsophagotomie externe.

§ 1. — Dilatation graduée.

Pour faire la dilatation graduée et temporaire, on se sert de bougies en gomme élastique ne différant de celles que l'on emploie pour le canal de l'urèthre que par une longueur plus considérable ; quand la coarctation est arrivée à un certain degré de dilatation, il faut recourir à un artifice pour éviter d'introduire dans toute la longueur de l'œsophage un cathéter d'un volume trop considérable. Cet artifice consiste à placer, à l'extrémité

(1) Beuttel, *Dissert. Medica de struma œsophagi hujusque coalitu difficili de abolitæ deglutionis causa*. Tubingen, 1742.
(2) Boyer, *Traité des maladies chirurgicales*. Paris, 1825, t. VII, p. 170.
(3) Follin, *Des rétrecissements de l'œsophage*. Paris, 1853.

lechort ou de baleine flexible, un pas de vis sur lequel vient se fixer une boule olivaire en ivoire (fig. 1230). Le volume de la tige ne dépasse pas ce qui est nécessaire pour assurer à l'instrument une solidité suffisante; quant au volume de la boule d'ivoire, il varie nécessairement, puisque c'est par elle que se fait la dilatation; il faut donc disposer d'une série de boules portant à leur partie supérieure un pas de vis uniforme.

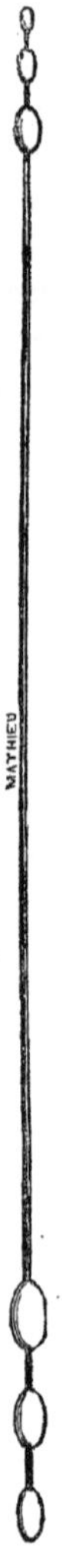

Pour éviter les changements de boules, Velpeau a eu l'idée de placer sur une même tige plusieurs renflements allant en augmentant de volume depuis le plus inférieur jusqu'au plus élevé (fig. 1231). Cette manière de faire est mauvaise, car elle oblige à laisser au-dessous de la partie rétrécie un long fragment de sonde parfaitement inutile.

Trousseau a proposé de substituer à la boule d'ivoire un petit renflement creusé d'un sillon circulaire sur lequel on fixe solidement un petit morceau d'éponge très-fine et très-sèche. Cette éponge, mouillée et exprimée, est enduite de blanc d'œuf liquide; puis portée sur le rétrécissement que l'on franchit deux ou trois fois de suite en quelques secondes; au fur et à mesure que le traitement s'avance, on augmente le volume de l'éponge. Il est facile d'allier ce système à celui des boules d'ivoire en usant d'une longue tige de baleine disposée de manière à recevoir une boule d'un côté, une éponge de l'autre.

Fig. 1231.— Cathéter à renflements multiples de Velpeau.

s que nous venons d'indiquer ne peuvent guère servir

qu'à la dilatation temporaire. Jameson les a cependant employés pour la dilatation permanente; afin de rendre la présence de la tige plus supportable, il l'a réduite à une demi-ligne de diamètre; la sonde de Jameson est en acier.

Comprenant la gêne que devait faire éprouver la présence permanente d'une tige métallique dans la bouche et l'œsophage, Switzer (1) (de Copenhague) a imaginé un procédé très-ingénieux dans lequel cette tige est remplacée par un fil de soie. L'appareil de Switzer est décrit de la façon suivante dans le *Journal de chirurgie*, de Malgaigne (2) : « Switzer se sert de billes en corne plus allongées que celles de Jameson ; chaque bille est également perforée de part en part, dans le sens de la longueur, d'un trou d'une ligne de diamètre, et situé exactement au milieu; à côté de l'extrémité de ce canal, qui doit regarder en haut vers la bouche, est creusé un petit enfoncement profond de cinq lignes et large de deux. Le canal de la bille doit donner passage à un cordon de soie arrondi, et offrant un double nœud à son extrémité inférieure. Pour introduire la bille dans le rétrécissement, Switzer se sert d'une tige de baleine longue, plus épaisse en haut qu'en bas, où elle n'a qu'une ligne et demie de diamètre, c'est-à-dire plus petite que le creux qui existe près de l'extrémité supérieure du canal de la bille. Les billes elles-mêmes ont différents volumes, habituellement d'un pouce et quart à un pouce trois quarts de long sur quatre à dix lignes de diamètre transverse. L'introduction des billes a lieu de la manière suivante : la petite corde de soie à laquelle est suspendue la bille de corne est tenue dans la main gauche; l'extrémité rétrécie de la tige en baleine est introduite dans le creux que présente la bille, et y est fixée par un ou deux tours de la corde que l'on enroule autour de cette tige. L'instrument ainsi apprêté est saisi de la main droite; l'indicateur abaisse la langue sur laquelle on fait glisser la tige armée, jusqu'à ce que la bille soit arrivée au rétrécissement. Une légère pression suffit pour faire pénétrer la bille ; alors la corde enroulée autour de la tige est déroulée, celle-ci est retirée, et la bille doit rester maintenue par elle-même ». Il ne reste donc dans l'œsophage que la boule et le cordon de soie qui l'empêche de descendre. Si le rétrécissement est formé par une bride ou une valvule, il convient de creuser d'un sillon la circonférence de la bille, afin de mieux assurer sa fixité. Si, au contraire, le rétrécissement est allongé, Switzer remplace la bille par un cône à extrémité allongée.

(1) Switzer, *Hofer's Repertorium*, vol. IV, n° 1. Iéna.
(2) *Journal de chirurgie de Malgaigne*, 1843, t. 1, p. 117.

§ 2. — Dilatation forcée.

Poussant jusqu'à l'extrême l'analogie des rétrécissements de l'œsophage avec ceux de l'urèthre, quelques chirurgiens ont voulu imiter les audacieuses tentatives de Perrève (1), c'est-à-dire recourir à la dilatation forcée. L'Anglais Fletcher (2) a imaginé un instrument qui, au volume près, ressemble à celui de Perrève que nous décrirons dans le chapitre consacré aux maladies des voies urinaires ; c'est une sonde métallique composée de trois branches susceptibles de s'écarter par l'interposition d'un mandrin central.

Schutzenberger a proposé un dilatateur à mors parallèles ; Charrière, une pince dilatatrice à trois branches (fig. 1232). Ces instruments arrivent au même résultat que celui de Flechter par un mécanisme différent.

Les dilatateurs sont dangereux précisément parce qu'ils sont doués d'une force irrésistible ; ils ne dilatent pas, ils rompent ; or, une rupture de l'œsophage peut amener la mort. Cependant Broca 'a eu recours avec

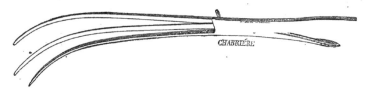

FIG. 1232. — Pince dilatatrice à trois branches.

succès à la dilatation forcée ; mais il faut remarquer que, dans cette observation, il s'agissait d'une contraction spasmodique à laquelle cet éminent chirurgien voulait appliquer un traitement analogue à celui de la fissure à l'anus. Broca tenta d'abord la dilatation avec des pinces courbes ordinaires ; mais celles-ci, au moment où elles s'écartent, prennent la forme d'un cône dont la base est à l'extrémité des mors et le sommet à la charnière. Il résulte de là que si l'on force, pour ouvrir les mors au niveau du rétrécissement, le cône engagé par sa base glisse de haut en bas sans exercer de dilatation réelle. Pour remédier à cet inconvénient, Broca fit construire une pince dont les branches, au lieu de s'entrecroiser, restent écartées au niveau de la charnière, et portent une articulation excentrique. Cette disposition permet aux branches de rester parallèles à leur extrémité libre, même lorsqu'elles subissent un écartement de 6 centimètres (3).

(1) Perrève, Traité des rétrécissements organiques de l'urèthre. Paris, 1847.
(2) Fletcher, Med.-chirurg. Notes and Illustrations, part. I.
(3) Broca, Bull. de la Société de chirurgie, séance du 23 juin 1869.

§ 3. — Cautérisation.

Les Anglais surtout se sont montrés partisans de ce mode de traitement appuyé de l'autorité de Homes et de Bell ; ils citent quelques cas de succès, mais il convient de dire que les malades n'ont été suivis que peu de temps après l'opération.

Paletta, qui, le premier, recourut à la cautérisation, se servit tout simplement d'une tige à l'extrémité de laquelle il fixa un pinceau de linge trempé dans une solution caustique ; il suffit d'énoncer un tel procédé pour le condamner.

Les seuls caustiques que l'on puisse employer sont la potasse et le nitrate d'argent. La première de ces substances aurait, sur la seconde, l'avantage de laisser des cicatrices molles et non rétractiles ; malheureusement il est difficile d'en limiter l'action.

Le nitrate d'argent est seul employé en France, où l'on se propose bien plutôt d'obtenir une modification des tissus qu'une destruction de la coarctation.

Nous ne décrirons pas les porte-caustiques, car ils ressemblent exactement à ceux de l'urèthre (1) ; nous dirons seulement qu'ils doivent être doués d'une certaine élasticité.

L'électrolyse pourrait trouver ici une utile application ; il suffirait d'augmenter le volume des instruments que nous signalerons pour l'urèthre.

§ 4. — Œsophagotomie interne.

Cette opération, imaginée par Maisonneuve (2), n'a été pratiquée jusqu'ici que très-rarement ; elle n'est applicable, du reste, qu'aux coarctations causées par des brides cicatricielles très-épaisses ; c'est dans un cas de ce genre que Martial Lanelongue, de Bordeaux (3), a obtenu un magnifique succès. Il s'agissait d'un jeune homme qui, après avoir bu, par mégarde, de l'acide sulfurique, eut un rétrécissement de l'œsophage tel que l'on pouvait à peine le franchir avec une bougie de 1 millimètre de diamètre. L'œsophagotomie interne fut pratiquée le 8 novembre ; deux jours plus tard, le malade se levait et mangeait la nourriture commune.

L'œsophagotome de Maisonneuve (fig. 1233) se compose d'un tube

(1) Voyez MALADIES DE L'URÈTHRE.
(2) Maisonneuve, *Clinique chirurgicale*, t. II, p. 414.
(3) Martial Lanelongue, *Observation avec quelques considérations pour servir à l'histoire de l'œsophagotomie interne* (*Congrès médical de France*, troisième session donnée à Bordeaux, 1866).

cannelé en métal, d'une lame tranchante et d'une bougie conductrice. Le tube cannelé est formé par la réunion de deux tubes adossés l'un à l'autre comme un canon de fusil A ; chacun de ces tubes a 2 millimètres de diamètre; leur longueur est de 50 centimètres. Supérieurement, le tube cannelé est muni d'un anneau servant de manche et de point de repère ; inférieurement, il se termine par un pas de vis sur lequel se fixe une bougie conductrice. Suivant la circonstance, cette bougie est courte et olivaire ou longue et filiforme.

Les lames e, f ont 12 millimètres de largeur, et ne sont tranchantes que dans leur tiers antérieur ; elles sont supportées sur une longue tige d'acier B,D munie d'un bouton, ce qui permet de les manœuvrer; la tige d'acier et la lame glissent dans les rainures du tube cannelé. On peut, à volonté, placer une seule lame dans l'une des cannelures ou placer les deux lames dans les deux cannelures $a\,b$, $c\,d$. Dans le premier cas, l'instrument ne coupe qu'un côté du rétrécissement; dans le second, il l'attaque en deux points opposés.

L'œsophagotome de Lanelongue est identique, sauf les dimensions, avec l'uréthrotome de Sédillot. Lanelongue recommande de ne pas permettre à la lame de faire une saillie trop considérable; il pense que cette saillie ne doit pas dépasser 1 centimètre et demi, afin de rester toujours en deçà des limites de la paroi de l'œsophage.

L'œsophagotome de Reybard (fig. 1234), de Lyon, est composé d'une canule de gomme terminée par une sorte de boîte plate B, contenant deux lames A fixées à une tige flexible, qui parcourt toute la longueur de la canule C, et terminée à son extrémité par un anneau; il suffit de presser sur cet anneau pour faire saillir les lames. Une bougie élastique D est fixée à l'extrémité de la boîte plate.

Le 8 mars 1870, Trélat a présenté, à l'Académie de médecine (1), un nouvel œsophagotome dont il s'est servi avec succès dans un cas de rétrécissement cicatriciel.

L'œsophagotome de Trélat (fig. 1235), construit par Robert et Collin, a une longueur totale de 60 centimètres : il se décompose en une partie manuelle longue de 12 centimètres et une tige légèrement courbe, graduée sur sa longueur; cette tige est terminée, à sa partie inférieure, par un renflement méplat, mesurant 15 centimètres dans son plus grand axe ; au-dessous du renflement, on remarque une tige terminale, à pointe olivaire, longue de 5 centimètres et large de 4 millimètres. La tige terminale qui renferme les lames B doit pénétrer dans le rétrécissement ; le renflement est destiné à

(1) Trélat, *De l'œsophagotomie interne dans les rétrécissements cicatriciels de l'œsophage* (*Bulletin de l'Acad. de méd.* Paris, 1870, t. XXXV, p. 241).

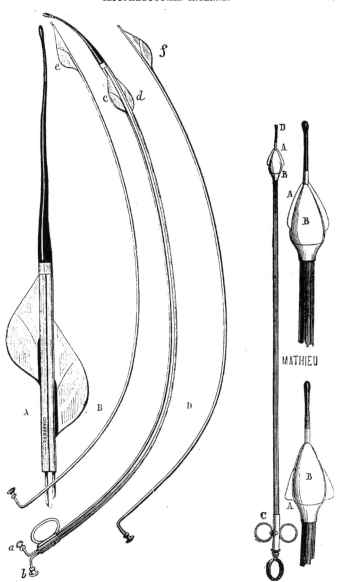

FIG. 1233. — Œsophagotome de Maisonneuve.

FIG. 1234. — Œsophagotome de Reybard.

butter contre l'obstacle, et à permettre de juger, sur l'échelle graduée, si l'on retrouve la hauteur annoncée par les explorations préliminaires. Une vis à large tête A, placée à l'arrière de l'instrument, fait saillir les lames B quand on les tourne et les fait rentrer quand on les détourne. Le degré de saillie des lames, degré variable de 0 à 20 millimètres, est indiqué par un curseur placé en *a*. Les lames ont une longueur de 4 centimètres; soutenues à leur extrémité, elles ont une inclinaison très-douce, afin de pouvoir couper sans efforts, sans tiraillements. — « La manœuvre, dit Trélat, est des plus simples : Introduire l'instrument, constater sur la tige que les incisives supérieures affleurent la mesure connue d'avance, faire marcher la vis jusqu'à ce que le curseur indique le degré d'ouverture des lames qu'on veut donner, tirer à soi l'espace de quelques centimètres, détourner la vis pour faire rentrer les lames, retirer l'instrument. »

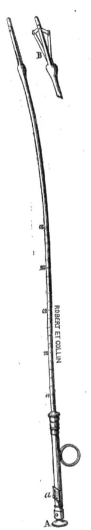

FIG. 1235.— Œsophagotome de Trélat.

§ 5. — Œsophagotomie externe.

Cette opération fut faite pour la première fois par Staffel, au-dessous d'une coarctation qui ne permettait plus aux aliments de traverser la partie supérieure de l'œsophage. Taranget imita cet exemple en 1786; et, depuis, cette opération a été répétée par Monod.

Watson Jones (de New-York), inspiré sans doute par la pratique de Symes (d'Édimbourg) dans les rétrécissements de l'urèthre, fit l'incision sur la coarctation même, et réalisa ainsi un progrès notable, puisque son opération était curative, tandis que les précédentes n'étaient que palliatives.

En 1849, Lavacherie (de Liège) fit l'œsophagotomie au-dessus d'une coarctation siégeant dans la région pectorale de l'œsophage, afin de se donner plus de facilité pour procéder à une dilatation régulière chez un malade qui ne supportait pas le passage des sondes par la bouche ni par le nez.

Des bistouris, des ciseaux, des pinces, des crochets mousses, suffisent pour conduire l'opérateur jusque sur l'œsophage ; pour reconnaître plus facilement cet organe, on a coutume d'y introduire une sonde de Vacca. La sonde de Vacca (fig. 1236) se compose d'un tube fendu sur le côté dans le tiers de son étendue, à partir du bec. Cette sonde est parcourue par un mandrin dont l'une des extrémités est retenue dans le cul-de sac du bec, tandis que l'autre extrémité fait saillie hors du pavillon de la sonde ; il suffit

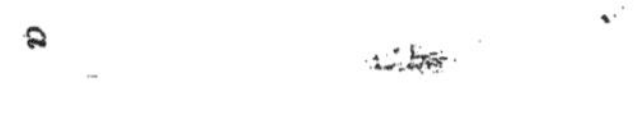

FIG. 1236. — Sonde de Vacca Berlinghieri.

de retirer le mandrin pour qu'il s'échappe par la fente, et fasse, en vertu de son élasticité, une saillie sur laquelle il est facile de couper les parois œsophagiennes sans crainte de s'égarer.

Vidal (de Cassis) et quelques chirurgiens conseillent de se passer de la sonde de Vacca, et d'aller à la recherche de l'œsophage sans conducteur, comme s'il s'agissait de la ligature d'une artère. Sans doute, on peut suivre cette conduite, mais on ne comprend pas pourquoi on rejetterait un instrument qui augmente certainement la sécurité du chirurgien.

§ 6. — Gastrotomie.

Les rétrécissements de l'œsophage situés dans les régions thoracique et abdominale deviennent souvent mortels, en condamnant les malades à l'inanition. Dans les cas où cette cause rend la mort imminente, il peut être indiqué de recourir à la gastrotomie, opération par laquelle Sédillot (1) se propose d'établir aux parois de l'estomac une ouverture permanente, une sorte de bouche artificielle.

Les instruments dont se sert Sédillot pour pratiquer cette opération sont un bistouri, une pince à dissection ordinaire, des érignes à main, une pince courbe à mors arrondis et mousses pour saisir l'estomac sans le blesser, un cylindre d'ivoire de $0^m,005$ sur $0^m,1$ de longueur, terminé par une pointe aiguë d'acier ou un clamp.

Le cylindre d'ivoire a pour but d'assurer les rapports de la plaie sto-

(1) Ch. Sédillot et L. Legouest, *Traité de médecine opératoire*, 4e édition. Paris, 1870, p. 348.

macale avec la plaie cutanée; il traverse une petite portion de la paroi stomacale, tandis que sa pointe repose, à quelques centimètres de la plaie tégumentaire, sur un appui circulaire de liège.

Pour assurer la formation d'une fistule, Sédillot recommande l'emploi d'instruments qu'il décrit dans le passage suivant :

« *Soins consécutifs*.—La formation d'une fistule stomacale doit être complétée par des moyens mécaniques, propres à prévenir tout écoulement au dehors des matières gastriques, et à permettre l'introduction des aliments. Dans quelques cas, la fistule est naturellement fermée par la muqueuse stomacale qui s'y engage et forme bouchon. C'est ce qui avait lieu chez la malade du docteur Beaumont; mais il n'en est pas toujours ainsi, et il faut employer un obturateur. Un tampon de linge, de gomme élastique, etc., pourrait être mis en usage. Une malade que M. Sédillot a vue aux eaux de Wildbad, confiée aux soins d'un 'des médecins de cet établissement, supportait facilement le premier de ces moyens. On se servirait aussi avec avantage d'une canule d'argent, simple ou à deux valves, destinée à l'occlusion de la plaie et aux injections alimentaires. M. Sédillot a fait construire plusieurs modèles de ces instruments, dont quelques-uns ont servi dans ses expériences. La figure 1237 représente une canule très-simple, munie de deux rebords coudés à angle droit, pour l'assujettir dans la plaie, sans autres moyens de contention : elle serait fermée avec un bouchon supportant une sorte de crochet (fig. 1238). La figure 1239 offre cette différence, que l'extrémité stomacale de l'instrument est terminée par quatre languettes articulées *e*, mobiles, qui restent parallèles à l'axe de l'instrument et fixes par l'introduction d'un mandrin d'ébène *c* (fig. 1240), et se redressent perpendiculairement à la longueur du tube dès qu'un second tube *d* (fig. 1241) est engagé dans le premier. Nous donnons la préférence à la canule à double valve (fig. 1242), dont chaque moitié peut être portée dans l'estomac ou retirée à volonté, et qui est mobilisée par un deuxième tube intérieur (fig. 1243) qui s'y fixe par des anneaux mobiles, pendant que la totalité de l'instrument se trouve entourée et maintenue par un disque *c* (fig. 1244) garni de liége à l'intérieur et reposant sur la paroi abdominale.

« Les injections alimentaires se feraient avec une sonde de gomme élastique portée plus ou moins loin vers le grand cul-de-sac de l'estomac, et une seringue d'argent de la capacité d'un demi-litre. »

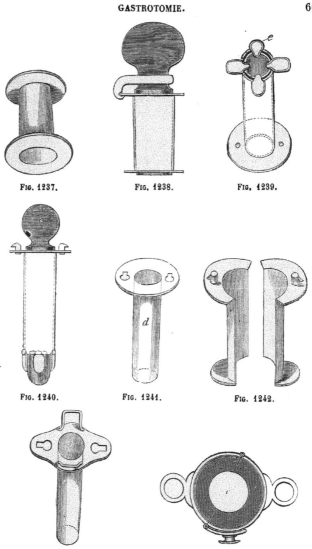

Fig. 1237.   Fig. 1238.   Fig. 1239.

Fig. 1240.   Fig. 1241.   Fig. 1242.

Fig. 1243.   Fig. 1244.

Appareil de Sédillot (fistule stomacale).

FIG. 1237. Canule à bords coudés. — FIG. 1238. Canule fermée par un bouchon. — FIG. 1239. Canules à languettes articulées. — FIG. 1240. Mandrin introduit dans la canule précédente. — FIG. 1241. Tube interne pour la canule représentée figure 1239. — FIG. 1242. Canule à double valve. — FIG. 1243. Tube intérieur de la canule à double valve. — FIG. 1244. Disque assujettissant les pièces de la canule à double valve.

ART. III. — EXTRACTION DES CORPS ÉTRANGERS DE L'ŒSOPHAGE.

Quand un corps étranger est introduit dans l'œsophage, la première indication est de l'extraire par la bouche. Si cette opération ne réussit pas, le corps étranger doit être poussé dans l'estomac à la condition que, par sa forme et par sa nature, il ne puisse pas causer d'accidents en traversant le tube digestif ; dans le cas contraire, il convient, à l'exemple de Bégin (1), de recourir à l'œsophagotomie.

Lorsque le corps étranger est placé très-haut, vers l'orifice de l'œsophage, on est quelquefois assez heureux pour l'extraire avec les doigts qui constituent le meilleur des instruments ; s'il est situé plus bas, mais encore dans la partie supérieure de l'œsophage, on a recours à des pinces courbes aussi longues que possible.

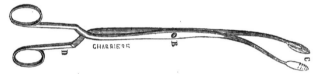

FIG. 1245. — Pince de Cloquet pour l'extraction des corps étrangers dans l'œsophage.

La face interne des mors de la pince doit être rayée, afin de ne pas glisser sur le corps étranger ; J. Cloquet l'a armée de pointes acérées (fig. 1245), dites dents de loup, disposition très-utile pour l'extraction des os. Cloquet (2) recommande de disposer les mors de telle façon qu'il reste entre eux, même lorsque la pince est fermée, un écartement de quelques millimètres ; il résulte de là que la muqueuse ne peut pas être saisie à la place du corps étranger.

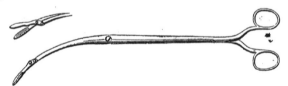

FIG. 1246. — Pince de Robert et Collin.

La pince de Cloquet ne peut s'ouvrir que latéralement ; souvent il est utile de disposer de pinces dont les mors puissent s'écarter d'avant en

---

(1) Bégin, *Mémoire sur l'œsophagotomie* (*Journal hebdom. des sciences médicales*, 1833).
(2) J. Cloquet, *Observations sur le cathétérisme de l'œsophage et l'extraction des corps étrangers dans le conduit* (*Bull. de l'Acad. de méd.*, 1855, t. XX, p. 522).

arrière. Dans ce cas, on peut employer utilement la pince que Cusco a proposée pour l'arrachement des polypes du larynx ; il suffit, comme l'ont indiqué Robert et Collin, d'en augmenter les dimensions.

Cette dernière pince (fig. 1246) est très-avantageuse, en ce que l'un de ses mors seul est mobile ; l'autre reste fixe et sert tout à la fois à l'exploration et à l'extraction.

Samuel Gross (1) recommande beaucoup la pince du docteur Burge (de Brooklyn). Cette pince (fig. 1247) est construite de telle sorte qu'un très-léger mouvement du pouce et de l'index, passés dans les anneaux, détermine un écartement considérable des mors, alors que le reste de l'instrument est à peu près immobile. Les lames, articulées à angle presque droit avec les branches, sont lisses et arrondies à leur surface externe, rayées à leur surface interne ; quand l'instrument est fermé, il a le volume d'une sonde ordinaire.

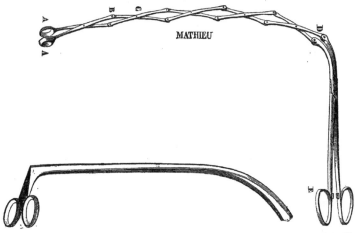

FIG. 1247.— Pince de Burge (de Brooklyn).

FIG. 1248. — Pince de Mathieu.

Les mors de la pince de Burge nous semblent trop étroits pour saisir un corps étranger un peu volumineux ; de plus, ils arrivent au contact, et par conséquent exposent à saisir la paroi de l'œsophage. L'insertion des branches à angle presque droit sur les lames est une excellente innovation ; elle permet de conduire les pinces beaucoup plus profondément que ne le font les instruments ordinaires.

Mathieu a construit, sous l'inspiration d'Ollier, une pince composée d'une

(1) Samuel Gross, *System of Surgery*, t. II, p. 503.

série de pièces croisées et articulées B C, qui se terminent par des mors fénêtrés AA. La puissance de pression de ces mors est en rapport avec la puissance des branches principales E qui commandent l'ensemble du mécanisme (fig. 1248).

· On a reproché à la pince de Mathieu de ne pouvoir ouvrir ses mors qu'en écartant les parois de l'œsophage dans toute l'étendue qu'elle parcourt; cette disposition est plus utile que gênante. La pince de Mathieu serait un instrument parfait si elle pouvait écarter les parois de l'œsophage dans le diamètre antéro-postérieur, aussi bien que dans le diamètre latéral ; alors, en effet, le corps étranger la suivrait sans courir le risque de s'accrocher dans son trajet ascendant.

On sait en effet que le contact des parois de l'œsophage constitue parfois un obstacle insurmontable; c'est pour vaincre cet obstacle que, dans un cas difficile, Gama (1) avait fait construire une sonde œsophagienne composée de quatre tiges métalliques engaînées les unes dans les autres : 1° une grosse sonde cylindrique dans laquelle se meut un tube creux à quatre branches; 2° une sonde plus petite placée elle-même dans le tube à quatre branches et contenant, à son tour, un mandrin terminé en pince. L'instrument étant conduit dans le voisinage du corps étranger, l'opérateur pousse hors de la grosse sonde le tube à quatre branches; celles-ci s'écartent les unes des autres et dilatent l'œsophage en tous sens. Ce premier temps accompli, on fait saillir le mandrin-pince et l'on en glisse les mors sur les côtés du corps étranger; la petite sonde glissée sur les mors de la pince assure la préhension en les forçant à se rapprocher. Des vis de pression immobilisent toutes ces pièces quand elles sont en situation convenable. Malgré son ingéniosité et son incontestable utilité, l'instrument de Gama a été abandonné à cause de sa complication.

Après avoir saisi un os avec une longue pince coudée, Gensoul a dilaté l'œsophage en introduisant une deuxième pince à larges mors ouverte au-dessus de la première pince.

Lorsque le corps étranger est descendu très-bas, il est difficile de l'atteindre avec des pinces; il faut alors recourir à des crochets ou des anneaux montés sur des tiges d'argent flexible, ou mieux sur des tiges de baleine.

Petit (2) attachait, à l'extrémité d'une tige de baleine, plusieurs petits anneaux mobiles, disposés de manière à pouvoir se présenter de tous les côtés à la surface de l'œsophage.

(1) Bourgery et Jacob, *Traité complet de l'Anatomie de l'homme comprenant la médecine opératoire*. Paris, 1830-1855.

(2) On consultera avec fruit, au point de vue historique, le mémoire de Hevin, *Des corps étrangers dans l'œsophage (Mémoires de l'Académie de chirurgie*, t. I; 1743).

Bégin a employé une tige d'argent recourbée à son extrémité en un large crochet mousse.

L'instrument le plus employé est celui de de Graefe consistant en une tige de baleine portant à son extrémité inférieure deux petites anses métalliques. Dupuytren a donné à ces anses la forme d'un petit panier d'autant plus propre à ramener tout ce qu'il rencontre dans l'œsophage, qu'il est articulé sur la tige de manière à pouvoir s'incliner en tous sens. La figure 1249 représente en *b* le double crochet; le bout opposé *a* est garni d'une petite éponge; la lettre *c* indique le double crochet à sa grandeur réelle.

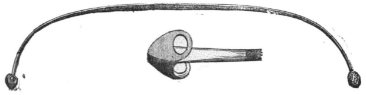

b
FIG. 1249. — Instrument de de Graefe, modifié par Dupuytren.
a

Denucé (1) a fait observer que l'instrument de de Graefe échoue souvent, parce qu'il ne fixe pas assez solidement les objets qu'il est destiné à

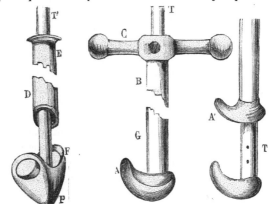

FIG. 1250. — Crochet de de Graefe muni d'une canule d'étain (Denucé).

FIG. 1251. — Instrument à crochet pour saisir les corps étrangers (Denucé).

retirer. Pour parer à cet inconvénient, il a imaginé plusieurs systèmes : dans l'un d'eux (fig. 1250), une canule d'étain DE glisse sur la tige de

(1) Denucé, *Mémoires et bulletins de la Société médico-chirurgicale de Bordeaux*, 1er fascicule, 1867.

baleine T et vient appuyer sur le corps étranger quand il a été accroché par le panier P.

Dans un deuxième système (fig. 1251), la tige de baleine T se termine par un crochet en bec de perroquet ; sur la tige de baleine glisse une canule d'étain BG, terminée également par un demi-crochet mousse A' qui s'emboîte dans le crochet A ; un support transversal C sert à manœuvrer la tige d'étain (1).

Baudens a proposé de faire l'extraction des corps étrangers avec une sonde terminée par une sorte de petit parapluie en soie, qui se déploie seulement lorsque l'instrument a dépassé le corps étranger.

Gross (2) recommande l'emploi d'un instrument analogue qu'il a fait construire par Kolbe. C'est un tube d'acier de 15 pouces de long, parcouru par un mandrin (fig. 1252) surmonté de quatre petites ailes qui

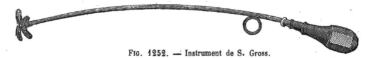

FIG. 1252. — Instrument de S. Gross.

s'étendent ou s'abaissent par un simple mouvement de rotation imprimé au manche de l'instrument. L'espace laissé libre par les ailes peut être recouvert par des soies de sanglier formant un réseau (fig. 1253) dans lequel des aiguilles et des corps pointus peuvent s'engager au moment où l'on retire l'instrument. Ainsi constitué, l'instrument de Gross présente la plus grande analogie avec celui de Baudens, mais il est d'un mécanisme plus parfait.

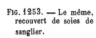

FIG. 1253. — Le même, recouvert de soies de sanglier.

Quand on n'a pas réussi à extraire les corps étrangers avec les instruments que nous venons de décrire, on peut tenter l'emploi de l'éponge. Fabrice de Hilden a réussi à retirer des corps étrangers petits et pointus en se servant d'une canule courbe, en argent, percée de trous dans toute sa longueur et garnie à son extrémité d'une éponge neuve. L'éponge introduite dans l'œsophage se gonfle sous l'influence de l'humidité ; en remontant, elle peut entraîner le corps pointu engagé dans ses aspérités ; ce corps a pu aussi s'engager dans l'un des orifices ménagés sur la longueur de la sonde.

(1) Albert Martin, *Des corps étrangers dans l'œsophage*, thèses de Paris, 1868, n° 117.
(2) Samuel Gross, *loc. cit.*, t. II, p. 504.

Les Anglais se servent souvent de l'appareil représenté par la figure 1254 : une éponge F est attachée à l'extrémité d'une tige I qui glisse dans une canule C. La tige T et la canule C sont reliées par des crins très-forts G qui, par les mouvements de la canule, s'appliquent contre la tige ou s'en écartent en éventail circulaire. Denucé a eu recours à cet instrument pour extraire une arête de poisson fixée dans l'œsophage.

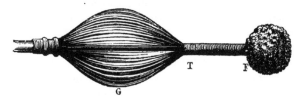

FIG. 1254. — Sonde œsophagienne-écouvillon.

Le plus souvent l'éponge est tout simplement attachée à l'extrémité d'une tige de baleine. Hévin (1) recommande de ne se servir que d'éponges neuves et de les entourer, avant de les introduire, d'un ruban de soie fort mince que le doigt assujettit sur l'extrémité supérieure de la baleine ; cette précaution a pour but de permettre à l'éponge de glisser au delà du corps étranger sans l'accrocher. Dès que l'éponge est arrivée au-dessous du corps étranger, on enlève le ruban de soie afin de permettre à l'éponge de se dilater librement, puis on retire doucement l'instrument ; plus d'une fois on a extrait des épingles ou de petits os par ce moyen. Le ruban de soie, en se détournant, peut aussi contribuer à dégager le corps étranger.

Boileau (2) est arrivé au but indiqué par Hévin, par un procédé plus simple et plus facile. Ce praticien s'est contenté de comprimer énergiquement, avec une ficelle, un morceau d'éponge fixé à l'extrémité d'une baleine. La ficelle enlevée, l'éponge peut être introduite au delà du corps étranger sans augmenter de volume ; elle ne se gonfle qu'après un séjour de quelques instants dans l'estomac.

Thierry (3) a placé à l'extrémité d'une longue sonde œsophagienne une petite boule d'argent composée de deux moitiés hémisphériques : l'hémisphère supérieur est attaché à l'extrémité de la sonde, l'hémisphère inférieur peut s'écarter du premier sous l'influence d'une tige traversant toute la longueur de la sonde. Un fragment d'éponge sèche est fixé solidement dans l'hémisphère inférieur. La petite boule est conduite fermée jusqu'au-

(1) Hévin, *Mémoires de l'Académie royale de chirurgie*, 1743, t. I.
(2) Boileau, *Arch. génér. de méd.*, 1829, p. 120.
(3) Thierry, *Moniteur des hôpitaux*, 1856, 20 décembre.

dessous du corps étranger ; alors, elle est ouverte, afin que l'éponge puisse se gonfler et ramener au dehors le corps étranger.

Au lieu d'éponges, on fixe parfois sur la tige de baleine des faisceaux de soies de sangliers ou des morceaux de linge ébarbés (*provendon* des Anglais). Le volume constant de ces substances les rend inférieures à l'éponge.

A défaut d'instruments spéciaux, un praticien ingénieux peut trouver divers moyens pour retirer les corps étrangers de l'œsophage. Petit s'est servi d'un fil d'argent plié en double; l'anse fut recourbée en forme de crochet, tandis que les deux chefs étaient tordus l'un sur l'autre. On peut substituer à l'argent un fil de fer avec lequel on forme des anses appropriées à la configuration du corps étranger ; c'est ainsi que Kuhn (1) a enlevé heureusement une pièce de 5 francs arrêtée dans l'œsophage.

Le procédé à l'aide duquel Leroy a retiré un hameçon mérite aussi d'être cité. Le fil qui retenait l'hameçon étant coupé à un pied ou deux de la bouche, Leroy glissa sur lui une balle de plomb percée à son centre; il fit ensuite passer le fil par un tube de roseau avec lequel il poussa la balle contre le corps étranger; celui-ci se détacha et fut heureusement ramené au dehors. La pointe du hameçon s'était implantée dans le plomb.

Si tous les moyens ont été impuissants à retirer le corps étranger, il faut le refouler vers l'estomac, à la condition qu'il ne soit pas de nature à léser l'intestin. Perrotin atteignit ce but avec une bougie de cire volumineuse, connue sous le nom de rat-de-cave, et depuis ce procédé a été employé plus d'une fois. Il est bon de ramollir la bougie en la trempant dans de l'eau chaude, ou mieux dans de l'huile chaude, afin de la rendre tout à la fois flexible et glissante.

A. Paré (2) se servait d'une tige de poireau ; ce moyen est encore souvent employé à défaut d'instrument spécial. Remarquons en passant que Ledran a pu retirer, avec la tige de poireau, un os qui avait résisté à tous les autres moyens ; sentant une résistance au moment où la tige de poireau passait contre l'os, il la retira, en la tordant sur elle-même. Le plus souvent on refoule les corps étrangers avec l'éponge qui se trouve à l'une des extrémités de l'instrument de de Graefe.

(1) Kuhn, *Extraction, à l'aide d'un nouvel instrument, d'une pièce de* 5 *francs engagée depuis trois jours dans l'œsophage* (Gaz. méd., févr. 1857, et Bull. de thérapeutique, 1857, t. LII, p. 232).
(2) A. Paré, *Œuvres complètes*, édition Malgaigne. Paris, 1840, t. I, p. 27.

CHAPITRE IX.

INSTRUMENTS ET APPAREILS EMPLOYÉS DANS LES MALADIES CHIRURGICALES
DE L'INTESTIN.

ARTICLE PREMIER. — SUTURES INTESTINALES.

Les sutures intestinales ne nécessitent généralement aucun instrument spécial. Du fil et des aiguilles à suture suffisent à l'exécution des sutures de Pelletier, de Ledran, de Reybard, de Gély, de Jobert (1), etc.

Denans (2) a proposé de réunir les plaies complètes et en travers de l'intestin au moyen de trois viroles métalliques (fig. 1255) d'un calibre proportionné à celui de l'intestin. Deux de ces viroles, d'égale dimension, sont placées dans chaque bout de l'intestin renversé en dedans ; la troisième irole, d'un calibre inférieur aux précédents, est engagée dans les premières

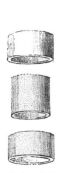

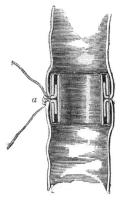

FIG. 1255.— Viroles métalliques de Denans.   FIG 1256. — Coupe montrant la disposition des viroles, de l'intestin et du fil servant à les rapprocher.

recouvertes de la paroi intestinale. Deux anses de fil *a* fixent la situation des deux grandes viroles sur la plus petite (fig. 1256). Ce fil doit être disposé de façon à ne comprendre que les viroles métalliques; il ne fait que traverser les parois adossées de l'intestin.

Le but de cet appareil est d'assurer l'affrontement des séreuses et de permettre d'abandonner l'intestin blessé dans la cavité abdominale. Les por-

(1) Jobert, *De la réunion en chirurgie.* Paris, 1864.
(2) Denans, *Système de viroles proposées en remplacement de la ligature pour la réunion des plaies transversales de l'intestin* (*Bulletin de l'Acad. de méd.*, 1838, t. II, p. 719).

tions repliées de l'intestin sont frappées de gangrène, et les viroles sont entraînées par les selles.

Baudens (1) a proposé un appareil présentant quelque analogie avec le précédent ; il se compose d'un anneau en gomme élastique et d'une virole. Les anneaux de Denans et de Baudens n'ont été employés avec succès que sur les animaux.

Le docteur Béranger-Féraud, médecin principal de la marine, a fait connaître un nouveau procédé de suture intestinale (2).

« Les matériaux nécessaires sont huit ou dix épingles ordinaires, de 9 millimètres environ, deux bouchons de liége et un morceau de cire d'Espagne.

» Voici comment on procède pour préparer l'instrument de la réunion intestinale : chaque bouchon est coupé en forme de prisme quadrangulaire de 6 milimètres de côté environ, et de la longueur de la plaie intestinale. Quatre ou cinq épingles sont enfoncées dans chacun de ces prismes et les traversent de manière à ce que leur pointe fasse saillie, tandis que la tête touche le trou d'entrée. On ensevelit alors cette tête sous une couche de cire d'Espagne, et l'on a ainsi deux petits peignes (fig. 1257). — Ces peignes sont mis en place de la manière suivante : Le corps du prisme de liège étant au contact de la surface muqueuse, on fait traverser aux pointes d'épingles la paroi intestinale de dedans en dehors à 1 ou à 2 millimètres de la lèvre de la plaie. Une fois qu'elles ont toutes bien traversé les tissus, on tourne les deux prismes de manière à ce que les pointes d'épingles se correspondent (fig. 1258), et alors, exerçant sur eux, à travers la paroi intestinale, une légère pression entre le pouce et l'index, on fait pénétrer à la fois les épingles du prisme droit dans le liège du prisme gauche, et vice versa. La plaie de l'intestin se trouve ainsi réunie très-exactement, de manière à ce qu'aucun corps étranger ne paraisse à la surface péritonéale (fig. 1259), et l'intestin peut être abandonné dans l'abdomen.

» La figure 1260 est une coupe schématique qui nous montre que les deux prismes réunis forment un petit corps allongé, sans aspérités extérieures, et d'un volume assez petit pour permettre la libre circulation des matières.

» Quelques jours après l'opération, et alors que la cicatrice de la plaie intestinale est complète, la portion de tissus traversée par les épingles se coupe, le liége tombe dans l'intestin, et les selles l'entraînent au dehors. —

(1) Baudens, Clinique des plaies d'armes à feu, p. 388.
(2) Béranger-Féraud, Nouveau procédé de suture de l'intestin (Bull. de l'Acad. de méd., 28 décembre 1869, t. XXXIV, p. 1253, et Gazette des hôpitaux, 1869, p. 599.

Le liège étant sec au moment de son introduction dans l'intestin, il arrive que l'humidité à laquelle il est soumis ensuite le fait gonfler autour des épingles et augmente ainsi la solidité de la réunion. Dans le cas, cependant, où l'on craindrait que les mouvements de l'intestin ne fissent séparer les deux morceaux de liège, on pourrait, par excès de précaution, introduire dans chaque prisme une épingle recourbée dont on couperait, au préalable, la tête, et une fois la plaie intestinale fermée, on presserait mollement entre le pouce et l'index sur les prismes aux points A et B (fig. 1261), à travers la

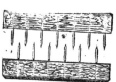

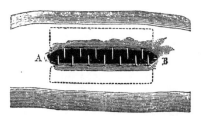

FIG. 1257. —Épingles enfoncées dans des prismes de liége.

FIG. 1258. — Les prismes placés dans l'intestin.

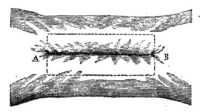

FIG. 1259. — Aspect de la surface péritonéale au niveau de la suture.

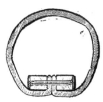

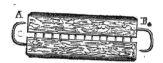

FIG. 1260. — Coupe schématique de l'intestin.

FIG. 1261. — Prismes de liége réunis par deux épingles recourbées A, B.

tunique intestinale; on aurait alors une réunion que rien ne pourrait détruire dans l'intestin ; mais cette dernière précaution est superflue, à mon avis.

» Si la plaie intestinale est très-étendue, on peut placer bout à bout deux ou plusieurs des petits prismes que je viens de décrire. Le procédé actuel

est indiqué surtout sur les plaies longitudinales et obliques ; il peut néanmoins s'appliquer aux plaies transversales. Dans ce cas, les prismes seront
plus courts, de manière à ce qu'il en faille six pour occuper la circonférence entière du tube. Ils seront d'abord tous mis en place séparément, sur
chaque segment intestinal, et ce n'est qu'ensuite que leur réunion sera
effectuée. »

Péan a fait connaître, le 14 décembre 1869, à l'Académie de médecine,
un nouveau procédé dans lequel il a proposé de maintenir les lèvres de la

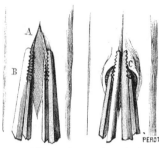

plaie adossées par leurs surfaces séreuses, au moyen de petites serres-
fines placées dans la cavité de l'intestin. Le procédé de Péan (1) consiste
à saisir les lèvres de la plaie A au
moyen de deux pinces à dissection B,
puis à les adosser en les renversant
en dedans par un léger mouvement
de torsion des pinces, mouvement
représenté en C.

FIG. 1262. — Pinces saisissant les bords
d'une plaie longitudinale de l'intestin.

Les serres-fines ne diffèrent des
serres-fines ordinaires qu'en ce qu'el-
les portent, vers le milieu, une petite coulisse annulaire permettant de les
maintenir ouvertes jusqu'au moment où les lèvres de la plaie sont interpo-
sécs entre les mors. Pour porter les serres-fines à l'intérieur de l'intestin,
Péan se sert d'un instrument appelé porte-serre-fine ; le porte-serre-fine se
compose (fig. 1263) : 1° d'un tube, ou gaine, ouvert en haut et terminé en

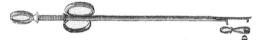

FIG. 1263. — Serre-fine et porte-serre-fine.

bas par une extrémité longue, effilée, coudée tout au bout à angle droit :
c'est là le premier mors. Dans la gaine, s'engage une tige dont l'extrémité
inférieure est, comme l'extrémité inférieure de la gaîne, longue, effilée et
coudée tout au bout à angle droit ; c'est le deuxième mors. Mais cette extrémité de la tige fait issue hors de la gaine par une fente étroite et allongée
qui s'ouvre à l'endroit où la gaine commence à s'effiler. Le haut de la

(1) Péan, *Note sur un nouveau mode d'occlusion des solutions de continuité de
l'intestin* (*Bull. de l'Acad. de méd.*, 1869, t. XXXIV, p. 1236, et *Gaz. des hôpit.*,
1869, p. 586).

gaine d'une part, le haut de la tige d'autre part, portent, disposés convenablement pour le pouce, l'index et le médius de l'opérateur, des anneaux servant d'appui. Enfin, à l'intérieur de la gaine, un ressort à boudin, pressant sur un épaulement de la tige, tend à la repousser en haut et conséquemment à écarter les mors. Le pouce de l'opérateur, au contraire, en pressant sur le haut de la tige, comme sur le piston d'une seringue, combat l'action du ressort et force les deux mors à se rapprocher.

L'un des mors se fixe à l'œil de la serre-fine, l'autre au petit anneau médian qui maintient la branche de cette dernière écartée. La serre-fine, ainsi disposée, est portée sur les deux lèvres de la plaie (E, fig. 1264); alors l'opérateur presse sur la tige supérieure du porte-serre-fine afin de rapprocher les mors de cet instrument; l'anneau médian de la serre-fine retombe en permettant à celle-ci de se fermer. Il ne reste plus qu'à dégager le porte-serre-fine par un léger mouvement de bascule.

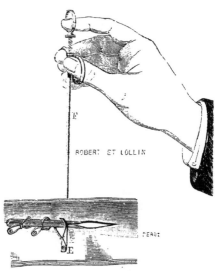

Fig. 1264 — Porte-serre-fine plaçant la serre-fine dans l'intestin.

Les serres-fines abandonnées dans l'intestin sont à la longue entraînées par les selles.

Péan donne d'intéressants détails sur de nombreuses expériences tentées, avec succès, sur les animaux. Son procédé est incontestablement fort ingénieux et fort rationnel ; nous craignons que la délicatesse des manœuvres qu'il nécessite ne nuise à sa vulgarisation.

ART. II. — CONTENTION DES HERNIES ABDOMINALES.

La contention des hernies abdominales se fait au moyen de bandage qui varient suivant la nature de la hernie. — Nous étudierons successivement les bandages destinés aux hernies crurales, inguinales et ombilicales.

§ 1. — Hernies inguinales.

Les anciens contenaient ces hernies au moyen d'une pelote de substance molle, linge, papier mouillé, etc., maintenue par un spica. Les bandages dits des Prisons et franc-comtois, composés d'une pelote élastique appliquée sur l'orifice herniaire, au moyen d'une ceinture molle, rappellent cette ancienne pratique.

Le bandage de Ph. Bourjeaurd (1), ancien chirurgien de marine, est un perfectionnement de ce système.

L'appareil de Bourjeaurd (fig. 1265 et 1266) se compose d'une ceinture

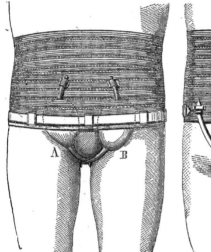 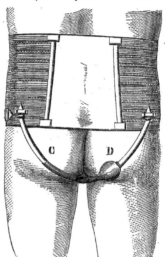

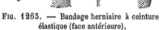

Fig. 1265. — Bandage herniaire à ceinture élastique (face antérieure).

Fig. 1266. — Bandage herniaire à ceinture élastique (face postérieure).

élastique faite avec des bandes de caoutchouc d'un demi-pouce de largeur cousues ensemble ; cette ceinture embrasse tout l'abdomen depuis le pubis jusqu'à la pointe du sternum. A la partie inférieure de la ceinture, au niveau de la hernie, sont fixées deux petites pelotes creuses A et B en caoutchouc revêtu de peau de chamois. Ces pelotes, remplies d'air, communiquent par un tube élastique C avec un réservoir d'air, cousu à la partie inférieure et

---

(1) Bourjeaurd, *Coup d'œil sur l'emploi de la nouvelle méthode de compression par les appareils élastiques*, Paris, 1854, et *Compression par les appareils élastiques dans le traitement des kystes de l'ovaire, des hernies et des varices* (*Bull. de thérapeutique*, 1857, t. LII, p. 409).

postérieure de la ceinture. Lorsque le malade s'assied, il comprime le réservoir D, et, par conséquent, augmente le volume des pelotes herniaires. Une vis adaptée au tube permet d'augmenter ou de diminuer la quantité d'air.

Le bandage de Bourjeaurd repose sur une idée parfaitement juste : il ne se contente pas de comprimer les anneaux ; mais, exerçant une pression de bas en haut, du pubis vers l'ombilic, il soutient toute la masse intestinale. Le principe est excellent, mais le bandage est trop faible pour contenir la grande généralité des hernies; il ne résisterait pas aux efforts auxquels sont obligés de se livrer le plus grand nombre des malades.

Presque toujours on est obligé de recourir aux bandages à ressorts métalliques convergents (bandages français et bandages anglais), ou aux bandages à ressorts métalliques divergents (bandages de Dupré).

A. *Bandages français.* — Le bandage français est essentiellement constitué par une pelote et un ressort d'acier.

·· Les pelotes varient par leur composition, leur forme et leurs dimensions. — Quant à la composition, elles peuvent être demi-molles, élastiques ou dures. Les pelotes demi-molles sont constituées par une enveloppe de toile ou de peau souple, rembourrée de crin ou de laine, et adossée à une plaque métallique résistante ; d'un usage général, ces pelotes ont cependant un inconvénient ; elles durcissent avec le temps.

Cresson et Samson ont cherché à remédier à ce défaut en remplaçant l'enveloppe de cuir remplie de crin par une enveloppe de caoutchouc remplie d'air ; ces pelotes ont reçu le nom de *pelotes éoliennes à air fixe.* Bertrand (1) attribue l'invention des pelotes éoliennes à Chastelet, chirurgien en chef de l'armée du Nord en 1795 ; c'est une erreur. Chastelet, il est vrai, s'est servi d'une portion d'intestin insufflée et d'un bandage pour contenir une hernie; mais ce n'était là qu'une variété de pelote molle et de bandage franc-comtois n'ayant aucune analogie avec la pelote de Cresson et Sanson adossée à une plaque résistante et maintenue par un ressort.

J.-D. Larrey, dans un rapport au ministre de la guerre (2), a rejeté les pelotes aériennes à air fixe. Ces pelotes, dit Larrey, ne prennent jamais une forme parfaitement convenable ; de plus, l'air se décompose avec le temps et les dimensions de la pelote varient avec l'état de la température.

On peut construire des pelotes à air mobile dans lesquelles l'air est renouvelé, à volonté, au moyen d'un robinet. Ce système compliqué est peu employé; Malgaigne le réserve pour les individus qui ont l'épine

(1) A. Bertrand, *Considérations sur l'étranglement, la réduction et la contention des hernies.* Thèses de Strasbourg, 1865, n° 855.
(2) Verdier, *Traité pratique des hernies.* Paris, 1840, p. 273.

du pubis saillante, et qui, à raison de cette disposition, ne peuvent supporter qu'une pression extrêmement douce. Gariel a fait des pelotes en caoutchouc vulcanisé qui répondent bien à l'indication de ne pas changer de consistance avec le temps.

Les pelotes dures sont en ivoire ou en bois parfaitement poli. Imaginées par l'arquebusier Martin, à la fin du siècle dernier, elles ne tardèrent pas à être rejetées ; cependant Gerdy leur reconnaît quelques avantages.

Jalade-Lafond (1) a imaginé des pelotes qui, métalliques et creuses, sont remplies de substances médicamenteuses destinées à amener la cure radicale de la hernie ; la surface convexe de ces pelotes est criblée de petites perforations et recouverte d'une enveloppe de gomme élastique également perforée. Ces pelotes ont été justement abandonnées ; elles ne pouvaient agir qu'à la façon des pelotes ordinaires, c'est-à-dire en contenant la hernie.

Les dimensions des pelotes sont variables ; elles doivent augmenter en raison du volume de la hernie et du degré d'affaiblissement de l'anneau inguinal.

Les principales variétés de formes sont représentées par les pelotes elliptiques, triangulaires, et à bec de corbin. Généralement la pelote est convexe, mais quelquefois elle est concave. Il ne faut jamais exagérer la convexité de la pelote, car alors elle n'agirait que sur un point limité et serait sujette à basculer.

Les pelotes concaves sont réservées aux hernies irréductibles ; il ne s'agit pas alors d'oblitérer l'orifice de sortie, mais seulement d'empêcher une plus grande masse de viscères de s'échapper. Non-seulement la pelote concave peut atteindre ce but; mais encore, par sa pression constante, elle diminue le volume de la hernie ; en affaiblissant progressivement la concavité de la pelote, on détermine quelquefois la réduction complète.

Une pelote elliptique telle que celle de la figure 1267 convient aux hernies inguinales obliques, parce qu'elle doit reposer sur toute la longueur du canal inguinal, et non pas seulement sur son orifice externe. Si, au contraire, la hernie est directe ; si surtout l'anneau aponévrotique est affaibli, on se servira d'une pelote triangulaire et presque plate (fig. 1268). Si la hernie est scrotale, si elle a une grande tendance à filer sous le bord de la pelote, elle sera maintenue avantageusement par la pelote dite à bec de corbin (fig. 1269), recourbée en forme de croissant, de manière à embrasser le pubis. La pelote proposée par Wickham, pour le bandage anglais, est plus avantageuse encore ; cette pelote est brisée horizontalement à sa

---

(1) Jalade-Lafond, *Mémoire sur une nouvelle espèce de bandage à pelote médicamenteuse, pour la cure radicale des hernies.* **Paris,** 1836.

partie moyenne; une vis de pression permet de donner à la portion inférieure une inclinaison convenable, pendant que la portion supérieure comprime l'anneau.

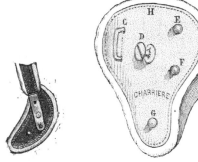

FIG. 1267. — Pelote elliptique.   FIG. 1268. — Pelote triangulaire.   FIG. 1269. — Pelote à
bec de corbin.

Le ressort se compose d'un ruban d'acier élastique fixé par l'une de ses
extrémités sur la pelote avec laquelle il fait corps (fig. 1270) ; l'épaisseur
de la lame d'acier varie de 1 à 2 millimètres. En général, le ressort s'é-
tend depuis la hernie jusqu'à quelques travers de doigt au delà de l'épine

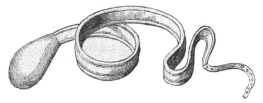

FIG. 1270. — Bandage français.

dorsale, en passant sur la hanche du côté malade. Camper, trouvant cette
longueur insuffisante, a donné au ressort une longueur égale à celle des
cinq sixièmes de la circonférence du bassin. Exagérant encore cette idée,
Jalade-Lafond a fait des ressorts entourant la presque totalité de cette circonférence.

Un ressort qui embrasse les trois quarts du bassin répond à toutes les
indications.

La force du ressort doit être proportionnée à l'effort que font les viscères
pour s'échapper. On trouve généralement, dans le commerce, des ressorts
de trois degrés différents : Ressorts d'adultes d'une force de 1500 à

2000 grammes; — ressorts d'adolescents d'une force de 1000 à 1500 grammes; — ressorts d'enfants de 800 à 1000 grammes. Il est à peine nécessaire de dire que ces degrés n'ont rien d'absolu.

Le point dans lequel le ressort s'unit à la pelote prend le nom de collet. Au lieu d'insérer le ressort sur l'extrémité de la pelote, Charrière le continue jusqu'à sa partie moyenne (1). Le ressort est contourné en spirale sur son plat et sur ses bords, de telle sorte que le collet est plus bas que l'extrémité opposée, et que la pelote regarde en même temps en arrière et en haut. La figure 1270 donne une bonne idée de cette disposition.

Le ressort et la pelote sont enveloppés d'une peau de chamois fortement rembourrée sur la surface interne. Du côté opposé à la pelote, la garniture en peau se continue par une lanière de cuir qui, traversant un petit anneau C (fig. 1268), vient se fixer sur un bouton D placé sur la face libre de la pelote. Pour prévenir le déplacement du bandage dans les divers mouvements du corps, il est presque toujours indispensable de recourir au

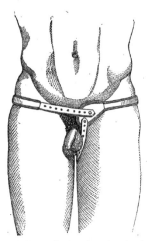

sous-cuisse; cette lanière de cuir, rembourrée, descend de la partie postérieure du ressort, contourne le pli de la cuisse, et vient s'attacher à un bouton placé sur la face externe de la pelote (fig. 1271).

Le bandage français, tel que nous venons de le décrire, est le plus usité. Quelques fabricants unissent le ressort à la pelote par une articulation permettant de faibles mouvements du premier sur la seconde (fig. 1267). C'est là une imitation du bandage anglais qui augmente le prix de l'appareil sans le rendre meilleur.

Une modification plus importante consiste à terminer le ressort par un bouton qui s'engage dans une mortaise ménagée

FIG. 1271. — Bandage français appliqué.

dans la partie solide de la pelote; on peut ainsi incliner celle-ci en divers sens jusqu'à ce que l'on ait trouvé la situation la plus convenable pour maintenir la hernie réduite. Une vis de pression, mue par un mécanisme quelconque, assure l'immobilité de la pelote dans la situation choisie. Cette disposition, qui complique le bandage, ne doit être employée qu'à titre exceptionnel dans les cas de hernies très-difficiles à maintenir réduites.

(1) Debout, *De la contention des hernies* (*Bull. de thérapeutique*, 1863, t. LXV, p. 522).

Pour contenir les hernies doubles, on s'est longtemps servi du ressort que nous venons de décrire, en ajoutant à son extrémité antérieure un prolongement qui, passant au-devant du pubis, supportait une deuxième pelote. Ce procédé est détestable ; il arrive toujours que l'une des deux pelotes n'est pas douée d'une pression suffisante. Il est bien préférable de se servir d'un double bandage (fig. 1272) composé d'une pièce centrale appuyée sur le sacrum ; de cette pièce partent deux ressorts dirigés vers les hernies ; les deux pelotes sont réunies entre elles par une lanière de cuir allant de l'une à l'autre ; un double sous-cuisse assure la stabilité du bandage.

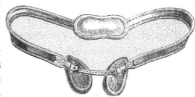

Fig. 1272. — Bandage herniaire double.

Le bandage français est généralement bien supporté par les malades, parce que son point d'appui est réparti sur tous les points du corps avec lesquels son ressort est en contact ; celui-ci presse, en effet, sur tous les points qu'il embrasse, et non pas seulement sur des points situés l'un en avant et l'autre en arrière, comme le bandage anglais.

Si la hernie est facile à maintenir réduite, ces conditions sont avantageuses ; il en est autrement dans les cas opposés. Alors les principaux inconvénients des bandages français (inconvénients sur lesquels Malgaigne (1) a insisté avec raison dans ses admirables leçons) sont les suivants :

1° Le bandage français exige l'emploi d'un sous-cuisse qui est gênant et qui provoque souvent des érythèmes et même des excoriations.

2° Le ressort perd une grande partie de sa force, parce qu'il est contourné en spirale, et surtout parce qu'il presse le bassin en tout point.

3° Le bandage français a une grande tendance à se déplacer en tout ou en partie ; la pelote est exposée à glisser vers l'épine iliaque antérieure et supérieure. Quand le malade fléchit les jambes et se courbe en avant, dans l'acte de la défécation, par exemple, le bord supérieur de la pelote presse contre l'abdomen, tandis que le bord inférieur s'écarte et livre passage à la hernie.

4° Quand le malade, dans un grand mouvement, écarte la jambe, il heurte le ressort avec le grand trochanter, et le fait remonter.

5° La pression exercée par le ressort exerce une force constante, tandis que l'effort que font les intestins pour sortir varie à chaque instant avec la situation du malade.

(1) Malgaigne, *Leçons cliniques sur les hernies*. Paris, 1841.

Beaucoup de procédés ont été imaginés pour remédier à toutes ces imperfections. Jalade-Lafond (1) a cherché à graduer la force du ressort en
lui ajoutant de petits ressorts articulés et adossés l'un à l'autre par leur convexité ; ce bandage appelé rénixigrade a été abandonné à cause de son
poids trop considérable.

Féron (2), adoptant les principes de Teale, a ajouté une spirale entre la
pelote d, f et le ressort g (fig. 1273). Pendant les efforts, la pelote, appuyée contre la branche d'acier élastique f, presse la spirale e, enroulée
elle-même autour de la tige c, avant d'atteindre le ressort g ; la force de

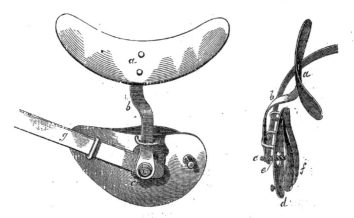

Fig. 1273. — Bandage herniaire de Féron.

contention de celui-ci est donc augmentée en raison directe de l'effort exercé
sur la spirale. Féron a encore imaginé de relier la pelote g par une tige
inflexible b à une plaque a appliquée contre l'abdomen ; le but de cette
modification est d'empêcher le bord inférieur de la pelote de se soulever
quand le malade s'incline en avant.

Lebelleguic (3), Guillot (4) et une foule de bandagistes ont proposé des
modifications plus ou moins ingénieuses. La description de toutes ces
variétés nous entraînerait beaucoup trop loin ; d'ailleurs, elle ne présenterait qu'un intérêt et une utilité très-secondaires.

Si la hernie ne peut être contenue par le bandage français ordinaire,

(1) Jalade-Lafond, *Considérations sur les hernies abdominales, sur les bandages
et les anus contre nature.* Paris, 1822.
(2) Féron, *Bulletin de la Société de chirurgie,* t. VIII, p. 256.
(3) Lebelleguic, *Notice sur un nouveau bandage herniaire.* Paris, 1863.   -
(4) Guillot, *Gazette des hôpitaux,* 10 décembre 1869.

elle le sera par le bandage anglais; si celui-ci est encore impuissant, il sera
remplacé par le bandage de Dupré.

B. *Bandage anglais.* — Inventé par Salmon, le bandage anglais fut
introduit en France par Wickham père, vers 1816, sous le patronage du premier chirurgien de Louis XVIII. Ce bandage (fig. 1274) se compose de deux

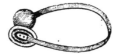

FIG. 1274. — Bandage anglais.

pelotes placées à l'extrémité d'un ressort elliptique. La pelote postérieure,
large et arrondie, prend un point d'appui sur le sacrum; la pelote antérieure, destinée à presser sur l'anneau herniaire, est généralement ovalaire;
mais elle peut, suivant les circonstances, adopter les différentes formes que
nous avons décrites à propos du bandage français.

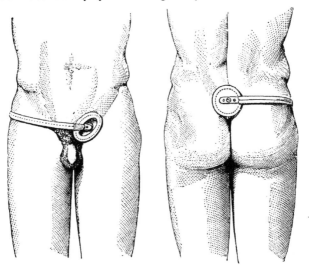

FIG 1275. — Bandage anglais appliqué,   FIG. 1276. — Bandage anglais appliqué,
        face antérieure   face postérieure.

Le ressort est elliptique, mais il n'est pas contourné sur lui-même
comme celui du bandage français. La face libre des pelotes est surmontée
d'un pivot avec lequel le ressort s'articule de manière à pouvoir prendre
toutes les directions possibles sans que la pelote herniaire change de place,

sans que la pression qu'elle subit soit augmentée ou diminuée. Le ressort est enveloppé d'une gaîne en cuir dans laquelle on peut, pour augmenter la pression, glisser un ou deux petits ressorts supplémentaires.

Des deux pelotes, l'une repose sur la hernie, l'autre sur le sacrum. Passant au-dessus du pubis, le ressort contourne la *hanche du côté opposé à la hernie* (fig. 1275-1276); il ne doit faire qu'effleurer le contour du bassin sans le comprimer en aucun point; de cette façon, il agit à la façon d'une pince élastique, par ses deux extrémités seulement, sans subir aucune déperdition de forces.

Wickham a apporté à la construction du bandage anglais quelques modifications de détail qui en augmentent la valeur (1). Il a ajouté, à la partie antérieure, une vis de pression qui régularise l'action du ressort sans que l'on soit obligé de recourir aux petits ressorts supplémentaires; de plus, il a donné le moyen de varier l'inclinaison de la pelote antérieure, afin de mieux l'adapter aux diverses formes de hernies.

Le ressort D s'articule avec la pelote A (fig. 1277) par l'intermédiaire de la boule I; celle-ci (fig. 1278) est contenue dans une noix formée de

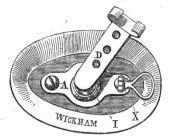

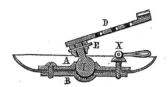

FIG. 1277. — Pelote herniaire de Wickham.   FIG. 1278. — Détails de l'articulation du ressort avec la pelote.

deux petites plaques concaves A et B mues par la vis X. Il suffit de varier la situation de la boule et d'assurer la fixité de cette situation, par le moyen de la vis, pour obtenir l'inclinaison de la pelote sur le ressort. Cette situation ne gêne en rien la mobilité du ressort sur la pelote parce que la goupille E se meut librement dans la coulisse D qui termine le ressort.

Les avantages du bandage anglais sont les suivants : 1° Il n'a pas de tendance à se déplacer latéralement parce que la pelote antérieure est au delà de la ligne médiane qui constitue la partie la plus saillante de l'abdomen; il résulte de là que l'on n'est pas obligé de réunir l'extrémité antérieure du ressort avec l'extrémité postérieure par une lanière de cuir ; il résulte de là,

_____

(1) Wickham, *De la contention des hernies réductibles* (*Bulletin de thérapeutique*, t. LXV, p. 477).

encore que le sous-cuisse si gênant du bandage français devient complète-ment inutile.

2° Les grands mouvements du corps, en particulier les mouvements d'abduction du membre inférieur, ne dérangent pas la pression, puisque le ressort est mobile sur la pelote.

3° Si le ressort s'émousse, par l'usage, on peut lui rendre sa force par l'addition d'un ressort supplémentaire glissé dans la gaine de peau ; en pareil cas le bandage français est absolument perdu.

4° Le bandage anglais agit avec plus de puissance que le bandage français, puisque le ressort n'épuise pas une partie de sa force sur le contour du bassin.

Par les trois premiers points le bandage anglais est incontestablement supérieur au bandage français. Il doit être conseillé, même dans les hernies les plus simples, aux personnes qui, par profession, sont exposées à faire de grands mouvements d'abduction des membres inférieurs ; dans l'armée il devrait être donné aux cavaliers. Il est presque impossible, en effet, que le bandage français ne se déplace pas, lorsque le cavalier écarte la jambe, à angle droit, pour se mettre en selle.

Mais doit-on utiliser la supériorité de force de pression du bandage anglais? Nous ne le pensons pas, car cette force est un danger : la pelote herniaire du bandage anglais tend à s'enfoncer dans le bassin en écartant les piliers de l'anneau inguinal externe. Elle augmente donc l'élément pathologique; à ce point de vue le bandage anglais est inférieur au bandage français ; nous ne le recommandons que dans les cas où il ne faut pas lutter avec une grande puissance contre l'effort que font les viscères pour s'échapper hors de l'abdomen. Lorsque cet effort est considérable, le bandage le plus rationnel est celui de Dupré.

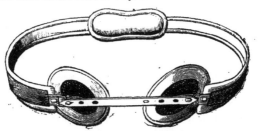

FIG. 1279. — Bandage anglais double.

Le bandage anglais peut être employé dans les cas de double hernie. Les deux ressorts (fig. 1279) sont articulés, en arrière, avec une pelote centrale; leurs extrémités antérieures sont percées de plusieurs trous propres à recevoir les pivots qui servent à l'articulation des pelotes ; ou peut ainsi allonger ou raccourcir à volonté les ressorts. Une lanière de cuir réunit les deux pelotes.

C. *Bandage à pression rigide du docteur Dupré.* — Le docteur Dupré (1) a décrit son appareil dans les termes suivants :

« Notre système de bandages rigides, dit l'auteur, peut se réaliser au moyen de constructions variées. Celui que je décris ici consiste en une tige rigide cylindrique ou aplatie, et présentant, par exemple, dans le cas de hernie inguinale double, trois arcades, l'une médiane à concavité inférieure, et les deux autres latérales à concavité supérieure (fig. 1280). Ses

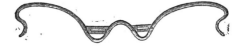

FIG. 1280. — Tige rigide du bandage de Dupré.

extrémités, au lieu de conserver l'horizontalité du corps de l'axe, sont recourbées verticalement par en bas. L'arc n'est pas latéral, mais transversal intérieur ; il va d'une branche à l'autre.

» Aux branches verticales sont fixées les deux moitiés d'une ceinture postérieure qui se boucle à la façon d'une patte de pantalon (fig. 1281). On

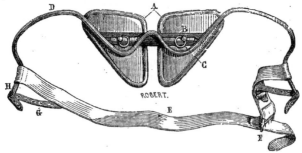

FIG. 1281. — Bandage à tige rigide pour hernie inguinale double.

la serre et on la desserre à volonté ; ainsi la pression ne dépend pas d'un retrait élastique dont la tension ne peut jamais rigoureusement être déterminée, qui convient aujourd'hui et ne convient plus demain : elle est en rapport avec la nécessité actuelle ; le chirurgien et le malade peuvent la

(1) Dupré, *Nouveau système de contention herniaire* (*Bulletin de l'Acad. de méd.* Paris, 1869, t. XXXIII, p. 792).

modérer à leur gré. Deux pelotes sont assujetties derrière les arcades latérales à l'aide de lames fenêtrées, rivées aux deux côtés de ces arcades. Une vis passe à travers la fenêtre, s'engage dans un écrou rivé lui-même à l'écusson ou platine support de la pelote. Cette vis fixe la pelote sur la lame fenêtrée. On peut incliner cette pelote en la faisant pivoter autour de la vis sur son axe antéro-postérieur, et la fixer, par un tour de vis, à tel point de l'étendue de la fenêtre que l'on jugera à propos de le faire. La pelote pourrait être ainsi facilement remplacée par une autre que l'on jugera plus convenable.

» Deux lanières en cuir, partant de chaque côté du bord supérieur de la demi-ceinture postérieure, seront fixées à un bouton que présente la branche verticale au bas de sa face externe, et permettant de faire basculer les pelotes à volonté. Le contre-appui se fait aux lombes sur une large surface, et non pas dans un lien circonscrit comme dans les bandages à ressort. Les hanches sont ménagées, la pression en avant n'a lieu que sur les pelotes, et il n'y a pas de déperdition de force.

» Pour la hernie d'un seul côté, c'est le même système ; seulement il n'y a en avant qu'une seule arcade métallique au lieu de deux.

» Cette variété a pour avantage de ne pas perdre de sa force et de sa résistance à la suite des efforts, et en outre la pelote ne peut changer de place sous l'influence de la détorsion de la lame, comme cela a lieu dans les bandages à pression élastique métallique. »

Nous ferons remarquer que la tige transversale n'est pas absolument rigide ; elle jouit d'un certain degré d'élasticité qui est indispensable.

Des pelotes de formes et de dimensions variables peuvent être adaptées successivement à la même tige transversale, afin de répondre aux diverses indications qui peuvent se présenter.

Les avantages que Dupré attribue à son bandage ne sont nullement imaginaires. On peut avec son système maintenir les hernies réduites sans jamais exagérer le degré de pression strictement nécessaire. Cet accident est inévitable quand on déploie une grande force pour contenir les hernies rebelles avec les bandages anglais ou français, et cela se comprend facilement. Les viscères herniés pressent contre le ressort convergent, et celui-ci presse à son tour contre les viscères ; il résulte de là que la force du ressort doit être augmentée en raison de l'effort que font les viscères pour s'échapper ; mais il y a une limite infranchissable à laquelle les tissus, la peau en particulier, ne sauraient résister à la double pression de l'intestin et du ressort. Le bandage de Dupré tourne la difficulté, car la tige transversale n'agit pas comme les ressorts convergents en pressant avec une force proportionnelle à celle des viscères ; elle fait obstacle à leur sortie en leur apposant une barrière infranchissable, mais immobile et sans réaction ; les tissus ne sont donc pressés contre cette barrière que par la force représentée par la puissance avec laquelle les viscères tendent à s'échapper.

Supposons que les viscères tendent à s'échapper avec une force représentée par 3 kilogrammes; les tissus arrêtés contre le bandage rigide de Dupré ne supporteront qu'une pression de 3 kilogrammes; si au lieu d'une tige rigide on employait un ressort convergent, il faudrait donner à ce dernier une force égale à 3 kilogrammes au moins; les tissus supporteraient donc une pression égale à 6 kilogrammes.

L'expérience a confirmé la théorie. Dans un remarquable rapport présenté à l'Académie de médecine, Broca (1) a déclaré avoir employé le bandage de Dupré contre six hernies qu'aucun appareil n'avait pu maintenir réduites. Six fois le succès a été complet.

Un système qui est tout à la fois aussi simple et aussi efficace doit faire oublier toutes les modifications que l'on a apportées aux bandages anglais et français pour la contention des hernies difficiles. Cependant il ne doit pas faire abandonner les bandages anglais et français pour les cas ordinaires, car il présente un danger : si la hernie n'est pas parfaitement réduite, le bandage Dupré, ne se laissant pas repousser par l'intestin, exercera sur ce dernier une pression qui pourra engendrer les plus graves accidents. L'application du bandage à ressorts convergents sur des hernies mal réduites n'est pas aussi périlleux, précisément parce que ces ressorts peuvent céder sous l'effort de l'intestin. En théorie on peut répondre que les bandages ne doivent être appliqués que sur des hernies parfaitement réduites ; mais personne n'ignore que, soit par négligence, soit par maladresse, les malades n'exécutent pas toujours cette prescription à la lettre.

Dupré a fait dériver de son bandage à tige transversale un système plus souple et d'un port plus commode. La partie antérieure de ce nouveau bandage ressemble exactement à celle de l'ancien, mais la tige transversale se recourbe en arrière et se prolonge de manière à entourer la presque totalité du bassin. Cette tige transversale est douée d'une élasticité divergente, de telle sorte que ses extrémités tendent plutôt à s'éloigner de la partie postérieure du tronc qu'à s'en rapprocher; il faut qu'une courroie transversale, munie d'une boucle, rapproche l'une de l'autre les extrémités du ressort pour le forcer à décrire un cercle complet; tous les diamètres de ce cercle ou plutôt de cet oval diminuent d'étendue en raison directe de la striction exercée sur la courroie. Il résulte de là que l'arc antérieur qui supporte la pelote se rapproche de l'arc postérieur en ap-

(1) Broca, *Rapport sur le système des bandages herniaires* de M. Dupré (*Bulletin de l'Acad. de méd.* Paris, 1869, t. XXXIV, p. 40).

puyant contre les ouvertures par lesquelles s'échappent les scères; pour que cet effet soit obtenu, il est indispensable que les parties latérales du ressort divergent ne touchent pas les parties latérales du bassin. S'il en était autrement, la demi-circonférence antérieure s'éloignerait de la demi-circonférence postérieure bien loin de s'en rapprocher.

Le bandage circulaire de Dupré rappelle, par sa forme, le bandage circulaire inventé au siècle dernier par Juville; mais là s'arrêtent les analogies. Le bandage de Juville était à ressort concentrique, tandis que celui de Dupré est à ressort excentrique; le bandage de Juville appuyait fortement sur toute la circonférence du bassin, lourde faute évitée par Dupré, dont le bandage ne presse pas les parties latérales du bassin.

D. *Bandage spécialement destiné aux hernies congénitales.* — Les bandages que nous avons décrits précédemment peuvent être employés à la contention des hernies des enfants. Le bandage élastique de Bourgeaurd, rarement suffisant chez l'adulte, pourrait être utilisé ici avec grand avantage.

Galante (1) a proposé une ceinture inguinale connue sous le nom de *bandage herniaire* de Van Praag (de Leyde); cette ceinture (fig. 1282) porte à sa partie antérieure un coussin rempli d'air, et assez allongé pour s'appliquer exactement sur les canaux inguinaux; une échancrure est ménagée au milieu pour la verge; des sous-cuisses maintiennent l'appareil dans une position invariable.

Cet appareil est d'un emploi très-commode; cependant Debout (2) a fait remarquer qu'il n'est pas sans avoir quelque inconvénient. Le sulfure de carbone auquel le caoutchouc doit sa principale qualité est un corps irritant qui, chez certains enfants, produit un érythème de la peau assez intense pour qu'on doive en cesser l'usage. On a cherché à prévenir cet accident en enveloppant la ceinture avec un étui en toile. Un moyen plus efficace est de plonger l'appareil dans une solution chaude de potasse d'Amérique (potasse, 1 partie; eau, 4 parties) et de le dépouiller du sulfure à l'aide de frictions pratiquées avec une brosse dure, ou mieux en le faisant bouillir pendant une heure dans ce liquide.

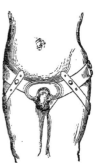

FIG. 1282. — Appareil en caoutchouc de Galante pour la contention des hernies des jeunes enfants.

Un autre danger tient à l'action constrictive du caoutchouc. Lorsque la

(1) Galante, *De l'emploi du caoutchouc vulcanisé.* Paris, 1869, in-8, p. 139
(2) Debout, *De la contention des hernies chez les jeunes enfants* (*Bulletin de thérapeutique*, 1864, t. LXVI, p. 45).

hernie est volumineuse et que sa contention présente quelque difficulté, les mères serrent la ceinture outre mesure. Elles ignorent la propriété dont jouit cette matière, qui, à l'inverse des tissus de toile ou de coton, agit d'une manière d'autant plus énergique que son application est faite depuis un plus long temps. Chez un malade que l'on amena à la clinique de Guersant, à l'hôpital des Enfants malades, la constriction progressive de la ceinture de caóutchouc avait produit le sphacèle de la peau.

Pour toutes ces raisons, Debout conseille de préférence les appareils à ressort; Bouchut professe la même opinion (1). Malgaigne était du même avis; nous remarquerons que ce chirurgien admet le bandage français pour les nouveau-nés tandis qu'il le repousse chez les adultes. « Notez bien, ajoute-t-il, cette différence dans les conditions, pour vous expliquer la différence de conduite. Chez l'adulte et chez l'enfant qui marche, le bandage n'est guère dérangé que par les efforts du malade même; chez l'enfant au maillót, il a surtout à craindre les efforts extérieurs. Du reste, même alors, je ne donne pas au bandage français les inflexions vulgairement admises; il doit se comporter comme le ressort anglais, aboutir au centre de la pelote, et cette pelote doit recouvrir tout le canal; seulement il n'a pas de pelote derrière, et le ressort, bien rembourré, doit s'appliquer contre la surface du corps. Il importe beaucoup de s'abstenir de sous-cuisse. »

La présence du testicule au niveau de l'anneau inguinal externe peut singulièrement gêner l'application d'un bandage herniaire; on peut tourner la difficulté en échancrant la pelote, comme cela est représenté dans la

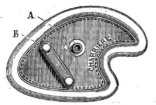

Fig. 1283. — Pelote échancrée (hernie congénitale).

figure 1283. Cette pelote a été appliquée avec succès à un interne en pharmacie âgé de dix-neuf ans.

Follin a fait construire par Wickham un appareil très-ingénieux pour un enfant de treize ans. Nous reproduisons l'observation de Follin (2) qui offre un haut degré d'intérêt.

(1) Bouchut, *Traité pratique des maladies des nouveau-nés, etc.*, p. 625, Paris, 1867.
(2) Follin, *in* Debout, *De l'emploi du bandage herniaire à pelotes bifurquées* (*Bulletin de thérapeutique*, 1864, t. XLVI, p. 141).

« Charles B…, âgé de treize ans, n'avait dans les bourses qu'un testicule, celui du côté droit, lorsque ses parents me consultèrent pour cette infirmité qui les inquiétait. A mon premier examen, je pus reconnaître que le testicule remplissait complétement le côté droit du scrotum, mais qu'à gauche on ne trouvait aucune trace de l'organe. En remontant du côté du canal inguinal et à la partie supérieure de ce canal, on constatait la présence d'une masse molle, du volume d'un gros œuf de pigeon et qu'il était facile de reconnaître pour le testicule gauche anormalement situé. Dans ces conditions il n'y avait rien à faire, et je conseillai aux parents d'attendre. Un an après environ, l'enfant me fut montré de nouveau, et c'est alors que je constatai un déplacement du testicule, déplacement qui permettait d'agir maintenant sur lui. En effet, cet organe occupait la partie moyenne du canal inguinal, et il était facile de le saisir avec la main par sa partie supérieure.

» Grâce à cette nouvelle disposition du testicule, je pus faire construire, par M. Wickham, un bandage à ressort dont la plaque B, divisée en deux branches (fig. 1284), venait saisir comme une fourche l'extrémité supérieure

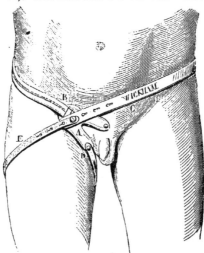

Fig. 1284. — Bandage à pelote bifurquée pour le cas de descente tardive du testicule (Follin).

du testicule. En serrant de plus en plus ce bandage par une bandelette de cuir G E percée de trous et fixée à un piton, il était facile d'augmenter la pression exercée par la fourche sur le bord supérieur du testicule. C'est ce qui fut fait avec soin à l'institution de Ponlevoix, où l'enfant était placé. Au bout de trois mois environ, le testicule; qui s'était peu à peu rapproché de l'anneau inguinal externe, franchit ce point rétréci et vint occuper le scrotum. Cette descente artificielle du testicule s'opéra sans aucune difficulté. Pendant les premiers temps qui suivirent l'arrivée du testicule dans le scrotum, la glande séminale avait quelque tendance à remonter si l'on retirait le bandage. L'action du crémaster devenait très-évidente si l'on examinait la région scrotale. Je conseillai de maintenir le bandage en place pendant six ou huit mois encore; c'est ce qui fut fait, et aujourd'hui le testicule n'a point de tendance à sortir du scrotum. Il n'y a plus qu'une légère différence dans la position des deux testicules dans le scrotum, mais le testicule gauche est encore plus élevé que le droit. »

La pelote de Wickham présente à sa jonction avec le ressort une articulation destinée à donner plus ou moins d'inclinaison; cette articulation se compose d'un écrou mû au moyen d'une vis sans fin; la coulisse destinée à recevoir l'extrémité antérieure du ressort est fixée sur cet écrou. De plus, les deux branches de la plaque peuvent former. un angle plus ou moins ouvert. suivant qu'on les éloigne ou qu'on les rapproche au moyen de quarts de cercles placés aux points de jonction des branches avec le corps de la plaque.

§ 2.   ·· Hernies crurales.

Le bandage frança з et le bandage de Dupré peuvent être employés à la contention des hernies crurales; il suffit de modifier la situation de la pelote et son degré d'inclinaison. La pelote doit être placée plus en dehors que pour la hernie inguinale, en raison des conditions anatomiques; elle doit aussi descendre plus bas, de façon à se trouver au-dessous de l'arcade crurale. Il est bon de se servir de pelotes de petites dimensions; une large pelote empiéterait sur l'arcade crurale et se déplacerait nécessairement dans les mouvements de flexion du membre inférieur.

Poullieu (1) a construit un bandage crural qui semble réunir d'excellentes conditions (fig. 1285).

Ce bandage se compose d'une pelote postérieure appliquée sur le sacrum. De cette pelote partent deux ressorts moulés sur le bassin, et passant entre la crête iliaque et le grand trochanter; le ressort du côté de la hernie se termine par une pelote dirigée presque verticalement en bas, et disposée de façon à presser tout à la fois de bas en haut et d'avant en arrière. Le ressort du côté opposé se termine, un peu en avant du grand trochanter, par une courroie qui vient se fixer sur la pelote herniaire.

(1) Poullien, *Bulletin de la Société de chirurgie*, 13 décembre 1854.

On a aussi adapté le bandage anglais à la contention des hernies crurales, mais il perd ici une grande partie de la supériorité que nous lui avons
reconnue pour la hernie inguinale. Le ressort doit contourner le bassin du

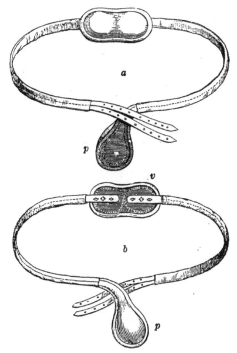

FIG. 1285. — Bandage de Pouillieu

côté malade, car, en le plaçant du côté opposé, on ne pourrait pas donner
à la pelote une inclinaison convenable; de plus, il faut briser le ressort à
sa partie antérieure, car un ressort dont les deux extrémités seraient placées
sur le même plan ne saurait agir convenablement au-dessous de l'arcade
crurale. Avec ces modifications, le bandage anglais devient plus coûteux
et plus compliqué que le bandage français, sans racheter ses inconvénients
par aucun avantage important.

§ 3. — Hernie ombilicale.

Rien n'est plus difficile que de maintenir réduite, d'une manière constante, la hernie ombilicale des jeunes enfants.

Trousseau a conseillé de placer au devant de l'anneau ombilical une compresse pliée en plusieurs doubles, et de la maintenir en place par une large bande de diachylon. Malgaigne a remplacé la pièce de linge par une plaque d'ivoire présentant à son centre une tige arrondie destinée à refouler les intestins au delà de l'anneau.

Soemmerring se servait d'une plaque de liége hémisphérique recouverte de peau et cousue à une ceinture en cuir revêtu d'un enduit agglutinatif.

La ceinture de Soemmerring, de même que les bandelettes de diachylon, assure mieux que tout autre moyen l'immobilité de l'appareil ; malheureusement, les téguments ne supportent pas longtemps ce contact irritant.

Frappé de ces inconvénients, John Thompson (1) a proposé un bandage composé d'une large bande en calicot épais, faisant le tour du corps et lacé par derrière. Dans la partie de cette bande qui répond à l'ombilic, on forme une poche de 6 à 8 centimètres de hauteur s'ouvrant à l'extérieur ; cette poche reçoit une lame de gutta-percha à bords arrondis. Des bretelles et des sous-cuisses assujettissent le bandage ; la chaleur de l'abdomen fait que la gutta-percha se moule sur la forme des parties qu'elle doit protéger.

Nous ferons observer qu'un bandage retenu par des sous-cuisses et des bretelles ne saurait conduire à un résultat complet. Il doit arriver à chaque instant, dans es diverses inflexions du corps, que les bretelles soient relâchées pendant que les sous-cuisses sont tendus et *vice versa*.

Une modification proposée par Vidal (de Cassis) (2) peut conduire à d'excellents résultats. « Quant à moi, dit Vidal, j'ai appliqué deux fois un appareil qui se rapproche beaucoup de celui de Soemmerring. La pièce principale peut rester longtemps sans être changée. C'est une plaque ronde de gomme élastique, avec un mamelon qui est introduit dans l'ombilic. Le tout représente un petit chapeau de cardinal. Les larges bords sont configurés de telle sorte qu'ils s'accommodent à la région ombilicale. Sur le milieu de cette première pièce, une fois placée, on applique, par son plein, une ceinture dont chaque bout passe dans une boutonnière que les bords présentent de chaque côté : alors ces bouts sont conduits vers le rachis, où ils sont fixés le plus solidement possible. On peut donc séparer la ceinture de la plaque du chapeau. Ceci est un avantage qu'apprécieront ceux qui savent avec quelle promptitude les enfants souillent leur bandage. L'hygiène veut alors qu'on le renouvelle souvent. Or, si, à chaque renouvellement, on enlève tout le bandage, les viscères ayant une grande ten-

(1) J. Thompson, *Nouveau bandage contentif des hernies ombilicales* (*British Med. Journal ;* et *Bulletin de thérapeutique*, 1865, t. LXVIII, p. 184).
(2) Vidal (de Cassis), *Traité de pathologie externe*, 5ᵉ édition. Paris, 1861, t. IV, p. 345.

dance à se déplacer, ou empêche ainsi ou l'on retarde la guérison radicale. Le bandage que je propose n'est que partiellement renouvelé ; la ceinture seule est changée ; la plaque de gomme reste et peut être nettoyée sur place. Un aide la tient immobile pendant les lotions et pendant qu'on pose une nouvelle ceinture. On remarquera que la substance qui compose le mamelon de ce chapeau pourrait avoir divers degrés d'élasticité ; on a ici les avantages de la demi-sphère de cire sans les inconvénients, et l'on ne craint pas les accidents des chevilles, des demi-billes d'ivoire. »

Cependant, le bandage de Vidal n'assure pas toujours une contention suffisante, parce que la forme du ventre varie à chaque instant. Si l'abdomen est distendu par du gaz ou par un effort, le bandage est trop serré et l'enfant cherche à le déplacer ; si, au contraire, l'abdomen s'affaisse, même légèrement, le bandage, devenu trop lâche, se déplace tout seul.

Demarquay (1) a fait construire par Gariel un appareil composé d'une petite pelote de caoutchouc remplie d'air, dont la forme est celle d'un mamelon entouré de son aréole (fig. 1286). Cette pelote est maintenue en place par une bande de caoutchouc ou de diachylon qui fait le tour du corps de l'enfant.

Galante propose une ceinture constituée par un cylindre de caoutchouc vulcanisé, sans solution de continuité, de diamètre variable suivant l'âge et la force de l'enfant, d'une hauteur de 10 à 12 centimètres en avant, et seulement de 5 à 6 en arriére. Cette ceinture présente au niveau de la hernie une pelote à air fixe ou mobile.

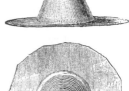
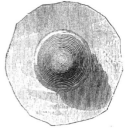

Fɪɢ 1286 — Pelote en caoutchouc remplie d'air.

Les hernies ombilicales de l'adulte sont généralement plus faciles à maintenir réduites que celles des jeunes enfants ; on utilise quelquefois une ceinture élastique ; plus souvent, on emploie un bandage à ressort. Ce dernier (fig. 1287) se compose d'un ressort très-doux n'entourant que la moitié du corps, et prenant son point d'appui, en arrière, sur la colonne vertébrale ; il est continué, en avant, par une pelote matelassée et munie, à son centre, d'une petite saillie sphérique. Une gaine en peau entoure le ressort et se continue par une lanière en cuir qui vient s'attacher sur la face libre de là pelote.

(1) Demarquay, *Traitement de la hernie ombilicale* (*Bulletin de thérapeutique*, 1856, t. LI, p. 535).

On peut rendre le ressort mobile sur la pelote, comme cela existe dans le bandage inguinal anglais. Quelquefois on adapte à la pelote deux ressorts latéraux qui sont réunis par une courroie, en arrière du rachis.

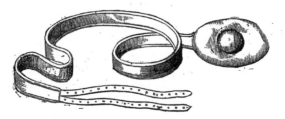

FIG. 1287. — Bandage pour la hernie ombilicale.

Les variations de saillie de l'abdomen dans les diverses positions du corps, rendent souvent ces appareils impuissants. Suret a cherché à remédier à cette difficulté en plaçant dans la pelote un ressort qui permet à celle-ci de s'allonger ou de se raccourcir, en obéissant aux mouvements dont le ventre est le siége.

Quand la hernie est volumineuse et irréductible, il faut remplacer la pelote convexe par une pelote concave, comme Arnaud l'a fait avec le plus grand succès (1).

ART. III. — INSTRUMENTS POUR LA CURE RADICALE DES HERNIES.

Les appareils contentifs que nous avons décrits dans l'article précédent peuvent, chez les jeunes sujets, déterminer la cure radicale des hernies inguinale et ombilicale.

La cure radicale, par des opérations directes, n'est généralement tentée que sur la hernie inguinale. Nous ne parlerons pas ici des anciens procédés, tels que la castration, la ligature, la suture royale, etc., etc. ; ces procédés barbares sont généralement proscrits ; d'ailleurs, ils ne nécessitent pas d'instruments spéciaux. Nous nous contenterons de dire quelques mots des procédés modernes, tels que ceux de Gerdy, de Valette (de Lyon), de Bonnet, etc.

Procédé de Gerdy. — Le procédé de Gerdy consiste à réduire la hernie d'une manière complète, puis à invaginer la peau du scrotum, dans le

(1) Arnaud, *Mém. de l'Académie de chirurgie*, t. II, p. 265, in-4.

canal inguinal, aussi haut que possible ; on la fixe ensuite dans cette situation au moyen d'une longue aiguille.

L'aiguille de Gerdy se compose d'un tube C fenêtré, et monté sur un manche A (fig. 1288). Ce tube contient une longué aiguille courbe percée de deux ouvertures près de sa pointe ; la partie postérieure de l'aiguille est en communication avec un curseur B qui la fait sortir ou rentrer dans le tube protecteur.

Lorsque la peau est invaginée, on conduit l'instrument sur le doigt

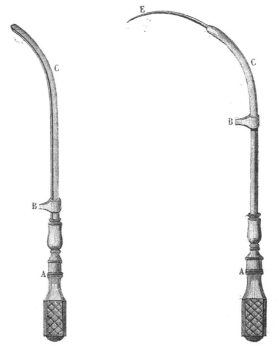

FIG. 1288. — Aiguille de Gerdy, fermée.   FIG. 1289. — La même, ouverte.

engagé dans le canal, jusqu'à ce qu'il ait atteint le niveau de l'orifice abdominal. Alors on fait sortir le dard E (fig. 1289), en poussant en avant le curseur B ; le dard traverse la peau invaginée et toute l'épaisseur de la paroi abdominale ; la courbure de l'aiguille est disposée de telle sorte, qu'elle ne puisse blesser le péritoine.

« Dès que la pointe apparaît en avant, dit Gerdy, on retire l'extrémité supérieure du fil du trou supérieur ; on le confie à un aide, on fait rentrer l'aiguille dans sa gaine et on ramène le tout en dehors. On retire alors le bout inférieur du fil, puis on le repasse par les trous de l'aiguille, comme il était auparavant, de manière que l'anse correspondant à la rainure de la convexité de l'aiguille, les deux extrémités du fil aillent de la convexité à la concavité de l'instrument, et flottent de ce côté. Pour obtenir ce résultat, on pousse l'extrémité du fil, qui est pendante par le cul-de-sac invaginé, de la concavité de l'aiguille à sa convexité, par le trou supérieur, puis par le trou inférieur en sens inverse; puis on invagine ensuite de nouveau la peau dans le canal inguinal, et l'on pratique un second point de suture, comme le premier, à 1 centimètre à côté de celui-ci. Alors le fil, tiré en haut, par ses deux bouts, forme une anse qui tient la peau invaginée et a ses extrémités sur la région inguinale (1). »

Si l'on ne fait qu'un seul point de suture, il est convenable de placer le fil double dans un grain de chapelet qui correspond au fond du cul-de-sac invaginé.

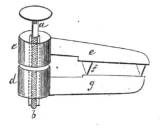

FIG. 1290. — Pince de Gerdy

Gerdy tentait quelquefois la cure radicale avec une pince à deux mors (fig. 1290) E G armés de dents F; la partie postérieure de ces mors est un cylindre creux C D dans lequel roule une vis A B destinée à les écarter ou à les rapprocher. L'un des mors est introduit dans le cul-de-sac scrotal invaginé dans le canal, tandis que l'autre est placé à l'extérieur du canal inguinal. La vis les rapproche ensuite d'une façon suffisante pour que le scrotum contracte des adhérences avec le canal.

Wurtzer a aussi imaginé un instrument avec lequel on peut maintenir l'invagination, jusqu'à la production des adhérences, sans recourir à la ligature. Cet instrument se compose d'un invaginateur cylindrique a (fig. 1291), de bois ou d'ivoire, parcouru par une aiguille h c; la partie postérieure de cette aiguille s'attache au manche b destiné à la faire avancer ou reculer. L'invaginateur présente à son extrémité postérieure une tige k sur laquelle est tracé un pas de vis, et une fourche articulée g.

Lorsque l'invaginateur a refoulé les téguments au fond du canal, on presse sur le manche afin que l'aiguille s'échappe en traversant la paroi antérieure du canal. Dès que ce temps est accompli, on adapte à l'invaginateur, en avant de la paroi abdominale, une plaque compressive dd

(1), Gerdy, *Archives de médecine*, 1855.

(fig. 1292). La partie moyenne de cette plaque est concave ; chacune de ses extrémités présente une ouverture ovalaire *m*, *l*, dans laquelle s'engagent la tige et l'aiguille *c* (fig. 1293). Un écrou *f* roulant sur la tige *k* assure la

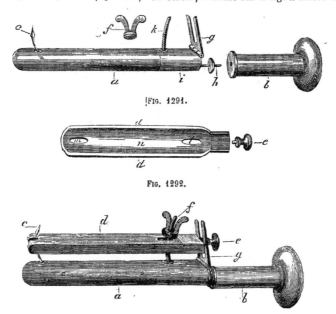

|FIG. 1291.

FIG. 1292.

FIG. 1293.

Appareil de Wurtzer.

FIG. 1291. Invaginateur. — FIG. 1292. Plaque compressive. — FIG. 1293. Invaginateur et plaque réunis.

compression au degré convenable; la fixité de l'appareil est assurée, d'autre part, par la vis *e* qui presse la fourchette *g* de l'invaginateur contre la plaque compressive.

L'appareil est maintenu en place quinze ou vingt jours afin de laisser aux adhérences le temps de se produire.

Rothmund (de Munich) a fait construire un appareil du même genre que celui de Wurtzer, mais beaucoup plus compliqué. Cet appareil est décrit avec beaucoup de détail par Sédillot (1).

Max Langenbeck et Leroy d'Étiolles ont proposé des pinces analogues à

(1) Sédillot et Legouest, 4ᵉ édit., t, II, p. 419.

la pince de Gerdy; les mors de la pince de Leroy étaient courbes, de façon
à n'agir que par leur sommet.

Fayrer (1) a fait connaître un appareil très-simple basé sur les principes
posés par Gerdy. « On se sert du doigt indicateur de la main gauche préalablement huilé pour refouler la peau du scrotum dans le canal inguinal
aussi profondément que possible ; puis, passant un fil très-solide dont les
deux chefs sont fixés sur une cheville de bois plus ou moins grosse, selon
les dimensions de l'annneau, on fait pénétrer ces deux bouts de fils jusqu'au dehors de la paroi abdominale à l'aide d'un porte-aiguille glissé le
long du doigt qui refoule le scrotum. Pour compléter une suture enchevillée, il ne reste qu'à attirer une cheville de bois au fond du canal inguinal et à fixer les chefs du fil extérieurement, sur une seconde cheville
qui prenne son point d'appui sur les parois abdominales. »

Procédé de Valette (de Lyon). — Pour déterminer plus sûrement dans
le canal inguinal des adhérences qui s'opposeraient au retour de la hernie,
Valette, après avoir invaginé la peau, provoque, par le caustique Canquoin,

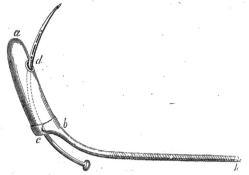

FIG. 1294. —- Invaginateur et aiguille de Valette.

la formation d'une eschare dont l'élimination est suivie d'une suppuration
plus ou moins longue.

Pour obtenir ce résultat, Valette emploie des instruments spéciaux dont
la partie essentielle est constituée par un invaginateur en ébène et une
aiguille.

Du volume du doigt index, l'invaginateur (fig. 1294) a une longueur de 10
à 14 centimètres ; l'une de ses extrémités *a* est arrondie et pleine, tandis que
l'autre est creuse et supporte, par l'intermédiaire de la virole *b*, une tigé *h*
tournée en pas de vis. Dans la cavité de l'invaginateur, glisse une aiguille *c*

(1) **Fayrer**, *Gazette des hôpitaux*, 1868, p. 373.

sortant par l'orifice *d*. Cette aiguille est creusée d'une gouttière destinée à recevoir du caustique Canquoin ; un petit orifice situé à chaque extrémité de la gouttière, donne passage à un fil qui maintient le caustique. Lorsque l'invaginateur est en place, c'est-à-dire, lorsque la peau du scrotum est refoulée dans toute l'étendue du canal inguinal, on pousse l'aiguille jusqu'à ce que sa pointe ait traversé les parties molles ; le caustique est donc en contact avec ces parties.

Cet instrument devant rester en place pendant un temps assez prolongé, Bonnet le fixe par un appareil spécial (fig. 1295) composé d'une ceinture,

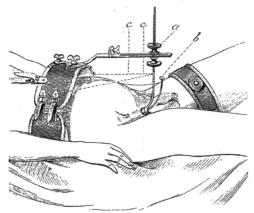

Fig. 1295. — Appareil fixateur de Valette.

qu'un cuissart et un scapulaire empêchent de monter ou de descendre. De cette ceinture part une lame d'acier percée d'une ouverture dans laquelle s'engage la tige en pas de vis de l'invaginateur ; cette lame d'acier est articulée de façon à pouvoir être tournée dans le sens le plus convenable. Des écrous *a* jouant sur le pas de vis *h* de l'invaginateur, fixent celui-ci dans une position invariable par rapport à la ceinture ; deux fils *cc* allant de la ceinture à la tige corroborent l'action de la lame d'acier. L'appareil ainsi posé ne peut changer de place lors même que le malade ferait quelque mouvement.

Procédé de Bonnet. — Ce chirurgien se servait de longues épingles avec lesquelles il traversait, en deux ou trois points différents, le sac herniaire, après avoir préalablement réduit les viscères.

Procédé de Velpeau et de Jobert. — Velpeau et Jobert ont tenté la cure radicale des hernies par des injections de teinture d'iode.

Procédé de Ricord. — Ricord a imaginé un instrument avec lequel on ne risque pas de faire des injections dans le tissu cellulaire, au lieu de les pousser dans le sac. « Cet instrument (1) (fig. 1296) se compose : 1° d'un long trocart A avec une canule d'argent fenêtrée en B, à sa partie moyenne ; 2° d'une tige articulée C qui s'introduit dans la canule du trocart, dont le degré d'introduction est limité par un curseur, qui sert en même temps à indiquer le sens de la courbure de la petite pièce E à travers la fenêtre B

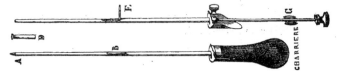

Fig. 1296. — Trocart à injection de Ricord pour la cure radicale des hernies.

pratiquée dans la canule ; puis j'étale le scrotum et le sac herniaire, sans déranger la canule. Je m'assure en outre qu'il a bien traversé le sac, à l'aide de la tige articulée, dont les mouvements doivent être parfaitement libres si je suis dans la cavité, et je pratique alors mon injection à l'aide de la fenêtre située à la partie moyenne, en ayant soin de boucher l'extrémité de l'instrument, soit avec le doigt, soit avec un petit capuchon D. »

ART. IV. — INSTRUMENTS POUR LA KÉLOTOMIE.

L'opération de la kélotomie comprend quatre temps principaux : 1° l'incision des enveloppes herniaires ; 2° l'ouverture du sac ; 3° la levée de l'étranglement ; 4° la réduction. Ces divers temps ne nécessitent pas absolument l'intervention d'instruments spéciaux ; les bistouris droits et boutonnés, la sonde cannelée et les pinces qui se trouvent dans la trousse sont parfaitement suffisants. Cependant nous devons citer quelques instruments qui ont été plus spécialement recommandés.

Après avoir incisé la peau, le chirurgien doit couper, un à un, les feuillets celiulo-fibreux qui recouvrent le sac. Les opérateurs hardis coupent ces feuillets de dehors en dedans avec le bistouri ; d'autres, plus prudents, soulèvent ces feuillets avec une pince, font une petite incision en dédolant, et passent par cette incision une sonde cannelée sur laquelle ils achèvent la section avec le bistouri. Pour abréger cette opération, on a proposé une sonde cannelée et pointue, sans cul-de-sac, qui peut être glissée directement sous les membranes sans que celles-ci aient été incisées au préalable

(1) Ricord, *Gazette des hôpitaux*, p. 532, année 1854.

par le bistouri. Cette sonde doit être proscrite d'une manière absolue. Les instruments spéciaux ne peuvent offrir quelque utilité que pour le troisième temps, la levée de l'étranglement. Le procédé le plus simple consiste à introduire l'extrémité du doigt entre les viscères et la bride qui cause l'étranglement; un bistouri boutonné ordinaire, glissé sur le doigt, coupe la bride en pressant et en sciant tout à la fois. On remplace avantageusement le bistouri droit par le bistouri courbe boutonné de Pott modifié par Cooper.

Le bistouri de Pott est tranchant sur toute sa concavité; dans le bistouri de Cooper (fig. 1297), le tranchant ne commence qu'à un demi-centimètre

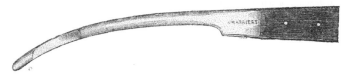

FIG. 1297. — Bistouri de Cooper.

de l'extrémité mousse et n'a pas plus de 2 centimètres d'étendue. Le bistouri de Cooper est assez commode parce que son bec s'appuie contre la paroi antérieure de l'abdomen dès que l'anneau est franchi; une anse intestinale ne peut donc pas se glisser en avant du tranchant de l'instrument.

Je ne citerai que pour mémoire une foule d'instruments complétement délaissés, tels que le bistouri de Petit dont le tranchant, fait à la lime et mal affilé, ne pouvait couper que des parties très-tendues; on espérait ainsi rendre impossible la lésion des artères ; —le bistouri à lame cachée de Bïenaise, assez semblable au lithotome à lame cachée du frère Côme;—le bistouri de Blandin, à lame cachée dans une gaine ; —le bistouri de Thompson et le bistouri ailé de Chaumas; — le bistouri du chirurgien russe Grzymala, etc. Le bistouri de Bienaise est dangereux, les autres embarrassent inutilement l'arsenal chirurgical.

Nous avons dit que le bistouri boutonné droit ou courbe doit être glissé sur le doigt entre l'intestin et la bride; quelquefois la striction est tellement forte que cette manœuvre est impossible; il faut alors conduire le bistouri sur une sonde cannelée. Boyer recommande de recourber un peu cette sonde, vers son bec, afin de la rendre concave du côté de la cannelure; de cette façon la sonde peut s'appliquer exactement contre le péritoine ; si la sonde était droite, il pourrait se placer, entre elle et le péritoine, une portion d'intestin que le bistouri serait exposé à couper.

Presque toujours l'intestin se relève sur les côtés de la sonde et en recouvre la cannelure ; Méry évitait ce danger en se servant d'une sonde ailée. Huguier a proposé une sonde cannelée (fig. 1298) plus large et plus

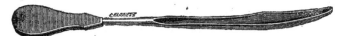

FIG. 1298. — Sonde de Huguier.

creuse que celle de nos trousses. Vidal recommande la spatule de trousse qu'il a fait modifier légèrement (fig. 1299). La spatule de Vidal est droite te d'argent ; la feuille (1) de myrthe, au lieu de présenter un dos élevé et

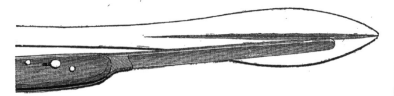

FIG. 1299. — Spatule de Vidal (de Cassis).

une espèce d'arête, présente au contraire, sur la ligne médiane, une rainure et un peu d'enfoncement, car les deux moitiés de cet instrument sont formées par deux plans qui s'inclinent vers la rainure. La spatule est aussi mince que possible et ses bords ne sont nullement tranchants. Le bout de la spatule est d'abord glissé entre la partie herniée et l'anneau qui l'étrangle. La face qui porte la cannelure est tournée en haut ou regarde le point qu'on pèut débrider ; sur cette face le bistouri est glissé à plat, de manière que son tranchant ne peut nullement agir. La spatule et le bistouri ne font alors qu'un instrument ; ainsi réunis, ils peuvent s'insinuer dans l'espace le plus étroit que puisse laisser un étranglement.

ART. V. — INSTRUMENTS POUR LE TRAITEMENT DE L'ANUS CONTRE NATURE.

L'anus contre nature peut exister avec ou sans éperon. Dans le dernier cas qui est de beaucoup le plus rare, l'opérateur se borne à tenter la réunion de la plaie extérieure par les procédés de Blandin, St. Laugier (2),

(1) Vidal (de Cassis), t. IV, p. 230.
(2) Laugier, *Nouveau dictionnaire de médecine et de chirurgie pratiques*. Paris, 1865, t. II, p. 684, art. ANUS CONTRE NATURE.

Jobert (1), Gosselin, Malgaigne; ces procédés n'exigent pas l'emploi d'instruments spéciaux.

Quand il existe un éperon plus ou moins prononcé, il est indispensab de faire disparaître cette saillie pour permettre aux matières de passer du bout supérieur dans le bout inférieur. Dessault cherchait à effacer l'éperon par la compression; pour atteindre ce but il plaçait dans l'intestin une mèche dont la partie centrale appuyait sur l'éperon ; il augmentait graduellement le volume de cette mèche.

Dupuytren (2) substitua à la mèche de Dessault un croissant d'ivoire ou d'ébène, à bords et à pointes très-mousses, supporté par un manche. Cet instrument, ainsi que celui de Colombat, basé sur les mêmes principes, ne peut être supporté par les malades.

Renonçant à l'idée de la compression, Dupuytren ne tarda pas à proposer son entérotome, sorte de pince qui, agissant par pression, détermine

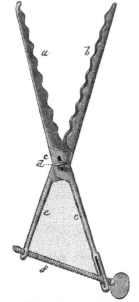
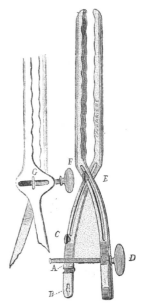

FIG. 1300. — Entérotome de Dupuytren.   FIG. 1301. — Entérotome à branches parallèles.

la section de la valvule intestinale, en même temps que la formation d'adhé-

(1) Jobert, *Chirurgie plastique*. Paris, 1849, t. II, p. 99.
(2) Dupuytren, *Mémoire sur une méthode nouvelle pour traiter les anus accidentés* (*Mém. de l'Acad. de méd.* Paris, 1828, t. I, p. 259).

rences s'opposant à l'épanchement des matières dans le péritoine. Il est juste de dire que ce principe avait été posé, dès 1798, par Schmalkalden ; ce dernier, en effet, avait conseillé de porter une forte ligature sur la base de l'éperon à l'aide d'une aiguille courbe.

L'entérotome de Dupuytren (fig. 1300) se compose de trois pièces : un branche mâle ac ; une branche femelle $b\,e$, une vis f. La branche mâle, à bords mousses et ondulés, pénètre dans une gouttière également oudulée que lui présente la branche femelle. Ces deux branches s'entrecroisent en d et sont articulées par un pivot. Les manches ce, de longueur inégale, sont percés d'une mortaise dans laquelle joue la vis f qui sert à les rapprocher l'un de l'autre. Les branches de l'entérotome ont une longueur totale de 7 centimètres ; le croisement est situé à 4 pouces environ de l'extrémité des mors.

Pour se servir de cet instrument on commence par le démonter, puis on introduit la branche mâle dans l'un des bouts de l'intestin et la branche femelle dans l'autre bout. On articule ensuite les deux branches et l'on fait jouer la vis, de façon à exercer une forte pression que l'on augmente les jours suivants. Vers le huitième jour, l'entérotome tombe en entraînant avec lui une lame de tissus gangrenés.

Les branches de l'entérotome de Dupuytren n'étant pas parallèles causent une pression plus forte vers leur entrecroisement que vers l'extrémité des mors. Reybard l'un des premiers a proposé de se servir d'un entérotome à mors parallèles ; Charrière a construit d'après ce nouveau principe l'entérotome représenté fig. 1301.

Liotard a proposé un entérotome dont les mors se terminent par un anneau ovalaire de 18 lignes de long sur 6 à 8 lignes de large (fig. 1302).

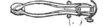

Fig. 1302. — Entérotome de Liotard.

Son but est de tailler de toute pièce un nouveau canal dans la valvule intestinale. Cet instrument n'a pas d'avantage notable sur celui de Dupuytren, et, de plus, il est difficile à mettre en place à cause de la largeur de ses mors.

L'entérotome de Delpech est une longue pince dont les mors sont constitués par deux coques un peu allongées assez semblables aux coquilles d'une noix ; la circonférence de ces coques est légèrement concave dans le sens de la longueur. Les mors de l'entérotome de Delpech agissant surtout par leur bec, la cloison n'est coupée que par degrés et d'arrière en avant, tandis que l'entérotome de Dupuytren agit surtout d'avant en arrière.

Blandin se servait aussi d'un entérotome à larges mors plats et ondulés transversalement sur leurs faces de rapports. Tous ces instruments ont un inconvénient qui leur est commun : la largeur des mors rend leur introduction difficile.

Bourgery a cherché à vaincre cette difficulté en imaginant une pince articulée (fig. 1303) dont les mors s'élargissent sous l'influence d'une tige de rappel. Cet instrument est peu employé à cause de sa trop grande complication.

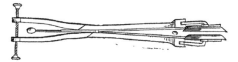

FIG. 1303. — Entérotome de Bourgery.

Hâtons-nous de dire que les modifications imprimées aux mors de l'entérotome de Dupuytren sont d'une inutilité absolue. Foucher a établi, par des expériences comparatives sur le cadavre, que les effets de l'entérotome de Blandin ne sont pas notablement différents de ceux de l'entérotome de Dupuytren. Foucher (1) fait observer avec raison que la perte de substance produite par l'entérotome de Dupuytren est plus considérable que la largeur de la branche femelle, parce que la valvule saisie se replie sur les parties latérales des deux branches. Foucher fait aussi remarquer qu'avec l'entérotome de Dupuytren, l'éperon, très-serré au fond de la gouttière, l'est moins sur les côtés, ce qui favorise la production des adhérences.

D'ailleurs, tous les grands chirurgiens de notre époque sont unanimes à accorder la préférence à l'entérotome de Dupuytren. Cependant Panas a fait subir à cet instrument une modification utile, en ce qu'elle permet

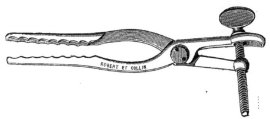

FIG. 1304. — Entérotome de Panas.

d'introduire l'instrument même quand les orifices fistuleux sont très-étroits. Les branches (fig. 1304) ont été diminuées de longueur afin d'al-

(1) Foucher, *De l'anus contre nature*, thèse de concours. Paris, 1857, p. 151.

léger le poids de l'instrument ; de plus, une articulation semblable à celle du forceps facilite l'introduction séparée des deux branches.

Pour agir d'une façon plus expéditive, on a proposé de couper l'éperon avec des instruments tranchants. Jobert faisait cette incision après avoir appliqué l'entérotome pendant quarante-huit heures pour provoquer des adhérences. Reybard (de Lyon) a inventé un instrument spécial pour atteindre le même but.

L'entérotome de Reybard se compose d'une pince (fig. 1305) à branches

longues de 10 centimètres environ, et fenêtrées dans toute leur longueur; une vis de pression permet de les rapprocher. Les deux branches sont introduites dans chaque bout de l'intestin, puis rapprochées à l'aide de la vis jusqu'à ce que l'éperon soit saisi sans être, cependant, assez comprimé pour être contus. On introduit alors dans la fenêtre de l'une des branches un instrument tranchant avec lequel on coupe la cloison dans une étendue de deux à trois pouces. La pince reste en place pendant quarante-huit heures, afin que les adhérences aient le temps de se former. Ce procédé compte des succès, mais il ne fera pas oublier l'entérotome de Du-

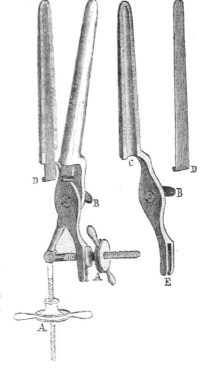

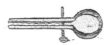

FIG. 1305. — Entérotome de Reybard.   FIG. 1306. — Entérotome porte-caustique de Laugier.

puytren qui donne une bien plus grande sécurité.

Si l'on voulait agir rapidement, il serait peut-être plus sûr de se servir de l'entérotome porte-caustique de Laugier. Cet instrument (fig. 1306) se compose de deux branches creusées en gouttière C, dans toute leur longueur, pour recevoir le caustique. Une lame D glisse à coulisse sur la gouttière, de façon à retenir le caustique et à l'empêcher de se mettre en contact avec les tissus avant que l'instrument soit complètement placé. Les deux branches sont articulées entre elles par un pivot B disposé comme celui du forceps ; leur rapprochement est assuré par une vis à écrou A. Cette vis est montée à charnière sur l'une des branches, ce qui permet de l'engager dans la mortaise E de l'autre branche, sans la démonter. Les branches sont introduites, puis articulées comme celles de l'entérotome de Dupuytren ; lorsqu'elles sont en place, on serre la vis au degré convenable avant de retirer les lames D pour permettre au caustique d'agir. « Il y a lieu de croire, dit Laugier (1), que cette méthode est sûre ; toutefois elle a encore besoin d'être étudiée, car si les branches sont trop serrées ce n'est plus que l'entérotomie. »

CHAPITRE X

INSTRUMENTS POUR LES OPÉRATIONS QUI SE PRATIQUENT SUR L'ANUS ET SUR LE RECTUM

ARTICLE PREMIER. — SPECULUM ANI.

On peut examiner la partie inférieure de l'anus, sans le secours d'aucun instrument, en donnant aux malades une situation favorable; pour peu que l'exploration doive s'étendre profondément, il est indispensable de recourir aux diverses variétés de spéculums. L'un des spéculums les plus employés est celui de Barthélemy (fig. 1307), cône creux de métal, présen-

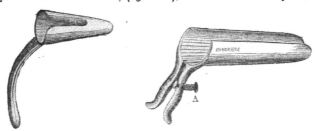

FIG. 1307. — Spéculum de Barthélemy.   FIG. 1308. — Spéculum bivalve d'Amussat.

tant, sur un point de son pourtour, une échancrure destinée à laisser à découvert les parties malades; un manche soudé à angle droit, du côté opposé à l'échancrure, favorise le maniement de l'instrument.

(1) Laugier, *Nouveau Dictionnaire de médecine et de chirurgie pratiques*. Paris, 1865, t. II, p. 685, article ANUS CONTRE NATURE.

Le spéculum dit en bec de cane (fig. 1308) est d'un emploi plus commode encore que le précédent : il est formé de deux valves en demi-gouttière, articulées ensemble dans leur longueur, et formant ainsi une gouttière
complète. Une pression exercée sur le manche donne aux valves le degré
d'écartement convenable pour faciliter l'exploration. Cet instrument peut
être immobilisé par un écrou
roulant sur une crémaillère
fixée sur le manche. L'extrémité des valves est arrondie, de
sorte qu'il n'est pas besoin de
mandrin pour faciliter l'introduction de l'instrument.

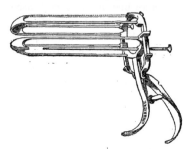

Quelquefois, mais rarement,
on fait usage du spéculum grillagé de Charrière (fig. 1309).

Fig. 1309. — Spéculum grillagé.

On a encore recommandé
l'emploi de plusieurs variétés
de spéculums imités du spéculum employé pour l'exploration du vagin ;
nous renvoyons leur description à cet article.

Desormeaux a appliqué son endoscope à l'exploration des affections du
rectum. Nous reviendrons sur cet instrument à l'occasion de l'exploration
de l'urèthre.

ART. II. — FISTULE A L'ANUS.

Les principales méthodes employées contre la fistule à l'anus sont : l'injection iodée, la cautérisation, la compression, l'incision, la ligature par
escharification et la ligature par action traumatique.

Les injections et la compression sont peu employées ; du reste, elles
n'exigent pas l'intervention d'instruments spéciaux.

La cautérisation est fort peu employée aussi ; cependant on a quelquefois
recours à la galvanocaustie pratiquée avec l'anse coupante (voy. p. 260).

§ 1. — Incision.

L'incision est le procédé le plus généralement usité ; une multitude
d'instruments ont été imaginés pour faciliter cette opération. Galien se
servait d'un long bistouri concave terminé par un long stylet très-flexible :
le stylet, après avoir traversé la fistule de dehors en dedans, pénètre dans
le rectum ; le doigt du chirurgien le ramène et l'attire au dehors en même
temps qu'il continue à pousser le manche du bistouri.

Le bistouri de Félix, connu sous le nom de *bistouri royal*, ne diffère du syringotome de Galien qu'en ce que la lame est protégée par une chape de métal que l'on retire au moment de sectionner la fistule.

Breschet et Marx composèrent le syringotome de deux parties s'articulant à volonté (fig. 1310); l'avantage de cette modification est de permettre d'introduire le stylet séparément; la main du chirurgien débarrassée du poids du bistouri accomplit ce premier temps avec plus de précision.

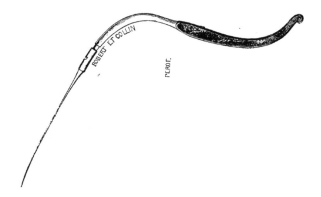

FIG. 1310. — Syringotome modifié par Breschet et Marx.

Le syringotome convient parfaitement à la section des fistules dont l'orifice interne est situé non loin de la marge de l'anus, par conséquent au plus grand nombre de cas. Il est plus simple cependant de se servir du stylet de J. D. Larrey et d'un bistouri droit. Le stylet de Larrey (fig. 1311) a 7 à

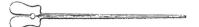

FIG. 1311. — Sonde cannelée à stylet de J. D. Larrey.

8 pouces de longueur sur une ligne d'épaisseur; il est surmonté d'un bouton olivaire à son extrémité la plus frêle, et terminé à l'autre par une petite plaque que l'on tient entre les doigts; le stylet est creusé d'une rainure comme la sonde cannelée, mais cette rainure se termine sans cul-de-sac, en mourant insensiblement. Cet instrument pour être flexible doit être construit en argent de coupelle et battu à froid. Pour s'en servir, dit Larrey, on le fait filer dans le trou fistuleux jusqu'à la cannelure; on le fait ensuite dégager de l'intérieur de l'anus à l'aide d'un gorgeret grillé, ou mieux en le saisissant avec le doigt recourbé en crochet. Un bistouri glisse ensuite

sur la cannelure de l'instrument de manière à couper, d'un seul trait, toute l'épaisseur du tissu qui sépare la fistule de l'anus.

Si la fistule est excessivement étroite, il faut se contenter de la traverser avec un stylet rond et très-mince ; c'est alors le dos du bistouri qui présente une cannelure destinée à glisser sur le stylet (fig. 1312). La cannelure est pleine dans une partie de son étendue, de telle sorte que les deux instruments ne peuvent se séparer.

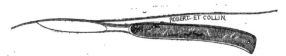

FIG. 1312. — Bistouri à cannelure pleine glissant sur un stylet conducteur.

Si l'ouverture de la fistule est située très-haut, cas assez rare, il est plus sûr de se servir de l'appareil instrumental de Dessault. Cet appareil se compose (fig. 1313) d'un gorgeret de bois et d'une sonde cannelée sans cul-de-sac. Après avoir traversé la fistule, la sonde est arc-boutée contre le gorgeret introduit préalablement dans l'anus. Un bistouri conduit dans la cannelure de la sonde vient s'appuyer à son tour, par sa pointe, contre le gorgeret ; il suffit pour achever la section de retirer simultanément le bistouri et le gorgeret.

FIG. 1313. — Gorgeret de Dessault.

Les instruments que nous venons de passer en revue sont les seuls réellement utiles pour l'incision de la fistule à l'anus ; nous passerons donc sous silence le bistouri caché de Platner, le bistouri à ressort de Whately, etc.

§ 2. — Ligature.

La *ligature par escharification* remonte à la plus haute antiquité. Cette méthode consiste à traverser la fistule par un fil, le plus souvent métallique, que l'on serre ensuite au degré convenable, soit par les procédés ordinaires, soit au moyen d'un serre-nœud. Dessault avait un instrument particulier pour ramener le fil au dehors quand l'orifice interne était situé très-haut dans l'intestin.

La ligature par escharification est un procédé long, douloureux et même dangereux, qui est à peu près complétement abandonné aujourd'hui. Il n'en est pas de même de la ligature par action traumatique.

La ligature par action traumatique peut se pratiquer avec un écraseur linéaire de petit calibre, d'après le procédé de Chassaignac (1). « Une sonde cannelée sans cul-de-sac est d'abord introduite dans la fistule; une fois qu'elle a pénétré dans la cavité de l'intestin, on glisse sur la cannelure de la sonde, une bougie uréthrale fine, et un peu résistante. La bougie est introduite presque tout entière dans l'intestin pendant qu'on retire la sonde cannelée. Par le seul fait de sa longueur, la bougie entrée dans l'intestin forme une anse courbe que le doigt indicateur introduit dans l'anus, et recourbé en forme de crochet, ramène très-facilement au dehors. La pointe de la bougie qui vient d'être ramenée au dehors est nouée avec un fil auquel est attachée la chaîne de l'écraseur et fait décrire à cette dernière une anse qui embrasse tous les tissus à diviser. » Nous avons eu l'occasion de nous servir de cet excellent procédé dans un cas où la fistule siégeait au milieu de tissus cancéreux très-vasculaires et très-épais ; l'opération était indispensable pour assurer le libre écoulement des fèces. Le malade ne perdit pas une goutte de sang, les suites furent des plus simples.

La crainte de léser le péritoine quand la fistule remonte très-haut a engagé Gerdy à proposer l'emploi de l'entérotome de Dupuytren, que nous avons décrit page 644. Chassaignac (2) a fait une judicieuse critique de ce procédé qu'il repousse.

ART. III. — HÉMORRHOÏDES.

Les principales méthodes sont la compression, l'excision, l'incision, la cautérisation, la ligature et l'écrasement linéaire.

§ 1. — Compression.

Vantée par le docteur Burne, la compression est très-rarement employée, si ce n'est chez des sujets assez pusillanimes pour refuser une opération; elle est encore employée dans quelques circonstances où il existe des contre-indications formelles à une opération, et où il est cependant indispensable de maintenir les hémorrhoïdes au-dessus du sphincter, afin de prévenir leur étranglement et de remédier à la gêne que fait éprouver au

(1) Chassaignac, *Traité de l'écrasement linéaire*. Paris, 1856.
(2) Chassaignac, *Dictionnaire encyclopédique des sciences médicales*, Paris 1866, t. V, p. 458, article ANUS.

patient une tumeur placée dans la rainure interfessière. Dans ce dernier cas la compression a surtout en vue un but palliatif ; elle s'exerce avec des pessaires coniques dont on augmente graduellement le volume de façon à maintenir et à comprimer tout à la fois. Les pessaires sont d'étain, de bois, d'ivoire, ou de buffle, quelquefois d'argent doré ; ils doivent être coniques et percés d'une ouverture centrale donnant issue aux gaz intestinaux. La partie inférieure des pessaires présente une plaque surmontée d'une rainure dans laquelle s'appuie le sphincter. Le plus souvent les pessaires doivent être maintenus en place par des courroies élastiques (fig. 1314) ; nous reviendrons sur ces appareils à l'article *Chute du rectum.*

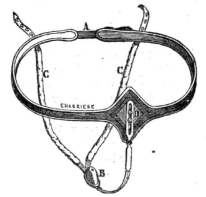

FIG. 1314. — Pessaire anal.

Frémineau (1) a proposé un pessaire de caoutchouc composé de deux réservoirs à air d'inégale capacité : l'un supérieur, plus grand, piriforme, dont le sommet se continue avec le réservoir inférieur qui a la forme d'une boule ; ce dernier supporte un ajutage à robinet. Pour se servir de ce pessaire on réduit la tumeur, puis on introduit dans le rectum la partie piriforme roulée sur elle-même ; la partie inférieure ou obturatrice reste en dehors, appliquée contre l'anus. Le pessaire est ensuite insufflé ; la partie supérieure, formant un cône à sommet inférieur, presse contre les parois du rectum et tend à s'élever en appliquant la seconde partie contre l'anus. Les hémorrhoïdes se logent dans la portion rétrécie du pessaire et sont refoulées contre la paroi rectale, tandis que la partie obturatrice, tirée fortement contre l'anus, les empêche de sortir. Frémineau a pu avec ce pessaire maintenir réduites des tumeurs hémorrhoïdales dans un cas où

(1) Frémineau, *Nouveau pessaire rectal pour maintenir les tumeurs hémorrhoïdales procidentes que l'on ne peut opérer* (*Gaz. des hôpit.*, nov. 1862, et *Bull. de thérapeutique*, 1862, t. LXIII, p. 525).

l'extrême dilatation de l'anus avait rendu inutiles tous les moyens connus. En général il ne faut se servir de pessaires que quand il est absolument impossible d'agir autrement. Ces appareils dilatent l'anus et le rectum; ussi il faut sans cesse augmenter leur volume; il arrive toujours un moment où ils ne peuvent plus tenir en place. Cependant on cite quelques exemples de guérison radicale obtenue par la compression.

§ 2. — Cautérisation.

La *cautérisation* peut être exécutée au moyen de la galvanocaustique, du cautère potentiel ou des caustiques chimiques.

Employée dès la plus haute antiquité, la cautérisation a été réhabilitée de nos jours par Bégin. Ce chirurgien introduisait dans le rectum un tampon de linge noué d'un fil de laiton avec lequel il attirait les tumeurs au dehors; il appliquait ensuite sur les hémorrhoïdes un ou deux cautères.

Philippe Boyer (1) saisit la tumeur avec des pinces, puis la traverse avec des fils de laiton qui sont confiés à des aides; un cautère en roseau est alors enfoncé directement dans l'anus à une profondeur qui varie de 2 à 4 centimètres.

Dans les procédés précédents le cautère est directement appliqué sur la masse de la tumeur. En 1860, Richet a fait construire par Charrière des pinces-cautères avec lesquelles on agit avec plus de précision et de rapidité, car on attaque seulement la base de la tumeur après l'avoir pédiculisée au préalable. Ces *pinces-cautères* (fig. 1315) sont terminées à une de leurs extrémités par un renflement crénelé destiné à saisir et à écraser les hémorrhoïdes, en même temps qu'à les détruire par l'action du calorique. A l'autre extrémité sont des anneaux de bois avec lesquels le chirurgien peut exercer une vigoureuse pression sans crainte de se brûler.

« Le procédé opératoire, dit Richet (2), est très-simple : il consiste à traverser le bourrelet hémorrhoïdaire, portion cutanée et muqueuse tout à la fois, en trois ou quatre points de sa circonférence avec une aiguille entraînant un gros fil d'argent. Ce fil, replié en anse, est destiné à attirer au dehors et, par conséquent, à pédiculiser le bourrelet en trois ou quatre points. Alors, la peau du pourtour anal étant préalablement protégée avec une compresse mouillée ou du collodion, on saisit la base de chaque pédicule entre les mors de la pince rougie à blanc, et, en moins de cinq secondes, on réunit chacun d'eux par la pression unie à la cautérisation à l'état d'une lame mince de tissu entièrement carbonisé. Cela fait, on re-

(1) Philippe Boyer, *De la cautérisation des bourrelets hémorrhoïdaux par le fer rouge* (*Bulletin de thérapeutique*, septembre 1847, t. XXXIII, p. 198).
(2) Richet, *Union médicale*, année 1869, p. 915.

tire les fils, et l'on applique des compresses d'eau fraîche ou une éponge en permanence. »

Richet a traité quarante-deux malades par ce procédé et n'a jamais eu le plus léger accident à déplorer.

La cautérisation par la galvanocaustique thermique a été plus d'une fois substituée à la cautérisation au fer rouge ; l'instrument est l'anse coupante.

La cautérisation potentielle peut se faire par divers procédés. Le procédé de Bonnet, dans lequel du chlorure de zinc est appliqué sur l'ensemble de la tumeur, ne réclame pas d'instruments particuliers.

Amussat fait tomber la tumeur en cautérisant sa base à l'aide d'un instrument qui comprime et brûle tout à la fois (1). La pince porte-caus-

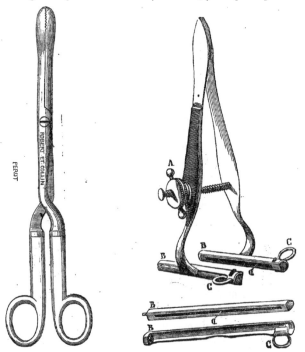

FIG. 1315. — Pince-cautère de Richet pour   FIG. 1316. — Pince porte-caustique
la cautérisation des hémorrhoïdes.   de J. Z. Amussat.

tique (fig. 1316) de J. Z. Amussat a la forme générale d'une pince à dissec-

(1) J. Z. Amussat, *Mémoire sur la destruction des hémorrhoïdes internes par la cautérisation circulaire de leurs pédicules avec le caustique Filhos* (Gazette médicale de Paris, 1846).

tion, sur les mors de laquelle sont insérées perpendiculairement deux cuvettes d'acier D, dans lesquelles est placé du caustique Filhos. Deux petites
lames de maillechort B, ayant un mouvement de rotation autour des cuvettes
qui sont cylindriques, portent à l'une de leurs extrémités une petite oreille
C, destinée à les faire mouvoir et, par conséquent, à couvrir ou à découvrir le caustique au moment opportun. Les branches de l'instrument sont
rapprochées avec force au moyen de l'écrou à volant A.

Pour se servir de cet instrument, le chirurgien commence par couvrir le
caustique avec la lame protectrice, afin de ne pouvoir cautériser intempestivement, tant que la pince n'occupe pas une situation parfaitement convenable ; lorsqu'il juge que le moment d'agir est arrivé, il serre modérément
la pince et découvre le caustique en imprimant un mouvement de rotation à la lame protectrice ; il ne reste plus qu'à serrer la pince autant que
possible.

Alph. Amussat (1) a imprimé quelques modifications à l'instrument de

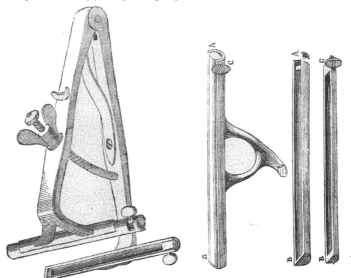

FIG. 1317. — Pince porte-caustique à étau de A. Amussat.

son père. Les cuvettes A (fig. 1317) placées à l'extrémité des branches sont
demi-cilyndriques et renferment deux autres cuvettes B, mobiles sur leur

(1) Alph. Amussat fils, *De la cautérisation circulaire de la base des tumeurs hémorrhoïdales internes* (*Bulletin général de thérapeutique*, 1853, t. XLIV, p. 389,
et XLV).

axe au moyen du bouton C. Il suffit d'imprimer un mouvement de rotation aux cuvettes B pour cacher le caustique ou, au contraire, pour le mettre à découvert. Cette modification est avantageuse en ce qu'elle permet plus facilement de couler du caustique Filhos dans la cuvette qui ne fait plus corps avec la pince ; les cuvettes ainsi chargées sont renfermées, jusqu'au moment d'être mises en usage, dans un flacon bouché à l'émeri et rempli de chaux pulvérisée, afin de préserver le caustique du contact de l'air et de l'humidité. Les branches de la pince de Alph. Amussat sont beaucoup plus résistantes que celles de la pince de J. Z. Amussat, en sorte que le chirurgien peut comprimer la tumeur comme dans un étau. Cet instrument réunit donc, tout à la fois, la cautérisation et l'écrasement.

Le mode d'emploi de la pince-étau est le même que celui de la pince d'Amussat père, mais l'opération est plus rapide ; elle dure de deux à quatre minutes. Pendant tout le temps de l'opération, il faut diriger un jet d'eau froide sur la tumeur et les parties environnantes.

Jobert (de Lamballe) (1) a fait exécuter un instrument auquel il donne le nom de capsule hémorrhoïdale. Cet instrument (fig. 1318) se compose de deux croissants de métal, argent ou maillechort, légèrement concaves et articulés l'un sur l'autre, de manière à pouvoir se rapprocher en interceptant une ellipse plus ou moins allongée. Lorsque l'ellipse a embrassé la base de la tumeur, la capsule est remplie de pâte de Vienne. Il est nécessaire de disposer de capsules de diverses dimensions.

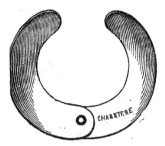 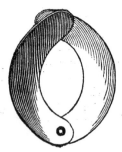

Fig. 1318. — Capsules hémorrhoïdales de Jobert (de Lamballe).

Valette (de Lyon) attaque tout simplement les hémorrhoïdes avec l'entérotome de Dupuytren dans la branche femelle duquel il fixe, avec un fil, une bandelette de pâte au chlorure de zinc. Ce procédé est plus lent que

(1) Jobert (de Lamballe), *Traitement des hémorrhoïdes* (*Union médicale*, octobre 1853 ; et *Bulletin de thérapeutique*, 1853, tome XLV, p. 376).

les précédents, car la cautérisation ne s'effectue qu'en trente-six heures environ, mais il présente plus de garanties contre l'hémorrhagie.

Houston (de Dublin) a préconisé, en 1843, l'acide azotique monohydraté ; Gosselin (1) a employé un grand nombre de fois ce caustique et lui a dû de nombreux succès. Un pinceau à aquarelle trempé dans l'acide constitue tout l'appareil instrumental. Cette méthode, sur laquelle la nature de cet ouvrage nous interdit de nous étendre, est certainement la plus simple et la plus innocente de toutes celles qui ont été préconisées. Nous l'avons employée plusieurs fois avec un résultat pleinement satisfaisant ; aussi, nous n'hésitons pas à dire que les autres méthodes doivent être réservées pour des cas exceptionnels.

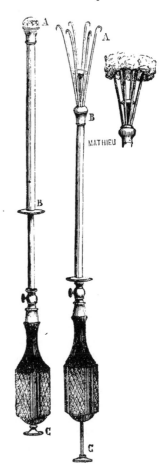

§ 3. — Ligature.

La *ligature* simple par eschatification, faite avec un fil métallique ou un fil de soie, est une méthode lente, dangereuse et horriblement douloureuse.

La section mousse par action traumatique se pratique avec l'écraseur linéaire. Cette méthode est excellente, à la condition que l'on n'embrasse pas plusieurs tumeurs, en une seule fois, dans l'anse de l'écraseur. Il faut recourir au procédé latéral, qui consiste à faire un plus ou moins grand nombre de sections partielles, entre lesquelles on laisse des intervalles de peau saine afin de prévenir les rétrécissements consécutifs (2).

Fig. 1319. — Érigne à branches divergentes de Chassaignac.

(1) Gosselin, *Leçons sur les hémorrhoïdes*. Paris, 1856.
(2) *Bulletins de la Société de chirurgie*, séance du 19 janvier 1859.

Lorsque le chirurgien éprouve trop de difficultés à faire saillir la tumeur avec les doigts, Chassaignac (1) conseille de se servir d'une érigne divergente latérale.

L'érigne divergente de Chassaignac se compose (fig. 1319) d'une canule dans laquelle joue une tige creuse divisée, à son extrémité, en six crochets divergents A. Une rondelle B, placée à l'extrémité inférieure de la canule, sert à la faire avancer ou reculer sur la tige creuse; quand on retire la canule vers le manche, les crochets s'écartent les uns des autres. Un mandrin C terminé par un bouton parcourt toute la longueur de la tige creuse et du manche de l'instrument; le bouton, en glissant entre les crochets, les fixe à un degré d'écartement invariable.

Chassaignac se sert aussi d'une érigne construite sur le même modèle que la précédente, mais en différant en ce que les crochets sont tournés en dedans et saisissent les tissus à la manière d'une pince.

ART. IV. — CHUTE DU RECTUM.

Dans la chute du rectum, la tumeur est quelquefois constituée par la hernie de toutes les tuniques de l'intestin; c'est alors une véritable invagination. Lepelletier a conseillé pour réduire cette tumeur, quand l'invagination a commencé sur un point très-élevé, une sonde de caoutchouc très-longue et assez volumineuse.

Quand la tumeur est constituée par la muqueuse seule, on peut essayer une cure radicale, si les moyens médicaux, astringents, strychnine, électricité, ont échoué. L'ablation de la tumeur, l'excision des plis rayonnés de l'anus, la ligature, ne demandent pas d'instruments spéciaux. Quelquefois on a détruit la tumeur par la cautérisation en recourant au procédé d'Amussat ou de Valette, procédé décrit à l'article *Hémorrhoïdes* (2).

Si ces procédés sont contre-indiqués, il faut réduire la tumeur et la maintenir réduite au moyen de pessaires et de bandages particuliers.

Autant que possible, il faut s'abstenir d'introduire profondément dans l'anus des pessaires, quelle qu'en soit la composition, car ces instruments tendent à dilater un orifice qui l'est déjà trop. L'un des meilleurs bandages est aujourd'hui encore celui qui a été décrit par Alexis Boyer (3). Ce bandage a son point fixe sur les épaules, ce qui le rend plus solide et moins variable dans son action; il se compose : 1° de deux bretelles élastiques semblables à celles dont on se sert habituellement, mais qui se joignent

(1) Chassaignac, *Clinique chirurgicale : Leçons sur le traitement des tumeurs hémorrhoïdales.* Paris, 1858.
(2) Voyez page 656.
(3) Boyer, *Maladies chirurgicales*, t. X, p. 90.

par leurs extrémités antérieures et postérieures où est fixée une boucle ;
2° d'une pelote ovale un peu molle, convexe du côté de l'anus, concave du
côté opposé, ou d'un morceau d'ivoire de même forme et percé de plusieurs
orifices pour l'issue des gaz ; 3° de deux courroies, dont l'une, simple, est
fixée à l'extrémité postérieure de la pelote ou du morceau d'ivoire, et l'autre,
double, est attachée à son bout antérieur : la courroie postérieure monte
derrière le bassin et va se fixer à l'extrémité postérieure des bretelles au
moyen de la boucle qui s'y trouve ; les deux parties de la courroie antérieure, après avoir passé au côté interne des cuisses, se réunissent antérieurement vers le milieu du ventre en une seule bande qui s'attache à la
boucle placée à l'extrémité antérieure des bretelles, ce qui donne au malade la facilité, même en marchant, de relâcher et de serrer à volonté son
bandage. Les courroies doivent, comme les bretelles, être élastiques, afin
qu'elles puissent s'allonger ou se raccourcir pour pouvoir se prêter aux
divers mouvements du corps.

Les pelotes de crin ou d'ivoire exercent quelquefois une pression pénible ; on peut alors recourir très-utilement à la pelote à air ou à eau du docteur Gariel, de caoutchouc vulcanisé. Cette pelote, de forme oblongue, est
supportée par un plancher donnant passage à un tube garni d'un robinet ;
trois sous-cuisses tubulaires de caoutchouc relient la pelote à une ceinture
entourant l'abdomen. Les sous-cuisses tubulaires ont l'avantage de toujours rester ronds, et de ne pouvoir se rouler en une corde qui ne tarde pas
à blesser les malades.

Cloquet a recommandé l'emploi d'un appareil composé d'une ceinture

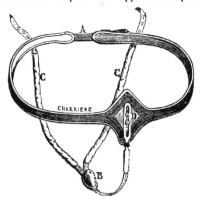

FIG. 1320. — Appareil pour maintenir la chute du rectum.

pourvue à la partie antérieure d'une sorte de crochet d'acier, sur l'extrémité inférieure duquel s'adaptent des pelotes, des coussins, des mor-

ceaux d ivoire de diverses formes, selon l'indication à remplir. L'appareil représenté figure 1320 est construit d'après le système de Cloquet : la tige d'acier recourbée est munie d'une glissière qui permet de la fixer à diverses hauteurs sur la plaque D ; deux sous cuisses CC partent de la pelote B pour mieux assurer sa fixité.

Si les pelotes légèrement bombées appliquées sur l'orifice externe de l'anus ne suffisent pas à maintenir la muqueuse herniée, on peut être contraint à introduire dans l'intestin des pessaires plus ou moins volumineux. Ces pessaires, de bois, d'ivoire, de gomme élastique, sont construits sur le modèle général de celui que nous avons représenté figure 1314. Les pessaires peuvent remplacer la pelote dans les appareils que nous venons de décrire, surtout dans le dernier.

Au lieu de pessaires solides, Blegny, Morgagni et Levret ont employé des vessies insufflées. De nos jours, les pessaires à réservoir d'air mobile ont avantageusement remplacé tous ces systèmes. Nous citerons, en premier lieu, le pessaire rectal de Gariel (1), construit sur les mêmes indications que le pessaire vaginal dont il ne diffère que par son plus petit volume. Le pessaire à air de Frémineau, que nous avons décrit à propos des hémorrhoïdes (2), pourrait être employé utilement dans la cure de la chute du rectum.

Le 8 mars 1870, le docteur Bérenger-Féraud a présenté à l'Académie de médecine un obturateur qui nous semble très-propre à remplir le difficile problème de la contention de la chute du rectum. « Cet obturateur (fig. 1321), dit Bérenger-Féraud (3), consiste en une vessie de caoutchouc mince qui, lorsqu'elle est insufflée, a la forme d'une calotte hémisphérique de 6 centimètres de diamètre, séparée d'une pelote presque plate, de 4 centimètres de diamètre, par une portion rétrécie de 2 centimètres de hauteur et d'épaisseur, ce qui la fait ressembler grossièrement à un verre à pied.

» L'axe de l'instrument est traversé par un tube de 1 centimètre de diamètre, qui est fermé en bas par un robinet b. La partie inférieure qui représente le pied du verre porte, en outre, un autre robinet a servant à gonfler et à dégonfler l'appareil; la surface supérieure, qui est sensiblement concave par le fait de l'existence d'un canal central inextensible, porte, à son milieu, l'orifice supérieur du tube anal sus-mentionné.

» Voici comment s'applique l'obturateur anal : l'instrument étant vide d'air, par conséquent très-mou et peu volumineux, on l'enduit d'un corps mucilagineux, et on l'introduit dans le rectum jusqu'au milieu de sa lon-

(1) Galante, De l'emploi du caoutchouc. Paris, 1869, p. 225.
(2) Voyez page 652.
(3) Bérenger-Féraud, Obturateur anal (Bull. de l'Acad. de méd., 8 mars 1870, t. XXXV, p. 238; et Gazette hebdomadaire, 2ᵉ série, t. VII, p. 148).

gueur à l'aide de la pulpe de l'index droit. Plaçant alors un insufflateur au robinet *a*, on fait pénétrer de l'air par la pression de la main gauche, et l'obturateur ainsi gonflé empêche l'issue des gaz et des matières intestinales à l'extérieur. Quand on veut retirer l'instrument, il suffit d'ouvrir le robinet *a*, et l'air s'échappant librement l'obturateur est expulsé spontanément ou par la plus légère traction. Le robinet *b* sert à introduire, quand besoin est, un liquide médicamenteux dans l'intestin pendant que l'instrument est en place. »

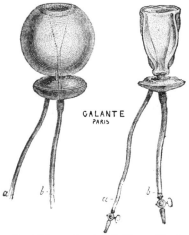

Fig. 1521. — Obturateur de Bérenger-Féraud.

L'obturateur de Bérenger-Féraud peut être employé à une foule d'autres indications que la chute du rectum. Il sera très-utile toutes les fois qu'il sera nécessaire d'exercer une compression sur la partie inférieure de l'anus et du rectum : — il constitue un excellent appareil de prothèse à opposer à l'incontinence des matières fécales ; —enfin, il peut aider puissamment la thérapeutique en permettant de conserver aussi longtemps qu'on le désire les matières injectées dans le rectum, en particulier dans les maladies, comme la dysenterie, le choléra, où les matières sont incessamment rejetées.

ART. V. — RÉTRÉCISSEMENT DU RECTUM.

§ 1. — Instruments ;d'exploration.

Il faut avant tout reconnaître le siége, la forme et le degré de la coarctation.

Le doigt peut servir à apprécier la profondeur et le degré de la coarctation. Pour les cas où le rétrécissement est très-élevé, Amussat (1) a fait
construire un doigt artificiel de bois qui se surajoute au doigt indicateur de
l'opérateur par un dé ; il est composé de trois parties ou articulations,
analogues à celles des phalanges, que l'ont fait mouvoir, comme les doigts,
en deux sens opposés par des rubans.

Si le doigt est insuffisant, il faut recourir à des bougies analogues à
celles que l'on emploie pour l'exploration du canal de l'urèthre. Amussat
fait observer que les bougies doivent être courbes ; le bec d'une bougie
droite heurterait contre la concavité du sacrum. Les sondes métalliques
doivent avoir une courbure supérieure d'un tiers à celle des sondes à
grande courbure du canal de l'urèthre.

Pour reconnaître l'étendue du rétrécissement, Laugier a proposé l'emploi d'une sonde de moyen calibre, munie à son extrémité d'un petit sac
de baudruche susceptible d'acquérir, par l'insufflation, un développement
de 15 à 18 lignes de diamètre; lorsque l'extrémité de la sonde a dépassé
le rétrécissement, on insuffle le petit sac de baudruche, puis on exerce sur
la sonde une légère traction pour la retirer ; elle subit nécessairement un
temps d'arrêt quand la baudruche presse sur le rétrécissement. Marquant
alors avec le doigt le point d'affleurement de la sonde au niveau de l'anus,
il suffit de retirer la sonde, après avoir laissé échappé l'air, et de la porter
sur un mètre pour connaître le degré de profondeur de l'orifice interne
de la coarctation ; cette mesure, comparée à celle que l'on a obtenue au
préalable pour la profondeur de l'orifice inférieur, permet de constater, par
une simple soustraction, la longueur du rétrécissement.

Nélaton dit aussi s'être servi utilement, pour mesurer les rétrécissements,
de l'instrument imaginé par Pajot pour le décollement du placenta.

Les procédés employés pour le traitement du rétrécissement du rectum
sont : la dilatation, l'incision et la cautérisation.

§ 2. — Dilatation.

P. J. Desault pratiquait la dilatation graduée avec des mèches enduites
de cérat qu'il rendait de plus en plus volumineuses. Au lieu de mèches, on
peut employer des sondes d'étain, de caoutchouc, ou des suppositoires
auxquels on donnera une forme et une longueur en rapport avec le rétrécissement (fig. 1322, 1323 et 1324). Les meilleurs suppositoires sont ceux
de caoutchouc ou d'ivoire ; Chassaignac recommande de donner à ces suppositoires un petit prolongement olivaire soutenu par une tige légèrement

---

(1) Amussat, *Quelques observations pratiques sur les obstructions du rectum*
(*Gazette médicale*, année 1839, p. 1).

flexible. Si les suppositoires doivent rester à demeure, ils seront percés d'un orifice central pour le passage des gaz.

Bermond a imaginé un appareil très-ingénieux pour la compression permanente. Cet appareil se compose d'une canule creuse ouverte à ses deux extrémités et munie, sur sa face externe, de rainures sur lesquelles

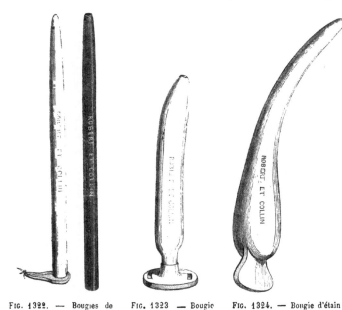

Fig. 1322. — Bougies de caoutchouc ou de cire.   Fig. 1323 — Bougie d'ivoire flexible.   Fig. 1324. — Bougie d'étain de Ph. Boyer.

se fixe une chemise de toile; la première canule est exactement remplie par une deuxième canule terminée en cul-de-sac à sa partie supérieure. Lorsque l'appareil ainsi disposé a été introduit dans le rectum, on glisse, avec des pinces, entre la canule externe et la .che^m_ise de toile, des brins de charpie qui doivent être disposés de manière à exercer le maximum de la pression au point le plus rétréci. Quand le malade veut aller à la garde-robe on retire la canule interne.

Costallat (1) a proposé un appareil applicable spécialement aux rétrécissements qui occupent une situation très-élevée au-dessus de l'orifice anal. C'est une chemise en forme de condom, qu'un long stylet boutonné pré

---

(1) Costallat, *Gazette médicale*, 1835, t. II; et *Essai sur un nouveau mode de dilatation spécialement applicable au rectum*. Paris, 1834.

cède et qu'une sonde de gomme élastique conduit, puis qu'on transforme
en mêche au moyen de fils de coton, qu'un stylet fourchu glisse à son intérieur. Costallat affirme avoir obtenu de nombreux succès par ce procédé ;
Velpeau (1), tout en louant l'instrument de Costallat fait observer qu'il a
eu l'occasion de traiter pour une récidive une femme que Costallat comp-
tait au nombre de ses succès les plus assurés.

On peut aussi recourir, surtout si le rétrécissement est simple, à la dilatation forcée ;
celle-ci peut se faire avec les doigts, suivant le
procédé indiqué par Récamier pour le traitement de la fissure à l'anus.

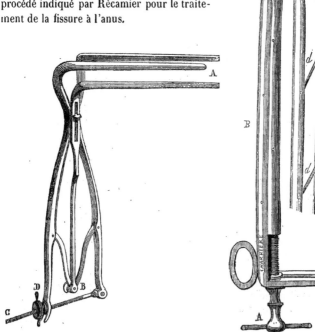

FIG. 1325. — Dilatateur de H. Larrey
et Demarquay.

FIG. 1326. — Dilatateur rectal
de Huguier.

Pour maintenir la dilatation jusqu'à cicatrisation complète, Nélaton
conseille de remplir le rectum avec une poche de caoutchouc insufflée après
son introduction.

Si les doigts ne suffisent pas, il faut recourir à des dilatateurs mécaniques.

(1) Velpeau, *Éléments de médecine opératoire*, t. IV, p. 755.

Ancelin a proposé un dilatateur composé de trois lames métalliques susceptibles d'écartement. Thouret et Vicq d'Azyr ont fait un rapport favorable de cet instrument. Astley Cooper s'est servi des tenettes que l'on emploie pour l'extraction des calculs vésicaux.

H. Larrey et Demarquay ont fait construire un dilatateur (fig. 1325) composé de trois tiges triangulaires A, présentant chacune deux faces planes et une face convexe. Lorsque l'instrument est fermé, les trois tiges se touchent par leurs faces planes en formant un cône arrondi. Les deux tiges latérales portent, à l'arrière, deux branches divergentes fixées à angle droit ; la tige inférieure se termine par une branche qui lui est aussi perpendiculaire et qui est reliée aux deux précédentes par deux leviers articulés B ; cette disposition rend les trois tiges solidaires l'une de l'autre ; il suffit, pour les écarter, de rapprocher les branches portant les tiges latérales. Un écrou D, roulant sur un pas de vis C interposé aux deux branches, imprime une force irrésistible à l'action de cet instrument.

Le dilatateur de Huguier (fig. 1326), construit sur le modèle de Rigaud et Montain pour les rétrécissements de l'urèthre, se compose de deux branches C B reliées entre elles par des leviers mobiles d. Une vis A placée à l'arrière de l'instrument, entre les deux branches, en détermine l'écartement.

Les deux dilatateurs que nous venons de décrire peuvent rendre des services très-réels si le rétrécissement occupe l'anus lui-même et la région sphinctérienne. Si ces parties ne participent pas à la maladie, il est préférable d'employer les dilatateurs de Nélaton ou de Beylard, qui ne dilatent que le point rétréci en respectant le sphincter.

Le dilatateur de Nélaton (fig. 1327) a une courbure qui lui permet de

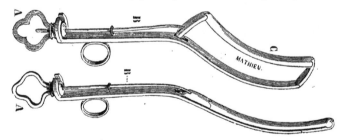

FIG. 1327. — Dilatateur rectal de Nélaton.

pénétrer dans les parties profondes du rectum. Un écrou A et un levier B écartent parallèlement les deux branches comme cela est représenté en C. Le degré de l'écartement peut être gradué facilement.

Le dilatateur de Beylard (1) se compose (fig. 1328) d'une tige creuse de la grosseur d'une sonde à l'extrémité A de laquelle se trouvent six branches articulées, libres, et maintenues seulement par une rondelle de caoutchouc. Ces branches réunies ont la grosseur d'une olive, au centre de laquelle se

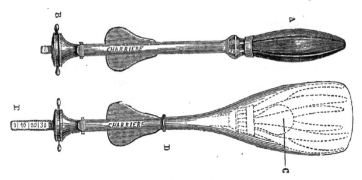

FIG. 1328. — Dilatateur de Beylard.

trouve une boule C fixée à l'extrémité d'une tige droite E, munie d'un pas de vis; la boule monte et descend au moyen de l'écrou de rappel B qui se trouve à sa partie inférieure. Le jeu de la boule force les branches à s'ouvrir au degré voulu.

§ 3. — Incision.

Introduite dans la pratique par le chirurgien anglais Wiseman, l'incision des rétrécissements du rectum a été répétée depuis un bon nombre de fois. Elle convient surtout, dit Sédillot (2), aux rétrécissements membraneux et aux brides peu épaisses.

L'instrument le plus simple est le bistouri boutonné conduit sur le doigt indicateur (3). Si le rétrécissement est très-étroit, on peut remplacer le bistouri par le scarificateur d'Amussat.

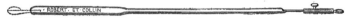

FIG. 1329. — Scarificateur d'Amussat.

Le scarificateur d'Amussat (fig. 1329), est composé d'une canule dans laquelle joue une tige dont l'extrémité rectale est munie, d'un côté, d'une

(1) Beylard, *Nouveau dilatateur anal* (*Bull. de l'Acad. de méd.*, 10 mars, 1857, t XXII, p. 454; et *Bulletin de thérapeutique*, 1857, t. LII, p. 287).
(2) Sédillot et Legouest, *Traité de médecine opératoire*, t. II, p. 342.
(3) Gosselin, *Rétrécissements syphilitiques du rectum* (*Archives génér. de méd.*, 5e série, t. IV, 1854).

lame d'un centimètre de longueur sur un quart de centimètre de argeur, et, du côté opposé, d'un petit crochet mousse. La lame peut sortir à volonté de la canule au moyen d'une pression exercée sur le manche de l'instrument.

Alph. Amussat a conseillé un rectotome (fig. 1330, 1331 et 1332) qui ressemble, par sa configuration générale, au dilatateur de H. Larrey. A la tige

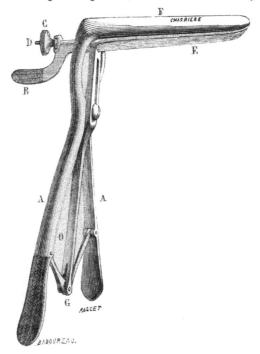

FIG. 1330. — Rectotome de A. Amussat, fermé.

inférieure E est adaptée une gaine creuse représentée isolément en N, B (fig. 1332) dans laquelle joue un mandrin D muni d'une lame articulée L. Un pas de vis C fait sortir ou rentrer cette lame à volonté.

Richet (1) s'est servi avec succès d'un instrument avec lequel il ne se contente pas d'inciser les rétrécissements ; il en emporte une pièce plus ou moins considérable. Cet instrument (fig. 1333) se compose de deux tiges A et B ; la tige A se termine par un anneau qui lui est perpendiculaire ; la tige B par une plaque perpendiculaire aussi et munie de dents.

(1) Richet, in Sauri, thèse de Paris.

Un pas de vis C faisant jouer les deux tiges l'une sur l'autre, détermine le

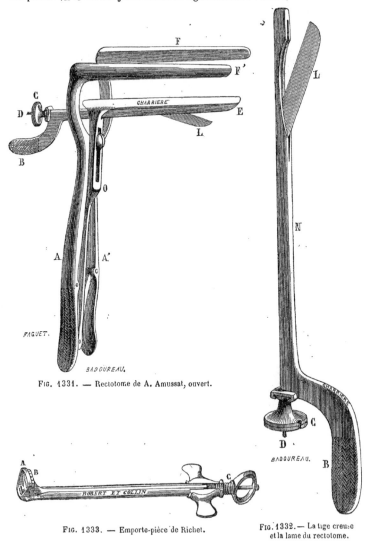

FIG. 1331. — Rectotome de A. Amussat, ouvert.

FIG. 1333. — Emporte-pièce de Richet.

FIG. 1332. — La tige creuse
et la lame du rectotome.

rapprochement de la plaque et de l'anneau qui enlèvent une portion circulaire du rétrécissement.

Richet s'est servi de son rectotome de la manière suivante : « Le doigt indicateur gauche préalablement graissé fut introduit dans le rectum jusque dans l'orifice du rétrécissement. La branche femelle de l'instrument séparée de l'autre branche fut glissée sur le doigt indicateur jusqu'au niveau de la valvule, et là, par un mouvement de bascule, on lui fit traverser le rétrécissement, de manière que, après l'avoir ramené dans la position verticale, elle accroche solidement la portion de la valvule correspondant au rectum. Les dents dont est pourvue la plaque horizontale de cet instrument étant solidement implantées dans la paroi supérieure de la valvule, la branche mâle fut introduite dans la branche femelle, et par l'écrou on rapprocha les deux valves de l'instrument, de façon à couper toute la portion de la valvule comprise entre les deux plaques. »

§ 4. — Cautérisation.

Très-peu employée, cette méthode n'a généralement d'autre résultat que d'aggraver la situation du malade après avoir procuré un bien-être momentané.

Broussais fut cautérisé à diverses reprises ; après la cautérisation, on croyait avoir un libre passage, mais, dix jours plus tard, la coarctation était plus prononcée qu'auparavant. Il est vrai qu'il s'agissait ici d'un cancer, mais le même fait se produit quelle que soit la nature de la coarctation.

J. Z. Amussat (1), pour cautériser Broussais, s'était servi d'un porte-caustique d'argent, de la grosseur du doigt annulaire ; la cuvette, longue de 2 pouces et large de six lignes, était divisée en quatre compartiments pour mieux fixer le nitrate d'argent.

Nous ne décrirons pas les porte-caustiques spécialement destinés au rectum ; qu'il nous suffise de dire qu'ils ressemblent, au volume près, aux porte-caustiques uréthraux.

Si la cautérisation actuelle et potentielle doit être bannie du traitement des coarctations rectales, il n'en est pas de même de l'électrolyse, surtout si l'on a soin de n'introduire que le pôle négatif, le pôle positif étant appliqué sur la cuisse du malade ; on détermine ainsi des cicatrices molles. Nous avons eu l'occasion d'employer cette méthode sur un malade atteint de cancer du rectum, inaccessible aux instruments tranchants ; nous n'avons certes pas sauvé ce malade, mais nous avons réussi à assurer un libre et facile écoulement aux matières fécales pendant toute la durée de la maladie.

(1) Amussat, *Relation de la maladie de Broussais, suivie de quelques réflexions pratiques sur les obstructions du rectum* (*Gazette médicale*. Paris, 1839).

ART. VI. — FISSURES A L'ANUS.

Les opérations de fissures à l'anus ne nécessitent pas d'instruments spéciaux. L'incision elle-même peut se faire avec le bistouri ; si l'on recourt à
l'incision sous-cutanée, on substitue le ténotome au bistouri.

Blandin a cependant fait construire un bistouri spécial pour l'incision
sous-cutanée.

Dans le bistouri à lame cachée de Blandin, la lame est cachée dans
une gaîne plate ; la gaîne remonte dans l'intérieur du manche par un
mécanisme absolument identique avec celui du canif à coulisse qu'emploient
les écoliers (fig. 1334).

ART. VII. — CORPS ÉTRANGERS DU RECTUM.

Les corps étrangers du rectum sont extrêmement variables par leur
nature et leur volume. Les doigts, des pinces, des crochets empruntés à
l'arsenal général de la chirurgie, suffisent à leur extraction. Les internes
de l'Hôtel-Dieu ont employé le forceps pour extraire un grand verre de
table.

Pour retirer les matières fécales accumulées, on emploie habituellement une curette en forme de cuiller (fig, 1335); une cuiller ordinaire de
faible dimension peut remplir le même office.

ART. VIII. — IMPERFORATION CONGÉNIALE DE L'ANUS.

Quand dans un cas d'imperforation, aucune sensation de mollesse ou de
fausse fluctuation n'est perçue par le doigt, J. L. Petit conseille de faire
une ponction avec le trocart.

P. Guersant (1) a proposé un trocart particulier dont voici la description.

« Le trocart destiné à ces opérations devant être d'un diamètre plus
petit que celui des trocarts à hydrocèle constitue un instrument spécial;
Guersant a eu l'idée de faire creuse la tige A, ainsi que la canule B, d'une
raînure, comme le montre la figure 1336. Lorsque l'instrument a pénétré dans l'ampoule rectale, la tige est retirée et la canule est maintenue
en place pour remplir l'office d'une sonde cannelée pour le débridement
des parties. Afin de faciliter le mouvement de cette portion de l'instrument, Guersant a fait pratiquer à son extrémité libre un pas de vis qui

_____

(1) Guersant, *De l'état de la thérapeutique concernant les vices de conformation
congénitaux* (*Bull. de thérap.*, 1855, t. XLIX, p. 11). — Voyez T. Holmes, *Thérapeutique des maladies chirurgicales des enfants,* trad. par O. Larcher. Paris, 1870,
p. 209.

permet d'y fixer une longue tige c, cette tige dans la gravure est couverte

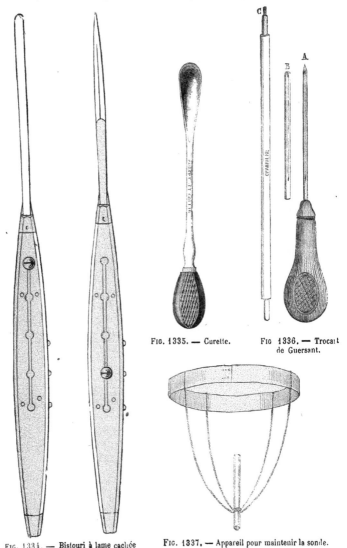

FIG. 1335. — Curette.

FIG 1336. — Trocart de Guersant.

FIG. 1334. — Bistouri à lame cachée de Blandin.

FIG. 1337. — Appareil pour maintenir la sonde.

d'un bout de sonde ; c'est qu'en effet, lorsque la continuité de l'intestin a été rétablie, la canule et cette tige ainsi réunies forment un long mandrin, sur lequel on fait glisser une sonde destinée à s'opposer à la déchirure des parois du trajet nouvellement créé. Cette sonde est fixée à l'aide de fils à une bande placée autour du corps de l'enfant (fig. 1337). Un peu plus tard, Guersant lui substitua une canule d'ivoire flexible dont le diamètre varie selon la disposition des parties à se coarcter.

CHAPITRE XI

INSTRUMENTS EMPLOYÉS DANS LES OPÉRATIONS QUI SE PRATIQUENT SUR LES ORGANES GÉNITO-URINAIRES DE L'HOMME.

ARTICLE PREMIER. — PHIMOSIS.

Le phimosis est caractérisé par l'allongement du prépuce uni à une coarctation plus ou moins prononcée de son orifice.

Des pinces à ligature, une sonde cannelée, des bistouris droits ou des ciseaux, des aiguilles à suture ou des serres-fines, constituent tout l'appareil nécessaire à l'opération du phimosis, quel que soit d'ailleurs le procédé que l'on emploie.

Cependant on peut se servir utilement de quelques instruments spéciaux, surtout pour le procédé de la circoncision. Vidal (de Cassis) (1) conseille de saisir toute la portion du prépuce à inciser avec une pince à pression continue (fig. 1338) ; les mors allongés de cette pince sont garnis de petites

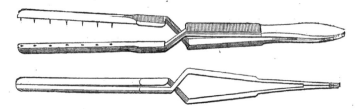

Fig. 1338 — Pince à phimosis de Vidal (de Cassis).

pointes destinées à fixer les parties et à empêcher la muqueuse de glisser.

Le bistouri conduit le long des mors de la pince, et au-dessous d'elle coupe le prépuce avec une grande précision.

(1) Vidal (de Cassis), *Traité de pathologie externe*, 5e édition. Paris, 1861, t. V, p. 253.

Ricord emploie une pince à pansement à mors très-allongés (fig. 1338), remplissant exactement le même but que la pince de Vidal. Le choix entre ces deux instruments est à peu près indifférent.

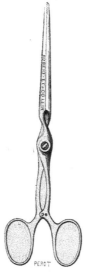 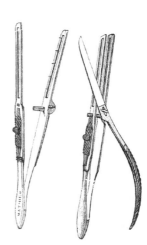

Fig. 1338. — Pince à phimosis de Ricord.   Fig. 1339. — Pince à phimosis de Tripier.

A. Tripier a fait construire par Mathieu une pince avec laquelle on saisit la portion du prépuce à retrancher (fig. 1339) ; une lame-bascule adaptée à la pince permet de pratiquer l'incision du lambeau au moment où il vient d'être saisi. Cet instrument est très-ingénieux, mais on est en droit de se demander si un mécanisme aussi spécial est véritablement utile pour une opération aussi simple.

La difficulté d'inciser une portion suffisante de la muqueuse en même temps que la peau a suggéré la pensée d'une foule d'instruments. Nous signalerons entre autres l'érigne à trois crochets de Borelli (1), qui a pour but de saisir la muqueuse en face de la base du gland, et de la soulever fortement en l'entraînant en avant de l'extrémité de celui-ci. G. Chauvin(2) a cherché à atteindre le même but en refoulant le gland ; Sédillot et H. Larrey parlent avec éloges de l'instrument de Chauvin tout en ne se dissimulant pas qu'il est trop compliqué pour être vraiment pratique.

(1) Borelli, *Nouvel instrument pour l'opération du phimosis* (*Gaz. med. sardoa*, 1853, et *Bulletin de thérapeutique*, 1853, t. XLV, p. 141).
(2) Chauvin, thèse de Strasbourg, 1849.

Panas a proposé en 1867 (1) des pinces avec lesquelles il peut faire l'opération en un seul temps, c'est-à-dire, couper d'un seul coup la peau et la muqueuse au niveau convenable. Après avoir placé une pince fixatrice sur le prépuce, Panas saisit cet organe avec une pince fenêtrée glissée sous la première dans une direction oblique et parallèle à la base du gland ; à l'aide d'une vis mobile à écrou, et placée en haut, on ramène les deux branches de la pince fenêtrée au parallélisme. Le gland se tasse et fuit en arrière comme un noyau de prune que l'on écrase entre les doigts ; dès lors l'incision du prépuce peut se faire en un seul temps. Si au lieu de serre-fine pour la réunion on veut recourir à la suture, Panas emploie une pince à deux fenêtres ; après avoir passé les points de suture, au préalable, par la fenêtre la plus rapprochée de la racine de la verge, il fait courir le couteau dans la fenêtre antérieure de la pince.

S. Duplay a fait construire aussi une pince avec laquelle on peut passer les points de suture avant de faire la section du prépuce ; c'est tout simplement une pince de Vidal dont les mors sont percés de trous séparés par des intervalles de quelques millimètres. Quand la pince est en place, on traverse ses orifices et, par conséquent, les parois adossées du prépuce, avec des aiguilles fines munies de fils de soie, ou, mieux, de fils métalliques capillaires ; il suffit ensuite de couper ces fils par leur milieu pour que le nouveau limbe du prépuce soit entouré de liens qu'il ne s'agit plus que de serrer au point convenable. Remarquons que la présence de ces fils n'empêcherait pas de couper la muqueuse sur le dos du gland si ce temps de l'opération était reconnu nécessaire.

Un grand nombre d'autres pinces ont encore été proposées. Après avoir pratiqué un très-grand nombre de fois l'opération du phimosis, nous déclarons ne pas comprendre la valeur de toute cette instrumentation ; une pince de Ricord ou de Vidal, si l'on se propose de réunir par des serres-fines, les instruments de Panas et surtout de Duplay si l'on veut recourir à la suture, remplissent toutes les indications. Ce n'est pas en employant un instrument de préférence à un autre que l'on peut obtenir la réunion par première intention, mais en apportant un soin minutieux aux divers temps de l'opération.

Si le chirurgien n'a d'autre but que d'agrandir l'orifice du prépuce, sans inciser une portion exubérante, il pourra tenter la dilatation forcée à l'exemple du docteur Elliot Cones et de Nélaton.

Le dilatateur du docteur Elliot Cones, chirurgien de l'armée des États-Unis, est une pince courte, à deux branches, dont l'extrémité mousse est

(1) Panas, *Bulletin de la Société de chirurgie*, 23 octobre 1867.

élargie et légèrement convexe en dehors et concave en dedans (1). Les deux mors s'écartent l'un de l'autre par un pas de vis sortant d'une branche et s'arc-boutant contre l'autre.

La pince de Nélaton ne diffère de la pince à trachéotomie de Laborde décrite page 561, qu'en ce que la vis, faisant saillie entre les deux tiges à anneaux, permet de limiter et de fixer à l'avance le degré d'écartement des branches.

ART. II. — INSTRUMENTS POUR LA CURE DU VARICOCÈLE.

La cure radicale peut être tentée par diverses méthodes dont les principales sont la compression, la cautérisation, la ligature, l'enroulement des veines.

A. *Compression.* — Breschet (2) proposa de comprimer les veines entre les mors d'une pince (fig. 1340) analogue à l'entérotome de Dupuytren ; son but était de déterminer la mortification des tissus. Landouzy (3) modifia légèrement la pince de Breschet ; il rendit les mors plus courts (fig. 1341) et les fit précéder par des branches parallèles, mais espacées, afin de ne pas exercer la compression dans une étendue exagérée.

Sanson qui cherchait simplement à oblitérer les veines par la coagulation du sang employait l'appareil qui a été décrit tome Ier, page 451.

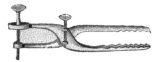 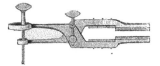

FIG. 1340. — Pince de Breschet.　　　　FIG. 1341. — Pince de Landouzy.

Velpeau (4) exerce la compression par un procédé infiniment plus simple que les précédents ; deux épingles glissées sous les veines, à 3 centimètres l'une de l'autre, et un fil à ligature jeté en huit de chiffre, constituent tout l'appareil.

B. *Cautérisation.* — En 1845, Am. Bonnet (de Lyon) (5) proposa un instrument spécial pour cautériser les veines avec le chlorure de zinc. Cet

(1) Elliot Cones, *Traitement mécanique du phimosis* (*Med. and surg. Reports* et *Bulletin de thérapeutique*, 1867, t. LXXII, p. 519).
(2) Breschet, *Gazette médicale*, 1834, p. 33.
(3) Landouzy, *Journal des connaissances médico-chirurgicales*, mars 1838.
(4) Velpeau, *Traité de médecine opératoire*, t. II, p. 283.
(5) Bonnet *in* Philippeaux. *Traité de la cautérisation*. Paris, 1855.

instrument (fig. 1342) se compose de deux languettes A A, unies entre
elles par deux ressorts perpendiculaires B B ; les deux vis de pression C

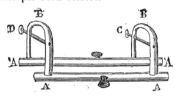

placées à la partie supérieure des
ressorts rapprochent les baguettes
au degré voulu. Après avoir saisi
la peau et la veine entre les baguettes, l'opérateur incise la peau
et applique sur la veine une couche de chlorure de zinc.

FIG. 1342 — Instrument de A. Bonnet, de Lyon.

On peut aussi employer des
pinces analogues à celles d'Amussat pour les hémorrhoïdes, page 654.
Nélaton (1) a proposé une pince porte-caustique composée de deux branches (fig. 1343), dont l'une appelée branche supérieure, ou porte-caustique,
est échancrée dans son milieu pour recevoir le caustique, tandis que l'autre,
inférieure, sert à maintenir et à comprimer les parties du scrotum comprises
entre les deux mors. Ces deux branches s'articulent entre elles dans leur
milieu au moyen d'une vis. Au delà de cette articulation se trouve un ressort

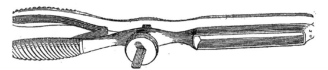

FIG. 1343. — Pince porte-caustique de Nélaton.

entre les deux branches. Cette articulation peut subir divers degrés d'écartement, afin de se prêter aux divers volumes des tumeurs variqueuses, de
telle sorte que l'écartement qui existe en un point donné, peut être plus
grand ou plus petit, selon les points de l'articulation dans lesquels on engage la
vis. A l'extrémité de chaque branche existent deux petits trous; ces trous,
situés en face les uns des autres, sont destinés à recevoir des épingles à
insectes qui séparent le canal déférent des veines variqueuses sur lesquelles on doit appliquer le caustique. La branche inférieure comprime la
veine variqueuse, la branche supérieure venant s'appliquer dessus.

Valette (de Lyon) nous a fait connaître (2) un appareil auquel il a dû
de nombreux succès.

L'appareil de Valette se compose de deux tiges identiques (fig. 1344),
réunies par deux vis C C. Chaque tige est formée de deux parties :

.   (1) Nélaton, Éléments de pathologie chirurgicale. Paris, 1858.
    (2) Valette, communication manuscrite.

la partie A G, arrondie extérieurement, offre du côté opposé une surface plane ; sur cette face, la tige est creusée d'une gouttière FE destinée à recevoir de la pâte de chlorure de zinc. La seconde partie D est taillée sur le modèle des aiguilles à séton ; elle est unie à la première par un pas de vis situé au niveau de la lettre K. Ceci posé, voici comment on

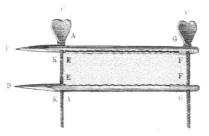

Fic. 1344. — Appareil de Valette (de Lyon).

pratique l'opération : le sujet étant debout, afin que les veines soient aussi gonflées que possible, le chirurgien saisit le canal déférent entre le pouce et l'index de la main gauche, et l'attire en arrière, pendant qu'un aide soulève la portion du scrotum qui renferme les veines. Ces précautions prises, l'une des tiges garnies de caustique est poussée, au travers du scrotum, *entre les veines et le canal déférent.* Ce premier temps accompli, la pointe D K est dévissée rapidement, et le malade peut être mis sur son lit. La deuxième tige, également chargée de caustique, traverse alors le scrotum, en passant par les ouvertures d'entrée et de sortie de la première tige, *mais entre la peau et les veines.* Toutes les veines sont nécessairement comprises entre les deux tiges ; il ne reste plus qu'à dévisser la pointe D K de la deuxième tige et à faire agir la vis C pour rapprocher les deux tiges A G, qui coupent les veines par l'action simultanée de la compression et de la cautérisation. L'appareil doit rester en place pendant trois jours ; le troisième jour, après avoir enlevé les deux vis C, on retire successivement les deux tiges A G, et l'opération est terminée.

Les avantages attribués par Valette à ce procédé sont les suivants : 1° la douleur est très-modérée et ne dure que quelques heures ; 2° le succès est aussi assuré que possible, car les veines sont nécessairement coupées et détruites dans une certaine étendue ; 3° l'opération est innocente, car la phlébite, grâce à la cautérisation, est toujours adhésive.

L'expérience a confirmé la théorie ; l'opération, pratiquée douze fois par le docteur Valette, et deux fois par le docteur Leliévant, a été couronnée d'un succès complet.

C. *Ligature*. — La ligature sous-cutanée exécutée d'après le procédé de Gagnebé, modifié par Ricord, est surtout employée. Ce procédé consiste à faire passer en arrière du paquet variqueux, au moyen d'une aiguille droite, un fil double dont l'anse et les chefs pendent au dehors ; un deuxième fil est passé au devant des veines, par les orifices qui ont livré passage au premier ; l'anse du deuxième fil doit être du même côté que les chefs du premier. Les chefs du premier fil étant passés dans l'anse du second, les chefs du second dans l'anse du premier, il ne reste qu'à tirer les chefs opposés pour que les veines variqueuses soient étreintes dans la ligature.

La striction des fils est assurée par un serre-nœud (fig. 1345). Le serre-nœud de Ricord se compose d'une pièce d'acier A, trempée en ressort courbe, et creusée, sur sa convexité, d'une rainure dans laquelle courent les chefs de la ligature ; ceux-ci sont tendus par un treuil horizontal C, dont la base, dentée à sa circonférence, s'arrête à un clou au degré jugé nécessaire ; le treuil est pourvu d'un écrou B vissé à son extrémité.

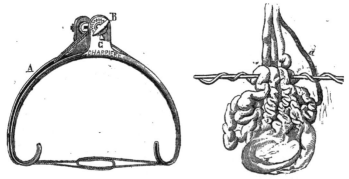

FIG. 1345. — Serre-nœud de Ricord.   FIG. 1346. — Mode d'emploi du fil et des aiguil'es de Vidal (de Cassis).

D. *Enroulement*. —L'enroulement, procédé imaginé parVidal (de Cassis), consiste à passer un fil d'argent (fig. 1346) en arrière des veines et un autre en avant, afin que ces vaisseaux soient compris entre deux fils qui ont des ouvertures communes d'entrée et de sortie au travers des téguments. En tordant les extrémités de ces fils, on détermine l'enroulement des veines ; celles-ci s'enroulent sur le double fil comme une corde sur un treuil (1).

Les instruments nécessaires à cette opération sont deux aiguilles et deux

(1) Vidal (de Cassis), *Traité de pathologie externe*, t. V, p. 230, 5ᵉ édition. Paris, 1861.

fils d'argent (fig. 1347). Les aiguilles *a c* sont lancéolées à une extrémité, et taraudées à l'extrémité opposée. Les fils d'argent *b d*, ont un petit pas de

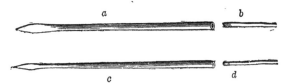

FIG. 1347. — Aiguilles et fils pour l'enroulement (grandeur réelle).

vis pour se fixer sur les aiguilles. L'aiguille *a* et le fil *b* qui doivent passer en arrière des veines ont un diamètre supérieur à l'aiguille *c* et au fil *d* qui passent en avant.

ART. III. — CATHÉTÉRISME.

Le cathétérisme est une opération qui consiste à introduire, jusque dans l'intérieur de la vessie, en traversant le canal de l'urèthre, un instrument plein ou creux, dans le but de donner issue à l'urine, d'explorer les voies urinaires, de traiter un rétrécissement, etc. Dans cet article, nous nous occuperons exclusivement du cathétérisme évacuateur.

§ 1. — Instruments destinés au cathétérisme évacuateur, dans les circonstances où il n'existe pas de lésions prononcées du canal de l'urèthre.

Le cathétérisme se pratique avec des sondes ; les sondes sont des tubes cylindriques droits ou courbes, rigides ou élastiques. Nous nous occuperons en premier lieu des sondes rigides.

Les sondes rigides peuvent être faites de divers métaux. Les sondes trouvées à Pompéi étaient d'airain ; le cuivre, utilisé plus tard, a été abandonné à cause de la facilité avec laquelle il se recouvre de vert-de-gris. L'or et le platine sont les métaux les plus convenables parce qu'ils présentent une grande solidité sous un petit volume ; cependant l'argent est plus généralement employé en raison de sa moindre valeur pécuniaire. Quelquefois on emploie l'étain qui possède l'avantage de prendre les inflexions les plus variées sous la pression de la main du chirurgien.

La sonde dont on se sert le plus souvent est formée d'un tube droit et cylindrique dont l'extrémité se recourbe de manière à représenter le quart d'un cercle de 9 à 16 centimètres de diamètre (fig. 1348). Ce tube porte près de son extrémité vésicale, ou bec, deux yeux latéraux de forme légè-

rement ovalaire, presque ronde ; l'extrémité opposée qui porte le nom de
pavillon est légèrement évasée pour recevoir la canule d'une seringue dans
le cas où une injection d'eau dans la vessie serait nécessaire ; elle est munie
de deux anneaux qui aident le chirurgien à saisir l'instrument. Ces anneaux
servent aussi à indiquer la situation du bec lorsque celui-ci a pénétré dans
l'urèthre.

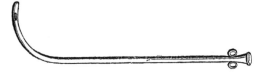

FIG. 1348. — Sonde courbe.

Le diamètre moyen de la sonde est de 5 millimètres ; sa longueur est de
30 centimètres.

Afin de placer commodément la sonde dans la trousse on la divise en
deux parties. Autrefois ces deux parties étaient réunies par un simple
pas de vis faisant partie d'une petite pièce creuse et soudée à l'intérieur

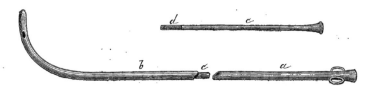

FIG. 1349. — Sonde de trousse.

de l'un des tubes. Ce système était vicieux ; le pas de vis ne tardait pas à se
fausser, et, accident plus grave, le tube antérieur se détachait parfois en
exposant l'opérateur à laisser la moitié de la sonde dans la vessie.

Charrière a remédié à ces inconvénients en réunissant les deux moitiés
a b par un tube creux *c* et muni d'un pas de vis extérieur en *d* (fig. 1349). Le
tube *c* après avoir traversé, à frottement doux, toute la longueur du tube *a*
se visse en *e*, à l'extrémité de la partie *b*. Le seul reproche que l'on puisse
faire à ce système consiste dans la réduction notable qu'il fait subir au
calibre intérieur de la sonde ; mais c'est là un fait insignifiant quand la
vessie ne contient que de l'urine. Si la sonde devait donner passage à des
caillots de sang ou à d'épaisses mucosités, il serait préférable de recourir à
un instrument d'une seule pièce.

La disposition des ouvertures placées sur le bec de la sonde a beaucoup varié. Les anciens donnaient à ces ouvertures la forme d'une fente allongée de 10 millimètres de longueur environ sur 3 millimètres de largeur ; à leurs deux extrémités, ces fentes prenaient la forme d'un angle très-aigu. Tel était le premier modèle de Franco (fig. 1350). La muqueuse uréthrale

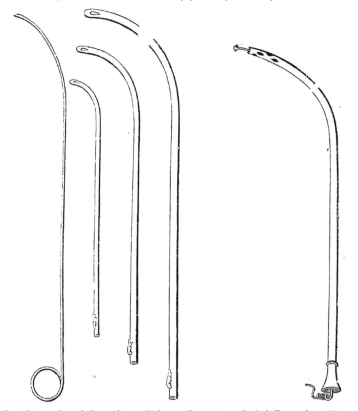

FIG. 1350. — Sonde de Franco (1er modèle).   FIG. 1351. — Sonde de Franco (2e modèle).

s'engageait souvent dans ces fentes et était pincée par l'extrémité amincie, au moment où l'on retirait la sonde. Pour éviter cet accident, Franco imagina de placer une ouverture unique sur le bec de sonde, dans le prolongement de l'axe de l'instrument (fig. 1351) ; un obturateur piriforme, soutenu par un mandrin, parcourant toute la sonde, arrondissait et fermait cette ouverture pendant son passage dans le canal de l'urèthre pour empêcher les bords de l'orifice de déchirer la muqueuse : tel était le dernier modèle de Franco.

La sonde de Franco présentait de plus plusieurs orifices taillés sur les parois latérales.

De nos jours on a renoncé à toutes ces complications ; on se contente de placer de chaque côté une ouverture de forme légèrement ovalaire, en ayant soin d'arrondir les bords de ces ouvertures afin que leur contact soit aussi peu irritant que possible.

De nombreuses discussions se sont élevées sur la longueur, sur le diamètre, et surtout sur le degré de courbure qu'il convient de donner aux sondes. Ces discussions ont été alimentées par les contradictions qui ont régné et qui règnent encore, entre les anatomistes, au sujet de la longueur et de la direction réelle du canal de l'urèthre.

Pendant qu'Amussat et Ducamp attribuent à l'urèthre une longueur de 20 centimètres, Sabatier, Lisfranc et J. Cloquet lui accordent 30 centimètres ; Malgaigne et Sappey pensent que la longueur de ce canal ne dépasse pas 16 centimètres. Presque tous les anatomistes se rallient à cette dernière opinion. Une sonde de 20 centimètres serait donc assez longue pour remplir toutes les indications ; cependant, il n'y a aucun inconvénient à employer des sondes de 30 centimètres, pourvu que l'on n'introduise qu'un peu moins des deux tiers antérieurs de leur longueur.

Le diamètre des sondes doit être réglé sur le diamètre de l'urèthre au niveau du collet du bulbe, point où ce canal est le moins extensible. En ce point le diamètre moyen de l'urèthre est de 8 à 9 millimètres ; il n'arrive à un centimètre qu'après avoir subi une dilatation préalable. Il ne serait pas prudent de se servir, d'emblée, de sondes ayant plus de 6 millimètres de diamètre.

Généralement on se borne à employer des sondes de 5 millimètres pour ne pas fatiguer le méat externe qui est souvent le siège d'une coarctation congénitale.

Dans les cas où il existe un rétrécissement, on doit recourir à des sondes moins volumineuses encore ; ce que nous dirons plus tard du calibre des bougies est parfaitement applicable aux sondes.

Une question beaucoup plus délicate est celle de la courbure qu'il convient de donner aux sondes. Les uns prétendent que la portion fixe de l'urèthre, c'est-à-dire la portion qui s'étend du ligament suspenseur au col de la vessie, décrit une courbe énorme ; les autres assurent que cette courbe est très-légère et même qu'elle n'existe pas. Ces divergences dépendent de ce que les uns (Malgaigne, Blandin, Velpeau) placent le col vésical au niveau de la moitié de la hauteur de la symphyse pubienne, tandis que d'autres, avec Sappey, le font descendre au niveau de l'union du quart inférieur avec les trois quarts supérieurs de la symphyse; d'autres le placent plus bas encore, au niveau, ou même au-dessous d'une ligne allant de la symphyse du pubis à la pointe du coccyx. Cette dernière opinion a donné naissance aux sondes rectilignes dont Amussat a vulgarisé l'usage. La sonde rectiligne (fig. 1352) ne diffère de la sonde ordinaire que par l'absence de toute courbure.

L'emploi de la sonde rectiligne est réservé à des circonstances tout à fait

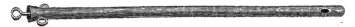

FIG. 1352. — Sonde rectiligne d'Amussat.

exceptionnelles. Que la courbure de l'urèthre soit forte ou légère, elle n'en existe pas moins et par conséquent il est avantageux d'employer des instruments courbes. D'ailleurs la sonde rencontre le long du canal des obstacles disséminés surtout sur la paroi inférieure ; les principaux de ces obstacles sont le collet du bulbe, ou, pour parler plus exactement, la demi-circonférence postérieure de l'orifice ménagé à l'urèthre au travers de l'aponévrose moyenne du périnée, puis le bec de la prostate. Le bec d'une sonde courbe évitera plus facilement ces obstacles que le bec d'une sonde rectiligne, parce qu'il restera appuyé contre la paroi supérieure de l'urèthre; il ne faut pas cependant que la courbure soit trop prononcée, parce que le bec de la sonde, serrant de trop près la paroi supérieure, serait exposé à arc-bouter contre la demi-circonférence antérieure de l'aponévrose moyenne.

Il est difficile de se prononcer, d'une manière absolue, sur le degré de courbure que doit présenter l'extrémité vésicale des sondes, parce que la courbe de l'urèthre peut varier avec les divers sujets, sans qu'il existe pour cela un état morbide proprement dit. Chez les sujets jeunes et vigoureux, le ligament suspenseur, très-résistant, retient l'urèthre plus près du pubis que chez les sujets qui se trouvent dans des conditions opposées ; par conséquent la courbe de l'urèthre est plus prononcée. Chez les sujets d'un certain âge, la prostate, toujours volumineuse, repousse le col vésical vers la symphyse, de là encore une augmentation de courbure; la réplétion de l'intestin rectum peut déterminer un effet analogue. Il est donc utile de disposer de sondes de diverses courbures.

Ces degrés de courbure ont considérablement varié depuis Maréchal qui se servait d'une sonde absolument curviligne, jusqu'à J.-D. Larrey qui a préconisé l'emploi d'une courbure identique avec celle de la sonde de femme.

La courbure de la sonde de Maréchal s'étendait depuis le bec jusqu'au

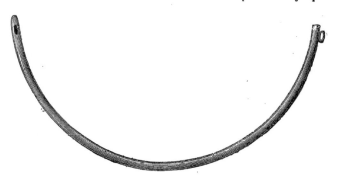

FIG. 1353. — Sonde de Maréchal.

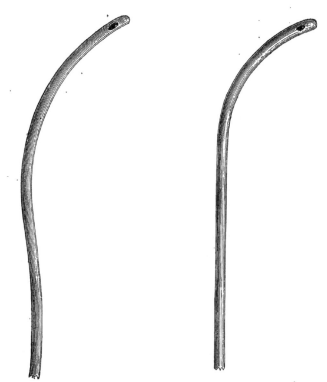

FIG1354. — Courbure de la sonde trouvée   FIG. 1355. — Sonde de Leroy (d'Étiolles).
         à Herculanum.

pavillon (fig. 1353), en forme de demi-cercle. Tolet (1), qui approuve cette forme, cite l'exemple d'un procureur au Châtelet de Paris qui se sondait lui-même avec la sonde de Maréchal. Voillemier (2) fait observer à ce sujet que la sonde de Maréchal a été attribuée à tort à Récamier.

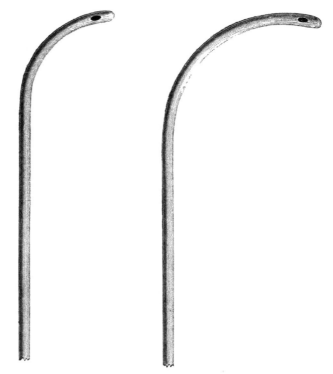

FIG. 1356 — Sonde d'Heurteloup.   FIG. 1357. — Sonde de Gély et d'Amussat.

La courbure de la sonde trouvée à Herculanum (fig. 1354) représente le sixième d'un cercle de 16 centimètres de diamètre ; la courbure de la sonde de Leroy (fig. 1355), le quart d'un cercle de 12 centimètres de diamètre ; celle d'Heurteloup (fig. 1356), le quart d'un cercle de 8 centimètres de diamètre ; celle de Gely de Nantes (fig. 1357) et d'Amussat, le tiers d'un cercle de 12 centimètres de diamètre. Afin d'avoir des sondes en rapport

(1) Tolet, *Traité de la lithotritie*, p, 173.
(2) Voillemier, *Traité des maladies des voies urinaires*, p. 53.

avec les diverses courbures de l'urèthre, Gély en a fait construire une série dont la courbe varie entre 10 et 14 centimètres.

La courbure de la sonde de trousse représente le plus souvent le quart d'un cercle de 9 centimètres de diamètre.

Dans la sonde de Béniqué (fig. 1358), la portion droite ne se continue pas

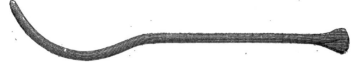

FIG. 1358. — Sonde de Béniqué.

insensiblement avec la portion courbe; elle est perpendiculaire à cette dernière, de telle sorte que sa direction prolongée passerait par le centre de la courbe.

Des sondes à courbure plus brusques que celles que nous venons d'indiquer sont utiles dans certaines maladies de la prostate et du col de la vessie ; nous y reviendrons à cette occasion.

J. L. Petit employait une sonde contournée en S italique (fig. 1359).

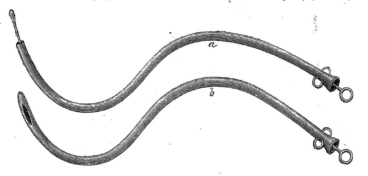

FIG. 1359. — Sonde de J. L. Petit, contournée en S italique.

Cette sonde ne facilite en rien le cathétérisme, mais elle présente des avantages très-réels quand elle doit faire un long séjour dans le canal de l'urèthre. La portion des sondes ordinaires qui se trouve au-dessous de la symphyse, lorsque le bec est dans la vessie, est rectiligne ; elle ne peut séjourner dans le canal sans tirailler le ligament suspenseur de la verge et sans exercer une pression pénible sur la paroi inférieure de l'urèthre dans le point correspondant à ce ligament ; cette pression peut aller jusqu'à l'escharification. La convexité de la sonde de J. L. Petit se relevant vers la symphyse rend cette pression impossible; on obtient le même résultat avec la sonde de Béniqué.

Cette disposition de la sonde de J. L. Petit a perdu une grande partie de son importance depuis l'invention des sondes flexibles.

L'idée des sondes flexibles remonte à Rhazès qui conseilla l'emploi de sondes de plomb susceptibles de se plier à toutes les inflexions de l'urèthre. Plus tard, Solingen proposa une sonde flexible composée d'un fil d'argent aplati et contourné en spirale. Cette sonde avait l'inconvénient de se dérouler quelquefois au moment où on la retirait du canal. Roncalli perfectionna la sonde de Solingen en se servant d'un ruban d'argent plus étroit, ce qui la rendit plus flexible, et en entourant ce ruban d'une chemise de soie enduite de cire; cette chemise empêchait le ruban de se dérouler.

Van Helmont fit des sondes de cuir mince enduit de colle; Fabrice d'Acquapendente des sondes de corne.

Tous ces instruments avaient l'inconvénient de s'imprégner facilement de sels calcaires et de se détériorer rapidement.

Macquer, en 1758, ayant dissous le caoutchouc, au moyen de l'éther, proposa de composer des sondes avec cette substance. L'orfèvre Bernard mit cette idée à exécution. Pendant quelque temps, il fit des sondes composées d'un fil métallique contourné en spirale et enduit de caoutchouc, mais il ne tarda pas à remplacer le fil métallique par une trame de lin ou de soie.

C'était là un progrès incontestable; cependant les sondes de Bernard étaient dures et cassantes; plus d'une fois, elles se sont brisées en abandonnant un fragment dans les voies urinaires. Pour remédier à cet inconvénient, Bernard lui-même diminua la quantité du caoutchouc. Aujourd'hui cette substance n'entre plus du tout dans la composition des sondes dites de gomme élastique; l'enduit qui recouvre la charpente de fil de soie est composé d'huile siccative associée à une proportion plus ou moins considérable de résine copal ou de térébenthine.

Ces sondes sont fabriquées de diverses manières. Nous empruntons à Vidal (de Cassis) la description du procédé le plus habituel (1). « On couvre d'abord un mandrin d'un tissu tressé à la main ou à la mécanique; on passe ce tissu sous un rouleau pour en faire disparaître les inégalités, puis les extrémités sont fermées avec une ligature ou de la colle, afin de former l'extrémité du bec. Il faut alors appliquer une couche de la composition adoptée; le tout est exposé à l'étuve dont la température ne doit pas être trop élevée. Lorsque cette première couche est sèche, on en passe une

(1) Vidal (de Cassis) t. IV, p. 664.

seconde, puis une troisième, jusqu'à ce que le tissu soit couvert. Avec une pierre ponce, il faut enlever les filaments et les inégalités. Ce premier poli donné, on applique de nouvelles couches; on revient à la pierre ponce, puis encore au vernis, jusqu'à ce que la sonde ait assez d'épaisseur et de consistance pour que le cylindre ne s'affaisse pas lorsqu'on la courbe. Ce résultat obtenu on laisse sécher; un dernier poli est donné avec la même pierre, qu'il faut ensuite remplacer par un charbon imbibé d'huile, et l'on termine avec un morceau de serge. Cette opération, qui paraît assez simple, exige beaucoup de soin, car l'omission du moindre détail peut compromettre le résultat. »

Dans ces derniers temps on est revenu au caoutchouc, mais au caoutchouc vulcanisé.

Les sondes de caoutchouc vulcanisé sont beaucoup plus flexibles et beaucoup plus molles que les sondes dites de gomme élastique; elles risquent moins d'irriter le canal et par conséquent elles sont excellentes pour les personnes qui sont dans la nécessité de se sonder elles-mêmes. La flexibilité de ces sondes les rend très-avantageuses aussi quand elles doivent rester à demeure pendant un ou plusieurs jours; la sonde de gomme a une rigidité qui occasionne une sensation pénible à chaque mouvement du malade; quelquefois même, dit Nélaton (1), la vessie se contracte sur l'extrémité de l'instrument qui fait saillie dans sa cavité, d'où ulcération et eschare. Avec la sonde de caoutchouc, l'extrémité qui est dans la vessie est tellement souple que le danger n'existe plus.

Ces avantages de la sonde de caoutchouc vulcanisé sont incontestables; malheureusement ils sont achetés au prix de quelques inconvénients que

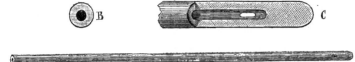

FIG. 1360. — Sonde de caoutchouc vulcanisé.

Voillemier (2) a parfaitement fait ressortir dans son remarquable *Traité des maladies des voies urinaires*. Les parois de la sonde de caoutchouc vulcanisé doivent avoir une grande épaisseur pour ne pas s'appliquer l'une contre l'autre sous l'influence de la moindre pression; il résulte de là que la lumière de cette sonde est toujours d'un très-faible diamètre; B, fig. 1360.

(1) Nélaton, *Gaz. des hôpit.*, année 1863, p. 146.
(2) Voillemier, *loc. cit.*, p. 66.

Ainsi, par exemple, dans une sonde de 9 millimètres de diamètre, la lumière n'est que de 3 millimètres, [tandis qu'elle est de 5 millimètres dans une sonde élastique de même volume. Si l'urine coutient d'épaisses mucosités, elle s'écoulera donc difficilement. De plus, les sondes de caoutchouc vulcanisé étant très-molles sont incapables de surmonter le moindre obstacle ; on ne peut pas les guider à l'aide d'un mandrin, car celui-ci traverserait le cul-de-sac du bec sous la moindre pression. Pour éviter ce danger, on a imaginé de rendre le bout de la sonde plein dans l'étendue de 8 à 10 millimètres (C, fig. 1360), mais cet appendice rend le mandrin inutile ; il se plie en tous sens au devant de lui.

La sonde de caoutchouc vulcanisé mérite incontestablement de rester dans la pratique, mais elle répond à des indications particulières et ne peut être substituée, en règle générale, à la sonde élastique.

On a fait aussi des sondes de gutta-percha et de sève de balata. Ces sondes ont l'inconvénient d'être cassantes.

Les sondes élastiques peuvent affecter toutes les formes que nous avons assignées aux sondes métalliques ; elles peuvent être droites ou présenter divers degrés de courbure (fig. 1361 à 1365).

Les sondes élastiques rectilignes doivent s'infléchir pour s'accommoder à la courbe de l'urèthre ; lorsque leur calibre atteint 4 à 5 millimètres, elles ne se courbent que difficilement ; le bec est dès lors exposé à heurter devant les obstacles qui occupent la paroi inférieure de l'urèthre ; souvent il ne peut les franchir.

On a tourné cette difficulté en remplaçant l'extrémité ronde de la sonde élastique ordinaire (fig. 1361) par une extrémité olivaire, supportée par un collet assez mou pour pouvoir s'infléchir contre les obstacles (fig. 1362), de telle sorte que le bec s'élève vers la paroi supérieure du canal. Reliquet (1) fait observer que la consistance du collet doit être telle que l'olive ne puisse se relever à angle droit, car cet angle viendrait accrocher l'obstacle. Il faut que l'olive se relève en imprimant au collet qui la supporte une direction arrondie, qui lui permette de glisser facilement sur la paroi inférieure. Mercier (2), qui attribue l'invention des sondes olivaires à Lioult, spécialiste du commencement de ce siècle, conseille de placer au centre de l'olive et de son collet une petite tige métallique flexible à volonté. Cette disposition permet d'imprimer un degré de flexion quelconque à la sonde avant son introduction ; elle ne saurait présenter quelque avantage que dans les cas

(1) Reliquet, *Traité des opérations des voies urinaires*, page 100.
(2) Mercier, *Nouvelles sondes et bougies* (*Gazette des hôpitaux*, 1865, p. 303).

de rétrécissement à lumière excentrique, et encore cet avantage est-il des plus problématiques.

Le cathétérisme n'est pas toujours possible avec des sondes élastiques rec. tilignes. Dans ce cas, on essaye fort souvent de donner à la sonde une direction courbe, à l'aide d'un mandrin. Le mandrin est un mince fil de

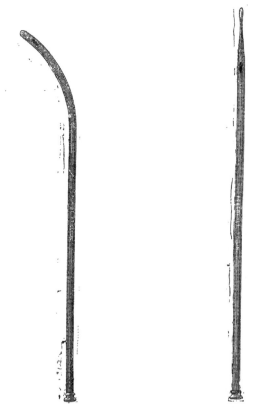

FIG. 1301. — Sonde de gomme élastique courbe   FIG. 1362. — Sonde de gomme élastique
à extrémité hémisphérique.   droite à pointe olivaire.

fer, terminé, à l'une de ses extrémités, par un petit anneau; il doit parcourir le canal de la sonde dans toute son étendue et appuyer contre le cul-de-sac du bec, afin de n'être pas exposé à sortir par l'un des orifices latéraux.

Il n'y a aucun avantage à se servir de sondes rendues inflexibles à l'aide d'un mandrin; il vaut mieux recourir aux sondes métalliques, excepté, toutefois, quand la sonde doit être laissée à demeure. On est plus exposé à faire des fausses routes avec les premières qu'avec les secondes, parce que les sensations transmises à la main sont moins nettes. Ajoutons que

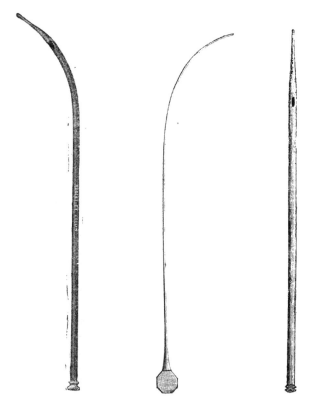

FIG. 1363.— Sonde de gomme élastique courbe à extrémité olivaire.

FIG. 1364. —Mandrin à talon conique et à plaque de Voillemier.

FIG. 1365.— Sonde de gomme élastique droite à pointe conique.

l'opérateur est préoccupé par la présence du mandrin qui, au moindre oubli, peut s'échapper par l'un des yeux et labourer le canal.

Voillemier a atténué les inconvénients du mandrin en imaginant le mandrin à talon conique et à plaque (fig. 1364). Le talon, ayant une forme conique dans l'étendue de 3 centimètres, entre à frottement dans la sonde dont il ne peut s'échapper sans un certain effort exercé par le chirurgien. La plaque permet de tenir l'instrument plus solidement et sert aussi à indiquer, comme les anneaux des sondes métalliques, la direction du bec.

Si l'emploi d'une sonde élastique courbe devient nécessaire, il vaut mieux employer des sondes possédant naturellement cette direction. Pour obtenir ces sondes courbes (fig. 1361 et 1363), le fabricant n'a qu'à faire tisser la charpente de lin ou de soie sur un moule courbe. Les sondes courbes peuvent être, du reste, à extrémité cylindrique ou olivaire, comme les sondes rectilignes.

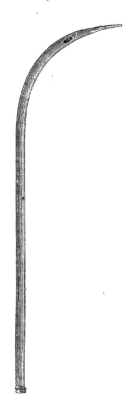

Quelquefois aussi on se sert de sondes droites ou courbes à pointe conique (fig. 1365 et 1366). Cette disposition ne peut présenter d'utilité que dans des circonstances très-exceptionnelles ; la pointe est exposée à heurter contre tous les obstacles et même à s'arrêter dans les valvules.

§ 2. — Du cathétérisme dans les cas où il existe des lésions prononcées du canal de l'urèthre.

Le procédé le plus simple pour donner issue à l'urine, dans le cas de rétrécissement du canal de l'urèthre, consiste dans l'emploi de sondes élastiques d'un diamètre aussi petit que possible ; c'est dans ces cas surtout que les sondes à bout olivaire sont appelées à rendre de grands services. Mais lorsque la coarctation est très-étroite, lorsque surtout la lumière est excentrique, on ne parvient pas toujours à y faire passer une

Fig. 1366.—Sonde de gomme élastique courbe à pointe conique.

sonde ; il peut arriver qu'une bougie filiforme, du plus petit numéro de la filière Charrière, filière que nous étudierons à l'article *Rétrécissement*, puisse seule pénétrer.

Guillon a imaginé, pour faire le cathétérisme dans ces circonstances difficiles, de terminer les sondes élastiques par une bougie filiforme à extrémité olivaire. La bougie filiforme, après avoir servi de conductrice à la sonde, se replie sur elle-même dans la cavité de la vessie.

On peut recourir aussi au *cathétérisme sur conducteur*, qui consiste à faire glisser une sonde ouverte à ses deux extrémités sur une bougie de 50 centimètres de longueur environ (fig. 1367). Au lieu d'une longue bougie, on peut employer, à l'exemple de Maisonneuve, une bougie de longueur ordinaire, munie à son extrémité interne d'une armature à pas de vis; une autre bougie fine ou une mince tige métallique est vissée sur la première bougie lorsqu'elle a été introduite dans la vessie.

Si le chirurgien n'avait à sa disposition que des bougies ordinaires, il pourrait remplacer la deuxième bougie ou la tige métallique par un fil très-fort fixé à l'extrémité libre de la première bougie.

Le cathétérisme sur conducteur est indiqué dans une foule de circonstances autres que les rétrécissements. Il peut être utile, en particulier, dans les cas de fausse route quand les sondes ordinaires, et surtout les grosses sondes d'étain de Mayor, ne peuvent parvenir dans la vessie.

Pour éviter que le bec de la bougie filiforme revint sans cesse dans la fausse route, Mercier a proposé de la guider avec une sonde à plan incliné. La sonde imaginée par Mercier (1) porte un œil unique sur sa concavité, à 3 centimètres du bec; immédiatement en avant de cet œil, la sonde présente un plan incliné qui se divise latéralement. Le bec de la sonde pénètre dans la fausse route, tandis que la petite bougie, traversant le canal de cette sonde, suit le plan incliné qui la conduit dans le canal de l'urèthre. Lorsque cette bougie est arrivée dans la vessie, on retire la sonde qui lui a servi de conducteur; alors elle sert à son tour pour conduire une sonde élastique, destinée, cette fois, à assurer le libre écoulement des urines.

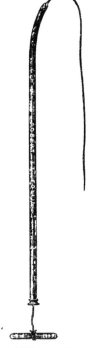

Fig.1367.—Cathétérisme sur conducteur.

La plupart des sondes recommandées spécialement pour l'évacuation, lorsqu'il existe une lésion de la prostate ou du col vésical, ont une courbure qui les rend propres en même temps à l'exploration. Pour éviter des redites, nous renvoyons à l'article *Maladies de la prostate*.

(1) Mercier, *Recherches sur le traitement des maladies des organes urinaires*. Paris, 1856, p. 162.

Art. IV. — Appareils destinés a porter des substances médicamenteuses dans le canal de l'urèthre.

Les substances destinées à agir sur les parois de l'urèthre sont liquides, solides, molles ou pulvérulentes.

Les appareils avec lesquels on peut faire des injections dans le canal de l'urèthre et dans la vessie ayant été décrits tome Ier, pages 58 et 103, nous n'avons plus à y revenir ici.

Le type des substances solides est le nitrate d'argent; nous *étudierons les porte-caustiques dans les articles traitant des rétrécissements de l'urèthre et des maladies de la prostate.*

Assez souvent on porte dans l'urèthre des onguents ou des pommades de composition variée. Quelques praticiens se contentent d'enduire une sonde ordinaire avec l'agent médicamenteux. Ce procédé est infidèle, car le frottement dépouille la sonde avant qu'elle soit arrivée sur le point malade, si celui-ci est situé profondément.

Il est préférable de se servir d'une bougie de cire sur laquelle est ménagée une rainure transversale, longitudinale, ou en hélice, que l'on remplit de pommade; on laisse la bougie en place quelques instants pour que la chaleur puisse déterminer la fonte de la pommade.

Si l'on voulait agir avec plus de précision, on pourrait, suivant le conseil de Reliquet (1), se servir d'une sonde de gomme ouverte à ses deux extrémités. Une des extrémités de la sonde est remplie d'onguent; lorsqu'elle est arrivée au point malade de l'urèthre, on introduit dans la sonde un mandrin de gros calibre qui chasse l'onguent en avant.

Des instruments spéciaux ont été proposés par Vinci et Martin (2) pour atteindre le même but; bien que très-ingénieux, ces instruments n'ont pas assez d'intérêt pratique pour que nous nous arrêtions à les décrire.

A tous ces procédés, Thompson (3) substitue des bougies composées avec du beurre de cacao contenant des substances médicamenteuses, telles que du nitrate d'argent (0,015), du tannin (0,06), de l'acétate de plomb (0,04), du sous-nitrate de bismuth (0,80), de l'extrait d'opium ou de l'ex-

---

(1) Reliquet, *loc. cit.*, p. 214.
(2) Martin, *Recueil des mémoires de médecine et de chirurgie militaires*, t. XXII, 2e série.
(3) Thompson, *Traitement de la gonorrhée par les bougies médicamenteuses* (*The Lancet* et *Bulletin de thérapeutique*, 1866, t. LXX, p. 559).

trait de belladone (0,12). Ces bougies sont moulées, parfaitement fermes
et lisses; elles se dissolvent lentement sous l'influence de la chaleur.

Mallez a pensé que des substances pulvérulentes introduites dans les parties profondes de l'urèthre pourraient jouer un grand rôle dans le traitement des uréthrites chroniques rebelles. Il a imaginé, dans ce but, un petit insufflateur (fig. 1368) (1).

« L'insufflateur se compose d'une sonde à l'ouverture de laquelle s'adapte un petit réservoir tubulaire. Dans cette sonde, destinée à déplisser la muqueuse de l'urèthre, s'en introduit une autre armée d'un embout à l'extrémité duquel se trouve une poire de caoutchouc munie d'un pertuis permettant à l'air de la remplir après chaque pression qui détermine, chaque fois, la propulsion d'une certaine quantité de la préparation pulvérulente dont on a préalablement chargé le réservoir. La sonde étant introduite aussi loin qu'on le juge à propos, on donne un premier coup, qui se répète à volonté, au fur et à mesure qu'on la retire, de manière à saupoudrer tout le canal. »

Nous nous sommes servi assez souvent de cet instrument, et nous avons reconnu qu'il présente un inconvénient. La cavité de la sonde de gomme qui donne passage aux poudres n'est pas assez large, de sorte que les poudres, si elles ne sont pas réduites à un état d'extrême ténuité, et surtout si elles ne sont pas parfaitement sèches, s'y accumulent facilement. Ce résultat est d'autant plus fréquent que la paroi interne des sondes élastiques n'est jamais parfaitement lisse. Il serait donc utile de substituer des sondes métalliques aux sondes élastiques.

L'insufflation de poudres médicamenteuses est éminemment rationnelle; je dois dire, cependant, qu'elle ne nous a pas donné de résultats supérieurs aux autres méthodes. Quelques observa-

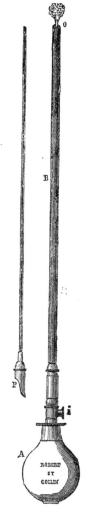

Fig. 1368. — Insufflateur du docteur Mallez.

(1) Mallez, *Instruments pour le traitement de la blennorrhée par l'insufflation de poudres médicamenteuses* (*Bull. de l'Acad. de méd.*, 1866, t. XXXI, p. 553, et *Gazette des hôpitaux*, 1866, p. 599).

tions recueillies dans mon service, et publiées prématurément par Bouloumié (1), m'attribuent des succès d'une rapidité prodigieuse ; ce jeune
médecin, entraîné par son enthousiasme pour une nouvelle méthode,
a admis trop facilement des guérisons qui, à notre avis, étaient loin d'être
assurées.

ART. V. — RÉTRÉCISSEMENTS DE L'URÈTHRE.

§ 1. — Instruments d'exploration.

Il est de la plus haute importance de préciser, avant de commencer un
traitement, le siège, le nombre, la forme, l'étendue des rétrécissements.
Un grand nombre d'instruments ont été imaginés pour permettre ce diagnostic.

Le plus souvent, lorsqu'un malade présente les signes rationnels d'un
rétrécissement, on commence par le sonder avec la sonde métallique ordinaire. Si cette sonde est arrêtée dans son parcours d'une manière permanente et ne dépendant pas, par conséquent, d'une contraction spasmodique, on conclut à l'existence d'une coarctation ; il est facile, avec un peu
d'habitude, de ne pas confondre avec un rétrécissement l'arrêt normal
qu'éprouve la sonde au niveau du collet du bulbe.

Il est possible de préciser, avec la sonde ordinaire, la profondeur à
laquelle siège un rétrécissement : il suffit, ainsi que l'a fait observer
Perrève (2), de chercher la saillie formée par le bec de la sonde, en prome-
nant le doigt sur les téguments, et en l'introduisant au besoin dans le rectum. Cette évaluation est beaucoup plus exacte que celle que l'on peut obtenir en calculant la profondeur à laquelle pénètre une sonde graduée en
divisions métriques ; l'élongation que peut acquérir le pénis, sous l'influence de tractions même très-légères, engendre forcément de graves
erreurs ; nous n'en voulons d'autres preuves que ces observations dans
lesquelles des chirurgiens sérieux nous parlent, aujourd'hui encore, de rétrécissements siégeant à la fin de la portion spongieuse ou au commencement de la portion membraneuse, parce qu'ils sont à 18 centimètres de
profondeur.

La sonde ordinaire est malheureusement impuissante à nous faire connaître si le rétrécissement occupe toute la circonférence de l'urèthre, ou
un point seulement de cette circonférence ; — si sa lumière est centrale

---

(1) Bouloumié, *Du traitement de la blennorrhée par les insufflations de poudres
médicamenteuses.* Paris, 1867.
(2) Perrève, *Traité des rétrécissements organiques de l'urèthre.* Paris, 1847.

ou excentrique; elle est impuissante aussi à apprécier la longueur de rétrécissement et les obstacles qui peuvent exister sur un point plus reculé.

Des appareils spéciaux ont été proposés pour résoudre ces diverses questions; l'un des plus connus est celui de Ducamp.

Ducamp se servait, en premier lieu, d'une sonde creuse sur laquelle étaient tracées les divisions du pied (fig. 1369). Quand la sonde est arrêtée par le rétrécissement (fig. 1370), il est facile d'apprécier à combien de pouces ou de lignes elle a pénétré au delà du méat urinaire.

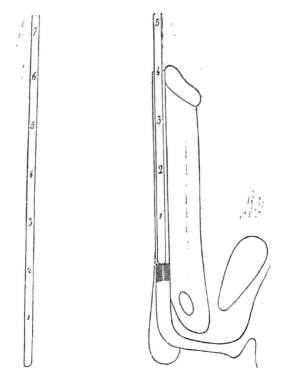

FIG. 1369. — Sonde graduée de Ducamp.   FIG. 1370. — Mode d'emploi de la sonde graduée.

Ce premier renseignement obtenu, Ducamp recherche, au moyen d'empreintes, la situation occupée par la lumière du rétrécissement. « J'ai, dit Ducamp (1), des sondes nᵒˢ 8, 9 et 10 ouvertes des deux bouts, sur

(1) Th. Ducamp, *Traité des rétentions d'urine*. Paris, 1822.

lesquelles la division du pied est tracée ; l'ouverture antérieure de ces sondes doit être de moitié moins grande que l'autre ; je prends un morceau de soie plate à tapisserie ; j'y fais plusieurs nœuds que je trempe dans la cire fondue, et j'arrondis cette cire ; je passe, au moyen d'un cordonnet, cette soie dans la sonde en la faisant entrer par l'ouverture la plus large ; arrivé à l'autre ouverture, le bourrelet formé par les nœuds chargés de cire est retenu, tandis que la soie passe, et forme, à l'extrémité de la sonde, un pinceau de duvet très-fin et très-fort. Ou encore, je passe le morceau de soie plate à travers quatre petits trous placés près de l'extrémité de la sonde, je les réunis ensuite en les nouant ensemble, et je les éparpille ensuite en forme de pinceau. Je trempe ce pinceau dans un mélange fait avec parties égales de cire jaune, de diachylum, de poix de cordonnier et de résine ; j'en mets une quantité suffisante pour que, étant arrondie, elle égale le volume de la sonde ; je laisse refroidir cette cire à mouler ; je la malaxe entre mes doigts, puis je la roule sur un corps poli. Je coupe cette espèce de bougie ajoutée à la canule de gomme élastique, à 2 lignes de l'extrémité de cette dernière, et j'arrondis la cire comme le bout d'une sonde. D'après ces dispositions, la cire à mouler, mêlée aux filaments de soie, fait corps avec eux et ne peut s'en détacher. Je porte dans l'urèthre une de ces sondes ; arrivé sur le rétrécissement, je laisse l'instrument en place pendant quelques instants, afin que la cire ait le temps de s'échauffer et de se ramollir, après quoi je pousse la sonde, la cire se trouvant alors pressée entre la sonde et le rétrécissement remplit toutes les anfractuosités de ce dernier, pénètre dans son ouverture, et se moule, en un mot, sur les formes qu'il présente. Je retire la sonde avec précaution, et je trouve, à son extrémité, la forme du rétrécissement. Si la tige de cire qui est entrée dans le rétrécissement est au centre du bloc de la même matière qui termine la sonde, je sais que les parties saillantes qui forment l'obstacle sont également réparties autour de l'ouverture, et qu'il faut cautériser toute la circonférence de cette dernière. Si cette tige est à la partie supérieure, je sais que le bourrelet qu'il faut détruire est à la partie inférieure ; si la tige est, au contraire, à la partie inférieure, je sais qu'il faut diriger le caustique sur la partie supérieure, et de même pour les côtés. Par ce moyen, je puis toujours me procurer la forme de l'obstacle, reconnaître tous les changements qu'il subit dans le cours du traitement ; en un mot, apprécier aussi clairement ce qui se passe sur le rétrécissement, dans la profondeur du canal, que si j'avais ce rétrécissement sous les yeux. »

La figure 1371 représente les sondes à empreinte de Ducamp ; la figure 1372 représente l'extrémité de sondes à empreinte après leur séjour dans un rétrécissement.

Ducamp recommande de ne pas donner au morceau de cire à mouler plus de 2 lignes et demie de longueur, sans cela la petite tige qui pénètre

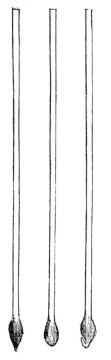

dans le rétrécissement serait exposée à se briser; il recommande aussi de pousser la sonde par une pression modérée, mais bien soutenue et sans secousses, afin que l'empreinte soit aussi nette que possible.

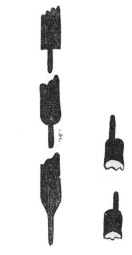

FIG. 1371. — Sonde à empreinte de Ducamp.

FIG. 1372. — Résultat du séjour d'une sonde à empreinte dans des urèthres rétrécis.

L'explorateur de Ducamp, qui a été vanté outre mesure, est loin d'être précis. Vidal (1) fait observer que la cire est exposée à s'accumuler du côté du cul-de-sac du bulbe, c'est-à-dire vers la paroi inférieure de l'urèthre, ce qui fait croire à une lumière excentrique, alors qu'elle est centrale. Leroy d'Étiolles (2) remarque que lorsque le rétrécissement est très-étroit, la cire s'aplatit contre l'obstacle et revient sans avoir pris d'empreinte régulière; or, c'est précisément dans ce cas qu'il est le plus utile de connaître exactement la situation de la lumière de la coarctation.

Cependant l'explorateur de Ducamp mérite d'être conservé, car si ses

(1) Vidal, cinquième édition, t. IV, p. 645.
(2) Leroy (d'Étiolles), *Des angusties ou rétrécissements de l'urèthre*, 1845,

résultats sont quelquefois erronés, il est incontestable que plus d'une fois il a donné de précieuses indications.

Ce premier temps accompli, Ducamp cherchait, à l'exemple de Hunter, à apprécier la configuration intérieure et la longueur du rétrécissement à l'aide de bougies emplastiques.

« Quiconque, dit Ducamp, a introduit des bougies emplastiques dans un canal rétréci, a vu sur ces bougies, en les retirant, des rainures plus ou moins étendues produites par la pression du rétrécissement. Ainsi, nous pouvons juger de la longueur du rétrécissement par celle de la rainure que porte une bougie qui a séjourné dans le canal. Partant de cette donnée, j'ai des bougies de gomme élastique, fines et cylindriques, que je recouvre de cire à modeler de la manière suivante : je prends quelques brins de soie platé, et je les trempe dans la cire fondue ; je tourne cette soie fortement chargée de cire autour de la bougie, puis je roule cette dernière entre deux corps polis ; j'introduis une bougie ainsi préparée dans le canal, et je l'y laisse séjourner quelques instants ; et quand je la retire, elle porte une rainure dont l'étendue m'indique celle du rétrécissement. »

Civiale, partisan de l'exploration avec les bougies emplastiques, nous a laissé des figures qui donnent une excellente idée des résultats que l'on peut obtenir de ce procédé (fig. 1373) (1).

Ces douze figures donnent une idée de l'empreinte produite sur les bougies de cire qui ont séjourné quelques minutes dans un rétrécissement uréthral : 1, empreinte d'un rétrécissement long, situé à la courbure de l'urèthre ; 2, empreinte produite par une carnosité située à la région supérieure de la partie membraneuse de l'urèthre ; 3, empreinte d'un rétrécissement très-long, situé à la courbure et occupant la face supérieure du canal ; 4, empreinte d'un rétrécissement circulaire, situé à la courbure ; 5, autre empreinte d'un rétrécissement situé à la même région, occupant le côté supérieur ; 6, empreinte d'un rétrécissement dur et en partie dilaté ; 7, rétrécissement long, situé à la partie spongieuse de l'urèthre ; 8, empreinte constatant une dépression considérable de la paroi inférieure de la partie spongieuse de l'urèthre, près du bulbe ; 9, rétrécissement double à la face supérieure de la partie spongieuse ; 10, empreinte d'un rétrécissement linéaire et circulaire de la partie spongieuse ; 11 et 12, rétrécissements longs, durs, calleux, après long traitement.

Arnott a fait en termes très-justes la critique de ce procédé (2). « Si, à sa sortie, la bougie porte une rainure transversale, comme ferait l'impression

---

(1) Civiale, *Traité pratique des organes génito-urinaires*, 3ᵉ édition. Paris, 1858, t. I, p. 254.
(2) Arnott, *A Treatise of strictura of the urethra*, p. 141.

des dents, ils (les chirurgiens) concluent que le rétrécissement est court

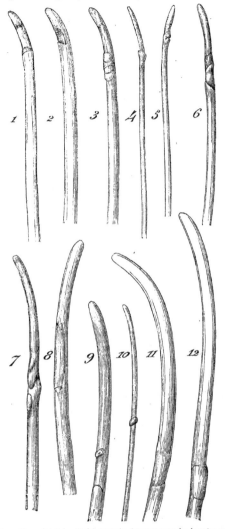

Fig. 1373. — Empreintes de rétrécissements obtenues avec des bougies emplastiques.

s'ils ne rencontrent pas de sillon, ils disent que l'obstacle est long et ru-
bané. Mais il importe de faire observer qu'un violent spasme, provoqué

par la bougie, pourra produire des rainures sur la cire; si le spasme est passager, l'impression persistera; si le spasme est continu, la rainure est effacée par le frottement de l'extraction, et la bougie ressort uniformément amoindrie, depuis sa pointe jusqu'à l'endroit qui a pénétré dans le rétrécissement. »

Ajoutons que les bougies emplastiques ne sauraient faire connaître s'il existe plusieurs rétrécissements; l'empreinte laissée par les rétrécissements les plus profonds serait nécessairement effacée lors du passage de la bougie au travers des rétrécissements les plus voisins du méat.

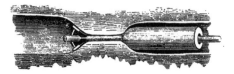

FIG. 1374. — Explorateur à boules d'or de Ducamp introduit dans un rétrécissement

Ducamp lui-même semble avoir reconnu ces inconvénients, car il a proposé un autre explorateur pour les cas douteux (fig. 1374). « Cet instrument se compose d'une canule de gomme élastique n° 1, terminée antérieurement par un bout d'or de six lignes de longueur; deux pièces mobiles, d'une ligne et demie d'étendue, font partie du petit cylindre d'or qui termine l'instrument et sont fixées à son extrémité extérieure par deux charnières; ces deux pièces mobiles sont soudées par leur autre extrémité à deux petits ressorts, lesquels se réunissent sur un mandrin qui parcourt tout l'instrument et le dépasse de deux ou trois lignes.

» D'après ces dispositions, les pièces mobiles étant rapprochées forment, avec le reste de l'instrument, un cylindre terminé par un bout arrondi; mais en repoussant le petit mandrin, les deux pièces mobiles sont soulevées et forment à l'extrémité de l'instrument un renflement ou tête, de deux lignes de diamètre. Pour mesurer un rétrécissement avec cet instrument, je porte un conducteur jusque sur l'obstacle et je passe l'instrument en question au delà de celui-ci; je pousse alors le mandrin, les pièces mobiles s'écartent du corps de l'instrument; je retire doucement ce dernier, la tête s'arrête sur la surface postérieure de l'obstacle, tandis que l'extrémité du conducteur est appuyée sur la surface antérieure de ce même obstacle; de cette manière, l'espace compris entre l'extrémité du conducteur et la tête de l'autre instrument, qui dépasse le conducteur hors de la verge, me laisse voir, au premier coup d'œil, quelle est l'étendue de l'obstacle;

je retire ensuite le mandrin, les pièces mobiles s'appliquent l'une contre l'autre, et je retire l'instrument. »

L'explorateur d'Amussat l'emporte par sa simplicité sur celui de Ducamp. Cet explorateur se compose d'une canule parcourue, dans toute sa longueur, par une cavité située, non pas au centre, mais sur le côté. Cette canule, longue de 25 centimètres, porte, à son extérieur, les divisions du mètre; elle présente, près de son orifice supérieur, quatre petits anneaux qui en facilitent la préhension.

La cavité de la canule est parcourue par un mandrin dont l'extrémité inférieure est soudée à la circonférence d'une petite lentille ronde, dont les dimensions sont calculées de telle sorte qu'elle puisse fermer exactement l'orifice vésical de la canule. L'extrémité opposée du mandrin est terminée par un petit manche, à l'aide duquel on peut imprimer des mouvements de rotation à la lentille; ces mouvements de rotation font tourner la lentille de façon à lui faire former saillie sur les côtés de la canule. Un point de repère, tracé sur le manche du mandrin, indique toujours la situation de la lentille.

Pour se servir de l'explorateur d'Amussat, on le conduit dans le canal jusqu'à ce que l'on éprouve une résistance; la profondeur à laquelle est placée cette résistance est calculée à l'aide de la graduation métrique. Cela fait, on franchit le rétrécissement, et dès que l'on est arrivé dans la partie libre du canal, on fait saillir la lentille en tournant le mandrin; en retirant l'instrument, on éprouve une nouvelle résistance. La différence indiquée sur la graduation métrique, entre le point où a été sentie la première résistance et le point où est senti la seconde, indique la longueur de la coarctation.

L'explorateur d'Amussat peut être l'objet de nombreuses critiques : 1° il ne peut pas franchir les coarctations étroites, car il est d'un diamètre assez considérable; 2° il ne donne pas les résultats mathématiques auxquels il prétend, car la moindre traction exercée sur la verge entre le moment où est sentie la première résistance et le moment où est sentie la seconde, déjoue tous les calculs; 3° il peut être fort dangereux de faire saillir une lentille métallique dans un canal rétréci.

Toutes ces objections peuvent être adressées aussi à l'explorateur métallique de Ducamp.

Le procédé de Ch. Bell est beaucoup plus simple que les précédents. Ce chirurgien recommande l'emploi de petites tiges métalliques flexibles a, terminées par de petites boules b, d'argent, de diverses grosseurs (fig. 1375); il les introduit successivement dans l'urèthre, jusqu'à ce qu'il ait trouvé une boule assez petite pour traverser le rétrécissement. Les points d'arrêt

éprouvés par cette boule à l'entrée et à la sortie des rétrécissements font
connaître leur nombre et leur longueur.

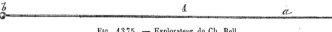

FIG. 1375. — Explorateur de Ch. Bell.

L'explorateur de Bell est moins dangereux que celui d'Amussat ; cependant on lui a reproché, non sans raison, sa rigidité et son volume trop considérable.

Pour faire de l'explorateur de Bell un excellent instrument, il a suffi à
Leroy de remplacer l'argent par la gomme élastique (fig. 1376), et de varier à l'infini la grosseur des boules olivaires, afin qu'elles pussent servir
au diagnostic des coarctations de tout diamètre.

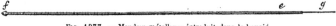

FIG. 1376. — Explorateur de Leroy (d'Étiolles).

Une graduation tracée sur la tige qui supporte la boule olivaire permet
d'apprécier la profondeur du rétrécissement. Quelquefois on introduit un
mandrin métallique g dans la bougie ef (fig. 1377). Nous ferons observer que
la boule ne représente pas une olive complète, mais plutôt une demi-olive,
dont le sommet est dans le prolongement de la tige qui s'insère à sa base ;
les bords de cette base ne doivent pas être trop émoussés, afin de mieux
transmettre à la main du chirurgien « la sensation d'un temps d'arrêt »,
pendant le mouvement de recul que l'on fait éprouver à l'explorateur
pour apprécier la limite profonde du rétrécissement. Pour explorer les rétrécissements excentriques et les valvules, il est bon de disposer d'explorateurs à boules k ne faisant saillie que d'un seul côté (fig. 1378).

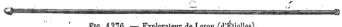

FIG. 1377. — Mandrin métallique introduit dans la bougie.

Si le rétrécissement est très-difficile à franchir, il peut être utile de faire
précéder la boule par une bougie filiforme soudée à son sommet.

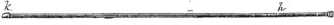

FIG. 1378. — Bougie dont la boule ne fait saillie que d'un côté.

Quelques chirurgiens se servent, pour explorer l'urèthre, de bougies
dites *bougies à nœuds*, portant plusieurs boules en différents points de
leur longueur. L'utilité de cette modification est des plus contestables.

Pour apprécier la longueur du rétrécissement avec l'explorateur de Leroy, on note, sur la tige graduée, le point correspondant au méat au moment où la boule est arrêtée par l'obstacle. Quand la boule a franchi cet obstacle, le chirurgien, la retirant lentement, éprouve un nouveau point d'arrêt au moment où elle rencontre la limite postérieure du rétrécissement. La différence entre les deux points indique la longueur du rétrécissement; nous rappellerons que cette évaluation ne peut être qu'approximative.

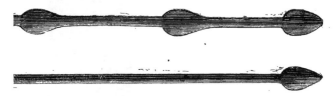

FIG. 1379. — Bougie à nœuds.

L'explorateur de Leroy agit donc comme celui d'Amussat; il l'emporte sur ce dernier en ce qu'il peut franchir des rétrécissements très-étroits, et surtout en ce qu'il est inoffensif.

Nous ferons remarquer que l'on peut avec les bougies à boules, comme avec tous les explorateurs du reste, sentir des points d'arrêt dans un canal normal. Un chirurgien expérimenté ne se laissera pas tromper à des résistances dues au collet du bulbe ou à des contractions spasmodiques.

L'explorateur de Leroy d'Étiolles est celui qui a prévalu dans la pratique. Le plus souvent on se dispense de graduer la tige de l'explorateur; on la reporte sur un mètre, ou l'on se contente d'une évaluation approximative presque toujours suffisante en pratique.

Béniqué a fait observer que les sondes à boule conique ne font connaître que l'étendue la plus étroite du rétrécissement; il existe, en avant et en arrière de cette portion, une certaine étendue malade qui, allant en se confondant insensiblement avec les tissus sains, échappe à l'appréciation de l'olive. Pour tourner cette difficulté, il propose d'employer une sonde dont le bec est entouré d'un petit sac de baudruche qui, dilaté, prend la forme d'une sphère de 8 millimètres de diamètre. Une insufflation dilate le sac avant son introduction, et l'on constate ainsi le point précis où l'urèthre perd son diamètre normal, en avant du rétrécissement; il suffit de laisser l'air s'échapper pour que le sac s'affaisse; il est de nouveau rempli lorsque la sonde a traversé le rétrécissement; l'arrêt que l'on éprouve en retirant l'instrument indique la limite postérieure du tissu morbide.

On a proposé, dans le même but, des explorateurs dont la tige se termine par des lames métalliques disposées en losanges, qu'un mécanisme

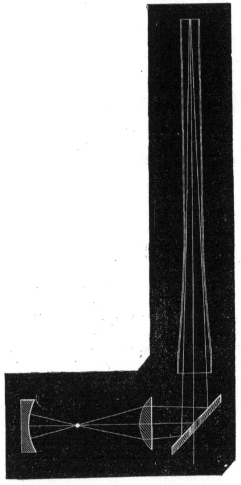

Fig. 1380. — Théorie de l'endoscope de Desormeaux.

particulier permet d'effacer ou d'ouvrir à volonté. — Il est possible que ces
instruments donnent des résultats plus précis que celui de Leroy. Mais
l'importance du but justifie-t-elle tant de complications ?

Utilisant une idée mise autrefois en avant par Bombolzini, Ségalas, S. Tanchou et J. J. Cazenave, de Bordeaux, Ant. Desormeaux (1) explore le canal de l'urèthre en faisant pénétrer des rayons lumineux jusque dans ses parties les plus profondes.

Dans l'endoscope de Desormeaux, un foyer lumineux (fig. 1380) est placé au centre de courbure d'un miroir concave qui renvoie tous les rayons lumineux sur une lentille plan-convexe ; celle-ci fait converger les rayons sur un miroir percé à son centre et incliné à 45 degrés en avant du pavillon d'une sonde qui traverse l'urèthre jusqu'au point à explorer ; le miroir, à son tour, dévie les rayons en les forçant à parcourir la sonde et à éclairer les parties malades.

Le oyer lumineux est la flamme d'une bougie alimentée par le gazogène (mélange d'alcool et d'essence de térébenthine) ; la flamme fournie par ce mélange a une grande intensité lumineuse sous un petit volume.

Les miroirs, la lentille et la bougie sont renfermés dans un appareil que Desormeaux décrit dans les termes suivants :

« La lampe (fig. 1381) est fixée par une virole de baïonnette à la partie inférieure d'un cylindre de cuivre, dans lequel son bec pénètre jusqu'au tiers environ de sa hauteur. Au niveau de la flamme, le cylindre est pourvu de deux tubulures opposées l'une à l'autre, et dont l'une renferme le réflecteur concave, tandis que l'autre s'adapte, à frottement, au tube qui renferme le miroir percé et la lentille convergente. Le miroir concave est porté sur un tube mobile pour pouvoir le mettre au point et le retirer facilement afin de le nettoyer. En haut du cylindre se trouve une cheminée d'aspiration qui active la flamme, la rend plus fixe et rejette les produits échauffés de la combustion au-dessus de l'observateur ; à la partie inférieure se trouvent deux rangées de trous qui fournissent l'air à la lampe ; à la partie supérieure, au-dessus du tuyau de tirage , une autre rangée de trous fournit de l'air frais, qui diminue la rapidité avec laquelle l'appareil s'échauffe. Toutes ces ouvertures destinées à fournir l'air sont garnies de recouvrements pour empêcher que les courants d'air extérieur ne se fassent sentir sur la flamme.

» La lampe et son cylindre doivent rester toujours dans une direction verticale, tandis que le tube qui renferme le miroir percé peut prendre toutes les inclinaisons dans un plan vertical suivant les organes à explorer ; cependant il ne doit jamais s'éloigner beaucoup de la ligne horizontale, rarement il forme avec elle un angle de 45 degrés et jamais il ne devient vertical comme des nécessités de dessin ont forcé à le représenter.

(1) Desormeaux, *De l'endoscope, de ses applications au diagnostic et au traitement des affections de l'urèthre.* Paris, 1865.

» Ce tube s'assemble avec le cylindre de la lampe au moyen d'une tubulure qui glisse dans celle du cylindre. C'est dans cette tubulure que se
trouve la lentille portée par un petit tube ajusté à frottement. En face se
trouve le miroir percé, incliné à 45 degrés sur l'angle du tube, et qui ré-

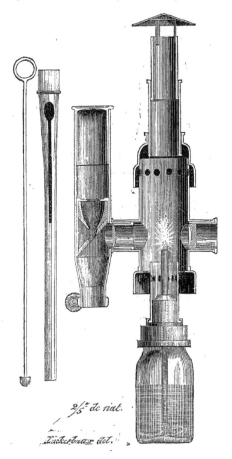

FIG. 1381. — Endoscope de Desormeaux.

fléchit à angle droit le faisceau lumineux qu'il reçoit de la lampe. En avant
du miroir, le tube, après avoir diminué de diamètre, se termine par une
bague fendue, munie d'une vis de pression pour recevoir solidement les

sondes placées dans les organes ; à l'*extrémité opposée*, il présente un diaphragme percé au centre d'une ouverture contre laquelle s'applique l'œil de l'observateur.

» Toutes les parties situées au devant du miroir, celles du moins que l'œil peut apercevoir, sont noircies avec soin, car si elles étaient brillantes, les parties situées plus loin sembleraient moins éclairées. Enfin, derrière le miroir se trouve un diaphragme conique qui cache le bord de l'ouverture, parce que la lumière en frappant sur ce bord produit un point éclatant qui cache complétement les objets situés au delà.

» Le réflecteur et le miroir sont d'argent ; le cuivre étamé ne pourrait servir parce qu'il ne supporterait pas la température à laquelle le réflecteur est exposé et qu'il ne permettrait pas d'amincir le bord de l'ouverture du miroir percé ; en outre celui-ci est exposé à être mouillé par différents liquides qui altéreraient bien vite l'étamage. Les miroirs d'acier, très-bons quand ils sont neufs, s'altèrent vite et reviennent très-cher. En définitive, c'est l'argent qui s'altère le moins, coûte le moins cher et s'entretient le plus facilement.

« A l'endoscope sont jointes deux petites lunettes de Galilée à courte portée qui s'adaptent sur le tube à la place du diaphragme percé. Ces lunettes sont disposées, l'une pour les yeux myopes et l'autre pour les presbytes. Elles peuvent servir encore à grossir les objets que leur petite dimension ne permettrait pas de bien distinguer.

« Avant de terminer cette description, je décrirai la saillie circulaire intérieure que le diaphragme conique porte à sa base et qui sert à démonter l'instrument. Il suffit de l'accrocher pour attirer toute la partie qui tient le miroir lorsqu'on veut l'essuyer et lui rendre tout son brillant, ce qui se fait facilement au moyen d'une peau douce et d'un peu de rouge d'Angleterré fin. Cette petite opération doit être rarement pratiquée, mon endoscope a servi bien des mois sans en avoir besoin ; il faut se souvenir qu'à frotter trop souvent les miroirs on finit par altérer leurs surfaces. Lorsqu'on veut replacer le miroir, il faut avoir soin qu'il s'adapte bien à une partie sur laquelle il doit butter à l'intérieur du tube. »

La sonde qui se fixe à l'extrémité de l'appareil est droite et cylindrique dans presque toute sa longueur. Desormeaux se sert habituellement de sondes d'un diamètre de 6 à 8 millimètres. Dans sa partie extérieure, la sonde s'élargit en cône pour arriver au diamètre de la bague dans laquelle elle doit s'ajuster. Pour l'introduire, on la garnit d'un embout d'argent, porté par une longue tige. Sur le côté, elle est munie d'une ouverture qui se prolonge sous forme de fente et sert au passage des instruments destinés, soit à nettoyer les parties, soit à pratiquer diverses opérations. Une fois la sonde en place et l'embout retiré, on fixe l'endoscope sur son extrémité.

Sous la direction d'E. Langlebert (1), Mathieu a fait un uréthroscope
avec lequel on peut éclairer l'urèthre par la lumière du jour, d'une simple
bougie ou d'une lampe ordinaire (fig. 1382).

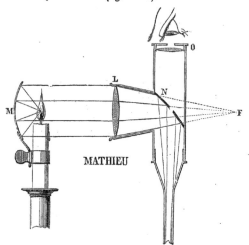

FIG. 1382. — Uréthroscope de Langlebert.

La lentille représentée en L dans la figure au lieu d'être fixée à l'extrémité d'un tube cylindrique, occupe la base d'un cône argenté intérieurement, et d'une hauteur telle que son sommet coïncide avec le point F,
foyer principal de la lentille. A une certaine distance de la lentille se trouve
un miroir métallique N percé d'une petite ouverture et incliné de 45 degrés. La surface de ce miroir, légèrement concave, reçoit donc en totalité
les rayons lumineux réfractés par la lentille et les réfléchit, en les inclinant
vers le fond de la sonde que l'on regarde avec un verre lenticulaire O.

§ 2. — Instruments pour la dilatation progressive et graduée.

La dilatation progressive et graduée se pratique avec des bougies.

Les bougies sont des tiges rondes, élastiques ou métalliques, d'une longueur de 30 centimètres environ et d'un diamètre variable. L'extrémité
vésicale, généralement ronde ou conique, présente des variétés sur lesquelles nous insisterons dans un instant. La configuration de l'extrémité

(1) Langlebert, *Gazette des hôpitaux*, 1868, p. 463.

opposée varie suivant que les bougies sont élastiques ou métalliques : dans le premier cas, elle est entourée d'un peu de cire faisant une saillie sur laquelle on fixe le lien destiné à empêcher la bougie de s'échapper de l'urèthre ; dans le second, elle porte un anneau ou une plaque transversale, servant tout à la fois à faciliter le maniement de l'instrument et à indiquer la direction du bec.

Les bougies élastiques les plus employées sont de gomme, ou, pour parler plus exactement, elles sont formées, comme les sondes, d'une trame de soie sur laquelle on étend un mélange à base d'huile de lin. Elles sont tantôt pleines, tantôt creuses ; dans ce dernier cas, elles ne diffèrent des sondes qu'en ce qu'elles ne présentent pas d'yeux à leur extrémité.

Les bougies les plus fines ont un diamètre d'un tiers de millimètre, les plus volumineuses un diamètre d'un centimètre ; cette dernière dimension ne doit jamais être dépassée, puisque le point le moins dilatable de l'urèthre à l'état normal, c'est-à-dire le collet du bulbe, n'offre pas un calibre supérieur.

Pour faire la dilatation graduée, il faut disposer d'un jeu complet de bougies allant en augmentant progressivement de volume depuis la plus petite jusqu'à la plus grosse. Mettant à profit une idée de Fabricius, Charrière a construit une filière composée d'une plaque métallique rectangulaire percée de trente trous (fig. 1383) ; le plus petit de ces trous a un tiers de millimètre de diamètre, le second deux tiers de millimètre, le troisième un millimètre et ainsi de suite jusqu'au plus gros qui offre un diamètre d'un centimètre. Il est facile d'apprécier avec cet instrument le diamètre d'une bougie qui traverse l'un de ses trous à frottement doux ; remarquons que toute la longueur de la bougie doit pouvoir traverser le trou.

Béniqué a proposé une graduation par quart de millimètre ; Phillips une graduation par dixième de millimètre.

La graduation de Charrière a prévalu pour les bougies élastiques, celle de Béniqué pour les bougies métalliques. Il est généralement inutile de se servir de filière quand on se sert de bougies métalliques ; le diamètre est écrit sur le pavillon de l'instrument.

La bougie élastique est tantôt cylindrique, tantôt conique.

La bougie cylindrique (fig. 1384) présente un diamètre identique sur tous les points de sa longueur.

La bougie conique (fig. 1385) présente un diamètre qui va en diminuant insensiblement, depuis l'extrémité vésicale jusqu'à l'extrémité opposée. Dans aucun cas cependant, la bougie ne doit être absolument pointue ; elle doit toujours être arrondie, sans aspérité, afin de ne pas être exposée à érailler la muqueuse.

Généralement les bougies cylindriques sont d'une introduction plus

facile que les bougies coniques, parce que leur bec est moins exposé à
s'égarer dans les replis de la muqueuse. Cependant cette règle n'a rien

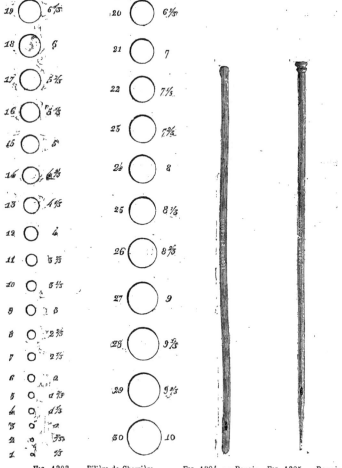

FIG. 1383. — Filière de Charrière.   FIG. 1384. — Bougie   FIG. 1385. — Bougie
                                          élastique cylindrique.   élastique conique.

d'absolu ; il est quelquefois plus facile de franchir un rétrécissement avec
la bougie conique.

La bougie cylindrique doit être préférée toutes les fois que son emploi est
possible ; elle dilate également toute l'étendue du rétrécissement, tandis que la

bougie conique dilate davantage la partie antérieure que la partie postérieure.

On a reproché aux bougies cylindriques et aux bougies coniques de dilater toute l'étendue du canal de l'urèthre. Ducamp a imaginé des bougies à ventre afin que la dilatation ne portât que sur le point coarcté.

Les bougies à ventre (fig. 1386) sont des bougies ordinaires, portant, à quelque distance de leur pointe un renflement fusiforme de plusieurs centimètres de longueur. Ces bougies sont détestables, car, presque toujours, le renflement fusiforme glisse au delà du rétrécissement et, par conséquent, manque son but. D'ailleurs le reproche adressé aux bougies cylindriques est puéril, puisque jamais leur calibre ne dépasse le calibre normal de l'urèthre ; elles ne peuvent donc le dilater dans la partie saine.

Il est souvent difficile de faire pénétrer la bougie dans la lumière du rétrécissement, soit en raison de la position excentrique de ce dernier, soit en raison de son faible diamètre.

Dans ce cas on recourt souvent avec avantage aux bougies coniques olivaires ; ce sont des bougies dont le bout est légèrement renflé, en forme d'olive. Nous avons expliqué le mécanisme de leur introduction en parlant des sondes à extrémité olivaire, page 689.

Dans ce cas aussi Th. Ducamp (1) se servait d'un tube conducteur (a, f, fig. 1387) largement ouvert à son extrémité manuelle et ne présentant à l'extrémité opposée qu'une ouverture suffisante pour le passage d'une bougie filiforme. Si l'empreinte obtenue par son procédé explorateur indiquait, pour le rétrécissement, une lumière centrale, Ducamp employait un tube conducteur à lumière centrale aussi k, h. Si, au contraire, l'empreinte indiquait une lumière latérale, le tube conducteur portait un ren-

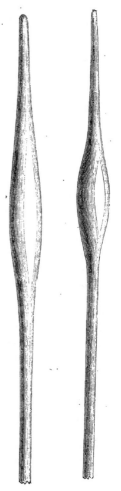

Fig. 1386. — Bougies à ventre.

indiquait une lumière latérale, le tube conducteur portait un ren-

(1) Th. Ducamp, *Traité des rétentions d'urine*. Paris, 1822.

flement d, b dont le but était de rejeter l'orifice du tube dans une position excentrique correspondant avec la lumière des rétrécissements. Des graduations métriques tracées sur le tube avaient pour but d'indiquer au chirurgien la profondeur du rétrécissement.

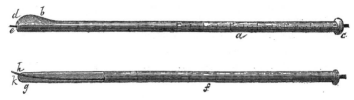

FIG. 1387. — Tube conducteur de Ducamp.

Le tube conducteur de Ducamp rend bien peu de service en pratique, précisément par ce que l'empreinte rapportée par la bougie ne donne pas des renseignements certains. D'ailleurs il faudrait posséder à peu près autant de tubes conducteurs qu'il existe de rétrécissements, condition impossible à réaliser.

Béniqué (1) introduit dans l'urèthre un tube métallique de 9 millimètres de diamètre jusqu'au niveau du rétrécissement ; il remplit ensuite ce tube avec des bougies filiformes. Quand l'appareil ainsi disposé est arrivé au niveau de l'obstacle, il maintient le tube métallique d'une main, tandis que de l'autre il pousse successivement toutes les bougies filiformes, jusqu'à ce que l'une d'entre elles ait pénétré dans le rétrécissement.

Le procédé de Béniqué est peu employé ; cependant il ne doit pas être négligé dans les circonstances difficiles. En tendant la surface du rétrécissement, le tube métallique rend l'exploration plus facile ; il y a de grandes chances aussi pour que l'une ou l'autre des bougies filiformes se trouve en face de la lumière.

Croxton-Foulker, de Liverpool (2), a proposé un instrument qui rappelle le procédé de Béniqué. Cet instrument se compose d'une sonde flexible contenant dans son intérieur trois autres sondes semblables, d'un calibre de moins en moins considérable, renfermées et mobiles l'une dans l'autre. On introduit l'instrument jusqu'au rétrécissement ; si celui-ci ne peut être franchi, on cherche à faire pénétrer la seconde sonde ou la troisième ou même la quatrième qui est fort ténue.

Croxton pense que ce mécanisme rend le cathétérisme plus facile, parce

(1) Beniqué, *De la rétention d'urine et d'une nouvelle méthode pour introduire les bougies et les sondes dans la vessie.* Paris, 1838.
(2) Croxton Foulker, *Archives générales de médecine,* 3ᵉ série, t. X, p. 355, année 1841.

que la sonde, d'un calibre trop fort pour franchir le rétrécissement, produit néanmoins un commencement de dilatation.

Le procédé de Croxton-Foulker présente certainement des avantages quand le rétrécissement est très-étroit et à lumière centrale; si la lumière est excentrique, il ne facilite en rien le cathétérisme.

C'est alors que Benjamin Bell conseille de recourber l'extrémité de la bougie avant de l'introduire; le bec est dirigé vers le côté où l'on soupçonne la lumière du rétrécissement.

J. Leroy d'Étiolles (1) a perfectionné l'idée de Bell en imaginant des bougies à pointe tortillée en spirale irrégulière. Ces bougies (fig. 1388) réussis-

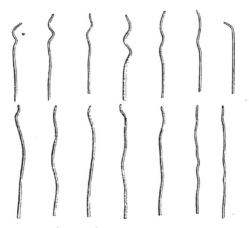

Fig. 1388. Bougies de Leroy d'Étiolles à pointe contournée en spirale irrégulière.

sent parfaitement dans les cas de brusques déviations de l'urèthre produites par une succession de saillies latérales alternes. Le plus souvent on tortille la pointe des bougies, au moment même de s'en servir, en les enroulant autour d'une grosse épingle. On donne plus de fixité à la spirale en enlaçant la pointe de la bougie (fig. 1389) autour de deux rangées de pointes fixées dans une planche et en la laissant quelque temps dans cette situation.

Quand le rétrécissement était très-difficile à franchir, Dupuytren se contentait souvent de fixer la bougie contre l'obstacle dans l'espérance qu'elle le traverserait plus tard spontanément. Ce procédé a été vivement critiqué; cependant nous pouvons dire, après l'avoir expérimenté maintes fois, qu'il réussit souvent là où tous les autres ont échoué.

(1) J. Leroy d'Étiolles, *Des angusties ou rétrécissements de l'urèthre.* Paris, 1845, p. 201.

Leroy, qui avait adopté le principe de Dupuytren, à imaginé un appareil spécial pour fixer la bougie contre l'obstacle. « Voici, dit Leroy d'Étiolles (1), comment je procède : une sonde légèrement courbe, ouverte à ses deux bouts, est introduite jusqu'à l'obstacle et fixée par des cordons, soit à des sous-cuisses, soit à un suspensoir. Dans sa cavité j'insinue la bougie ordinairement conique : lorsqu'elle a pénétré jusqu'à l'obstacle, une portion

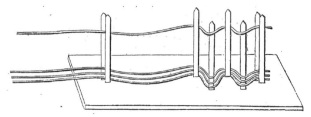

Fig. 1389. — Procédé de Leroy pour tortiller en spirale l'extrémité des bougies.

dépasse la partie externe du tube ; cette portion, assez résistante pour supporter un léger poids, est passée dans une petite boule de plomb que l'on fixe à 1 ou 2 centimètres au-dessus du tube, soit avec une vis qui la traverse ou tout simplement avec un fil ou un cordon noué sur la bougie, pour former un bourrelet qui empêche la boule de descendre ; lorsque par le fait de l'engagement de la bougie dans le rétrécissement, la boule est descendue et appuie sur le tube, on la remonte de 1 ou 2 centimètres pour que son action recommence : la bougie étant soutenue de deux côtés et dirigée par le tube, ne peut ni se replier ni dévier. Un cerceau empêche la couverture du lit de venir poser sur l'appareil. »

Le système de Leroy maintient la bougie appliquée contre le rétrécissement d'une manière plus stable que l'action de la main. Nous ferons observer qu'il n'est applicable qu'aux rétrécissements à lumière centrale.

Quelquefois la flexibilité des bougies élastiques, à diamètre filiforme s'oppose à leur pénétration ; arrivées au niveau du rétrécissement, elles buttent et se replient sur elles-mêmes. C'est alors que l'on recourt aux bougies filiformes de baleine de G. Guillon ; ces bougies (fig. 1390) ont une pointe très-déliée et presque filiforme ; quelquefois la pointe est remplacée par un léger bouton analogue à celui du plus petit stylet des sondes de trousses. G. Guillon a encore employé une troisième espèce de bougies présentant à 8 centimètres de la pointe un renflement fusiforme, à la suite duquel on en voit un ou deux autres dont le volume devient de plus en plus considérable à mesure qu'ils

(1) Leroy d'Étiolles, *Traité des angusties*, p. 365.

se rapprochent de l'extrémité manuelle de la sonde. Le but de ces renflements olivaires est d'obtenir une dilatation plus grande (1).

Les bougies de baleine sont d'une utilité incontestable, mais il faut observer que leur emploi demande une grande délicatesse de main. Quelquefois, au lieu de bougies de baleine, on se sert de bougies ordinaires de gomme garnies à l'intérieur d'un fil de plomb ou de laiton; elles sont plus dangereuses que les bougies de baleine qui ont du moins l'avantage de faire sentir nettement la résistance du canal à la main du chirurgien.

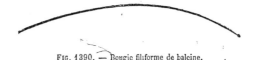

FIG. 1390. — Bougie filiforme de baleine.

Les bougies de gomme peuvent être rectilignes au-dessous d'un diamètre de 4 millimètres; jusque-là, en effet, elles sont assez flexibles pour s'adapter à toutes les courbures du canal. Au delà de 4 millimètres, les bougies s'infléchissent difficilement pour pénétrer dans la portion curviligne de l'urèthre ; une fois introduites, elles tendent sans cesse à se redresser et, par conséquent, elles exercent sur la partie inférieure du canal, une pression qui devient douloureuse si elle se prolonge quelque temps.

Il faut alors substituer des bougies élastiques courbes aux bougies curvilignes ; pour obtenir des bougies courbes, il suffit de tisser leur trame sur des mandrins courbes eux-mêmes.

Il est plus simple de continuer le traitement avec les bougies d'étain de Béniqué (fig. 1391).

L'étain a de nombreux avantages ; il reçoit par le frottement d'un morceau de laine un poli qui donne une grande douceur à son contact ; le même

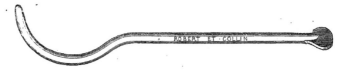

FIG 1391. — Bougie d'étain de Béniqué.

frottement lui communique rapidement un degré de chaleur suffisant pour que l'urèthre ne soit pas sollicité à réagir contre l'impression du froid.

(1) L. V. Lagneau, *Rapport sur la méthode de traitement pour la guérison des rétrécissements fibreux de l'urèthre proposé par le docteur Guillon* (*Bulletin de l'Acad. de méd.*, 1849-50, t. XV, p. 11).

Enfin l'étain peut prendre instantanément tous les degrés de courbure désirable; ajoutons encore que le poids de ce métal favorise la pénétration de la sonde.

Les bougies d'étain de Béniqué ont la même forme que la sonde décrite page 686; elles ont un diamètre qui augmente progressivement par quart de millimètre.

Jusqu'ici nous ne nous sommes occupés que des bougies types, des bougies qui sont dans la pratique habituelle; mais la gomme élastique, la baleine et l'étain ne sont pas les seules substances employées.

Les anciens fabriquaient des bougies de plomb; elles sont complétement abandonnées aujourd'hui.

De nos jours, on utilise quelquefois, mais bien rarement, les bougies de cire. Ces bougies sont faites avec des bandelettes de linge de 25 centimètres de longueur sur quelques millimètres de largeur, trempées dans de la cire fondue, puis roulées avec soin. La surface de ces bougies est toujours rugueuse, et, par conséquent, irritante pour le canal; de plus, elles se ramollissent trop sous l'influence de la chaleur.

Les bougies de corde à boyau et les bougies d'ivoire rendu flexible par les acides (procédé Darcet et Charrière) ont eu de chauds partisans. Lallemand et Bégin (1) ont préconisé les bougies de corde à boyau. On a vanté surtout la propriété que possèdent ces bougies de se dilater sous l'influence de l'humidité, et, par conséquent, d'exercer une pression sur le rétrécissement qu'elles traversent. Ces bougies ne sauraient être employées sans danger, car elles ne deviennent souples qu'après avoir séjourné dans l'urèthre. Très-rigides au moment de l'introduction, elles peuvent déchirer le canal et produire des fausses routes. On peut, il est vrai, ramollir leur bec avant de les employer, mais alors ce bec devient volumineux et n'a plus assez de consistance pour franchir l'obstacle. Il y a là une question de juste milieu impossible à atteindre.

Du reste, ce n'est là que le moindre inconvénient des bougies de corde à boyau et d'ivoire; une main exercée pourrait surmonter ces difficultés. Ces bougies présentent un danger qu'elles partagent avec toutes celles qui sont composées de substances hygrophiles; se dilatant beaucoup plus au-dessous et au-dessus du rétrécissement qu'au niveau de celui-ci, elles prennent une forme bilobée, qui fait que l'on ne peut les retirer sans faire de violents efforts, sans s'exposer à déchirer le canal.

---

(1) Lallemand et Bégin, *Dict. de médecine et de chirurgie pratiques*. Paris, 1830, tome IV, p. 227, art. BOUGIE. — Voyez aussi Desormeaux, *Nouveau Dict. de méd. et de chir. pratiques*. Paris, 1866, tome V, page 432, art. BOUGIE.

Les bougies dilatantes d'Alquié, de Montpellier, composées d'un mandrin terminé par un morceau d'éponge préparée et enveloppée dans un sac de baudruche, ont au suprême degré l'inconvénient que nous venons de signaler.

Nous en dirons autant des bougies de laminaria, si vantées dans ces derniers temps ; il n'est pas de substance hygrophile aussi dangereuse que celle-ci. La bougie, extrêmement rigide, blesse le canal pendant son introduction ; énormément dilatée, elle fait éclater le rétrécissement au moment où elle est retirée. C'est là de la dilatation forcée, mais de la dilatation forcée appliquée à l'aventure, sans aucune règle. On a cherché, il est vrai, à proportionner le volume de la bougie au degré de dilatation que l'on désire obtenir, mais on ne peut empêcher le laminaria de prendre cette forme bilobée qui constitue son principal danger.

On pourrait employer, pour obtenir d'emblée une dilatation aussi considérable que possible, le dilatateur *à air ou à eau* dont parle Th. Ducamp (1).

Ce dilatateur, d'origine très-ancienne, se compose d'un petit sac de baudruche (fig. 1392) fixé, par son ouverture, à l'extrémité d'un tube d'ar-

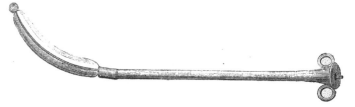

FIG. 1392. — Dilatateur à air ou à eau.

gent. Un mandrin conduit le sac de baudruche jusque dans la partie rétrécie ; une insufflation d'air ou une injection d'eau le distend autant que possible. Ce procédé n'est pas dangereux, mais il présente de grandes difficultés d'application et ne conduit qu'à des résultats très-problématiques.

Ducamp n'employait ce dilatateur qu'après avoir détruit la coarctation par des cautérisations répétées.

Costallat (2) a proposé un autre appareil, composé d'un long sac de linge fin qu'un mandrin flexible pousse jusqu'au fond de l'urèthre. Une petite tige fourchue pousse ensuite des brins de charpie dans le sac et les tient

(1) Ducamp, *Rétention d'urine*, p. 170.
(2) A. Costallat, *Essai sur un nouveau mode de dilatation*. Paris, 1834, p. 109.

au niveau de la coarctation. Cet appareil peut paraître ingénieux en théorie; il n'est pas applicable.

En résumé donc, les seuls instruments qui présentent une utilité réelle
pour la dilatation graduée, sont les bougies élastiques et les bougies métalliques. Il arrive souvent que l'étroitesse congénitale ou acquise du méat
urinaire empêche d'introduire des bougies d'un volume convenable. Dans
ce cas, il ne faut pas hésiter à agrandir le méat. Civiale (1) a imaginé un
ingénieux instrument pour accomplir cette petite opération.

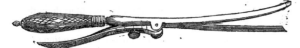

F:G. 1393. — Instrument de Civiale pour débrider le méat urinaire.

Cet instrument (fig. 1393) est un bistouri caché, à une seule lame, dont
le mécanisme est identique avec celui du lithotome de frère Côme, modifié par
Charrière ; un petit bouton A, courant dans une rainure placée sur le levier
de la lame, permet de graduer le degré d'ouverture de cette dernière, et,
par conséquent, l'étendue de l'incision. Une graduation en centimètres,
placée sur cette rainure, permet de calculer mathématiquement l'ouverture
de la lame.

§ 3. — Dilatation forcée.

La dilatation forcée comprend deux procédés principaux ; dans l'un, on
s'efforce de faire passer d'emblée, dans le canal de l'urèthre, une sonde de
calibre considérable ; on attaque donc le rétrécissement de front, d'avant
en arrière ; dans l'autre, au contraire, on franchit le rétrécissement avec
un cathéter de faible calibre, susceptible d'augmenter ensuite brusquement de volume ; on a donc une dilatation latérale.

On peut, jusqu'à un certain point, rattacher au premier procédé le cathétérisme forcé, préconisé surtout par Desault et par Boyer ; on le peut
avec d'autant plus de raison que Boyer employait le cathétérisme forcé
dans des circonstances où la rétention d'urine n'était pas absolue ; il recom-
mande(2), en effet, de choisir pour cette opération un moment où la vessie
ne soit pas absolument vide d'urine.

La sonde de Boyer (fig. 1394) a des parois très-solides ; son calibre va en
décroissant depuis le pavillon jusqu'au bec qui offre une sorte de pointe
mousse ; près du bec c, la sonde est pleine dans l'étendue de 12 à 15 mil-

_____

(1) Civiale, *Traité pratique des maladies des organes génito-urinaires*, 3ᵉ édition.
Paris, 1858-60.

(2) Boyer, *Traité des maladies chirurgicales*, t. IX, p. 239.

afin d'être plus solide. Les deux yeux latéraux d ne sont pas situés sur le même plan, mais à 5 millimètres l'un de l'autre, afin que leur présence diminue le moins possible la solidité de la sonde. Pour augmenter encore la solidité de l'instrument, Boyer conseille de substituer l'or à l'argent, et de combler exactement sa cavité avec un mandrin.

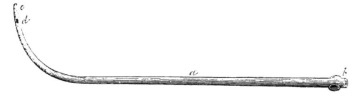

FIG. 1394. — Sonde conique de Boyer.

Toutes ces précautions montrent avec quelle force les partisans du cathétérisme forcé entendaient agir. Voillemier, acceptant ce procédé en quelques rares circonstances qu'il précise avec soin (1), conseille une sonde un peu différente de celle de Boyer. « On se munira, dit Voillemier, d'une sonde d'argent (fig. 1395) de moyenne grosseur et à parois épaisses. Son extrémité sera légèrement conique dans l'étendue d'un centimètre seulement pour attaquer moins carrément le rétrécissement. Elle n'aura pas, comme les sondes ordinaires, des yeux qui amoindriraient sa force et ne serviraient qu'à léser les parois de l'urèthre ; mais elle portera à son extrémité c une ouverture de 2 millimètres de diamètre, par laquelle les urines pourront s'écouler dès qu'elle sera parvenue dans la vessie ou dans une poche urinaire.

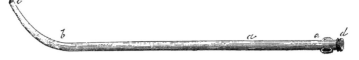

FIG. 1395. — Sonde de Voillemier.

» Cet instrument me semble préférable à celui de Boyer. La sonde conique, augmentant de volume depuis la pointe jusqu'au pavillon, se trouve d'autant plus serrée qu'on l'enfonce plus avant dans l'urèthre. La marche est ainsi très-difficile, et le chirurgien ne peut reconnaître si la résistance qu'il rencontre existe à l'extrémité de la sonde ou au niveau du rétrécissement. »

(1) Voillemier, *Traité des maladies des voies urinaires*, p. 182.

La figure 1395 représente la sonde de Voillemier. La lettre *b* indique le point où la canule commence à diminuer de volume; la lettre *c* l'extrémité arrondie de la sonde percée d'une ouverture de 2 millimètres.

Mayor a beaucoup vanté la dilatation forcée d'avant en arrière, faite avec de grosses sondes d'étain à grande courbure et d'un calibre égal dans toute leur étendue; ce chirurgien posait en principe l'emploi de cathéters d'autant plus volumineux que le rétrécissement était plus considérable. L'appareil de Mayor ne se compose que de six sondes, dont la plus faible a 4 millimètres de diamètre, la plus forte 10 millimètres. Afin de conserver la plus grande solidité possible aux sondes sur lesquelles il pesait avec une force considérable, Mayor n'avait placé qu'un seul orifice latéral près du bec.

La méthode de Mayor a été rejetée par tous les chirurgiens, mais ses sondes doivent rester dans la pratique; si elles sont dangereuses dans les cas de rétrécissements, elles sont très-utiles dans le traitement de certaines affections de la prostate.

A la seconde méthode, c'est-à-dire à la dilatation latérale, appartiennent les dilatateurs de Michaléna, de Rigaud et Montain, de Perrève, de Voillemier, de Sheppard, de Mallez et quelques autres qui ne sont que des modifications des précédents.

Le dilatateur de Michaléna (fig. 1396 (1) se compose d'une tige d'acier *a* supportant de petites plaques articulées *b*, *b*, *b*; la tige *a* glisse dans une coulisse qui lui est ménagée sur la partie convexe d'un cathéter *c*; les plaques articulées trouvent dans cette coulisse des points d'arrêt en *d*, *d*, *d*. Une vis de rappel *f*, placée à l'arrière de l'instrument, rapproche ou éloigne les deux tiges l'une de l'autre.

Rigaud, de Strasbourg, et Montain, ont fait connaître, en 1849, un instrument identique avec le précédent auquel ils donnent le nom de cathéter dilatateur parallèle (fig. 1397). L'emploi de ces dilatateurs est facile à saisir; ils sont introduits fermés dans le canal de l'urèthre, et ouverts quand ils ont franchi le rétrécissement; pour sortir l'instrument, il faut fermer le cathéter à moitié seulement; si on le fermait complétement, on pincerait et l'on arracherait la muqueuse.

Lyons, Charrière et Mathieu ont disposé les dilatateurs de telle sorte que l'écartement des branches fût presque insensible au niveau du méat urinaire, partie la moins large du canal, à l'état normal, chez presque tous les sujets. Ces nouveaux dilatateurs (fig. 1398) fonctionnent comme les an-

(1) Michaléna, thèse de Paris, 1847.

ciens, c'est-à-dire que les lames s'écartent ou se ferment, suivant que la vis A de l'extrémité manuelle est tournée à droite ou à gauche.

Ségalas a fait construire un dilatateur qui ne se dilate que dans l'étendue

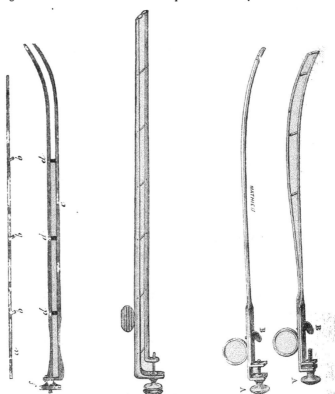

Fig. 1396. — Dilatateur
de Michaléna.　　Fig. 1397. — Dilatateur parallèle
(Rigaud, Montain).　　Fig. 1398. — Dilatateur courbe
de Mathieu.

de quelques centimètres. Ce dilatateur (fig. 1399) se compose d'un tube cylindrique dans toute son étendue et fermé à son extrémité vésicale; immédiatement au-dessous de cette extrémité le tube est divisé, sur une longueur de 3 centimètres, en plusieurs languettes distinctes. L'intérieur du tube est parcouru par une tige *a* fixée sur le bec de la sonde par l'une de ses extrémités, et sillonnée à l'extrémité opposée par un pas de vis sur lequel joue l'écrou *b* ; le jeu de cet écrou sert à allonger ou à raccourcir la portion de la tige contenue dans la canule. Lorsque la tige est aussi longue que pos-

sible, les lames élastiques s'appliquent exactement entre elles, de telle sorte
que la canule a un diamètre identique dans toute sa longueur ; au fur et à
mesure que la tige *a* se raccourcit, ces lames élastiques s'écartent de telle
sorte que le bec de l'instrument prend la forme olivaire représentée dans la
figure 1399.

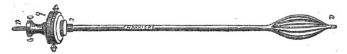

FIG. 1399. — Dilatateur de Ségalas.

Les lames élastiques sont écartées lorsque le bec du dilatateur est engagé
dans le rétrécissement; une enveloppe de baudruche, dont l'instrument
doit toujours être coiffé, empêche les tissus de glisser entre les lames élastiques et d'être pincés au moment où le chirurgien ferme l'instrument pour
le retirer.

Le dilatateur de Ségalas a deux inconvénients considérables : 1° il est
difficile de placer la portion divisée de la canule au centre du rétrécissement; elle peut rester en deçà ou glisser au delà ; — 2° l'écartement des
branches a un point maximum situé au niveau du petit diamètre de l'olive;
la dilatation est donc très-inégale.

Sheppard (1) emploie, pour dilater les rétrécissements, un cathéter parcouru latéralement par une rainure dans laquelle glisse un stylet terminé
par un renflement olivaire (fig. 1400); il est indispensable de disposer de
stylets à renflements de plusieurs dimensions.

Mallez a fait construire tout dernièrement par Mathieu un dilatateur
(fig. 1401) qui présente des analogies avec le précédent. Le divulseur de
Mallez (2) se compose d'une bougie conductrice filiforme conduisant un
mandrin B C sur lequel glisse une olive dilatatrice A de diamètre variable
suivant les cas; cette olive est placée à l'extrémité d'un petit manche. « La
bougie introduite, le mandrin la suit, et sur ce dernier on fait glisser l'olive
en pressant sur son manche, et en retenant de la main gauche le mandrin et
la verge allongée pour prévenir le pincement de la muqueuse. Cet instrument rappelle la bougie à ventre de Ducamp; son avantage est de ne faire
éclater l'urèthre qu'au point rétréci. » Cet avantage est contre-balancé par
les inconvénients de l'instrument. La boule olivaire ne passera au delà du

---

(1) Sheppard *in* S. Gross, *A System of Surgery*. Philadelphie, 1864. Tome II,
p. 578.
(2) Mallez, *Gazette des hôpitaux*, année 1868, p. 495.

rétrécissement, si celui-ci est résistant, que sous l'influence d'une pression énorme; dans la plupart des cas, il sera difficile et même impossible de modérer cette pression au moment précis où le rétrécissement aura cédé, et l'olive, continuant sa route, contusionnera l'urèthre à un degré plus ou moins grave; si le mandrin était très-rigide, il empêcherait l'olive de se dévier et, par conséquent, de frapper les parois de l'urèthre; mais il est impossible de lui donner cette rigidité puisqu'il doit être d'un calibre très-faible pour franchir le rétrécissement.

Les instruments de Sheppard et de Mallez ne sont que des applications du procédé de la dilatation brusque sur conducteur employé depuis longtemps par quelques chirurgiens anglais. Pour pratiquer la dilatation brusque sur conducteur, le chirurgien doit disposer: 1° d'un cathéter métallique dont le pavillon se dévisse à volonté ; 2° d'un long stylet muni d'un pas de vis susceptible de se monter sur le cathéter ; 3° de sondes de diverses grosseurs ouvertes aux deux bouts. Le stylet est vissé sur le cathéter dès que celui-ci a franchi le rétrécissement ; l'une des sondes est ensuite glissée sur le conducteur rigide et

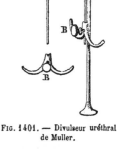

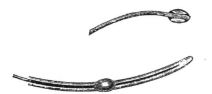

FIG. 1400. —Dilatateur de Sheppard. FIG. 1401. — Divulseur uréthral de Muller.

poussée avec une force suffisante pour franchir le rétrécissement; en quelques instants on passe successivement plusieurs sondes de divers diamètres.

Les dilatateurs de Perrève (1) et surtout de Voillemier agissent avec plus de sécurité que les précédents.

(1) Perrève, *Traité des rétrécissements organiques de l'urèthre*. Paris, 1847.

Le dilatateur courbe de Perrève se compose de deux tiges uréthrales, d'un conducteur, d'un mandrin creux et de deux châssis. Chacune des tiges uréthrales (fig. 1402) représente la moitié d'un cylindre coupé dans sa longueur. La surface externe de cette moitié de cylindre est parfaitement lisse; la surface interne est évidée de telle sorte que lorsque les deux tiges sont juxtaposées, elles représentent un tube fermé à son extrémité vésicale. L'une de ces tiges présente à son extrémité vésicale une fenêtre *f* qui reçoit un crochet *k* placé à l'extrémité de la tige opposée; une goupille *g*, placée au niveau de cette fenêtre, est embrassée par l'anse du crochet *k*; la tige à crochet présente, au point où commence sa courbure, un petit arrêt *t* dans lequel s'engage le crochet du conducteur représenté fig. 1403. Les deux tiges présentent, près de leur extrémité manuelle, deux échancrures latérales *h h*, destinées à recevoir les deux châssis S S. Ces petits châssis munis d'une vis de pression ont pour but d'assurer la réunion des diverses pièces de l'instrument (fig. 1405 et 1406). Le conducteur (fig. 1403) se compose d'un fil d'acier anglais, non trempé, dont le diamètre ne doit pas dépasser 2 millimètres; l'une de ses extrémités est contournée en crochet afin de s'engager dans l'arrêt *t* de la tige uréthrale. Au moment de se servir de l'appareil on place le conducteur entre les deux tiges uréthrales que l'on maintient en contact au moyen des deux châssis S S (fig. 1405).

Lorsque l'instrument est ainsi préparé, il est conduit dans le canal au delà de la coarctation; alors le chirurgien fait glisser sur le conducteur des mandrins creux de divers calibres qui déterminent l'écartement des deux tiges A et B, et dilatent forcément la coarctation. Ces mandrins (fig. 1404) sont des tubes cylindriques longs de 8 pouces, creusés d'un canal qui leur permet de glisser à frottement très-doux sur le conducteur. L'extrémité manuelle du mandrin supporte une rondelle sur laquelle est gravé un numéro indiquant le diamètre; dans la moitié de sa longueur le mandrin est percé de petites fenêtres *f f*.

La figure 1406 représente le mandrin glissé sur le conducteur entre les tiges uréthrales.

Le système du dilatateur droit est analogue à celui du dilatateur courbe.

Dans les cas où il est difficile de traverser le rétrécissement Perrève ajoute à l'extrémité du dilatateur une petite bougie élastique (fig. 1407).

Pour procéder à la dilatation avec l'instrument de Perrève, il faut disposer de tiges uréthrales et de mandrins de divers diamètres. Le diamètre des tiges uréthrales réunies varie entre trois quarts de ligne de diamètre et 2 lignes trois quarts; les mandrins sont gradués de 1 à 3 lignes de diamètre.

Perrève fait remarquer qu'après avoir opéré la dilatation, il convient de retirer d'abord le mandrin, puis les tiges uréthrales. Si l'on retirait le dilatateur alors qu'il a toute son amplitude, on risquerait de déchirer le canal dans une grande étendue.

Quelquefois les diverses pièces de l'instrument sont tellement serrées

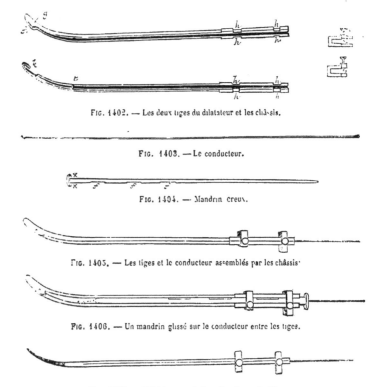

FIG. 1402. — Les deux tiges du dilatateur et les châssis.

FIG. 1403. — Le conducteur.

FIG. 1404. — Mandrin creux.

FIG. 1405. — Les tiges et le conducteur assemblés par les châssis·

FIG. 1406. — Un mandrin glissé sur le conducteur entre les tiges.

FIG. 1407. — Dilatateur muni d'une bougie conductrice.

que le conseil de Perrève devient impraticable; le mandrin semble pris dans un étau. Perrève attribue ce résultat à une contraction spasmodique de l'urèthre ; Voillemier (1) fait observer qu'il est dû aussi à ce que le mandrin, cylindrique dans toute sa longueur, est fortement comprimé lorsqu'il atteint le bec de l'instrument, point où les deux tiges uréthrales forment, en se réunissant, un angle très-aigu.

(1) Voillemier, p. 198.

Un autre reproche adressé par Voillemier au dilatateur de Perrève consiste dans son diamètre ovalaire, qui n'est pas approprié à celui du canal qu'il doit parcourir.

Charrière a cherché à remédier à cet inconvénient en faisant un dilatateur dont la canule C se compose de trois valves qui s'écartent l'une de l'autre sous l'influence du mandrin B (fig. 1408); ces valves, en s'écartant, s'appliquent exactement sur le mandrin et, par conséquent, l'ensemble de l'instrument conserve une forme cylindrique. L'emploi de ce dilatateur est dangereux ; au moment où l'on retire le mandrin pour extraire le dilatateur, la muqueuse peut être facilement pincée entre les valves qui se rapprochent.

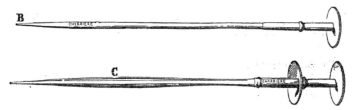

FIG. 1408. — Dilatateur à trois valves de Charrière.

Holt de Westminster a fait subir d'importantes modifications au dilatateur de Perrève. Il a aminci l'extrémité vésicale du mandrin, afin qu'il ne fût plus serré entre les tiges ; de plus il a donné à son mandrin une forme telle qu'il dépassât les valves de chaque côté afin que l'appareil conserve une forme cylindrique lorsqu'il est armé (fig. 1409). Voillemier fait observer que le but n'est pas atteint puisque lorsque le dilatateur est armé, il a encore un diamètre antéro-postérieur de 7 millimètres sur un diamètre transverse de 5 millimètres.

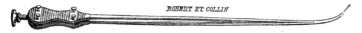

FIG. 1409. — Dilatateur de Holt, de Westminster.

Voillemier pratique la dilatation avec un instrument qui reste cylindrique, même lorsqu'il est au maximum de dilatation ; il le nomme divulseur cylindrique.

Le divulseur cylindrique (fig. 1410) se compose d'un conducteur et d'un mandrin. Le conducteur est formé de deux lames d'acier a soudées en b près de leur extrémité, dans l'étendue de 4 centimètres et courbées comme une sonde ; convexes en dehors, planes en dedans, ces lames juxtaposées forment un petit cathéter dont le diâmètre ne dépasse pas 2 millimètres : c'est dans cet état qu'elles traversent le rétrécissement. Une petite plaque C C sert à donner une prise plus facile à la main.

Si le cathétérisme est difficile, on peut, suivant le système de Maisonneuve (voy. *L'réthrotomie*), fixer sur le bec du conducteur en *d*, au moyen d'un pas de vis, une bougie conductrice *g*, garnie d'un ajutage *f*. Quand on ne fait pas usage de la bougie conductrice, on recouvre le pas de vis du conducteur avec le petit capuchon *e*.

Le conducteur mis en place, on procède à la dilatation en introduisant

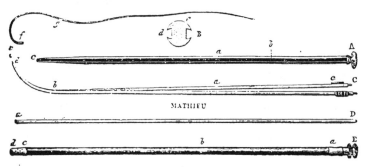

FIG. 1410. — Divulseur de Voillemier.

entre ses lames, d'un seul coup, le mandrin *a*. Ce mandrin se termine en cône à l'extrémité vésicale *c* : à l'extrémité opposée il porte un bouton plein A. Dans toute sa longueur il est creusé, sur deux points opposés de son diamètre, d'une gouttière *b* dont la profondeur est exactement égale aux dimensions des lames du conducteur qui doivent s'y loger. Les bords de la gouttière, représentée par la coupe B *d*, sont légèrement inclinés en dedans afin que les lames du conducteur une fois introduites ne puissent s'échapper. Il résulte de ces détails que l'instrument, armé ou non, est toujours parfaitement cylindrique.

La manœuvre opératoire, dit Voillemier est des plus simples : « On commence par introduire le conducteur jusque dans la vessie ; cela fait, on écarte un peu ses branches que l'on engage dans les rainures du mandrin que l'on enfonce d'un seul coup dans l'urèthre ; alors on retire l'instrument tout armé, ou, si l'on éprouve un peu de résistance, on enlève d'abord le mandrin et ensuite le conducteur. » AussitôtVoillemier place dans l'urèthre une sonde qu'il laisse en place vingt-quatre heures. Pour rendre plus facile le passage de cette sonde, on peut, après avoir retiré le mandrin, visser sur le conducteur l'extrémité *a*, d'un long stylet D. Sur ce stylet, puis sur le conducteur, on fait glisser une sonde élastique E, dont le corps *b* est terminé en *a* et en *c* par deux ajutages métalliques. L'ajutage vésical est percé d'un orifice central assez large pour glisser sur le conducteur, et de petits orifices latéraux *d* qui facilitent l'écoulement de l'urine. Dès que la sonde est en place, on la maintient d'une main pendant que de l'autre on retire le conducteur.

Le divulseur de Voillemier est bien préférable à tous les dilatateurs qui l'ont précédé : le conducteur a un calibre aussi fin que possible ; l'instrument est cylindrique, la manœuvre est d'une extrême simplicité. On ne peut s'égarer en faisant une fausse route, grâce à une bougie conductrice plus longue, plus fine et, par conséquent plus sûre que celle de Perrève ; enfin on peut facilement glisser la sonde qui doit rester à demeure. Ce serait l'instrument que nous préconiserions le plus si nous adoptions cette méthode qui mérite bien plutôt le nom de méthode par déchirement que celui de méthode par dilatation rapide.

Le docteur Joseph Corradi (de Florence) a présenté à l'Académie de médecine un nouveau dilatateur. « Cet instrument, dit Broca (1), consiste en une tige droite métallique et fine, composée de deux fils d'argent parallèles, unis par soudure à leur extrémité vésicale, et libres dans le reste de leur étendue. L'un des fils, plus fin que l'autre, peut être raccourci à l'aide d'un petit mécanisme adapté au pavillon extérieur. Lorsque ce fil se raccourcit, l'autre se sépare de lui comme un arc de sa corde. Lorsqu'on relâche le fil fin, l'arc se redresse en se confondant avec sa corde, et l'instrument rectiligne mais flexible n'a plus que 1 millimètre de diamètre. On l'introduit ainsi jusqu'au delà des rétrécissements, puis on l'ouvre et on le retire lentement, en opérant une dilatation transversale à peine douloureuse, qui ne fait pas couler une goutte de sang, et immédiatement après, on introduit une bougie du n° 12. Les jours suivants on augmente le volume de la bougie, et il suffit en général de moins de 15 jours, quelquefois il suffit d'une semaine pour arriver au terme de la dilatation. »

Nous remarquerons que le but de Corradi est essentiellement différent de celui que se proposent les divulseurs que nous avons étudiés précédemment. Ce chirurgien se contente d'abréger la période de début de la dilatation progressive, en portant du premier coup la dilatation jusqu'à un degré qui permette l'introduction des bougies n° 10 ou 12.

(1) Broca, *Rapport sur le prix d'Argenteuil* (*Bulletin de l'Académie impériale de médecine*, 1869, t. XXXIV, p. 1228).

§ 4 — Cautérisation.

⸱ Tantôt le caustique est porté d'avant en arrière sur le rétrécissement et agit, en quelque sorte, en le perforant ; tantôt, au contraire, le caustique est porté dans la lumière du rétrécissement et agit latéralement ; tantôt, enfin, le caustique est porté au delà du rétrécissement et l'attaque d'arrière en avant. De là trois procédés principaux : cautérisation d'avant en arrière, cautérisation latérale, cautérisation rétrograde.

A. Cautérisation d'avant en arrière. — C'est au XVIᵉ siècle, dans les écrits d'Amatus Lusitanus que se trouve la première mention de la cautérisation d'avant en arrière ; on la pratiquait alors avec un onguent escharotique placé sur la pointe d'une bougie.

Loyseau traita par cette méthode le roi Henri IV et réussit à le guérir.

Depuis Loyseau la cautérisation d'avant en arrière a été reprise plusieurs fois, mais elle n'eut un grand retentissement qu'à partir de Hunter qui indiqua l'emploi du nitrate d'argent. Hunter fit sa première cautérisation avec un crayon de nitrate d'argent, fixé par un peu de cire, à l'extrémité d'un fil d'archal. Plus tard, il conseilla de placer le nitrate d'argent à l'extrémité d'un mandrin caché dans une canule droite, si la coarctation siégeait dans la portion antérieure du canal, dans une canule flexible de Solingen, si elle siégeait dans les portions profondes. Hunter se servait aussi d'une bougie emplastique dont il fendait l'une des extrémités pour y fixer un crayon de nitrate d'argent ; la substance emplastique ramenée sur les côtés du crayon ne laissait à découvert que sa pointe.

Le porte-caustique présenté en 1818 à l'Académie des sciences par A. Petit était peu différent des précédents puisqu'il consistait tout simplement en une sonde de caoutchouc ouverte aux deux bouts ; le caustique était fixé dans une de ces ouvertures au moyen d'un peu de cire fondue (1).

Les instruments que nous venons de rappeler étaient trop imparfaits pour rester dans la pratique. Leroy d'Étiolles, qui a préconisé la cautérisation d'avant en arrière dans les cas où le rétrécissement est infranchissable, bien que perméable à l'urine, Leroy, dis-je, a imaginé un porte-caustique avec lequel on peut agir sans crainte de cautériser les parties saines du canal.

Ce porte caustique se compose (fig. 1411) d'un tube de gomme portant,

---

(1) Ant. Petit. *Mémoire sur les rétentions d'urine, produites par le rétrécissement du canal de l'urèthre.* Paris, 1818. — Voyez Percy, *Rapport sur le mémoire de A. Petit.*

à l'extérieur, les divisions du mètre; ce tube, qui est à courbure fixe, porte à son extrémité vésicale une virole de platine, à son extrémité manuelle une virole d'argent.

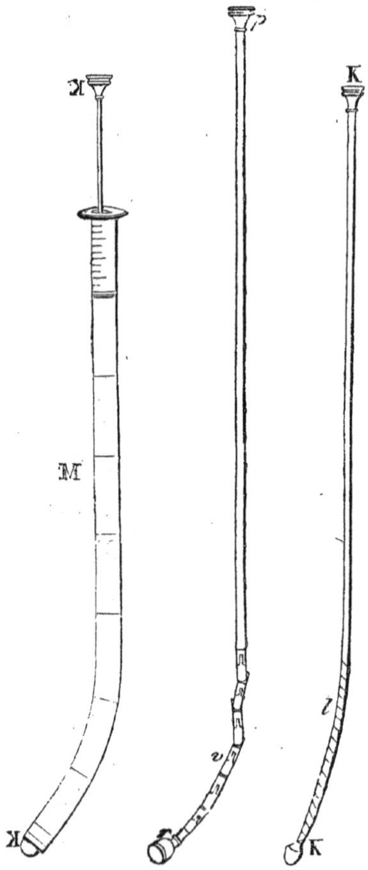

Un obturateur K K, à extrémité mousse et ronde, ferme l'extrémité de la canule pendant qu'elle chemine dans l'urèthre; dès que celle-ci est arrivée sur le rétrécissement, l'obturateur est enlevé et remplacé par un mandrin terminé par une capsule r, de platine, dans laquelle est fondu du nitrate d'argent. Une chaîne à la Vaucanson v permet au mandrin de s'infléchir pour s'accommoder aux courbures de la canule. Dans le cas où des mucosités existent au devant de la coarctation, Leroy (1) conseille de les absterger, avant la cautérisation, au moyen d'une petite éponge portée à travers la canule sur une tige de baleine.

Voillemier a conseillé (2) un porte-caustique constitué par une canule et un mandrin. La canule est d'argent, cylindrique, droite ou courbe suivant la région sur laquelle doit agir le caustique; son calibre doit être de 5 à 7 millimètres afin de bien écarter les parois de l'urèthre. Le mandrin est un gros stylet d'argent flexible pour pouvoir, au besoin, traverser la canule courbe; l'une de ses extrémités a la forme d'un cylindre qui peut obturer

Fig. 1411. — Porte-caustique antéro-grade de Leroy d'Étiolles.

complétement l'orifice vésical de la canule; l'autre extrémité a la forme d'une olive présentant de légères aspérités à sa surface. Trempée dans du nitrate d'argent, l'olive se recouvre de caustique. Pour se servir de l'instrument, on place le mandrin

(1) Leroy d'Étiolles, *Traité des angusties*, p. 373.
(2) Voillemier, *loc. cit.*

de telle sorte que son extrémité cylindrique ferme l'orifice vésical de la canule ; dès que celle-ci est arrivée sur la coarctation, on retourne le mandrin afin que l'olive chargée de caustique puisse agir.

Beaucoup plus simple que celui de Leroy, le porte-caustique de Voillemier restera dans la pratique ;· sans doute il ne guérira pas les rétrécissements, mais, dans quelques cas exceptionnels, il ouvrira la voie au passage de bougies filiformes.

B. *Cautérisation latérale.* — Amatus Lusitanus pratiqua la cautérisation latérale avec des bougies de cire blanche ou de plomb portant, à quelque distance de leur bec, une rainure latérale dans laquelle se logeait l'onguent escharotique. Ferry, A. Paré et leurs successeurs employèrent des procédés analogues ; cependant la cautérisation latérale ne devint une méthode qu'entre les mains de Ducamp qui lui traça des règles minutieuses.

Après avoir reconnu la coarctation avec ses explorateurs (page 697), Ducamp la dilatait afin qu'elle pût livrer passage à la cuvette de son porte-caustique. Le porte-caustique de Ducamp (fig. 1412) se compose d'une canule de gomme *f* sur laquelle sont tracées les divisions du mètre ; le pavillon de cette canule est formé d'un petit ajutage d'argent ; le bec est une petite douille *e* de platine présentant un orifice central. La canule

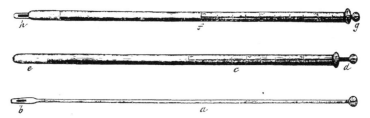

Fig. 1412. — Porte-caustique de Ducamp.

est parcourue par un stylet d'argent *a, d, g*, portant une petite cuvette de platine *b, h*. La cuvette est cachée dans la douille de platine jusqu'à ce que celle-ci soit arrivée au niveau de la coarctation ; alors on pousse le mandrin afin de faire pénétrer la cuvette dans la coarctation.

Le porte-caustique de Ducamp est encore employé, bien que sa rectitude et son élasticité ne lui permettent pas de pénétrer facilement dans la portion courbe du canal ; ajoutons qu'il n'est pas toujours facile de conduire la cuvette dans le rétrécissement.

Le porte-caustique de Lallemand, droit ou courbe selon les circonstances, est préférable au précédent.

Le porte-caustique de Lallemand (fig. 1413 et 1414) se compose d'une canule d'argent le long de laquelle sont tracées les divisions du mètre; dans cette canule glisse un mandrin à tige d'argent portant, à son extrémité vésicale, une cuvette de platine; en avant de cette cuvette se trouve un bouton qui, formant embout, ferme l'extrémité de la canule. Un curseur glissant sur le mandrin sert à en limiter la course. Si la canule est droite, le mandrin est d'une seule pièce; si elle est courbe, il est formé dans une certaine étendue par une chaîne de Vaucanson de platine, qui lui permet de se tourner en tous sens malgré l'inflexion de la canule.

Pour se servir du porte-caustique de Lallemand, il faut pousser l'instrument fermé, c'est-à-dire la canule elle-même dans la coarctation; alors l'opérateur tenant le mandrin parfaitement fixe, fait glisser la canule d'arrière en avant, ne démasquant ainsi la cuvette que lorsque le caustique occupe une situation convenable, il ne cautérise que les parties malades. Cette manœuvre est impossible avec le porte-caustique de Ducamp; la canule élastique étant trop épaisse pour pénétrer dans un point rétréci, la cuvette doit être démasquée avant d'avoir pénétré dans la coarctation.

Si le rétrécissement est assez large pour que la canule de l'instrument de Lallemand puisse le traverser sans éprouver de résistance sensible, le chirurgien est exposé à démasquer le caustique sur une partie saine du canal. Dans ce cas, Lallemand conseille de mesurer la profondeur de la coarctation avec une grosse sonde graduée; comme le porte-caustique est gradué aussi, il suffit de l'enfoncer un peu plus profondément que la sonde d'exploration pour que la cuvette occupe une situation convenable. Nous avons déjà eu l'occasion de dire que toutes les mensurations du canal manquent de certitude.

Ségalas a imprimé au porte-caustique de Lallemand une modification permettant d'agir avec une exactitude parfaite.

Ce nouveau porte-caustique (fig. 1415) est composé d'un mandrin recouvert de deux canules s'emboîtant l'une dans l'autre. La première canule A est graduée et est renflée à son extrémité vésicale. La seconde canule C est semblable à la canule de Lallemand; le mandrin porte-caustique EE est semblable aussi, à quelques détails de structure près. Toutes les pièces de l'instrument traversent un disque, muni de vis de pression DD qui les maintiennent dans la position relative choisie par le chirurgien. Le porte-caustique de Ségalas peut être courbe; ce chirurgien a remplacé la chaîne à la Vaucanson par un faisceau de fils de platine goupillés par un bord et sans soudure.

Pour se servir du porte-caustique de Ségalas, on l'introduit fermé dans le canal de l'urèthre jusqu'à ce que sa grosse extrémité soit arrêtée par la coarctation; alors, maintenant la première canule immobile contre le rétrécissement, le chirurgien fait avancer la seconde avec le mandrin jusqu'à ce que la cuvette soit dans le rétrécissement; ce temps une fois accompli, le chirurgien démasque la cuvette en faisant reculer la seconde canule. Avec le porte-caustique de Ségalas, il n'est pas possible de se tromper sur le siège du rétrécissement, et par conséquent la cautérisation ne peut pas porter sur des parties saines.

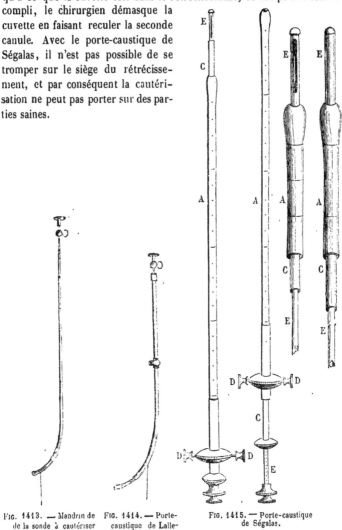

Fig. 1413. — Mandrin de de la sonde à cautériser de Lallemand.

Fig. 1414. — Porte-caustique de Lallemand

Fig. 1415. — Porte-caustique de Ségalas.

Ricord a perfectionné le porte-caustique que nous venons de décrire en fixant sur l'extrémité de la cuvette un petit bout de sonde élastique qui sert de conducteur.

Leroy a conseillé de diminuer la trop grande longueur des cuvettes. Nous ferons observer que la longueur des cuvettes doit être en rapport avec l'étendue des parties malades; 'le mieux est de disposer de cuvettes de longueurs variables susceptibles de se visser sur un même mandrin.

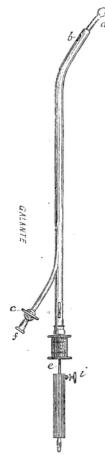

Demarquay a imaginé d'ajouter une petite sonde à robinet c, b, f (fig. 1416) au porte-caustique de Lallemand. Cette modification est réellement utile; elle permet de faire immédiatement après la cautérisation une injection d'eau froide. Elle permet aussi de cautériser avec précision le col de la vessie et les parties voisines de l'urèthre appartenant à la région prostatique; il suffit de tenir le robinet ouvert pour constater, par l'issue de l'urine, le moment précis auquel on arrive dans la vessie.

Wathely, au commencement de ce siécle, imagina de substituer la potasse caustique au nitrate d'argent. Il plaçait un petit morceau de potasse dans un pertuis ménagé à quelque distance du bec d'une bougie emplastique; la potasse fixée par la cire de la bougie, comprimée avec soin, était recouverte d'un peu d'axonge suffisant pour protéger les parois du canal pendant le passage rapide de la bougie.

Le danger de ce procédé est de la dernière évidence; il est impossible de limiter l'action de la potasse; celle-ci peut donc engendrer les plus grands désordres à l'insu de l'opérateur. Hâtons-nous cependant d'ajouter que si le procédé est vicieux, l'idée est féconde. La cautérisation par le nitrate d'argent a l'incontestable avantage de rendre rapidement au canal son calibre normal; si elle est rejetée, c'est parce que la cicatrice qu'elle produit est composée d'éléments essentiellement rétrac-

FIG. 1416. — Porte-caustique uréthral de Demarquay.

tiles; mais les cicatrices qui résultent de l'action des alcalis, de la potasse en particulier, ont la propriété de rester souples et de n'avoir aucune tendance à la rétraction. Partant de cette idée qu'il avait émise, le premier je crois, Aug. Tripier (1) a appliqué l'électrolyse au traitement des rétrécissements de l'urèthre, en se fondant sur ce fait, que les alcalis naissants fournis par les tissus se réunissent autour de l'électrode négatif, et que, par conséquent, la cicatrice développée en ce point est toujours molle.

Wertheimber et Leroy d'Étiolles (2) avaient tenté, il est vrai, la cure des rétrécissements par l'électricité, mais ils ne semblent pas avoir compris le rôle réel de cet agent.

L'appareil de Mallez et Tripier (3) se compose tantôt d'une pile comprenant douze petits couples au bisulfate de mercure associés en tension, tantôt d'une pile comprenant dix-huit couples de dimension moyenne au protosulfate de mercure. On peut aussi se servir d'une pile de quinze à dix-huit couples de Daniel. L'électrode uréthral consiste en un mandrin de maillechort dont l'extrémité ferme, comme un embout, l'ouverture d'une sonde de gomme destinée à protéger les parties sur lesquelles ne doit pas porter la cautérisation. La portion du mandrin dépassant la sonde de caoutchouc a la forme d'un petit cylindre de 2 ou 3 centimètres de long qui doit pénétrer dans la coarctation. Au lieu de faire ce cylindre rigide, on peut le former de fils métalliques tordus ensemble; rendu plus souple, il pénètre plus facilement dans la portion courbe du canal de l'urèthre. Introduit dans le canal, l'électrode uréthral est mis en communication avec le pôle négatif. L'électrode positif se termine par un large bouton de charbon que l'on fixe sur la partie interne de la cuisse gauche, dont il doit être séparé par plusieurs disques d'agaric.

Le courant ouvert, la cautérisation commence; si on laisse le mandrin immobile, la cautérisation est seulement latérale; si, au contraire, on l'enfonce peu à peu, la cautérisation se fait en même temps d'avant en arrière. Cette dernière manœuvre est périlleuse, car le mandrin, cautérisant ce qui lui fait obstacle, peut facilement sortir de l'urèthre.

Théoriquement l'électrolyse est infiniment supérieure non-seulement à tous les procédés de cautérisation connus, mais encore à tous les autres modes de traitement des coarctations uréthrales. Seule l'électrolyse peut détruire complétement les tissus morbides, seule l'électrolyse peut rendre

(1) Tripier, *La galvanocaustique chimique* (*Archives génér. de méd.*, janvier 1866).
(2) Leroy d'Étiolles, *De la cautérisation d'avant en arrière et des cautères électriques*. Paris, 1852.
(3) F. Mallez et Tripier, *De la guérison durable des rétrécissements de l'urèthre par la galvanocaustique chimique*. Paris, 1867.

les récidives impossibles, car seule elle détermine la formation de cicatrices molles. Maintenant, quelle est sa valeur clinique? Quels sont les dangers qu'elle peut faire courir? C'est à l'expérience à prononcer; je ferai remarquer que rien n'indique que cette méthode doive être plus dangereuse que les autres, et que déjà Tripier et Mallez ont publié quelques observations heureuses.

C. *Cautérisation rétrograde ou d'arrière en avant.* — Leroy a décrit, sous le nom de porte-caustiques olivaires fenêtrés et rétrogrades des instruments dont nous lui empruntons la description (1). « On les voit représentés dans la figure 1417; ils ressemblent à des sondes de divers calibres terminées par une demi-olive ou demi-sphère B. Immédiatement au-dessus de la saillie formée par cette moitié d'olive, sont une ou deux ouvertures *g*, à travers lesquelles agit, sur les tissus exubérants, le caustique contenu dans une cuvette latérale *c* supportée par une chaîne à la Vaucanson *v*, ou par une spirale flexible. L'olive, dont le volume aura été choisi du diamètre de la plus étroite des angusties, est introduite jusqu'à la région prostatique, puis ramenée doucement en arrière. La saillie qu'elle forme est arrêtée par le point rétréci, et lorsque, par une traction légère, le chirurgien s'est bien assuré de la nature de la résistance, il insinue dans le tube la tige porte-caustique, la chaîne articulée ou la spirale qui la termine. Toutes deux permettent de tourner la cuvette chargée de nitrate d'argent vers l'une et l'autre ouverture alternativement, lorsque l'on veut cautériser de plusieurs côtés. Si l'instrument est très-petit, plusieurs cuvettes chargées seront portées successivement jusqu'au fond du tube, et tenues en rapport avec les ouvertures. Lorsque la combinaison d une quantité suffisante de caustique aura été opérée, la tige portant la cuvette est extraite. Si le diamètre du tube le permet, on la remplace par une autre tige garnie, à son extrémité, d'un peu de coton ou d'un morceau d'éponge conique, afin d'essuyer et absterger les mucosités chargées de nitrate d'argent qui peuvent obstruer les yeux ou fenêtres; puis, après une minute d'attente, pour laisser passer la contraction spasmodique déterminée d'ordinaire par la cautérisation, une traction légère et soutenue est exercée sur l'instrument : la boule se dégage et sort; mais s'il y a plusieurs angusties, elle se trouve arrêtée par celle qui précède immédiatement; et, sur celle-ci, la cautérisation est pratiquée comme nous venons de le dire, à moins qu'elle ne soit située dans la portion spongieuse, car, nous le savons déjà, là il est très-rare qu'elle convienne. »

Nous ferons observer qu'il ne s'agit pas ici, en réalité, d'une cautérisation rétrograde, mais bien d'une cautérisation latérale. Le mot de rétro-

(1) Leroy d'Étiolles, *Des angusties ou rétrécissements de l'urèthre*, p. 325.

grade ne peut s'appliquer qu'à la canule protectrice dont la boule fait sentir la limite postérieure du rétrécissement. Ceci posé, nous n'hésiterons

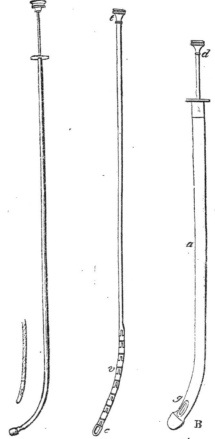

FIG. 1417. — Porte-caustique rétrograde de Leroy d'Étiolles.

pas à dire que le porte-caustique de Leroy a été l'objet d'injustes critiques ; il n'est pas un seul instrument qui permette de porter le caustique sur les tissus morbides avec autant de précision, en admettant, bien entendu, que la lumière du rétrécissement soit suffisante pour laisser passer l'olive ; or, celle-ci a un diamètre de 2 millimètres et demi.

Ce n'est pas l'instrument qu'il convient de critiquer, c'est la cautérisa-

tion au nitrate d'argent, parce qu'elle est impuissante à assurer une guérison durable.

§ 5. — Uréthrotomie interne.

L'uréthrotomie interne est une opération par laquelle on se propose
d'inciser plus ou moins profondément les parois de l'urèthre rétréci.

On peut faire remonter cette opération jusqu'au xvi° siècle, car Alphonse
Ferri parle déjà de l'emploi d'une sonde armée d'un tranchant propre à
faciliter sa progression dans le canal de l'urèthre. A. Paré recommande
aussi l'usage (1) d'une sonde piquante et bien tranchante pour pénétrer
plus aisément.

Cette méthode fut peu usitée cependant jusqu'à ces derniers temps, où
elle prit un immense développement sous l'influence des travaux de Reybard.
Ce chirurgien démontra qu'à la suite d'une incision profonde et longitudinale, les lèvres de la plaie s'écartent en déterminant une augmentation
du calibre de l'urèthre ; 2° que cet écartement est comblé non pas par du
tissu cicatriciel susceptible de retrait, mais par une véritable muqueuse de
nouvelle formation, muqueuse qui ne tarde pas à se couvrir d'épithélium.
Ces faits ont été mis hors de doute par les observations de Sédillot, observations recueillies par Gaujot (2), et par les faits de M. Perrin (3).

Les instruments proposés pour l'uréthrotomie se sont multipliés dans
une telle proportion qu'il est véritablement impossible de les décrire tous.
Un volume entier suffirait à peine à remplir cette tâche aussi aride que
stérile. Nous nous bornerons donc à signaler les uréthrotomes auxquels le
nom de leur auteur a donné un grand retentissement, et ceux qui sont le
plus souvent employés.

Parmi les uréthrotomes, les uns font une incision superficielle ; les autres,
au contraire, font de profondes incisions comprenant toute l'épaisseur du
tissu coarcté. Les premiers sont des scarificateurs, les autres sont des uréthrotomes proprement dits.

A. *Scarificateurs.*—Par scarificateurs, on entend des instruments à l'aide
desquels on se propose de faire des incisions superficielles du tissu coarcté.
Ces scarifications sont abandonnées aujourd'hui par l'immense majorité des
chirurgiens. L'expérience a démontré que non-seulement les scarifications
ne produisent qu'une dilatation insignifiante, mais que, bien plus, cette

(1) A. Paré, *Œuvres complètes*, édition Malgaigne, t. II, p. 573.
(2) G. Gaujot, *De l'uréthrotomie interne, d'après les observations recueillies à la
clinique du professeur Ch. Sédillot* (*Recueil des mémoires de médecine et de chirurgie
militaires*, 1860, III° série, tome IV).
(3) M. Perrin, *Bulletins de la Société de chirurgie*, tome VI, 2° série, page 164.

dilatation ne persiste pas, ou bien les lésions de la petite plaie deviennent le point de départ d'une production de tissu inodulaire qui aggrave le mal.

Nous devons cependant décrire les instruments qui ont été proposés pour cette méthode, ne serait-ce qu'à titre historique.

Amussat sectionnait les rétrécissements avec un instrument auquel il donnait le nom de coupe-bride.

Le coupe-bride d'Amussat (fig. 1418) se compose d'un mandrin A d'acier glissant, par l'une de ses extrémités, dans un manche mobile et creux assujetti par a vis de pression d. L'extrémité opposée supporte, sur l'un de ses côtés, une demi-lentille e, et, sur le côté opposé, une petite lame tranchante f demi-circulaire. Ce mandrin est reçu dans une canule B ap-

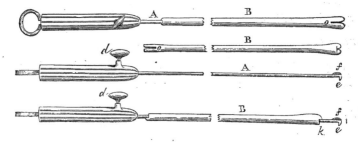

FIG. 1418. — Coupe-bride d'Amussat.

puyant sur le manche par l'un de ses orifices, et présentant sur l'orifice opposé une petite fenêtre longitudinale o et une légère entaille k. La lame tranchante du mandrin se cache dans la fente o et la lentille dans l'entaille k. Le diamètre de la canule varie entre 2 millimètres et demi et 4 millimètres.

Pour se servir du coupe-bride d'Amussat, on le pousse fermé jusqu'au delà du rétrécissement ; alors l'opérateur, maintenant le mandrin immobile, retire légèrement à lui la canule, de manière à rendre libre la petite lentille e. L'instrument ainsi disposé est retiré en totalité jusqu'à ce que la lentille soit arrêtée par la limite postérieure du rétrécissement ; à ce moment, le chirurgien retire encore la canule sur le mandrin, de manière à démasquer complétement la petite lame tranchante ; la possibilité d'imprimer un demi-tour de rotation au mandrin prouve que cette lame est découverte en totalité. Il ne reste plus, pour faire une scarification, qu'à retirer l'instrument vers le méat urinaire.

L'emploi du coupe-bride d'Amussat est des plus difficiles et des plus compliqués ; sa forme rectiligne est défavorable quand il doit agir sur la portion membraneuse de l'urèthre. De plus, il ne peut couper que d'arrière en avant.

Pour couper d'avant en arrière, Amussat se servait d'un autre instrument composé (fig. 1419) d'une canule d'argent A ouverte à ses deux extrémités. L'extrémité externe est pourvue d'un curseur muni d'un anneau B ; l'extrémité opposée se termine par un pas de vis sur lequel se fixe une olive d'acier *e* E, tubulée à son centre, et sillonnée extérieurement par huit crêtes longitudinales et tranchantes. La canule et l'olive sont parcourues par un mandrin terminé d'un côté par un stylet boutonné *d* D et de l'autre par un manche *c*.

Le mandrin étant introduit dans le canal de l'urèthre jusqu'au delà du rétrécissement, on fait glisser sur lui la canule jusqu'à ce que l'olive soit arrêtée par le rétrécissement ; alors le mandrin reste immobile pendant que le chirurgien pousse la canule en avant. Pour empêcher l'olive tranchante de léser les parois du canal avant d'être arrivée sur la coarctation,

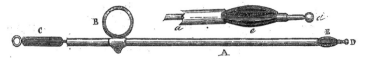

FIG. 1419. — Uréthrotome d'Amussat.

on remplit ses cannelures avec du suif. — Malgré son apparente simplicité, l'uréthrotome d'Amussat est évidemment un instrument dangereux.

Le scarificateur de Leroy d'Étiolles se compose (fig. 1420) d'un tube de caoutchouc terminé par une petite olive ; dans ce tube joue un mandrin supportant, à son extrémité, deux petites lames fines et demi-circulaires cachées dans l'olive. Lorsque l'instrument a été conduit au delà du rétrécissement, l'opérateur le retire jusqu'à ce que l'olive soit arrêtée ; fixant alors le tube dans une position immobile, il attire à lui le mandrin, afin de faire saillir les lames qui doivent inciser le rétrécissement d'arrière en avant. La saillie des lames du scarificateur rétrograde est si faible que c'est à peine si elles réussissent à entamer la muqueuse. La saillie des lames est, en effet, proportionnée à la grosseur de l'olive, qui ne saurait avoir un diamètre considérable, puisqu'elle doit franchir le rétrécissement.

Leroy a proposé plusieurs autres scarificateurs, parmi lesquels nous signalerons l'*entome* ou sarcentome. L'entome est droit ou courbe ; le premier est destiné à agir dans la portion spongieuse ; le second, dans la portion membraneuse. « Ces derniers (les entomes courbes), au nombre de deux (1), portent la coche ou l'entaille, l'un sur la convexité, l'autre sur la concavité de la courbure ; on peut, en les inclinant, couper latéralement. Les entomes sont formés, comme on peut le voir figures 1421 et 1422,

(1) Leroy d'Étiolles, *Des angusties ou rétrécissements de l'urèthre*, p. 344.

d'un petit tube très-aplati, portant dans toute sa longueur une rainure profonde, et vers son extrémité une coche ou entaille dans laquelle s'engage

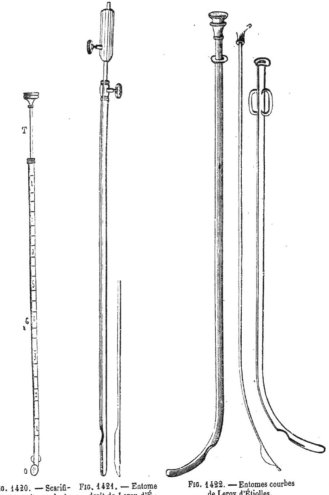

FIG. 1420. — Scarificateur rétrograde de Leroy d'Étiolles.

FIG. 1421. — Entome droit de Leroy d'Étiolles.

FIG. 1422. — Entomes courbes de Leroy d'Étiolles.

la bride ou le relief qui forme l'angustie, ce dont le chirurgien s'aperçoit par la résistance aux mouvements de va-et-vient de l'instrument; une lame glisse dans la canule plate, et entame, en passant et repassant, les tissus saillants dans la coche; à mesure que la lame, en allant et venant, divise ces tissus, la canule plate elle-même s'enfonce dans la division jusqu'à ce qu'elle vienne s'appliquer sur la paroi de l'urèthre; après quoi la lame peut continuer d'être mise en mouvement indéfiniment sans qu'il y ait danger qu'elle entame au delà.

« Pour introduire l'entome, un conducteur semblable à la lame, mais non tranchant, remplit la courbe ou l'entaille; il a pour but d'empêcher l'échancrure d'accrocher dans sa marche la muqueuse. »

L'instrument que nous venons de décrire est une pure conception de cabinet. A moins que la coarctation ne soit constituée par une bride ou une valvule, elle ne se placera pas dans l'encoche. D'ailleurs, l'entome ne pourrait jamais produire une incision assez profonde pour atteindre le but; malgré ses prétentions, ce n'est qu'un scarificateur.

Ricord a proposé un scarificateur composé (fig. 1423) d'une canule plate d'argent, munie d'une rainure longitudinale et terminée en cul-de-sac, à la façon d'une sonde cannelée. Les deux centimètres de la canule voisins de l'extrémité vésicale sont taillés en biseau, en sorte que la rainure de la canule diminue progressivement de profondeur. Dans cette canule joue un mandrin armé, à son extrémité antérieure, d'une petite lame arrondie; le mandrin est fixé sur un manche par une vis de pression.

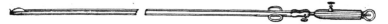

FIG. 1423. — Scarificateur de Ricord.

Pour se servir du scarificateur de Ricord, on retire légèrement le mandrin, afin que la lame soit cachée dans la canule; un curseur muni d'une vis de pression assure la fixité de cette situation. Lorsque le bec de l'instrument est arrivé sur le rétrécissement, l'opérateur pousse le mandrin jusqu'à ce que la lame soit arrêtée par le cul-de-sac de la canule; il ne reste plus qu'à faire agir l'instrument, soit d'avant en arrière, soit d'arrière en avant, pour produire une scarification.

Rien n'est disposé dans le scarificateur de Ricord pour avertir l'opérateur qu'il est arrivé au niveau du rétrécissement, puisque l'extrémité de la canule est amincie, au lieu de présenter un léger relief; le chirurgien opère donc tout à fait à l'aventure.

Bégin et Alph. Robert ont amélioré le scarificateur de Ricord en prolongeant la canule par un conducteur métallique de quelques millimètres, et en recouvrant la lame d'une gaîne plate fortement renflée à son extrémité (fig. 1424). Le temps d'arrêt qu'éprouve le renflement de la gaîne, au moment où il rencontre le rétrécissement, indique à l'opérateur que le temps est venu de faire agir la lame.

Malgré ces perfectionnements, l'uréthrotome de Bégin est à juste titre complétement délaissé. On ne peut s'en servir avec sécurité pour faire des sections d'avant en arrière; s'il agit d'arrière en avant, il doit être nécessairement de très-faible diamètre; ce n'est plus qu'un scarificateur.

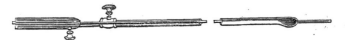

FIG. 1424. — Uréthrotome de Bégin et Alph. Robert.

Un uréthrotome, agissant d'arrière en avant, ne peut faire une incision de quelque profondeur que si la lame tranchante peut s'écarter de la tige qui la supporte en formant avec elle un angle plus ou moins prononcé. Au premier abord il semblerait qu'il suffit de donner à la lame une grande largeur, mais il faut remarquer que l'uréthrotomie ne peut se pratiquer d'arrière en avant qu'à la condition que la lame, recouverte d'une gaîne protectrice, ait déjà franchi le rétrécissement.

B. *Uréthrotomes proprement dits*, c'est-à-dire uréthrotomes capables de faire des incisions assez profondes pour être curatrices.

Ces instruments peuvent se diviser en trois sections : 1° uréthrotomes agissant d'arrière en avant; 2° uréthrotomes agissant d'avant en arrière, 3° uréthrotomes agissant à la fois d'arrière en avant et d'avant en arrière.

1° *Uréthrotomes agissant d'arrière en avant*. — Le plus célèbre de ces instruments est celui de Reybard (1), qui est généralement considéré comme le père de la méthode qui consiste à inciser de dedans en dehors et d'arrière en avant toute l'épaisseur du rétrécissement. Il serait injuste cependant de ne pas rappeler que, dès 1831 (2), G. Guillon avait présenté à la Société de médecine des hôpitaux un instrument avec lequel il avait traité avec succès plusieurs malades atteints de rétrécissements fibreux, en faisant non pas des scarifications, mais de profondes incisions conduites d'arrière en avant. Aussi L. V. Lagneau, dans son rapport à l'Académie (3), n'hésite pas à dire que « c'est Guillon qui a attaqué le

(1) Reybard, *Procédé nouveau pour guérir par l'incision les rétrécissements du canal de l'urèthre*. Paris, 1833, in-8.
(2) G. Guillon, *Procès-verbal de la Société de médecine pratique*, séance du 7 avril (*Gazette des hôpitaux*, 21 mai 1831).
(3) Lagneau, *Rapport sur la méthode de traitement proposée par M. le docteur Guillon pour la guérison des traitements fibreux de l'urèthre* (*Bulletin de l'Acad. de méd.*, t. XV, 1849-50, p. 11).

premier, de dedans en dehors et d'arrière en avant, avec une grande précision, les rétrécissements situés profondément dans l'urèthre. »

L'uréthrotome de Guillon se compose d'une canule droite, d'argent, présentant une fissure longitudinale sur presque toute sa longueur et graduée par millimètres ; l'extrémité de la canule, arrondie et fermée en cul-de-sac, offre sur l'un de ses côtés deux fentes parallèles qui donnent passage à autant de lames tranchantes en forme de rondelles d'à peu près cinq lignes de longueur sur une à trois de largeur, mais dont la saillie est réglée avec précision par un plan incliné, et dont le relief d'ailleurs est déterminé par l'opérateur suivant l'exigence. Cet instrument, dit L. V. Lagneau, est facile à manœuvrer. Maintenu et fixé dans le canal par l'index et le médius de la main droite placés entre deux rondelles situées près de son pavillon, on en fait saillir les lames en poussant le mandrin qui les supporte avec le pouce de la même main, dès qu'on a dépassé la coarctation, qui est ensuite incisée d'arrière en avant, en retirant à soi l'instrument, en même temps que la main gauche du chirurgien maintient la verge en direction et à un degré d'extension convenable.

L'uréthrotome de Reybard est disposé de façon à produire des incisions plus profondes que celui de Guillon. Ce n'est pas seulement le rétrécissement que Reybard se propose d'inciser, ce sont tous les tissus jusqu'à la peau exclusivement.

L'uréthrotome simple de Reybard se compose d'une canule fendue (fig. 1425), renfermant un mandrin dont le jeu fait saillir ou rentrer la lame D. En tirant le bouton A, on fait saillir la lame, et en tirant le bouton qui se trouve au-dessous du premier on la fait mouvoir dans l'étendue convenable. La lame a 3 centimètres de longueur ; elle est étroite, terminée en pointe et intéresse profondément l'urèthre, puisqu'elle dépasse de 16 millimètres, lorsqu'elle est ouverte, le bord de la tige où elle est renfermée.

Reybard s'étant aperçu que la laxité des tissus nuisait quelquefois à la

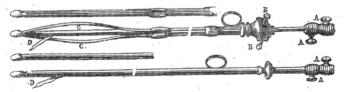

Fig. 1425. — Uréthrotome de Reybard.

section, plaça sur les côtés de la canule deux branches dilatatrices CC que l'on écarte en faisant tourner l'écrou BB.

L'uréthrotome de Reybard a un inconvénient qu'il partage avec tous les instruments agissant exclusivement d'arrière en avant : son volume est trop considérable pour traverser les rétrécissements très-étroits; c'est dire qu'il ne peut être utilisé dans les cas où l'uréthrotomie est le plus manifestement utile. Cette critique s'adresse bien plutôt à la méthode qu'à l'instrument.

Quant à l'instrument, il est défectueux, dit Voillemier (1), en cela que la lame, longue, étroite, sans soutien lorsqu'elle est sortie de sa gaine, ne présente pas assez de solidité pour diviser nettement les tissus. Les lames d'acier que Reybard ajoute à chaque côté de la canule sont trop faibles pour atteindre leur but.

Nous ferons remarquer qu'il serait facile de transformer l'uréthrotome de Reybard en un divulseur; il suffirait d'enlever la lame tranchante et d'augmenter la force des lames élastiques.

Reybard se servait aussi quelquefois d'un uréthrotome à deux lames pour faire deux incisions simultanées sur le rétrécissement.

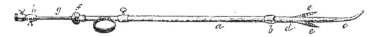

FIG. 1426. — Uréthrotome à deux lames de Reybard.

Cet uréthrotome (fig. 1426) se compose d'une canule *a* terminée inférieurement par un renflement *b* et munie d'une vis de pression qui la fixe sur les autres parties de l'appareil; l'extrémité *b* présente deux fentes latérales d'une étendue de 5 centimètres environ. Cette canule est traversée par une deuxième canule *d f* pleine et arrondie à son extrémité *c* qui sert de conducteur, plate dans le reste de son étendue qui est formée de deux lames juxtaposées et laissant entre elles deux rainures latérales. Cette deuxième canule renferme un mandrin *g* composé de deux tiges élastiques glissant l'une sur l'autre au moyen de deux viroles *h*. Chacune de ces tiges élastiques supporte deux lames *e e* qui rentrent dans le tube ou font saillie, suivant que l'on écarte ou que l'on rapproche les deux viroles *h*.

Pour utiliser cet instrument, on le pousse dans l'urèthre jusqu'à ce que la portion supportant les lames ait pénétré au delà du rétrécissement; on est averti que l'instrument est en situation convenable par le temps d'arrêt que subit le renflement *b* contre la partie antérieure du rétrécissement, Alors les deux viroles *h* sont éloignées l'une de l'autre, et l'instrument est retiré jusqu'à ce que la coarctation soit franchie.

Cet instrument est sans contredit très-ingénieux ; mais nous ferons observer que rien n'avertit le chirurgien que toute l'étendue de la coarctation

(1) Voillemier, *loc. cit.*, p. 263.

est divisée ; par conséquent, il est exposé à ne fermer les lames que beaucoup trop tard et à prolonger inutilement en avant la section de l'urèthre.

. Alph. Robert a fait construire un scarificateur (fig. 1427) à double lame · B B analogue à celui de Reybard ; il est plus parfait en ce qu'un prolongement faisant ressort est ajouté à la lame pour l'empêcher de se renverser, accident qui arrive quelquefois aux uréthrotomes de Reybard quand les tissus sont très-résistants. Ce prolongement est représenté à la suite de la lame E. Une bougie conductrice peut être adaptée au bec de l'uréthrotome au moyen d'un pas de vis masqué par les capuchons A F.

Ivanchich a imaginé un uréthrotome à deux lames, auquel Wenzel Linhart (1) accorde de grands éloges.

L'uréthrotome d'Ivanchich (fig. 1427) se compose de deux lames montées sur des tiges en ressort et de deux tubes. Les deux lames *c c* se continuent au moyen d'un col plat, en ressort, avec deux stylets également en ressort, qui se réunissent en B en une seule tige entourée d'un ressort en spirale D. Les deux tiges en ressort et les lames qui les terminent sont placées dans un tube central *o o* qui, fendu dans toute sa longueur, devient plat vers son extrémité arrondie ; cette extrémité présente deux plans latéraux qui s'inclinent progressivement de la pointe vers les rainures, de telle sorte que les lames *c c* glissent sur des surfaces obliques. Le tube central est à son tour renfermé dans un tube périphérique *k k*. Les deux tubes sont munis, à leur extrémité extérieure, de rondelles permettant de les faire jouer l'un sur l'autre.

Quand le tube central est poussé en avant, les ressorts peuvent s'écarter l'un de l'autre, et par conséquent les lames glissant sur les surfaces obliques qui existent à l'extrémité de ce tube font une saillie ; cette saillie est d'autant plus prononcée que le tube central est poussé plus en avant. Quand, au contraire, le tube central est retiré dans le tube périphérique, les ressorts sont emprisonnés et les lames ne font plus aucune saillie, comme cela se voit en *b*.

Le mécanisme de l'instrument d'Ivanchich est fort ingénieux, mais il est compliqué. Du reste, l'utilité des uréthrotomes à double lame est des plus contestable ; pourquoi multiplier les sections quand une seule bien faite suffit. Nous préférons de beaucoup les uréthrotomes à une seule lame, car une seule incision est parfaitement suffisante.

Civiale (2) a proposé des uréthrotomes à une seule lame (fig. 1428).

« Ils sont composés, dit Civiale, de différentes pièces, dont chacune a une

---

(1) Wenzel-Linhart, *Compendium der chirurgischen Operationslehre*, p. 901. Vienne, 1862.

(2) Civiale, *Traité des maladies des organes génito-urinaires*, 3e édition. Paris, 1858, t. I, p. 422.

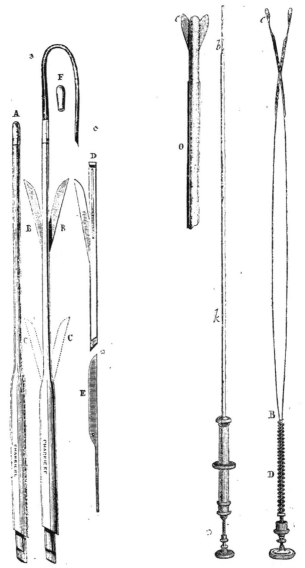

FIG. 1427. — Uréthrotome à deux lames de
Alph. Robert.

FIG. 1428. — Uréthrotome
d'Ivanchich.

action parfaitement déterminée, et fonctionne avec précision et facilité. Lorsqu'elles sont réunies, elles forment une tige droite de 2 millimètres et demi à 5 millimètres de diamètre, et de 190 à 244 millimètres de longueur; elle est terminée en olive par un bout, et de l'autre par un renflement dans lequel se trouve une rondelle servant de poignée, un manche, une vis de pression, une crémaillère, une échelle graduée, un bouton et tout l'appareil destiné à faire fonctionner la lame tranchante pendant l'opération.

« La gaîne présente une rainure longitudinale qui contient le porte-lame, et se termine en avant par une olive aplatie. Du côté correspondant au dos de la lame, la saillie que forme cette olive dépasse à peine la circonférence de la gaîne; mais du côté opposé, elle est plus forte, disposition qui a permis de cacher la lame tranchante et de rendre les explorations plus faciles, sans augmenter le volume de l'appareil.

« A l'extrémité opposée, la rainure de la gaîne est plus large, afin de loger l'armure et la partie carrée du porte-lame. La rondelle présente une fenêtre pour le va-et-vient de la tige porte-lame, plus épaisse en cet endroit, du bouton et de l'appareil destiné à armer et à désarmer l'instrument. Sur le renflement de la gaîne, à peu de distance de la rondelle, se trouve la vis de pression (n° 1, où le bouton d de cette vis est représenté de face et de côté) qui limite au point voulu la sortie de la lame. Sur un des côtés, la tige porte-lame présente une crémaillère de deux à cinq crans qui marquent la saillie que fait la lame en dehors de l'olive, lorsque l'instrument est armé. Chaque cran répond à 2 millimètres de saillie de la lame et est marqué par une série de lignes tracées sur la gaîne (n° 3), et pour rendre le fait plus évident, j'ai ajouté une aiguille couchée, fixée au bouton de la tige porte-lame; celle-ci se termine par un manche de bois. Sur la gaine se trouve aussi le bouton d'une vis de pression destinée à arrêter le mouvement de la lame en arrière et à empêcher l'instrument de se désarmer.

« Le porte-lame marqué dans les figures par la lettre a est une tige carrée qui est reçue dans la rainure de la gaîne et qui doit y glisser avec facilité. A l'une de ses extrémités se trouve la lame b, et à l'autre le manche.

Dans les numéros 1, 2 et 3 sont représentées, sous des faces différentes, la position de la lame par rapport à l'olive et les diverses pièces par l'action desquelles cette lame fonctionne. Dans le numéro 2 ce mécanisme est en dehors.

« La lame légèrement convexe de 10 à 12 millimètres de longueur, très-propre à couper, est cachée dans la gaîne d'où on la fait sortir dans une étendue réglée par le mécanisme de l'instrument et déterminée par le chirurgien au moment d'opérer. Cette lame tient à la tige centrale ou porte-

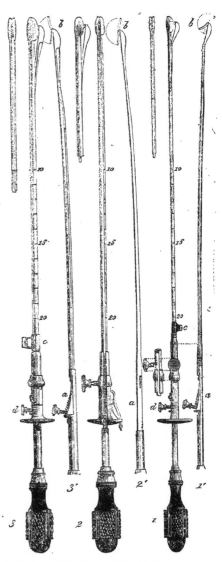

1 Uréthrotome monté et armé au deuxième degré, et 1° la tige porte-lame *a*, avec le bouton et la crémaillère *d*; la lame *b*, fixée au porte-lame par une charnière. Cet instrument est muni d'un curseur *c*. A côté se trouve une portion de la tige à laquelle est fixée la vis de pression.

2. Le même instrument, plus gros ; la lame fait corps avec la tige porte-lame, et le mécanisme de la crémaillère est en dehors. Sur la tige du porte-lame 2 est une entaille dans laquelle la vis de pression fait arrêt pendant la manœuvre, et empêche l'instrument d'être désarmé.

3. Gros uréthrotome. Le talon de la lame est recouvert, afin de diminuer l'étendue du tranchant. Le bouton *d* porte une aiguille couchée qui fait connaître le degré d'écartement de la lame. 3' Tige porte-lame avec la crémaillère et le bouton en saillie. La tige de cet uréthrotome présente assez de résistance pour qu'on puisse appuyer fortement la lame contre les tissus et les diviser comme on le ferait avec le bistouri. A côté de chaque bout oliaire des instruments se trouve une autre figure représentant le même bout, mais sous une autre face.

FIG. 1420. — Instruments de Civiale pour diviser les coarctations d'arrière en avant et du dedans au dehors. (Uréthrotomes de Civiale.)

lame par une extrémité au moyen d'une charnière (n° 1), óu, ce qui est préférable, est soudée avec elle, ainsi qu'on le voit n°ˢ 2 et 3, et par l'autre à une languette au moyen d'une charnière. Lorsque l'instrument n'est point armé, cette languette reste appliquée contre le dos de la lame, et cachée comme celle-ci dans la rainure de l'olive : mais dès qu'on tire sur le manche pour armer l'instrument, cette languette arc-boute contre un arrêt placé dans l'olive, et de verticale qu'elle était devient oblique, puis horizontale, et pousse de plus en plus la lame en dehors de l'olive en même temps qu'elle lui donne de la solidité :

« On remarquera que ce n'est pas de l'extrémité, mais bien du milieu de l'olive que la lame sort quand on arme l'instrument, disposition fort importante qui n'a cependant pas été remarquée et sur laquelle je reviendrai. »

L'uréthrotome de Civiale offre plus de sécurité que celui de Reybard, cependant la forme de la lame et sa brièveté sont peu favorables à la section des tissus résistants. Voillemier, qui l'a employé plusieurs fois, le juge en ces termes : « Malgré les soins que j'apportais à développer la lame doucement, en même temps que je tirais à moi l'instrument pour le faire scier, j'étais obligé d'employer une grande force pour couper le rétrécissement. »

L'uréthrotome de Caudmont ressemble, dans son ensemble, à celui de Civiale ; il en diffère cependant par un point d'une grande importance. Dans l'uréthrotome de Civiale, le centre de mouvement de la lame est situé à 1 centimètre en arrière de l'olive. Il résulte de là que lorsque l'opérateur a ramené l'olive contre l'extrémité postérieure du rétrécissement, il est obligé de l'enfoncer de nouveau d'un centimètre pour faire saillir la lame. Il coupe donc inutilement 1 centimètre de tissu sain.

Cet accident n'est pas à craindre avec l'instrument de Caudmont. Ici le point autour duquel se développe la lame est au centre même de l'olive ; la lame peut donc se dégager au moment même où l'olive vient butter contre la limite postérieure de la coarctation.

Beyran a présenté à la Société de chirurgie (1) un uréthrotome (fig. 1429) composé d'une gaîne à rainure latérale, terminée par une olive surmontée d'un petit stylet en forme de tête d'épingle allongée A. La rainure renferme un mandrin adhérent au manche C d'une part, et terminé d'autre part par une lame B ; le centre du mouvement de bascule est dans l'olive elle-même. Pour faire sortir la lame, il suffit d'imprimer au manche C un mouvement de rotation à droite ; un mouvement de rotation en sens inverse la

(1) Beyran, *Bull. de Soc. de chir.*, séance du 26 août 1863.

fait rentrer. Une aiguille placée sur le manche indique, en passant sur les n°s 1, 2, 3, 4 de la rondelle qui sert de cadran, le degré de la sortie de la lame dans le canal de l'urèthre; si l'aiguille est sur C O, l'instrument est fermé.

L'instrument de Beyran, identique avec celui

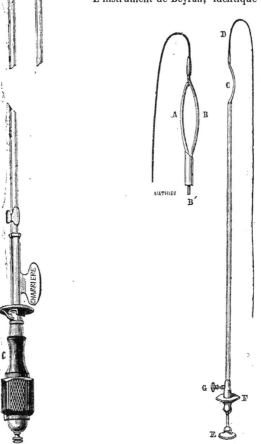

FIG. 1430.— Uréthrotome à rotation de Beyran.   FIG. 1431.— Uréthrotome de Mallez.

de Caudmont dans la disposition de la lame et de l'olive, l'emporte par la simplicité et la précision du mécanisme qui fait saillir la lame.

Mallez a proposé dans ces derniers temps un uréthrotome agissant d'arrière en avant qui l'emporte sur tous les autres en ce qu'il peut traverser des coarctations très-étroites. Cet instrument (fig. 1431) est formé d'un tube contenant deux tiges offrant toutes deux, en C, une double courbure. Les deux tiges se terminent, à leur extrémité postérieure, par deux viroles E F, et, à leur partie antérieure, par une longue bougie conductrice D. L'une des tiges est tranchante *sur sa courbure*, l'autre, au contraire, est mousse, afin de protéger la première pendant son introduction. L'instrument est introduit fermé jusqu'à ce que sa portion courbe ait dépassé le rétrécissement ; alors, par un mouvement de rotation imprimé aux rondelles E F, on développe l'instrument de telle sorte que la courbe tranchante A se sépare de la courbe mousse B. Par un mouvement de retrait, on incise le rétrécissement d'arrière en avant.

A côté de l'unique avantage que nous avons signalé, l'instrument de Mallez présente quelques inconvénients : 1° il est rectiligne ; or les sections rectilignes d'arrière en avant ont des désavantages sur lesquels Maurice Perrin a insisté avec autorité devant la Société de chirurgie (1); 2° la lame tranchante se démasque en arrière du rétrécissement; il résulte de là qu'au moment où on la retire on est exposé à couper inutilement une certaine étendue de l'urèthre. On retombe donc dans l'écueil que nous avons signalé à propos de l'uréthrotome de Civiale, écueil évité avec bonheur par Caudmont et Beyran.

Richet a, il est vrai, fait placer un petit renflement olivaire en arrière de la lame de l'uréthrotome de Mallez, afin d'apprécier la limite postérieure du rétrécissement : ce point d'arrêt diminue les inconvénients de l'instrument primitif qui, sans cela, pourrait être ouvert à une distance quelconque au delà de la coarctation ; mais il ne les empêche pas d'exister.

Malgré cela, si l'on voulait faire absolument de l'uréthrotomie d'arrière en avant dans les cas de coarctation très-étroite, l'uréthrotome de Mallez serait préférable à ceux que nous avons décrits, puisque du moins il pourrait passer. Mais il est bien plus simple alors de faire l'uréthrotomie d'avant en arrière avec l'uréthrotome de Maisonneuve.

2° *Uréthrotomes coupant d'avant en arrière.* — Les uréthrotomes coupant d'arrière en avant ne peuvent être utilisés qu'autant que le rétrécissement présente une lumière suffisante pour livrer passage à l'instrument ; or, celui-ci est toujours d'un volume relativement considérable, puisqu'il doit renfermer et cacher la lame, ainsi que le mécanisme qui rend celle-ci saillante au moment opportun. Il résulte de là que les coarctations les plus graves, c'est-à-dire les coarctations n'admettant que des bougies filiformes,

____

(1) Maurice Perrin, *Bull. de la Société de chirurgie.*

ne peuvent être attaquées par cette méthode
qu'après avoir subi un certain degré de dilatation.

La méthode de l'uréthrotomie d'avant en arrière n'est certes pas nouvelle. C'est elle que
mettait en pratique A. Paré, avec sa sonde piquante et tranchante tout à la fois.

Wenzel-Linhart attaque quelquefois les rétrécissements avec un uréthrotome qui rappelle
celui de Paré.

L'uréthrotome de Wenzel-Linhart (fig. 1432)
se compose de trois portions : la première *a a*,
est formée d'une tige plate d'acier supportant,
à l'une de ses extrémités, une vis *b* surmontée
d'un anneau qui reçoit le pouce de l'opérateur ;
sur cette vis roule un petit écrou *c* dont la manœuvre a pour but de limiter la saillie de la
lame. L'extrémité antérieure de cette première
portion est une lame en forme de lancette arrondie, tranchante sur ses bords seulement. La
tige *a a* est reçue entre deux branches métalliques *d e* d'argent ou de maillechort, planes
sur l'une de leurs faces, convexes sur la face
opposée. Ces deux branches, adossées par leurs
faces planes, représentent un cathéter de quatre
lignes trois quarts de diamètre, dont l'extrémité est mince, arrondie et légèrement recourbée. La branche *d* est soudée, excentriquement,
à une douille arrondie qui reçoit la vis *g ;* sur
les côtés de cette douille, sont deux anneaux
dans lesquels se placent l'index et le médius
de l'opérateur. L'extrémité vésicale de la branche *e* se termine en un stylet mince et courbé
dont le bouton est reçu dans une petite excavation ménagée à l'extrémité du stylet qui termine la branche *d ;* cette branche est, en outre, réunie à la branche *d* par l'encoche *f*, qui
pénètre dans la douille, où elle est assujettie par
la vis *g*. L'union des deux branches *d* et *e*, est
encore assurée par deux petits crochets 1 1

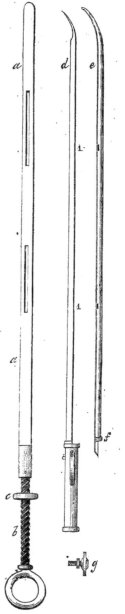

FIG. 1432. — Uréthrotome

traversant les fenêtres; bien entendu, ces crochets, parfaitement polis, ne font, sur la face externe, aucune saillie capable de blesser l'urèthre.

Ces crochets, traversant les longues fenêtres ménagées sur la tige *a a*, empêchent celle-ci de dévier à droite ou à gauche, tout en lui permettant de monter et de descendre. ·

Lorsque la tige *a a* est poussée vers l'extrémité vésicale de l'instrument, les bords tranchants de la lancette *a* font saillie entre les branches *d* et *e*, et, par conséquent, coupent les obstacles qu'ils rencontrent sur leur route.

En réfléchissant sur le mode d'emploi de cet instrument, on s'aperçoit, non sans quelque surprise, qu'il est le même que celui de la sonde conique que Boyer employait pour le cathétérisme forcé. Comme le dit Linhart lui-même, au lieu de forcer le rétrécissement, on le coupe à l'aide de la lame. Linhard dit avoir employé cet instrument souvent, et avec le plus grand succès. Nous nous inclinons devant l'assertion d'un chirurgien aussi distingué, mais nous n'hésitons pas à dire qu'elle fait l'éloge de l'opérateur et non pas de l'uréthrotome. Cet instrument, qui agit sans aucune espèce de guide, est peut-être le plus dangereux de tous les uréthrotomes qui ont été proposés dans ces derniers temps.

On ne peut opérer avec quelque sécurité si un conducteur ne précède pas l'instrument tranchant dans le rétrécissement. Leroy a parfaitement précisé cette nécessité dans le passage suivant (1) : « Il se peut que l'obstacle admettant le passage d'une bougie conique et ne permettant pas le passage d'un scarificateur, on veuille, sans faire la dilatation préalable, diviser tout de suite d'avant en arrière pour accélérer le traitement : cela peut arriver pour les replis valvulaires. Dans ce cas, je crois qu'en principe on peut dire qu'il faut tirer parti de la possibilité d'employer un conducteur pour inciser avec plus de sûreté : je me sers alors du scarificateur direct représenté dans la figure ..... La mèche de gomme qui le termine s'engage dans l'angustie, et lorsque le renflement est arrêté par elle, les lames, poussées en avant, la divisent. »

L'uréthrotome d'avant en arrière de Leroy ne diffère de l'uréthrotome rétrograde décrit page 722, qu'en ce que les fentes de l'olive sont dirigées vers le bec de l'instrument, qui est, en outre, muni d'une bougie de gomme de quelques centimètres de longueur. Cette petite bougie conductrice était incontestablement un progrès, mais elle ne donnait pas encore une sécurité suffisante.

Dupierris et Civiale ont fait construire des uréthrotomes remarquables

(1) Leroy d'Étiolles, *Traité des angusties*, p. 337.

au point de vue du mécanisme, mais très-peu employés ; ces instruments ne remplissent pas les conditions que Sédillot (1) a posées, en disant : « La découverte réellement utile que la chirurgie réclame serait celle d'un uréthrotome susceptible de couper d'avant en arrière les rétrécissements dans lesquels on serait parvenu à faire pénétrer une bougie filiforme. La véritable difficulté pratique est de traverser et de dilater les rétrécissements très-prononcés. On perd quelquefois des mois entiers, et l'on rencontre les plus grands obstacles pour arriver au moment où l'on peut recourir aux uréthrotomes actuels, qui exigent toujours plusieurs millimètres d'élargissement du canal pour leur passage. S'il était possible de porter une lame tranchante sur la coarctation, en faisant de la bougie qui l'aurait pénétrée un conducteur, on épargnerait au malade et à soi-même beaucoup de peine et beaucoup de temps. J'ai tenté quelques essais de ce genre ; et, malgré l'imperfection de mon instrument, j'en dirai un mot pour montrer dans quel sens doivent être dirigées les recherches. »

Dès 1848, Am. Bonnet (2) avait inventé un uréthrotome qui remplissait les conditions demandées par Sédillot.

Après avoir obtenu la plus grande dilatation possible, Bonnet traversait le rétrécissement avec un mandrin métallique de 60 centimètres de long. Il faisait glisser sur le mandrin A un uréthrotome B, dont la lame, cachée dans un renflement olivaire, était poussée en avant par une tige métallique dès qu'elle avait atteint l'extrémité antérieure du rétrécissement (fig. 1433).

L'uréthrotome de Bonnet n'était lui-même qu'un perfectionnement d'un instrument analogue proposé vingt ans auparavant par Stafford, de Londres (3).

Malheureusement la tige métallique qui servait de conducteur à l'uréthrotome de Bonnet était trop dure ; de plus, l'uréthrotome, étant rectiligne, ne pouvait agir convenablement dans la portion courbe de l'urèthre.

Boinet (4) fit subir quelques modifications à l'instrument proposé par Bonnet.

L'uréthrotome de Boinet (fig. 1434) se compose d'une canule légèrement courbe à son extrémité vésicale A, qui est munie d'une petite olive pouvant exécuter un mouvement de rotation d'un quart de cercle. Cette olive est fendue, sur ses côtés, dans les trois quarts antérieurs de sa longueur. Le pavillon de la canule est muni de deux petits anneaux servant à indiquer la situation du bec de l'instrument. — Dans cette première, canule joue ·

(1) Sédillot, *Traité de médecine opératoire,* 2ᵉ édition.
(2) Bonnnet (de Lyon), *De l'incision d'avant en arrière du rétrécissement, etc.* (*Gazette des hôpitaux,* 1848, p. 408).
(3) Icart, *Des rétrécissements de l'urèthre* (Thèses de Paris, 1858, n° 199).
(4) Boinet, *Bulletin de la Société de chirurgie,* t. VI, année 1856, p. 348.

une deuxième canule **E**, de très-petit calibre, portant à son extrémité deux lames tranchantes **C**, qui font saillie hors de la canule externe, ou qui se cachent dans l'olive, suivant que la canule **E** est enfoncée plus ou moins profondément. La canule **E** renferme, à son tour, un long stylet conducteur **F** terminé par un petit bouton **B**.

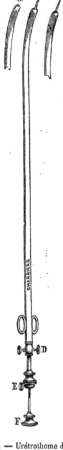

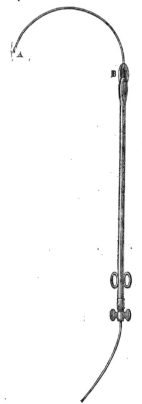

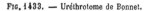

FIG. 1433. — Uréthrotome de Bonnet.   FIG. 1434. — Urétrothome de Boinet.

Une vis de pression **D** assure l'immobilité de ces diverses pièces jusqu'au moment où le bec de l'uréthrotome **A** est arrivé au niveau du rétrécissement ; alors l'opérateur pousse la tige **F** pour engager le conducteur à bouton **B** dans la lumière du rétrécissement. Cela fait, il ne reste plus qu'à

faire marcher en avant, sur le conducteur, la
tige creuse E, pour faire saillir les lames C, qui
incisent le rétrécissement. L'olive qui ferme la
canule extérieure étant mobile avec la lame,
permet de faire l'incision dans la direction que
l'opérateur juge la plus convenable.

L'instrument de Boinet est supérieur à celui
qu'avait proposé Bonnet ; cependant sa manœuvre est compliquée. De plus, la tige du stylet
conducteur ne saurait donner une sécurité absolue, puisqu'elle ne pénètre pas jusqu'à la
vessie ; de là la possibilité de s'égarer surtout
dans la portion courbe de l'urèthre. Nous ferons remarquer que la rigidité du conducteur
expose à faire des fausses routes quand les rétrécissements sont étroits et sinueux.

Cependant l'instrument de Boinet est très-
souvent employé en Allemagne, où il est connu
sous le nom de Stilling. D'après Linhart (1),
Stilling en serait le véritable inventeur ; Boinet
n'aurait fait qu'ajouter à la canule externe l'o-
live mobile.

Les choses en étaient là, lorsque Maisonneuve
imagina d'adapter aux uréthrotomes une bougie
élastique et filiforme de longueur suffisante pour
parcourir toute l'étendue du canal de l'urèthre.
La bougie une fois introduite, l'instrument suit
naturellement la voie qui lui est tracée.

L'uréthrotome auquel Maisonneuve s'est définitivement arrêté, après divers essais, se compose (fig. 1435) : 1° d'une bougie élastique et
filiforme; 2° d'un cathéter cannelé; 3° d'un
mandrin portant à son extrémité une lame
tranchante.

La bougie filiforme ne se distingue des bougies élastiques ordinaires qu'en ce que son
extrémité externe est garnie d'une petite virole A
creusée d'un pas de vis sur lequel se fixe l'extrémité du cathéter.

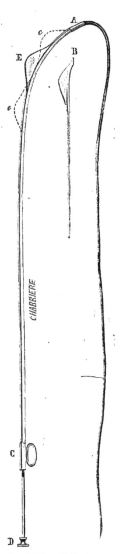

Fig. 1435. — Uréthrotome
de Maisonneuve.

(1) Linhart, *Compendium der chirurgischen Operationen*, p. 895.

Droit ou courbe, le cathéter est creusé, dans toute sa longueur, d'une cannelure qui occupe le plus souvent la convexité, mais qui peut être placée aussi du côté concave; l'extrémité vésicale du cathéter est garnie d'un pas de vis qui s'adapte exactement sur la virole de la bougie; l'extrémité opposée C est munie d'un anneau qui facilite le maniement de l'instrument. La cannelure du cathéter est parcourue par un mandrin métallique assez souple pour s'accommoder à la courbe du cathéter; le mandrin se termine d'un côté par un bouton D, de l'autre par une lame E. La lame a la forme d'un triangle isocèle aplati; le grand côté du triangle faisant corps avec le mandrin, se termine par un petit bouton B qui s'engage dans la rainure du cathéter; les deux autres côtés sont tranchants, mais le sommet qui les réunit est mousse.

Quelquefois la lame prend la forme d'un losange soudé au mandrin par son plus grand axe; elle coupe alors des deux côtés; les quatre bords du losange sont tranchants, mais les angles qui les réunissent ne le sont pas.

On peut employer des lames de diverses dimensions : la plus grande largeur est de 9 millimètres, la plus petite de 5 millimètres. Si l'on se sert de la lame unilatérale, on ne fait qu'une seule incision sur la face supérieure ou sur la face inférieure de l'urèthre. La lame bilatérale fait deux incisions simultanées.

Pour se servir de l'uréthrotomie de Maisonneuve, on dévisse la bougie filiforme, et on lui fait parcourir toute l'étendue de l'urèthre jusqu'à la vessie. Dès que l'on s'est assuré que cette bougie est en bonne situation, et qu'elle n'est pas pelotonnée au-devant du rétrécissement, on visse sur son ajutage l'extrémité du cathéter, qui pénètre à son tour dans l'urèthre; la bougie marche au-devant du cathéter, en lui frayant la voie. Il faudrait faire exprès pour produire une fausse route, en admettant que la bougie glisse librement dans l'urèthre, condition facile à réaliser dans l'immense majorité des cas; poussée par le cathéter, elle se roule sur elle-même dans la vessie. Le cathéter mis en place, on fait glisser dans la cannelure le mandrin armé de sa lame unilatérale, en ayant soin de tenir le cathéter dans une position telle que sa courbe corresponde exactement à celle de l'urèthre, et aussi que sa courbe soit appliquée sur la face inférieure de l'urèthre si la lame glisse du côté concave, sur la face supérieure si elle glisse du côté convexe. Si, au contraire, on emploie la lame bilatérale, on pousse le mandrin, en ayant soin de ne presser avec le cathéter sur aucune des parois de l'urèthre.

Nous omettons une foule de détails opératoires, car nous n'avons d'autre but que de faire comprendre le mécanisme de l'instrument.

L'uréthrotome de Maisonneuve nous semble aussi parfait que possible.

La bougie conductrice rend les fausses routes impossibles. — La courbure permet à l'instrument de pénétrer facilement dans toutes les parties du canal ; cette courbure empêche aussi l'uréthrotome d'exercer une tension sur la portion membraneuse ; cette tension inévitable avec les instruments droits, expose le chirurgien à faire des sections plus profondes qu'il ne convient, et même à sectionner des parties saines. — Ce qui semble utile surtout dans l'uréthrotome de Maisonneuve, c'est la disposition de la lame qui ne peut couper qu'en avant et en arrière. Il résulte de là que tant que la lame parcourt un canal sain, elle ne peut rien diviser ; les parois du canal, dilatées par le cathéter et la partie mousse de la lame, s'ouvrent devant cette dernière. Un obstacle se présente-t-il, la lame étant tranchante en avant, le sectionne dans toute sa hauteur, c'est-à-dire dans une étendue de 7, 8 ou 9 millimètres ; l'obstacle se représente-t-il au moment où la lame est retirée, il est sectionné de nouveau. Il est à peu près impossible, avec une lame ainsi disposée, de faire des sections exagérées, des incisions ouvrant la porte à des infiltrations urineuses dans les tissus périphériques au canal. Si la lame était tranchante sur toute sa convexité, il n'en serait plus ainsi, parce qu'il suffirait d'exercer une pression un peu trop forte pour atteindre à une profondeur qui serait sans aucun rapport avec la largeur de la lame.

En résumé, l'uréthrotome de Maisonneuve met à l'abri des fausses routes, et fait des incisions suffisantes, tout en les maintenant dans de justes limites ; ajoutons qu'il peut pénétrer dans les coarctations les plus étroites. C'est donc un instrument parfait.

Cependant, il résulte d'expériences faites sur le cadavre, que la lame adoptée par Maisonneuve peut blesser des parties saines du canal ; Voillemier cite même des faits observés sur le vivant où cet accident se serait produit (1).

Sans vouloir contester en aucune façon des faits avancés par une autorité aussi considérable, nous dirons qu'ils doivent être très-rares ; rien ne serait plus facile que de les rendre impossibles en couvrant la lame d'une gaine jusqu'au moment où elle arriverait au niveau du rétrécissement.

Sédillot a adopté la bougie conductrice de Maisonneuve, mais a modifié l'uréthrotome proprement dit. « Il a protégé (1) la lame tranchante par une gaine *bb* (fig. 1436) qu'on peut faire avancer ou reculer avec la lame *aa* placée sur le même niveau. Si l'on pousse séparément la tige *d*, la lame *aa* sort de la gaine et apparaît dans le tiers B, ou la totalité C de sa longueur. L'expérience l'a conduit à relever presque à angle droit le bord antérieur

(1) Voillemier, p. 268 et 269.
(2) Sédillot et Legouest, *Traité de médecine opératoire*, 4ᵉ édit. Paris, 1870, p. 644.

de la gaîne protectrice pour l'empêcher de s'engager dans le rétrécissement sans qu'on en fût suffisamment averti. Il faut également mesurer la
distance à laquelle se trouve l'obstacle, dont le siége, habituellement sous-
pubien, correspond à la région membraneuse. L'instrument, pour être
abaissé et poussé en avant, exige un certain effort qui ne permet pas toujours au chirurgien l'analyse exacte des causes et du degré de la résistance.
L'embout métallique de la bougie D a été fixé par une cheville ƒ pour en
prévenir la séparation accidentelle. Des uréthrotomes droits et courbes ont
été construits. Ces derniers sont indispensables dans le cas d'engorgement
des tissus péri- et sous-pubiens. La verge offre alors une trop forte courbure pour être traversée par une sonde métallique droite. »
    Les lames de l'uréthrotome de Sédillot (1) ont, comme celles de Maison-
neuve, de 7 à 8 millimètres de diamètre.
    L'uréthrotome de Sédillot conduit au but d'une façon à peu près aussi
certaine que celui de Maisonneuve, cependant nous préférons ce dernier
pour plusieurs motifs : 1° L'uréthrotome de Sédillot étant droit, traverse
la couche pubio-prostatique suivant les règles du cathétérisme rectiligne;
or, ce cathétérisme est moins facile, dans un canal malade surtout, que le
cathétérisme curviligne. Ajoutons que les sections faites par un instrument
droit dans la portion courbe du canal ne peuvent avoir une grande précision. Sédillot lui-même a remarqué ces inconvénients, puisqu'il conseille
l'emploi d'un uréthrotome courbe si l'on éprouve trop de difficultés à
faire l'opération avec un instrument droit (2). — 2° Les lames de l'uréthrotome de Sédillot ne sont pas émoussées sur leur partie la plus saillante.
Cette disposition n'a pas d'inconvénients entre les mains d'un chirurgien
expérimenté; mais, entre les mains d'un jeune chirurgien, elle constitue
un danger réel, puisque la profondeur de l'incision peut être singulièrement accrue par une pression intempestive. Avec une telle lame, on peut
pénétrer beaucoup plus avant qu'on ne le désire, accident impossible avec
celle de Maisonneuve.
    Nous ne voulons pas dire pour cela que l'instrument de Sédillot ne
puisse pas être employé très-utilement; les nombreux et incontestables
succès de l'illustre professeur de Strasbourg seraient là pour nous con-
tredire.
    L'uréthrotome de Voillemier (fig. 1437) rappelle les deux précédents,
surtout celui de Maisonneuve, car la bougie conductrice et le cathéter
cannelé sont les mêmes dans les deux instruments. — Deux mandrins
glissent dans la cannelure du cathéter; l'un, muni d'un manche, porte

(1) Sédillot et Legouest, t. II, p. 645.
(2) Sédillot, t. II, p. 560.

à son extrémité antérieure une lame semi-elliptique coupant par tous les points de son arête, d'une longueur de 15 à 20 millimètres et d'une largeur de 6 à 9 millimètres. Le second mandrin, muni d'une rondelle à

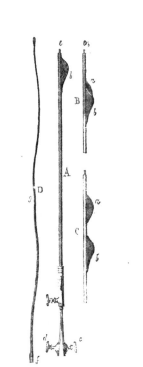

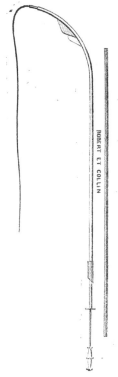

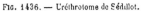

FIG. 1436. — Uréthrotome de Sédillot.   FIG. 1437. — Uréthrotome de Voillemier.

son extrémité libre, porte à l'extrémité opposée une lame épaisse à bords complétement mousses; cette lame a des dimensions un peu supérieures à celles de la lame tranchante, qu'elle est destinée à cacher.

Pour se servir de l'instrument, on fait cheminer dans l'urèthre la bougie suivie du cathéter; lorsque ce dernier est en place, le chirurgien introduit, dans ses rainures, la lame tranchante et la lame mousse adossées l'une à l'autre, et les pousse dans cette situation jusqu'à ce qu'elles soient arrêtées par la coarctation (1). « Portant alors l'annulaire et le médius au-

(1) Voillemier, p. 271.

dessous de la rondelle de l'un des mandrins pour arrêter la marche de la rondelle métallique adossée à la lame, il appuie le pouce sur le talon de l'autre mandrin, et fait avancer la lame dans la mesure qu'il juge convenable. Généralement il est averti qu'il a divisé tout le rétrécissement par un défaut de résistance très-appréciable. Cela fait, il ramène la lame contre sa plaque protectrice, et retire les deux mandrins en laissant le tube cannelé dans l'urèthre. »

Cet instrument diffère de celui de Maisonneuve en deux points : 1° l'adjonction de la plaque protectrice ; 2° la lame rendue tranchante sur tous ses points. La première modification ne saurait être qu'avantageuse ; elle protége manifestement l'urèthre en avant de la coarctation. Il n'en est pas de même de la seconde.

Si le chirurgien sent bien le défaut de résistance qui lui annonce que la coarctation est divisée, sa conduite est très-claire ; mais s'il ne sent pas ce défaut de résistance, cas qui arrive dans la pratique, surtout dans les premières opérations, que faire ? Si l'on continue à pousser une lame tranchante dans toute son étendue, on prolongera inutilement l'incision ; si, au contraire, on s'arrête, on risque de laisser l'opération inachevée. Je sais bien que l'on peut alors juger la question en poussant en avant la lame mousse, mais alors on prolonge l'opération, et surtout on complique la manœuvre. Si la lame était émoussée comme celle de Maisonneuve, le chirurgien, dans les cas incertains, pourrait continuer sans danger à la pousser un peu au delà de la coarctation ; si, par hasard, elle incisait une partie saine, ce serait d'une façon très-superficielle, tandis qu'une lame tranchante peut pénétrer très-profondément.

En résumé, nous accordons toutes nos préférences à l'uréthrotome de Maisonneuve, tout en admettant que l'on donne une protection à sa lame.

Après les opérations d'uréthrotomie, Gosselin, Sédillot, Maisonneuve, Voillemier, et, à leur suite, la plupart des chirurgiens conseillent de placer une sonde à demeure, non pas pour écarter les lèvres de la plaie, mais pour empêcher l'intoxication urineuse en prévenant le contact de l'urine.

Voillemier a disposé son instrument d'une façon qui facilite le passage de cette sonde. Lorsque la coarctation est incisée, il laisse le cathéter en place, mais retire les deux mandrins ; sur le talon du cathéter muni d'un pas de vis, il fixe solidement le long stylet représenté figure 1437 ; il dispose ainsi d'un long conducteur avec lequel il peut faire le cathétérisme sur conducteur, comme nous l'avons indiqué page 693.

3° *Uréthrotomes mixtes pouvant agir d'arrière en avant et d'avant en arrière.* — Nous ne décrirons que les principaux de ces instruments, ceux de Ricord, de Charrière, de Trélat et de J. Charrière.

L'uréthrotome de Ricord (fig. 1438) se compose d'une canule plate, d'acier, terminée par un stylet conducteur de quelques centimètres de longueur. La canule est creusée dans toute son étendue d'une rainure longitudinale dont les bords s'affaissent dans le voisinage de l'extrémité vésicale. Dans cette rainure courent deux mandrins portant chacun, à leur extrémité manuelle, une rondelle *j j*; leur extrémité opposée est articulée à la lame. Les mandrins sont disposés de telle sorte que, lorsqu'on les pousse simultanément, en maintenant écartées les deux rondelles *j.j*, la lame *e* apparaît dans la partie amincie du tube cannelé, en lui restant parallèle, comme cela est représenté ci-contre. Dans cet état, l'uréthrotome de Ricord peut couper d'arrière en avant, mais il ne peut faire qu'une incision peu profonde, puisque la portion de lame mise à découvert ne dépasse pas le diamètre du tube protecteur. Si l'on veut faire une incision plus considérable, il faut, après avoir traversé la coarctation, faire saillir la lame dans la position représentée ici, puis ramener l'instrument d'arrière en avant. Pour faire saillir la lame de 1 centimètre, il suffit de rapprocher l'une de l'autre les deux rondelles *j j*.

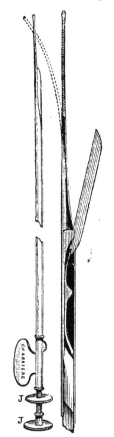

FIG. 1438. — Uréthrotome mixte de Ricord.

Le but principal de cet instrument est donc de faire une scarification permettant le passage de l'uréthrotome dans une étroite coarctation, puis de procéder à l'uréthrotomie d'arrière en avant.

Nous ferons remarquer que la forme rectiligne de l'uréthrotome de Ricord rend cet instrument d'un emploi difficile dans la portion courbe de l'urèthre. Nous ajouterons qu'aucun point d'arrêt ne vient indiquer le moment où l'instrument rencontre la limite postérieure du rétrécissement quand l'uréthrotome est ramené d'arrière en avant. L'opérateur est donc exposé à couper des parties saines en faisant saillir la lame prématurément.

L'uréthrotome de Charrière (fig. 1439) est d'un emploi plus avantageux. Il se compose d'une canule, présentant une rainure longitudinale, et portant près de son extrémité un renflement destiné à cacher la lame; en avant de ce renflement, où remarque une tige amincie G, qui sert de conducteur; cette extrémité peut être munie d'un pas de vis sur lequel se fixe la bougie conductrice de Maisonneuve. Du côté opposé, la canule se termine par un pavillon. La canule est parcourue par un mandrin qui se termine d'un côté par une lame, de même forme que le renflement olivaire, et de l'autre par un manche.

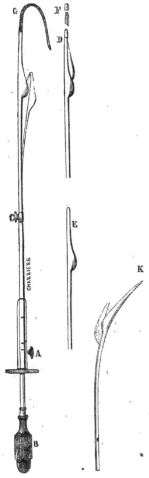

Fig. 1439. — Uréthrotome mixte de Charrière.

Pour se servir de l'instrument, on le conduit fermé, c'est-à-dire dans la position E, jusqu'au point où le renflement olivaire est arrêté par la coarctation; alors l'opérateur presse sur le mandrin B, ce qui fait avancer la lame dans la rainure, où elle prend la position D; en cheminant, la lame scarifie le rétrécissement, qui, dès lors, peut être franchi par le renflement olivaire. Ce résultat obtenu, on détermine la saillie de la lame, en retirant à soi le mandrin, pendant que la canule est maintenue immobile. Le mouvement de retrait du mandrin fait saillir la lame, en soulevant un petit ressort. Une vis A assure, si on le juge nécessaire, les positions respectives du mandrin et de la canule.

On peut se servir, pour les portions profondes de l'urèthre, d'un uréthrotome curviligne K identique, par son mécanisme, avec l'uréthrotome rectiligne.

L'instrument de Charrière constitue certainement un excellent uréthrome, mais il ne faudrait pas croire qu'il pût servir sérieusement à l'uréthrotomie d'avant en arrière. Comme celui de Ricord, lorsqu'il est poussé . d'avant en arrière, dans la position représentée par la figure D, il ne produit qu'une scarification qui peut permettre à l'instrument de progresser, mais qui ne saurait être curative. Il faut compléter l'opération par l'uréthrotomie d'arrière en avant. C'est donc avant tout un uréthrotome d'arrière en avant, et, suivant nous, il ne doit être employé que quand le rétrécissement est assez large pour laisser passer le renflement olivaire sans qu'il soit nécessaire de faire une incision préalable avec la lame dans la position D Quand cette circonstance n'existe pas, nous ne comprenons pas l'utilité de l'instrument par la raison bien simple que nous ne comprenons pas l'utilité de la méthode. A quoi bon commencer par une petite incision pour en faire ensuite une plus grande, qui, la plupart du temps, ne tombera pas dans le même sillon que la première? N'est-il pas infiniment plus simple et plus rationnel de faire tout de suite une incision suffisante d'avant en arrière avec l'uréthrotome de Maisonneuve ?

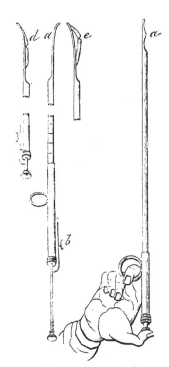

Trélat (1) s'est servi, dans quelques opérations, d'un uréthrotome analogue au précèdent par son mode d'action opératoire , mais infiniment plus précis.

Fig. 1440. — Uréthrotome de Trélat.

Long de 36 centimètres, cet instrument (fig. 1440) se compose essentiellement d'une gaine graduée parcourue par une tige qui fait mouvoir la lame. La gaîne graduée, large de 5 millimètres, épaisse de 3 millimètres, est brusquement évidée à 17 centimètres de l'extrémité manuelle; cet évi-

(1) U. Trélat, *Nouvel uréthrotome* (*Bull. de la Soc. de chirurgie*, 17 juin 1863, et *Gazette des Hôpitaux*, année 1863, page 300).

dement transforme la gaine, à son extrémité vésicale, en un stylet cannelé *a*, long de 5 centimètres, épais de moins de 2 millimètres, terminé par un bouton olivaire. Si l'on voulait se servir d'une bougie conductrice, il serait facile de la visser sur le bouton olivaire. La tige qui parcourt la gaîne se termine par une lame, brisée par une articulation vers la jonction de son tiers antérieur avec ses deux tiers postérieurs. Au repos de l'instrument, la lame est complétement cachée dans la gaîne, comme cela est représenté en *a* ; quand on pousse la tige, la lame, longue de 35 millimètres, haute de 2 millimètres, parcourt le stylet cannelé d'avant en arrière et vient butter contre la terminaison de la cannelure en prenant la position figurée en *d*. Le chirurgien est averti de cette situation par la chute d'un ressort *b* fixé sur la gaine et tombant dans un cran de la tige ; si l'on continue à pousser sur la tige jusqu'à ce que celle-ci tombe dans un deuxième cran, on détermine la coudure de l'articulation de la lame, en sorte que celle-ci atteint une hauteur de 4 millimètres ; en poussant encore jusqu'à ce que le ressort tombe dans un troisième cran, on obtient une saillie *e* de lame de 6 millimètres. L'auteur s'est arrêté à cette dimension maximum ; rien ne serait plus facile que d'obtenir avec le même instrument, en ajoutant un ou deux crans à la tige, une saillie de lame de 8 et 10 millimètres. Nous ferons remarquer que quand la lame est développée à 4 ou 6 millimètres, sa partie postérieure, destinée à couper d'arrière en avant, prend une direction très-oblique éminemment favorable à la section.

Quand l'opération est terminée, il suffit de presser sur un bouton occupant le milieu du ressort *b* pour que la tige se retire en arrière en cachant la lame dans la gaîne.

Le stylet cannelé est assez flexible pour qu'on puisse le courber à volonté ; l'articulation de la lame lui permet de suivre la cannelure du stylet dans cette nouvelle situation.

« Pour faire agir cet uréthrotome, dit Trélat, il faut engager le stylet cannelé dans le rétrécissement ; avec MM. Ricord et Civiale, je pense qu'il vaut mieux se passer, pour ce temps de l'opération, de la bougie conductrice et s'en rapporter aux sensations très-précises que donne une tige mousse, mais rigide ; néanmoins, si l'on croit mieux réussir avec une bougie vissée au bout du stylet, rien n'est plus aisé que de s'en servir. Dès que le stylet a franchi le rétrécissement, le brusque ressaut de la gaîne vient butter sur l'extrémité antérieure de celui-ci, et l'on constate sur l'échelle graduée que la distance du bout de la gaîne au méat est bien celle qui a été précédemment reconnue pour le rétrécissement. Dès lors, et sans aucune crainte d'erreur, l'instrument est en place et est maintenu immobile. En poussant la tige motrice jusqu'au premier cran, le rétrécissement est incisé d'avant en arrière sur une hauteur de 2 millimètres; on peut borner là l'opération. Si, au contraire, on veut augmenter l'incision, on pousse la tige jusqu'au second ou au troisième cran; la lame acquiert 4 ou 6 millimètres de saillie, et, en tirant à soi l'instrument, on incise d'arrière en avant, comme avec tout uréthrotome agissant de cette façon. Aussitôt l'incision achevée, ce qu'on sent parfaitement au défaut de résistance, on presse sur le bouton du manche, la lame rentre dans la gaine, et l'on retire l'instrument désarmé. »

J. Charrière (1) a présenté à l'Académie de médecine, en 1864, un uréthrotome (fig. 1441) composé d'un tube courbe dans lequel glisse un mandrin qui s'articule, à son extrémité antérieure, avec une petite tige articulée elle-même avec une lame tranchante. Ces articulations sont disposées de telle sorte que lorsque le mandrin est poussé en avant, les lames font saillie sur les côtés du tube, dans la position représentée en B. A sa partie posté-

(1) J. Charrière, *Nouvel uréthrotome caché* (*Bull. de l'Acad. de méd.*, 1864, t. XXIX, p. 359, et *Gazette des Hôpitaux*, 1864, page 87).

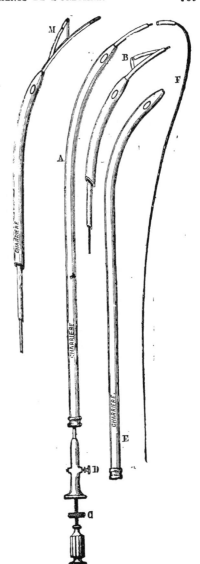

FIG. 1441. — Uréthrotome à lame cachée et porte-sonde de J. Charrière.

rieure, le mandrin est monté sur un petit manche servant à le faire avancer ou reculer. Une rondelle C roulant sur le mandrin, et trouvant une limite à sa marche dans une autre rondelle fixée à la canule par la vis D, permet de graduer la course du mandrin, et, par conséquent, la saillie de la lame.

L'uréthrotome de J. Charrière, tel que nous venons de le décrire, est surtout disposé pour agir d'avant en arrière, mais il peut aussi agir d'arrière en avant; pour cette dernière opération, il est préférable de se servir d'une lame disposée comme cela est représenté en M. Cet instrument est renfermé dans une sonde élastique et cylindro-conique A, E; c'est là son côté original et utile. Dès que l'incision est pratiquée, on fait glisser la sonde jusque dans la vessie, sur l'uréthrotome lui-même, qui sert de mandrin. Le placement de la sonde, qui constitue quelquefois une difficulté sérieuse, devient ainsi d'une grande facilité.

Bron (de Lyon) a réclamé la priorité des instruments de Trélat et de Charrière (1). La disposition des lames de ces deux instruments appartient réellement à Bron; cela est incontestable. L'uréthrotome de Trélat se distingue, comme l'a fait observer la *Gazette des hôpitaux* (2), parce qu'il est terminé par un stylet que l'on peut courber à volonté, et parce qu'il se manie d'une seule main. L'uréthrotome de Charrière se distingue de tous les autres par son invagination dans une sonde.

Ch. Horion, de Liége (3), a décrit un nouvel instrument, qui n'est qu'une ingénieuse combinaison des uréthrotomes de Boinet, Maisonneuve, Sédillot et Voillemier.

§ 6. — Uréthrotomie externe.

L'uréthrotomie externe peut être pratiquée avec ou sans conducteur. La première méthode, préconisée par Syme, est fort rarement employée par les chirurgiens français; ceux-ci réservent l'uréthrotomie externe aux cas où il existe de graves complications, aux cas surtout où le rétrécissement est infranchissable.

A. *Uréthrotomie sur conducteur.* — Le plus simple des conducteurs est le cathéter cannelé de Syme. Ce cathéter (fig. 1442) est une sonde pleine, pourvue sur sa convexité d'une cannelure dans laquelle le chirurgien fait

(1) Consulter la *Gazette médicale de Lyon* du 16 juin 1859.
(2) *Gazette des hôpitaux*, 1864, p. 87.
(3) Horion, *Journal de médecine, de chirurgie et de pharmacologie de Bruxelles*, avril 1871.

glisser le bistouri pour inciser l'urèthre. Ce conducteur est muni d'un épaulement qui sert à préciser le siège de la coarctation.

Demarquay (1) a présenté à la Société de chirurgie un nouveau conducteur très-ingénieux. Ce conducteur (fig. 1443) se compose d'une sonde sur laquelle se monte un curseur olivaire, cannelé longitudinalement et

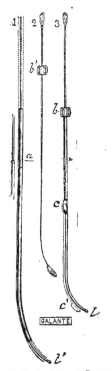

FIG. 1442. Conducteur de Syme.   FIG. 1443. Conducteur de Demarquay.

pointu à son extrémité vésicale. Le curseur, en descendant le long du conducteur introduit préalablement dans la vessie, reconnaît le rétrécissement dans lequel il s'engage plus ou moins profondément; le rétrécissement peut donc être incisé sur la rainure du curseur. Cette incision faite, le

(1) Demarquay, *Gazette des hôpitaux*, 1868, p. 116.

curseur peut être poussé vers la vessie, afin de reconnaître s'il n'existerait pas une deuxième coarctation; il est ensuite retiré, mais le conducteur reste dans le canal jusqu'à ce qu'il ait servi à conduire dans la vessie une sonde ouverte à ses deux extrémités, en suivant les règles du cathétérisme rectiligne. L'instrument de Demarquay remplit donc un triple but : 1° il est un explorateur; 2° il dirige la marche du bistouri; 3° il aide à introduire une sonde dans la vessie après l'opération.

Bœckel (1) fait observer qu'à défaut d'instrument spécial on pourrait se servir de l'uréthrotome courbe de Sédillot. « La tige cannelée est introduite jusqu'à la vessie, et la gaîne mobile, dont on a retiré la lame, est poussée jusqu'à la coarctation pour en indiquer le siége. Il est alors très-facile d'ouvrir l'urèthre sur ce point de repère, perceptible à travers les téguments, et l'on achève la section en glissant le bistouri le long de la cannelure de la tige. »

B. *Uréthrotomie externe sans conducteur.* — Ici l'urèthre n'est plus incisé sur un cathéter; le chirurgien le cherche à peu près comme il ferait d'une artère à lier, mais avec des difficultés incomparablement plus grandes. Nous n'avons pas à décrire ici les sondes que l'on introduit dans le canal jusqu'au niveau de la coarctation pour reconnaître son siége exact, car elles n'offrent rien de particulier à signaler.

Lorsque l'urèthre a été incisé, il est indispensable d'introduire dans la vessie une sonde qui doit rester à demeure pendant un temps plus ou moins prolongé; des instruments spéciaux ont été proposés pour accomplir cette manœuvre, qui n'est rien moins que facile, car le bout de l'algalie introduite par le méat a une grande tendance à s'échapper par la plaie du périnée au lieu de continuer sa route vers la vessie.

Pour accomplir ce trajet difficile, Sédillot adapte à la sonde B qui doit rester à demeure un curseur métallique qui s'accroche à l'anneau d'une bougie conductrice C A (fig. 1444).

Bœckel (2) a utilisé, dans ses opérations, un petit gorgeret uréthral, étroit, légèrement recourbé en avant en forme de stylet boutonné (fig. 1445). Ce gorgeret reposant sur la paroi inférieure du canal, depuis l'ouverture faite à l'urèthre jusqu'à la vessie, fournit un guide assuré à la sonde qui glisse sur sa cannelure. Remarquons que le même instrument peut, par son extrémité boutonnée, servir à la recherche du bout postérieur de l'urèthre aussitôt que l'incision est faite.

Quelquefois quand la sonde laissée à demeure dans la vessie a été retirée,

----

(1) Boeckel, *De l'uréthrotomie externe.* Strasbourg, 1868.
(2) Boeckel, *loc. cit.*

on éprouve une grande difficulté à en passer une nouvelle; quelquefois même les tentatives échouent. Bœckel évite toute hésitation par le procédé suivant : « Aussitôt que l'algalie, introduite par le méat, éprouve quelque résistance, on la retire; puis, écartant doucement la boutonnière périnéale, on introduit par la plaie une grosse sonde dans la vessie, ce qui n'est ni difficile ni douloureux. Le long de cet instrument, on glisse un gorgeret droit, à extrémité ouverte (fig. 1446), qui n'a que a largeur d'une forte bougie. Ce conducteur placé, rien n'est plus aisé que de retirer la sonde de la plaie, et de la conduire par le méat urinaire jusque dans la vessie. »

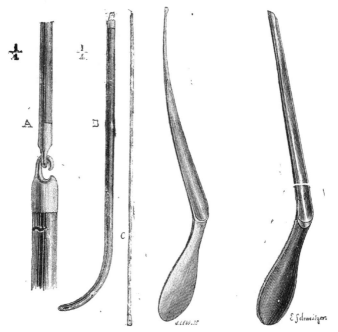

Fig. 1444. — Sonde de Sédillot.   Fig. 1445.— Gorgeret uréthral   Fig. 1446. — Gorgeret de
                                              de Boeckel.   Boeckel à extrémité ouverte.

Bœckel fait observer qu'un instrument analogue avait été proposé par Bruns (1) de Tubingen, et par Bron (2) de Lyon.

(1) Günther, thèse de Tubingen, 1857.
(2) Bron, *Gazette des hôpitaux*, 1863, p. 470.

ART. VI. — INSTRUMENTS EMPLOYÉS DANS LES AFFECTIONS DE LA
· PROSTATE ET DU COL VÉSICAL.

§ 1. — Instruments explorateurs.

Des sondes à courbure spéciale sont souvent utilisées pour reconnaître
les calculs, les excavations, les hypertrophies générales ou partielles, les
barrières et les valvules.

La sonde la plus généralement employée est la sonde dite à brusque
courbure, de Mercier ; cette sonde est composée de deux parties rectilignes
(fig. 1447) formant entre elles un angle un peu plus grand que l'angle droit ;
l'élévation du bec au-dessus de la portion horizontale est de 18 millimètres.
L'emploi de cette sonde, pliée angulairement, demande de grandes précautions et une certaine expérience ; le moindre oubli des règles au moment
où l'on commence à abaisser le pavillon entre les cuisses du malade, pour
faire cheminer le bec vers le col vésical, entraîne fatalement une fausse
route.

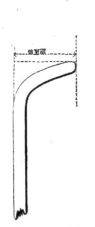
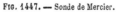
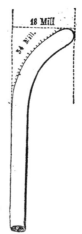

FIG. 1447. — Sonde de Mercier.   FIG. 1448. — Sonde de Leroy d'Étiolles.

Leroy d'Étiolles (fig. 1448) a proposé de remplacer l'angle obtus par une
brusque courbure appartenant à un segment de cercle régulier ; l'introduction de cette sonde est plus facile et moins dangereuse, puisqu'elle s'accommode mieux à la direction générale du canal.

Cependant la sonde de Leroy donne des résultats moins précis que celle de Mercier quand il s'agit de diagnostiquer des valvules du col vésical ou des tumeurs prostatiques faisant saillie dans la vessie ; à bien plus forte raison elle offre moins de garanties pour la recherche des calculs situés dans le bas-fond de la vessie.

Pour ces cas difficiles, Leroy a imaginé une sonde (fig. 1449), dont le bec g peut s'incliner de 0 à 90 degrés, au moyen d'une articulation en ginglyme et d'une tige p mue par une vis m. Au moyen de cette sonde, l'exploration peut se faire sans qu'il soit nécessaire d'imprimer aucun mouvement de rotation à l'instrument.

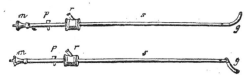

FIG. 1449. — Sonde à réclinaison de Leroy d'Étiolles.

La sensation que le chirurgien éprouve en faisant avancer la sonde à courte courbure, les déviations que celle-ci subit, déviations traduites à l'extérieur par la direction du pavillon, les points d'arrêts brusquement surmontés par l'abaissement du pavillon, et mille autres petits détails que la nature de cet ouvrage nous permet à peine d'indiquer, font reconnaître la forme et le siége des obstacles siégeant dans la prostate ou au col vésical.

Civiale préfère les bougies à empreintes pour reconnaître la présence des tumeurs et des calculs de la prostate. Ce procédé n'est pas admissible, car les empreintes peuvent être déformées en traversant la portion musculeuse du canal.

§ 2. — Instruments curatifs.

Avant tout, il faut songer à donner issue à l'urine. Les grosses sondes d'étain de Mayor, que nous avons décrites à propos de la dilatation forcée, trouvent ici un emploi très-avantageux. Dans les lésions de la prostate, en effet, l'urèthre n'a pas perdu de son calibre, mais il est aplati et dévié ; on conçoit facilement qu'une sonde lourde, à bec large et bien arrondi, surmonte ces obstacles.

Il arrive souvent que la sonde à angle obtus de Mercier ou la sonde à courte courbure de Leroy réussissent là où les autres ont échoué. Une excellente sonde évacuatrice est la sonde à béquille de Leroy (fig. 1450) ; construite en gomme élastique, cette sonde n'a pas les inconvénients de celle de Mercier, parce que l'angle obtus peut s'effacer légèrement devant les obstacles.

On peut aussi se servir avantageusement de la sonde bicoudée de Mercier (fig. 1451), formée de trois lignes droites B G A se rencontrant à angles obtus. Cette sonde est de métal ou de gomme; la dernière composition est la plus avantageuse.

Les sondes sont surtout employées au cathétérisme évacuateur; cependant elles peuvent être utilisées pour déprimer la prostate et la lèvre inférieure du col vésical. On recourt le plus souvent, pour cette opération, à des instruments spéciaux.

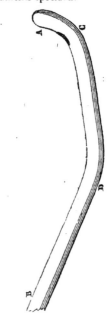

Fig. 1450. — Sonde à béquille de Leroy d'Étiolles.   Fig. 1451. — Sonde bicoudée de Mercier.

Leroy d'Étiolles conduisait dans la vessie une bougie creuse munie d'un mandrin courbe qu'il remplaçait ensuite par un mandrin droit; celui-ci déprimait nécessairement toute la paroi inférieure du canal. Dans le but de rendre la compression plus douce et plus supportable, Mercier a remplacé le mandrin métallique par un mandrin droit de baleine, terminé par un renflement olivaire.

Rigal et Leroy firent des tentatives pour simplifier la manœuvre en permettant au mandrin courbe de se redresser. Meyrieux et Tanchou réalisèrent cette idée en faisant un mandrin articulé qui se redresse sous l'influence d'une vis placée à son extrémité manuelle.

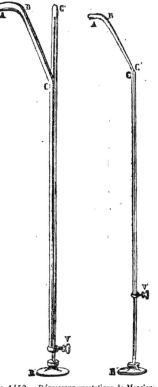

FIG. 1452.—Dépresseur prostatique de Mercier.

Mercier (1) a fait construire un dépresseur prostatique (fig. 1452) composé de deux tiges d'acier plates, larges de 1 centimètre, dont les arêtes sont toutes parfaitement arrondies.

» Toutes deux, dit Mercier, ont à peu près la même longueur, mais l'une est droite, et l'autre présente deux courbures analogues à celle de ma sonde bicoudée. La première courbure B, qui a lieu à environ 9 millimètres de l'extrémité A, forme presque un angle droit; la seconde, C, qui se trouve à 5 centimètres en deçà, fait un angle obtus de 140 degrés à peu près. Ces deux tiges sont parcourues sur l'une de leurs faces, la courbe par une arête et la droite par une gouttière en queue d'aronde au moyen desquelles elles s'articulent et glissent l'une sur l'autre.

» Pour introduire cet instrument, la tige droite RC' doit être fixée au moyen d'une vis de pression V de manière qu'elle ne dépasse pas la courbure C de l'autre tige. Lorsqu'il a pénétré dans la vessie, on tourne son bec en arrière, et on le pousse assez pour que la courbure C parvienne au col de cet organe. Après cela, on fait glisser la tige droite qui forme alors une espèce de fourche avec l'autre, et il suffit de les fixer au moyen de la vis, puis de les tirer, pour opérer une dilatation aussi forte qu'on le

(1) Mercier, *Recherches sur le traitement des maladies des organes urinaires*, 1856, page 174.

désire. En supposant qu'on tire l'instrument jusqu'à son bec (ce qui est possible malgré la grande dilatation que le col a ordinairement éprouvée en pareil cas), ce bec l'empêcherait de descendre complètement dans la région prostatique.

, » On voit que, pendant que la tige R C' maintient fixe le bord antérieur
· de l'orifice, la tige C B A exerce une forte pression sur le bord postérieur. Je ne prolonge pas ces tractions au delà de cinq, six, dix minutes au plus.

» Pour fermer ce dilatateur, il faut se garder de le repousser dans la vessie, parce que la muqueuse du col, se trouvant alors relâchée, pourrait faire saillie dans l'angle formé par les deux branches et y être pincée. On se contente de cesser les tractions, on desserre la vis, et l'on ramène la tige droite au point où elle était avant l'introduction. On retourne ensuite le bec en avant, et l'instrument sort avec autant de facilité qu'une sonde ordinaire. »

Quand l'affection est constituée par des valvules du col, le traitement le plus expéditif consiste dans l'incision ou l'excision.

Le dernier modèle d'exciseur proposé par Mercier se compose (fig. 1453 et 1454) de deux branches glissant l'une dans l'autre par le même mécanisme que celui des instruments lithotriteurs ; la pièce femelle est creusée d'une gouttière plus large dans son fond que sur ses bords, tandis que la pièce mâle présente une arête longitudinale, en queue d'aronde, devant glisser dans la gouttière précédente. La crête de la pièce mâle est creusée dans toute sa longueur d'un sillon dans lequel glisse une tige métallique A terminée par une aiguille E. Sur le dos de la pièce femelle, immédiatement au-dessus de la poignée, on remarque une fente de 3 centimètres de long ; un bouton, pénétrant dans cette fente, se visse sur la tige-aiguille, et sert à la pousser ou à la retirer.

Le bec de la branche femelle B (fig. 1454), long de 25 millimètres, est quadrilatère à son extrémité et percé d'une fenêtre près du coude T. Ses bords sont tranchants du côté de la concavité, et mousses du côté opposé. Le bec C de la branche mâle a des bords aigus qui s'engagent exactement dans le bec de la branche femelle.

« Pour opérer, dit Mercier (1), je commence par retirer l'aiguille dans la pièce mâle, et je ferme les mors de l'instrument ; je mets un peu de suif dans la fenêtre qu'il présente à son talon, et je l'introduis dans la vessie préalablement remplie par une injection. Je tourne alors son bec en arrière, j'écarte les mors de 1 centimètre et demi à 2 centimètres, suivant l'épaisseur de l'obstacle à exciser, et je les fixe dans cette position à l'aide de l'écrou brisé F E E (fig. 1453). J'attire ensuite doucement l'instrument jus-

(1) Mercier, *loc. cit.*, p. 231.

qu'à ce que le bec de la pièce mâle soit descendu dans la région prostatique, manœuvre qui se fait habituellement sans difficulté, lorsque le fabricant a eu soin d'adoucir l'angle formé par le bec avec la tige qui le supporte. — La saillie morbide se trouvant comprise entre les mors, j'imprime à ceux-ci quelques mouvements de va-et-vient et de latéralité pour m'assurer qu'elle est bien entre eux et pour qu'elle s'y engage d'une manière plus complète, puis je pousse l'aiguille dans les tissus saisis. »

Après avoir retiré l'aiguille d'un centimètre en arrière, il ne reste qu'à rapprocher les mors en tournant la rondelle H de la pièce mâle pour exciser la valvule comme avec un emporte-pièce.

L'excision est rarement pratiquée; plus souvent on se contente d'inciser la valvule.

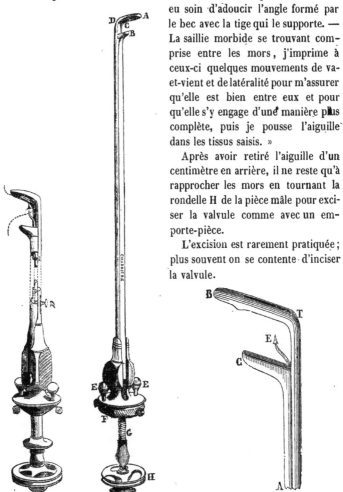

Exciseur de Mercier.

Fig. 1453. — Ensemble de l'instrument.   Fig. 1454. — Les becs (grandeur naturelle).

Après plusieurs essais, Mercier s'est arrêté à deux inciseurs, l'un à lame fixe, l'autre à lame courante.

L'inciseur à lame fixe (fig. 1455) a, quand il est fermé, la forme de la sonde exploratrice de Mercier. Sur le côté concave de la sonde se trouve une rainure dans laquelle se cache une lame tranchante ; pour faire saillir cette lame de 2, 4 et même 6 millimètres, il suffit de tirer sur un bouton placé à l'extrémité manuelle de l'instrument. Lorsque la lame est complétement découverte C, elle a une direction oblique suivant une ligne qui partirait de 1 centimètre au-dessous de l'extrémité du bec pour rejoindre la tige 3 centimètres en arrière de l'angle de courbure.

Pour se servir de l'inciseur à lame fixe, on tourne son bec en bas, après avoir pénétré dans la vessie, et l'on fait saillir la lame ; on retire alors l'instrument jusqu'à ce qu'il soit arrêté par le col vésical : dans ce mouvement la valvule est incisée. On retire l'inciseur, après l'avoir au préalable repoussé dans la vessie, pour compléter l'incision et pour pouvoir refermer la lame. L'inciseur agit donc comme un bistouri, en pressant et en sciant tout à la fois ; ce mode d'action n'est possible qu'autant que la valvule est assez rigide pour ne pas fuir devant la lame. Quand elle ne présente pas cette condition, Mercier conseille l'inciseur à lame courante.

L'inciseur à lame courante de Mercier coupe la valvule du sommet à la base ; mais il peut arriver que le sommet seul soit incisé, la base restant intacte, accident qui ne peut être réparé que par des manœuvres très-délicates.

Pour être plus certain de couper toute la hauteur de la valvule, Civiale la sectionne de la base au sommet avec un instrument auquel il donne le nom de kiotome.

Le kiotome de Civiale (fig. 1456 et 1457) se compose d'une canule creuse portant un pavillon à son extrémité libre ; l'extrémité vésicale est divisée en deux moitiés longitudinales E et D mobiles à l'aide d'une charnière. Dans la canule court une tige munie d'un pavillon G et adhérente, par l'extrémité opposée, à la partie moyenne de la portion du bec D ; en poussant le pavillon G, on éloigne donc l'une de l'autre les deux moitiés du bec. La canule contient en outre un mandrin, pourvu d'un pavillon O et terminé, à son extrémité vésicale, par une lame K à talon saillant. En tirant en arrière la rondelle O, on fait rentrer la lame dans la canule, et en la poussant en avant, cette même rondelle place la lame dans la situation représentée fig. 1457. A son degré le plus grand de saillie, la pointe de la lame K est reçue dans une petite entaille ménagée sur l'extrémité libre de la portion D.

Pour se servir de l'instrument, il faut l'introduire fermé (fig. 1456) ; on obtient ce résultat en tirant à soi, autant que possible, les deux rondelles G et O, et en serrant les deux vis de pression M M, afin que les diverses

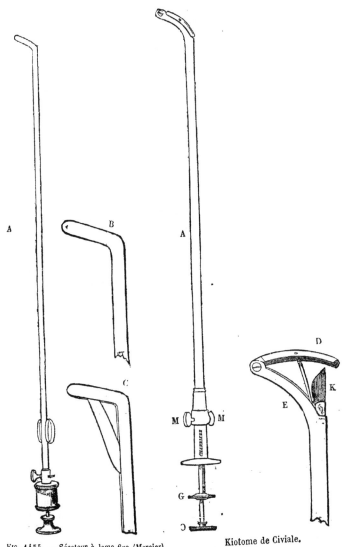

FIG. 1455. — Sécateur à lame fixe (Mercier).
— A, l'ensemble de l'instrument réduit de
volume. — B, l'extrémité du même, grandeur naturelle, avec la lame cachée. — C,
même extrémité avec la lame en saillie.

Kiotome de Civiale.

FIG. 1456. — L'ensemble de l'instrument.
• FIG. 1457. — Son extrémité vésicale.

pièces ne puissent jouer intempestivement. Lorsque le bec est arrivé dans la vessie, on ne le tourne pas en bas, mais, au contraire, on le dirige en haut, de telle sorte que le talon de la sonde regarde la valvule. A ce moment, on pousse la rondelle G, afin de séparer les deux moitiés du bec ; il résulte de là un espace triangulaire dans lequel s'engage la valvule. Ce temps accompli, l'opérateur tire vers lui la rondelle G, afin que la valvule soit saisie entre les deux portions D et E du bec ; ceci fait, il ne reste plus qu'à pousser sur la rondelle O pour que la lame pénètre dans l'entaille de la tige C en coupant toute l'épaisseur de la valvule.

Leroy d'Étiolles a aussi fait construire des inciseurs qui ont été représentés dans l'*Atlas* de Bourgery et Jacob ; ces instruments n'ont pas prévalu dans la pratique.

Maisonneuve a fait construire un sécateur à lame mobile dont le maniement est très-facile. Nous le reproduisons d'après Reliquet (1). « La lame, fixée par une extrémité dans l'angle du coude, au fond de la rainure, se meut autour de ce point fixe (fig. 1458). Ainsi elle décrit un quart de cercle allant du corps de l'instrument au bec, ou réciproquement. Elle est mue par un mandrin contenu dans la rainure de la branche femelle ; la lame, couchée dans la rainure du corps de l'instrument, quand on la relève vers le bec, prend entre elle et le bec la valvule, qu'elle coupe. Dans ce mouvement, la lame agit d'abord sur le bord de la valvule, sans comprimer sa base. »

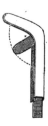

Fig. 1458. — Sécateur de la lèvre inférieure du col vésical (Maisonneuve).

Civiale et Leroy d'Étiolles ont proposé des instruments spéciaux pour pratiquer la ligature des tumeurs de la prostate et du col ; cette opération n'est pas entrée dans la pratique, et cela se conçoit, puisque, outre les difficultés de la ligature à une telle profondeur, rien n'est plus rare qu'une tumeur pédiculée dans cette région.

ART. VII. — PONCTION DE LA VESSIE.

Dans les cas de rétention d'urine, quand le cathétérisme est impossible et quand il est indiqué de donner promptement issue au liquide, il convient de recourir à la ponction de la vessie. Cette opération se fait à l'aide d'un trocart qui pénètre par la ligne blanche entre les muscles pyramidaux, à 2 centimètres au-dessus du pubis.

(1) Reliquet, *Traité des opérations des voies urinaires*, page 450.

' L'instrument le plus employé est le trocart courbé du frère Côme (fig. 1459) dont la longueur est de 12 centimètres et la courbure celle d'un cercle de 21 à 24 centimètres de diamètre. La flamme fg du trocart est parcourue dans toute sa longueur par une cannelure h qui permet à l'urine de s'échapper dès que l'instrument est arrivé dans la vessie. Le pavillon c de la canule est pourvu d'une plaque transversale percée de deux orifices e e auxquels se fixent des rubans assez longs pour entourer le tronc; sur la plaque, on remarque une rigole latérale d; le bec est aussi muni d'une ouverture latérale b; l'ouverture b et la rigole d correspondent à la rainure de la flamme afin de permettre à l'urine de s'écouler.

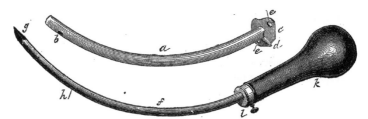

FIG. 1459. — Trocart du frère Côme.

La ponction faite, il faut retirer le trocart, mais laisser la canule dans la plaie jusqu'à ce que le conduit se soit organisé; la plaque de la canule est fixée sur l'abdomen par un ruban. La canule doit être assez longue pour aller jusqu'à la paroi postérieure de la vessie, mais pas assez pour la comprimer. La longueur de la canule n'a donc rien d'absolu; elle doit varier en raison du développement du pannicule graisseux. Après deux ou trois jours, le trajet est généralement assez organisé pour qu'il soit possible de substituer sans difficulté une sonde élastique à la canule métallique. Si cependant on redoutait quelque embarras, il serait prudent de glisser dans la canule une fine bougie sur laquelle serait conduite la sonde élastique.

Afin de pouvoir passer la sonde élastique dès le premier jour, J. Cloquet a proposé d'entourer la canule du trocart d'une gaîne élastique qui seule resterait dans la plaie. Cet ingénieux procédé n'a pas été adopté, sans doute parce qu'il rend la ponction plus difficile.

Huguier et Deguise ont substitué un trocart droit au trocart courbe; à part la courbure, le trocart de ces chirurgiens ressemble à celui du frère Côme.

Voillemier conseille de ponctionner la vessie en passant au-dessous du pubis au niveau du ligament suspenseur de la verge. Pour ce faire, il emploie un trocart un peu plus courbe que celui du frère Côme, et, le pointant sur le ligament suspenseur, il l'enfonce jusque dans la vessie en lui faisant décrire une courbe allongée, de manière à contourner le pubis (1).

Nous ferons remarquer que si l'on avait lieu d'espérer que le cours normal des urines se rétablît promptement, on pourrait, avec grand avantage, vider la vessie par ponction sus-pubienne, avec l'*aspirateur sous-cutané* de Dieulafoy.

On pourrait encore ponctionner la vessie par le périnée : Tolet, Dionis, Garengeot, Riolan, suivaient cette voie. Ce procédé est encore employé par quelques chirurgiens anglais. Un trocart droit enfoncé parallèlement à l'axe du corps, sur le milieu d'une ligne étendue de l'ischion au raphé, un centimètre en avant de l'anus, suffit à cette opération.

Fleurant et quelques autres chirurgiens ont ponctionné la vessie par le rectum ; cette opération exige un trocart à courbure un peu plus accentuée que celui du frère Côme.

ART. VIII. — CALCULS VÉSICAUX.

§ 1. — Instruments d'exploration.

Il ne suffit pas qu'un calcul soit indiqué par des signes rationnels ; il faut encore que le chirurgien constate sa présence en le touchant avec ses instruments. De plus, il doit déterminer, autant que possible, le nombre, le volume, la forme, la consistance des concrétions.

L'instrument le plus généralement employé pour l'exploration est la sonde de trousse. Cette sonde doit être bouchée à son extrémité libre, car il importe que la vessie soit remplie de liquide pendant l'exploration, afin que le bec de la sonde puisse tourner en différents sens. Leroy d'Étiolles conseille de se servir de sondes munies d'un robinet (fig. 1460) : une garniture de liége, placée sur le pavillon, en avant du robinet, permet l'adaptation d'une seringue pour le cas où une injection serait jugée nécessaire.

Le robinet est utile non-seulement pour retenir l'urine, mais encore pour l'évacuer ; c'est qu'en effet il est quelquefois nécessaire de vider la vessie pour sentir un calcul. Quand l'exploration n'a donné aucun résultat alors que la vessie est pleine de liquide, il ne saurait y avoir aucun inconvénient à laisser la sonde parfaitement immobile pendant que l'urine s'écoule lentement ; les parois de la vessie, en se contractant, poussent le calcul contre la sonde.

(1) Voillemier, *loc. cit.*, p. 373.

Leroy d'Étiolles (1) dit avoir senti plus d'une fois avec une sonde élastique garnie d'un bout d'argent des calculs qui avaient échappé à la sonde métallique ; cette sonde élastique lui a été utile, surtout dans les cas où la tuméfaction de la prostate rendait très-pénible ou même impossible l'emploi de la sonde d'argent.

La sonde élastique de Leroy (fig. 1461) porte à l'une de ses extrémités *m* une douille d'argent, et à l'autre extrémité une boîte de liége *c* pour permettre les injections. Pour que la sensation du choc soit transmise plus facilement à la main, Leroy place quelquefois dans la sonde élastique un mandrin articulé *o*.

Il ne faudrait pas conclure à la non-existence d'un calcul, parce qu'il aurait échappé à l'action de la sonde de trousse ; celle-ci ne pouvant exécuter une révolution complète sur son axe, les calculs siégeant dans le bas-fond de la vessie ne sauraient être touchés que par le talon de l'instrument. Si le sujet est jeune et a une prostate peu développée, le talon de la sonde sentira probablement la concrétion, mais il n'en sera plus de même si la prostate est volumineuse ; alors, en effet, la sonde en pénétrant dans la vessie ne peut atteindre le trigone vésical ; elle passe par dessus pour venir s'appuyer sur un point plus ou moins élevé de la paroi postérieure de la vessie. Il faut donc que le bec de la sonde puisse se tourner vers le bas-fond de la vessie.

Les sondes à courte courbure de Mercier et de Leroy d'Étiolles, que nous avons décrites à propos des maladies de la prostate, page 774, répondent parfaitement à cette indication. Si le mouve-

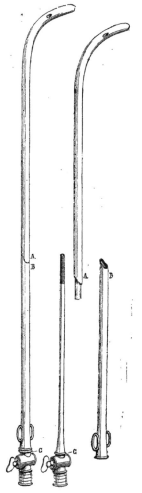

Fig. 1460. — Sonde exploratrice de Leroy d'Étiolles.

(1) Leroy d'Étiolles, *De la lithotripsie*, Paris, 1836, p. 41.

ment de rotation est difficile, on peut recourir à la sonde à réclinaison de Leroy d'Étiolles dont nous avons exposé le mécanisme page 775. La figure 1462 (1) montre l'utilité de cette sonde dans un des cas les plus difficiles d'exploration qui puissent se présenter : une tumeur développée

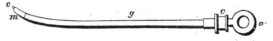

FIG. 1461. — Sonde élastiqué flexible de Leroy.

sur le col vésical rend presque impossible la rotation de la sonde à brusque courbure.

Le choc de la sonde contre le calcul est perçu tout à la fois par la sensation spéciale qu'il fait éprouver à la main et par l'ouïe. On a proposé plusieurs moyens pour faciliter l'audition du choc : Laennec employait l'auscultation ; Ashmead, pour rendre l'auscultation plus facile, a conseillé de pousser dans la vessie une injection d'air ; Moreau de Saint-Ludgère a vissé un stéthoscope sur le pavillon de la sonde. Quand on sait à combien d'erreurs a donné lieu le diagnostic des calculs, on hésite à accorder quelque confiance à ces procédés. Qui oserait opérer, dit Vidal de Cassis,

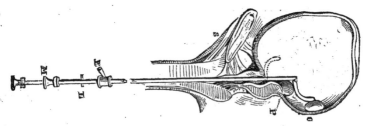

FIG. 1462. — Usage de la sonde à réclinaison de Leroy d'Étiolles.

quand le diagnostic repose sur de tels moyens, quand le cathétérisme n'a pas dit son dernier mot ? Mercier rejette aussi les ajutages placés à l'extrémité des sondes pour renforcer le son ; ces moyens sont inutiles, pour ne rien dire de plus.

La nature du son produit par le choc du calcul et certaines sensations tactiles peuvent, jusqu'à un certain point, permettre au chirurgien de reconnaître le nombre, la consistance et le volume du calcul. Cependant ces données sont toujours très-approximatives. On ne peut connaître le volume d'un calcul qu'après l'avoir tenu entre les mors d'un lithotriteur.

(1) Raoul Leroy d'Étiolles, *Traité pratique de la gravelle*. Paris, 1866, p. 302.

gradué, et sa consistance qu'après avoir essayé de le briser entre les mors du même instrument.

Cependant l'emploi des lithotriteurs comme moyen d'exploration n'est pas sans inconvénient à cause du volume trop considérable de la plupart de ces instruments. Mercier (1) propose un explorateur composé de deux branches, comme le lithoclaste, mais il veut que le bec n'ait pas plus de volume que celui de la sonde ordinaire et que la tige ait un diamètre un peu moindre. Lorsque la sonde est arrivée dans la vessie, l'opérateur écarte légèrement les mors, de telle sorte qu'explorant avec une plus grande surface, il a plus de chance de rencontrer le calcul; si celui-ci es rencontré, il est saisi entre les branches de l'explorateur, et l'écartement de ces dernières fait connaître le diamètre du calcul.

L'instrument de Leroy d'Étiolles ressemble au podomètre du cordonnier; il est composé (fig. 1463) de deux branches : l'une plus courte dd, est un tube recourbé comme la sonde à brusque courbure; l'autre plus lon-

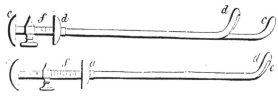

FIG. 1463. — Explorateur de Leroy d'Étiolles.

gue cc, glisse dans une rainure ménagée sur la première. Une échelle graduée f, placée près du pavillon de la tige b, indique le degré d'écartement des mors.

Ces instruments semblent, au premier abord, d'une grande précision, et cependant ils ne donnent que des renseignements très-approximatifs, puisqu'ils ne peuvent faire connaître la forme des calculs, ce qui est cependant le point capital. En effet, le but que l'on se propose en mesurant le calcul est surtout de savoir s'il peut passer par une ouverture faite au périnée, et si cette ouverture doit être latérale ou bilatérale. Or, il est possible qu'un calcul qui accuse au podomètre un très-grand diamètre passe par une plaie très-étroite, parce qu'il est oblong; on n'a mesuré que l'un des diamètres, et c'était le plus long. Le fait inverse peut se produire également. Si l'on était assez heureux pour saisir le calcul par plusieurs diamètres, on pourrait calculer mathématiquement son volume ; c'est là un heureux hasard qui ne se produit que bien rarement en pratique.

(1) Mercier, *Recherches*, etc., p. 474.

Les calculs peuvent être traités par des moyens médicaux et des moyens chirurgicaux, lithotritie et taille. Les derniers doivent seuls nous occuper ici.

§ 2. — Lithotritie.

Si on laisse de côté quelques faits isolés, comme ceux du Major Martin et du moine de Cîteaux, reproduits dans tous les livres, on ne trouve pas d'indication sérieuse de la lithotritie avant 1813, époque à laquelle Gruithuisen fit connaître ses travaux (1).

A partir de ce moment les essais se multiplièrent; ils prirent un immense développement après que J. L. Amussat eut démontré la possibilité du cathétérisme rectiligne, fait connu longtemps avant Amussat, mais non vulgarisé. Aujourd'hui que la lithotritie se fait généralement avec des instruments curvilignes, on a peine à comprendre l'influence qu'a pu avoir la vulgarisation du cathétérisme rectiligne sur cette opération; il faut se souvenir que pendant sa période initiale, la lithotritie creusait le centre de la pierre avec des forets, ou atteignait sa surface avec des limes, instruments que l'on ne pouvait mettre en jeu qu'au travers de sondes droites.

La lithotritie peut être subdivisée en deux grandes méthodes : 1° la lithotritie rectiligne qui emploie les forets et les limes; 2° la lithotritie curviligne qui brise directement le calcul.

A. LITHOTRITIE RECTILIGNE. — La lithotritie rectiligne est fort peu usitée aujourd'hui; cependant son histoire est si récente et a eu une si grande influence sur le traitement des calculs vésicaux, que nous ne pouvons nous dispenser de décrire ses principaux instruments.

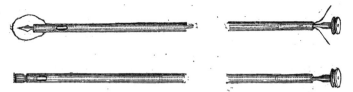

FIG. 1464. — Instrument de Gruithuisen.

Ces instruments ont pour but, soit de creuser le centre de la pierre afin de la réduire à une coque facile à briser, soit d'amoindrir le calcul en l'attaquant par sa périphérie, soit de le broyer.

---

(1) Gruithuisen, *Doit-on renoncer à l'espoir que l'on avait autrefois de pouvoir détruire les pierres dans la vessie par des moyens, soit mécaniques, soit chimiques Gazette medico-chirurgicale de Saltzbourg*, mars 1813). — Heurteloup, *Lettre a Académie des sciences.* Paris, 1827.

Le véritable inventeur de la lithotritie, Gruithuisen, a proposé cette première méthode. Son instrument (fig. 1464) se composait d'une grosse canule droite dans laquelle jouait une tige terminée par un foret en fer de lance, ou par une petite couronne de trépan; l'extrémité postérieure de cette tige supportait une rondelle à laquelle un archet imprimait des mouvements de rotation. Pour fixer la pierre contre le bec de la canule, Gruithuisen disposait à l'extrémité de celle-ci une anse de fil métallique dont les chefs sortaient par l'extrémité opposée.

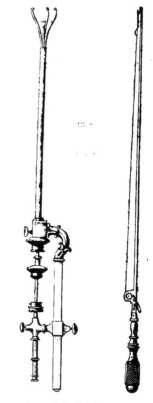

Appareil de Civiale.

FIG. 1465. — Canule-trilabe-foret et tour en l'air.   FIG. 1466.—Archet en l'air.

Purement théorique, l'appareil de Gruithuisen n'a jamais été appliqué sur le vivant; il ne peut pas l'être, car l'anse métallique est manifestement impuissante à fixer le calcul; le foret agirait sur les parois de la vessie.

Divers instruments furent proposés ensuite par Fournier de Lempdes, J. Leroy d'Étiolles 1 et Civiale (2) : de violentes discussions de priorité se sont élevées entre ces deux derniers. Nous sortirions complétement du cadre que nous nous sommes tracé, si nous entrions dans les détails de cette lutte. Cependant il nous sera permis de rappeler que Civiale s'est servi le premier de son appareil sur le vivant le 13 janvier 1824, et qu'il le fit avec un succès éclatant.

Quoi qu'il en soit, l'appareil de Civiale (fig. 1465 et 1466) se compose de cinq pièces : 1° la canule; 2° la pince ou trilabe; 3° le foret; 4° l'archet; 5° le tour en l'air.

La canule est tout à la fois mince et résistante; elle renferme la pince.

(1) Leroy d'Étiolles, *Hist. de la lithotritie*, 2ᵉ édition. Paris, 1839.
(2) Civiale, *Parallèle des divers moyens de traiter les calculeux*, Paris 1836 ; *Traité pratique et historique de la lithotritie*, Paris, 1847.

La pince se compose d'une canule creuse d'acier, divisée à son extrémité vésicale en trois branches recourbées et d'inégale longueur, afin que quand la pince est fermée par le jeu de la canule la plus longue recouvre toutes les autres. C'est à l'intérieur de la canule du trilabe que joue le foret. Le foret est une tige métallique terminée à son extrémité vésicale par un fer de lance, ou, mieux, par une petite tête arrondie assez semblable à une couronne de trépan.

Pour se servir de cet appareil, il faut l'introduire fermé dans la vessie, puis ouvrir la pince et saisir le calcul; celui-ci étant solidement fixé, on le perfore en imprimant au foret un vif mouvement de rotation. Ce mouvement est donné au moyen de l'archet représenté figure 1466, mais auparavant il faut avoir fixé l'appareil sur un tour en l'air représenté figure 1465. Ce tour en l'air renferme un ressort à boudin qui, pressant d'une manière constante sur le foret, le force à pénétrer dans le calcul à chaque coup d'archet.

Il est évident qu'une seule perforation faite avec l'appareil de Civiale ne suffit pas pour rendre la pierre assez mince et assez friable pour qu'elle puisse être brisée facilement entre les branches du trilabe; il faut lâcher le calcul à plusieurs reprises et chercher à le saisir en des sens différents pour le cribler de perforations.

Le lithotriteur de Civiale a été l'objet de nombreuses modifications qui ont porté surtout sur la disposition de la pince et de la fraise. Dans l'appareil d'Heurteloup, par exemple, il y a quatre branches au lieu de trois, et ces quatre branches sont indépendantes afin de pouvoir être glissées séparément autour du calcul. La modification d'Heurteloup a sa raison d'être : quand la pierre n'est pas sphérique (c'est le cas le plus fréquent), la pince à trois branches ne la saisit que par deux de ses mors; le troisième reste sans action. Malheureusement le maniement de cet instrument est d'une extrême difficulté.

D'autres inventeurs ont encore multiplié davantage les branches de la pince; nous passerons sous silence ces modifications qui n'ont aucune valeur pratique.

Les modifications que l'on a fait subir au foret ont eu plus d'importance. La fraise de Civiale ne peut faire que des perforations très-petites, qui doivent être, par conséquent, très-multipliées. Pour abréger l'opération, on a imaginé des forets à développement; l'un des premiers, Leroy d'Étiolles est entré dans cette voie.

Il était impossible de donner au foret un volume considérable, car il n'aurait pu traverser la canule du trilabe. Leroy a tourné la difficulté en composant son foret de deux parties *b b* (fig, 1467), qui sont juxtaposée jusqu'au moment où le foret attaque le calcul, mais qui peuvent s'écarter l'une de l'autre par l'interposition d'une tige en forme de coin *c*.

Dans un autre système dû aussi à Leroy, la fraise est renfermée dans une canule séparée en deux branches élastiques assez fortes pour mordre sur le calcul; en poussant la fraise en avant, ces deux branches s'écartent avec force.

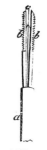

Beaucoup de forets et de fraises fondés sur des principes analogues ont été successivement proposés; ces instruments n'ont qu'un intérêt purement historique.

Quand les calculs sont très-volumineux, les fraises que nous venons de signaler nécessitent encore plusieurs perforations successives. Pour attaquer ces calculs, Heurteloup a proposé sous le nom d'évideur à forceps un instrument avec lequel on peut faire, en

FIG. 1467 . — Foret à développement de Leroy d'Étiolles.

un seul temps, une excavation d'un pouce de diamètre. Leroy, Greiling, Tanchou, J. Z. Amussat, etc., ont imaginé des instruments qui atteignent le même but. Ce sont toujours des fraises auxquelles un mécanisme plus ou moins ingénieux permet de donner un développement plus ou moins considérable au moment où elles atteignent le calcul. On a promptement renoncé à ce système beaucoup plus théorique que pratique. L'évidement ne saurait être pratiqué avec quelque sécurité que sur une pierre parfaitement sphérique. Or cette forme est exceptionnelle; d'ailleurs il est extrêmement difficile de la reconnaître avec les instruments explorateurs.

Pour aller plus vite encore, Rigal a construit un instrument susceptible de faire éclater la pierre après l'avoir perforée (1). Nous pourrions énumérer une longue liste d'instruments destinés à remplir cette indication; cette énumération serait stérile, puisque le procédé est abandonné.

Les trois procédés que nous venons de signaler, perforations successives, évidement, éclatement, appartiennent à un même ordre d'idées, car tous atteignent le calcul par son centre.

Revenant au procédé mis en pratique sur lui-même par le major Martin, Meyrieux, Tanchou, Rigal, Leroy, Rigaud et le docteur Arthaud se proposèrent pour but commun d'amoindrir et d'user le calcul en l'attaquant par sa périphérie avec des limes ou des râpes. Ces instruments qui ne présentaient pas de garanties suffisantes ne tardèrent pas à faire place aux écraseurs proprement dits avec lesquels on broye le calcul.

(1) Rigal, *De la destruction mécanique de la pierre dans la vessie.* Paris, 1827.

La lithotritie était à peine connue que l'on cherchait à faire éclater les pierres d'emblée sans les avoir affaiblies par la perforation ou le limage. Cette idée est due comme celle de la perforation à Gruithuisen ; ce dernier a proposé, en effet, de diviser les calculs avec un instrument (fig. 1468) formé d'une tige divisée, à son extrémité antérieure, en deux branches élastiques et tranchantes sur leurs bords internes ; on devait serrer ces deux branches l'une contre l'autre, après avoir saisi le calcul, en les ramenant de force dans l'intérieur du tube qui les avait conduites dans la vessie.

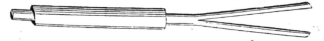

FIG. 1468. — Brise-pierre de Gruithuisen.

L'instrument de Gruithuisen était inapplicable sur le vivant.

Dès 1822, Amussat proposa un brise-pierre plus convenable (1). « Un tube (fig. 1469) reçoit deux fortes tiges de fer formant deux demi-cylindres appliqués l'un contre l'autre par leur partie plate, ayant l'une de leurs extrémités garnies de dents ou mors d'un côté, terminées de l'autre par une crémaillère dont les dents reçoivent deux cliquets placés sur l'extrémité du tube qui leur sert de gaîne. Un levier placé dans deux mor-

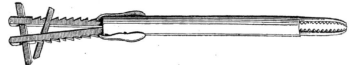

FIG. 1469. — Brise-pierre d'Amussat.

taises produit alternativement la traction des branches et leur retrait dans le tube, chacune d'elles devenant successivement, au moyen de l'encliquetage, un point d'appui pour l'élévation de l'autre ; de là, frottement sur la pierre et pression croissante. »

Heurteloup (2), Civiale, Rigal, proposèrent ensuite des instruments réctilignes pour broyer directement les calculs, mais ces tentatives n'aboutirent à aucun résultat véritablement pratique ; ces instruments ne pouvaient saisir que de très-petits calculs, ou des fragments de calculs déjà divisés par d'autres procédés.

(1) Leroy d'Étiolles, *Histoire de la lithotritie*, 2e édition, p. 44 Paris, 1839.
(2) Heurteloup, *Principles of lithotrity*, London, 1831, in-8.

La méthode du broiement ne fut définitivement constituée que lorsque l'on eut abandonné les instruments droits pour les instruments courbes.

B. LITHOTRITIE CURVILIGNE. — Pravaz avait fait jouer des forets armés d'une fraise dans une sonde curviligne ; pour atteindre ce résultat, il lui avait suffi de transformer l'extrémité vésicale du foret en une tige articulée analogue à celle du porte-caustique de Lallemand. Civiale s'était aussi servi de perforateurs et de pinces légèrement courbes ; mais ces modifications ne changeaient rien à la méthode primitive ; elles ne présentaient quelque avantage que dans les cas exceptionnels où le cathétérisme rectiligne était impossible.

Le grand résultat auquel devait conduire l'emploi des instruments courbes était la possibilité du broiement rapide des grosses pierres. Jacobson et Heurteloup vulgarisèrent cette dernière méthode ; cependant il serait injuste de ne pas signaler les tentatives faites avant eux par Stodart, Weiss (de Londres), Haygarth et Retoré.

Le brise-pierre courbe de Jacobson, construit en 1830, se compose (fig. 1470) d'une canule très-solide parcourue par deux tiges d'acier super-

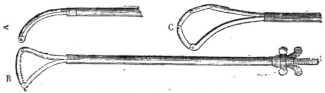

FIG. 1470. — Instrument de Jacobson.

posées ; l'une de ces tiges est courbe ; l'autre, rectiligne, est unie à la première par deux pièces d'acier réunies entre elles et avec les deux tiges par trois brisures articulées ; ces brisures permettent aux deux pièces d'acier de se juxtaposer à la tige courbe A, ou, au contraire, de s'en écarter en formant une anse B dans laquelle viennent s'engager les calculs. Un écrou ailé placé à l'extrémité manuelle de l'instrument tire sur la tige brisée et tend à fermer l'anse avec une force pour ainsi dire irrésistible. Une échelle graduée placée sur le talon de l'instrument permet d'apprécier l'ouverture de l'anse et par conséquent le volume du calcul.

Dupuytren perfectionna l'instrument de Jacobson en multipliant les articulations C afin que l'anse.moins anguleuse s'adaptât mieux à la configuration des calculs.

Malgré ce perfectionnement, l'instrument de Jacobson ne pouvait être employé avec sécurité, car quelque fin que fût l'acier, quelque soin que le fabricant eût apporté à la fabrication, il était exposé à se briser dans la vessie. Cela se comprend facilement : le volant qui roule sur le pas de vis a de grands bras de levier qui développent une force hors de toute proportion avec la résistance de l'anneau ; aucun calcul ne peut établir une relation exacte entre la force et la résistance. La chaîne articulée est assujettie sur la plus longue tige d'une façon invariable par l'une de ses extrémités, tandis que l'extrémité opposée est sollicitée par la tige la plus courte à opérer un mouvement de recul pendant lequel la pierre est fortement serrée ; si la pierre est très-résistante, elle fait levier entre la chaîne et la longue tige convexe, en sorte que celle-ci supporte tout à la fois une traction et une pression sous la double influence desquelles elle se brise au niveau de sa courbure.

L'instrument de Jacobson présente encore un autre inconvénient; des graviers retenus dans l'anse articulée peuvent empêcher celle-ci de se refermer au moment où l'instrument doit être retiré ; de là d'énormes difficultés, de là surtout des blessures du col de la vessie et de l'urèthre.

Pour parer à cette difficulté, Leroy d'Étiolles proposa de faire jouer dans l'instrument une sorte de petit rateau propre à le désobstruer ; cette modification ne fut pas adoptée. On craignait, non sans raison, que le petit râteau ne blessât la vessie.

Peu après l'invention de Jacobson, Heurteloup fit connaître son percuteur courbe, qui rappelle par sa structure le podomètre employé par Leroy d'Étiolles pour mesurer le volume des calculs.

Le percuteur courbe d'Heurteloup (fig. 1471) représente, quand il est fermé, une grosse sonde de 8 millimètres de diamètre dont l'extrémité est recourbée suivant le quart d'un cercle de 6 centimètres de diamètre. Cette sonde est composée de deux branches terminées par des mors B. La branche inférieure ou branche femelle est sillonnée sur sa face concave par une large rainure dans laquelle glisse la branche mâle ; elle se termine, à son extrémité manuelle, par un disque en avant duquel on remarque une surface quadrilatère munie d'une vis de pression A ; la surface quadrilatère sert à maintenir l'instrument pendant la percussion ; la vis sert à fixer la branche mâle contre la branche femelle. Plus longue que la branche femelle, la branche mâle se termine en arrière par une extrémité mousse sur laquelle agit le marteau ; auprès de cette extrémité sont placées deux petites rondelles sur lesquelles on peut presser avec les doigts pour empêcher la branche mâle de reculer après chaque coup de marteau. Une graduation métrique tracée sur l'extrémité manuelle de la branche mâle permet de graduer l'écartement des mors, et, par conséquent, de déterminer le volume du calcul.

Le marteau percuteur (fig. 1472) est composé d'une masse de fer montée sur une tige inflexible terminée elle-même par un manche d'ébène quadrillé.

Lorsque le calcul a été saisi, le percuteur doit être placé de telle sorte que la convexité de la branche femelle soit tournée vers le bas-fond de la vessie; cette branche doit être maintenue parfaitement immobile afin de fournir un point d'appui stable au calcul qui est écrasé par l'action de la branche mâle percutée par le marteau. « Lorsque la pierre, dit Heurteloup, est prise entre les deux segments de courbure dont l'un est immobile et l'autre mobile, on peut rapprocher ces deux segments par la percussion et par conséquent communiquer à la pierre l'action vive et éminemment pulvérisante du

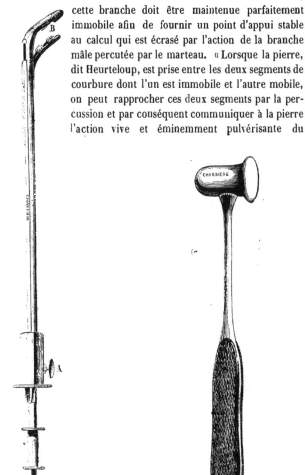

FIG. 1471. — Percuteur d'Heurteloup.   FIG. 1472. — Marteau percuteur.

marteau. On conçoit que par ce moyen je réalise dans la vessie ce que l'on opère avec le même agent sur un plan solide et résistant. En effet, l'instrument présente, lorsqu'il est mis en usage, un plan fixe sur lequel repose la pierre et un plan mobile qui a une action absolument semblable au marteau mis en œuvre, comme on le fait ordinairement, puisqu'il est une loi physique qui veut que tout choc que l'on imprime à l'extrémité d'une tige métallique solide et droite se transmette, sans perte, à un corps placé à l'autre extrémité (1). »

Pour faire agir le percuteur avec sécurité, il est indispensable de lui donner une position parfaitement fixe, afin que dans un faux mouvement ses mors ne puissent pas léser les parois de la vessie. Pour arriver à ce résultat, Leroy, Tanchou, Heurteloup, Rigal, Philipps, ont imaginé des lits spéciaux destinés à fixer tout à la fois le malade et le percuteur.

Nous citerons comme exemple de ces lits celui que Philipps a fait construire par Charrière.

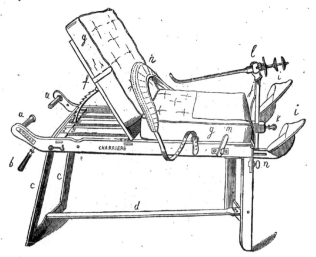

FIG. 1473. — Lit de Phillips pour l'opération de la lithotritie.

Ce lit (fig. 1473) se compose d'une table de bois à laquelle est unie, au moyen d'une charnière, une planchette sur laquelle repose la tête et le tronc du patient ; une crémaillère permet de faire varier l'inclinaison de cette planchette. Le malade couché sur le matelas *gg* est maintenu dans l'immobilité absolue par l'action de la sangle *h* qui entoure le bassin ; ses pieds sont enfermés dans les sandales *i i*. Sur le bord antérieur du lit est fixé, par un solide boulon, un étau *j* qui peut être immobilisé, dans une situation convenable, par la vis de pression *k*. Lorsque le percuteur, in-

(1) Consultez Leroy, *Histoire de la lithotritie*, 2ᵉ édition. Paris, 1839.

troduit dans la vessie, a saisi le calcul, on le fixe sur l'étau en *l*. Les pieds du lit *c c* sont unis entre eux par une tringle *d* qui assure leur immobilité ; ils peuvent se replier sous la table, afin que l'appareil soit plus portatif. Les pièces *a a* que l'on voit à l'arrière sont des menottes dont le rôle est de faciliter le maniement du lit.

Le but de cet appareil est de rendre solidaires le lit, le malade, le per- cuteur et l'étau, afin que tout obéisse à une même impulsion.

Dans les cas où l'on ne peut pas disposer de lits spéciaux, on a conseillé de fixer l'étau sur une planche fixe adaptée au lit ordinaire du malade. Leroy, entre autres, avait fait construire un appareil de ce genre.

Tous ces mécanismes ont un inconvénient capital : il est impossible de fixer un malade d'une manière assez absolue pour qu'il ne puisse pas, à un moment donné, faire un mouvement brusque dans lequel il sera exposé à blesser contre le percuteur. Ce danger a déterminé la plupart des chi- rurgiens à renoncer aux étaux fixes pour employer l'étau à main d'Amussat.

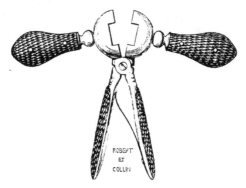

FIG. 1474. — Etau à main d'Amussat.

L'étau d'Amussat (fig. 1474) se compose d'une boule de plomb portant, à son centre, une échancrure carrée dans laquelle se fixe l'extrémité ma- nuelle de la branche femelle du percuteur. Cette boule est formée de deux moitiés articulées entre elles et supportées chacune par deux manches qu'un ressort maintient écartées. Chaque moitié de la boule est en outre pourvue d'une poignée.

Le percuteur étant placé dans l'étau, les poignées de ce dernier sont tenues par des aides qui les maintiennent dans une position parfaitement immobile. Ce système a quelque chose de moins effrayant pour le malade que celui de l'étau fixe et surtout que celui du lit mécanique ; il est aussi beaucoup moins dangereux, car un aide intelligent peut suivre les mouve-, ments du malade et par conséqent l'empêcher de se blesser contre les mors du percuteur. Ce but serait bien mieux atteint encore si le chirurgien te-nait lui-même l'une des poignées de l'instrument, comme cela est indiqué théoriquement ; malheureusement l'opérateur a besoin d'appuyer avec sa main gauche sur la rondelle de la branche mâle du percuteur pour empê-cher celle-ci d'exécuter, après chaque coup de marteau, un mouvement de recul permettant à la pierre de s'échapper.

Nous ne pouvons omettre de dire ici que l'étau n'est pas indispensable à la percussion. Il est possible de fixer la branche femelle avec le plein et les quatre derniers doigts de la main gauche, pendant que le pouce de la même main presse sur la rondelle de la branche mâle.

Le percuteur d'Heurteloup a servi de type à tous les lithotriteurs qui ont été construits depuis. Tous conservent sa forme générale, bien que plusieurs d'entre eux présentent des modifications qui ont porté sur les trois portions de l'instrument, c'est-à-dire sur son corps, sur l'extré-mité manuelle et sur les mors. Le mode d'action lui-même a été modi-fié ; on ne tarda pas à s'apercevoir que la pression suffisait à broyer la plupart des calculs, et dès lors on imagina des instruments qui pussent agir alternativement par pression et par percussion.

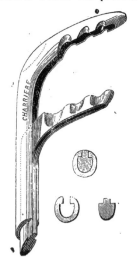

1° *Modifications du corps de l'in-strument.* La branche femelle du per-cuteur d'Heurteloup était formée de deux tiges d'acier latérales et juxta-posées ; Charrière l'a rendue plus so-lide en la formant d'une seule pièce. Cette disposition a permis de donner à l'instrument plus de force sous un moindre volume. De plus, elle a per-mis d'engaîner exactement la branche

FIG. 1475. — Corps du brise-pierre de Heurteloup, modifié par Charrière.

mâle dans la branche femelle, de telle sorte que ces deux parties ne pus-sent se séparer sous l'influence d'aucune force (fig. 1475). Les coupes de la branche mâle et de la branche femelle font admirablement com-prendre cette disposition. Nous ferons remarquer qu'il est indispensable que la branche mâle ne fasse pas la moindre saillie au-dessus des mors de l'instrument ; s'il en était autrement, le col de la vessie et la portion musculeuse de l'urèthre gêneraient, en se contractant, le glissement de la branche mâle et seraient exposés à des frottements qui ne seraient pas sans danger. Il serait même à désirer que les bords de la branche femelle débordassent très-légèrement la surface libre de la branche mâle.

2° *Modifications de l'extrémité manuelle.* — La percussion qu'Heurteloup avait érigée en méthode générale est loin d'être indispensable au morcellement des calculs. Il arrive souvent que ceux-ci sont assez friables pour être réduits en poudre par le rapprochement à la main des deux branches du percuteur ; quand cette pression à la main ne suffit pas, on réussit presque toujours en l'aidant par divers mécanismes, tels que des écrous, des crémaillères. La percussion ne devient indispensable que si les pierres sont d'une extrême dureté.

La connaissance de ces faits a déterminé les chirurgiens à adapter divers mécanismes à l'extrémité manuelle du lithotriteur, dans le but d'assurer le rapprochement des mors et, par conséquent, l'écrasement des calculs qu'ils enserrent. En agissant ainsi, on est revenu en partie aux idées qui avaient présidé à la construction des instruments de Stodart, Weiss et Jacobson.

En 1832, Touzay adapta au percuteur de Heurteloup un mécanisme fort simple (fig. 1476) : deux tiges adaptées à la branche femelle du percuteur supportent un écrou dans lequel joue une vis qui vient presser sur l'extrémité de la branche mâle. Cet appareil peut se détacher de l'instrument pour permettre la percussion dans le cas où celle-ci est reconnue indispensable.

Heurteloup lui-même et Clot-Bey imaginèrent des compresseurs analogues ; mais Heurteloup, fidèle au principe de la percussion dont il était l'auteur, ne les considérait que comme des instruments théoriques.

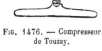

Fig. 1476. — Compresseur de Touzay.

Sir Henry, Béniqué, Amussat et une foule d'autres proposèrent des instruments construits d'après ces nouveaux principes ; presque tous sont tombés dans l'oubli ; nous devons signaler le brise-pierre à volant de Ségalas qui a constitué un progrès considérable.

Le brise-pierre de Ségalas (fig. 1477) est composé, comme celui de Heurteloup, d'une branche mâle et d'une branche femelle, mais la branche femelle porte à son extrémité manuelle un prolongement muni d'un pas de vis sur lequel joue un écrou à volants. La branche mâle, plus longue que la branche femelle, est pourvue d'un anneau qui enveloppe le pas de vis sans y adhérer; c'est sur cet anneau qu'appuie l'écrou en refoulant la branche mâle en avant pour la forcer à presser avec une force considérable sur le calcul.

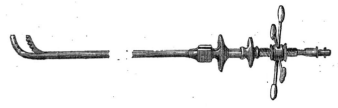

FIG. 1477. — Brise-pierre à volant de Ségalas.

Si l'effort de l'écrou est insuffisant à briser le calcul, il est très-facile d'employer la percussion, car l'écrou, ne mordant pas sur la branche mâle, la laisse parfaitement libre de marcher en avant. On peut même se servir de l'écrou pour faciliter la percussion en empêchant la branche mâle de reculer après chaque coup de marteau; il suffit pour cela de faire descendre l'écrou sur l'anneau qui enveloppe le pas de vis au fur et à mesure que les coups de marteau entament la pierre. Cette manœuvre, très-simple en apparence, n'est pas sans avoir de sérieux inconvénients; si la pierre s'échappe, il faut dévisser l'écrou pour ouvrir l'instrument afin de la ressaisir; il faut encore dévisser l'écrou chaque fois que l'on veut aller à la recherche de quelque fragment incomplétement broyé; de là de grandes lenteurs dans une opération qui doit être menée aussi rapidement que possible.

Le brise-pierre de Ségalas peut devenir dangereux, parce que l'écrou à volant engendre une pression hors de toute proportion avec la force des mors. Il résulte de là que si le calcul n'est pas friable, les mors peuvent se briser et tomber dans la vessie.

Cet excès de force tient à deux causes : 1° le pas de vis étant simple, l'écrou roule trop vite; 2° les bras du volant sont d'une longueur démesurée, si on les compare au degré de résistance qu'il est possible de donner aux mors.

Il fallait donc trouver un mécanisme permettant : 1° d'exercer la compression à l'aide d'une vis sans empêcher pour cela l'instrument de s'ouvrir et de se fermer rapidement; 2° d'établir une relation exacte entre la force des mors et la puissance du mécanisme compresseur. Civiale a résolu le premier point du problème en indiquant l'écrou brisé, et Charrière le second point en employant un pas de vis à trois filets et une roue dynamométrique. Ces deux perfectionnements combinés ont fait faire un pas considérable à la lithotritie. Thompson n'hésite pas à proclamer ce fait en disant : « The manner in which the objects are attained by this lithotrite (le lithoclaste de Charrière) is very beautiful, and constitutes a great advance on instruments of the pre-existing construction (1). »

Examinons d'abord comment Charrière a proportionné la puissance à la résistance. 1° Il a creusé le pas de vis de trois filets, et dès lors l'écrou a progressé moins rapidement, et, par conséquent, la puissance de la pression a pu être plus facilement calculée; 2° il a considérablement réduit la longueur des bras du volant et les a transformés en une roue dont le diamètre a été calculé mathématiquement, de telle sorte qu'elle ne pût jamais développer une force hors de proportion avec la résistance des mors ; c'est donc une véritable roue dynanométrique.

Quant à l'écrou brisé (fig. 1478), il est constitué de la façon suivante : La branche femelle présente à son extrémité manuelle une armature *b* dans laquelle est fixé un cylindre *d*. Celui-ci, à son tour, reçoit deux pièces élastiques *c c*, munies à leur extrémité et sur leur face interne de deux pas de vis ; ces pièces, faisant ressort, divergent quand elles ne sont pas resserrées par l'action d'une rondelle *a* ; celle-ci, vissée sur l'armature de la branche femelle, est pourvue sur sa circonférence interne de deux saillies. Si l'on veut que l'écrou brisé, constitué par les deux pièces *cc*, morde sur le pas de vis de la branche mâle, il suffit de tourner la rondelle *a* de telle sorte que ses saillies internes compriment l'écrou ; si l'on désire au contraire que la branche mâle glisse librement, il suffit de tourner l'écrou en sens inverse.

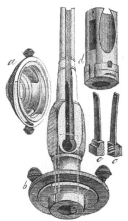

FIG. 1478. — Écrou brisé de Civiale.

Le seul reproche que l'on puisse faire à l'écrou brisé de Charrière est de ne pouvoir s'ouvrir et se fermer sans l'intervention des deux mains ; il est évident qu'il serait préférable de ne se servir que d'une seule main, celle qui tient l'instrument, afin que la main opposée restât libre pour agir immédiatement, par pression ou par percussion, sur la branche mâle.

Coxeter obtient ce résultat en dégageant l'écrou au moyen d'une détente placée au-dessous de la poignée du brise-pierre ; cette détente est mise

----

(1) Thompson, *Practical lithotomy and lithotrity*, p. 155.

en mouvement par l'un des doigts de la main gauche qui tient en même temps le lithoclaste. Cette main peut être appliquée sur une poignée ajoutée à l'instrument ; si l'on trouve que cette poigné alourdit le lithoclaste, on peut l'enlever et tenir l'instrument à la façon ordinaire.

Weiss obtient le même résultat par un mécanisme plus avantageux, en ce qu'il est moins lourd que celui de Coxeter. Ce mécanisme est générale-ment attribué à Thompson, mais ce chirurgien l'attribue lui-même à Weiss. Il suffit pour dégager l'écrou D renfermé dans l'armature A (fig. 1479) de faire glisser avec le pouce le bouton B vers le bec de l'instrument ; pour nettoyer le mécanisme il faut dévisser la roue E et la portion C, ce qui permet d'enlever l'armature A et le coulant qui porte le bouton B.

Robert et Collin ont encore simplifié ce mé-

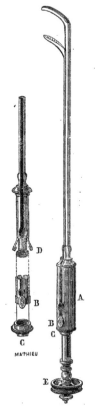

FIG. 1479. — Lithoclaste de Weiss.

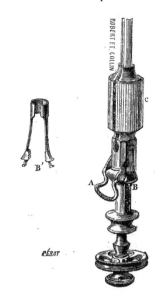

FIG. 1480. — Nouveau modèle d'écrou brisé (Robert et Collin).

canisme. L'écrou brisé représenté en B′ (fig. 1480) est entouré par un simple anneau A, qui fait engrener l'écrou sur le pas de vis de la branche mâle quand il est renversé vers l'extrémité vésicale du brise-pierre; il suffit d'incliner l'anneau en sens inverse pour dégager l'écrou. Une simple pression exercée sur les boutons latéraux B permet de démonter l'écrou pour le nettoyer. La douille C, forte et légère tout à la fois, offre une prise suffisante à la main.

Dans quelques instruments, l'écrou brisé est remplacé par une crémaillère mue par un pignon ou un levier.

Le brise-pierre à crémaillère et à pignon se compose d'une branche femelle H (fig. 1481), portant près de son extrémité manuelle un disque B au-dessus duquel on remarque une saillie quadrilatère A, facilitant la préhension de l'instrument. Ce disque est surmonté par une ron-

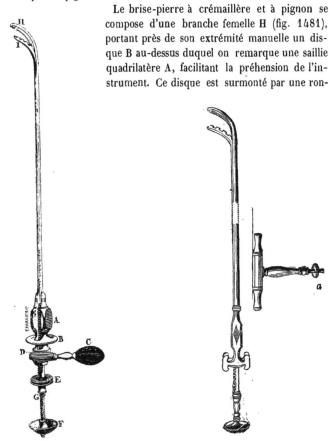

FIG. 1481. — Brise-pierre à pignon et à crémaillère de Charrière.

FIG. 1482. — Pignon anglais à poignée perpendiculaire.

delle D, creuse transversalement, dans laquelle s'engage le pignon C ; les dents de ce pignon s'engrènent dans les rainures d'une crémaillère ménagée à la partie postérieure de la branche mâle I F. Bien entendu le pignon n'est mis en place que lorsque le calcul a été trouvé et saisi. Si l'on veut substituer la percussion à la pression, il suffit d'enlever le pignon pour que la branche mâle joue librement dans la branche femelle et de frapper sur l'extrémité F.

Au lieu d'un pignon à poignée horizontale, les Anglais emploient quelquefois un pignon à poignée perpendiculaire (fig. 1482). Cette poignée permet de développer une force énorme contre laquelle il convient de se mettre en garde, car elle pourrait amener la rupture des mors de l'instrument. Thompson fait remarquer que le bras du levier représenté par la poignée doit être calculé sur la force des mors de l'instrument d'une part, et, d'autre part, sur la force musculaire de l'opérateur.

Dans l'instrument de G. Guillon (1), la crémaillère de la branche mâle (fig. 1483) est mue au moyen d'un levier placé dans la rondelle du lithotriteur. L'instrument de Guillon se distingue encore par ses mors, dont nous renvoyons la description au paragraphe suivant.

Tous les mécanismes que nous venons de décrire sont munis d'une échelle métrique permettant de juger de l'écartement des mors et par conséquent du diamètre du calcul. Tous permettent de substituer très-rapidement la percussion à la pression si cette dernière est insuffisante ; il suffit de supprimer momentanément le jeu de l'écrou, du pignon ou du

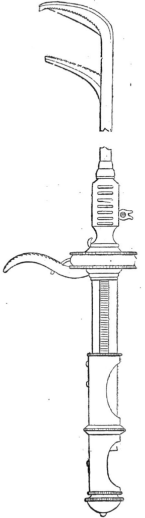

Fig. 1483. — Brise-pierre de Guillon.

(1) G. Guillon, *Gaz. des hôp.*, 26 sept. 1833; *De la lithotritie généralisée*. Paris, 1862-

levier. Le choix à faire entre les divers modes de pression n'est pas indifférent ; nous y reviendrons après avoir décrit les diverses espèces de mors.

Mors du brise-pierre. — Les mors du brise-pierre primitif de Heurteloup étaient pleins, épais et armés de dents tres-fortes et très-saillantes. Cette disposition ne permettait de saisir les gros calculs qu'avec une extrême difficulté ; de plus, les détritus s'engageant entre les dents faisaient une sorte de magma s'opposant à ce que les mors fussent complétement rapprochés ; de là des déchirures de l'urèthre lors de l'extraction de l'instrument.

Reconnaissant lui-même ces dangers, Heurteloup remplaça les mors primitifs par ceux que nous représentons figure 1484.

Ici le bec femelle présente une gouttière longitudinale dans laquelle s'engage une saillie, longitudinale aussi, occupant le bec mâle. Les bords des deux becs sont armés de fortes dents qui s'engrènent les unes dans les autres quand l'instrument est fermé. Les saillies longitudinales de la branche mâle et les dents qui bordent les becs sont capables de briser les calculs les plus durs ; de plus, la saillie de la branche mâle pulvérise les calculs dont les débris s'échappent par l'intervalle laissé libre entre les dentelures avant que l'instrument soit complément fermé.

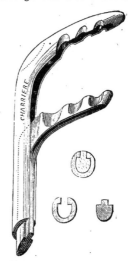

Ces dispositions ne sont pas suffisantes pour empêcher l'engorgement des mors. Nous ferons remarquer aussi que les dents sont tranchantes sur leur bord externe, de sorte que les bords des deux mors arrivent au contact parfait quand l'instrument est fermé. Cette disposition expose à saisir et à pincer les parois vésicales.

Charrière a modifié heureusement les mors d'Heurteloup en émoussant le bord externe des dents, afin qu'elles ne puissent pas arriver à un contact parfait ; de plus, les dents de ces nouveaux mors sont alternes,

Fig. 1484. — Mors d'Heurtelopu modifiés par Charrière.

c'est-à-dire qu'à une excavation du côté droit correspond, sur le même mors, une dépression du côté gauche. Cette dernière disposition donne au bec un degré plus considérable de résistance.

Civiale (1) a proposé des mors dits en bec de canne. Nous reproduisons textuellement la description qu'il en a donnée :

(1) Civiale, *De la lithotritie* (*Gazette des hôpitaux*. Paris, 1863, p. 154).

« Les deux branches du lithoclaste sont aplaties d'avant en arrière, de

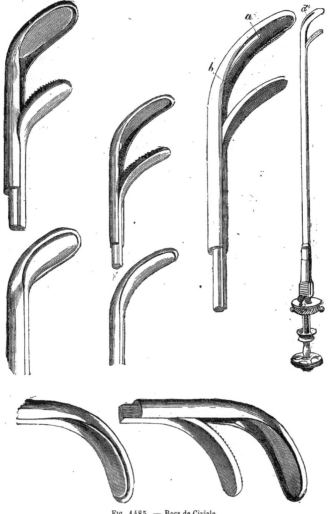

FIG. 1485. — Becs de Civiale.

manière à acquérir en largeur ce qui leur manque en épaisseur. La pince
est alors plus apte à saisir le calcul et à le réduire en poudre. Afin de

conserver à la branche femelle la force qui lui est nécessaire, j'ai fait entourer sa partie plate d'un petit rebord peu saillaut, qui encadre en quelque sorte la branche mâle lorsqu'on ferme l'instrument. Les figures ci-contre sont de grandeur naturelle, et indiquent les dispositions du mors et le degré de courbure qu'il faut donner au lithoclasle.

» Dans tout instrument bien fait, il existe, lorsqu'il est fermé, un espace entre le rebord de la branche femelle et le contour de la branche mâle : cette dernière est moins longue et moins large que l'autre. C'est par cette espace que s'échappe le détritus calculeux, lorsqu'on dégorge l'instrument. Cette disposition est d'ailleurs une garantie contre le pincement de la vessie.

» Afin de donner à cette partie une forme plus arrondie et plus agréable à l'œil, quelques fabricants ont eu l'idée malheureuse de substituer une excavation à la partie plate de la branche femelle, et de faire toucher par leurs bords les deux branches de la pince. Les débris de calculs qui s'accumulent entre les branches pendant la manœuvre de l'écrasement sont alors d'autant plus difficiles à chasser qu'il n'y a aucune issue entre les branches rapprochées ! Souvent ces débris accumulés, tassés, tiennent les branches assez écartées pour que les parois du canal soient distendues, tiraillées, déchirées, au moment où le chirurgien retire l'instrument; quelquefois même il arrive que l'on ne peut pas le retirer, et je vous laisse à penser dans quelle horrible perplexité se trouve l'opérateur. De nombreux cas de mort sont survenus à la suite de manœuvres semblables, et sir B. Brodie en a rapporté quatre exemples empruntés à sa pratique.

» Cette juxtaposition des mors du lithoclaste présente un autre danger dont chacun se rend parfaitement compte : la moindre imprudence dans la manœuvre ou le manque d'habitude du praticien rend possible le pincement de la vessie. »

L'engorgement est possible même avec les becs de Civiale qui cependant sont parfaitement disposés pour éviter ce danger. ·

Leroy d'Étiolles chercha à empêcher l'engorgement en ajoutant aux lithotriteurs une nouvelle pièce analogue au râteau qu'il avait déjà adapté à l'instrument de Jacobson. Cette complication fut rejetée; d'ailleurs elle fut rendue inutile par la fenêtre pratiquée dans la branche femelle par Sir-Henry, Weiss et Charrière.

Sir-Henry perça la paroi du mors femelle de trois trous par lesquels pouvaient s'échapper les détritus du calcul. Charrière père munit le mors de la branche femelle (fig. 1486) d'une large fenêtre rendant tout engorgement impossible; mais le calcul est saisi dans un véritable porte-à-faux qui peut présenter des inconvénients sur lesquels nous insisterons dans un instant.

Dans l'appareil de Ségalas, la branche femelle est fenêtrée seulement auprès du talon en A (fig. 1487)). La branche mâle présente en B une saillie remplissant exactement la fenêtre A quand l'instrument est fermé. Cette disposition a un double but : 1° les bords de la fenêtre étant comblés par une surface lisse ne risquent pas de léser l'urèthre ; 2° la saillie B contribue à pousser au delà de la fenêtre les graviers accumulés en ce point. Les débris qui pourraient s'accumuler vers le bec s'échappent par les intervalles laissés libres entre les saillies des deux mors.

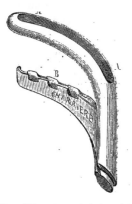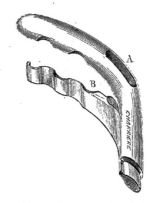

FIG. 1486. — Mors fenêtrés (porte-à-faux)   FIG. 1487. — Mors du brise-pierre de Ségalas.
de Charrière.

Mercier a rendu l'engorgement des mors très-difficile en adoptant la disposition suivante : les faces correspondantes des mors sont plates et hérissées de petites aspérités suffisantes pour empêcher le calcul de glisser, mais trop faibles pour retenir des couches épaisses de détritus. Une large fenêtre ménagée près du talon de l'instrument est occupée par une saillie de la branche mâle.

Dans le percuteur de G. Guillon (1) (fig. 1483), une languette élastique part de l'extrémité des mors de la branche femelle et se termine par une longue tige élastique rejoignant l'extrémité manuelle de l'instrument, en passant entre ses deux branches. Cette languette s'affaisse sous la pression du mors de la branche mâle ; dès que cette pression n'existe plus, la languette se redresse en repoussant les détritus. Si par hasard quelque fragment s'engageait au-dessous de la languette, il s'échapperait par une large fenêtre ménagée sur le mors femelle.

Guillon a muni la branche mâle de son brise-pierre d'une tubulure

(1) G. Guillon, *De la lithotritie généralisée*. Paris, 1862.

au moyen de laquelle un courant d'eau peut être projeté pendant l'opération sur la cuiller de la branche femelle afin de la désobstruer. Cette disposition a été imitée par quelques chirurgiens.

Mathieu a simplifié les mors de l'instrument de Guillon en articulant la languette élastique B (fig. 1488) à l'extrémité du bec au moyen d'une charnière. Cette disposition n'a d'autre avantage que de permettre de relever facilement la languette en A pour nettoyer l'instrument.

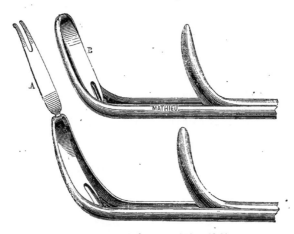

FIG. 1488. — Bec de Guillon, modifié par Mathieu.

Les divers mors que nous venons de signaler ne doivent pas être employés indistinctement. Les mors en bec de canne et les mors plats de Mercier sont excellents pour écraser des calculs friables ou de petit volume, mais ils échoueraient probablement si on les essayait sur une pierre volumineuse et très-dure. Les mors d'Heurteloup, modifiés par Charrière; le mors de Ségalas, de Guillon, et surtout le mors porte-à-faux (fig. 1486), seraient alors parfaitement applicables.

Dans le mors porte-à-faux, en effet, le bec femelle offre dans toute sa longueur une large fenêtre entourée de fines dentelures; le mors mâle armé de dents puissantes offre des dimensions telles qu'il peut se cacher tout entier dans la fenêtre du mors opposé. Cette disposition permet de faire éclater les pierres les plus dures en multipliant les points de contact, puisque les dents de la branche mâle et les bords de la branche femelle ne se correspondent pas centre pour centre. Mais, remarquons-le bien, le porte-à-faux fait voler les pierres en éclats, mais ne les pulvérise pas ; il

faut presque toujours reprendre les fragments avec les mors de Civiale ou
de Mercier.

Reliquet (1) fait observer que le porte-à-faux peut devenir la source de
grands embarras s'il est employé contre une pierre molle à la périphérie,
dure au centre. Les mors des deux becs entrent dans le calcul et se remplissent de matière friable, si bien que, lorsqu'ils arrivent sur le noyau, ce
ne sont plus des surfaces dentées qui agissent, mais des surfaces égalisées
par les détritus qui les remplissent; or, ces détritus, par leur mollesse
même, produisent une déperdition de la force communiquée par la pression
ou la percussion. Il est même possible que le bec femelle, après avoir
pénétré dans le calcul comme la lame d'un couteau, ne puisse plus être
dégagé.

Frappés de ces inconvénients qui leur avaient été signalés par divers
chirurgiens, Robert et Collin ont créé un nouveau système de porte-à-
faux qui atténue et même fait disparaître les inconvénients que nous venons de signaler. Dans ce nouvel instrument (fig. 1489), la gouttière du

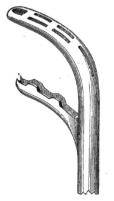

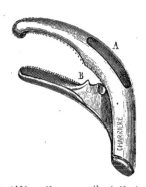

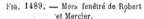

Fig. 1489. — Mors fenêtré de Robert   Fig. 1490. — Mors en gouttière de Mercier.
          et Mercier.

mors femelle est percée de fenêtres longitudinales multiples dans lesquelles s'engagent les dents du mors de la branche mâle. Pénétrant moins
facilement, le mors femelle n'est plus exposé à s'engager aussi profondément dans une écorce friable; de plus, n'étant pas complétement fenêtré, il ne produit pas des éclats aussi volumineux; il peut suffire à accomplir tous les temps de l'opération, ce qui est impossible avec l'ancien
porte-à-faux.

(1) Reliquet, loc. cit.

Si, au lieu d'être très-dure, la pierre était très-friable, on recourrait utilement aux mors de Mercier creusés tous deux en gouttière (fig. 1490 et 1491); cette disposition permet de ramener une grande quantité de poussière et de débris; dans les modèles de Mercier, la branche femelle conserve une large fenêtre A dans laquelle s'engage la saillie B de la branche mâle. Dans l'un de ces modèles (fig. 1490), le bec femelle a un bec recourbé dépassant et logeant l'extrémité du mors de la branche mâle pour éviter de pincer la vessie.

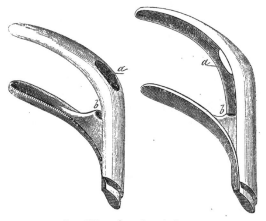

Fig. 1491. — Brise-pierre de Mercier.

Le même mécanisme de pression ne convient pas à toutes les formes de mors. Si l'on veut faire voler un calcul en éclats, il convient d'employer des pressions répétées et saccadés; la percussion est alors le procédé le plus propice; cependant elle peut être remplacée par la pression du pignon à crémaillère, car celui-ci produit assez facilement une pression intermittente et saccadée; le levier de Guillon remplace avantageusement le pignon. Si, au contraire, on veut pulvériser un calcul avec les becs de Civiale ou de Mercier, l'écrou sera préféré en raison de sa pression constante et uniforme. Thompson a insisté, avec raison, sur ces principes.

Avant de terminer ce qui a rapport au lithotriteur, nous ferons remarquer qu'il est convenable d'en avoir de divers calibres pour s'accommoder aux diverses dimensions du canal de l'urèthre. Nous empruntons à Dolbeau (1) le tableau d'une série de brise-pierres.

(1) Dolbeau, *Traité pratique de la pierre dans la vessie*. Paris, 1864.

NOMS.	LARGEUR du bec.	LONGUEUR du bec.	LARGEUR de la canule.
N° 0. Explorateur...........	8	20	5
1. Ordinaire.............	8	24	5
2. Gros................	10	30	7
3. Fenêtré.............	8	39	7
» Uréthral............	5	8	4
» D'enfant.........	6	18	5

Extraction des détritus de calculs. — Quand la pierre a été réduite en fragments aussi petits que possible, ses débris ne s'échappent pas toujours spontanément avec les urines. Des obstacles provenant de la vessie elle-même, du col de la vessie, de la prostate ou de l'urèthre peuvent empêcher ce résultat de se produire.

Autant que possible, il faut débarrasser la vessie avec les lithoclastes en forme de cuillers de Civiale et de Mercier. Jacobson a modifié son brise-pierre afin de le rendre apte à l'extraction des détritus lithiques. Les pièces articulées (fig. 1492) sont creuses intérieurement afin de pouvoir admettre

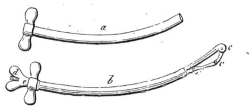

FIG. 1492. — Brise-pierre de Jacobson modifié pour permettre l'extraction des détritus de calculs.

des débris de calculs; de plus, le brise-pierre pénètre dans la vessie en traversant une large canule *a b* afin que les aspérités du calcul ne déchirent pas l'urèthre. Cet instrument n'est pas pratique.

Heurteloup a imaginé une sonde évacuatrice qui est encore mise très-souvent en usage après avoir subi quelques modifications.

L'évacuateur de Heurteloup, modifié par Leroy d'Étiolles (1), est une sonde volumineuse *b f* (fig. 1493) percée, près de son bec, de deux orifices latéraux largement ouverts et placés en regard l'un de l'autre. A 14 millimètres environ au-dessous du bec la sonde est brisée, et son extrémité, jointe au corps de l'instrument par un pas de vis, forme une espèce de dé *a* (n° 1). La largeur des orifices latéraux, joints au diamètre de la sonde,

(1) Leroy d'Étiolles, *Histoire de la lithotritie*, p. 81.

permet aux détritus de s'échapper facilement avec les urines ou avec les liquides injectés par l'ajutage f (n° 2).

Si quelques débris trop volumineux s'engagent dans les yeux de la sonde, ils sont brisés et refoulés dans le dé par le mandrin CC dont l'extrémité est articulée, afin de pouvoir s'accommoder à la courbure de la sonde. Leroy a armé le mandrin d'une fraise et a disposé ses articulations de telle sorte qu'il pût agir par pression et rotation tout à la fois.

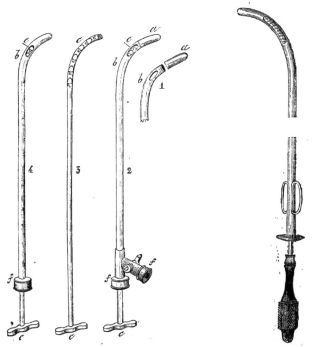

FIG. 1493. — Sonde-magasin d'Heurteloup, modifiée par Leroy d'Étiolles.   FIG. 1494. — Sonde-magasin de Pasquier.

Pasquier a augmenté considérablement les yeux de la sonde d'Heurteloup (fig. 1494 et 1495), et a supprimé le pas de vis qui sépare le bec de la sonde de son corps; la grande ouverture des yeux permet de nettoyer l'instrument sans qu'il soit nécessaire de le démonter.

Mercier a fait plusieurs objections aux sondes-magasin. La plus sérieuse est la suivante : Les débris de calculs ne peuvent atteindre les yeux de la sonde, yeux qui presque toujours sont placés au-dessus du col vésical, qu'autant qu'ils sont entraînés par le' tourbillonnement d'un liquide injecté ; or, la sonde n'ayant qu'un seul canal, le liquide ne peut sortir de la vessie que quand l'injection est complétement terminée ; par conséquent, bien des fragments ont le temps de se précipiter dans le bas-fond de la vessie avant l'issue de la totalité du liquide (1).

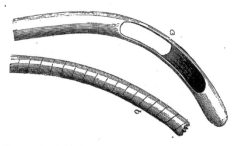

FIG. 1495. — L'extrémité vésicale de la sonde de Pasquier (grandeur naturelle).

Après avoir proposé plusieurs appareils, Mercier a transformé sa sonde à brusque courbure en une sonde à double courant (fig. 1496) ; le liquide injecté par le pavillon B pénètre dans la vessie par l'orifice A, puis revient par l'orifice C placé sur le talon de la sonde, du côté de la concavité ou du côté de la convexité, pour ressortir par le pavillon D. Un mandrin G parcourant la sonde pendant son introduction, comble le vide laissé par l'orifice C afin que la muqueuse ne puisse s'y engager ; un bouchon E placé à l'extrémité de l'entonnoir B permet de retenir les liquides injectés ; les anneaux F servent à mouvoir l'instrument.

Les sondes de Mercier peuvent rendre de grands services quand le bas-fond est très-prononcé. La courte courbure du bec lui permet de se porter directement en bas ; alors le courant du liquide injecté balaye nécessairement les calculs qui, entraînés par le flot du liquide, tendent à remonter vers le col de la vessie où ils rencontrent l'orifice du canal évacuateur. Cependant nous ferons observer que l'ouverture vésicale est trop étroite pour permettre le passage facile des graviers.

Voillemier a proposé une sonde évacuatrice à double courant qui offre une plus large voie aux détritus lithiques. Cette sonde se compose (fig. 1497) d'une large gouttière à concavité supérieure renfermant un canal muni d'un embout a et ouvert du côté de la vessie par les orifices b. Une deuxième gouttière glisse, au. moyen de l'anneau c, dans une rainure ménagée sur les bords de la précédente de manière à former un large canal ; l'extrémité

(1) Mercier, *Recherches,* etc., p. 565.

vésicale de cette deuxième gouttière est formée d'une série d'anneaux articulés qui lui permettent de s'accommoder à la courbure de la première. Lorsque les deux pièces se touchent dans toute leur étendue, l'évacuateur a la forme d'une sonde ordinaire ; dès qu'il est arrivé dans la vessie, on retire en arrière la gouttière supérieure,

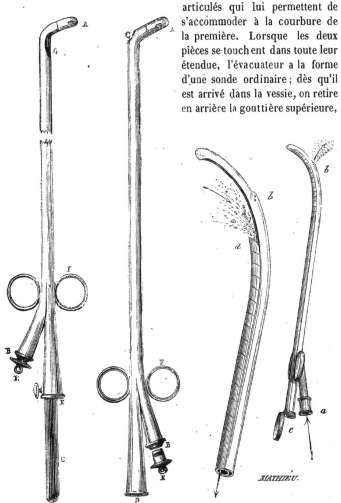

FIG. 1496. — Sondes évacuatrices de Mercier.

FIG 1497. — Sonde évacuatrice à double courant de Voillemier.

en tirant sur l'anneau c, de façon à ouvrir largement le canal évacuateur ; le liquide injecté par le pavillon a vient sortir en c, en formant

un jet constant qui entraîne les détritus vers l'orifice *d* du canal évacuateur.

Cornay (1) a émis l'idée d'entraîner les détritus lithiques par aspiration.
Son instrument, nommé lithéréteur, se compose : 1° d'une sonde élastique dont les yeux très-larges sont munis d'anneaux métalliques; 2° d'un
ballon de verre à deux tubulures dont l'un s'adapte au pavillon de la
sonde, tandis que l'autre s'adapte à un tube pneumatique. Vidal (2) dit
que cet instrument n'a été employé sur le vivant que par M. St. Laugier,
et qu'il a déterminé une légère hémorrhagie; ce résultat n'est pas surpre-
nant, car un tel instrument semble bien plus propre à entraîner les parois
de la vessie que les débris de calculs.

Des appareils fondés sur le même principe, mais plus perfectionnés, ont
été construits par Cloves et Robert et Collin.

Le premier (fig. 1498) se compose d'une sonde évacuatrice, ne présentant qu'un seul œil latéral près du bec; cette sonde est surmontée par un
large réservoir de verre dans lequel elle fait une saillie de plusieurs centimètres; sur le réservoir de verre est solidement fixée une poire de caoutchouc. Pour se servir de cet instrument, on remplit de liquide la poire de
caoutchouc, puis on la presse dans la main afin de chasser le liquide dans
la vessie; dès que l'on cesse la compression, la poire reprend son volume
en aspirant le liquide chargé de graviers.

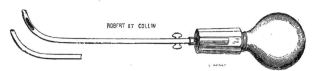

ROBERT ET COLLIN

FIG. 1498. — Évacuateur-aspirateur de Cloves.

L'aspirateur de Charrière (fig. 1498) est fondé sur le même principe que
le précédent; il en diffère surtout en ce que la poire de caoutchouc est
remplacée par un corps de pompe dont le piston est mis en mouvement
par une roue à crémaillère placée sous l'influence d'une manivelle transversale.

Malgré la perfection de ces instruments, nous ne pensons pas qu'ils
soient destinés à un grand succès pratique.

(1) Cornay, *De la lithérétie ou extraction des concrétions urinaires.* Paris, 1845.
(2) Vidal, *Traité de pathologie externe*, 4ᵉ édition, t. IV, p. 804.

ART. IX. — DE LA TAILLE.

La taille est une opération qui consiste à arriver dans la vessie par des incisions conduites de dehors en dedans dans le but d'extraire les corps étrangers ou les calculs qu'elle peut renfermer. La taille peut se faire par le périnée (taille latéralisée, bilatéralisée, etc.) ou par l'hypogastre.

§ 1. — Taille latéralisée.

Cette opération consiste à inciser : 1° les diverses couches du périnée jusqu'à la portion membraneuse de l'urèthre; 2° la portion membraneuse de l'urèthre; 3° le rayon oblique inférieur de la prostate et le col de la vessie; 4° à rechercher et à extraire le calcul.

Avant tout, le chirurgien doit placer dans l'urèthre un cathéter cannelé sur sa convexité (fig. 1499), qui doit servir de guide pour l'incision de l'urèthre et de la prostate. Ce fut Méry qui conseilla à Jacques de Beaulieu de creuser une cannelure sur la grosse sonde dont il s'était servi jusque-là. En général, il faut se servir d'un cathéter aussi volumineux que possible.

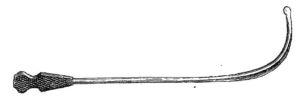

FIG. 1499. — Cathéter cannelé.

Aug. Mercier (1) a proposé de remplacer le cathéter ordinaire par un cathéter composé de deux pièces; nous croyons que bien peu de chirurgiens adopteront cette modification.

L'incision des parties molles jusqu'au canal de l'urèthre exclusivement se fait avec un bistouri convexe; l'incision de l'urèthre se pratique sur la cannelure du cathéter avec un bistouri droit. Le bistouri de Chassaignac suffit à l'accomplissement de ces deux temps de l'opération. Les bistouris spéciaux sont d'une parfaite inutilité.

Les instruments spéciaux ne deviennent véritablement utiles que pour l'incision de la prostate. Frère Côme a imaginé un lithotome caché imité du bistouri de Bienaise; cet instrument est aujourd'hui d'un usage général.

(1) Mercier, *Note sur un nouveau cathéter* (*Bull. de l'Acad. de méd.*, 20 février 1866, t. XXXI, p. 421 et 425).

Le lithotome caché de frère Côme est formé d'une tige métallique courbe et creusée d'une profonde rainure sur son côté convexe ; dans cette rainure se cache un lame tranchante, également courbe, terminée en arrière par une bascule ; la lame se développe quand la bascule est rapprochée du manche. Le manche est taillé à six pans d'inégale saillie dont

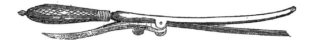

FIG. 1500. — Lithotome caché de frère Côme, modifié par Charrière.

chacun porte l'un des numéros suivants : 5, 7, 9, 11, 13, 15. En tournant la bascule vers l'un de ces numéros, on gradue d'une manière mathématique l'étendue de l'ouverture de la lame. On peut donc avec cet instrument déterminer la profondeur de l'incision de la prostate ; cependant cette détermination n'est pas parfaitement précise, car l'incision varie avec la tension des tissus, et aussi avec la manière dont l'instrument est retiré.

Charrière a simplifié le mécanisme par lequel est réglé le degré d'ouverture de la lame (fig. 1500). La tige engaînante ne tourne plus sur le manche, mais la bascule est munie d'une fenêtre longitudinale dans laquelle glisse un bouton curseur ; quand le bouton curseur est descendu tout près de l'articulation, l'écartement de la lame est aussi faible que possible ; i augmente au fur à mesure que le curseur s'éloigne de l'articulation. Une graduation tracée en millimètres permet de préciser exactement l'ouverture de l'instrument.

Le lithotome caché de frère Côme était aigu à son extrémité ; il pouvait ainsi perforer la vessie au moment où elle se vide. Coquet (de Reims remédia à cet inconvénient en faisant émousser la pointe.

Le lithotome caché n'est ouvert qu'après avoir été introduit dans la vessie, son bec suivant la rainure du cathéter ; il coupe donc les tissus d'arrière en avant.

Quelques chirurgiens anglais, suivant en cela la pratique de Cheselden, préfèrent inciser la prostate d'avant en arrière, c'est-à-dire du bec à la base. Hawkins a imaginé, pour obtenir ce résultat, un gorgeret tranchant sur l'un de ses bords.

Le gorgeret d'Hawkins (fig. 1501) se compose d'une lame insérée à angle obtus sur un petit manche. La lame concave transversalement présente deux bords, l'un tranchant l'autre mousse ; la réunion de ces bords se fait sur un point situé en dehors de l'axe de la lame, du côté du bord mousse ; ce point

est occupé par un petit bouton arrondi. Le bord mousse est légèrement convexe; le bord tranchant s'incline en forme d'angle obtus.

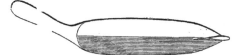

Fig. 1501. — Gorgeret d'Hawkins.

Pour se servir de cet instrument, on place le bouton du gorgeret dans
la cannelure du cathéter, après avoir incisé la portion membraneuse de
l'urèthre; puis on fait glisser le gorgeret sur le cathéter, le bord tranchant
regardant la tubérosité sciatique gauche. L'étendue de l'incision est en raison
de la largeur de la lame du gorgeret.

Cette manœuvre paraît au premier abord d'une extrême simplicité et
'une grande précision. Cependant Bell a fait observer que la convexité du
bord mousse dévie le bouton terminal qui doit le guider, et, par conséquent,
l'expose à quitter la rainure du cathéter. De plus, l'angle obtus décrit par
le bord tranchant fait que cet instrument agit surtout par pression, de là
des décollements des tissus, des perforations de la vessie, etc. Cline a fait
disparaître le premier inconvénient en rendant le bord mousse rectiligne
et en plaçant le bouton à son extrémité; il a atténué le second en adoucis-
sant l'angle obtus du bord tranchant. Le gorgeret de Desault (fig. 1502)
a beaucoup d'analogie avec celui de Cline.

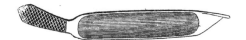

Fig. 1502. — Gorgeret de Desault.

D'autres modifications ont encore été imprimées au gorgeret tranchant
d'Hawkins. Scarpa a conseillé un tranchant incliné sous un angle de 69 degrés; il veut en outre que la lame très-étroite, dans une étendue de deux
lignes à partir de la pointe, s'élargisse ensuite progressivement jusqu'à ce
qu'elle ait acquis un diamètre transversal de sept lignes.

Blicke a fait disposer le bouton du gorgeret de telle sorte qu'il ne puisse
quitter la rainure du cathéter avant d'avoir atteint le bec de ce dernier.

Le gorgeret de Hawkins et tous ses dérivés (fig. 1502, 1503, 1504)
tendent de plus en plus à disparaître de la pratique. En France, cet instrument n'a plus de partisans depuis la mort de Ph. J. Roux; en Angleterre,

il a été énergiquement combattu par J. Bell. Thompson préfère la taille au
bistouri qui diffère essentiellement de la taille au gorgeret : dans la taille au
bistouri, l'étendue de l'incision de la prostate dépend de l'angle que forment entre eux le bistouri et le cathéter ; dans la taille au gorgeret, l'étendue de l'incision dépend uniquement de la largeur de la lame tranchante.

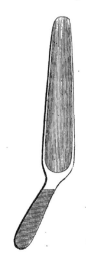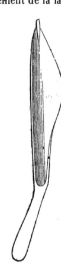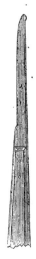

Fig. 1503. — Gorgeret de   Fig. 1504. — Gorgeret   Fig. 1505. — Bistouri
Dorsey.   de Abernethy.   de Blizard.

A la rigueur, la taille au bistouri pourrait se faire avec un bistouri ordinaire ; l'instrument dont se servait A. Dubois, à l'exemple de Cheselden,
était un petit couteau à lame fine différant à peine du bistouri convexe.
Cependant cet instrument est dangereux en ce que la pointe du bistouri
est exposée à quitter la rainure du cathéter. A ce point de vue le bistouri
de Blizard présente plus de sécurité. Ce bistouri est long, étroit et à manche
fixe ; sa pointe se termine par un petit stylet mousse, ou bien porte un
petit bondon (fig. 1505) qui s'engage dans la rainure du cathéter.

Langenbeck a proposé un bistouri boutonné qui peut à volonté se
transformer en bistouri aigu sous l'influence d'un ressort placé sur le
manche de l'instrument ; ce bistouri peut donc suffire à accomplir tous les
temps de l'opération.

La lame et le manche du bistouri boutonné de Coxeter mesurent
environ 8 pouces de longueur. La lame du bistouri de Thompson a environ 2 pouces et demi de longueur ; elle n'est tranchante que dans une

étendue d'un pouce et quart à partir de la pointe; celle-ci est occupée par un large point rond disposé de façon à glisser facilement dans la rainure du cathéter.

Benjamin Brodie et John Hunter ont conseillé des bistouris (fig. 1506), qui ne sont que des gorgerets modifiés; la lame de ces instruments est tellement large, qu'ils ne peuvent glisser dans la rainure des cathéters sans inciser profondément la prostate, en faisant une incision d'avant en arrière. Les bistouris que nous avons signalés précédemment n'incisent la prostate que lorsqu'ils sont ramenés de dedans en dehors.

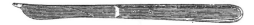

FIG. 1506. — Bistouri de B. Brodie.

L'incision de la prostate terminée, il faut saisir le calcul et l'attirer en dehors avec des tenettes. Les tenettes doivent être conduites sur le doigt indicateur ou sur un gorgeret dont le but est de protéger le côté inférieur de la plaie depuis la peau jusqu'au delà du col vésical.

Le gorgeret est une gouttière d'acier mousse à son extrémité et sur ses bords; il est monté à angle obtus sur un manche (fig. 1507).

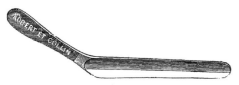

FIG. 1507. — Gorgeret.

Les tenettes sont des pinces d'acier, droites ou courbes, entrecroisées et articulées par un tenon à la façon des ciseaux ou des pinces à pansement; quelquefois elles sont articulées à la manière des forceps, pour pouvoir être glissées l'une après l'autre. Les branches sont terminées à l'une de leurs extrémités par des anneaux dans lesquels s'engagent les doigts du chirurgien ; l'extrémité opposée a la forme d'une cuiller oblongue garnie intérieurement de petites aspérités ne permettant pas au calcul de glisser. , L'articulation est disposée de telle sorte que les bords des cuillers ne puissent pas arriver au contact parfait ; cette disposition a pour but de prévenir le pincement de la muqueuse.

Les tenettes anciennes ne pouvaient être manœuvrées que des deux mains, parce que les branches étaient croisées jusque tout près des anneaux ; Charrière les a décroisées partiellement (fig. 1508 et 1509).

Il convient de donner aux cuillers des tenettes aussi peu d'épaisseur
que peuvent le permettre les conditions de solidité qu'elles doivent rem
plir. Dolbeau, ayant remarqué que les doigts de l'opérateur sont souvent
contus par les anneaux, a supprimé ces derniers et les a remplacés par deux
crochets au-dessous desquels se trouve un manche d'ébène (fig. 1510).

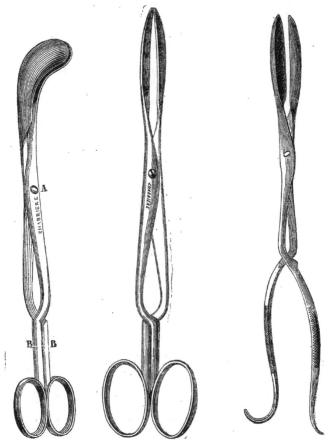

FIG. 1508.—Tenette droite.   FIG. 1509.— Tenette courbe.   FIG. 1510.—Tenette de Dolbeau.

Lorsque les calculs sont adhérents, il faut avant d'employer les tenettes,
les ébranler et les détacher. Sédillot accomplit ce temps de l'opération
avec une tige d'acier, dont l'extrémité est recourbée, dans une étendue

d'un centimètre environ, au delà de l'angle droit. On peut aussi se servir du bouton qui se trouve à l'une des extrémités de la curette (fig. 1511); celle-ci sert à extraire les petites pierres qui se trouvent dans la vessie ou dans la plaie du périnée.

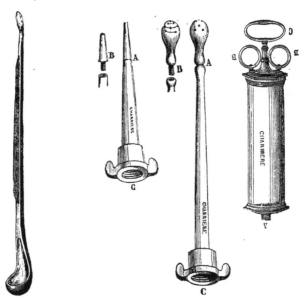

FIG. 1511. — Curette.   FIG. 1512. — Bec en olive de la seringue vésicale.

Si quelques débris échappent à l'action de la curette, on cherche à les entraîner en faisant des injections répétées avec une seringue dont la canule est remplacée par un olive percée en arrosoir A B (fig. 1512).

Si une hémorrhagie persiste après l'opération, on peut y remédier, soit par des injections continues d'eau froide, comme le recommandait Bégin (1), soit par le tamponnement.

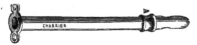

FIG. 1513. — Canule à chemise de Dupuytren.

On peut tamponner la plaie avec la canule de Dupuytren, canule creuse, d'argent, percée de deux yeux à son extrémité et portant une rainure

(1) Bégin, *Mém. sur l'hémorrhagie à la suite de l'opération de la taille par la mé-thode périnéale (Ann. de la chirurgie.* Paris, 1842, t. IV, p. 129 et suiv.).

circulaire A immédiatement au-dessous de ces yeux (fig. 1513) ; une chemise de toile, fixée sur cette rainure au moyen d'un lien, entoure la canule. L'instrument ainsi préparé est poussé dans la plaie assez profondément pour que les yeux pénètrent dans la vessie ; la chemise est ensuite
remplie de charpie. La plaie est donc tamponnée sans que l'écoulement de
l'urine soit entravé.

§ 2. — Taille bilatérale et prérectale.

La taille latéralisée ne coupant que l'un des rayons obliques de la prostate ne donne pas une ouverture suffisante pour l'extraction des calculs
volumineux. L'idée de couper les deux rayons obliques a donc dû se
présenter tout naturellement à l'esprit des chirurgiens ; cependant il faut
arriver jusqu'à Dupuytren pour voir la taille bilatéralisée s'implanter définitivement dans la pratique. Nélaton a régularisé les principes posés par
Dupuytren, en donnant les règles de la taille prérectale.

Les instruments nécessaires pour la pratique de la taille bilatéralisée
sont : un cathéter pour servir de guide, le bistouri pour inciser les parties
molles jusqu'à la portion membraneuse de l'urèthre inclusivement, un
lithotome spécial pour inciser la prostate, des tenettes, une curette à bouton, une seringue à bec olivaire, une canule à chemise de Dupuytren. A
l'exception du lithotome, ces instruments sont semblables à ceux que nous
avons décrits dans l'article précédent.

Au lieu d'un bistouri droit et d'un bistouri convexe, Dupuytren em-

FIG. 1514. — Bistouri de Dupuytren.

ployait un bistouri à lame fixe et tranchante sur ses deux bords (fig. 1514);
cet instrument n'a pas de sérieuse utilité.

Au lieu d'un cathéter ordinaire, on se sert quelquefois d'un cathéter faisant une forte saillie au niveau de sa courbure; l'instrument fait ainsi un
relief plus considérable au niveau de la portion membraneuse de l'urèthre.

A la rigueur, on pourrait inciser les rayons obliques de la prostate avec
un bistouri ou avec le lithotome caché de Côme, mais ces instruments
dépourvus de guide ne présenteraient pas une garantie suffisante.

Dès 1805, Chaussier proposa l'emploi d'un cathéter cannelé sur ses deux
faces, au lieu de l'être sur sa convexité; sur ces cannelures, il portait un
bistouri alternativement à droite et à gauche. Chaussier émit aussi l'idée
d'un lithotome à double lame, mais il ne la mit pas à exécution.

P. A. Béclard et Scarpa proposèrent un gorgeret analogue à celui de Hawkins, mais tranchant sur ses deux côtés (fig. 1515).

En 1824 Dupuytren (1) mit à exécution l'idée de Chaussier, en faisant construire par Charrière un lithotome analogue à celui de frère Côme, mais à double lame. Légèrement convexe sur leurs faces, du talon à la pointe, ces lames s'ouvrent *obliquement* de façon à couper les diamètres obliques de la prostate.

Le lithotome double (fig. 1516) se compose d'une gaîne C renfermant les deux lames DD et terminée par un petit bouton destiné à la maintenir dans la rainure du cathéter. Il suffit de rapprocher la bascule du manche pour écarter les deux lames. L'écartement est réglé par un bouton cur-

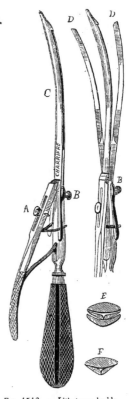

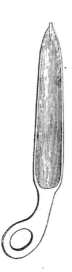

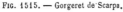

Fig. 1515. — Gorgeret de Scarpa.

Fig. 1516. — Lithotome double de Dupuytren.

seur A, qui joue ici le même rôle que dans le lithotome à une seule lame. Le lithotome de Dupuytren présentait un volume trop considérable ;

(1) Dupuytren, *Mémoire sur une manière nouvelle de pratiquer l'opération de la pierre*. Paris, 1836.

d'après les indications de Nélaton, Charrière a supprimé les trois quarts de la longueur de la partie postérieure de la gaîne, ce qui a permis de réduire le volume de l'instrument de plus d'un tiers, tout en augmentant la force des lames; celles-ci restent parfaitement protégées. De cette manière, le même instrument peut servir pour les adultes et les enfants. La lettre E représente la coupe de la gaîne primitive, la lettre F, la coupe de la gaîne modifiée.

D'après Sédillot, cet instrument n'appartiendrait pas à Dupuytren; il serait décrit et figuré par Jean de Gerssdorff (1), publié en 1517. · ,

Amussat, trouvant le lithotome double de Dupuytren trop compliqué, a proposé de lui substituer une paire de grands ciseaux tranchants sur leurs bords externes et n'ayant qu'un écartement limité. Cet instrument très-simple mériterait d'être adopté, s'il n'avait l'inconvénient d'être impuissant à faire la section des rayons obliques; il coupe les rayons transverses. Il est vrai que la section des rayons transverses a été soutenue par Malgaigne, qui pense que les sections obliques menacent le rectum, les artères hémorrhoïdales et les canaux éjaculateurs. Civiale, adoptant les idées de Malgaigne, a fait construire un lithotome dont les deux lames s'ouvrent horizontalement. Cet instrument devra être préféré au lithotome de Dupuytren chez les sujets âgés de moins de quinze ans; au-dessous de cet âge, en effet, le rayon transverse de la prostate est supérieur au rayon oblique.

Senn prétend que l'on s'ouvre le plus grand passage possible en incisant simultanément le rayon oblique et le rayon transverse de la prostate. Pour mettre cette idée à exécution, Dolbeau (2) a fait construire un lithotome double s'ouvrant obliquement à gauche et transversalement à droite.

Vidal (de Cassis) ayant proposé d'inciser les quatre rayons obliques de la prostate, on ne tarda pas à inventer un lithotome à quatre lames, instrument de la plus parfaite inutilité.

Quelque grande que puisse être l'ouverture périnéale, il peut arriver que le calcul présente de trop grandes dimensions pour la franchir. Dans ce cas, il convient de le diviser en plusieurs fragments.

§ 3. — Broiement des calculs après les tailles périnéales.

Les premiers lithotomistes, Frère Come entre autres, avaient imaginé des brise-pierre particuliers. Depuis on s'est servi plus d'une fois des lithoclastes que nous avons décrits à l'article LITHOTRITIE, mais la disposition de la courbe des mors étant très-peu favorable, on a dû modifier ces instruments.

(1) J. de Gerssdorff, *Feldbuch der Wundarzney*. Strasbourg, 1517.
(2) Dolbeau, *Traité pratique de la pierre dans la vessie*, p. 285.

Le plus souvent on ne recourt aux instruments spéciaux qu'après avoir essayé de briser le calcul en rapprochant fortement les mors des tenettes. Cette manœuvre peut réussir, surtout si les bords des cuillers sont armés de petites dents, et si le bec se termine par deux dents fortes et courbes. Si ces tenettes sont impuissantes, on peut recourir aux tenettes de force.

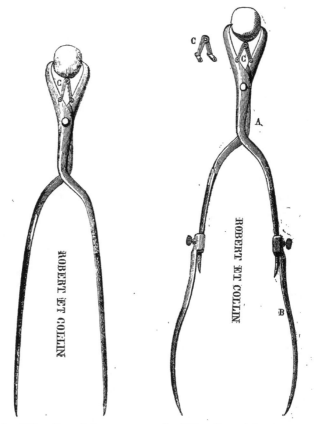

FIG. 1517. — Tenette de force.   FIG. 1518. — Tenette de force à curseurs et à leviers de rallonge.

Entre les mors des tenettes de force (fig. 1517 et 1518) se trouvent des chevrons C C C articulés au moyen de deux tiges en forme de *t* qui sont les axes ou centres du mouvement. Les branches articulées en A sont très-longues, afin de présenter un plus long bras de levier. Il est plus commode d'employer des tenettes à branches de longueur moyenne, sur lesquelles se fixent des leviers de rallonge B, à l'aide d'une vis de pression.

Nélaton a fait construire par Mathieu un brise-pierre (fig. 1519) dont les branches articulées en A comme celles des forceps, ou par

FIG. 1519.—Tehette à pression de Nélaton.   FIG. 1520.— Tenette à forceps de Charrière ; fraises et forets de Rigal de Gaillac.

un ténon à ressort, peuvent être introduites séparément. Assez étroits pour pouvoir traverser une plaie de 3 centimètres, les mors BB jouissent cependant d'une grande puissance; chacun d'eux présente un double coin disposé en sens inverse; ces mors rapprochés l'un de l'autre par la vis à volant DC, font éclater la pierre en plusieurs fragments. Au lieu de mors à double coin, on peut se servir des mors porte-à-faux EF présentant deux fentes d'un côté et deux arêtes striées de l'autre.

Charrière avait construit longtemps auparavant une tenette articulée en forceps en E (fig. 1519). Les branches sont munies à leur extrémité manuelle d'un écrou B, roulant sur une tige A, à l'aide duquel on peut rapprocher les mors avec une très-grande force. Si la pression est insuffisante, on peut briser le calcul, suivant l'indication de Rigal de Gaillac avec le foret ou avec les fraises à développement G G'. Les forets ou les fraises traversent un orifice ménagé au centre de l'articulation E et l'anneau du curseur D qui les maintiennent dans une direction convenable. Le mouvement

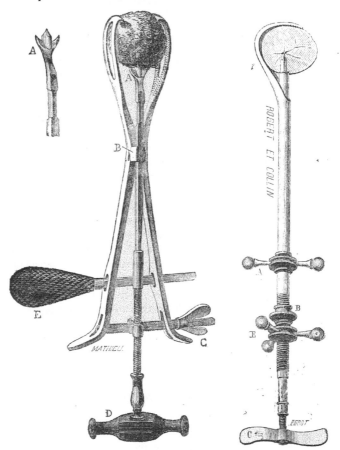

Fig. 1521. — Forceps brise-pierre de Nélaton.   Fig. 1522. — Casse-pierre de Maisonneuve.

de rotation est imprimé par la main, par la roue H, ou par un archet, comme dans le lithoclaste de Civiale.

Nélaton a présenté, en 1861, à l'Académie des sciences un instrument analogue au précédent, mais d'un maniement infiniment plus commode.

Les deux branches de l'instrument (fig. 1521) sont articulées en B, comme celles du forceps, pour pouvoir être introduites séparément. Ces deux branches sont réunies à leur extrémité manuelle par une tige d'acier sur laquelle roule un écrou C, dont l'action rapproche les mors avec une force considérable. Si la pression est insuffisante, on fait agir le perforateur ; celui-ci est une longue tige d'acier taillée en fer de lance et armée d'un double coin A qui entre dans le calcul, le perfore et le fait presque toujours éclater ; un manche D imprime le mouvement de rotation au perforateur. Le perforateur est maintenu dans une direction convenable et invariable par un canal percé en B en arrière de l'articulation, par un deuxième canal qui traverse la tige à poignée E; enfin par l'anneau d'un curseur qui glisse sur la tige G. Le perforateur, étant sillonné d'un pas de vis, avance d'un cran à chaque tour.

Civiale (1) a publié un brise-pierre présentant tant d'analogies avec celui de Nélaton, que nous croyons inutile de le décrire.

Maisonneuve a préconisé un casse-pierre qui mérite d'être connu. Il se compose (fig. 1522) d'une canule d'acier munie d'une tige transversale A permettant de saisir solidement l'instrument ; à son extrémité vésicale la canule se recourbe en un crochet de 3 centimètres de profondeur, sur 6 centimètres de largeur ; l'extrémité opposée est fendue jusqu'à la poignée et est creusée d'un pas de vis sur lequel roule le volant E. Un second tube, à extrémité vésicale fraisée, glisse dans le premier tube ; ce second tube est muni d'une rondelle B sur laquelle appuie le volant E. Une tige métallique marchant à pas de vis dans le second tube, à l'aide d'une traverse G, se termine par un foret. La canule fraisée serre fortement la pierre dans le crochet sous l'influence du volant E; le foret la divise ensuite et la fait voler en éclats. A l'avantage de posséder une grande puissance, cet instrument joint celui d'être relativement peu volumineux et d'une manœuvre simple et facile, malgré son apparente complication (2).

§ 4. — Taille médiane et lithotritie périnéale.

La taille médiane se vulgarisa en Italie vers le commencement du XVIᵉ siècle; on lui donna le nom de grand appareil en raison du grand nombre d'instruments auquel elle avait recours.

Les noms de Battista da Rapollo, Giovani di Romani, Mariano Sancto (3),

---

(1) Civiale, *Du morcellement des grosses pierres dans la cystotomie* (*Bull. de l'A-cad. de méd.*, Paris, 1865-66, t. XXXI, p. 33, et *Gazette des hôpitaux*, année 1865, page 578).
(2) Sédillot et Legouest, *Traité de médecine opératoire*, 4ᵉ édition, 1870, p. 755.
(3) Marianus Sanctus, *Libellus aureus de lapide a vesica per incisionem ex-*

Octavien da Villa, François Colot (1), dominent l'histoire de cette opération, qui à cette époque comprenait quatre temps principaux :

1° Introduction du cathéter cannelé dans la vessie ; 2° incision *longitudinale*, sur le cathéter, de toutes les parties molles du périnée, jusqu'à la paroi inférieure de l'urèthre inclusivement ; 3° dilatation du canal uréthral dans sa portion prostatique et dilatation du col vésical ; 4° extraction de la pierre.

Le premier temps constituait un progrès remarquable sur les procédés antérieurs de taille périnéale décrits par Celse, Antylus, les médecins arabistes et Guy de Chauliac ; le cathéter donnait à l'opérateur un guide assuré. Remarquons, en passant, que ce cathéter est le même que celui que Méry inventa depuis pour la taille latéralisée de Jacques de Beaulieu.

Quant à l'incision longitudinale, Marianus Sanctus la faisait entre l'anus et la symphyse du pubis ; une incision trop rapprochée de l'anus entraînerait, suivant lui, la lésion des veines hémorrhoïdales, lésion qu'il redoute par-dessus tout. Pour fuir un danger imaginaire, Marianus tombait dans un péril certain, la section du bulbe uréthral. Nous ferons remarquer que l'incision du périnée était très-peu étendue ; Marianus recommandait expressément que sa longueur ne dépassât pas la largeur de l'ongle du pouce ou un peu plus ; il recommandait aussi de ne pas la faire sur le raphé : « Le médecin dispose ses aides au nombre de trois : l'un, de sa main gauche passée par-dessus les cuisses, embrasse le testicule et le relève en haut vers le pubis, et de la main droite, les droits rapprochés et égalisés, il tendra la peau vers le côté de la fesse gauche, pour attirer le raphé de ce côté et faire que l'incision ne tombe pas sur le raphé, ce qui serait mauvais ; en effet, l'expérience a fait voir que l'incision pratiquée sur ce point serait mortelle. Des deux autres aides, l'un maintient le pied gauche du malade, et l'autre le pied droit. »

Le deuxième temps effectué, le chirurgien procédait à la dilatation, mais auparavant il introduisait dans la plaie, jusqu'à l'intérieur de la vessie, deux conducteurs destinés à protéger les tissus contre l'action des dilatateurs et des tenettes. Les conducteurs (fig. 1523) étaient constitués par deux tiges plates d'argent ou d'acier, légèrement incurvées à leur extrémité vésicale, et portant, à leur extrémité manuelle, une tige transversale destinée à donner plus de prise à la main de l'opérateur ; quelquefois la tige transversale était remplacée par une clavette attachée à l'extrémité manuelle de l'instrument. Ainsi disposés, ces conducteurs avaient la forme de petites épées ; l'un d'eux, terminé par un bec mousse A, était glissé sur

trahendo. Ouvrage reproduit dans la collection chirurgicale de Gesner et dans le *Thesaurus chirurgicus* d'Uffenbach. Francfort, 1610.

(1) Colot, *Traité de l'opération de la taille.* Paris, 1727.

la cannelure du cathéter; il servait de guide, à son tour, au deuxième conducteur légèrement bifurqué B.

Ces deux instruments n'avaient pas pour but de faire la dilatation, comme on l'a dit à tort; ils servaient simplement à écarter les tissus et à faciliter le passage du dilatateur. Dès l'époque de Dionis (1), on avait renoncé à ces

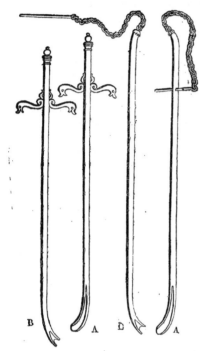

instruments compliqués pour leur substituer le gorgeret que nous employons encore dans la taille latéralisée. Quant au dilatateur, c'était, une pince à deux branches articulées (fig. 1524, 1525), dont les articulations étaient disposées de telle sorte que les mors, assez longs pour s'étendre de la plaie cutanée jusqu'à la cavité vésicale, jouissaient d'un écartement *parallèle*. Franco (2) et A. Paré recommandent de ne recourir au dilatateur que lorsqu'il faut frayer un passage considérable à un calcul très-volumineux; dans les circonstances opposées, ils préconisent l'emploi d'une tenette en bec de canne qui sert tout à la fois à dilater le canal et à extraire le calcul (fig. 1526).

Le but théorique poursuivi par les inventeurs du grand appareil était la dilatation sans éclatement, sans broiement,

Fig. 1523.— Les deux sortes de conducteurs de Marianus Sanctus.

sans déchirure; mais ce but était impossible à atteindre avec des instruments à deux branches et à écartement en quelque sorte illimité.

Ambroise Paré ne s'y était pas trompé, aussi pour lui les mots de dilatation et de déchirure sont parfaitement synonymes (3); c'est précisément

(1) Dionis, *Cours d'opérations de chirurgie*, p. 224. Paris, 1757.

(2) Franco, *Traité des hernies, contenant une ample déclaration de toutes leurs espèces et autres excellentes parties de la chirurgie, à savoir la pierre*, etc. Lyon, 1561. — Voy. Goyrand, *Histoire de la taille : P. Franco considéré comme lithotomiste* (*Bull. de l'Acad. de méd.* Paris, 1860-61, t. XXVI, p. 40).

(3) A. Paré, *loc. cit.*, p. 485.

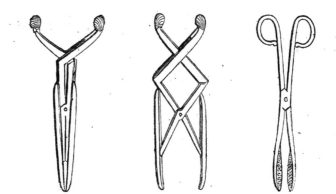

FIG. 1524. — Dilatatoire fermé.   FIG. 1525. — Dilatatoire ouvert.   FIG. 1526. — Bec-de-cane.

la tenette à extraction, au dilatateur. Cette substitution ne pouvait pas avoir

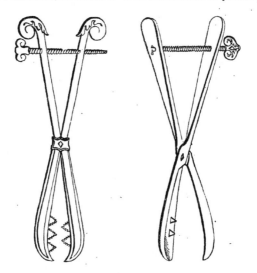

FIG. 1527. — Bec-de-corbin (brise-pierre) d'après A. Paré.

de résultats sérieux; à supposer que la tenette eût traversé le canal sans produire de déchirures, elle le faisait éclater nécessairement lorsqu'elle revenait chargée d'un calcul un peu volumineux.

Il est vrai que, lorsque le calcul était trop volumineux pour franchir la voie créée par la dilatation, on le brisait afin de le retirer par fragments. L'idée de briser les calculs remonte aux temps les plus reculés, puisqu'on en retrouve des traces non équivoques dans Celse; A. Paré (1) et Franco ont insisté à plusieurs reprises pour l'emploi de ce moyen, contre lequel cependant Marianus Sanctus s'était élevé de toutes ses forces. Malgaigne nous a conservé, dans son édition d'A. Paré, la figure des brise-pierres employés à cette époque (fig. 1527).

On a cru retrouver dans ces brise-pierres l'origine de la lithotritie périnéale, telle qu'elle a été proposée dans ces dernières années. Il y a certainement du vrai dans cette manière de voir, mais il ne faut pas oublier que, pour Franco, la fragmentation des calculs était considérée comme une ressource suprême qui ne devait être employée qu'en désespoir de cause, quand la dilatation et les tractions, poussées à leurs plus extrêmes limites, s'étaient montrées impuissantes; il n'était donc guère plus avancé que Giovani di Romani, blâmé, à ce point de vue, par Marianus Sanctus.

Nous trouvons la preuve que la lithotritie était réservée pour les cas les plus extrêmes dans les réflexions énoncées par Franco après sa fameuse taille sus-pubienne.

Telle qu'elle était comprise et pratiquée du XVIᵉ au XVIIᵉ siècle, la taille médiane était certainement l'une des opérations les plus périlleuses de la chirurgie; c'est à peine si l'on sauvait le tiers des opérés. En effet, on déchirait profondément, et en plusieurs sens, le col et même le fond de la vessie, en s'exposant à des infiltrations sous-péritonéales; — la prostate, en quelque sorte broyée, ne se cicatrisait qu'avec une extrême difficulté, de là des fistules souvent incurables; les conduits éjaculateurs étaient contus et dilacérés; — ajoutons que l'incision, faite trop en avant, comprenait fatalement le bulbe, et exposait à des fusées purulentes vers le rectum et les bourses.

Les imperfections du grand appareil étaient tellement notoires qu'il fut abandonné de presque tous les chirurgiens, dès que Jacques de Beaulieu eut vulgarisé, en France, la taille latéralisée.

Cependant D. Sacchi et C. de Solingen, cités par Velpeau (2), demeurèrent partisans de la vieille méthode, mais ils conseillèrent d'inciser les parties que Marianus et ses imitateurs dilataient. Profitant des idées de ces chirurgiens, Mareschal incisa la portion prostatique de l'urèthre sur la ligne médiane; le procédé fut décrit par Méry et imité par Lapeyronie.

D'autres chirurgiens, dont le nom n'est pas parvenu jusqu'à nous, mais

(1) A. Paré, Œuvres, édition Malgaigne. Paris, 1840.
(2) Velpeau, Traité de médecine opératoire, t. IV, p. 503.

dont la pratique a été conservée par Dionis, rejetaient les dilatateurs mécaniques pour faire une dilatation modérée, avec le doigt seulement, absolument comme Allarton l'a faite dans ces derniers temps. « La plupart des
lithotomistes de nos jours, dit Dionis (1), au lieu de faire la dilatation du
col de la vessie avec le dilatatoire, introduisent peu à peu dans la gouttière
du gorgeret le doigt indicateur de la main gauche, le plus avant qu'il est
possible, en appuyant sur le rectum. Ils prétendent par là faire une espèce
de dilatation graduée au col de la vessie, et que la pression du rectum pré-
pare un chemin plus large à la pierre. Lorsque la pierre est prise dans les
tenettes, ils la tirent doucement, pour ne faire que par degrés la dilatation
du col de la vessie, en les appuyant sur le rectum, afin de s'éloigner des os
pubis. »

Ces modifications ne réussirent pas cependant à entrer dans la pratique ;
il nous faut arriver jusqu'au commencement du siècle actuel pour rencontrer de nouvelles tentatives de taille médiane.

La première en date fut celle de Guérin (de Bordeaux) (2), qui, après
avoir incisé l'urèthre et une partie de la prostate sur la ligne médiane, introduisait dans le canal prostatique et la vessie une tige sèche de carotte re-
nouvelée plusieurs jours de suite ; quand la dilatation était jugée suffisante,
il procédait à l'extraction du calcul. C'était la taille de Marianus Sanctus,
pratiquée en plusieurs temps ; à l'action rapide et brutale du dilatateur était
substituée une dilatation lente et graduée. Ce procédé n'eut pas d'imitateurs, bien que Tréyéran (3) eût publié les succès de Guérin ; tous les auteurs semblent l'envelopper d'un dédain absolu. Nous pensons cependant
qu'il mériterait d'être expérimenté de nouveau ; l'opération de la boutonnière, quand elle respecte le bulbe, n'est pas une opération grave par elle-
même, et la dilatation lente n'entraînerait probablement aucun danger immédiat. On conçoit donc que l'on puisse arriver à extraire par ce procédé
des calculs de grosseur moyenne en faisant courir aux malades très-peu de
chances de mort. Il est vrai que sur le cadavre il est difficile, pour ne pas
dire impossible, de porter la dilatation du col au delà de 24 à 28 millimètres sans produire de déchirures, même en faisant agir les meilleurs dilatateurs mécaniques avec une grande circonspection ; mais ce fait ne préjuge
rien au point de vue de la dilatation lente et graduée exercée sur le vivant.
Les dimensions que peut acquérir le canal de l'urèthre, même dans sa portion prostatique, en arrière des rétrécissements, prouvent jusqu'à l'évidence l'efficacité de la dilatation ; quant au col de la vessie, rien, dans sa

(1) Dionis, *loc. cit.*, p. 224.
(2) Guérin, *Dissertation sur les maladies de l'urèthre*. Paris, 1708.
(3) Tréyéran, *Parallèle des différentes méthodes de taille*. Thèse de Paris, 1801.

constitution anatomique, ne démontre qu'il ne soit pas susceptible de s'élargir notablement.

La méthode de la lithotritie périnéale semble enlever toute espèce d'importance à cette idée, mais il faut considérer que cette méthode ne s'exécute qu'au prix de manœuvres prolongées, sur l'innocuité desquelles on n'est pas encore définitivement fixé.

On objectera que la dilatation lente pourrait avoir pour conséquence une fistule ou une incontinence d'urine; cela est possible, mais nullement démontré.

Quoi qu'il en soit, le procédé de Guérin n'eut aucun retentissement, et personne ne songeait plus à la taille médiane lorsque Vacca vint réveiller cette question (1).

Le procédé de Vacca dérivait directement de celui de Mareschal, qui, comme nous l'avons vu, avait substitué la section du rayon inférieur de la prostate à la dilatation des anciens; seulement, le premier coupait les tissus de dedans en dehors, c'est-à-dire du col vésical vers l'urèthre, tandis que le second les avait coupés en sens inverse. Les deux procédés étaient donc identiques à quelques détails près. Clot-Bey (2) affirme avoir pratiqué treize fois de suite, avec succès, la taille médiane que l'on croyait nouvelle à cette époque.

La taille médiane, malgré le renom qui s'attachait aux œuvres de Vacca, ne réussit pas encore à s'introduire en France, où elle était l'objet de vieilles préventions; cependant Serre et Bouisson (3) sont restés fidèles aux principes de Mareschal, que le dernier surtout a considérablement perfectionnés en posant des règles fixes et en indiquant d'une manière très-nette la combinaison de la taille avec la lithotritie périnéale (4).

Les instruments employés par Bouisson sont : 1° un cathétsr semblable à celui que nous avons décrit page 817; 2° un bistouri droit avec lequel on coupe la peau et la portion membraneuse de l'urèthre, non pas sur la ligne médiane, mais à quelques millimètres en dehors; le même bistouri sert à inciser le rayon prostatique inférieur et le col de la vessie; 3° un gorgeret, des tenettes, des lithotriteurs : en un mot, l'appareil que nous avons décrit à propos de la taille latéralisée.

Si le chirurgien n'était pas assez sûr de sa main pour ne pas inciser le rectum avec un bistouri ordinaire, il pourrait employer le lithotome caché

---

(1) Vacca-Berlinghieri, *Della lithotomia nei due sessi, quarta memoria.* Pisa, 1825, et *Bulletin de Ferussac*, t. VIII, p. 72.
(2) Clot-Bey, *Comptes rendus*, 1832, et *Gazette médicale*, 1830, p. 167.
(3) Bouisson, *Tribut à la chirurgie*, t. I, p. 218. Paris, 1858.
(4) E. Spillmann, *Lithotritie périnéale* (*Arch. génér. de méd.*, mai 1870).

de frère Côme, ouvert à un degré un peu inférieur à l'étendue du rayon prostatique inférieur.

Pendant que ces tentatives se poursuivaient en France, les chirurgiens italiens Manzoni (de Vérone), Borsa, Rizzoli, et le chirurgien anglais Allarton, remettaient en honneur la taille médiane pratiquée à peu près à la façon des chirurgiens dont parle Dionis, c'est-à-dire en dilatant doucement la prostate et le col vésical avec le doigt indicateur introduit le long du cathéter; mais ces chirurgiens, les deux derniers surtout, réalisaient un progrès immense en indiquant de ne plus tenter d'enlever des calculs considérables par ces ouvertures, mais de les réduire en fragments.

Ici la lithotritie combinée avec l'incision de la portion membraneuse d e l'urèthre n'est plus une ressource suprême comme elle l'était pour les anciens, qui ne l'employaient qu'après s'être épuisés en manœuvres de traction; elle constitue l'un des temps prévus de l'opération, et elle est employée toutes les fois que le calcul ne traverse pas *sans efforts* le canal dilaté, ce qui arrive toujours pour peu que son diamètre dépasse 18 à 20 millimètres.

Les instruments nécessaires pour pratiquer la taille d'Allarton sont : 1° un cathéter cannelé ordinaire; 2° un bistouri droit et solide qui pénètre, par ponction, dans le périnée, un demi-pouce au-dessus de l'anus, sur la ligne médiane, dans une direction telle qu'il puisse rencontrer la rainure du cathéter au niveau du bec de la prostate, bec qui doit être incisé *très-légèrement;* 3° un long stylet à extrémité mousse destiné à être introduit dans la vessie en suivant la rainure du cathéter, qui est ensuite retiré ; ce stylet sert à son tour de conducteur au doigt indicateur gauche, qui dilate le canal de l'urèthre et le col vésical; 4° de tenettes qui vont saisir le calcul et le brisent si son extraction offre quelque difficulté, ce qui arrive toujours, avons-nous déjà dit, si le diamètre du calcul excède 18 à 20 millimètres.

Bien entendu, si les tenettes ne suffisaient pas à briser le calcul, on emploierait des lithotriteurs.

Allarton veut que la pierre ayant été brisée en une seule séance, ses fragments soient enlevés en une seule fois (1).

Quelques chirurgiens anglais ont proposé de remplacer le doigt comme instrument dilatateur par des dilateurs à deux branches, afin d'obtenir une dilatation plus considérable ; c'était revenir tout simplement au grand appareil, aussi l'auteur anglais Erichsen blâme-t-il énergiquement cette pratique.

Les dilatateurs à deux branches, alors même que leur écartement serait

---

(1) John Erichsen, *The science and art of surgery.* London, 1861, page 1101.

limité, déchireraient fatalement la prostate, parce qu'ils n'exercent leur dilatation que sur un seul diamètre. Dolbeau a fait disparaître cet écueil en construisant un dilatateur à six branches répondant aux trois conditions suivantes :

1° Multiplier les branches, afin de répartir l'effort de la dilatation sur un

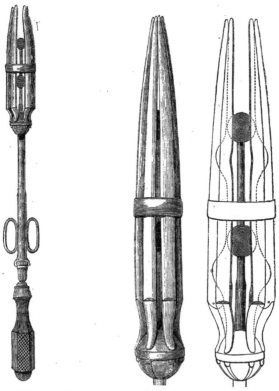

FIG. 1528. — Dilatateur de Dolbeau.   FIG. 1529. — Extrémité vésicale du dilatateur.

plus grand nombre de points de l'orifice ; 2° déterminer un écartement parallèle des branches au lieu d'une divergence à angle, afin d'obtenir une dilatation cylindrique ; 3° enfin, provoquer l'écartement des branches de l'instrument au moyen d'un mécanisme qui permette de pratiquer la dilatation avec lenteur, ménagement et uniformité.

Le dilatateur construit d'après ces principes se compose (fig. 1528 et

1529) d'une canule portant deux anneaux à son extrémité manuelle, et six branches à son extrémité vésicale; un mandrin terminé par deux boules glisse dans la canule et entre ses branches. Revenons sur la description de la partie essentielle de l'instrument : « Elle se compose, dit Dolbeau, de six branches uniformes et disposées parallèlement, se réunissant vers leur ex-

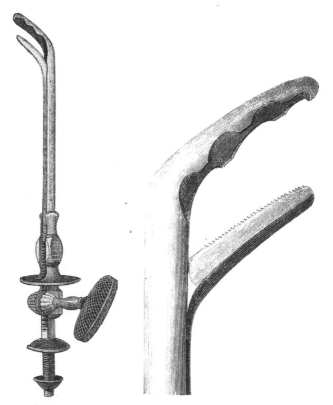

Fig. 1530. — Lithoclaste de Dolbeau (réduction au cinquième).   Fig. 1531. — Le bec du même instrument (grandeur naturelle).

trémité libre de manière à constituer un cône très-allongé; au centre de ces diverses branches se trouve une tige munie de deux renflements; au moyen d'un pas de vis, on fait avancer la tige centrale, et les boules qu'elle supporte font diverger les branches du dilatateur. Un système de charnières disposé vers l'articulation des branches assure une dilatation parallèle *et* régulière. » Les figures sont assez claires pour rendre superflue une explication plus détaillée (fig. 1528 et 1529).

Avec cet instrument on peut obtenir une dilatation de 20 à 24 millimètres, sans produire la moindre déchirure au col vésical ; cette ouverture est parfaitement suffisante pour permettre de manœuvrer avec les lithoclastes les plus puissants.

Le lithotriteur qu'emploie Dolbeau (fig. 1530 et 1531) est un lithotriteur à pignon trop analogue à ceux que nous avons décrits dans l'article précédent pour qu'il soit nécessaire d'y revenir ici ; il en diffère surtout par la moins grande longueur des branches et le plus grand volume de chacune d'elles ; l'ensemble de l'instrument présente un diamètre de 16 millimètres.

Les fragments produits par cet instrument sont ensuite repris un à un avec un lithotriteur à mors plats.

§ 5. Taille hypogastrique.

Pratiquée pour la première fois par Franco, en 1550, la taille hypogastrique fut érigée en méthode par Rousset en 1581. Ce chirurgien ne put la mettre à exécution.

Au commencement du XVIIIᵉ siècle, Probie en Irlande, Douglas en Angleterre, adoptèrent cette opération, qui n'a plus cessé d'être mise en pratique.

Baudens, qui a puissamment contribué à réhabiliter de nos jours la taille hypogastrique, employait un appareil instrumental des plus simples : un bistouri, une sonde cannelée et des tenettes lui suffisaient.

Dans nos conférences de médecine opératoire, nous faisons accomplir tous les temps de l'opération avec un bistouri et une sonde cannelée pour l'incision des parois abdominales et de la vessie, — un gorgeret sus-

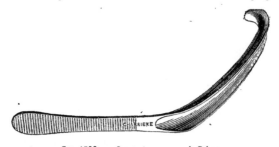

FIG. 1532. — Gorgeret suspenseur de Belmas.

penseur de Belmas (fig. 1532), pour maintenir la vessie contre la paroi abdominale, et des tenettes. Nous joignons à cet appareil un cathéter qui, préalablement introduit dans l'urèthre, sert de guide pour la ponction vésicale ; ce cathéter doit être cannelé *sur sa face concave, et non pas sur sa face convexe*. Ce dernier instrument serait superflu, s'il existait un calcul volumineux.

Nous considérons donc les instruments spéciaux comme absolument inutiles; cependant la nature de cet ouvrage nous force à en dire quelques mots.

Le Frère Côme se servait d'un trocart-bistouri pour l'incision de la ligne blanche, et d'une sonde à dard pour la ponction de la vessie.

Le trocart-bistouri du frère Côme est une flamme de trocart ordinaire ; cette flamme est creusée dans toute sa longueur d'une rainure dans laquelle se cache une lame tranchante. Articulée à la pointe du trocart, la lame tranchante se termine, en haut, par un petit manche incliné à angle obtus. Après avoir plongé ce trocart, à travers la ligne blanche, immédiatement au-dessus du pubis, le frère Côme faisait basculer la lame cachée, afin d'inciser l'aponévrose de bas en haut, en remontant vers l'ombilic. Cet instrument est dangereux, il expose à pénétrer du premier coup dans la vessie, accident regrettable; il expose surtout à couper le péritoine.

La sonde à dard (fig. 1533 et 1534) est une sonde ordinaire, munie, sur sa portion concave, d'une cannelure dont les bords forment une saillie de un millimètre de hauteur. Cette sonde renferme un stylet, plus long qu'elle de 6 centimètres environ, cannelé sur sa face concave, et terminé par un dard acéré. Avec cette sonde fermée, Côme soulevait la paroi antérieure de la vessie ; après avoir choisi le point qui devait être ponctionné, il faisait saillir le dard en pressant sur un bouton placé à l'arrière du stylet ; la plaie faite par ponction était ensuite agrandie avec un bistouri conduit sur la cannelure du stylet.

Belmas modifia avantageusement l'aponévrotome et la sonde à dard du frère Côme.

Le bistouri aponévrotome de Belmas est un bistouri boutonné et fortement coudé, qui n'est tranchant que dans une petite portion de sa concavité (fig. 1535). Cet instrument peut être utile pour achever l'incision de la ligne blanche, incision que l'opérateur doit commencer près du pubis , pour être plus sûr d'éviter le péritoine. Cependant il est loin d'être indispensable.

La sonde à dard de Belmas est plus courbe que celle de frère Côme ; elle renferme une verge d'acier cannelée surmontée d'un bouton qu'on peut faire saillir hors de la sonde pour soulever la vessie ; la tige à dard du frère Côme glisse dans la sonde le long de la cannelure de la verge d'acier.

Le but de la verge boutonnée est de permettre plus facilement le soulèvement de la vessie.

Des instruments d'un mécanisme plus ou moins compliqué ont encore été conseillés par Scarpa, Clelland, etc., ils sont complétement abandonnés.

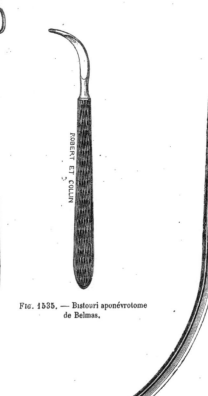

FIG. 1535. — Bistouri aponévrotome de Belmas.

FIG. 1533. — Sonde à dard du F. Côme.

FIG. 1534. — Extrémité de la sonde à dard (grandeur naturelle).

ART. X. — EXTRACTION ET BROIEMENT DES CALCULS ET DES CORPS
ÉTRANGERS ARRÊTÉS DANS LE CANAL DE L'URÈTHRE.

§ 1. — Extraction.

Les instruments que nous allons décrire ont été surtout proposés pour
l'extraction des calculs; un bon nombre d'entre eux peuvent être employés pour les corps étrangers introduits accidentellement.

Les matrones de Karkoff extraient les calculs de l'urèthre des enfants
avec une simple épingle recourbée ; mais auparavant elles les ont attirés,
dit Vanzetti, presque tout près du méat, au moyen d'une succion plus
ou moins énergique.

Généralement on recourt à des instruments disposés en forme d'anses,
de pinces ou de curettes.

Le type des premiers instruments est l'anse de fil métallique tordu
proposée par Sabatier. Ce procédé est une imitation de l'instrument de
Marini (1) composé d'une tige terminée par une anse allongée et fixe
dans laquelle doit s'engager le corps étranger.

J. Cloquet (2), afin de donner plus de fixité à l'anse de Sabattier, l'a
transformée en une sorte de serre-moud. L'appareil de J. Cloquet se
compose d'un fil d'argent assez fort, plié dans la partie moyenne et introduit dans une canule ouverte à ses deux extrémités. Les chefs du fil sont
fixés sur un petit treuil permettant d'allonger ou de diminuer à volonté
la longueur de l'anse, permettant aussi d'assujettir le corps étranger contre
le bec de la canule ; à la rigueur, le fil pourrait couper un corps étranger
de faible consistance, ou le replier dans l'intérieur de la canule. L'instrument de Cloquet peut donc remplir une triple indication.

Les pinces à ressort sont plus souvent utilisées que les anses : ces pinces
sont composées d'une tige métallique divisée à son extrémité vésicale en
plusieurs branches divergentes et élastiques. Une canule jouant sur la
tige métallique rapproche les branches divergentes et les fixe sur le corps
étranger. Alphonse Ferri (3), le premier, a donné la description de ce
genre de pinces qu'il appliquait à l'extraction des balles ; nous avons représenté l'alphonsin, page 270, fig. 753.

Franco (4) ne tarda pas à appliquer l'idée d'Alphonse Ferri à l'extraction des corps étrangers des voies génito-urinaires.

(1) Heister, pl. 29, fig. 7.
(2) J. Cloquet, Bulletin de la Société de chirurgie, 1854.
(3) A. Ferri, De sclopetorum sive archibusorum vulneribus libri tres. Lyon,
1553, in-4.
(4) Franco, Traité très-ample des hernies, 1561, p. 147.

L'instrument dont se servit Franco est composé d'un mandrin *b* portant un petit manche *c* et divisé antérieurement en quatre branches *d*
convexes en dehors et concaves en dedans; une canule *a* rapproche les
branches en s'avançant vers l'extrémité vésicale de l'instrument (fig. 1536).

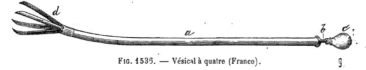

Fɪɢ. 1536. — Vésical à quatre (Franco).

Il est bon de remarquer que Franco ne s'attribuait pas l'invention du
vésical. « Le premier inventeur, dit-il, est un mien cousin de notre art;
» auquel j'ai adjousté quelque chose d'avantage pour l'approprier à son
» usage : vrai est que le premier inventeur doit avoir plus de loz que
» moi, pour ce que, comme on dit communément, il est plus aisé d'ajouster
» à la chose inventée que de inventer (1). »

Des instruments analogues au vésical à quatre furent successivement
décrits par Andre della Croce (2) et par Scultet (3), mais ils étaient destinés à l'extraction des balles. Fabrice de Hilden (4) et Sanctorius (5) signa-
lèrent les avantages que l'on en pourrait retirer en les appliquant à la
cure des calculs et corps étrangers de la vessie.

Hales (6) réduisit à deux le nombre des branches du vésical à quatre ;
cette pince ainsi modifiée n'a plus cessé d'être employée. Elle se compose (fig. 1537), d'une canule *a* dans laquelle joue un mandrin *c* ter-

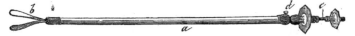

Fɪɢ. 1537. — Pɪnce de Hales.

miné par deux branches élastiques *b*; une vis de pression *d* assure les
rapports du mandrin et de la canule. Denucé (7) fait observer que c'est à
tort que cette pince porte le nom de John Hunter, puisque Hales l'avait
indiquée deux ans avant la naissance de ce dernier. Denucé fait encore

(1) Franco, *Traité très-ample des hernies*, 1561, p. 147.
(2) André Della Croce, *Chirurgia*, p. 135, 1573.
(3) Jean Scultet, *L'arsenal de la chirurgie*, 1675, pl. 15, fig. 12.
(4) Fabrice de Hilden, *Opera omnia*. Francofurti 1646, p. 755.
(5) Sanctorius, *Commentaria in I fasciculum I libri canon Avicennæ*. Venise,
1626, p. 421.
(6) Hales, *Statique des végétaux*. Londres, 1772.
(7) Denucé, *Mémoire sur les corps étrangers introduits dans la vessie* (*Journal
de méd. de Bordeaux*, août à décembre 1856).

observer que Hales avait donné à son instrument la courbure des sondes et que, par conséquent, il est injuste d'attribuer cette modification à Desault.

Civiale (1) a fait subir une importante modification à la pince de Hales en creusant le mandrin d'un canal longitudinal dans lequel passe un stylet ; ce stylet sert à explorer l'espace laissé libre entre les mors écartés et à constater la présence du calcul ou des corps étrangers.

Une autre modification de Civiale a consisté dans l'adjonction d'une troisième branche ; cette modification est très-utile : il est évident que des mors disposés en forme de trépied doivent saisir d'une manière plus complète qu'une simple pince. Dans ce cas il est utile de donner diverses longueurs aux mors afin qu'ils puissent s'emboîter l'un dans l'autre quand la pince est fermée ; cette disposition diminue le calibre de l'instrument, en même temps qu'elle donne à son extrémité vésicale une forme mousse et arrondie.

Le stylet de Civiale complique la manœuvre de la pince, mais cependant il est utile en ce qu'il permet de constater la présence des corps étrangers entre les mors ; il permet ainsi de repousser le corps étranger pour dégager les mors si cette indication se présente.

La pince à ressort d'Amussat a quelque analogie avec celle de Civiale. C'est une canule fendue à son extrémité antérieure en quatre languettes. Une tige métallique qui la parcourt est terminée par un bouton arrondi. Quand l'instrument est fermé ce bouton en forme l'extrémité vésicale ; en retirant à soi la tige, les quatre languettes de la canule s'écartent, et cet écartement peut avoir toute l'étendue que l'urèthre peut supporter. En retirant la tige un degré de plus, le bouton tombe dans un évasement pratiqué à la base des languettes ; dès lors celles-ci tendent à se rapprocher par leur propre ressort. Cet instrument fermé est introduit jusqu'au calcul ; alors on tire à soi la tige pendant qu'on pousse légèrement la canule pour embrasser le calcul. Le doigt placé sous la verge ou sous le périnée, pousse d'arrière en avant le corps étranger, afin qu'il s'engage dans les branches. Quand il est bien saisi, on opère le mouvement dont je viens de parler, et qui fait tomber le bouton dans l'évasement ; alors on peut accroître la pression des branches.

Dans ces derniers temps, Robert et Collin ont proposé d'appliquer aux corps étrangers de l'urèthre les pinces à anneaux et à levier brisé, dont nous avons déjà parlé à propos des corps étrangers [de l'œsophage (p. 602). Nous ne reviendrons pas sur la description de cet instrument ; nous dirons

(1) Civiale, *Lithotritie*, pl. II, fig. 1.

seulement que le diamètre des deux branches réunies ne dépasse pas 6 millimètres 2/3 au milieu de l'articulation, c'est-à-dire au point le plus épais; les mors à partir de l'articulation de la branche brisée, c'est-à-dire dans une longueur de 2 centimètres, sont légèrement déviés un peu en dehors de l'axe de la pince. Les becs ne peuvent s'éloigner que d'un centimètre et demi, et le mouvement des branches nécessaire pour déterminer cet écartement n'augmente pas sensiblement le diamètre de la pince. Le modèle que nous représentons (fig. 1538) est droit, mais on

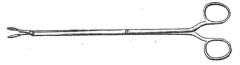

FIG. 1538.— Pince de Robert et Collin.

pourrait lui substituer un modèle courbe, pour agir dans les portions profondes de l'urèthre et même dans la vessie.

Reliquet (1) loue beaucoup cette nouvelle pince, surtout parce qu'une branche est fixe et parce qu'elle peut être manœuvrée d'une seule main; ces deux faits facilitent en effet beaucoup la manœuvre nécessaire à l'extraction du calcul.

Au lieu de pinces on emploie assez souvent des crochets ou des curettes coudées que l'on cherche à glisser au-dessous et en arrière du calcul. Mais la saillie formée par le bec de la curette rend cette manœuvre très-difficile, quelquefois même impossible.

Pour tourner cette difficulté, Vidal de Cassis a fait construire un instrument composé d'une canule parcourue par un mandrin élastique qui se recourbe derrière le corps étranger. La figure 1539 nous représente l'instrument ouvert et fermé. Une vis de pression placée sur la canule permet d'assujettir le mandrin dans une situation déterminée.

Le mandrin de l'instrument de Vidal de Cassis est très-exposé à glisser sur le corps étranger, parce qu'il ne présente pas une assez grande surface.

Cet accident est moins à craindre avec la curette articulée de Leroy d'Étiolles, instrument qui n'est qu'une imitation de la curette articulée construite d'après les indications de Ravaton (2), pour l'extraction des projectiles de guerre dans les trajets fistuleux.

La curette de Leroy d'Étiolles se compose d'une petite canule plate terminée par une curette articulée et mobile que l'on peut relever, au moyen

(1) Reliquet, *loc. cit.*, p. 584.
(2) Ravaton, *Pratique moderne de la chirurgie*, t. I, p. 378; et Phillips, *Traité des maladies des voies urinaires*, p. 619.

d'une vis de rappel, quand elle est arrivée en arrière du calcul. Charrière a perfectionné la curette de Leroy d'Étiolles (fig. 1540) : à la canule
plate il a substitué une gouttière, ce qui per-
met de nettoyer plus facilement l'instrument ; un
mandrin parcourant la gouttière relie le manche à la
curette qui est abaissée en d; pour relever celle-ci

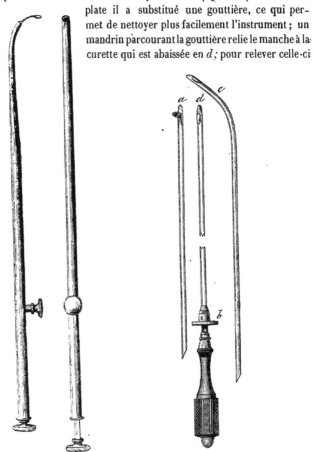

FIG. 1539. — Instrument de Vidal de Cassis.   FIG. 1540. — Curette articulée de Leroy d'Étiolles

en a il suffit de rapprocher le manche de la rondelle b, ce qui est plus rapide
que le jeu d'une vis. Enfin Charrière a augmenté la solidité de la curette
en la plaçant non plus à l'extrémité de l'instrument, mais à quelques millimètres en arrière du bec, qui forme un léger épaulement servant de point
d'appui. La curette peut être courbe, c, pour agir dans les parties profondes du canal.

Très-souvent ou rencontre dans l'urèthre de l'homme des corps allongés tels que des fragments de sonde et des épingles. Alors ce sont bien plutôt des moyens ingénieux que des instruments plus ou moins bien combinés qui permettront l'extraction. On peut consulter à cet égard un grand nombre d'observations éparses dans les journaux, et surtout le mémoire de Demarquay et Parmentier (1).

§ 2. — Broiement des calculs.

Si le calcul ne peut être retiré à l'aide de pinces ou de curettes, il faut, avant d'inciser l'urèthre, chercher à le broyer. Pour atteindre ce but on peut employer le brise-pierre uréthral de Civiale, qui ressemble exacte-

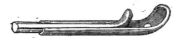

FIG. 1541. — Extrémité du brise-pierre uréthral de Civiale.

ment, aux dimensions près, aux brise-pierre employé dans les opérations de lithotritie vésicale. La saillie des mors sur la tige est de 5 ou 6 millimètres (fig. 1541).

La seule objection que l'on puisse faire à l'emploi de cet instrument, est la difficulté de faire passer le mors de la branche femelle au delà du calcul.

Nélaton a fait construire par Mathieu un brise-pierre dont l'un des mors est articulé, afin de pouvoir être glissé au delà du calcul dans une situation horizontale. Cet instrument se compose (fig. 1542) d'une gouttière creuse terminée à son extrémité antérieure par une curette articulée identique avec celle de Leroy d'Étiolles modifiée par Charrière; en tournant la rondelle A de droite à gauche, on relève la curette B. La gouttière creuse est occupée par une tige pleine, terminée par un petit bec; il suffit de presser sur la rondelle qui termine la tige pleine pour amener les deux mors au contact dans la position C. Il n'est pas indispensable que le bec postérieur soit mobile, puisque, dans tous les cas, il reste en avant du calcul. Cependant il y a un certain avantage à lui donner aussi la possibilité de s'incliner horizontalement par le mécanisme de Leroy d'Étiolles : quand il est ainsi disposé, en effet, il suffit de

(1) Demarquay et Parmentier, *Mémoire sur les corps étrangers introduits dans l'urèthre* (*Gazette hebdom.*, 23 janvier 1857).

retirer la tige D de la gouttière pour avoir à sa disposition une petite cu_
rette simple de Le Roy d'Etiolles.

Le seul reproche que l'on puisse adresser au brise-pierre de Nélaton est
de n'être pas assez solide pour briser des calculs un peu résistants. C'est
pour ces calculs que Doubovitzki (1) a proposé un instrument perforateur.
L'appareil de Doubovitzki (fig. 1543) se compose d'une curette articulée
comme celle de Le Roy d'Etiolles sur laquelle une cou.
lisse permet de faire glisser une canule; cette canule
renferme un mandrin d'acier terminé par une fraise à

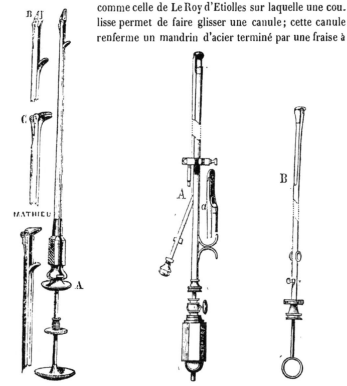

FIG. 1542. — Brise-pierre uréthral,   FIG. 1543. — Brise-pierre   FIG 1544. — Brise-pierre
de Nélaton.   uréthral de Doubovitzki.   uréthral de Bonnet, de Lyon.

l'une de ses extrémités et arrondi du côté opposé; ce mandrin est fixé
sur un manche par une vis de pression. Pour introduire l'instrument
dans l'urèthre, on abaisse la curette, comme cela est représenté en a, au

(1) Doubovitzki, *Reproduction fidèle des discussions qui ont eu lieu sur la li-
thropsie et la taille à l'Acad. de méd. en 1835.* Paris, 1835, in-8. — Voyez aussi
Discussion sur la taille et la lithotritie qui a eu lieu à l'Acad. de méd. en 1847.
Paris, 1847, in-8.

GAUJOT ET SPILLMANN.   II. — 54 moyen d'une tige d'acier passant par le tube A; on a soin aussi de présenter le mandrin par son extrémité mousse; quand la curette est relevée en arrière du calcul, on retourne le mandrin de façon à mettre la fraise en regard du calcul et l'on imprime à celle-ci un mouvement de rotation au moyen de son manche.

Bonnet a simplifié l'appareil un peu compliqué de Doubovitzki. Ici, la curette articulée de Le Roy d'Etiolles (fig. 1544) est tout simplement juxtaposée à une canule dans laquelle glisse un mandrin armé d'un stylet à fraise pour broyer le corps étranger contre la curette.

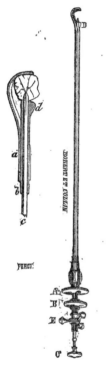

FIG. 1545. — Brise-pierre uréthral de Reliquet.

Reliquet a fait connaître un nouveau modèle de brise-pierre uréthral (1). Cet instrument (fig. 1545) se compose de : « 1° Une branche femelle *a* terminée par un bec recourbé comme une curette ordinaire. L'extrémité du bec dépasse peu l'axe de l'instrument. L'autre extrémité manuelle présente en A une virole et, au delà, un pas de vis sur lequel se meut le volant E. Cette branche femelle, creuse, est cannelée dans toute sa longueur. 2° Une branche mâle B D, *b d*. C'est un tube qui glisse dans la branche femelle. En B, il est muni d'une virole qui sert à lui imprimer les mouvements de va-et-vient dans la branche femelle. Sur cette virole agit le volant E. L'extrémité D, *d* de ce tube est terminée par un orifice circulaire et dentelé; de plus, il offre une saillie mousse qui glisse dans la cannelure de la branche femelle et écarte les tissus des dents de l'extrémité. L'autre extrémité de cette branche mâle tubulaire présente près de son orifice, sur sa paroi interne, un pas de vis qui répond à celui du perforateur. 3° Un perforateur C, *c*. Il occupe la cavité de la branche mâle, se termine d'une part

(1) Reliquet, *Brise-pierre uréthral* (*Bulletin de l'Acad. de méd.*, 28 avril 1868, t. XXXIII, p. 379) et *Traité des générations des voies urinaires*, p. 588.

par une pointe quadrangulaire, et de l'autre en C par un bouton. En avant de ce bouton il y a un pas de vis qui correspond à celui de la branche mâle. »

Le mécanisme de cet instrument est facile à comprendre : le calcul, une fois placé dans la curette, est saisi entre le bec de la branche femelle et l'extrémité de la branche mâle et serré énergiquement au moyen du volant E agissant sur la virole B. Alors on introduit le perforateur dont la pointe quadrangulaire perfore le calcul sous l'influence du mouvement de rotation ; le calcul se laisse broyer avec d'autant plus de facilité que la perforation est faite, nécessairement, dans l'axe de la compression.

Le brise-pierre de Reliquet est parfaitement disposé pour la perforation et le broiement des calculs ; cependant il est une difficulté qu'il ne lève pas complétement, le passage de la curette en arrière du calcul.

Quand un petit gravier s'est creusé une cellule dans les parois de l'urèthre, Le Roy d'Étiolles propose de l'user par le mécanisme suivant : la distance du méat urinaire au calcul étant mesurée, on introduit dans le canal une canule présentant, à 5 centimètres de son extrémité, une fenêtre oblongue d'une étendue en rapport avec le volume de la pierre. La canule est introduite de façon que le calcul, mis en regard de la fenêtre, puisse être usé par une tige armée de dents ou par une lime.

ART. XI. — EXTRACTION DES CORPS ÉTRANGERS CONTENUS DANS LA VESSIE (1).

Un très-grand nombre d'instruments ont été construits dans le but d'extraire les corps étrangers de la vessie. Cette multiplicité se justifie par les différences de forme et de structure que présentent les corps que des accidents opératoires, le hasard, ou d'incompréhensibles passions ont amené dans la vessie de l'homme et de la femme. Denucé (2), dans un très-remarquable mémoire, n'a pas réuni moins de 420 observations parmi lesquelles on voit figurer des fragments de sonde, des tuyaux de pipe, des portions de baguette à fusil, une cuiller de moutardier, des tiges d'arbrisseaux, etc. Foucher (3) a retiré de la vessie d'un homme un morceau de cuir verni, de plus d'un pouce de longueur, qui avait été roulé à la manière d'une cigarette.

Les instruments peuvent être divisés en quatre classes : 1° instruments

(1) Pour éviter des répétitions, nous avons décrit dans cet article les instruments applicables à cette opération chez la femme.

(2) Denucé, *Mémoire sur les corps étrangers introduits dans la vessie*. Bordeaux, 1856.

(3) Foucher, *Sur les corps étrangers introduits dans l'urèthre et dans la vessie* (*Bull. de thérap.*, t. LIX, p. 493).

d'extraction simple ; 2° instruments d'extraction par uplicature du corps étranger ; 3° instruments d'extraction par redressement ; 4° instruments d'extraction par morcellement.

§ 1. — Instruments d'extraction simple.

Nous retrouvons ici presque tous les instruments que nous avons signalés à propos de l'extraction des corps étrangers de l'urèthre ; seulement on les courbe, en forme de sonde, quand ils doivent agir dans la vessie de l'homme.

Il est fort rare que les anses métalliques de Sabattier ou de Cloquet puissent saisir les corps étrangers de la vessie ; cependant ces instruments doivent être connus, car leur emploi a été quelquefois couronné de succès. Denucé rapporte qu'un homme put extraire un fragment de pampre de vigne avec un double crin tordu : il introduisit dans sa vessie l'anneau formé par la partie moyenne du crin ; à l'aide de quelques mouvements, il parvint à jeter cette espèce de lacet qu'il serra sur le corps étranger en exagérant la torsion.

En règle générale, il est plus aisé de se servir de pinces qui saisissent le corps étranger entre leurs mors.

Des pinces à pansement, des pinces à polype, et en général toutes les pinces articulées par un tenon, à la manière des ciseaux, peuvent être employées chez la femme ; la longueur et l'étroitesse du canal de l'urèthre de l'homme rendent l'usage de ces instruments sinon impossible, du moins très-difficile, parce que l'écartement des mors est nécessairement très-limité.

La seule pince à charnière qui pourrait être employée est celle que Robert et Collin ont proposée pour l'extraction des corps étrangers de l'urèthre ; nous l'avons décrite page 846.

On peut aussi employer les pinces à ressort de Haller, de Civiale, d'Amussat, déjà décrites pages 844 et 845.

Depuis l'origine de la lithotritie, on a appliqué à l'extraction des corps étrangers les lithotriteurs étudiés dans un article précédent.

§ 2. — Instruments d'extraction par duplicature.

Souvent les instruments d'extraction échouent parce que le corps étranger se plaçant en travers ne peut pénétrer dans le col vésical ; il faut alors chercher à le plier, s'il est assez souple et assez mince, ou à le redresser en lui donnant une direction qui soit la continuation de celle de l'instrument extracteur.

Si le corps étranger est très-souple comme le serait une mince sonde de aoutchouc, les pinces de Haller peuvent jouer le rôle de duplicateur ; les deux moitiés de la sonde s'appliquent d'elles-mêmes l'une contre l'autre au moment où elles franchissent le col vésical.

Si le corps étranger est plus volumineux et plus résistant, il faut recourir à des instruments plus puissants tels que les brise-pierres, à condition que les mors de ces derniers soient assez mousses pour ne pas produire de section. Il faut remarquer que les brise-pierre ordinaires saisissent le corps étranger d'avant en arrière, la branche mâle le refoulant dans la fenêtre de la branche femelle : il résulte de là que les deux extrémités du corps étranger (supposons une sonde par exemple) regardent en avant vers le col vésical, qu'elles ne peuvent franchir si elles sont écartées l'une de l'autre. Pour éviter cet inconvénient majeur, Belmas (1) et Le Roy d'Étiolles ont modifié les brise-pierre de telle sorte que le corps étranger put être ramené d'arrière en avant. Dans le duplicateur de Le Roy d'Étiolles (2), le mors de la branche mâle ou mobile, au lieu de venir s'appliquer contre le mors de la branche femelle, traverse une fenêtre ménagée dans ce dernier mors et le dépasse ; le corps étranger est donc plié d'arrière en avant ; ses deux pointes regardant vers la paroi postérieure de la vessie ne peuvent faire obstacle à l'extraction. Il faut remarquer que les deux chefs du corps étranger sont obligés de se replier le long des mors de l'instrument pour franchir le col vésical ; ils augmentent le volume de l'instrument qui ne pourra être retiré si le corps étranger a un diamètre considérable.

Aug. Mercier (3) a présenté à l'Académie de médecine, en 1856, un instrument qui lève cette dernière difficulté. L'instrument de Mercier est construit sur le modèle général des brise-pierre. La branche femelle A (fig. 1546) excavée en forme de gouttière, est profondément fenêtrée ; le mors de la branche mâle, très-mince latéralement, mais très-fort d'avant en arrière, se termine par un crochet B, fortement échancré, qui lui donne la forme d'un S ; ce crochet est beaucoup plus mince que la fenêtre de la branche femelle n'est large. Quand un corps étranger S a été saisi avec les mors, il glisse sur la convexité de la branche mâle, au fur et à mesure que celle-ci s'engage dans la fenêtre A', et vient se loger en B' dans le crochet de la branche mâle. Si l'on continue de presser, il se fléchit et s'engage dans la gouttière de la branche femelle pendant que ses chefs se dirigent en '

(1) Belmas, *Journal de la Société médicale pratique de Montpellier*, t. I, p. 425, 1840.

(2) Le Roy d'Étiolles, *Recueil de lettres et de mémoires*. Paris, 1842, p. 235.

(3) Mercier, *Instruments pour extraire de la vessie les sondes élastiques et autres corps flexibles* (*Bull. de l'Acad. de méd.*, 28 octobre 1856, t. XXII, p. 57).

haut dans une direction qui continue l'axe des mors. Le volume du corps étranger ne vient donc, dans aucun cas, augmenter le diamètre des mors de l'instrument.

Si le corps étranger est assez souple pour que ses deux moitiés se rapprochent facilement l'une de l'autre en traversant l'urèthre, si surtout il est assez lisse pour ne pas déchirer les parois du canal, ·l'instrument de Mercier peut être employé très-utilement; dans les circonstances opposées, il présente des dangers. Alors on peut chercher, comme l'a indiqué Ségalas en 1832, à le faire passer par un tube protecteur. L'instrument de Ségalas est composé (1) « d'une pince à deux branches, minces, étroites et inégalement recourbées à leur extrémité, logée dans une canule qui a la forme

FIG. 1546. — Duplicateur de Mercier.   FIG. 1547. — Duplicateur de Courty.

d'une sonde légèrement aplatie, et qui, comme dans la pince de Hunter,

(1) Ségalas, *Lancette française*, 1832, t. VI, p. 235.

lui sert à la fois de constricteur et de conducteur. Le mouvement de retrait nécessaire à son resserrement s'opère à l'aide d'un vis de rappel, c'est-à-dire avec force et sans secousse. Il résulte de ce mécanisme la possibilité de plier en deux la sonde ou la bougie restée dans la vessie, et de l'obliger à rentrer en double dans la canule conductrice. »

L'idée d'un tube protecteur appartient à Le Roy (1), mais celui-ci ne l'avait appliqué qu'à l'extraction des fragments de calculs. L'appareil de Ségalas n'est applicable qu'à l'extraction des corps très-flexibles, tels que les bougies. Bianchetti (2), Spessa (3), Busi (4), Courty (5), etc., ont proposé des instruments analogues à celui de Ségalas, mais assez puissants pour plier des corps métalliques.

L'instrument de Bianchetti est composé : 1° d'une canule en acier poli de trois lignes de diamètre ; 2° d'une tige en fer terminée à son extrémité inférieure par une tenette dont les mors garnis de dents sont tenus écartés par un ressort. Cette tige présente un pas de vis sur lequel un écrou roule à volonté. Les instruments de Spessa, Busi et Courty ne sont que des modifications du précédent.

L'appareil de Courty se compose (fig. 1547) d'une canule dont le bec, légèrement recourbé, présente une ouverture à son talon ; dans cette canule joue une tige dont l'extrémité, recourbée en crochet A, peut ployer en deux et faire rentrer, à l'aide d'une crémaillère et d'un pignon, dans le tube conducteur, le corps étranger B, dès qu'il a été saisi.

Courty avait joint à son instrument un barreau aimanté destiné à attirer le corps étranger. Cette complication n'a pas été acceptée.

§ 3. — Instruments d'extraction par redressement.

Les corps épais et rigides ne peuvent être soumis à l'action des duplicateurs ; les pinces ordinaires les saisissent presque toujours transversalement de sorte qu'ils ne peuvent traverser le col vésical ; pour arriver à ce résultat, il faut absolument les saisir par une de leurs extrémités afin que leur axe devienne la continuation de celui de l'instrument. Le Roy d'Etiolles a surtout contribué à vulgariser l'usage des redresseurs dont il a publié cinq modèles (6).

(1) Le Roy d'Étiolles, *Exposé des divers moyens employés pour guérir la pierre*, p. 153, 1825.
(2) Bianchetti, *Ann. univ. di Omodei*, t. LXXIV et *Archives de médecine*. 2ᵉ série, t. X, p. 485.
(3) Spessa, *Gazette médicale*, 1841, p. 266.
(4) Busi, *Gazette médicale*, 1849, p. 105.
(5) Courty, *Archives de médecine*, février 1851.
(6) Le Roy d'Etiolles, *Recueil de lettres et mémoires*, p. 229.

Parmi ces modèles figure un lithoclaste (fig. 1548) dont les branches B G glissent l'une sur l'autre, non pas d'avant en arrière, mais latéralement. Le corps étranger A est d'abord saisi transversalement, mais le mou vement de glissement latéral d'une branche sur l'autre continuant, le corps tourne sur lui-même jusqu'à ce qu'il ait pris une situation longitudinale.

Leroy a aussi proposé l'emploi de la sonde de Haller, sur la gaine de laquelle il a ménagé une longue échancrure longitudinale descendant du bec de l'instrument ; la tige à entraîner, étant saisie par les branches, vient arc-bouter contre le bout de l'extrémité de la gaîne, bascule en obéissant à la traction, et vient se placer dans l'échancrure.

Dans un autre modèle (fig. 1549), l'appareil se compose d'une sonde courbe dans laquelle joue un mandrin B terminé par un petit crochet ; un curseur A glisse sur le mandrin. La sonde est pourvue d'une gouttière longitudinale dans toute la longueur de la portion recourbée. L'instrument est introduit fermé dans la situation représentée par la figure O ; lorsqu'il est arrivé dans la vessie, on pousse le mandrin afin de développer le petit crochet qui va saisir le corps étranger et qui le ramène dans la gouttière dans une situation telle que son axe coïncide avec celui de l'instrument (lettre D).

L'extracteur (1) en forme de brise-pierre (fig. 1550) est peut-être d'un emploi plus commode que les précédents ; il assure mieux la préhension. Cet instrument se compose comme le lithotriteur de deux branches, l'une mâle et l'autre femelle, glissant l'une sur l'autre d'avant en arrière ; les deux extrémités coudées des deux branches sont concaves dans toute leur hauteur ; entre elles on remarque à droite, quand l'instrument est fermé, un espace libre C de 2 à 3 millimètres de largeur dans lequel glisse de bas en haut, un petit bouton B mû par un mandrin qui, après avoir parcouru toute la longueur de la gouttière de la branche femelle, sort en D, où il se termine par une petite plaque métallique ; du côté gauche, les mors arrivent en contact à leur extrémité supérieure dans l'étendue de 8 millimètres, au-dessous de laquelle ils se séparent de nouveau pour former une large gouttière s'étendant jusqu'au coude de l'instrument.

Pour se servir de cet extracteur, on l'introduit fermé dans la vessie, après avoir tiré en arrière la plaque D, pour que le bouton B soit placé au niveau de la courbure : le corps étranger A étant saisi transversalement, on pousse en avant le mandrin et par conséquent le bouton B ; celui-ci dans sa marche ascensionnelle presse contre le corps A, et le force à se coucher dans la gouttière, et, par conséquent, à prendre une situation rectiligne.

(1) *Gazette médicale*, 1851, p. 122.

' Au premier abord.les redresseurs de Le Roy d'Etiolles, le dernier surtout, semblent d'un emploi très-simple ; on serait tenté de croire que le corps

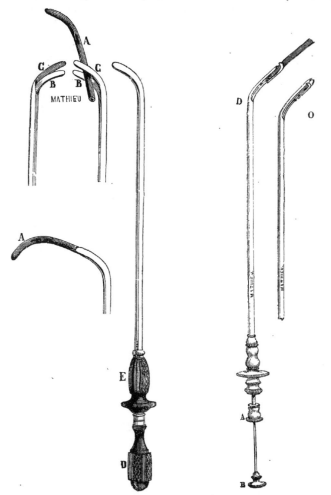

FIG. 1548. — Extracteur par redressement (Le Roy d'Étiolles).

FIG. 1549. — Extracteur par redressement (Le Roy d'Étiolles), 2ᵉ modèle.

étranger, une fois saisi, doit fatalement glisser dans la gouttière et continuer l'axe de l'instrument; il est malheureusement bien loin d'en être ainsi dans la pratique. La gouttière dans laquelle doit glisser le corps étranger pour se placer dans l'axe de la sonde ne peut pas être supérieure à la longueur de la portion courbe de l'instrument, et celle-ci ne peut guère dépasser 4 centi-

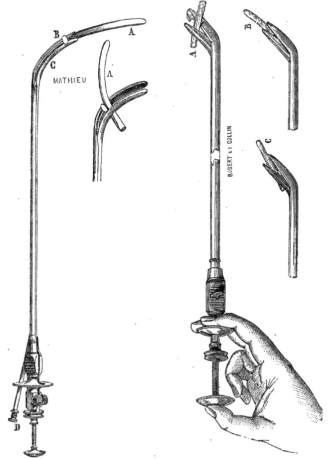

FIG. 1550. — Extracteur par redressement (Le Roy d'Étiolles), 3ᵉ modèle.

FIG. 1551. — Redresseur de Robert et Collin.

mètres. Ceci étant admis, supposons que nous devions retirer de la vessie un fragment de sonde, un clou, ou toute autre tige longue de 7 centimètres ; le redresseur représenté (fig. 1550) est introduit dans la vessie, le corps étranger est saisi transversalement entre ses mors, en un point correspondant à la réunion du 5ᵉ et du 6ᵉ centimètre, de telle sorte que 5 centimètres soient dirigés du côté droit de l'instrument, c'est-à-dire du côté de la gouttière, et 2 centimètres du côté opposé. Dans cette situation, le redressement est impossible, parce que les 5 centimètres excédants ne peuvent entrer dans la gouttière qui n'a que 4 centimètres de longueur ; la tige métallique prend une position angulaire dans laquelle l'extraction est matériellement impossible. Or le hasard seul peut faire que nous saisissions un corps allongé introduit dans la vessie en un point qui soit distant de l'une de ses extrémités de 4 centimètres ; remarquons bien qu'il ne s'agit pas ici de l'une quelconque des extrémités du corps étranger, mais seulement de celle qui regarde le côté gauche du patient, car celle-là seule peut se coucher dans la gouttière, puisque le mandrin occupe le côté opposé de l'instrument.

On a conseillé, lorsque le corps étranger n'a pas pénétré dans la gouttière, de retirer doucement l'instrument, en diminuant légèrement la pression de ses mors ; le corps étranger, arc-boutant par son extrémité, contre le col vésical, remonterait peu à peu vers le bec de l'extraeteur et viendrait se placer dans la gouttière, sous l'impulsion du mandrin ; ce dernier doit être poussé en avant en même temps que l'extracteur est retiré. Cette manœuvre d'une extrême difficulté échoue presque toujours ; les cuillers des mors ne sont pas assez accentuées pour retenir le corps étranger lorsque la pression est diminuée.

Robert et Collin ont proposé un nouveau redresseur qui présente les mêmes inconvénients que celui de Le Roy d'Etiolles, au point de vue de la préhension et du redressement, mais qui permettrait plus facilement la deuxième manœuvre que nous venons d'indiquer.

Le redresseur de Robert et Collin se compose de deux branches dont les mors sont taillés en cône (fig. 1551). Le mors de la branche femelle est muni à son extrémité, et sur son bord gauche, d'une saillie en forme de crochet ; le mors de la branche mâle présente, sur sa partie médiane et postérieure, une saillie disposée en forme de plan incliné descendant du bec au talon ; une étroite fenêtre longitudinale est ménagée dans le mors femelle pour recevoir ce plan incliné quand les deux mors sont en contact. Sur le côté gauche du mors est une gouttière longitudinale séparant les deux mors dans toute leur longueur, si ce n'est au niveau du crochet de la branche femelle. Dès que l'extracteur a rencontré le corps étranger, les mors sont écartés ; le corps étranger une fois saisi dans la position A, les deux mors, en se rapprochant, le forcent de s'incliner dans la position C en s'arc-boutant contre le crochet du mors femelle et en glissant le long du plan incliné jusqu'à ce qu'il vienne se placer dans la gouttière, comme cela est représenté en B. Ici, comme dans l'instrument précédent, le corps étranger ne pourra se placer dans la gouttière qu'autant qu'il aura été saisi sur un point convenable de sa longueur, mais, les rebords des mors étant plus accentués grâce au crochet et au plan incliné, il est possible de diminuer la pression sans lâcher le corps étranger, et, par conséquent, de permettre à ce dernier de remonter peu à peu vers le bec au fur et à mesure que l'extracteur est retiré de la vessie.

Appliqués aux corps étrangers de la vessie de la femme, les redresseurs exécutés d'après les principes de Le Roy d'Etiolles présentent moins d'inconvénients, parce qu'ils sont rectilignes ; la gouttière dans laquelle s'incline le corps étranger peut donc être beaucoup plus longue, puisqu'elle n'est plus limitée par la courbe de l'instrument. Dans ces conditions, on peut employer très-utilement l'instrument représenté (fig. 1552). Le mécanisme est le même que dans l'instrument de Le Roy, représenté figure 1550, seulement le mandrin à bouton est remplacé par un crochet B qui saisit le corps étranger C, le fait basculer et le fixe dans la gouttière.

Chez la femme, avons-nous dit précédemment, on peut employer, pour extraire les corps étrangers, des pinces à polypes ou des pinces à pansement. Pour faire exécuter aux corps allongés le mouvement de quart de cercle qui doit les placer dans l'axe de l'instrument, Le Roy d'Etiolles (1) a ajouté à la pince à pansements une petite barette qui, poussée par un mandrin, glisse sur l'intervalle des branches, pour faire basculer et coucher entre elles le corps qui auparavant formait un angle.

Nous devons faire remarquer que les instruments spéciaux dont nous venons de parler ne sont pas indispensables au redressement ; cette opération peut s'exécuter avec un trilabe ou un brise-pierre.

D'après Civiale (2), aucun instrument ne serait plus avantageux que le trilabe. Voici comment ce chirurgien décrit son procédé : « Le corps étranger étant saisi par son milieu oppose une grande résistance aux efforts d'extraction. On cesse de tirer l'instrument, on desserre la vis de pression de la canule extérieure, que l'on retire de quelques millimètres ; les branches du trilabe, étant moins serrées, laissent plus de liberté au corps étranger ; en tirant légèrement à soi, ce corps étranger, pouvant se mouvoir, se place dans le sens de sa longueur. »

Caudmont (3) recommande l'emploi d'un brise-pierre à bec plat, qu'il manie en suivant des règles précises.

(1) Le Roy d'Étiolles, *Recueil de lettres*, p. 227.
(2) Civiale, *Traité pratique et historique de la lithotritie*. Paris, 1847, p. 252.
(3) Caudmont, *De l'extraction des corps étrangers de forme allongée introduits dans la vessie* (*Gazette des hôpitaux*, 12 juin 1849, 3ᵉ série, t. I, p. 271).

« Ces manœuvres, dit-il, doivent être faites avec beaucoup de douceur et de prudence ; elles exigent une dextérité de mains que l'habitude fait acquérir. Seulement comme elles ne doivent réussir que lorsque le corps étranger est saisi par une extrémité, il en résulte qu'on ne doit les mettre en pratique que dans cette circonstance spéciale sous peine de faire subir inutilement au malade des tâtonnements toujours fatigants.

» Mais comment reconnaître la manière dont le corps se présente dans l'instrument? Comment savoir s'il est pris par une extrémité ou par un tout autre point? jusqu'ici la science s'est tue à cet égard; il existait là une lacune dont tout le monde comprend l'importance.

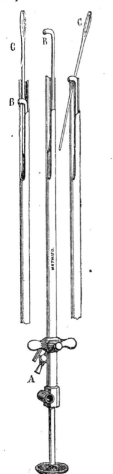

FIG. 1552. — Redresseur (modèle Mathieu).

» En expérimentant sur le cadavre, j'ai réussi à la combler, du moins en manœuvrant avec le lithoclaste à bec plat. J'ai remarqué que lorsque cet instrument butait contre le col de la vessie, alors qu'il était chargé du corps étranger, on le voyait tantôt rester dans la même position, tantôt éprouver un mouvement de rotation sur son axe. J'attribuais cette différence dans la position de l'instrument à ce que le corps étranger se présentait dans son intérieur d'une manière différente. En effet, en ouvrant l'abdomen et la paroi antérieure de la vessie pour voir ce qui se passait dans la cavité de cet organe, je constatai que le lithoclaste restait dans la même position lorsque le corps étranger était pris vers le milieu de sa longueur et qu'il proéminait à peu près dans une égale étendue de chaque côté de l'instrument : au contraire, qu'il éprouvait un mouvement très-prononcé de rotation sur l'axe lorsqu'il était saisi par une extrémité dans une direction oblique à celle de l'instrument. Je répétai cette manœuvre un très-grand nombre de fois, et toujours j'arrivai aux mêmes résultats.

» Quand le corps étranger est retenu dans le lithoclaste par un point autre que l'extrémité, mais de manière à avoir d'un côté de l'instrument un bout plus long que l'autre, le mouvement de rotation de l'axe se produit encore, mais léger et en rapport avec l'inégalité qui existe entre la longueur des deux bouts; plus cette inégalité est grande, plus ce mouvement de rotation est considérable ; et enfin il est complet quand le corps se présente par une extrémité, mais dans une mauvaise direction. L'instrument, dans ce dernier cas, décrit un quart de cercle qui s'exécute en sens inverse du côté où le corps proémine. Ainsi, quand le corps saisi par son extrémité droite est saillant à gauche du lithoclaste, ce dernier se tourne directement à droite, et *vice versâ*. Dans le cas où il y a de chaque côté de l'instrument un bout d'inégale longueur, le bout le plus long est placé du côté opposé à celui vers lequel s'est tourné le lithoclaste. On voit qu'on peut, à l'aide de ce signe, être renseigné aussi exactement que possible sur la situation qu'affecte ce corps étranger dans l'intérieur de l'instrument.

» Il est nécessaire de prendre quelques précautions pour que la constatation de ce signe puisse se faire sans aucune cause d'erreur. Voici le procédé que je conseille d'employer.

» Une fois le corps saisi et fixé dans l'instrument, on ramène le lithoclaste vers le col de la vessie, et on fait le mouvement convenable pour le retirer à travers le canal de l'urèthre. Si le corps a été pris par une extrémité et dans une direction parallèle à celle de l'instrument, ce dernier s'engage facilement dans l'orifice uréthro-vésical, et l'extraction est bientôt terminée. Je suppose que le volume du corps n'oppose par lui-même aucun obstacle, et, dans tous les cas, il est possible de lever toute incertitude à cet égard par la mesure de l'écartement qui existe à l'extérieur entre les extrémités des deux branches de l'instrument. Si l'on rencontre une résistance au col de la vessie, alors qu'on s'est assuré que le volume de l'objet qu'on veut extraire n'est pas trop considérable, c'est que ce dernier est saisi par un point intermédiaire aux extrémités, ou par un des bouts, mais dans une direction oblique, de manière à faire un angle prononcé avec les mors de l'instrument. Pour décider quelle est celle de ces deux présentations, on soutient le lithoclaste contre le col de la vessie, en ouvrant la main pour lui rendre toute liberté, et en le soutenant simplement avec le médius et l'annulaire placés autour de la tige, au-dessous de la rondelle de la branche femelle. Tantôt on verra l'instrument n'éprouver aucun mouvement, et alors l'objet est pris en travers vers le milieu de sa longueur; tantôt au contraire le lithoclaste tournera sur son axe, et sa face supérieure viendra regarder directement une des branches de l'arcade pubienne : et dans ce cas, on est certain que le corps étranger a été saisi par une de ses extrémités et

qu'il proémine du côté opposé à celui vers lequel l'instrument s'est tourné.
Un excellent point de repère est fourni par l'échancrure qui se trouve à
l'extrémité extérieure de la branche femelle, sous sa rondelle terminale, et
qui est destinée à laisser la portion courbe de la branche mâle s'engager
dans la coulisse. Dans les circonstances ordinaires, cette échancrure regarde
directement l'abdomen du malade : quand le lithoclaste tourne sur lui-
même, elle se meut en même temps et vient regarder un des côtés, selon
le sens dans lequel s'est opéré le mouvement de rotation, et l'étendue du
déplacement est d'autant plus considérable que le corps est pris plus près
d'une extrémité.

» Quand on a reconnu que le corps étranger se présente par une extrémité, mais dans une mauvaise direction, on pratique la manœuvre conseillée
par Civiale. On peut la modifier avantageusement par suite de la notion
qu'on a acquise de la position précise du corps : en même temps qu'on
desserre un peu les mors du lithoclaste et qu'on les engage légèrement dans
le col de la vessie, on se trouve bien de les tourner doucement vers le
côté où le corps fait saillie; on arrive ainsi plus rapidement à redresser
ce dernier, car, pendant qu'il chemine vers la ligne médiane, l'instrument
va au-devant de lui.

» Quand le corps n'est pas pris par une de ses extrémités, toute manœuvre est inutile. Il faut alors le faire retomber dans la vessie pour chercher
ensuite à le saisir d'une manière convenable. Toutefois on sait où sont les
extrémités, où est le bout le plus long, où est le plus court, et l'on peut
se servir de ces renseignements pour arriver promptement au but qu'on se
propose. »

§ 4. — Extraction par division.

Quand toutes les manœuvres précédentes ont échoué, il convient avant
de recourir à la taille, de chercher à réduire le volume du corps étranger. Si ce corps est susceptible d'être pulvérisé, le brise-pierre trouverait une utile application; mais il est des corps durs, tels que le bois, qui
se laissent mâcher entre les mors de l'instrument sans se diviser.

Le Roy d'Etiolles et Civiale ont proposé des inciseurs pour lever cette
difficulté. L'instrument de Le Roy d'Etiolles (1) était trop compliqué pour
entrer dans la pratique.

L'inciseur de Civiale (2) ne diffère du lithoclaste ordinaire qu'en ce que

(1) Le Roy d'Etiolles, *Recueil de lettres et mémoires*, p. 251.
(2) Civiale, *Lithotritie*, p. 244.

le mors de la branche mâle présente deux bords tranchants séparés par une rigole. Cet instrument fonctionne comme le lithotriteur ; chaque fois que les mors se rapprochent, le corps étranger est divisé en trois segments. Caudmont a fait construire un instrument plus puissant que les précédents, avec lequel il se propose de diviser les corps métalliques ; c'est (fig. 1553) un lithotriteur à pignon dont le mors mâle est garni d'un fort

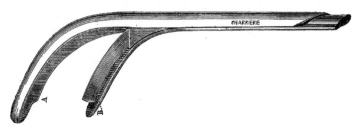

FIG. 1553. — Diviseur de Caudmont.

biseau tranchant B, en acier, qui s'engage et se cache dans la fenêtre du mors femelle A.

CHAPITRE XII

INSTRUMENTS EMPLOYÉS DANS LES OPÉRATIONS QUI SE PRATIQUENT SUR LES ORGANES GÉNITO-URINAIRES DE LA FEMME

ARTICLE PREMIER. — HYDROPISIE ENKYSTÉE DE L'OVAIRE.

L'hydropisie enkystée de l'ovaire peut être soumise à trois modes principaux de traitement chirurgical : l'incision, la ponction et l'extirpation.

L'incision ne réclamant pas d'instruments spéciaux, nous ne nous occuperons que de la ponction et de l'extirpation.

§ 1. — Ponction.

Le liquide contenu dans les kystes ovariens étant presque toujours visqueux, il est indispensable de se servir d'un trocart volumineux ; Maisonneuve (1) conseille l'emploi d'un trocart de 5 millimètres de diamètre au minimum, d'une longueur de 15 à 20 centimètres, et plutôt courbe que droit.

(1) Maisonneuve, *Des opérations applicables aux maladies de l'ovaire*. Paris, 1850.

Si l'on veut s'assurer contre toute chance d'introduction de l'air pendant l'opération, on peut adapter au trocart l'un des appareils que nous avons indiqués à l'article *Thoracentèse.*

Si la canule devait rester à demeure pour assurer un écoulement intermittent ou continu du liquide contenu dans le kyste, on pourrait recourir au procédé proposé par Verneuil pour l'évacuation du pus contenu dans les abcès par congestion. (Voy. page 587.)

Le chirurgien n'a pas uniquement à se préoccuper de prévenir l'entrée de l'air ; il doit encore, et surtout, empêcher le contenu du kyste de pénétrer dans le péritoine, accident qui pourrait survenir si les parois de la poche venaient à abandonner la canule du trocart. Cet accident est à peu près impossible si, à l'exemple de Boinet (1), on introduit profondément par le trocart une canule en gomme élastique. On pourrait encore le rendre impossible en déterminant des adhérences péritonéales par les procédés de Récamier, Bégin, Trousseau (2), Barth (3).

Les trocarts spéciaux ont été proposés surtout pour les cas où le chirurgien se propose de laisser ouvert l'orifice fait par la ponction.

Dès 1841, Rambaud a présenté à l'Académie des sciences un trocart très-ingénieux, mais trop compliqué pour rester dans la pratique.

Maisonneuve (4) a fait construire par Charrière un instrument qui avait été inventé par un jeune chirurgien américain pour la ponction de la vessie. Cet instrument (fig. 1554) se compose : 1° d'une canule droite ou courbe A présentant, à 1 centimètre de son bec, deux ouvertures ovalaires placées en face l'une de l'autre ; la canule est parcourue par un poinçon à pointe lancéolée ; 2° de deux tiges plates et minces CC, de la longueur de la canule, de 3 millimètres de largeur, terminées à la pointe par un bouton faisant saillie à angle droit sur la face externe et représentant un demi-ovale de 3 millimètres ; 3° d'une canule intérieure D de même longueur que la première, et un peu aplatie sur les faces latérales ; 4° d'un curseur en forme de rondelle plate, pouvant être fixé au moyen d'une vis sur divers points de la longueur de la canule, comme cela est représenté en B.

« Pour faire la ponction, dit Maisonneuve, le trocart, armé de sa canule seulement, est introduit dans le kyste ; on retire la flamme ; et, pendant

---

(1) Boinet, *De la cure radicale de l'hydropisie enkystée de l'ovaire par les injections iodées* (*Bulletin de l'Acad. de méd.*, 1852, t. XXVIII, p. 165, et *Bulletin de thérapeutique*, août 1852).

(2) Cazeaux, *Des kystes de l'ovaire*, thèse pour l'agrégation. Paris, 1844.

(3) Barth, *Kystes volumineux de l'ovaire, nouveau mode de traitement* (*Bulletin de l'Acad. de méd.*, année 1855-56, t. XXI, p. 583.

(4) Maisonneuve, *Clinique chirurgicale.* Paris, 1863-64, p. 549.

que le liquide s'écoule, on introduit dans la canule un des accessoires (l'une des tiges C) que l'on pousse dans toute la longueur de sa tige. Les choses sont disposées de manière que le bouton s'engage dans une des ouvertures latérales de la pointe de la canule.

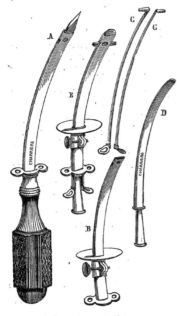

FIG. 1554. — Trocart de Maisonneuve.

» On introduit alors de la même manière le deuxième accessoire, dont le bouton vient s'engager dans l'autre ouverture latérale de la pointe de la canule; on glisse entre les tiges des deux accessoires la deuxième canule D, qui remplit la cavité de la première et maintient saillant, à travers les ouvertures latérales, les deux boutons ovalaires. Il en résulte que l'instrument ainsi disposé, arrêté à l'intérieur du kyste par les deux boutons latéraux, ne peut plus s'en échapper, et qu'il maintient au contact la paroi de ce kyste appliquée contre celle de l'abdomen. Un curseur à plaque, disposé sur la canule, permet ensuite de maintenir cette application exacte au moyen d'une douce pression. » La lettre E de la figure 1554 montre l'agencement des deux canules A D, des tiges C C et du curseur.

Victor Uytterhoeven (1) a proposé un trocart à curseur agissant à peu près comme le précédent.

Le trocart de Buys permet tout à la fois de fixer les parois du kyste aux parois abdominales et de vider la tumeur à l'abri du contact de l'air. « Pour remplir cette indication, dit Buys (2), j'ai fait confectionner des ampoules en caoutchouc de la grosseur d'une tête d'enfant, dont les parois variant d'épaisseur possèdent une force aspiratrice plus ou moins prononcée, de manière à graduer leur effet selon les besoins; un conduit élastique partant de l'ampoule aboutit à un robinet métallique qui se visse à l'ex-

---

(1) Uytterhoeven, *Journal de la Société des sciences médicales et naturelles de Bruxelles*, t. XXVIII, p. 521.

(2) L. Buys, *Traitement de l'hydropisie enkystée de l'ovaire par aspiration* (*Journal de médecine, de chirurgie, etc., de Bruxelles*, 1865, t. XL, p. 33).

trémité d'un trocart. L'ampoule n° 1 n'a qu'un millimètre d'épaisseur de paroi ; c'est à peine si son aspiration est sensible ; elle doit servir à vider la tumeur afin d'empêcher que, par une rupture trop prompte, la femme ne soit incommodée.

» L'ampoule n° 2 a 2 millimètres et demi de paroi ; elle a une force à peu près double de la précédente, son usage est aussi différent ; elle doit, le kyste vidé, en maintenir la vacuité en aspirant chaque goutte de sérosité aussitôt sa formation, et rapprocher les parois. Cependant sa puissance aspiratrice ne pourrait nullement irriter ou enflammer la surface interne de la tumeur ; ce rôle est dévolu à l'ampoule n° 3 dont les parois ont 3 millimètres et demi d'épaisseur ; celle-ci doit servir à activer le retrait du kyste, et à produire une fluxion avec exsudation de la lymphe plastique. Je crois, c'est peut-être une présomption, puisque l'expérience ne l'a pas encore prouvé, que le traitement, au moyen de ces ampoules employées selon l'indication, aboutira à la guérison des kystes simples, et cela d'autant plus facilement que, s'il le faut, on peut combiner leur action avec celle de tout autre agent tels, que la teinture d'iode, la teinture de myrrhe, une solution de sulfite alcalin, l'eau tiède, etc.

» Ce qui doit principalement recommander ce nouveau mode de traitement, c'est que par lui on peut éviter le contact de l'air sur les liquides morbides et extraire facilement ceux-ci, fussent-ils épais comme la substance colloïde. De pareilles ampoules n'étant pas applicables au mode d'emploi du trocart connu, elle n'auraient fait qu'ajouter des dangers nouveaux à ceux déjà existants ; il a donc fallu recourir à un instrument nouveau qui, tout en étant d'une application et d'une extraction faciles, peut s'immobiliser là où il a pénétré. Cet instrument doit également s'opposer à ce que le kyste vidé ne se retire de lui et ne le laisse plongeant dans la cavité du péritoine. Ai-je rempli cette indication ? Je l'espère. La canule de ce nouveau trocart est double, et entre les deux parties se cachent quatre ressorts en or qui, l'instrument plongeant dans le kyste, se dilatent et viennent faire un bourrelet de 3 centimètres de diamètre par lequel le kyste est attiré et maintenu contre les téguments. D'autre part, un manchon à vis fait avancer jusque contre la peau un disque métallique basculant, formé des deux plaques contre lesquelles s'insère une rondelle de baudruche. La paroi du kyste et la paroi abdominale sont ainsi accolées. Pour maintenir le tout parfaitement en place et empêcher que plus tard l'air extérieur ne pénètre sur les côtés du trocart, la rondelle de baudruche est adaptée à la peau au moyen de collodion élastique. L'instrument est complété par un robinet placé près de son ouverture, de manière à ne permettre la sortie du liquide que lorsque le robinet de l'ampoule a été

vissé sur lui. Enfin un bandage de corps doit, au moyen d'un compresseur à vis, déprimer la paroi abdominale du côté opposé à celui où siége la
tumeur, et aider de cette façon à l'action des aspirateurs. »

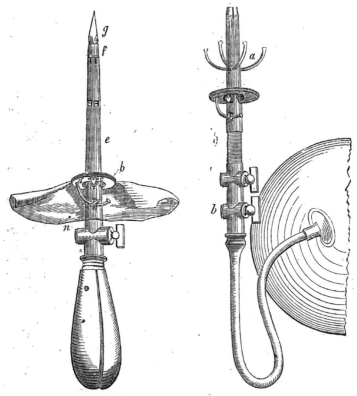

FIG. 1555. — Trocart de Buys, préparé
pour faire la ponction.

FIG. 1556. — Trocart de Buys, muni
du disque de caoutchouc.

Les figures 1555 et 1556 font parfaitement comprendre le mécanisme
du trocart de Buys : un double disque b peut basculer sur le manchon
muni d'une baudruche n ; la baudruche est serrée entre les deux disques
au moyen des boutons c ; un arc de cercle d, à vis compressive, sert à
immobiliser les disques dans la position voulue. La canule externe e est
percée de quatre petites fenêtres par lesquelles s'échappent les tiges a lorsque l'instrument est ouvert ; la canule interne f est occupée par le poinçon g. Dans la figure 1556, le poinçon et son manche sont remplacés par

l'ampoule en caoutchouc avec son tube en élastique aboutissant au robinet *b*.

Mathieu a construit pour le docteur Panas(1) un trocart (fig. 1557) imité de celui de Buys, mais d'un système moins compliqué. La canule de ce trocart est munie de quatre ailettes qui s'écartent en A, sous l'influence d'un mouvement de la vis de rappel E; un curseur à plateau B glisse sur la canule et peut être fixé dans une position quelconque par la vis de pression D. Le trocart est fixé sur un manche au moyen de la vis de pression F. Lorsque le trocart a été poussé dans le kyste, on fait saillir les ailettes A A, afin qu'elles s'appliquent contre la face interne du kyste ; en même temps on fait descendre le plateau B jusqu'à ce qu'il soit appliqué sur les téguments. La paroi du kyste est donc serrée contre la paroi abdominale, et pas une goutte de liquide ne peut s'épancher dans le péritoine.

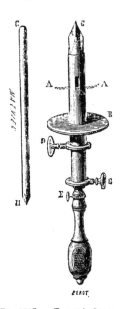
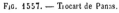
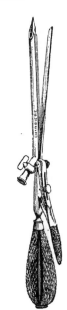

FIG. 1557. — Trocart de Panas.   FIG. 1558. — Lithotome de Demarquay.

Les instruments que nous venons de décrire peuvent être appliqués, à la rigueur, à la ponction vaginale.

Pratiquée d'abord par Callisen, en 1775, la ponction vaginale fut pré-

(1) Panas, *Bulletin de l'Académie de médecine*, t. XXXII, p. 440.

conisée surtout par Récamier. Ce dernier fit construire des instruments avec lesquels il se proposait de faire la ponction, puis d'agrandir la plaie si la ponction était jugée insuffisante. L'un de ces instruments ne différait du lithotome du frère Come qu'en ce que la gaîne protectrice était pointue. Récamier avait aussi fait construire des trocarts présentant une cannelure destinée à servir de guide au bistouri.

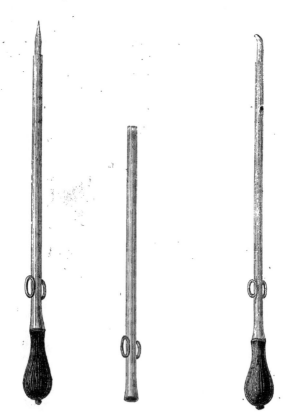

Fig. 1559. — Trocart pour la ponction vaginale (Scanzoni). Fig. 1560. — Canule de trocart. Fig. 1561. — Bistouri à large dos (Scanzoni).

Demarquay a proposé un instrument (fig. 1558) qui est tout à la fois un trocart et un lithotome. On peut avec cet instrument faire la ponction, donner issue au liquide et agrandir l'ouverture si cela devient nécessaire.

Scanzoni arrive au même but avec un trocart de 27 centimètres de longueur (fig. 1559) et un bistouri à large dos (fig. 1561).

§ 2. — Extirpation des ovaires.

Cette opération comprend quatre temps principaux : 1° incision de la paroi antérieure de l'abdomen, y compris le péritoine, sur la ligne médiane, depuis quelques centimètres au-dessus du pubis jusqu'à l'ombilic et même jusqu'à l'appendice xyphoïde ; 2° destruction des adhérences superficielles et ponction de la tumeur afin de diminuer son volume ; 3° destruction des adhérenees profondes et ablation de la tumeur dont le pédicule a été étreint par un clamp ou un serrenœud, afin de prévenir les hémorrhagies ; 4° le pansement.

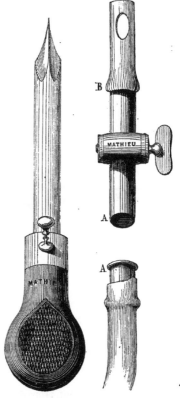

Le premier temps de l'opération ne nécessite aucun instrument spécial.

La ponction se fait à l'aide de trocarts construits, autant que possible, de manière à prévenir l'épanchement des liquides enkystés dans la cavité péritonéale.

Nélaton s'est servi d'un gros trocart à robinet (fig. 1562). La canule de ce trocart est munie d'un renflement B destiné à l'empêcher de s'échapper du kyste pendant l'écoulement du liquide. En àrrière, la canule se termine par une douille A sur laquelle se fixe le tube de caóutchouc qui doit conduire les liquides dans un récipient.

FIG. 1562. — Trocart de Nélaton.

Le renflement de la canule de Nélaton ne donne pas une garantie suffisante contre l'épanchement des liquides dans le péritoine ; Mathieu a pro-

posé un trocart qui remplit mieux cette indication. La canule du trocart de
Mathieu (fig. 1563) est entourée en A par une ampoule de caoutchouc en communication, par un tube à robinet F, avec une poire de caoutchouc B. En
arrière de l'ampoule A est une rondelle métallique D. Le trocart est enfoncé
dans le kyste jusqu'à ce que la rondelle D appuie sur sa paroi ; alors l'ampoule A est insufflée par la poire de caoutchouc, le robinet est fermé et la
poire de caoutchouc retirée ; les parois du kyste étant interposées entre
l'ampoule et la rondelle, les liquides ne peuvent s'échapper que par le tube
C prolongé par un tube de caoutchouc ; ils ont d'autant plus de tendance à
suivre cette voie que le poinçon du trocart retiré, à l'aide du piston E,
jusqu'au niveau de la bifurcation de la canule, fait l'office d'une petite
pompe aspirante.

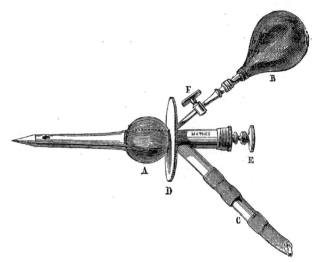

Fig. 1563. — Trocart de Mathieu, pour l'ovariotomie.

La pointe du trocart de Mathieu n'est pas constituée par une pyramide
à trois pans, comme celle du trocart ordinaire ; c'est tout simplement un
poinçon acéré.

Robert et Collin (1) ont proposé un trocart (fig. 1564) sur la canule
duquel est fixée une spirale aplatie, soudée à son extrémité pénétrante A,
et libre dans sa partie postérieure qui est dirigée vers la rondelle plate B ;
cette disposition permet à la partie non adhérente de se tasser sur elle-

(1) Bulletin de l'Académie de médecine, 1866-67, t. XXXII, p. 423.

même pour constituer une rondelle. Il suffit, pour faire passer la spirale dans le kyste, d'imprimer au trocart, après la ponction, un mouvement de rotation de gauche à droite. En tournant alors un écrou, les deux rondelles B A se rapprochent pour maintenir entre elles les membranes du kyste, sur lequel on peut tirer à mesure que la tumeur se vide. Le liquide s'écoule par la bifurcation C, quand le poinçon D a été retiré. Cet instrument remplit donc les deux conditions nécessaires à l'accomplissement de ce temps de l'opération ; le trocart ne peut pas quitter le kyste, et l'épanchement du contenu du kyste dans l'abdomen est impossible.

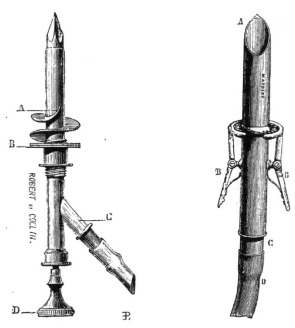

FIG. 1564. — Trocart de Robert et Collin.   FIG. 1565. — Trocart de Spencer Wells, modifié par Péan.

Spencer Wells recommande l'emploi d'un trocart fort ingénieux. C'est un tube (fig. 1565) de très-fort diamètre, terminé en A par un biseau assez acéré pour pouvoir faire la ponction sans le secours d'un poinçon. Ce tube présente vers sa partie médiane un arrêt circulaire et crénelé sur lequel viennent s'appliquer deux fortes grilles disposées en croissant ; ces grilles sont placées sous l'influence des ressorts B B. Aussitôt la ponction faite, les parois du kyste sont retenues vigoureusement contre le point d'arrêt par les griffes en croissant ; le trocart est donc placé dans une position stable, et le liquide ne peut pas s'épancher dans le péritoine. Un tube en caoutchouc D adapté en C conduit les humeurs dans un récipient.

E. Kœberlé (1) se sert d'un gros trocart (fig. 1566) dont la canule est munie

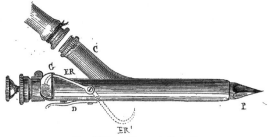

FIG. 1566. — Trocart de Kœberlé.

d'une bifurcation C, par laquelle le liquide est conduit dans un tube de caoutchouc. La canule est parcourue par un poinçon à pointe d'acier P, qui peut être retiré jusqu'au niveau de la bifurcation (fig. 1567). Deux érignes D et ER placées sur les côtés de la canule sont fixées au repos sur la rondelle G ; si l'on juge à propos de les implanter dans les parois du kyste, on les abaisse dans la position ER'.

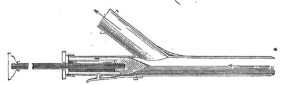

FIG. 1567. — Coupe du trocart de Kœberlé.

Kœberlé attribue de grands avantages à son instrument : « il offre une grande légèreté et se manie avec la plus grande facilité. Il était terminé lorsque j'ai eu connaissance par hasard du trocart de Thompson, dont il se rapproche beaucoup par son mécanisme, et que plus tard j'ai trouvé décrit (2).

« Le trocart, d'un centimètre de diamètre, forme exactement piston dans sa canule. Il suffit de le retirer d'une quantité donnée pour laisser un

(1) Kœberlé, *De l'ovariotomie* (*Mém. de l'Acad. de médecine*. Paris, 1863, t. XXVI, p. 321).
(2) Canstatt's *Jahresbericht*, 1861, t. V.

écoulement au liquide à travers un tube soudé obliquement à cette canule. En cas d'élargissement accidentel fait par le trocart, cette disposition permet, en poussant la canule au delà du point de rencontre des deux tubes, de boucher néanmoins l'ouverture élargie du kyste. L'instrument est muni de deux érignes dont on peut faire usage à volonté et au moyen desquelles il reste accroché au kyste, sans qu'on ait besoin de s'en préoccuper pendant l'écoulement du liquide et pendant que l'on continue l'opération. M. Elser, notre habile fabricant d'instruments, à Strasbourg, a imaginé de rendre creux le trocart et la tige qui lui fait suite pour obtenir plus de légèreté. Le poids de l'instrument est de 50 grammes. »

Si le liquide est trop épais pour s'écouler facilement à travers la canule du trocart, Kœberlé remplace cet instrument par une canule libre de 1 centimètre et demi de diamètre et taillée en biseau. Cette canule, qui a une longueur de 20 à 25 centimètres, sert aussi à perforer les loges profondes que l'on ne pourrait atteindre que difficilement avec le trocart.

La ponction accomplie, le chirurgien doit attirer et maintenir la tumeur au dehors, tout en détruisant les adhérences profondes qui peuvent la fixer aux divers organes de la cavité pelvienne. Il peut s'aider pendant cette manœuvre des pinces de Nélaton (fig. 1568) dont les mors A sont plats, striés et armés de dents multiples; une agrafe placée en B assure le rapprochement constant des branches de la pince.

Si des hémorrhagies surviennent pendant ce temps de l'opération, on peut les réprimer provisoirement avec de petites pinces à pression continue (fig. 1569); il est bon de placer, à l'arrière de ces pinces, un fil solide, afin de pouvoir les retrouver facilement dans la cavité abdominale. Kœberlé se sert de pinces fabriquées par Elser. Ce sont de petites pinces à an-

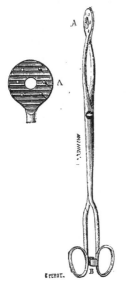

Fig. 1568. — Pince de Nélaton.

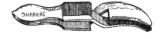

Fig. 1569. — Pince à pression continue.

neaux de 12 à 13 centimètres de longueur, assez semblables à de petites pinces à pansement. La constriction est maintenue à l'aide d'un point d'arrêt placé sur la branche droite ou branche mâle, lequel s'engage dans un anneau situé sur le point correspondant de la branche gauche ou branche femelle.

La tumeur attirée au dehors, on jette une forte ligature sur son pédicule; celui-ci est étreint, deux centimètres environ au-dessous de la ligature, à l'aide d'une pince presse-pédicule, pince à laquelle on donne généralement le nom de clamp.

Mathieu a construit un clamp composé (fig. 1570) de deux tiges articulées à l'une de leurs extrémités et rapprochées l'une de l'autre, dans une situation invariable, par la crémaillère C. La branche B supporte un croissant A disposé de telle sorte que le pédicule est étreint dans un triangle à angles émoussés.

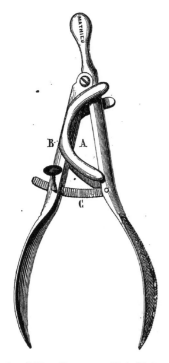

Le clamp doit rester en place plusieurs jours, jusqu'à ce qu'il tombe de lui-même. On peut alléger l'instrument en enlevant les branches après avoir opéré la striction. Cette disposition existe dans la pince presse–pédicule représentée figure 1571. En appuyant sur les cliquets B B, on enlève les branches, en ne laissant en place que la partie triangulaire qui comprime le pédicule. Cette portion triangulaire se compose d'un coulisseau ou pène mobile A et d'une branche coudée C; une crémaillère D assure la striction.

Quand le pédicule est large et plat, il peut être utile de remplacer le clamp que nous venons de décrire, par des serre–pédicules à branches à peu près parallèles. Tels

Fig. 1570.— Pince presse-pédicule (Mathieu).

sont les clamps de Spencer Wells et de Robert et Collin.

Le clamp de Spencer Wells (fig. 1572) se compose de deux tiges articulées à leur extrémité et réunies par une crémaillère. Ces deux tiges sont à branches démontantes au-dessous de la crémaillère.

Le clamp de Robert et Collin se compose de deux branches à tiges par-

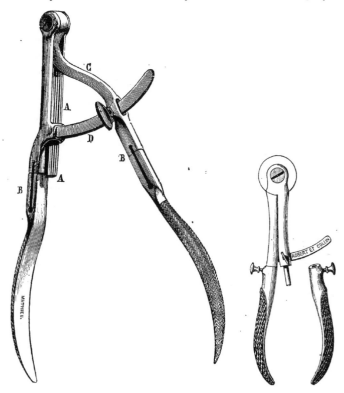

FIG. 1571. — Serre-pédicule.

FIG. 1572. — Clamp
de Spencer Wells.

faitement parallèles, réunies par deux vis de pression situées aux deux
extrémités ; il est aussi à branches démontantes.

Kœberlé s'est servi pendant longtemps du clamp représenté figure 1573.
« Le constricteur circulaire, dit Kœberlé (1), se compose de deux branches
séparées, articulées à la manière d'un forceps. Les manches de l'instrument
sont serrés par la pression des doigts et sont ensuite fixés par une vis transversale. Chaque manche de l'instrument se termine par une lame courbe,
étroite, dont l'extrémité offre une courbure exactement concentrique à

(1) Kœberlé, De l'ovariotomie (Mém. de l'Acad. de méd., 1863, t. XXVI, p. 321).

l'articulation, et qui se superpose sur la lame opposée. Les deux lames

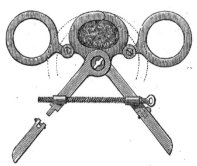

chevauchent l'une sur l'autre à la manière de ciseaux, en exerçant une constriction très-régulière, grâce à l'espace de forme circulaire qu'elles interceptent par leur concavité, jusque vers le moment de leur rapprochement complet. A chaque lame courbe est annexé un anneau métallique mobile, destiné à s'appliquer sur la paroi abdominale et à empêcher l'instrument d'être entraîné par le pédicule ovarique. La concavité de chacune des deux lames courbes présente un bord mousse. Le constricteur circulaire peut être enlevé très-facilement, grâce à la manière dont ses branches se désarticulent. Le peu de largeur des lames constringentes permet de tenir la plaie très-propre. »

FIG. 1 73. — Clamp constricteur circulaire de Kœberlé.

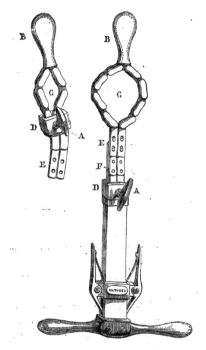

FIG. 1574. — Constricteur à chaîne métallique.

On a proposé de remplacer les clamps par un constricteur à chaîne (fig. 1574) dont le mécanisme est identique avec celui de l'écraseur linéaire de Chassaignac. Le milieu de la chaîne est fixé à une pièce B; ses deux extrémités pénètrent dans un tube plat dans lequel elles rentrent progressivement sous l'influence d'un levier à crémaillère. Lorsque la constriction est opérée, on retire le tube plat en ne laissant sur la chaîne que la bague mobile D maintenue dans une situation invariable par la vis A.

Depuis quelque temps Kœberlé a complétement abandonné l'usage des clamps, même de celui qu'il a inventé. Il se sert exclusivement de serre-nœuds (fig. 1575 et 1576) dont la longueur varié en raison inverse de la longueur du pédicule. Le modèle le plus souvent employé est long de 7 à 8 centimètres.

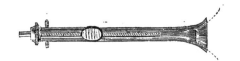

Fig. 1575. — Serre-nœud de Kœberlé.

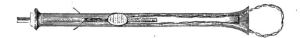

Fig. 1576. — Le même, muni d'une anse métallique.

Le serre-nœud de Kœberlé fonctionne d'après le mécanisme du serre-nœud d'A. Dubois, « au moyen d'une vis contenue dans une gaine, entraînant, par un mouvement de rotation, l'écrou auquel se trouve fixée l'anse de fil de fer. La longueur totale de l'instrument est de 10 à 15 centimètres. La longueur de la vis est de 6 centimètres. L'extrémité inférieure de l'instrument offre un orifice élargi transversalement pour le passage de l'anse métallique. Les bords latéraux de cet orifice sont courbes, de manière à se prêter à la courbure de l'anse du fil auquel ils servent de surface de réflexion, et pour empêcher sa section au moment de la constriction, ce qui résulte des instruments analogues dont les deux ou dont l'un des côtés de l'orifice sont parallèles à l'axe de traction. La vis se serre au moyen d'une clef. La largeur de l'extrémité inférieure de l'instrument est de 10, 15 et 20 millimètres.

On pourrait employer de la même manière le clamp à corde métallique de Guéride, qui n'est qu'un serre-nœud composé de deux parties A et B ajoutées bout à bout (fig. 1578). L'extrémité de la pièce A (fig. 1577) est percée de deux orifices dans lesquels s'engage la corde métallique G; les deux bouts de cette corde se fixent sur le bouton C de la pièce B; ce bouton remonte sous l'influence d'un treuil en assurant la striction du pédicule.

Quand la striction est arrivée au degré voulu, on peut tordre le fil en faisant exécuter quelques tours à l'instrument qui, dans ce cas, peut être enlevé en totalité. Il est plus prudent de ne pas tordre le fil et de laisser en place la pièce A qui permet d'augmenter ultérieurement la pression du fil, si cela devient nécessaire. Dans ce cas, le fil est fixé sur la pièce A au moyen du cliquet F, maintenu par la clef E.

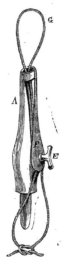
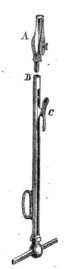

FIG. 1577. — Clamp à corde métallique   FIG. 1578 — Pièce terminale du clamp
de Guéride.   de Guéride.

L'avantage du presse-pédicule de Guéride est de ne laisser dans la plaie qu'une pièce métallique d'un poids insignifiant.

Les serre-nœuds sont applicables dans l'immense majorité des cas. Le docteur Taule, de Strasbourg, nous écrit que sur quarante ovariotomies qu'il a vu pratiquer par Kœberlé, l'emploi du serre-nœud n'a dû être rejeté qu'une seule fois à cause de la largeur et de l'extrême brièveté du pédicule, qui se détachait pendant la constriction. Dans ce cas, on n'a d'autre ressource que la cautérisation faite avec le fer rouge ou la galvano-caustique thermique.

Pour pratiquer la cautérisation, Bakez-Brown étreint les parties à cautériser entre deux larges lames d'acier rapprochées l'une de l'autre par un écrou (fig. 1579). Il promène ensuite sur ces lames un large cautère cutellaire (fig. 1580). L'une des faces du clamp à cautériser est recouverte de lames d'ivoire destinées à protéger les tissus contre l'action du calorique.

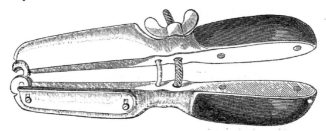

Fig. 1579. — Clamp-cautère de Baker-Brown.

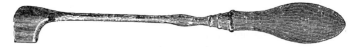

Fig. 1580. — Cautère cutellaire.

Péan a fait construire par Guéride un clamp à cautérisation, qui a la forme d'une tenaille à mors très-larges et très-écartés (fig. 1581) ; revêtus d'ivoire sur leur face externe, ces mors présentent, sur leur face in-

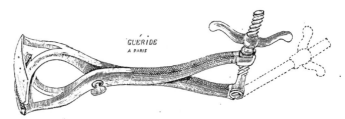

Fig. 1581. — Clamp à cautérisation de Péan.

terne, une large surface concave sur laquelle se promène le cautère ; les branches sont rapprochées par un écrou. Ces tenailles sont utiles surtout dans les cas où il est impossible d'attirer au dehors les parties à cautériser. Il est bon de disposer de clamps à cautérisation de diverses courbures, afin de pouvoir les adapter à tous les cas qui peuvent se présenter pendant l'opération. L'opération terminée, il peut être indiqué de maintenir le pédicule au dehors par deux longues aiguilles de fer.

Le pansement consiste à réunir la plaie au moyen de points de suture enchevillée pour les parties profondes, et de points de suture entortillée pour les parties superficielles.

Autrefois Kœberlé faisait la suture enchevillée à l'aide d'une aiguille à double chas, armée d'un double fil de fer entortillé autour de deux morceaux de sonde en gomme (fig. 1582). Ce chirurgien, ayant remplacé les fils métalliques par des fils de soie, ne se sert plus que d'une aiguille droite de 11 à 12 centimètres de longueur.

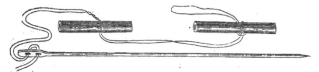

FIG. 1582. — Aiguille à double chas, armée d'un double fil entortillé autour de deux morceaux de sonde en gomme.

Si le pédicule est trop court pour être amené au dehors, Kœberlé recommande de maintenir béante la partie inférieure de la plaie au moyen d'un dilatateur qui en protège les bords. Ce dilatateur d (fig. 1583) est composé de deux lames de plomb; chacune de ces lames présente deux parties, l'une horizontale s'appliquant sur les téguments, l'autre verticale et en forme de gouttière, à concavité interne, qui pénètre dans la plaie. Introduites séparément, les deux lames de plomb sont maintenues écartées par une tige métallique.

La figure 1583 donne une excellente idée du mode de pansement de Kœberlé. sss représentent les sutures superficielles; — sss' les sutures profondes et enchevillées; — d le dilatateur; — sn le serre-nœud qui étreint le pédicule O; — sp est une suture sèche au sparadrap; — à la partie supérieure de la plaie E est une portion d'épiploon momifié.

Si Kœberlé redoute une hémorrhagie ou une exsudation abondante, il place à demeure, dans l'angle inférieur de la plaie, des tubes en verre dont l'extrémité plonge jusqu'au fond du petit bassin. L'extraction des liquides se fait au moyen d'une poire de caoutchouc adaptée à l'extrémité d'une sonde dont l'introduction est toujours facile au travers du tube de verre. Ce procédé sert aussi à pratiquer le lavage des foyers putrides et purulents.

Péan (1) rejette énergiquement l'emploi de ces tubes de verre dans les termes suivants : « Aussi l'événement permet-il d'établir, de la façon la plus positive, qu'il est extrêmement dangereux de laisser à demeure, dans la cavité péritonéale, le tube de verre qui vient d'être décrit, et dont l'emploi m'a toujours paru avoir été trop préconisé. »

(1) Péan, *Ovariotomie*. Paris, 1869.

Il nous semble que les éclatants succès de Kœberlé ne justifient pas cette critique.

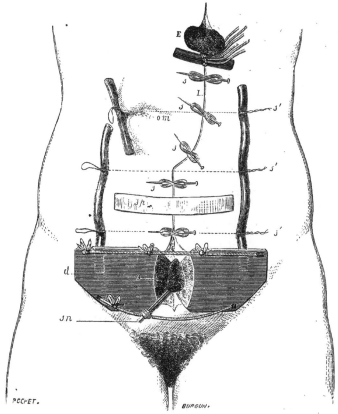

FIG. 1583. — Appareil de pansement après l'ovariotomie (Kœberlé).

ART. II. — SPÉCULUMS.

Les spéculums sont des instruments explorateurs qui ont pour but l'examen du col de l'utérus et des parois du vagin.

L'emploi du spéculum est très-ancien, car Paul d'Égine (1) en parle déjà

(1) Pauli Aeginetæ, *Opera, edente Joanno Guinterio Andernaco comm.*, p. 416. Ludg., 1551.

comme d'un instrument connu de son temps. Les médecins Arabistes, Rhazès, Abulcasis (1), signalent auss l'emploi du spéculum.

Franco (2) et André de la Croix (3) ont décrit et figuré des spéculums. composés de plusieurs branches; juxtaposées au moment de leur entrée dans le vagin, ces branches s'écartaient ensuite par le jeu d'une vis, d'un écrou ou de tout autre mécanisme. Les spéculums reproduits par A. Paré (4) donnent une excellente idée de ces instruments, qui n'étaient que des dilatateurs (fig. 1584) : « A démontre la vis qui le clôt et ouvre; B B les

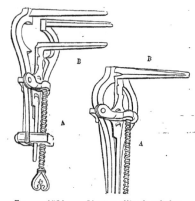

branches qui doivent être de longueur de huit à neuf doigts. »

Scultet et Garengeot ont décrit des instruments du même genre.

Verhnes (5), dans une thèse remarquable, a reproduit les figures de tous ces spéculums.

Le spéculum des anciens n'était, à proprement parler, qu'un dilatateur ; les parois du vagin s'interposant entre ses branches, ne permettaient pas un examen complet du col de

FIG. — 1584. — Divers modèles de spéculum
matricis, ouvert et fermé.

l'utérus ; de plus, cette partie était toujours mal éclairée, parce que rien dans l'appareil n'était disposé pour réfléchir les rayons lumineux.

Ce fut en 1814 seulement que Récamier fit connaître un spéculum vraiment pratique qui ne tarda pas à être entre les mains de tous les chirurgiens.

Le spéculum de Récamier est un cône creux, en étain bien poli ; l'extrémité qui doit rester en dehors du vagin est largement évasée et taillée obliquement de haut en bas en bec de flûte. Cette extrémité a 22 lignes de diamètre, tandis que celle qui doit correspondre au col de l'utérus n'en a que 16. Sa surface interne, faisant office de réflecteur, contribue à éclairer vivement les parties mises à découvert quand une bougie est présentée à l'orifice externe.

(1) Abulcasis, De chirurg., t. II, section 77, p. 340.
(2) Franco, Traité des hernies, p. 396. Lyon, 1561.
(3) Andreas a Cruce, Bibliothec. nat., p. 38, 39.
(4) A. Paré, Œuvres complètes, édit. Malgaigne, t. II, p. 788.
(5) Vernhes, Monographie sur le dioptre ou spéculum, thèse de Paris, 1848.

Le cône de Récamier était excessivement long; Dupuytren le raccourcit et fit ajouter à son orifice externe une poignée perpendiculaire destinée à faciliter le maniement de l'instrument. Dupuytren rendit aussi le modèle de Récamier moins conique (fig. 1585).

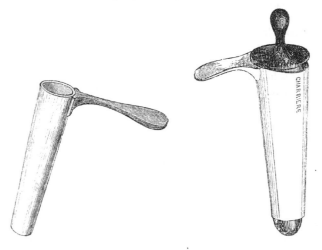

Fig. 1585. — Spéculum de Récamier, modifié par Dupuytren.

Fig. 1586. — Spéculum de Récamier garni d'un mandrin.

L'introduction du spéculum de Récamier est généralement douloureuse. Mélier (1) a fait observer que les difficultés proviennent non pas du volume de l'instrument, mais du vide produit dans sa cavité : « Observez, dit-il, ce qui se passe quand on introduit un spéculum ordinaire : arrêté dans sa marche par les replis du vagin qui, s'enroulant pour ainsi dire dans son orifice ouvert, y pénètrent et tendent à le remplir, il n'avance qu'avec effort, par secousses, et en quelque sorte en sautant de ride en ride jusqu'au col utérin. Supposons qu'au lieu d'être vide et ouvert, et de se présenter comme une espèce d'emporte-pièce dans lequel les tissus viennent s'engager, l'instrument fût plein et s'offrît comme un coin, ou même comme un cône solide : les replis du vagin s'effaçant devant lui à mesure qu'il avance ne forment plus obstacle, et son introduction serait facile et sans douleur. »

Ces réflexions, d'une justesse incontestable, conduisirent Mélier à rem-

(1) Mélier, *Considérations pratiques sur le traitement des maladies de la matrice* (*Mémoires de l'Acad. de méd.*, t. II, 1833).

plir la cavité du cône de Récamier par un mandrin de buis bien adapté à
la forme et au calibre de l'instrument, conique à l'extrémité interne, muni
d'un bouton à l'extrémité opposée (fig. 1586). Cette modification a été si
universellement adoptée que l'on ne fait plus de spéculums, qu'ils soient
pleins ou à valves, sans les garnir de mandrin.

Le spéculum de Récamier était en étain ; depuis on a employé l'argent,
le maillechort, le caoutchouc durci, l'ivoire, le buis, le cristal, la porcelaine, le verre opaque ou laiteux (milchglass).

Les spéculums métalliques sont les plus utilisés, parce qu'ils réfléchissent mieux la lumière ; ils ne sauraient convenir quand ils doivent protéger
les parois du vagin pendant la cautérisation du col. Si le caustique est liquide, le spéculum de verre est le meilleur ; si le cautère est actuel, les
spéculums de buis ou d'ivoire sont préférables.

La forme conique du spéculum de Récamier facilite peut-être son introduction, mais cet avantage est largement compensé par la petitesse de l'ouverture permettant d'apprécier le col de l'utérus.

Fumer, le premier, indiqua l'emploi d'un spéculum cylindrique (1),
c'est-à-dire d'un diamètre égal dans toute sa longueur. Pour faire usage,
dit-il, d'un tube du diamètre nécessaire avec facilité et sans provoquer de
douleurs, je fais passer par ce tube un coussin à air, de sorte que la partie
saillante produise tout doucement la dilatation, et qu'en se rabattant sur
les bords, elle protège les parois du vagin contre la pression du tube métallique. De petites vessies à moitié distendues remplissent très-bien l'office
de ce coussin, et peuvent surtout se trouver facilement. On forme le coussin
en tortillant sur elle-même la portion moyenne de la vessie, de manière à
chasser tout l'air dans la partie inférieure ; au-dessus de cette poche d'air
on fait un nœud à rosette avec un fil de soie, en ayant soin de laisser toujours pendre un bout de ce fil par l'autre extrémité du spéculum. Une
fois l'instrument en place on n'a qu'à défaire le nœud, l'air s'échappe et l'on
retire la vessie.

Churchill recommande aussi l'emploi d'un spéculum cylindrique. Pour
éviter de blesser les parois du vagin, il se contente de faire retourner en
dedans les bords du spéculum (fig. 1587).

Fergusson recommande un spéculum cylindrique en verre, taillé en bec
de flûte à son orifice utérin, en entonnoir à l'orifice opposé (fig. 1588).
La coupe en bec de flûte facilite l'introduction du spéculum dans les va-
gins étroits ; elle permet aussi de ramener le col en avant quand il est in-

(1) Fleetwood Churchill, *Traité des maladies des femmes*, trad. par Wieland et
Dubrisay. Paris, 1866, p. 20.

cliné en arrière. La surface externe du spéculum de verre de Fergusson est recouverte d'une enveloppe métallique, revêtue elle-même d'une mince couche de caoutchouc. Ainsi disposé, le spéculum de Fergusson est aussi solide qu'un spéculum métallique ; il l'emporte sur ce dernier par la vivacité avec laquelle il réfléchit la lumière ; de plus, il ne risque pas d'être altéré par les liquides caustiques.

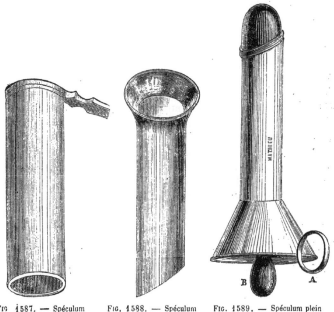

FIG. 1587. — Spéculum de Churchill.　　FIG. 1588. — Spéculum de Fergusson.　　FIG. 1589. — Spéculum plein d'A. Richard.

Adolphe Richard a fait construire un spéculum qui ne diffère de celui de Fergusson qu'en ce qu'il est en maillechort. Son extrémité utérine est aussi coupée obliquement, tandis que l'extrémité opposée prend la forme d'un entonnoir auquel est adapté un anneau A. Un mandrin B facilite l'introduction de l'instrument (fig. 1589).

Le spéculum du docteur Protheroe Smith permet l'examen par la vue et par le toucher ; il est formé de deux cylindres ; le cylindre extérieur est en métal, le cylindre intérieur en verre ; le premier est muni d'une fenêtre latérale. Quand le spéculum est introduit, on retire en partie le cylindre de verre, puis on explore le col de l'utérus avec le doigt passé dans la fenêtre du cylindre extérieur.

Quand on se sert de spéculums pleins, il est indispensable d'en avoir de plusieurs diamètres en raison des différences que présentent les organes sexuels; on en trouve habituellement dans le commerce de cinq dimensions différentes, de 0 à 4.

Les spéculums pleins sont d'une incontestable utilité quand il convient de mettre le col à découvert pour le soumettre à des scarifications ou à des cautérisations ; les liquides s'écoulent directement sans toucher en aucun point les parois du vagin. Comme instruments explorateurs proprement dit, les spéculums pleins ne sont pas sans inconvénient : leur volume les rend souvent d'une introduction difficile, même quand ils sont munis de l'embout de Mêlier; de plus, on ne peut mettre à découvert qu'une partie des organes exactement proportionnée au diamètre de l'orifice interne de l'instrument. Ces inconvénients ont provoqué l'invention du spéculum à valves ne se développant qu'après leur introduction dans le vagin.

Récamier indiqua le spéculum brisé peu après avoir fait connaître le spéculum plein et conique.

Le spéculum brisé de Récamier se composait de deux valves qui, rapprochées, formaient un cône identique avec celui du spéculum plein; lorsque les valves s'écartaient, l'ensemble de l'instrument conservait encore la forme conique, de sorte que l'anneau valvaire subissait une dilatation considérable pendant que le fond du vagin était à peine élargi. Ce principe était radicalement faux ; ce n'est pas la vulve qu'il faut dilater, mais le fond du vagin afin de mettre en pleine lumière le col utérin.

En 1825, Mme Boivin (1) présenta un spéculum plus rationnel que le précédent : ce spéculum (fig. 1590) est composé de deux demi-cylindres

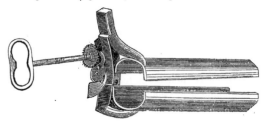

FIG. 1590. — Spéculum de Mme Boivin.

unis, par leurs extrémités manuelles, à deux barres de cuivre, l'une pleine, l'autre creuse. La barre pleine glisse sur la barre creuse au moyen d'une roue dentée mue par une clef ; les mouvements de ces barres éloignent ou rapprochent les valves.

(1) Mme Boivin et Dugès, *Traité pratique des maladies de l'utérus et de ses annexes.* Paris, 1833.

En 1829, Lisfranc proposa un spéculum presque semblable au précédent, mais d'un mécanisme beaucoup plus simple. Chaque valve se continue, à son extrémité manuelle, par un manche inséré à angle droit ; les manches s'articulent au tiers de leur longueur, de telle sorte qu'il suffit de les rapprocher ou de les écarter pour déterminer le rapprochement ou l'écartement des valves.

Quand on fait usage de ces instruments, on est exposé à pincer la muqueuse au moment où on les referme. Weiss, de Londres, a cherché à prévenir ce danger, en revêtant le spéculum d'un manchon de caoutchouc ouvert à ses extrémités (1). Le manchon de caoutchouc se tendant entre les valves, prévient l'interposition de la muqueuse.

La complication de Weiss a été rejetée avec d'autant plus de raison que les spéculums trivalves de Charrière ou quadrivalves de Ségalas ne permettent pas le pincement de la muqueuse ; ces derniers ont encore l'avantage de pouvoir être introduits sous un très-petit volume.

Le spéculum à trois valves, de Charrière (fig. 1591), se compose de deux

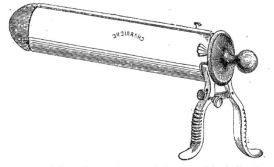

Fig. 1591. — Spéculum à trois valves et à développement plein, de Charrière.

valves latérales et d'une valve supérieure ; cette dernière, lorsque l'instrument est fermé, se couche sur l'une des faces latérales. On détermine l'écartement des valves latérales en rapprochant les manches qui y sont insérés ; la valve supérieure se développe en même temps de manière à occuper l'espace resté vide. Une glissière munie d'un écrou est interposée entre les manches afin de maintenir l'instrument au degré convenable ; un embout de Mêlier occupe la cavité du spéculum. La valve supérieure glisse

---

(1) Weiss, *Moyen proposé pour remédier aux inconvénients du spéculum bivalve* (*Lancet*, avril 1861, et *Bulletin de thérapeutique*, 1861, t. LX, p. 429).

dans une rainure ; elle peut être enlevée si l'on veut se servir du spéculum pour examiner les parois du vagin.

Le spéculum de Ségalas est construit d'après les mêmes principes que celui de Charrière, mais il présente un plus petit volume encore, car il est composé de quatre valves. Les deux valyes supérieures, articulées entre elles, glissent entre les valves latérales quand le spéculum est fermé ; une vis assujettit la valve supérieure sur les valves inférieures.

Les spéculums de Charrière et de Ségalas constituent certainement un progrès sur les spéculums de Mme Boivin et de Lisfranc, car ils peuvent être introduits sous un très-petit volume ; mais étant à développement plein, c'est-à-dire à développement égal dans toute leur longueur, ils ne peuvent dilater le cul-de-sac vaginal, sans développer, en même temps et au même degré, l'anneau vulvaire. Or, comme l'a fait remarquer Guillon, la grande dilatation de l'anneau vulvaire est tout à la fois inutile et douloureuse.

Guillon avait imaginé, dès 1831, un spéculum composé de sept valves jouant les unes sur les autres, de façon à avoir leur maximum de dilatation à leur extrémité utérine. Ce spéculum constituait donc un cône disposé en sens inverse de celui de Récamier. Vernhes nous en a conservé la figure.

L'idée de Guillon était excellente, mais l'instrument était trop compliqué pour entrer dans la pratique. En 1833, Jobert (de Lamballe) fit connaître un nouvel instrument réalisant, d'une façon très-simple, l'indication de Guillon.

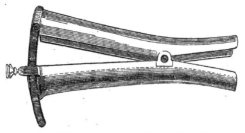

Fig. 1592. — Spéculum de Jobert (de Lamballe).

Le spéculum de Jobert (fig. 1592) se compose de deux valves cylindriques légèrement contournées d'arrière en avant, longues de 22 centimètres, et articulées entre elles par deux charnières placées au sommet de la courbe qu'elles décrivent ; il résulte de là que les valves s'écartent par leur extrémité utérine quand elles se rapprochent par leur extrémité opposée, et vice versâ. Le cul-de-sac vaginal peut donc être dilaté sans que l'anneau vulvaire le soit. Quand les vulves sont rapprochées par leur extrémité utérine, le spéculum présente un diamètre assez faible pour pouvoir être introduit facilement. Une tige d'acier en forme de segment de cercle, et munie d'une vis de pression, assure l'écartement des valves au degré convenable.

Ricord a perfectionné le spéculum de Jobert en ajoutant des manches pour faciliter le mouvement de l'instrument (fig. 1593); une charnière A, placée entre ces manches, fixe l'écartement au degré convenable. De plus,

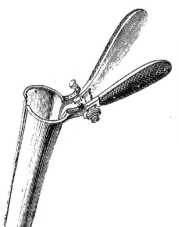

Ricord a placé l'articulation des valves en un point correspondant à l'orifice vulvaire ; l'écartement de l'extrémité utérine des valves est donc bien plus prononcé dans le spéculum de Ricord que dans celui de Jobert. Dans l'un et l'autre instrument, les articulations sont disposées de façon à ne faire aucune saillie à l'extérieur.

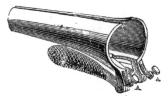

Fig 1593. — Spéculum bivalve de Ricord.

Fig. 1594. — Spéculum bivalve, les manches relevés.

Afin de rendre l'instrument plus portatif, on a articulé les manches en A afin qu'ils puissent se replier sous les valves (fig. 1594).

Les valves du spéculum de Ricord ne dilatent que les deux extrémités opposées de l'un des diamètres du cul-de-sac vaginal ; pour donner à l'instrument un plus grand développement, Charrière lui a ajouté deux valves glissant dans des mortaises et maintenues en place par des tenons et des vis de pression (fig. 1595). Il est ainsi extrêmement facile de monter et de démonter l'instrument : veut-on appliquer les valves supplémentaires, on engage les tenons dans les mortaises et l'on serre les vis ; veut-on enlever les valves supplémentaires, les vis sont desserrées, les tenons quittent la partie étroite des mortaises, et les valves tombent d'elles-mêmes. L'embout du spéculum de Charrière est garni d'un ressort qui le repousse hors de l'instrument dès que celui-ci est dilaté. Les manches peuvent être arti-

culés à la base des valves, afin de pouvoir se replier pour prendre commodément place dans un étui ou dans la poche.

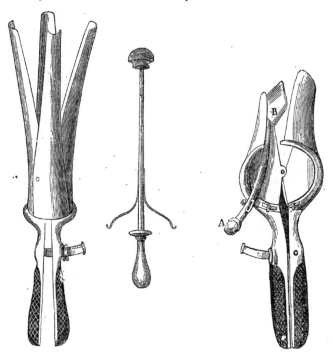

FIG. 1595. — Spéculum de Ricord, modifié   FIG. 1596. — Spéculum de Le Roy
          par Charrière.   d'Étiolles.

Le Roy d'Étiolles a fait subir une modification d'un autre genre au spéculum de Ricord ; il a divisé transversalement l'une des valves (fig. 1596)
et a articulé son extrémité utérine B par une charnière ; une tige à bouton
A incline à volonté le segment B dans le but de redresser le museau de
tanche.

Moulin a eu une idée analogue à celle de Le Roy d'Étiolles. Le redresseur de Moulin (fig. 1597) est une valve de spéculum dont l'extrémité utérine, brisée en E, peut être plus ou moins relevée, en arrière du col,
au moyen d'une vis de rappel F. Le redresseur peut être adapté à un
spéculum A auquel est relié en D, par une tige articulée, un réflecteur à
bougie C. B représente le mandrin du spéculum.

Il n'est pas indispensable de recourir à un spéculum particulier pour amener le col de l'utérus dans une position convenable à l'examen. Si l'utérus est en état de rétroversion, il est plus simple d'introduire un petit tenaculum (fig. 1598) dans la lèvre antérieure ; cet instrument ne doit être que légè-

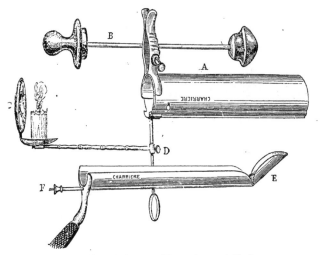

Fig. 1597. — Redresseur utérin et utéroscope de Moulin.

rement fixé à la membrane muqueuse. On peut encore ramener le col au moyen d'une dépression exercée dans l'intérieur du cul-de-sac avec l'instrument que Marion Sims appelle dépresseur utérin (fig. 1599).

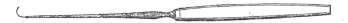

Fig. 1598. — Ténaculum pour amener le museau de tanche dans l'axe du spéculum.

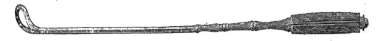

Fig. 1599. — Dépresseur utérin (Marion Sims).

Quant au réflecteur, il est inutile de l'adapter au spéculum ; il est bien plus simple de recourir au petit appareil représenté figure 1600 afin de pouvoir s'en servir avec toutes les formes de spéculums.

Weiss de Londres, et Charrière de Paris ont construit, le premier pour Tyler-Smith, le second pour Cusco, un spéculum bivalve terminé en bec de canne (fig. 1601 et 1602). Les valves, très-larges, sont disposées de telle sorte que la muqueuse vaginale ne puisse pas s'interposer entre elles. Le rapprochement des deux manches de l'instrument dé-

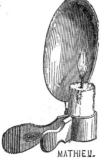

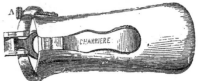

FIG. 1600.— Réflecteur pour éclairer le vagin.

FIG. 1601. — Spéculum de Cusco, vu de face.

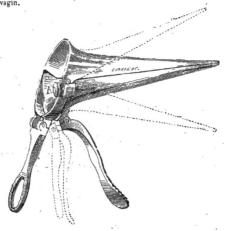

FIG. 1602. — Le même, vu de côté (les lignes ponctuées indiquent le degré d'écartement des valves).

termine un écartement considérable à l'extrémité utérine ; une vis de pression A maintient cet écartement de telle sorte que l'instrument tient seul en place. Pour rendre le spéculum plus portatif, on a articulé les manches afin qu'ils pussent se replier sur les valves en leur devenant parallèles.

Le spéculum de Cusco est plus court que celui de Tyler-Smith ; le premier a voulu examiner l'utérus de plus près et ne pas le repousser lorsqu'il est un peu bas.

Pendant que le spéculum est en place, il peut être utile de constater, par le toucher, la résistance des parties soumises à la vue. Le doigt étant moins long que le plus petit spéculum, on a eu l'idée d'appliquer au spéculum à valves la modification que Protheroe-Smith avait déjà fait subir au spéculum plein. On a donc échancré l'une des valves; la figure 1603 donne une excellente idée de cette modification que l'on peut faire subir à tous les spéculums.

Les spéculums pleins et à valves que nous venons de décrire, permettent d'examiner le col de l'utérus, mais ils sont peu utiles pour l'exploration des parois du vagin. Dupuytren, Lallemand et Le Roy n'avaient rien trouvé de mieux, pour remplir cette dernière

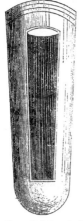

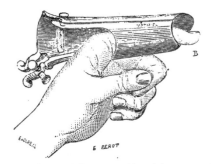

Fig. 1603. — Spéculum trivalve, échancré, de Demouy.   Fig. 1604. — Spéculum de Churchill.

indication, que de couper longitudinalement le spéculum de Récamier. Churchill préconise un spéculum consistant en un tube métallique d'un

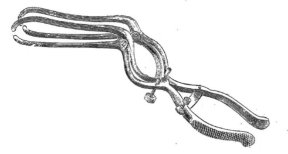

Fig 1605. — Spéculum à quatre branches mobiles de Scanzoni.

diamètre suffisant pour distendre le vagin (fig. 1605). Fermé et arrondi à

son extrémité utérine, ce tube présente une fenêtre longitudinale sur presque toute sa longueur; en le faisant tourner, on peut examiner successivement toute la circonférence du vagin.

Scanzoni recommande, d'une manière toute spéciale, un spéculum composé de quatre branches qui peuvent s'écarter au gré de l'opérateur
(fig. 1605).

Les spéculums d'exploration vaginale sont devenus peu utiles depuis
que Marion Sims a fait connaître un spéculum univalve qui découvre tout à
la fois le vagin et le col de l'utérus.

Le spéculum univalve de Marion Sims (fig. 1606) consiste en une tige

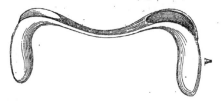

Fig. 1606. — Spéculum de Marion Sims.

de fer galvanisé présentant, dans sa portion recourbée, une large gouttière A
terminée en un cul-de-sac arrondi. C'est cette large gouttière qui, introduite
dans le vagin, constitue le spéculum; dans un but de commodité, on peut

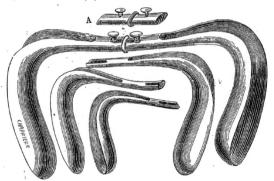

Fig. 1607. — Spéculum de Marion Sims, modifié.

fixer deux spéculums de dimensions différentes sur un même manche. Le
manche peut être rectiligne, mais il est préférable de le courber légèrement; cette forme facilite la préhension, ce qui est un point important
lorsque l'instrument doit être maintenu en place pendant un temps assez
long, dans les opérations de fistule vésico-vaginale par exemple.

Il est indispensable de disposer de valves de grandeurs différentes, puis-que les organes sexuels varient eux-mêmes de dimensions. Charrière a ima-giné de préparer des valves de diverses grandeurs qui peuvent se placer successivement sur une pièce médiane A ; les valves sont maintenues par des vis de pression (fig. 1608).

Les dimensions moyennes de la valve, pour une femme mariée, doivent être de 3 pouces 1/2 de long sur 1 pouce de large ; pour les jeunes filles, la valve aura au maximum 3 pouces de long sur 3/4 de pouce de large.

Denonvilliers a proposé d'ajouter des branches métalliques de chaque côté de la gouttière de Sims ; cette modification présente de l'utilité quand l'exploration doit être prolongée, et surtout quand le spéculum est appliqué pour l'opération de la fistule vésico-vaginale. Le spéculum de Denonvilliers (fig. 1609) se compose d'une gouttière de Sims A E, sur laquelle glissent

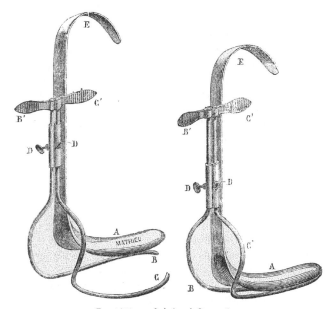

FIG. 1609. — Spéculum de Denonvilliers.

à coulisse deux leviers B C munis de branches B' C'. Les extrémités B C du levier se cachent dans la gouttière pendant son introduction dans le vagin ; en appuyant sur les manches B' C' on écarte les leviers à un degré convena-ble, puis on les fixe dans cette situation par les vis de pression D D.

ART. III. — INSTRUMENTS EXPLORATEURS DU CANAL CERVICAL ET DE
          LA CAVITÉ DE LA MATRICE.

Il ne suffit pas d'avoir exploré les diverses particularités que peut présenter extérieurement le col de l'utérus, il faut encore examiner si le canal
cervical est libre, s'il ne présente pas une étroitesse anormale, s'il n'est
pas le siège d'ulcérations, de fongosités, de petites tumeurs polypeuses, lésions qui, trop souvent, deviennent des causes d'hémorrhagies, de dysménorrhée ou de stérilité; il faut de plus reconnaître si l'utérus jouit de sa
mobilité ordinaire, si sa cavité atteint ou dépasse les limites normales.

Sans doute, les signes rationnels de la maladie, l'état extérieur du col,
le toucher combiné avec la palpation hypogastrique, donnent de précieuses
indications à tous ces points de vue; cependant, dans un grand nombre de
cas, on ne peut arriver à la certitude absolue qu'en introduisant des instruments explorateurs dans le canal cervical et dans l'utérus lui-même.

Simpson (1) en Angleterre, Kiwisch (2) en Allemagne, Huguier (3) et
Valleix (4) en France, sont les premiers entrés dans cette voie.

La sonde utérine de Simpson se compose d'une tige métallique, courbe
et inflexible, montée sur un manche. Le bec de la sonde est légèrement
bulbeux; des graduations tracées sur la convexité de l'instrument indiquent
à quelle profondeur il pénètre.

Kiwisch a légèrement modifié la sonde de Simpson. La sonde de Kiwisch
(fig. 1610) se compose d'une tige d'argent courbe, mais flexible, afin de

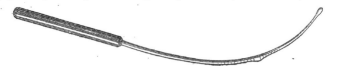

FIG. 1610. — Sonde utérine de Kiwisch.

pouvoir s'accommoder aux diverses inflexions de l'utérus; cette tige, graduée en centimètres, présente, à 7 centimètres 1/2 de son bec, une légère
saillie indiquant la profondeur normale de l'utérus. Le manche de l'instrument est en bois lisse d'un côté, taillaadé du côté opposé, afin que le chirurgien
puisse toujours reconnaître de quel côté est dirigée la courbure de la sonde.

(1) Simpson, Memoir on the uterine Sound (Monthly Journal, juin 1843; Obste-
ric memoirs and contributions. Edinburgh, 1855, t. I, p. 33).
(2) Kiwisch, Klinische Vortræge. Prag, 1851, 1re partie, p. 33.
(3) Huguier, Sur les allongements hypertrophiques du col de l'utérus (Mém. de
Acad de méd., 1859, t. XXIII) et De l'hystérométrie et du cathétérisme utérin.
Paris, 1865.
(4) Valleix, Leçons cliniques (Union médicale, mai et juin 1852) et Guide du médecin praticien, 5e édition. Paris, 1865, t. V.

Destinées surtout au diagnostic des rétroversions, les sondes de Simpson et de Kiwisch ont une courbure un peu trop prononcée.

La sonde de Valleix (fig. 1611) est une tige de 14 à 16 centimètres de longueur, recourbée vers son bec, à partir des quatre derniers centimètres, suivant un rayon de 10 centimètres ; graduée en centimètres, cette tige est montée sur un manche B, et fixée par une vis A. Un curseur, glissant à frottement dur, indique la profondeur à laquelle la sonde a pénétré au delà de l'orifice externe du col ; une petite encoche

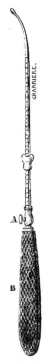

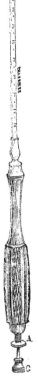

FIG. 1611. — Sonde utérine de Valleix.   FIG. 1612. — Sonde utérine de Huguier.

taillée sur la concavité de l'instrument, à 7 centimètres de son bec, rappelle la profondeur normale de l'utérus.

La sonde utérine d'Huguier (fig. 1612) diffère de celle de Valleix en ce que le curseur n'est pas retenu sur la sonde par sa seule élasticité ; ici le curseur B est soutenu par une petite tige métallique qui, parallèle à la sonde, traverse le manche pour se terminer par un bouton G. L'opérateur peut donc manœuvrer le curseur à son gré pour déterminer le point auquel la sonde a pénétré dans l'utérus.

Charrière a rendu cet instrument plus portatif en le composant de deux fragments vissés l'un sur l'autre. Un bouton de vis placé sur le manche, du côté de la concavité, maintient les deux portions solidement réunies, et indique en même temps de quel côté se trouve le bec de la sonde. On peut également rendre la sonde intra-utérine très-portative en disposant la tige de telle sorte qu'elle puisse rentrer en partie dans le manche.

Marion Sims (1) rejette les explorateurs précédents. Ce chirurgien supprime le curseur et les graduations métriques tracées sur l'instrument ; les curseurs sont loin d'être indispensables, car le doigt glissé jusqu'au niveau du col suffit à faire connaître à quelle profondeur la sonde s'est arrêtée ; Marion Sims supprime aussi les graduations métriques qui empêchent de tenir l'instrument dans un état de parfaite propreté ; ce chirurgien veut, en outre, que la sonde soit d'un diamètre très-faible afin de pouvoir pénétrer même dans les cas où le col est rétréci. La sonde de Sims est construite

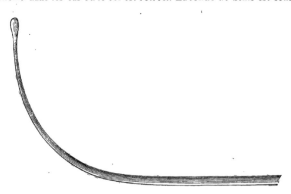

[Fig. 1613. — Sonde exploratrice de Marion Sims.]

en argent fin ou en cuivre épuré afin d'être malléable; cette condition est indispensable, car les divers cas pathologiques nécessitent diverses courbures.

D'ailleurs, si une sonde inflexible, de courbure moyenne, peut pénétrer

(1) Marion Sims, *Notes cliniques sur la chirurgie utérine.* Paris, 1866.

dans l'utérus en antéversion ou en rétroversion, elle rencontre des obstacles insurmontables dans les cas de flexion du col.

Marion Sims dit que si la profondeur de l'utérus excède quatre pouces, elle ne peut être appréciée par des sondes métalliques ; la courbure que doivent présenter ces sondes pour traverser les axes pelviens, les fait nécessairement heurter contre les parois de l'utérus. Pour éviter cet inconvénient, Sims conseille l'emploi d'une bougie n° 6 dans laquelle est glissé un fil d'archal légèrement courbé à son extrémité. Ainsi préparée, la bougie est introduite dans l'orifice externe ; alors l'opérateur fait glisser la bougie sur le fil d'archal maintenu immobile ; la bougie s'avance naturellement dans la cavité de l'organe en prenant la route la plus facile.

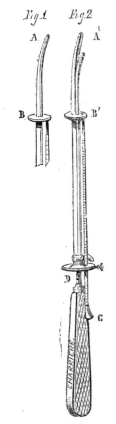

Avrard a proposé un nouvel hystéromètre (fig. 1614) (1) : « Il se compose d'une pince à deux branches glissant l'une dans l'autre, légèrement recourbée en forme de sonde utérine A. L'instrument introduit, on peut immédiatement, et sans le retirer, prendre la mesure de la cavité utérine seule ; la branche postérieure A', fixée au manche, étant maintenue immobile, on fait glisser la branche antérieure jusqu'à ce que l'on éprouve une résistance indiquant que l'on touche le fond de l'utérus. La branche antérieure vient presser, par l'angle rentrant dans sa courbure, contre la partie antérieure de l'orifice

FIG. 1614. — Hystéromètre d'Avrard.

interne, de telle sorte que le chiffre indiqué tout d'abord par la tige graduée du curseur B et B', comme profondeur de la cavité cervico-utérine, se décompose ainsi : longueur du canal cervical et profondeur de la cavité

---

(1) Avrard, *Gazette des hôpitaux*, année 1865, p. 395.

utérine proprement dite. Celle-ci est indiquée par une échelle placée sur le côté gauche et en arrière de la branche antérieure. Les chiffres sont disposés de telle façon que le plus rapproché de la rondelle D, pendant l'écartement des branches, donne la profondeur de la cavité utérine seule sans déplacer l'instrument.

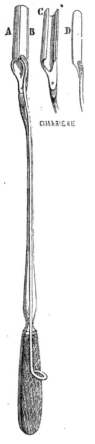

FIG. 1615.—Spéculum intra-utérin de Jobert (de Lamballe).

» L'hystéromètre peut servir à dilater, à redresser, à écraser, et aussi à faire l'abrasion de l'utérus en séparant les branches. »

Les sondes intra-utérines permettent d'apprécier la perméabilité du canal cervical, la profondeur de l'utérus et les diverses directions de cet organe; une main exercée peut même s'en servir pour arriver au diagnostic des tumeurs et des fongosités intra-utérines.

Il est souvent nécessaire de constater par la vue et le toucher direct les ulcérations et les petits polypes du col de l'utérus; pour arriver à ce résultat, il est indispensable de dilater la cavité cervicale.

Jobert de Lamballe a fait construire un petit spéculum intra-utérin (fig. 1615) composé d'un cylindre creux A B, qui, muni d'un embout, représente assez bien un spéculum ordinaire réduit à des dimensions lui permettant de pénétrer dans le col. Supporté sur un long manche, le cylindre A B est formé de deux parties, la gouttière C et l'opercule D ; l'opercule, mû par une longue tige d'acier, glisse dans une rainure ménagée sur chaque côté de la gouttière C. En retirant l'opercule lorsque le spéculum est introduit dans le col, on met à découvert une portion de ce dernier, et l'on peut en explorer successivement tout le contour. Un petit cautère olivaire, de dimensions appropriées au diamètre du spéculum intra-utérin, peut être porté jusque dans l'intérieur de la matrice sans toucher les parois de la cavité cervicale ; ce cautère peut aussi cautériser les divers points du pourtour du col quand l'opercule D est enlevé. Bien entendu, ce spéculum intra-utérin ne peut être employé que simultanément avec un autre spéculum introduit au préalable dans le vagin.

Mathieu a proposé une modification au spéculum de Jobert de Lamballe ; il en a fait un instrument qui, semblable en cela à presque tous les spéculums intra-utérins, est bien plutôt un dilatateur qu'un spéculum proprement dit. Le véritable rôle de cet instrument est d'apprécier à quel point le col est dilatable, et aussi de dilater ce dernier. Nous renvoyons la description de ces instruments à l'article suivant.

ART. IV. — INSTRUMENTS PROPOSÉS POUR OPÉRER LA DILATATION DU COL, EN PARTICULIER DANS LES CAS DE DYSMÉNORRHÉE DE CAUSE MÉCANIQUE.

La dysménorrhée peut se rattacher à un grand nombre d'états pathologiques parmi lesquels les lésions anatomiques du col prennent un rôle des plus considérables, bien étudié dans ces derniers temps. Parmi ces lésions anatomiques, il faut placer en première ligne l'étroitesse acquise ou congénitale de la cavité cervicale ; Marion Sims a constaté 90 cas d'orifice trop étroit sur 100 cas de menstruation douloureuse (1). La connaissance de ce fait a dû nécessairement amener les chirurgiens à appliquer ici les méthodes de traitement applicables à tous les rétrécissements, et surtout la dilatation et le débridement.

1° *Dilatation.* — John Mackintosh (2) faisait la dilatation avec des bougies métalliques de calibre graduellement croissant. Raynaud, de Montauban (3), a proposé des bougies de cire, de forme conique, à action graduelle et lente.

Simpson fait la dilatation avec des tiges métalliques (fig. 1616 et 1617) d'un volume graduellement croissant, surmontant un ovoïde métallique creux qui, s'appuyant sur la paroi postérieure du vagin, maintient l'instrument en place. Un orifice est ménagé à la face inférieure de l'ovoïde pour recevoir une tige qui sert à mettre l'appareil en place.

La tige du pessaire, représentée figure 1617, est composée de deux mé-

(1) Marion Sims, page 65.
(2) Mackintosh, *Elements of pathology and Practice of physic.* Edinburgh, 1828, vol I.
(3) Raynaud, *Mém. sur la dysménorrhée et la stérilité* (*Bulletin de l'Acad. de méd.*. nov. 1847). Voyez Rapport de Jobert de Lamballe à l'Académie de médecine (*Bulletin de l'Acad. de méd.*, 25 juin 1850, t. XV, p. 910).

taux ; la partie inférieure est de cuivre, la partie supérieure d'étain. Cette tige galvanique n'a pas pour but la dilatation de l'orifice utérin ; elle doit déterminer par l'action du galvanisme, dit Simpson, un mouvement fluxionnaire vers tout l'appareil utéro-ovarien ; *elle n'est donc pas applicable à la*

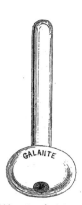

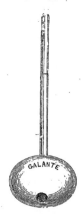

FIG. 1616.— Pessaire intra-utérin de Simpson.   FIG. 1617. — Pessaire à tige galvanique
                                                                        de Simpson.

dysménorrhée de cause mécanique. C'est aussi pour activer la congestion intra-utérine que Simpson introduit dans la cavité de l'utérus une sonde creuse percée à son extrémité vésicale d'un grand nombre de trous, et ajustée par son extrémité opposée à une pompe aspirante. C'est une ventouse intra-utérine (fig. 1618).

Bennet (1) préfère en général les bougies molles, de gomme ou de cire,

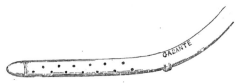

FIG. 1618. — Ventouse intra-utérine de Simpson.

aux bougies métalliques ; cependant, il se sert quelquefois des pessaires intra-utérins de Simpson, mais il a soin de leur imprimer une légère courbure à concavité antérieure afin qu'ils s'adaptent mieux à la courbure naturelle du canal cervico-utérin.

On a proposé aussi de faire la dilatation avec des corps susceptibles d'ac-

(1) Bennet, *Clinical lecture on diseases of Women*, p. 111.

croître de volume, dans une proportion considérable, sous l'influence de l'humidité ; tels sont l'éponge préparée, le laminaria et l'ivoire.

Simpson recommande l'emploi de petits cônes d'éponge préparée dont il augmente graduellement les dimensions jusqu'à ce qu'il ait atteint une dilatation convenable. Il est facile de préparer soi-même ces petits cônes, en observant des règles que Courty (1) trace : « Pour préparer les éponges dilatatrices, on choisit un morceau d'éponge ayant la forme d'un cône ou d'une pyramide allongée, — il faut en avoir de longueurs et de grandeurs diverses ; — on le trempe dans une forte solution de gomme arabique ; on le lie ensuite et on le comprime autour d'une tige centrale, au moyen d'une ficelle, en lui donnant la forme d'un cône ; puis, on le fait sécher, on enlève la ficelle et l'on enduit l'éponge avec du suif ou avec un mélange de cire et d'axonge, pour en faciliter l'introduction ; le canal intérieur qui résulte de l'enroulement de l'éponge sur la tige métallique sert à introduire un stylet ou un mandrin particulier, avec lequel on la porte dans le col de l'utérus (fig. 1619). » Un fil attaché à l'éponge permet de la retirer aisément. Quelquefois on entoure l'éponge d'un petit sac de baudruche afin de prévenir l'irritation que pourrait produire une surface trop inégale.

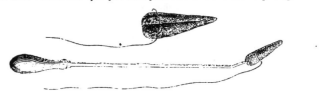

Fig. 1619. — Cône d'éponge préparé et mandrin pour l'introduire dans la cavité du col.

Marion Sims (2) n'approuve pas le mode de préparation de l'éponge que nous avons indiqué plus haut ; trop volumineuses et trop coniques, dit-il, les éponges sont d'autant plus exposées à glisser qu'elles sont enduites d'une couche épaisse de graisse. Il indique, en conséquence, le mode de préparation suivant : « L'éponge doit être de bonne qualité, mais ni trop douce, ni trop molle ; elle sera parfaitement nettoyée, mais non blanchie, car le blanchiment la prive de toute élasticité. On la taille en cônes d'un à deux pouces de long, quelques-uns plus petits, et d'autres beaucoup plus gros que le pouce. On passe un fil d'archal terminé en pointe, ou une alêne effilée, par le centre du grand axe de l'éponge, qui doit alors être entièrement imprégnée d'un mucilage épais de gomme arabique. On enroule ensuite un fil ou une petite ficelle autour de l'éponge, maintenue in-

(1) Courty, Traité pratique des maladies de l'utérus, p. 163.
(2) Marion Sims, loc. cit., p. 52.

flexible par le fil d'archal, en commençant par le bout le plus petit pour terminer au plus gros ; puis le fil d'archal est retiré, et la tente faite est mise à
sécher. Si l'on est pressé, il faut la sécher au soleil ou au four, en prenant
soin de ne pas endommager le texture de l'éponge par une trop grande chaleur.

« Lorsqu'elle est bien sèche, le fil est déroulé, et les petites éminences
circulaires qu'il a laissées à la surface sont effacées en les frottant avec du
papier de verre. Alors, on peut se servir de la tente, sans autre préparation. Les figures ci-dessous (fig. 1620) représentent la grandeur et la forme

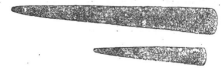

FIG. 1620. — Cône d'éponge de Marion Sims.

des tentes, telles que je les fais habituellement. Je ne leur permets jamais
de se projeter de plus d'un huitième de pouce de l'orifice de l'utérus dans
le vagin. Introduites sans corps gras, à l'exception d'un peu de suif
qu'on met sur la pointe, elles abandonnent rarement leur position. Si, au
contraire, le col était disposé à les rejeter, on préviendrait ce petit accident en plaçant un plumasseau de charpie ou de coton au fond du vagin. »

On a utilisé ici, comme dans tous les rétrécissements, les propriétés éminemment dilatatrices de la laminaria digitata. Le docteur Greenhalgh a perfectionné les tentes de laminaria en les perforant dans toute leur longueur,
et en attachant le fil destiné à les retirer sur l'un des côtés du canal
(fig. 1621). Les tiges pleines de laminaria se dilatent moins bien et moins
uniformément que les tiges creuses ; de plus, quand la tige est pleine, il
faut nouer le fil autour de sa circonférence, ce qui nuit à la dilatation.

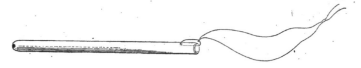

FIG. 1621. — Tente de laminaria de Greenhalgh.

Ajoutons que les tiges creuses sont plus faciles à mettre en place, parce
qu'elles permettent l'emploi du mandrin représenté figure 1619.

Malgré tous ces avantages, les tiges de laminaria ne doivent pas entrer
dans la pratique générale ; nous avons eu l'occasion de signaler leurs inconvénients en parlant des rétrécissements de l'urèthre et des voies lacrymales.

Ces inconvénients sont aussi grands ici que partout ailleurs, parce que la laminaria est trop roide pour s'accommoder facilement à la légère courbure que présente le canal cervical à l'état normal, et, à plus forte raison, aux inflexions pathologiques. Cependant cette substance peut être utilisée, à titre exceptionnel, pour le commencement du traitement, quand l'orifice externe est très-étroit.

Aussandon a proposé un dilatateur utérin composé d'un petit cône d'ivoire tourné en vis, pour faciliter son introduction ; ce cône est porté dans le col utérin à l'aide d'un mandrin.

Le dilatateur d'Aussandon est très-peu usité ; on a cependant cherché à le rendre plus pra-

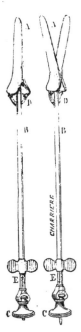

FIG. 1622. — Dilatateur utérin de Jobert de Lamballe, modifié par Mathieu.

FIG. 1623. — Dilatateur de Lomenant-Deschenais ouvert et fermé.

tique en employant l'ivoire préparé par le procédé de Charrière et Darcet.

Tous les dilatateurs que nous avons proposés jusqu'ici ont pour résultat une dilatation progressive. D'autres instruments ont pour but une dilatation brusque et instantanée.

Le spéculum de Jobert, modifié par Mathieu, peut être employé à cet usage. Le dilatateur de Mathieu (fig. 1622) se compose de deux branches entre lesquelles est une pièce articulée obéissant à un écrou placé à l'arrière du manche. C'est en tournant cet écrou qu'on fait ouvrir ou fermer le dila-tateur. Blatin a conseillé de faire la partie dilatante en forme de vis afin de faciliter son introduction.

Le dilatateur de Lemenant-Deschenais (fig. 1623) se compose de deux valves A, légèrement convexes, se regardant par leur concavité; ces deux valves s'insèrent par une double articulation D sur une vis de rappel, traversant la tige creuse B, et terminée par un bouton C; les mouvements de rotation de ce bouton déterminent l'écartement ou le rapprochement des valves; une graduation placée en E indique le degré de l'écartement.

Le dilatateur de Buch, modifié par Huguier (fig. 1624), se compose de trois lames E adossées l'une à l'autre, et formant, quand elles sont rapprochées, un cône D à sommet très-allongé. La figure indique clairement la manière dont fonctionne cet instrument.

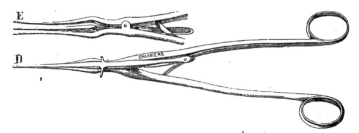

FIG. 1624. — Dilatateur utérin à trois bras   Buch, modifié par Huguier.

J. Charrière a proposé un dilatateur (fig. 1625) composé de deux branches superposées A; pour développer graduellement les branches E, B, on tient le manche de l'instrument dans la paume de la main; une pression du pouce sur la rondelle de la canule C fait écarter les branches à tous les degrés marqués sur la canule; le curseur D sert à limiter l'écartement des branches au degré voulu. Cet instrument peut facilement se transformer en un hystérotome; il suffit pour cela de rendre tranchantes les branches de l'instrument; les tranchants sont protégés par le dos de la lame opposée, ce qui rend superflu l'emploi d'une gaine.

Les dilatateurs à développement instantané sont rarement employés; ils **ont l'inconvénient** de déterminer des déchirures dont il est difficile de calculer la portée; il est donc préférable de recourir à la dilatation graduée, où mieux encore à l'hystérotomie, c'est-à-dire au débridement par l'instrument tranchant.

2° *Hystérotomie.* — L'incision du col peut se faire avec des instruments simples, tels que des ciseaux ou des bistouris guidés sur une sonde cannelée. Ces instruments doivent avoir une longueur suffisante pour atteindre facilement le col; de plus, leur manche doit être coudé afin que la main de l'opérateur puisse être placée, pendant l'opération, en dehors de l'axe du vagin.

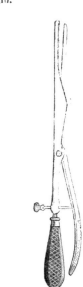

Fig. 1625. — Dilatateur de J. Charrière.   Fig. 1626. — Hystérotome simple de Simpson.

Généralement, on a recours à des instruments spéciaux portant le nom d'hystérotomes.

L'hystérotome de Simpson (fig. 1626), le premier en date, rappelle le lithotome caché de frère Côme. En abaissant la bascule, on force la lame à sortir de la gaine qui la protége ; une vis sert de point d'arrêt pour limiter et graduer l'ouverture de la lame.

-. L'hystérotome de Flamant (1) est aussi une sorte de bistouri caché. La lame, montée sur un manche ordinaire, est arrondie et tranchante à son extrémité, dans l'étendue de 18 millimètres. Le tranchant convexe est recouvert par une chape d'argent (fig. 1627) portée par deux montants de même métal, qui se prolongent jusqu'à l'autre extrémité de la lame à laquelle ils sont fixés par deux vis. Ces deux montants, faisant office de ressorts, s'éloignent du tranchant quand on presse le bout de l'instrument, afin de mettre la lame à découvert (fig. 1628) ; dès que la pression est cessée, la lame vient se cacher derrière la chape.

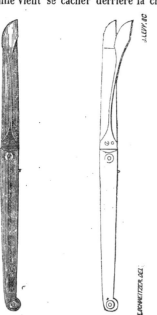

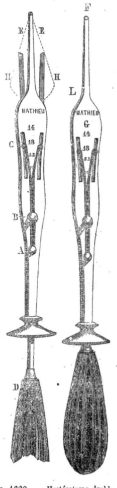

FIG. 1627. — Hystérotome de Flamant, le tranchant recouvert par la chape.

FIG. 1628. — Le même, le tranchant découvert.

FIG. 1629. — Hystérotome double de Greenhalgh (fern.é), modifié par Mathieu.

(1) R. P. Flamant, *De l'opération césarienne*. Paris, 1811, p. 25.

L'hystérotome de Flamant est plus spécialement applicable aux cas d'atrésie constatés pendant le travail de l'accouchement.

Greenhalgh a proposé un hystérotome à deux tranchants qui a été depuis modifié par Mathieu (fig. 1629). Les deux branches de cet instrument sont cachées dans une gaine plate G L F, d'où elles peuvent s'échapper en suivant les lignes indiquées par le pointillé E E H H ; les boutons A B servent de point d'arrêt ; les numéros 14, 18, 22, 26, indiquent le degré d'écartement des branches, écartement déterminé par le retrait du manche D.

Le docteur Coghlan, de Wexford, a proposé un hystérotome double (fig. 1630) plus simple encore. Cet instrument se compose d'une tige creuse, terminée par une olive, renfermant deux lames tranchantes ; les deux lames sont mises en mouvement par un mandrin renfermé dans la tige.

Fig 1630. — Hystérotome de Coghlan.

Nous avons déjà dit que le dilatateur de J. Charrière, représenté figure 1625, peut être facilement transformé en hystérotome.

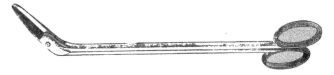

Fig. 1631 — Ciseaux de Marion Sims.

Marion Sims rejette tous ces hystérotomes et, en particulier, celui de Greenhalgh, qu'il considère cependant comme le plus parfait de tous. Cet hystérotome coupe toute l'étendue du canal cervical, y compris l'orifice interne ; il résulte de là que toutes les fibres circulaires du col étant détruites, les lèvres du museau de tanche sont exposées à s'enrouler sur elles-mêmes. Pour éviter ces inconvénients, ce chirurgien coupe le col, à droite et à gauche, avec des ciseaux à lames droites et courtes, mais coudées à leur point d'articulation (fig. 1631).

Une des lames est poussée dans le canal cervical assez profondément pour que l'autre lame de l'instrument vienne confiner au point d'insertion du vagin sur le col ; la portion comprise entre les deux lames est coupée d'un seul coup. Les ciseaux ne coupent jamais toute l'épaisseur des tissus compris entre leurs lames; ils les repoussent toujours un peu en arrière : aussi Sims complète l'opération avec son bistouri, dont il incline la lame à un degré convenable. Nous avons décrit le bistouri de Marion Sims à l'article STAPHYLORRHAPHIE, page 515.

ART V. — INSTRUMENTS POUR L'ABLATION DU COL DE L'UTÉRUS.

Mise en honneur par Lisfranc et J. D. Larrey, l'amputation du col était autrefois réservée aux cas de dégénérescence de cet organe. Depuis elle a été opposée à l'hypertrophie et à la conicité du col (1).

Après avoir attiré le col avec des pinces de Museux, Lisfranc le sectionnait avec un bistouri.

Dupuytren, après avoir saisi et attiré légèrement toute la portion malade du col de l'utérus, la retranchait avec un couteau à deux tranchants courbé sur son plat, ou, plus simplement, avec des ciseaux également courbés sur le plat (2).

Hatin (3), Colombat (4), Canella (5), Guillon (6) ont imaginé des instruments assez ingénieux qui n'ont pas prévalu dans la pratique.

Huguier, Fleetwood Churchill et Courty condamnent ces instruments spéciaux; des pinces, des bistouris et quelquefois des ciseaux suffisent à ces chirurgiens. Au fur et à mesure que les artères sont ouvertes, Huguier les comprime avec une forte épingle recourbée en hameçon et à la tête de laquelle est attaché un long fil. Une ligature est serrée sur les parties prises par l'épingle, dont la pointe est coupée à 1 millimètre au-dessous du nœud.

Marion Sims a proposé un instrument avec lequel on coupe le col à peu près comme on enlève les amygdales avec l'amygdalotome. La figure 1632 représente cet instrument dont nous empruntons la description à Marion Sims (7). « Il consiste simplement à ajouter une lame à l'écraseur. Je me servais primitivement d'un fil d'archal pour étrangler la partie à amputer, mais je trouvai que ce fil s'écartait un peu de la ligne droite quand on le serrait, et qu'il heurtait le tranchant du couteau, lorsque celui-ci était

---

(1) Huguier, *Mémoire sur les allongements hypertrophiques du col de l'utérus.* Paris, 1860.

(2) Sabatier, *Médecine opératoire*, revue par Sanson et Bégin, p. 397.

(3) G. Hatin, *Mémoire sur un nouveau procédé pour l'amputation du col de la matrice.* Paris, 1828.

(4) Colombat, *L'hystérotomie ou amputation du col de la matrice.* Paris, 1828.

(5) Canella in Avenel, *Sur le traitement des affections cancéreuses du col de l'utérus* (*Revue médicale*, juillet et août 1828, vol. III, p. 6), et thèses de Paris, 1828, n° 80.

(6) Guillon, *Journal de la médecine pratique.* Paris, 1827, 1828, p. 72.

(7) Marion Sims, *loc. cit.*, p. 264.

poussé en avant; alors, sur les conseils de M. Charrière, j'y ai substitué
une bride en ressort de montre repliée trois ou
quatre fois sur elle-même, ce qui donne une
surface plate le long de laquelle la lame glisse
sans obstacle. Quand on applique l'instrument,
il faut que la bride f embrasse le col au point où
l'on veut le couper ; on tourne l'écrou b jusqu'à
ce que la bride soit serrée solidement autour de
la partie; on transperce le col avec l'aiguille au
moyen de la coulisse d, puis on pousse vivement
en avant la lame e, en faisant descendre avec
force le manche a; la partie embrassée par la
bride est instantanément tranchée. Les lignes
pointées l, i, j, montrent les relations de la
bride, de l'aiguille et du couteau quand l'opération est finie. La malade doit être, bien entendu, couchée sur le côté gauche et l'opération exécutée sans traction sur l'utérus. »

On a proposé de faire l'amputation du col
avec l'écraseur linéaire afin d'éviter les hémorrhagies. La plupart des chirurgiens rejettent
l'emploi de cet instrument à cause de la difficulté que l'on éprouve à le placer exactement sur le col au point convenable. Langenbeck a ouvert avec cet instrument la vessie et le
péritoine. Le même malheur est arrivé à Marion
Sims (1). Pour éviter cet accident, Courty (2) a
imaginé une sorte de pince transversale et
biconcave servant à limiter la portion du col
que l'on doit amputer; ce chirurgien se sert
ensuite du constricteur de Maisonneuve ; l'anse
de cet instrument étant plus faible que celle de
l'écraseur peut se mettre en place avec une
plus grande précision.

(1) Marion Sims, *Notes cliniques sur la chirurgie
utérine*, p. 241.
(2) Courty, *Traité pratique des maladies de l'utérus*, p. 726.

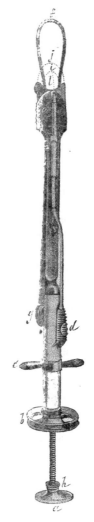

FIG 1632.—Instrument de Marion
Sims pour l'amputation du col.

ART. VI. — INSTRUMENTS DESTINÉS A PORTER DES TOPIQUES SUR LE COL DE L'UTÉRUS ; INSTRUMENTS DE CAUTÉRISATION ET DE SCARIFICATION.

Les instruments destinés à faire des injections liquides ou gazeuses ayant été décrits, tome Ier, page 62, nous n'avons pas à y revenir ici. Tous les médicaments liquides ne sont pas employés sous forme d'injections ; souvent on imbibe des boulettes de charpie ou de coton, ou encore des morceaux d'éponge que l'on porte ensuite au fond du vagin ; les topiques pulvérulents sont très-souvent employés suivant ce procédé.

Le moyen le plus simple consiste à fixer les boulettes de charpie sur de petites baguettes de bois d'une longueur suffisante ; des pinces à pansement remplissent parfaitement cette indication. On peut aussi se servir de la pince porte-éponge fixée à l'une des extrémités du long porte-crayon de Charrière.

Savage a modifié la pince à pansement en la coudant vers les anneaux, afin que la main du chirurgien ne fût pas dans l'axe du vagin ; de plus, il a creusé les mors en forme de demi-gouttière, afin qu'ils pussent saisir non-seulement des boulettes de charpie, mais encore un crayon de nitrate d'argent, un pinceau, etc. Les mors sont percés de deux orifices dans lesquels peuvent s'engager deux tenons placés sur le manche d'une petite lancette. Ainsi disposée, la pince à pansement de Savage se transforme en scarificateur.

On ne peut se servir des instruments que nous venons de décrire pour porter des liquides caustiques sans recourir à l'emploi du spéculum. Le docteur Mérignac (1) a imaginé un appareil spécial qui dispense de l'emploi de cet instrument.

Le sphéroïde de Mérignac est une pince portant, à son extrémité, une sphère creuse formée de deux godets hémisphériques placés à l'extrémité des branches. La sphère contient une éponge portée sur une tige qui pénètre dans la sphère par un trou constitué par deux échancrures semi-lunaires situées sur chacun des godets. Cette tige a son point d'appui sur le pivot interarticulaire des deux branches. L'éponge étant chargée de la solution médicamenteuse, la pince est introduite fermée jusqu'au niveau du museau de tanche. Alors on écarte les branches de la pince ; la sphère s'entr'ouvre ; l'éponge poussée par la tige s'échappe de la sphère et bute contre le col utérin ; à ce moment les deux branches sont rapprochées de façon

(1) **Mérignac**, *Nouvel instrument sous le nom de sphéroïde* (*Bull. de l'Académie de médecine de Paris*. Paris, 1868, 8 septembre, t. XXXIII, p. 792, et *Gazette des hôpitaux*, 1868, p. 435).

que les bords des godets fixent parfaitement la tige pour éviter toute vacillation de celle-ci et de l'éponge. L'opération terminée, les branches sont écartées de nouveau, et l'éponge rentre dans la sphère au moyen d'une traction exercée sur la tige par son anneau, et l'instrument sort fermé. Au moment où l'on rapproche les branches, il faut avoir soin d'imprimer à la pince un léger mouvement de rotation pour éviter le pincement de la muqueuse.

§ 1. — Cautérisation.

La cautérisation se pratique avec des caustiques liquides ou solides, avec le fer rouge, la galvanocaustique, ou le cautère à gaz déjà décrit page 248.

Les caustiques liquides sont conduits sur le col à l'aide des instruments décrits dans le paragraphe précédent.

Si la cautérisation doit être intra-utérine, Nonat introduit dans le canal cervical une sonde creuse, droite et ouverte à ses deux extrémités. Dès que la sonde est en place, il retire son mandrin et le remplace par un pinceau imbibé d'une forte solution de nitrate d'argent.

Les crayons de nitrate d'argent et le caustique Filhos ne demandent pas d'autres instruments que les porte-crayons ordinaires ou les pinces de Savage. Si le crayon devait pénétrer dans le col, on aurait recours au porte-caustique uréthral de Lallemand ou au porte-nitrate de Scanzoni. Ce dernier (fig. 1633) a tout à fait la courbure d'une sonde intra-utérine; il se compose d'une canule terminée par trois branches élastiques maintenues par un anneau; le crayon se place entre ces trois branches.

Richet a placé à l'extrémité de la sonde d'Huguier (fig. 1612, p. 899) une petite cuvette dans laquelle on peut couler du nitrate d'argent.

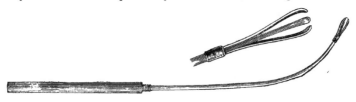

FIG. 1633 — Porte-caustique courbe de Scanzoni.

Récamier, voulant se donner des garanties contre la fracture possible du crayon, a imaginé de lui donner un axe formé d'un fil de platine. Courty (1) cherche au contraire, en particulier dans le traitement des grosses granulations fongueuses, à abandonner une portion du crayon dans

(1) Courty, *loc. cit.*, p. 291.

la cavité utérine. Pour ce faire, il emploie une sonde utérine porte-caustique imaginée par le professeur Braun, de Vienne. Le crayon placé à l'extrémité de la sonde *a* est poussé par le mandrin *b* (fig. 1634).

Pour détruire les fongosités du corps de l'utérus, Récamier combinait assez souvent la cautérisation au nitrate d'argent avec le raclage de la muqueuse opéré au moyen d'une curette spéciale.

La curette de Récamier (fig. 1635) est une tige d'acier longue de 35 centimètres, cylindrique à sa partie moyenne et légèrement courbe à ses extrémités, afin de pouvoir s'accommoder facilement à la direction de l'utérus.

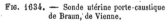

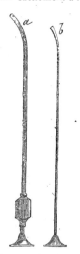

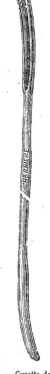

FIG. 1634. — Sonde utérine porte-caustique   FIG. 1635. — Curette de Récamier.
de Braun, de Vienne.

Les extrémités de la curette sont concaves, en forme de gouttière, dont les bords, quoique mousses, sont minces comme ceux d'une rugine, afin de pouvoir enlever les aspérités de la muqueuse. La curette de Récamier a le diamètre d'une plume d'oie.

Marion Sims a placé la cuiller de la curette de Récamier à l'extrémité d'une tige malléable qui peut être inclinée dans tous les sens, afin de pouvoir être dirigée plus facilement vers les divers points de la cavité utérine.

La curette de Marion Sims est évidemment préférable à l'instrument inflexible de Récamier.

Scanzoni a proposé de cautériser certains ulcères avec des bâtons de cire d'Espagne (1). « Après avoir posé une lumière entre les jambes de la malade, on découvre le col au moyen du spéculum de corne, on fait fondre à la bougie l'extrémité d'un bâton de cire cylindrique, et on le porte immédiatement sur la partie malade. Cette méthode est moins effrayante que le fer rouge, et détermine cependant une cautérisation bien plus intense et bien plus profonde que l'emploi des préparations pharmaceutiques. »

Bonnafont fait la cautérisation avec des crayons caustiques composés de : poudre de charbon, 15 grammes; gomme adragant, 5 grammes; nitrate de potasse, 2 grammes.

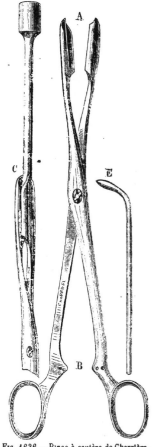

Fig. 1636.—Pince à cautère de Charrière.

La cautérisation au fer rouge se fait, d'après les règles posées par J. D. Larrey (2), avec des cautères ne différant de ceux que nous avons décrits précédemment que par leurs dimensions qui doivent être appropriées à la partie sur laquelle ils agissent. Bien entendu, il faut protéger les parois du vagin avec un spéculum composé d'une substance non métallique. Charrière a fait construire des pinces (fig. 1636) propres à saisir le cautère dans le réchaud s'il ne présentait pas une longueur suffisante. Les pinces de Savage pourraient être employées de la même manière. Courty recommande l'emploi de cautères de forme variable, suivant la forme de la partie qui doit être cautérisée : Un cautère cylindrique ou en biseau pour cautériser profondément une surface

(1) Scanzoni, loc. cit., page 34.
(2) Larrey, Clinique chirurgicale, t. II. Paris, 1830-1836.

de moyenne étendue ; — un cautère nummulaire pour cautériser superficiellement une large surface ; — un cautère olivaire pour toucher successivement plusieurs points d'un ulcère irrégulier ; — un cautère cylindrique
ou en bec d'oiseau, avec réservoir de calorique pour pénétrer dans la cavité
du col ; — des cautères très-déliés pour cautériser profondément la cavité
cervicale à travers une ouverture vaginale entr'ouverte ou débridée après
l'ablation d'un épithélioma.

Si la cautérisation doit être intra-cervicale, il faut préférer les cautères
galvanocaustiques qui peuvent être placés à froid.

Quand on emploie le fer rouge ou la galvanocaustie, il est indispensable
de protéger les parois du vagin contre les effets du calorique. L'instrument
le plus convenable pour atteindre ce résultat est le spéculum à double
courant de Mathieu.

Ce spéculum est composé de deux parois cylindriques distinctes, séparées l'une de l'autre par un intervalle de 1 millimètre seulement. Dans
cet espace circule un courant d'eau froide, qu'un simple tube de caoutchouc amène par l'orifice, et qui s'échappe par le conduit vis-à-vis. Cette
disposition permet de pratiquer des cautérisations prolongées sans que le
spéculum ait le temps de s'échauffer.

Quand on pratique des cautérisations en se servant d'un spéculum ordinaire ou du spéculum de Mathieu, le champ de l'opération ne tarde pas à
être masqué par la fumée, ce qui constitue un inconvénient des plus sérieux. M. Paulet conseille de percer la paroi interne du spéculum de Mathieu par plusieurs orifices, de la grosseur d'une épingle, placés vers l'ouverture postérieure de l'instrument, et de substituer un courant d'air au
courant d'eau. L'excès de l'air chassé par la poire à insufflation s'échappe
par les petits orifices en balayant la fumée.

§ 2. — Instruments pour l'application des sangsues et pour la scarification
de l'utérus.

Le procédé le plus simple pour appliquer des sangsues sur le col utérin
consiste à placer dans le vagin un spéculum muni d'un embout exactement
ajusté, et percé à jour pour permettre le passage de l'air ; cet embout
sert tout à la fois à pousser les sangsues sur le col et à les empêcher de
s'échapper.

Les sangsues sont souvent remplacées par des scarifications. La pince
utérine de Savage tenant une lancette entre ses mors peut remplir cette
indication. Scanzoni pratique la scarification du col avec une lame, convexe
sur le tranchant, montée sur un long de manche (fig. 1637).

Les scarifications pratiquées avec une lancette, ou avec le scarificateur de Scanzoni, ne sont pas sans inconvénient ; le plus souvent l'écoulement de sang est très-peu abondant. Simpson a indiqué de placer sur les points scarifiés des ventouses à pompe pour activer l'écoulement du sang.

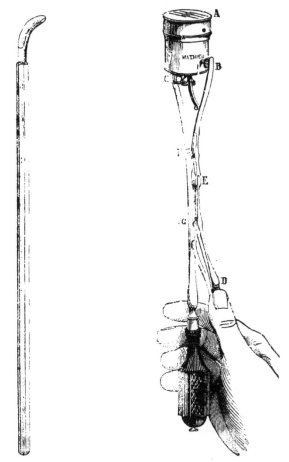

FIG. 1637. — Scarificateur du col (Scanzoni).

FIG. 1638. — Scarificateur de Mayer.

C'est sur ce principe qu'est fondé le scarificateur de Robert et Collin que nous avons décrit page 196.

· On peut employer dans le même but le scarificateur de Mayer, bien qu'il
soit moins simple que le précédent.

· Le scarificateur de Mayer (fig. 1638) se compose d'un scarificateur ordinaire A, vissé en C sur un manche G. Un levier DEB est articulé en F sur
le manche, dont il est séparé supérieurement par un ressort forçant son
extrémité à appuyer sur un bouton B. Dès que le levier est soulevé, le
bouton B lâche la détente du scarificateur, ce qui permet aux lames tranchantes d'exécuter leur mouvement de rotation. Un verre à ventouse de
forme allongée, relié à un corps de pompe, est ensuite appliqué pour
opérer la succion du sang.

Art. VII. — Instruments et appareils employés dans les cas de prolapsus de l'utérus.

La cure du prolapsus de l'utérus peut être tentée par des opérations
ayant pour but le rétrécissement du vagin et de l'orifice vulvaire; le plus
souvent on se contente de soutenir l'utérus à l'aide de divers appareils.

§ 1. — Opérations ayant pour but le rétrécissement du vagin.

Romain Gérardin (1), le premier, a proposé d'enlever une bande plus
ou moins étendue de la muqueuse vaginale, afin de déterminer dans le
vagin un rétrécissement suffisant pour prévenir la chute de l'utérus. Il ne
tarda pas à être suivi dans cette voie par Marshall-Hall (2), Scanzoni, Velpeau, Stoltz, etc.

Marion Sims (3) pratique cette opération en taillant dans la muqueuse
une sorte de V dont la pointe est dirigée vers le col de la vessie et la base
vers le col de l'utérus. Les deux surfaces dénudées forment, après avoir
été réunies par une suture transversale, un pli longitudinal qui rétrécit le
vagin et refoule en arrière le col de l'utérus. Il est utile d'aviver aussi
la base du V pour éviter qu'il ne se forme, derrière le pli longitudinal,
une poche dans laquelle pourrait s'engager le col de l'utérus. La difficulté
de ce procédé consiste à faire les deux branches du V parfaitement équi-
latérales. M. Sims surmonte cette difficulté en prenant pour guide une

---

(1) Romain Gérardin, *Mémoire présenté à la Société médicale de Metz*, 1823, et
à *l'Académie de médecine*, 1824. — Baudelocque, *Archives génér. de méd.*, t. VIII,
p. 132.

(2) Marshall Hall, *Gazette médicale de Paris*, 1832, p. 32.

(3) Marion Sims, *loc. cit.*, p. 365.

sonde utérine ordinaire, malléable et courbée suivant la direction que nous représentons figure 1639. La convexité de la sonde repose sur la ligne médiane de la paroi antérieure du vagin; son extrémité pousse en arrière

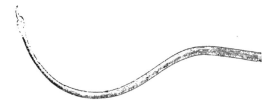

FIG. 1639. — Sonde de Marion Sims.

le col de l'utérus, tandis que sa contre-courbure se trouve en contact avec l'urèthre. La convexité de la sonde, déprimant la paroi antérieure du vagin, se cache sous les plis latéraux formés par la muqueuse; ces plis, en se réunissant sur une ligne médiane, indiquent avec précision le point où le tissu doit être retranché.

St. Laugier (1), Phillips (2) et Velpeau ont cherché à rétrécir le vagin par la cautérisation.

Desgranges (3) a combiné la cautérisation avec la compression. Ce chirurgien saisit d'abord un repli de la muqueuse avec une érigne à coulisses. L'érigne à coulisses de Desgranges (fig. 1640) se compose de deux tiges glissant l'une dans l'autre au moyen de la vis de rappel E'; deux érignes plates A' B' se montent sur ces tiges aux points C' D'; l'érigne supérieure A' est garnie de dents profondes, l'érigne inférieure B', de dents beaucoup plus fines. Le repli soulevé par l'érigne à coulisses est saisi dans une étendue aussi grande que possible, par la pince électrocaustique.

La pince électrocaustique (fig. 1641), longue de 12 à 13 centimètres, a la forme générale d'une pince à pansements; ses mors sont terminés par deux petites dents acérées; au-dessous des mors on remarque un petit sillon de 12 millimètres de longueur, 5 de largeur et 3 de profondeur, destiné à recevoir un caustique au chlorure de zinc. Un ressort à crémaillère placé à l'arrière des branches en assure le rapprochement à un degré constant.

(1) St. Laugier, *Cautérisation du vagin au fer rouge* (*Encyclopédie des sciences médicales*, vol. XXVII, p. 192).
(2) Phillips, *Med. Gazette*, 18 mai 1839; *London medical Gaz.*, t. XXIV, p. 494.
(3) Desgranges, *Nouveau procédé de cure radicale pour les chutes de l'utérus* (*Revue médico-chirurgicale*, juin 1831); *Mémoire sur le traitement de la chute de l'utérus par une méthode nouvelle* (*Comptes rendus et Mémoires de la Société de biologie*. Paris, 1853, 1re série, t. IV, p. 113; *Gazette médicale*, 1853, nos 5, 25).

Desgranges a aussi proposé de rétrécir le vagin par l'application d'une douzaine de serres-fines à sa partie supérieure. Les serres-fines de Des-

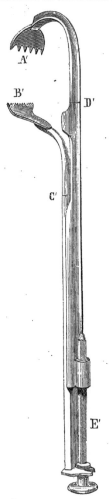

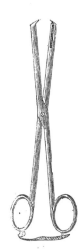

FIG. 1641. — Pince élytro-caustique de Desgranges.

FIG. 1640. — Érigne à coulisse de Desgranges.

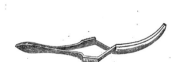

FIG. 1642. — Serre-fine vaginale de Desgranges.

granges sont de petites pinces à pression continue, longues de 70 à 75 millim. et courbées sur le plat. Les mors sont garnis de petites pointes (fig. 1642).

Pour mettre en place les serres-fines, Desgranges se sert d'une tenette à gouttière. La tenette à gouttière (fig. 1643) est une pince dont l'un des mors

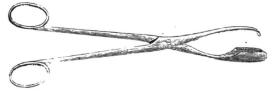

FIG. 1643. — Tenette à gouttière de Desgranges.

est remplacé par un demi-anneau long et ouvert en dedans ; le mors opposé est terminé par une extrémité assez amincie pour pouvoir s'insinuer dans

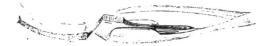

FIG 1644 — Érigne retenue dans les tenettes à gouttière.

les rainures qui se trouvent sur la partie moyenne et externe des branches de la serre-fine vaginale (fig. 1644).

§ 2. — Appareils destinés à soutenir l'utérus.

Quel que soit le déplacement qu'ait éprouvé l'utérus, il est utile d'entourer l'abdomen de bandages ayant pour but de soutenir le poids des viscères abdominaux qui, sans cette précaution, retomberaient sur l'utérus. Les ceintures agissent sur la totalité de l'abdomen ou sur sa paroi inférieure seulement.

Les premières ont surtout pour but d'exercer sur l'abdomen une pression méthodique dans les cas où les parois abdominales, distendues par des grossesses multipliées, ont de la tendance à se projeter au devant du pubis en entraînant les viscères ; elles servent aussi à exercer une utile compression dans les hydropisies et, en particulier, dans les hydropisies enkystées de l'ovaire (1). On peut les employer aussi dans les cas de hernie intestinale et de chute de l'utérus Nous avons déjà décrit et représenté la ceinture de Bourgeaud à l'article BANDAGES HERNIAIRES (page 614).

La difficulté d'exercer une compression régulière, même avec les cein-

(1) Bourgeaud, *Note sur les kystes de l'ovaire* (*Bull. Acad. de méd.*, 1856-57, t. XXII, p. 284, et *Bulletin de thér.*, 1857, t. LII, p. 489).— Bricheteau, *Sur l'utilité de la compression* (*Arch. génér. de méd.*, t. XXVIII, p. 92).

tures élastiques de Bourgeaud, quand il existe dans l'abdomen des inégalités ou une tumeur, a inspiré à Courty (1) l'idée d'une ingénieuse modification (fig. 1645) : « elle (la ceinture) se compose tout simplement d'une
douzaine de courroies en tissu de bretelle élastique ou non élastique, alter-
nant avec une douzaine de petites boucles fixées les unes et les autres de
chaque côté d'un plein en fort coutil, qui forme toute la portion lombo-
sacrée de la ceinture. En bouclant alternativement les bretelles de droite et
celles de gauche, soit de haut en bas, soit de bas en haut, augmentant au
fur et à mesure la constriction, on comprime à volonté, de la manière la plus
régulière possible toutes les parois antéro-latérales de l'abdomen. Dans les
opérations de paracentèse, cette ceinture dispense de recourir à des aides. ».

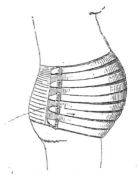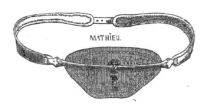

FIG. 1645. — Ceinture à compression   FIG. 1646. — Ceinture hypogastrique.
        méthodique de Courty.

Les deuxièmes, ou ceintures hypogastriques proprement dites, n'agissent
pas en comprimant l'ensemble des viscères ; leur but est de relever ces
derniers, de les refouler de bas en haut et d'avant en arrière vers le diaphragme, afin d'empêcher leur poids d'exercer aucune action sur l'utérus ;
l'action des ceintures hypogastriques sur l'utérus est donc tout à fait
indirecte.

La ceinture hypogastrique (fig. 1646) se compose d'une large plaque
rembourrée de crin et revêtue d'une solide peau de chamois du côté qui
doit être en rapport avec les téguments. La plaque est reliée sur sa partie
médiane à une tige transversale sur laquelle elle peut s'incliner à des degrés
plus ou moins prononcés par l'action d'une clef ; la tige transversale se relie
par une double articulation à deux ressorts élastiques qui prennent leur
point d'appui sur le sacrum ; la double articulation permet aux malades de

(1) Courty, loc. cit., p. 248.

prendre les positions les plus variées sans que la plaque hypogastrique puisse se déranger, sans que la pression exercée sur les viscères subisse la plus légère modification.

La ceinture hypogastrique représentée figure 1647 agit à peu près de

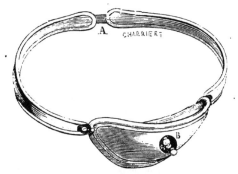

Fig. 1647. — Ceinture hypogastrique.

la même manière que la précédente. Une courroie A serre la ceinture à volonté; les deux boutons B donnent à la plaque le degré d'inclinaison convenable.

Quelquefois encore on a recours à une ceinture élastique munie au niveau de l'hypogastre d'un coussin à air en caoutchouc, d'après le système de Bourgeaud (fig. 1648).

Quelquefois la pression médiane est douloureuse pour la vessie ou pour

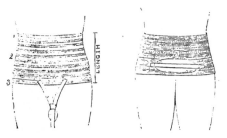

Fig. 1648. — Ceinture hypogastrique à pelote d'air.

l'utérus; dans ce cas, on peut remplacer la pelote moyenne par deux pelotes séparées par un petit intervalle au niveau de la ligne blanche.

Les ceintures hypogastriques peuvent prévenir le prolapsus de l'utérus et contribuer à empêcher cette infirmité de s'aggraver ; mais elles ne peu-

yent ramener et maintenir l'utérus à sa place normale. Quand le prolapsus
utérin n'est pas le résultat d'une hypertrophie du col ou d'une lésion organique, on peut tenter de maintenir une réduction complète au moyen de
pessaires, c'est-à-dire au moyen de corps introduits dans le vagin lui-
même.

Il ne nous est pas possible de décrire ici toutes les variétés de pessaires;
ces instruments ont été multipliés à l'infini. Cette richesse apparente
prouve, pour le dire en passant, combien il est difficile de maintenir l'utérus réduit.

Les pessaires utérins peuvent être divisés en deux grandes classes : 1° les
pessaires qui tiennent dans le vagin sans support extérieur ; 2° les pessaires
qui sont soutenus sur des supports extérieurs.

A. *Pessaires tenant dans le vagin sans support extérieur.* — Les pessaires peuvent être fabriqués en or, en argent, en ivoire, en gomme élastique, en caoutchouc, en caoutchouc vulcanisé, en buis, en liège, etc., etc.
Mayor a recommandé l'emploi de pessaires formés de fil de fer recouverts
de coton cardé et d'une enveloppe de taffetas gommé.

Les pessaires d'ivoire ont un contact fort doux, mais ils ont l'inconvénient de se laisser pénétrer par les liquides et de contracter, en très-peu
de temps, une odeur infecte; le liège et l'éponge participent au plus haut
point à cet inconvénient.

Les pessaires varient de forme et de mode d'action pour ainsi dire à
l'infini.

Il en est qui soutiennent l'utérus en remplissant exactement le vagin.
Tel est le pessaire élytroïde de J. Cloquet (1), concave en avant, convexe
en arrière, terminé en haut par une dépression dans laquelle doit loger le
museau de tanche (fig. 1649); un canal traverse toute l'étendue du pessaire
élytroïde pour permettre l'écoulement des humeurs.

GALANTE

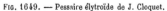

FIG. 1649. — Pessaire élytroïde de J. Cloquet.   FIG. 1650. — Pessaire en bondon.

A la même catégorie appartiennent le pessaire en bondon de Velpeau
(fig. 1650) et les pessaires en forme de boule ou en forme d'œufs dont

_____
(1) J. Cloquet, *Dictionnaire de médecine* en 30 volumes, article PESSAIRE,
t. XXIV, page 38. Paris, 1841.

parlent Murat et Patissier (1). Ces derniers ont un inconvénient majeur ; il arrive souvent que le col utérin glisse en avant ou en arrière du sommet de l'ovoïde, ce qui détermine une inversion du corps de l'utérus.

Les pessaires en éponge, les pessaires médicamenteux remplis de substances émollientes, aromatiques ou astringentes (pessaires vantés par Récamier), soutiennent aussi l'utérus en remplissant exactement le vagin. Parmi les pessaires médicamenteux, nous devons surtout signaler les pessaires de Combes et de Raciborski.

Le pessaire de Combes (3) est un pessaire élytroïde dont le corps, composé de substances styptiques, est muni d'un godet dans lequel des substances médicamenteuses de nature diverse prennent place pour agir sur le col de l'utérus. Ce pessaire s'applique très-facilement ; après l'avoir mouillé, il suffit de le pousser dans le vagin pour qu'il prenne une situation convenable. On le retire en exerçant une légère traction sur un cordon attaché à un anneau d'argent. Dans les cas où le pessaire est destiné surtout à produire son action thérapeutique sur les parois du vagin, Combes emploie un appareil ovalaire, mousse sur ses bords, et composé de substances toniques et astringentes.

Les pessaires de Raciborski (fig. 1651) sont des segments de typha dont on a enlevé la tige ligneuse centrale ou la hampe pour leur donner de la souplesse. Le duvet resté seul est maintenu par une enveloppe de tulle très-clair. Ces cylindres représentés par la figure 1651 ont une longueur de 7 à 8 centimètres et peuvent, par conséquent, occuper toute la hauteur du vagin. Par suite de leur introduction, qui se fait directement ou à l'aide d'un petit spéculum *ad hoc*, le vagin se déplisse, ce qui contribue à faire disparaitre des abaissements plus ou moins considérables. L'extrémité vulvaire de chaque pessaire supporte une petite tige arrondie en gutta-percha ; les malades peuvent saisir très-facilement cette petite tige quand elles veulent retirer le pessaire.

Les pessaires de Raciborski sont introduits à l'aide d'un auto-spéculum (fig. 1652) que les malades peuvent mettre en place elles-mêmes sans le secours du chirurgien. L'auto-spéculum a une courbure exactement calculée sur celle du bassin ; lorsqu'il est garni de son mandrin, il ne forme avec lui qu'une seule pièce. On le saisit à pleine main par sa base, et l'on pré-

(1) Murat et Patissier, *Dictionnaire des sciences médicales*, t. XLI, article PESSAIRE. Paris, 1820.

(2) E. Combes, *Application clinique de l'élytroïde pour le traitement des maladies utérines* (*Gazette des hôpitaux*, année 1861, page 35).

(3) Raciborski, *Du traitement topique des affections de la matrice par des pansements quotidiens à l'aide de pessaires médicamenteux préparés avec les typhas* (*Gazette des hôpitaux*, 1866, p. 30 ; et *Traité de la menstruation*. Paris, 1868).

sente l'extrémité opposée vers la partie inférieure de la vulve. Il suffit alors de faire exécuter à la base un léger mouvement de bascule d'arrière en avant pour que le bout de l'instrument pénètre dans le vagin et se dirige vers le col. Alors on retire le mandrin et on le remplace par le pessaire.

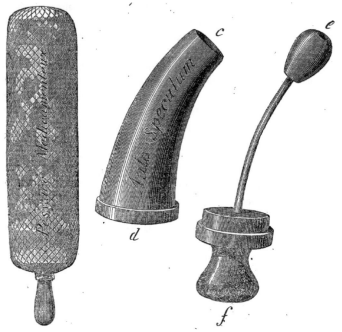

FIG. 1651. — Pessaire en typha, de Raciborski.

FIG. 1652. — Auto-spéculum, de Raciborski.

Un petit godet qui se trouve au centre de l'embout *e* du mandrin est appliqué sur le petit bouton de gutta-percha du pessaire pour pousser ce dernier dans le spéculum. A mesure qu'on enfonce le pessaire, on retire le spéculum.

Le pessaire de caoutchouc de Gariel (1) contient aussi l'utérus en remplissant et en distendant le vagin.

. Le pessaire de Gariel se compose de deux pelotes de caoutchouc réunies par un tube muni d'un robinet (fig. 1653 et 1654).

L'une de ces pelotes est introduite dans le vagin vidé d'air, roulée sur elle-même et réduite à un très-petit volume jusqu'au niveau du col de l'u-

(1) Gariel, *Du traitement des déviations utérines* (*Moniteur des hôpitaux*, t. II, 1854).

térus; le robinet est ouvert, et une pression exercée sur la pelote extérieure
fait passer l'air dans la première. Il ne s'agit plus que de fermer le robinet
pour maintenir la dilatation de la pelote intra-vaginale. La pelote vide, réduite au volume de sa paroi, se fixe aux vêtements de la malade. Avant de
retirer le pessaire, il faut avoir soin d'ouvrir le robinet afin que l'air, chassé
par le retrait des parois du vagin, repasse dans la pelote extérieure.

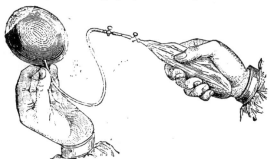

FIG. 1053. — Pessaire de Gariel (réservoir d'air vide).

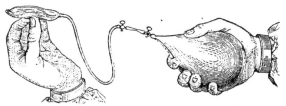

FIG 1054 — Pessaire de Gariel (réservoir d'air plein).

Souvent on a recours à des pessaires ne distendant pas toute l'étendue
du vagin, mais n'exerçant de pression que sur un rayon plus ou moins
limité.

Tels sont les pessaires dits à gimblette, en anneaux (fig. 1655), en ellipse,
en huit de chiffre (fig. 1656).

FIG. 1655. — Pessaire à gimblette circulaire.   FIG. 1656. — Pessaire en huit de chiffre.

Les pessaires à gimblette ont la forme d'un anneau d'une légère épaisseur, percé à son centre d'une ouverture permettant l'écoulement des

humeurs, permettant aussi l'introduction du doigt pour aider à placer ou
à enlever l'instrument. Les pessaires à gimblette circulaire distendent également toute la circonférence du vagin; il résulte de là qu'ils appuient sur
la vessie et le rectum, et qu'ils sont exposés à des déplacements lorsque ces
organes passent de l'état de vacuité à celui de plénitude; pour cette raison,
les pessaires à gimblette elliptiques ou en huit de chiffre sont généralement préférables.

Les pessaires à gimblette peuvent être composés de toutes les substances
que nous avons indiquées plus haut; le plus souvent on les fait en caoutchouc plein ou rempli d'air fixe. On peut aussi construire ces pessaires,
d'après les indications de Gariel, en caoutchouc rempli d'air mobile; il
suffit d'adapter au pessaire un tube de caoutchouc, muni d'un robinet,
dans lequel on fait passer de l'air au moyen d'une poire de caoutchouc
fig. 1657 et 1658).

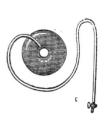 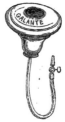 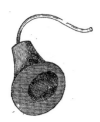

FIG. 1657.— Pessaire à air mobile de Gariel.   FIG. 1658. — Pessaire à air mobile en forme
d'entonnoir.

Quelquefois on dispose les pessaires à air en forme de petit entonnoir;
l'un des bords peut être surélevé sur l'un des côtés, surtout s'il existe une
inversion de l'utérus. Nous étudierons dans l'article suivant les pessaires
qui sont surtout applicables à ces affections.

Scanzoni (1) loue beaucoup le pessaire de Zwanck qui lui a rendu de
grands services dans des cas où le relâchement du vagin était général.

L'hystérophore de Zwanck (2) se compose (fig. 1659) de deux plaques
de fer-blanc, ovales, percées à leur centre et revêtues d'une épaisse couche
de laque. Les deux plaques, sont réunies par une charnière. Deux tiges
métalliques, adaptées sur les deux plaques près de la charnière, sont disposées de telle sorte que lorsqu'on les rapproche l'une de l'autre les deux
plaques s'écartent; les tiges sont maintenues rapprochées au moyen d'une
gaine assujettie par un pas de vis sur l'extrémité de l'une d'elles.

(1) Scanzoni, *loc. cit.*, p. 117.
(2) Zwanck, *Hysterophor* (*Monatschr. für Gebtsk.*, mars 1853).

Très-facile à mettre en place, le pessaire de Zwanck a le grand avantage de n'agir que latéralement, sans exercer ancune pression sur le rectum ou sur la vessie.

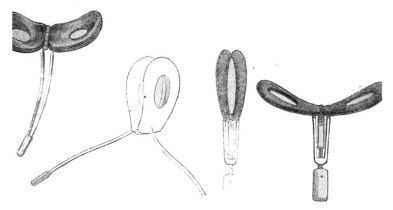

FIG 1659.— l'essaire hystérophoie de Zwanck.   FIG. 1660. — Pessaire de Zwanck, modifié par Coxeter.

Sans toucher aux principes des pessaires de Zwanck, Schilling et Coxeter ont rendu leur emploi plus commode. Dans ces nouveaux pessaires, l'écartement des valves est réglé par le jeu d'un écrou (fig. 1660 et 1661).

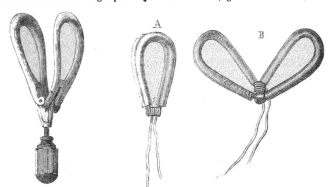

FIG. 1661. — Pessaire de Schilling.   FIG. 1662. — Pessaire à dilatation continue de Pertusio (de Turin).

Pertusio (de Turin) recommande l'emploi d'un pessaire dont les deux valves, réunies par un ressort, s'écartent d'elles-mêmes. Dans la figure 1662,

A représente l'instrument fermé, prêt à être introduit. B, l'instrument ouvert.

Eulenburg de Coblenz (1) a fait subir des modifications beaucoup plus importantes au pessaire de Zwanck. Le pessaire d'Eulenburg (fig. 1663) est entièrement de bois ; les deux ailes, légérement concaves sur leur face inférieure, sont unies par deux articulations entre lesquelles est ménagé un orifice pour l'issue des liquides sécrétés par la matrice et le vagin. Les ailes se continuent avec deux petits manches ; un anneau de caoutchouc occupant une rainure ménagée sur le corps de l'instrument, immédiate-

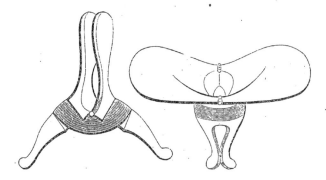

FIG. 1663. — Hystérophore de Zwanck, modifié par Eulenburg (de Coblentz).

ment au-dessus de la double articulation, assure le rapprochement des deux branches et par conséquent l'écartement des deux ailes. Pour mettre en place le pessaire d'Eulenburg, il suffit d'écarter fortement les deux branches afin de rapprocher les deux ailes ; dès que l'instrument est mis dans une situation convenable, il suffit d'abandonner l'instrument à lui-même pour que l'extrémité de l'anneau de caoutchouc rapproche les deux branches en ouvrant les ailes. Eulenburg a fait construire quatre modèles pour les cas divers de la pratique mesurant d'un côté à l'autre 2 pouces 3/4, 3 pouces, 3 pouces 1/4 et 3 pouces 1/2, et dont le plus grand diamètre antéro-postérieur par chaque aile est pour les deux grands modèles de 1 pouce 3 lignes, et pour les deux autres de 1 pouce 4 lignes et de 1 pouce 5 lignes.

B. *Pessaires à point d'appui extérieur.* — Les pessaires que nous avons décrits jusqu'ici prennent leur point d'appui sur une portion plus ou moins étendue du vagin et des parties qui l'entourent ; ils produisent nécessairement une dilatation plus ou moins considérable du vagin, en sorte que

(1) E. Noeggerath, *Du prolapsus utérin et de son traitement par les pessaires* (*Bulletin de théropeutique*, 1859, t. LVII, p. 506).

s'ils remédient à l'infirmité, ils contribuent dans une certaine mesure à augmenter la maladie proprement dite. On a cherché à remédier à cet inconvénient en prenant le point d'appui en dehors du vagin.

Le plus simple des pessaires à point d'appui extérieur est le pessaire en bilboquet formé par une espèce de cuvette soutenue par trois branches réunies sur une tige commune (fig. 1664). Excavée pour recevoir le col de l'utérus, la cuvette est percée de trous destinés à livrer passage aux liquides provenant de la cavité utérine. L'extrémité inférieure de la tige est percée d'orifices dans lesquels passent les liens destinés à maintenir l'appareil en place. Récamier a placé dans la tige du pessaire en bilboquet un ressort à boudin, rendant plus douce la pression de la cuvette sur le col de l'utérus.

Le docteur Maillot a fait construire un pessaire dont l'extrémité sopérieure très-évasée reçoit le col de l'utérus; l'extrémité inférieure moins évasée est l'orifice d'un long canal qui permet d'examiner la position du col; des cordons fixés à cette extrémité inférieure vont s'attacher à une ceinture hypogastrique.

GALANTE

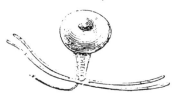

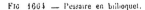

FIG. 1664. — Pessaire en bilboquet.   FIG. 1665. — Pessaire à air mobile de Bourgeaud.

Bourgeaud a proposé un pessaire à air mobile composé d'une pelote en forme de cuvette excavée pour soutenir largement l'utérus, tout en laissant libre le museau de tanche. Le pédicule qui soutient la cuvette est réuni par quatre lisières élastiques à une ceinture abdominale. Un tube central sert à insuffler la pelote. La pelote et son pédicule sont creux pour permettre l'écoulement des liquides (fig. 1665).

Le docteur Valler, cité par Fleetwood Churchill (1), a décrit un instrument utile surtout dans les cas où il existe une déchirure du périnée. « Ce pessaire, dit Churchill, consiste en une ceinture élastique d'acier qui fait le tour du corps, et prend son point d'appui juste au-dessous des hanches; elle est attachée, en arrière, au moyen d'une boucle et d'une courroie. Deux petits clous à tête sont fixés au centre de cette ceinture, à la partie

(1) Churchill, loc. cit., p. 518 ; Valler, in Denman, Midwifery, p. 68.

antérieure, et sur ces clous est attachée une tige courbe d'acier. Cette tige
de longueur proportionnée se termine par un crochet et pénètre dans le
vagin jusqu'à la hauteur normale où doit se trouver l'utérus. Ce crochet
est garni d'un pessaire formé d'abord par du liège, et recouvert ensuite
de caoutchouc. Les courroies agissent comme des ressorts et permettent
au corps de se mouvoir librement. Elles peuvent être facilement détachées
de dessus les clous, et de la sorte on enlève le pessaire sans déboucler la
ceinture circulaire. Sur la partie antérieure de la ceinture, il y a une pièce
élastique avec rainure correspondant à la tige d'acier, et qui a pour but
d'empêcher le pessaire d'être déplacé »

Le pessaire de Coxeter présente une grande analogie avec celui de Valler.
Il se compose (fig. 1666, 1667, 1668) d'un pessaire de 'gutta-percha

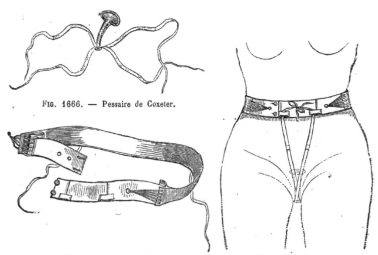

FIG. 1666. — Pessaire de Coxeter.

FIG. 1667. — Ceinture du pessaire de Coxeter.   FIG. 1668. — Pessaire de Coxeter,
                                                              mis en place.

perforé d'un trou correspondant à la tige creuse qui le supporte; quatre
liens relient cette tige à une ceinture qui entoure l'abdomen.

Roser a fait construire un hystérophore que Scanzoni a modifié.

« L'appareil de Roser, avec la modification que nous y [avons apportée
(fig. 1669), dit Scanzoni (1), convient parfaitement lorsque la chute
de la matrice était précédée d'un prolapsus de la paroi antérieure

(1) Scanzoni, *Traité pratique des maladies des organes sexuels*, trad. de l'allemand. Paris, 1858, p. 115.

du vagin, lorsque cette dernière est, au moment de l'application, plus relâchée que la paroi postérieure, ou enfin lorsqu'une cystocèle vaginale complique la chute de matrice. Il consiste en une plaque de fer-blanc

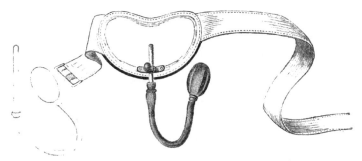

Fig 1009. — Hystérophore de Koser, modifié par Scanzoni.

recouverte de cuir de la forme d'un rein et de 14 centimètres de long sur 8 1/2 de large, portant sur sa surface antérieure une agrafe d'acier dans laquelle s'adapte, au moyen d'une vis, l'extrémité d'une branche recourbée destinée à être introduite dans le vagin. Cette branche, également d'acier, possède, 5 centimètres 1/2 au-dessous de l'extrémité s'adaptant dans l'agrafe, une charnière qui lui permet un mouvement libre à droite et à gauche. De là la branche descend encore environ 5 centimètres 1/2, puis elle se recourbe, décrivant, d'abord en arrière, puis de nouveau en haut et en avant, un segment de cercle tel que la partie remontante, également longue de 5 centimètres 1/2, se trouve à 5 centimètres 1/2 de la branche descendante à l'endroit où les deux parties sont le plus éloignées l'une de l'autre. Toute la branche elle-même consiste en un ressort d'acier large de 5 millimètres et passablement fort, renfermé dans toute sa longueur dans un tube de caoutchouc vulcanisé et terminé par un bouton d'ébène de 4 centimètres de long sur 3 de large et 1 1/2 d'épaisseur, assujetti au moyen d'une vis pour pouvoir être monté ou abaissé à volonté. A droite et à gauche de la plaque destinée à reposer sur le pubis se trouve un large ruban de fil que l'on applique autour des hanches et que l'on serre au moyen d'une boucle. Pour empêcher cette plaque de remonter vers l'abdomen, on peut ajouter deux rubans étroits passant entre les jambes des deux côtés de la vulve et que l'on attache en arrière de la ceinture entourant les hanches. Chez quelques malades où ces rubans étaient incommodes, Scanzoni les a remplacés par une large bande partant de la plaque recouvrant la branche descendante et attachée à la même place que les rubans.

« Le but de cet appareil est de presser la paroi antérieure du vagin relâchée et distendue, et de la retenir contre la symphyse par l'élasticité de la branche d'acier, elle et l'utérus également déplacé dans une position aussi normale que possible. Cet appareil remplit ordinairement parfaitement son but, lorsque son application n'est pas empêchée par une sensibilité excessive des organes génitaux. »

Alfred Becquerel (1) a fait subir de nouvelles modifications à l'appareil de Roser.

L'appareil de A. Becquerel (fig. 1670) se compose d'une plaque A reliée

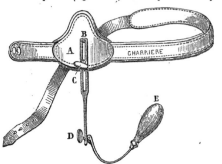

FIG. 1670. — Hystérophore de Alfred Becquerel.

à un ressort qui, faisant ceinture, se boucle en avant. Une tige fénêtrée B, trempée en ressort et glissant verticalement, peut être fixée à diverses hauteurs sur la plaque A au moyen de la vis de pression C. Une deuxième tige, partant de la pelote E, est reliée à la tige B par une articulation en marteau D qui lui permet divers degrés d'inclinaison.

Alph. Robert (2) a donné à l'Académie de médecine la description d'un hystérophore de Grandcollot. Cet instrument est d'une extrême complication ; il est utile cependant en ce qu'il peut être appliqué aux prolapsus compliqués d'inversions, quelle que soit la position prise par l'utérus.

L'appareil de Grandcollot (fig. 1671) se compose, dit Alph. Robert, d'une ceinture hypogastrique à deux pelotes ; entre elles se trouve une armature métallique à doubles brisures latérales, dans l'écartement desquelles est placée l'insertion d'un col de cygne suspenseur du pessaire et courbé convenablement pour s'adapter sur le pubis. Ici déjà se trouve un système de mouvement par lequel ce col de cygne peut, au gré du chirurgien,

(1) Becquerel, *Traité des maladies de l'utérus*. Paris, 1859, t. II, p. 301.
(2) Robert *Rapport sur le pessaire de Grandcollot* (*Bull. de l'Acad. de méd.*, séance du 4 février 1862, t. XXVII, p. 391).

être fixé ou exécuter des mouvements variés de rotation et d'inclinaison.
Au col de cygne se trouve adaptée une tige intra-vaginale munie d'une
cuvette à son extrémité supérieure. Cette tige est rectiligne, formée de deux
cylindres creux emboîtés et glissant l'un sur l'autre, s'allongeant ou se
racourcissant à volonté, et contenant : 1° un ressort à boudin dont la puissance indépendante des changements de longueur de la tige demeure invariable ; 2° Un système d'excentrique qui lui permet de renverser plus ou
moins sur son axe et même d'exécuter autour de lui une révolution complète. Ce mécanisme en rend l'introduction très-facile et lui permet d'être
appliqué aux déviations de l'utérus quelle que soit la position anormale
prise par cet organe. Enfin la tige rectiligne est articulée avec le col de

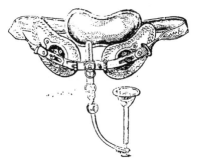

Fig. 1671. — Hystérophore de Grandcollot.

cygne, de manière à pouvoir tourner sur elle-même et exécuter des mouvements de circumduction. Il résulte de l'ensemble de ces brisures que la
cuvette une fois placée de manière à embrasser exactement le col de l'utérus peut exécuter tous les mouvements que ce col lui-même exécute dans
les divers mouvements du tronc, et qu'elle ne peut exercer aucune pression fâcheuse sur les organes qui l'avoisinent.

Nous ne parlerons ici que pour mémoire de l'hystérophore de Bergeron
qui a été l'objet d'un rapport favorable de Bérard et Villeneuve à l'Académie de médecine (1). C'est un pessaire en bilboquet adapté par un mécanisme ingénieux à la pelote d'un bandage herniaire. Cet appareil vivement
combattu par un grand nombre d'académiciens ne saurait trouver un emploi utile que si l'on voulait maintenir réduites, avec un seul appareil, une
hernie et une chute de l'utérus.

Dans les cas où l'anneau vulvaire est relâché ou détruit, on peut employer

(1, Bérard et Villeneuve, *Rapport sur le pessaire de Bergeron* (*Bulletin de l'Acad.
de méd.*, t. X, 1844-45, p. 92).

avec fruit l'hystérophore de Gariel. Cet appareil (fig. 1672) est formé d'un plancher de caoutchouc vulcanisé remplaçant la cloison recto-vaginale (espace compris entre les lettres *c e*), et relié en avant et en arrière à une ceinture hypogastrique par quatre tubes de caoutchouc vulcanisé *b b b b*. Au milieu du plancher, en face de la vulve, est réservée une ouverture dans

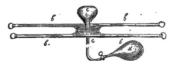

FIG 1672. — Appareil de Gariel.

laquelle s'engage le tube d'une pelote pessaire *c*, tube dont l'extrémité, garnie d'un robinet, s'adapte sur le prolongement d'une poire insufflatoire *d*, comme cela a lieu dans le réservoir à air ordinaire. Une échancrure ménagée au niveau du méat urinaire permet d'opérer la miction sans enlever l'appareil.

Pour l'application de cet appareil, on réduit le prolapsus utérin, on introduit la pelote-pessaire, on garnit le périnée avec le plancher périnéal qu'on fixe solidement en avant et en arrière à la ceinture hypogastrique, puis on procède à l'insufflation de la pelote-pessaire (1).

Si le prolapsus utérin est plus apparent que réel, si le prolapsus est causé par une hypertrophie sus- ou sous-vaginale du col, il faut évidemment renoncer à toute tentative de réduction et à l'emploi des pessaires intra-vaginaux, qu'ils prennent ou non leur point d'appui au dehors. Il faut se contenter d'appliquer sur le périnée de forts coussins de crin, de bois ou des pelotes de caoutchouc ; les meilleures sont les pelotes de caoutchouc à air mobile, retenues au moyen de liens allant rejoindre une ceinture abdominale. On pourrait aussi employer avec avantage le bandage de Gariel que nous venons de décrire, en supprimant le pessaire intra-vaginal.

ART. VIII. — DÉVIATIONS DE L'UTÉRUS (ANTÉVERSION ET RÉTROVERSION).

Les indications qui se présentent ici sont la réduction et le maintien de la réduction. La réduction peut se faire assez souvent sans le secours d'instruments spéciaux, par des manipulations habilement combinées.

On peut se servir, pour remplacer l'action des mains, du pessaire à réservoir d'air de Gariel que nous avons décrit, page 929.

(1) Huguier, *Mémoire sur les allongements hypertrophiques du col de l'utérus* (*Mém. de l'Acad. de méd.* Paris, 1859, t. XXIII, p. 279).

Favrot (1) a proposé un appareil qui rappelle celui de Gariel. L'appareil se compose d'une vessie de caoutchouc que l'on conduit dans le rectum, à l'aide d'un mandrin, jusqu'à ce qu'elle ait atteint la tumeur. Alors on retire le mandrin et l'on adapte une pelote insufflatrice. La vessie *d* en se distendant relève le fond de l'utérus *c* (fig. 1673 et 1674).

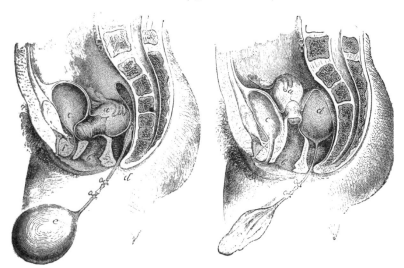

Procédé d'Alexis Favrot.

Fig 1673. — Procédé à air avant la réduction.   Fig. 1674. — Procédé à air après la réduction.

Pour aider les manipulations qui ont pour but le redressement de l'utérus rétroversé, Sims se sert souvent de trois tiges rectilignes, terminées par une éponge, avec lesquelles il presse tout à la fois sur le fond de l'utérus et sur la partie antérieure du col.

On a encore employé comme agent de redressement les sondes intra-utérines que nous avons décrites à l'article EXPLORATION, page 899. Les sondes utérines employées comme agent de redressement sont éminemment dangereuses. En prenant leur point d'appui sur le fond de l'utérus, elles causent de grandes douleurs; de plus, elles sont exposées à perforer cet organe.

Pour parer à cet inconvénient Sims a fait construire une nouvelle sonde

(1) Favrot, *Sur un nouveau mode de réduction des déviations de l'utérus* (*Bull. de l'Acad. de méd.*, 1851, t. XVII, p. 25).

disposée de telle sorte que le poids de l'utérus fût supporté par un disque appliqué sur le museau de tanche.

La figure 1675 représente l'élévateur utérin avec sa tige *a* réglée à un angle de 45 degrés, qui est l'angle approprié à une rétroversion ordinaire. *c* est la boule destinée à supporter le poids de l'utérus; elle tourne sur son axe suivant une ligne qui, avec le manche, permet à la tige *a* de décrire un cercle entier, non de 90 degrés, mais de 45 degrés de chaque côté du manche.

Fig. 1675. — Redresseur de Marion Sims.   Fig. 1676.—Pessaire de Simpson et son mandrin.

Cette boule est perforée de sept trous (la tige occupant le huitième) formant une ligne autour de son centre, pour recevoir la pointe d'une verge logée dans le manche tubulaire, laquelle s'abaisse ou remonte au gré de l'anneau *b*, de sorte que les mouvements de la tige intérieure *a* peuvent être prompte-ment arrêtés à quelque point que l'on veuille de son élévation ; il suffit pour cela de laisser aller l'anneau *b*, lequel est remonté, ainsi que la verge, par un ressort à boudin caché dans le bas du manche. Les petits trous pratiqués dans la boule sont placés à dessein aux distances convenables pour marquer, de l'un à l'autre, des angles de 45 degrés dans les révolutions de la tige.

« Cet instrument n'est autre chose que la sonde Simpson, à laquelle a été ajoutée une articulation, à deux pouces de son extrémité utérine ; mais *son mode d'action* est bien différent. L'une élève l'utérus en droite ligne ; l'autre en lui faisant décrire un cercle à droite ou à gauche : l'une fait porter le poids de l'organe sur une boule appliquée à l'orifice ; l'autre, principalement sur la pointe de la seconde engagée dans la cavité utérine : l'une élève l'utérus par une puissance appliquée sur le col ; l'autre, par une semblable puissance exercée sur le fond : l'une produit rarement la douleur ; l'autre la cause fréquemment. »

Il ne suffit pas de réduire l'utérus ; il faut encore assurer la stabilité de la réduction.

Dès 1834 et 1838, Amussat et Velpeau ont proposé l'emploi de re-dresseurs intra-utérins (1) ; plus tard, Simpson a appliqué le pessaire intra-utérin que nous avons déjà figuré et décrit page 904, fig. 1616 (2). Ce pessaire est introduit à l'aide d'un mandrin enfoncé dans un trou situé sur la partie inférieure de la boule (fig. 1676). Dès que la tige est introduite dans l'utérus, on abandonne le pessaire qui n'est plus retenu que par la pression de la boule sur la paroi vaginale, puis on pose un tampon de coton.

Kiwisch a proposé de composer la tige intra-utérine de deux branches qui se tendent et se détendent sous l'action d'un fil de soie attaché au manche de l'instrument (fig. 1677).

Valleix (3) a eu l'idée de donner au pessaire intra-utérin un point d'appui extérieur ; il a produit successivement deux modèles.

Dans le premier modèle de Valleix (fig. 1678), une tige A, destinée à pénétrer dans l'utérus, surmonte un disque de métal arrondi B de 2 cen-timètres de diamètre. Elle est unie par une articulation à ressort avec une tige de métal D, qui devant rester dans le vagin a reçu le nom de tige vaginale : les deux tiges A et B sont maintenues fléchies l'une sur l'autre, à

(1) Quetier, thèses de Paris, 1828, et H. de Castelnau, *Moniteur des hôpitaux,* 1854, p. 941.
(2) Simpson, *Edinburgh Monthly journal,* août 1843, t. III, et *Dublin Quaterly journal,* mai 1848, t. V.
(3) Valleix, *Des déviations utérines,* leçons cliniques faites à l'hôpital de la Pitié (*Union médic.,* 1852), et *Guide du médecin praticien,* 5e édit. Paris, 1866, t. V, p. 217.

angle droit, par l'action d'un ressort placé au niveau de leur articulation. La tige vaginale est creuse pour recevoir une tige pleine qui s'unit à angle droit, sans articulation, avec un plastron qui se fixe sur l'abdomen. Les deux parties de l'appareil sont maintenues réunies par un fil passé dans un trou F, pratiqué sur la tige vaginale ; les deux chefs de ce fil sont noués en E sur le plastron. L'appareil est maintenu en place par deux liens attachés à la partie supérieure du plastron et formant ceinture ; deux sous-cuisses attachés à la partie inférieure de l'appareil aux points HH préviennent les déplacements.

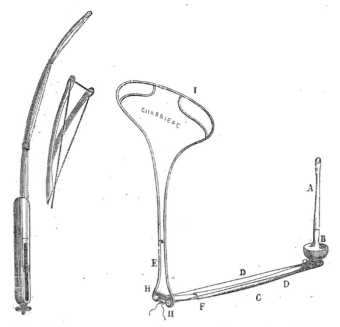

Fig. 1677. — Redresseur à branches divergentes et élastiques de Kiwisch.

Fig. 1678. — Redresseur utérin de Valleix (premier modèle).

Dans un dernier modèle (fig. 1679), Valleix a remplacé le renflement métallique, sur lequel s'appuie le col, par un renflement de caoutchouc. La tige C destinée à pénétrer dans l'utérus présente à sa partie inférieure deux saillies circulaires entre lesquelles doit s'attacher un disque de caoutchouc D ; la tige C est unie à angle droit par un ressort H avec la tige vaginale I qui doit rester dans le vagin. La tige I est creuse pour recevoir une tige pleine qui s'unit à angle droit, sans articulation, avec le plastron F

qui doit s'appuyer sur l'abdomen ; les deux parties qui constituent l'appareil, pessaire proprement dit et plastron, ne sont unies entre elles que par
le frottement de la tige pleine dans la tige vaginale **I**. Deux rubans **GG**
attachés à la partie supérieure du plastron entourent l'abdomen ; deux
autres rubans GG font office de sous-cuisses. Le pessaire est mis en place à
l'aide du mandrin **B** qui s'engage dans la tige creuse **I** ; le disque de caoutchouc **D** est insufflé avec la poire **E**, par l'intermédiaire d'un tube.

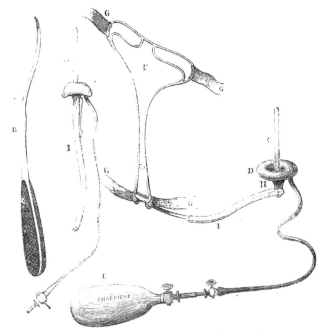

Fig. 1679. — Redresseur utérin de Vallex (dernier modèle).

Destchy a associé le pessaire intra-utérin a un hystérophore dont les
branches divergentes se fixent au-dessous du col par un mécanisme analogue à celui du pessaire de Zwanck (fig. 1680).

D'une utilité des plus contestables, les pessaires intra-utérins ne peuvent
être employés sans faire courir de sérieux dangers aux malades. Scanzoni
rejette ces appareils de la manière la plus absolue ; il n'a pas vu un seul
cas de succès résulter de leur emploi. Le plus sûr est de combattre les

(1) Scanzoni, *loc. cit.*, p. 90.

altérations de texture par des moyens médicaux (1) et de lutter contre les déviations au moyen de pessaires extra-utérins. Les pessaires de Gariel et les dernières modifications des pessaires de Zwanck (fig. 1659 à 1663) sont quelquefois employés; ceux que nous allons signaler sont plus particulièrement applicables aux cas d'inversion.

Hervez de Chégoin (2) a décrit, en 1833, un pessaire prenant son point d'appui en arrière, à l'union du corps avec le col de la matrice (fig. 1681).

« C'est, dit l'auteur, un cercle plat, une espèce d'horizon sur lequel s'appuie le corps de la matrice, tandis que son col, traversant l'ouverture qu'il présente, est maintenu au centre du vagin sans irritation et sans fatigue.

» La circonférence n'est pas égale en tous sens. Le bord qui la forme est beaucoup plus large en arrière qu'en avant, soit qu'il s'agisse d'une rétroversion ou d'une antéversion. Dans le premier cas, il agit sur le corps de l'utérus en s'opposant à son abaissement en arrière et en retenant son col qui tend à se porter en avant. Dans l'antéversion, il éloigne le col de la paroi postérieure du vagin où l'on a quelquefois peine à le trouver.

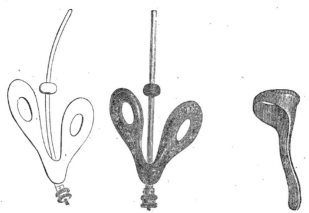

FIG. 1680. — Pessaire intra-utérin de Destchy. FIG. 1681. — Pessaire d'Hervez de Chégoin.

» Il est terminé par une tige mince et plate pour laisser libre en partie l'entrée du vagin, mais à bords arrondis pour ne pas le blesser. Jusqu'ici ce pessaire a été construit en ivoire et n'a causé aucun accident. Mais on pourrait le faire en gomme élastique pure, soutenue en dedans par un ressort. »

(1) Les appareils à douches et à injections ont été décrits tome Ier, pages 75 et suiv.
(2) Hervez de Chégoin, *De quelques déplacements de la matrice et des pessaires les plus convenables pour y remédier* (*Mémoires de l'Acad. de méd.*, t. II. Paris, 1833).

Hervez de Chégoin a aussi conseillé l'emploi du pessaire en raquette (fig. 1682) qui s'adapte à l'angle rentrant formé, en arrière, par la réunion du col avec le corps. Ce pessaire remplit le vagin postérieurement et le maintient dans une tension verticale s'opposant aux inversions de l'utérus. Ce pessaire présente une échancrure à sa partie supérieure pour que le col de l'utérus passe au devant de lui; il présente aussi des échancrures latérales qui, formant une surface inégale, reçoivent les parois du vagin et servent à maintenir l'instrument. Le bord inférieur du pessaire en raquette offre une saillie médiane qui dépasse un peu l'orifice du vagin et s'oppose au mouvement de bascule. Hervez de Chégoin fait observer que le pessaire en raquette ne convient que chez les femmes qui ont l'entrée du vagin très-étroite.

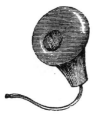

FIG. 1682.—Pessaire en ra-   FIG. 1683.—Pessaire en enton-   FIG. 1684. — Pessaire à air
quette d'Hervez de Chégoin.   noir très-échancré en avant.   fortement excavé en avant.

On a aussi proposé des pessaires en entonnoir fortement échancrés en avant (fig. 1683), et des pessaires à air construits sur le même principe (fig. 1684); les progrès réalisés par Kilian, Hodge, Meigs et Marion Sims tendent à faire oublier la plupart de ces appareils.

Le pessaire de Kilian, ou *élytromochlion* (fig. 1685), est formé d'un mince ressort d'acier de quatre pouces de long dont les extrémités se terminent par des boutons de bois; le tout est revêtu d'une couche de caoutchouc. Le ressort a pour but de distendre le vagin dans le sens horizontal, soit en avant, soit en arrière du col de l'utérus.

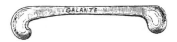

FIG. 1685. — Élytromochlion ou levier horizontal de Kilian.

Hodge (1) a imaginé un pessaire qui maintient admirablement l'utérus

(1) Hodge, *Diseases peculiar to women*. Philadelphia, 1860, p. 330; *The principles and practice of obstetric*. Philadelphia, 1864, p. 416.

rétroversé, tout en occupant si peu de place, grâce à sa légèreté et à la position qu'il affecte dans le vagin, qu'il ne gêne en rien les rapports sexuels; c'est là un avantage considérable si l'on réfléchit que la rétroversion de l'utérus est une des causes les plus fréquentes de la stérilité de la femme.

Le pessaire de Hodge (fig. 1686) est d'argent doré; il a la forme d'un U dont les deux branches parallèles sont courbées sur le plat pour pouvoir s'accommoder à la courbure du vagin. La branche transversale de l'U est

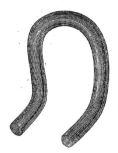 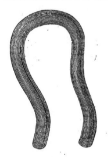

FIG. 1686.—Pessaire de Hodge, d'argent doré.   FIG. 1687.— Levier ouvert à double courbure.

glissée en arrière du col de l'utérus, la partie convexe des branches reposant sur la paroi postérieure du vagin, les extrémités appuyant antérieurement de chaque côté du col de la vessie.

Van der Corput fait observer, dans un très-remarquable travail (1), qu'il

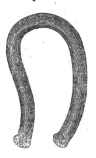 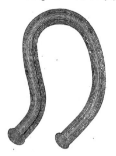

FIG. 1688. — Levier à incurvation prononcée   FIG. 1689. — Levier à branches très-rapprochées.
des branches et à boutons arrondis.   et à boutons arrondis.

est indispensable de s'assurer que l'instrument n'exerce pas de pression

(1) Van der Corput, *Sur un nouveau système de pessaires-leviers* (*Journal publié par la Société des sciences méd. de Bruxelles*, 1865).

trop forte ni sur la matrice, ni sur les plexus nerveux du sacrum, non plus que sur la vessie ou sur le rectum; il est important aussi de s'assurer que le pessaire n'a aucune tendance à se déplacer en travers.

Dans ces circonstances on peut imprimer au levier de Hodge les modifications représentées par les figures 1687, 1688, 1689.

Au point de vue pratique, dit Marion Sims, cet instrument est véritablement admirable quand il est bien fait; malheureusement il est souvent altéré. Vu l'importance de la question, nous citons textuellement cet auteur : « On trouve dans les magasins l'instrument de Hodge diversement modifié. Par exemple, on le fait de gomme élastique durcie, et il s'en vend de grandes quantités; mais ces instruments sont dangereux, car généralement trop grands ils ont toutes sortes de formes, excepté la vraie, et j'ai reconnu qu'il était impossible de leur donner les courbures équivalentes convenables, même en les plongeant dans l'eau bouillante, comme on le recommande. Ce qui vaut mieux que la gomme élastique durcie, mais sans être aussi propre, c'est un fil de cuivre couvert de gutta-percha; mais ici encore nous sommes en droit de nous plaindre de tous nos fabricants d'instruments, car ils se servent de fil de fer télégraphique ordinaire, le coupent en brins de diverses longueurs et reliant fort grossièrement tous les bouts ensemble, ils en forment un anneau auquel ils donnent la courbure que nous lui voyons. Ils agissent ainsi pour les vendre un peu moins cher; mais c'est là une pauvre économie, car souvent ils se cassent au point de jonction, les produits de sécrétion pénètrent dans les petites fissures et

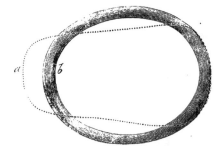

Fig. 1690. — Pessaire annulaire de Meigs (ressort de montre recouvert de gutta-percha).

l'instrument, loin de soulager, devient une cause d'irritation. Il faudrait, au contraire, que le cuivre malléable fût d'abord fait avec beaucoup de soin en anneau ou en parallélogramme, puis ensuite recouvert de couches unies de gutta-percha non vernie. J'ai décidé deux fabricants d'instruments, MM. Weiss et Charrière, à remédier à cet inconvénient. »

Le pessaire de Meigs (fig. 1690) maintient aussi l'utérus à sa place normale sans s'opposer aux rapports sexuels. Ce pessaire est tout simplement un anneau fait avec un ressort de montre recouvert de gutta-percha et formé en cercle de 2 pouces, 2 pouces 1/2, 2 pouces 3/4 et 3 pouces de diamètre.

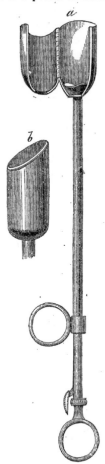

Pour introduire le pessaire de Meigs, on comprime les deux côtés de l'anneau afin de lui donner la forme indiquée par la ligne pointée *a*; après avoir franchi l'anneau vulvaire, le pessaire reprend à peu près sa forme circulaire.

Comme celui de Hodge, le pessaire de Meigs agit en distendant le vagin antéro-postérieurement; ses points d'appui sont le cul-de-sac postérieur du vagin et la symphyse du pubis.

Adoptant les principes de Hodge et de Meigs, Sims se sert d'anneaux d'étain adouci par l'addition d'un peu de plomb; un peu allongé entre les doigts, cet anneau prend, comme celui de Meigs, une forme légèrement ovale; rien n'est plus facile que de lui donner les courbures du pessaire de Hodge (fig. 1691).

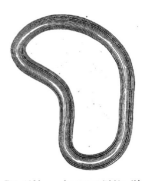

FIG. 1691. — Anneau malléable d'étain additionné de plomb (Sims).

FIG. 1692. — Porte-tampon de Sims.

Marion Sims veut que l'anneau soit malléable, afin que le chirurgien puisse lui-même l'adapter exactement. Rien n'est plus difficile, en effet, que de trouver un pessaire pouvant servir aux divers cas qui se présentent dans la pratique.

Sims recourt assez souvent aussi à de petits pessaires formés de coton non déchiré et enduit de glycérine. Un fil assujetti sur le milieu du pessaire laisse pendre ses chefs en dehors. Les pessaires de coton sont portés, soit en avant, soit en arrière du col de l'utérus, par un instrument spécial appelé porte-tampon.

Le porte-tampon se compose (fig. 1692) d'une petite boîte a, large et plate, montée sur une tige creuse ; un mandrin, parcourant la tige creuse, se termine, à l'intérieur de la boîte, par une petite palette ; le coton est placé dans la boîte au-dessus de la palette. Le porte-tampon est conduit, à la manière d'un spéculum, jusqu'au fond du vagin, en avant ou en arrière du col ; alors le mandrin est poussé en avant, et le tampon restant en place on retire l'instrument. L'emploi de cet instrument est tellement simple, que les malades peuvent placer elles-mêmes les pessaires de coton. Si le porte-tampon représenté figure 1692 est trop volumineux, on peut lui substituer le petit porte-tampon circulaire, à extrémité libre taillée en biseau, représenté en b.

ART. IX. — POLYPES DE L'UTÉRUS.

Les procédés opératoires applicables aux polypes de l'utérus sont l'arrachement, la torsion, le broiement, la ligature par escharification, la ligature par action traumatique et l'excision.

Dans la plupart des opérations qui se pratiquent sur les polypes, il est utile d'attirer plus ou moins la tumeur, afin de rendre son pédicule plus accessible. Nous décrivons dans un premier paragraphe les instruments qui peuvent être utiles pour accomplir cette manœuvre.

§ 1. — Pinces et érignes pour attirer les polypes.

On peut se servir d'érignes, mais elles sont exposées à blesser les parois

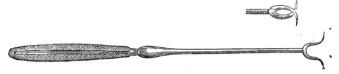

Fig. 1693. — Érigne à branches divergentes de Lüer.

du vagin. Cependant l'érigne à branches divergentes de Lüer (fig. 1693) présente quelque avantage ; ses deux crochets pénétrant en sens inverse dans la tumeur permettent de combiner la traction avec un certain mouvement de torsion.

Churchill ne connaît pas de meilleur instrument pour fixer et attirer les tumeurs que le tire-bouchon de M'Clintock (fig. 1694), à condition que le tissu du polype offre une consistance suffisante.

Le plus souvent on a recours à des pinces; quelquefois, quand la tumeur est volumineuse, on emploie le forceps du professeur Roux, dont les cuillers sont armées de petites dents (fig. 1695); de fortes pinces à anneaux (fig. 1696), à mors garnis de pointes multipliées, remplissent le même but.

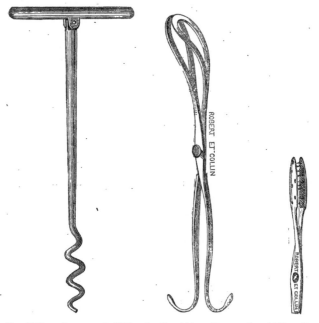

FIG. 1694. — Instrument de M'Clintock pour fixer et attirer les polypes. FIG. 1695. — Forceps de Roux. FIG. 1696. — Pince à mors armés de pointes.

Le docteur Gomi de Trescorre (1) a proposé d'abaisser les polypes jusqu'à la vulve avec un forceps qui a la même courbure et la même longueur que le forceps ordinaire; les branches, beaucoup plus minces, sont garnies, sur leur face interne, de dentelures qui ne se prolongent pas jusqu'à l'ex-

(1) Gomi, *Sur un nouveau procédé de l'extraction des polypes* (*Archives générales de médecine*, 4e série, t. XIX).

trémité supérieure de l'instrument de peur de blesser le col utérin, s'il venait par hasard à être compris entre les branches. Ce forceps diffère encore du forceps ordinaire, en ce que les branches sont susceptibles d'être plus rapprochées, tant à leur extrémité que le long de la concavité sinueuse de leur courbe latérale et au niveau de la partie fenêtrée. De cette manière l'instrument peut s'adapter à des polypes peu volumineux; si la tumeur n'est pas embrassée très-étroitement, l'inconvénient est compensé par la présence des dentelures.

Souvent on a recours aux pinces de Museux; il est utile de multiplier les pointes formant les mors, afin de se donner plus de garanties contre la déchirure des tumeurs (fig. 1697).

Si le polype est situé très-haut, les

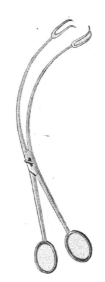

FIG. 1697.—Pince de Museux, à six griffes.   FIG. 1698. — Pince-érigne courbe de Museux.

pinces de Museux doivent avoir une courbure accommodée à la direction générale du bassin (fig. 1698).

Chassaignac conseille l'emploi d'une pince érigne, dont les- br nçbes

courbes et terminées par trois fortes dents, sont bien disposées pour saisir
les tumeurs. Cette pince (fig. 1699) est articulée à tenon et munie d'un système de points d'arrêts consistant en deux crochets A placés en sens inverse
sous les anneaux qui s'accrochent par une simple pression de la main, et
que l'on décroche par un mouvement de latéralité.

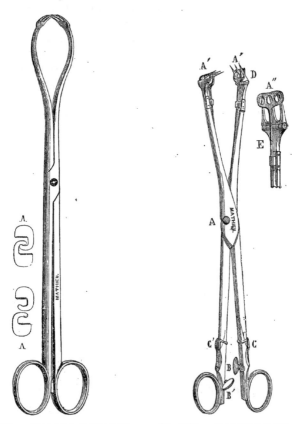

FIG. 1699. — Pince-érigne de Chassaignac.   FIG. 1700. — Pince d'Alph. Robert.

Alph. Robert a conseillé une pince très-ingénieuse, en ce que les mors de
la pince ne doivent être démasqués qu'après être arrivés sur le point précis
qui doit être embrassé. Ces mors peuvent donc glisser sur les parois de la
tumeur sans les déchirer et sans subir de temps d'arrêt.

La pince-érigne d'Alph. Robert (fig. 1700) est une longue pince à anneaux dont les branches s'articulent en A, à la manière de celles du forceps. Trois dents A' A' sont mobiles autour d'une charnière; en avant des dents A' A se trouve une plaque mobile et perforée, reliée, par la tige E, à deux vis de rappel B B'. L'action de ces vis fait monter et descendre la plaque D; lorsque cette plaque est remontée aussi haut que possible, les dents sont dans l'axe de la pince comme en A'', et alors l'instrument est parfaitement mousse; lorsqu'au contraire la plaque descend, elle imprime aux dents la direction A'; un ressort C C' est destiné à maintenir immobile la tige E, une fois que les dents de la pince ont pénétré dans la tumeur. Chaque branche peut isolément servir d'érignes, ou les deux peuvent être introduites rectilignes et mousses de chaque côté de la tumeur, puis

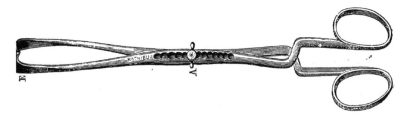

Fig. 1701. — Pince à branches glissantes du doctenr Greenlagh.

être articulées; alors, en faisant mouvoir la vis, les dents pénètrent d'elles-mêmes dans la tumeur sans déchirer les parties voisines.

Il arrive quelquefois qu'il est impossible d'articuler les deux mors d'une pince à la même hauteur et, par conséquent, d'articuler le tenon. Le docteur Greenhalgh a tourné cette difficulté en fendant l'une des branches sur la ligne médiane (fig. 1701); un écrou A placé sur la seconde branche fixe à volonté les deux parties de l'instrument.

§ 2. — Arrachement et torsion.

Les faits d'élimination spontanée rapportés par Marchal de Calvi (1) ont inspiré aux chirurgiens la pensée d'enlever les polypes, soit par l'arrachement, soit par la torsion, soit par les deux procédés réunis.

La tumeur peut être saisie avec les doigts, ou, à leur défaut, avec des

(1) Marchal de Calvi, *Observations et remarques sur la cure spontanée du polype utérin* (*Annales de la chirurgie française et étrangère*. Paris, 1843, t. VIII, p. 385).

pinces analogues à celles dont on se sert pour attaquer les polypes des fosses nasales.

Le docteur M'Clintock attaque les petits polypes avec une pince fenêtrée que nous représentons figure 1702. Cette pince comprime le pédicule, tandis que le petit polype reste intact dans l'ouverture.

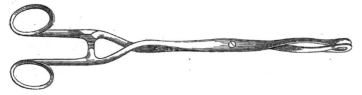

FIG. 1702. — Pince de M'Clintock.

Lüer a construit une pince dont les mors sont représentés par deux anneaux munis d'une profonde rainure sur leurs faces juxtaposées. Les rebords des deux gouttières, s'imprimant dans la tumeur, empêchent les mors de glisser; ces mors, étant parfaitement mousses, ne déterminent aucun écoulement de sang, comme le font la plupart des pinces armées de dents.

On peut encore se servir de la pince courbe que Charrière a construite pour Marion Sims (fig. 1703); les mors courbes et oblongs sont creusés

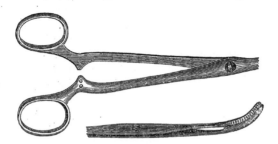

FIG. 1703. — Pince à arrachement des polypes (M. Sims).

de rainures assez profondes pour ne pouvoir glisser sur le polype. La forme de cette pince ne permet pas de combiner la torsion à l'arrachement.

Les pinces de Museux et les diverses érignes ne sauraient convenir à l'arrachement; ces instruments déchireraient inévitablement la tumeur.

§ 3. — Section mousse du pédicule par escharification.

Cette méthode, dont le principal agent est la ligature, est la plus longue de toutes et la plus dangereuse. Son unique avantage est de mettre le plus souvent, mais non pas toujours, à l'abri de l'hémorrhagie. Nous nous bornerons à décrire les instruments les plus usuels.

La nature du lien peut varier : c'est tantôt un fil de soie, tantôt un fil métallique, tantôt une corde à boyau, tantôt le fil connu sous le nom de

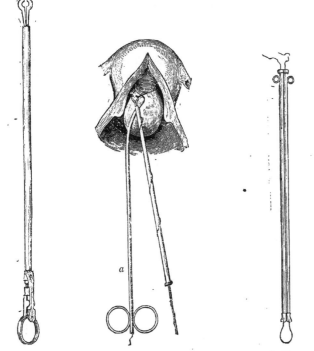

FIG. 1704. — Porte-fil de Desault (modifié). FIG. 1705. — Ligature (procédé de Desault). FIG 1706. — Double canul de Levret.

fouet. Fleet. Churchill affirme que le choix est indifférent entre ces di^{s} verses substances.

Les procédés auxquels on a recours le plus souvent sont ceux de Desault et de Levret. Le procédé de Desault exige l'emploi de deux canules et d'un serre-nœud. L'une de ces canules *a* (fig. 1705) est simple ; elle porte à son extrémité deux anneaux qui en facilitent le maniement. L'autre ca- nule (fig. 1704) contient un stylet bifurqué à son extrémité en deux demi-anneaux qui se rapprochent ou s'écartent, selon que le stylet est plus ou moins sorti de la canule. On a modifié la canule primitive en faisant pro-gresser le stylet par le moyen d'une vis et en le fixant par un ressort ; ces modifications n'ont qu'une importance très-secondaire.

Après avoir traversé la canule *a*, le fil est reçu dans l'anneau brisé de la canule porte-fil ; il forme donc une anse que l'on jette autour de la base de la tumeur (fig. 1705). Quand la tumeur est entourée, on retire la canule *a*, puis on dégage le fil de la deuxième canule en poussant le mandrin afin d'ouvrir l'anneau brisé. Il ne reste plus qu'à faire passer les deux chefs du fil dans le serre-nœud décrit page 212.

Nous ne reviendrons pas sur la description de la double canule de Levret donnée aussi page 212. L'instrument de Niessen (1) présente la plus grande analogie avec celui de Levret.

Il est souvent difficile de se servir de la double canule de Levret comme porte-ligature, pace que l'anse de fil n'est pas suffisamment écartée, et, surtout, parce que l'anse n'étant pas tendue se plie au devant de la tumeur, au lieu de passer derrière elle. Burns (2) et Gooch (3) ont rendu cet in-strument plus pratique en séparant les deux canules, modification qui du reste avait déjà été indiquée par Cullerier (4). Le docteur Gooch décrit, dans les termes suivants que nous empruntons à l'excellent ouvrage de Churchill (5), les modifications qu'il a fait subir à l'instrumentation de Niessen (fig. 1707).

« L'instrument dont je me sers est formé de deux tubes d'argent, cha-cun de huit pouces de long, parfaitement droits, complétement séparés l'un de l'autre et ouverts à leurs deux extrémités. Une ligature très-longue, consistant en une corde à fouet, est introduite dans les deux tubes, et les deux chefs de la ligature sont pendants en dehors des tubes. On place ces deux tubes à côté l'un de l'autre et on les introduit avec le doigt dans le vagin le long du polype, jusqu'à ce que leur extrémité supérieure arrive au pédicule. On écarte alors les deux tubes, l'un d'eux est maintenu immo-

(1) Niessen, *Dissertatio de polypis uteri et vaginæ*. Gottingæ, 1785.
(2) John Burns, *The principles of midwifery*. London, 1843.
(3) Gooch, *An account of some of the most important diseases of women*. London, 1829.
(4) Cullerier et Lefaucheux, *Dissertation sur les tumeurs circonscrites du tissu cellulaire de la matrice et du vagin*. Paris, an XI.
(5) Churchill, *Traité pratique des maladies des femmes*, p. 369.

bile, et l'autre est porté autour du polype et du pédicule, puis ramené au contact du premier tube. De la sorte, le fil forme une anse circulaire autour du pédicule. Les deux tubes réunis ne forment plus qu'un seul instrument. Pour rendre l'union plus intime, on les fait passer dans des petits cercles métalliques qui maintiennent parfaitement au contact les extrémités supérieures et inférieures; on tire alors fortement sur les extrémités pendantes des fils, on les tord, on les fixe à une partie saillante qui se trouve à l'extrémité des tubes, et le polype, complétement étranglé, se mortifie et tombe. »

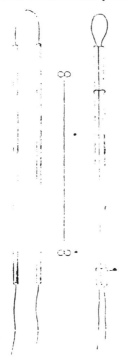

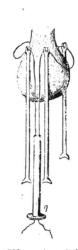

FIG 1707. — Appareil de Niessen pour la ligature des polypes, modifié par Gooch.

FIG. 1708. — Appareil de Mathias Mayor.

Alexis Favrot (1) remplace les tubes métalliques par des sondes de gomme élastique coupées immédiatement au-dessous des yeux.

Mathias Mayor (2) remplace les tubes par deux ou trois tiges, d'acier ou de baleine, portant à leurs extrémités de petits crochets en patte d'écrevisse très-élastiques. L'élasticité de ces crochets suffit pour retenir le fil; dès que celui-ci a entouré le pédicule (fig. 1708), on glisse ses chefs dans

(1) Al. Favrot, *Revue médico-chirurgicale*, 1848, numéro de janvier.
(2) Mathias Mayor, *Nouveau système de déligation chirurgicale*. Lausanne, 1837.

un serre-nœud *b*, puis on les tire assez fortement pour que l'anse s'échappe des crochets en surmontant leur élasticité.

P. Hullin, de Mortagne, a présenté à l'Académie de médecine des instruments que Bérard a appréciés en termes très-favorables (1). Ces instruments sont composés de trois pièces différentes, métalliques, isolées; savoir : deux aiguilles servant de porte-nœud, et une troisième pièce formant le serre-nœud. Les deux aiguilles sont d'acier aplati, longues de 25 centimètres, larges de 3 millimètres et demi. Leur épaisseur est inégale, l'une ayant 2 millimètres, et l'autre étant moitié moins épaisse. Ces aiguilles présentent aussi un aplatissement d'avant en arrière dans presque toute leur longueur; mais cet aplatissement change de direction vers l'extrémité supérieure, il devient latéral dans l'étendue de 2 centimètres, afin de favoriser l'ouverture d'un trou transversal formant le chas des aiguilles.

En outre, l'aiguille la plus faible est percée d'un second trou sur son plat, vers ses trois quarts inférieurs, et pour cette raison l'auteur l'appelle aiguille à double ouverture; l'autre aiguille, destinée à porter le nœud autour du pédicule, prend le nom d'aiguille conductrice.

Le serre-nœud est fait sur le modèle de celui de Desault. Il consiste en une tige métallique de 30 centimètres de longueur, plus ou moins, selon le volume du polype, large de 11 millimètres à son extrémité inférieure, sur une épaisseur de 2 millimètres, l'instrument va en s'amincissant vers son extrémité supérieure qui se termine brusquement par une petite tête ronde, légèrement aplatie de haut en bas, de 7 millimètres de diamètre, et percée d'un trou vertical de 4 millimètres de diamètre. L'extrémité inférieure de la tige, en s'élargissant, se termine par une ouverture formant un carré oblong de 1 centimètre et demi de hauteur sur 7 millimètres de largeur. Le milieu de ce carré est traversé horizontalement par une tige offrant un œil dans son centre et terminée, d'un côté par une roue dentée avec encliquetage, et de l'autre par une lame aplatie servant de poignée.

C'est en se servant de cet appareil très-simple que Hullin a pu enlever rapidement un polype du volume d'une tête d'enfant; nous expliquons le mode d'emploi d'après le rapport de Bérard. Un fil est passé dans le trou de l'aiguille conductrice; le même fil traverse l'orifice supérieur de l'autre aiguille; les deux aiguilles sont enfilées de leur face convexe à leur face concave. Le même chef est ramené par le trou inférieur de l'aiguille à double ouverture; l'autre chef demeure libre. Les aiguilles, placées l'une sur

(1) P. Hullin, *Procédés et instruments pour détruire les polypes de l'utérus* (*Bull. de l'Acad. de méd.*, 1841-42, t. VII, p. 954). Voyez A. Bérard, *Rapport sur le mémoire de M. Hullin* (*Bull. de l'Acad. de méd.*, t. VIII, p. 616), et P. Hullin, *Mémoires de médecine et de chirurgie pratiques*. Paris, 1862, p. 1.

l'autre et entourées par quelques tours du fil à ligature, sont glissées jusqu'au pédicule du polype. On déroule alors les chefs qui les rassemblaient, et l'aiguille conductrice est portée circulairement autour du polype jusqu'à ce qu'elle revienne auprès de la première aiguille. Ce temps accompli, on engage dans l'ouverture supérieure du serre-nœud les extrémités inférieures des deux aiguilles; lorsque l'anneau du serre-nœud presse contre le pédicule, on retire les aiguilles. Il ne reste plus qu'à serrer la ligature. Pour ce faire, l'un des chefs est pressé par l'œil que présente le serre-nœud; puis, les deux bouts étant solidement noués entre eux, on imprime à la tige un mouvement de rotation qui fait enrouler autour d'elle le lien constricteur du polype; cette manœuvre est répétée chaque jour, jusqu'à la chute de la tumeur.

Bérard adresse deux objections à l'appareil de Hullin. On peut craindre, dit-il, qu'il ne soit difficile de contourner le polype avec une tige aussi petite que celle de l'aiguille conductrice; on peut craindre aussi que l'anneau du serre-nœud qui a un grand diamètre ne blesse le vagin ou le col de l'utérus. Il se hâte d'ajouter que l'expérience a montré que ces craintes ne sont pas fondées.

Lucien Boyer a présenté à l'Académie de médecine, le 23 juin 1844 (1), un appareil composé : 1° de deux porte-fils, simples tiges d'acier de 25 centimètres de long, percées à l'une de leurs extrémités d'un chas d'aiguille de 5 millimètres de longueur, et présentant à l'autre bout un anneau de 5 millimètres de diamètre; 2° d'une balle de plomb, du calibre de guerre environ, percée d'un trou suivant son épaisseur; 3° d'une tige d'acier de même longueur que les précédentes, présentant à l'une de ses extrémités un anneau de 10 millimètres de diamètre, soudé avec elle suivant un angle de 40 degrés, et à l'autre extrémité une plaque ou anneau de même 'dimension, soudé à angle droit du même côté de la tige; cet instrument est désigné sous le nom de serre-nœud provisoire; 4° d'un serre-nœud de Desault.

L'un des chefs du lien qui a traversé les chas des deux porte-aiguilles est fixé à l'anneau du porte-aiguille destiné à la main gauche; la balle de plomb est attachée à l'autre chef. Par son poids, la balle de plomb maintient l'anse de fil au degré de tension convenable quels que soient l'éloignement et le rapprochement alternatifs des deux tiges. Lorsque la ligature a été portée autour du pédicule par un procédé analogue à celui que nous venons de rappeler à propos de l'appareil de Hullin, l'opérateur, tenant les deux tiges rapprochées, enlève la balle de plomb et introduit simultanément

(1) L Boyer, *Nouveaux instruments destinés à faciliter la ligature des polypes de l'utérus* (*Bulletin de l'Académie de médecine*, 1843-44, t. IX, p. 370).

les deux chefs de la ligature et les deux porte-fils dans l'anneau du serre-
nœud provisoire. Le fil est ensuite fixé dans le serre-nœud définitif.

Cet appareil ressemble beaucoup au précédent, mais l'addition de la balle
de plomb qui maintient le fil toujours tendu constitue une très-heureuse
innovation.

Paul Dubois (1) a fait construire un spéculum à ligature d'un emploi
plus commode que tous les appareils que nous avons décrits jusqu'ici ;
malheureusement, il est loin d'être toujours applicable. Le spéculum auquel P. Dubois a ajouté un appareil à ligature est celui de Guillon ; il se
compose de deux segments de tube, réunis par leur plus long bord au
moyen d'une charnière, et pouvant être écartés à la volonté de l'opérateur
et tenus au degré d'élargissement jugé convenable. Un canal parcourt la
circonférence interne de l'extrémité utérine du spéculum. La ligature est
introduite dans ce canal au moyen d'une aiguille d'argent flexible ; les deux
chefs ramenés dans le spéculum sont tendus et fixés aux branches qui servent à l'écartement des valves. Le spéculum ayant été introduit jusqu'au
fond du vagin et ouvert de manière à envelopper le polype, les deux chefs
de la ligature sont détachés des branches et introduits dans l'œil d'un serre-
nœud ; celui-ci est porté en suivant la ligature jusqu'au-dessus du pédicule
du polype. A ce moment, le pédicule est cerné par la ligature, dont la
plus grande partie est encore dans le canal du spéculum dont il s'agit de
le dégager. Deux ou trois tours que l'on fait exécuter à une vis de rappel
placée en dehors, à la base du spéculum, convertissent le canal en simple
gouttière dont le fil s'échappe facilement.

Il n'est pas possible de faire un choix raisonné entre les appareils
que nous venons de passer en revue ; tous sont appelés à rendre des services ; les différences de volume de la tumeur, les difficultés plus ou moins
grandes que l'on peut éprouver à atteindre le pédicule, nécessitent des
appareils divers.

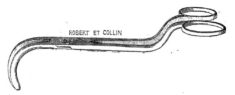

FIG. 1709. — Pince de Gensoul.

En 1851, Gensoul (2) a employé un procédé de section mousse par

(1) P. Dubois, Archives générales de médecine, 1re série, t. XXII, p. 279.
(2) Gensoul, Nouveau procédé pour opérer les polypes de la matrice. Lyon, 1851.

escharification dans lequel les liens sont supprimés. Une pince à polype nasal légèrement coudée à son extrémité suffit à cette opération. « J'engage avec le doigt, dit Gensoul, le polype entre les mors de la pince, de manière que sa base soit seule étranglée; s'il a un pédicule, le doigt l'incline et la pince presque droite suffit; s'il a un pédicule plus large, je prends une pince plus coudée et je la porte jusqu'à la base que j'étreins en fermant la pince. Pour serrer avec plus de force et maintenir la constriction, j'engage un cordon dans les anneaux, je fais un nœud simple et, en tirant fortement les deux bouts du cordon, je serre jusqu'au point de forcer le plus ordinairement les anneaux à se toucher; enfin je ferme le nœud en une boucle. Par ce moyen, le polype est étranglé par toute la puissance d'élasticité dont jouit une très-forte pince.

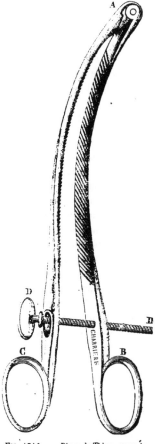

» Cette constriction violente est indispensable, parce que les polypes utérins sont en général fibreux. La malade reste couchée à la renverse, les jambes demi-fléchies; les anneaux de la pince placés hors de la vulve sont soutenus par un petit coussin ou par un linge roulé. La présence de l'instrument détermine quelquefois de la douleur et donne naissance à de la fièvre après huit à dix heures de constriction; à cette époque la matrice s'est déjà entr'ouverte, et avec des ciseaux courbes je coupe le polype très-près et au-dessous des mors de la

Fig. 1710. — Pince de Thierry pour la ligature en masse des tumeurs.

pince, afin de laisser le moins possible de tissus mortifiés dans l'utérus, puis je dégage la pince en coupant ou dénouant la ligature faite sur les anneaux. » S'il n'y a ni douleur ni fièvre, la pince peut rester en place deux ou trois jours.

Si le polype est situé sur le col ou très-près du col, Gensoul recommande de se servir d'une pince dont les tiges, légèrement courbes dans toute leur étendue, sont contournées en demi-cercle au niveau des mors. Quelquefois il se sert de pinces articulées à la façon du forceps, afin de pouvoir placer les deux branches séparément.

Le principal avantage de la méthode de Gensoul est de permettre d'opérer sans aide.

Thierry s'est servi d'un véritable clamp pour déterminer la mortification d'un corps fibreux de l'utérus. Ce dernier instrument(fig. 1710) n'est applicable qu'autant que la tumeur est complétement sortie de la vulve.

§ 4. — Section mousse par action traumatique.

Les divers instruments que nous avons décrits page 216 sont presque tous applicables ici. Les plus employés sont les constricteurs de Maisonneuve et l'écraseur de Chassaignac. Le docteur Braxton Hicks (1) a remplacé la chaîne de l'écraseur par un fil métallique enroulé.

Marion Sims recommande surtout l'écraseur de Chassaignac ; il a ajouté à cet instrument une pièce mobile qui empêche la chaîne de se replier sur elle-même quand le pédicule doit être serré dans l'intérieur du vagin ou dans l'intérieur de la matrice. Cette pièce est un porte-chaîne assez semblable à une paire de pinces à dilatateurs, avec branches flexibles qui tendent la chaîne, de telle sorte qu'elle peut être introduite directement dans le vagin ou dans la cavité utérine aussi facilement qu'une sonde ou un porte-éponge. Après quoi la chaîne est déployée par les branches du porte-chaîne. La figure 1711 représente l'écraseur avec son porte-chaîne tout prêt à être employé. Ainsi disposé, il est passé dans le vagin ou dans la cavité de la matrice ; l'anneau b est alors poussé en avant et fixé au point voulu par la crémaillère qui traverse le manche de l'instrument ; ce mouvement étend les branches flexibles du porte-chaîne et donne à la chaîne le développement convenable. Lorsque la chaîne est portée autour du pédicule de la tumeur, il suffit, pour ramener le porte-chaîne dans le manche de l'instrument, d'élever l'anneau b et de le tirer en arrière, en ligne droite, de trois à quatre pouces, tandis que l'instrument est poussé en avant le long de la chaîne, absolument comme s'il n'y avait pas eu de porte-chaîne. Celui-ci ne doit pas être entièrement séparé de l'écraseur ; il reste dans le manche jusqu'à ce que l'opération soit finie.

La figure 1712 représente le porte-chaîne détaché de l'écraseur, dans le but d'en montrer le mécanisme. Lorsque l'anneau b est poussé en avant,

(1) Oldham, *Trans. of London obstetrical Society*, vol. III, p. 346.

e étant un point fixe, comme le font voir les figures 1712 et 1713, les articulations *d*, *d*, doivent nécessairement
s'écarter en étendant les branches *c*, *c*,
qui retiennent avec sûreté la chaîne dans
leurs oreilles *f*, *f*, *g*, *g*, et lui donnent
tout le développement voulu, comme le
représente la figure 1713. La figure
1713 montre les angles ou articulations
d, *d*, se projetant par les ouvertures
pratiquées sur les côtés du manche. La
seule chose nécessaire pour assurer la
manœuvre parfaite de l'instrument,

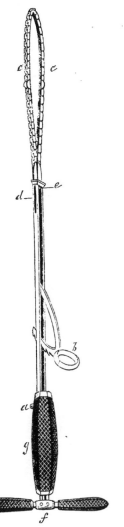

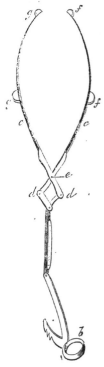

FIG. 1711. — Écraseur muni du porte-chaîne
(l'instrument est vu fermé).

FIG. 1712. — Porte-chaîne.

consiste en ce que le pivot *e*, représenté dans les trois dessins, soit tout à fait à l'extrémité de la rainure, au haut de l'instrument. Si, par hasard, il n'était pas à cette place, les articulations d, d, n'auraient pas la liberté de s'étendre et de se projeter excentriquement par les fentes latérales destinées à permettre ce jeu.

La chaîne est manœuvrée par une crémaillère logée dans le manche g (fig. 1711). Lorsque le bouton a est poussé vers d, les dents de la crémaillère s'engrènent dans les entailles pratiquées aux côtes des deux longues

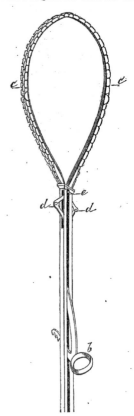

tiges qui, partant de f, se prolongent dans toute la longueur de l'instrument ; lorsque la crémaillère est dirigée vers d, les dents s'élèvent au-dessus de ces entailles, et la chaîne et le porte-chaîne peuvent librement être portés en haut ou en bas du manche, comme le piston d'une seringue. Cette partie du mécanisme est absolument la même que

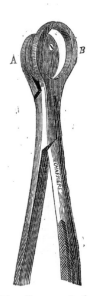

FIG. 1713. — Le porte-chaîne dilatant la chaîne.   FIG. 1714. — Pince emporte-pièce de Nélaton.

teur J. H. Aveling, de Sheffield, ont aussi pour but la section mousse par action traumatique.

La pince d'Aveling, de Sheffield (fig. 1715), est construite sur le principe

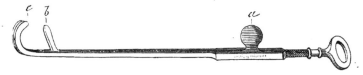

FIG. 1715. — Pince de Aveling (de Sheffield).

des lithotriteurs; elle est composée de deux branches, l'une mâle et l'autre femelle; la branche femelle se termine par un mors courbe et largement fenêtré c; la branche mâle terminée par un mors b supporte un anneau a. Une vis placée à l'arrière de l'instrument fait cheminer la branche mâle dans la branche femelle, jusqu'à ce que le mors b ait pénétré dans la fenêtre du mors c en écrasant le pédicule de la tumeur.

Le docteur O. Grady (de Malahide) (1) a combiné la pression avec la cautérisation. Son instrument se compose de deux petites pinces dont les mors sont remplacés par deux demi-gouttières qui, rapprochées, forment un cylindre complet à l'intérieur duquel on peut placer un caustique tel que la pâte de Canquoin.

§ 5. — Excision des polypes.

Plus rapide que la ligature, le procédé de l'excision est assez souvent employé; il est cependant inférieur à la section mousse par action traumatique, car il expose davantage à l'hémorrhagie.

Un bistouri, des ciseaux largement coudés, suffisent à cette opération quand la tumeur est attirée hors de la vulve. Si le polype est plus élevé, on recourt utilement aux ciseaux-pinces de Siebold.

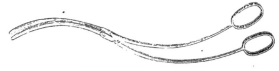

FIG. 1716. — Ciseaux de Siebold.

Les ciseaux-pinces (fig. 1716), longs de neuf à dix pouces, sont recour-

(1) O. Grady, *Dublin medical Press*, 20 août 1851. ·

bés sur les lames et ont les branches en forme d'S romain; les pointes sont mousses.

On peut aussi recourir au polypotome de Simpson (1). Cet instrument (fig. 1717) se termine par un crochet renfermant dans sa concavité une lame tranchante. La lame se continue avec un mandrin qui parcourt toute la longueur de l'instrument pour venir se placer sous l'influence d'un bouton adapté au manche; une pression exercée sur ce bouton fait saillir la lame tranchante.

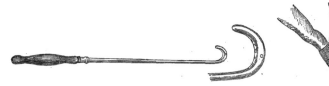

FIG. 1717. — Polypotome de Simpson.   FIG. 1718. — Instrument de Mikschik.

Mikschik (2) a conseillé, pour détruire les petits polypes du col, d'armer le doigt indicateur d'une espèce de dé terminé par une petite lame tranchante (fig. 1718).

ART. X. — FISTULE VÉSICO-VAGINALE.

C'est dans ce siècle seulement, sous l'influence de Jobert (de Lamballe), que l'opération de la fistule vésico-vaginale a pris un rang définitif dans la science. Un Hollandais, Van Roon Huyse (3), avait, il est vrai, conseillé, dès 1663, de tenter la cure radicale par l'avivement et la suture, mais cette proposition n'avait pas eu de suite.

Plus tard, Desault (4) entreprit de guérir cette infirmité en plaçant une sonde à demeure dans l'urèthre, et en introduisant dans le vagin un tampon destiné tout à la fois à rapprocher les lèvres de la plaie et à empêcher l'urine de les traverser. Dupuytren (5) et Velpeau (6) combinèrent le pro-

(1) Simpson, *Edinburgh monthly Journal,* janvier 1850 ; *Obstetric. works,* vol. I, p. 150.
(2) Mikschik, *Instrument zur Excision grosser fibröser Polypen des Uterus* (*Wiener medizinische Wochenschrift,* 1854, n° 37).
(3) Hergott, *Études historiques sur l'opération de la fistule vésico-vaginale.* Paris, 1864 ; et Hendrik van Roon Huyse, *Heelkonstige Aanmerkkingen betreffende de gebreeken der vrouwen.* Amsterdam, 1863.
(4) Desault, *Journal de chirurgie,* 1792, t. III; *Œuvres chirurgicales,* t. III, p. 299; *Traité des maladies des voies urinaires.* Paris, 1830, p 287.
(5) Dupuytren, *in* Sanson, *Nouveaux éléments de pathologie médico-chirurgicale,* 4e édit. Paris, 1844, t. IV, p. 710.
(6) Velpeau, *Nouveaux éléments de médecine opératoire,* 1839.

cédé de Desault avec la cautérisation. Lallemand (1) et Laugier (2) tèntèrent la réunion, le premier avec une sonde érigne introduite par l'urèthre, le second avec une double érigne placée dans le vagin. Tous ces procédés étaient incapables d'amener un résultat pleinement satisfaisant.

On reconnut que l'avivement et la suture pouvaient seuls donner des résultats durables ; diverses tentatives furent faites dans cette voie par Nœgelé, Schreger, Coze, Ehrmann, etc. La nature de cet ouvrage ne nous permet pas d'insister sur cette question historique qui est remarquablement étudiée dans le livre de L. Deroubaix (3).

En 1834, Jobert de Lamballe (4) imagina d'opérer la fistule vésicovaginale en prenant sur la fesse un lambeau de peau qu'il faisait glisser dans le vagin. En 1849, ce chirurgien fit connaître un procédé plus simple et plus utile auquel il donna le nom d'*autoplastie par glissement* (5).

Les instruments nécessaires pour accomplir le procédé de Jobert sont d'abord des leviers ou valves au nombre de quatre pour écarter les parois

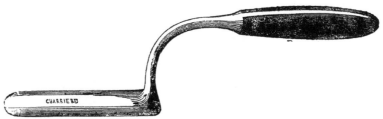

FIG. 1719. — Valve postérieure de Jobert.

du vagin : 1° une valve postérieure (fig. 1719) pour déprimer la paroi postérieure du vagin ; 2° un levier coudé (fig. 1720) pour relever l'urèthre et la paroi antérieure du vagin ; 3° deux leviers latéraux (fig. 1721) pour déprimer et écarter les parois latérales du vagin.

Les parois du vagin écartées, Jobert abaissait le col de l'utérus jusqu'à l'entrée de la vulve, afin d'entraîner en bas la paroi antérieure du vagin

---

(1) Lallemand, *Réflexion sur le traitement des fistules vésico-vaginales* (*Archives génér. de méd.*, avril 1825, 1ʳᵉ série, t. VII, p. 481).

(2) Laugier, *Nouvel instrument pour la réunion des fistules vésico-vaginales* (*Journal hebdomadaire*, 1829, t. V, p. 420).

(3) L. Deroubaix, *Traité des fistules uro-génitales de la femme.* Bruxelles, 1870.

(4) Jobert (de Lamballe), *Bulletin de l'Académie de médecine*, t. II, p. 145. Paris, 1837 ; et *Traité de chirurgie plastique.* Paris, 1849.

(5) Jobert (de Lamballe), *Guérison des fistules vésico-vaginales à l'aide du procédé autoplastique par glissement* (*Bulletin de l'Académie de médecine de Paris*, 1846-47, t. XII, p. 493) ; *Traité de chirurgie plastique*, Paris, 1849 ; *Considérations sur l'autoplastie par glissement appliquée au traitement des fistules vésico-vaginales* (*Bulletin de thérapeutique*, t. XXXVI, p. 109).

et de rendre la fistule plus facilement accessible. Ce temps de l'opération
était accompli avec des pinces de Museux; quelquefois cependant Jobert

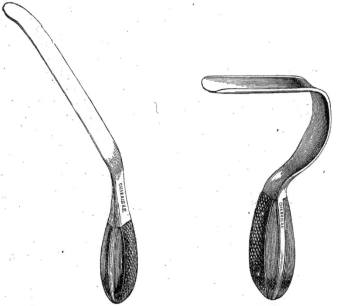

FIG. 1720.—Valve antérieure de Jobert.   FIG. 1721.— L'une des deux valves latérales de Jobert.

remplaçait les griffes de la pince par deux extrémités mousses afin de ne
pas déchirer les tissus.

Jobert se servait aussi quelquefois pour attirer le col de l'utérus d'une

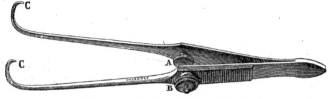

FIG. 1722. — Pince à double crochet de Jobert de Lamballe.

pince à deux crochets CC (fig. 1722). Un écrou interne A limite le rapprochement des crochets, tandis qu'un écrou externe B les immobilise dans
un degré d'écartement convenable. Le plus souvent cette pince était uti-

lisée pour accrocher l'une des lèvres de la plaie, de manière à la faire
saillir davantage et à rendre son avivement plus facile.

Jobert saisissait ensuite les lèvres de la plaie avec de petites pinces à
dents de souris très-fines, puis il pratiquait l'avivement avec un bistouri
droit ou avec des ciseaux.

Quant aux aiguilles, elles étaient passées à l'aide du porte-aiguille de
Roux (voy. *Staphylorrhaphe*). Si la suture devait être portée profondément,
Jobert (de Lamballe) se servait d'une aiguille dont le chas D est fendu
en avant (fig. 1723); cette disposition permet l'échappement du fil dès que
l'aiguille a traversé les tissus. Une tige à coulisse terminée, en arrière, par la

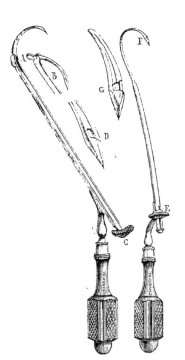

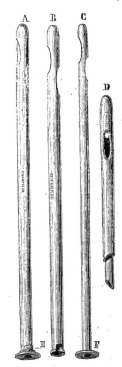

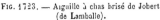

FIG. 1723. — Aiguille à chas brisé de Jobert   FIG. 1724. —Sonde double de Brun.
(de Lamballe).

palette C, fait basculer l'aiguille dans la position B. Dans un autre modèle,
le chas de l'aiguille F est fermé par la tige E, que l'on voit grossie en G ;
pour permettre au fil de s'échapper, il suffit de tirer en arrière la tige E.

Le porte-aiguille de Roux et l'aiguille à chas brisé de Jobert pourraient être remplacés par la plupart des instruments du même genre que nous avons décrits aux articles *Suture*, page 226, et *Staphylorrhaphie*, page 205.

Jobert (de Lamballe) dut de nombreux succès à son ingénieuse méthode ; malheureusement elle était, dans l'application, d'une difficulté excessive.

Aussitôt après l'opération, il faut introduire dans l'urèthre une sonde ; Jobert employait une sonde ordinaire. Brun a proposé une double sonde composée (fig. 1724), comme les canules à trachéotomie, de deux tubes B C engagés l'un dans l'autre (lettre A) et réunis par un système à baïonnette E. Les yeux des deux canules ne sont pas à égale distance, de manière qu'il suffit de faire exécuter un demi-tour au tube interne pour ouvrir la sonde (lettre D) et un demi-tour en sens inverse pour la fermer. Quand il est nécessaire de nettoyer la sonde, on peut retirer le tube interne en laissant en place le tube externe, comme cela se pratique avec les canules à trachéotomie.

Les chirurgiens américains ont, dans ces dernières années, proposé des procédés beaucoup plus parfaits et surtout beaucoup plus simples. A la tête de ces chirurgiens, il est juste d'inscrire les noms de Marion Sims et de Bozeman. Simpson, Baker Brown, G. Simon, Hergott, Courty, Verneuil, Follin, etc., ont puissamment contribué à perfectionner ou à vulgariser cette méthode.

La méthode américaine comprend quatre temps principaux : 1° mettre la fistule à découvert à l'aide du spéculum ; 2° aviver les lèvres de la fistule ; 3° placer les fils à suture ; 4° assurer le rapprochement des lèvres de la plaie.

Nous avons déjà décrit, page 896, les spéculums de Sims, de Bozeman et de Denonvilliers.

L'avivement se fait avec un bistouri ou des ciseaux. Le bistouri le plus usuel est un petit bistouri droit, en fer de lance monté sur une longue tige ; quelquefois il est utile de se servir du bistouri boutonné ou de bistouris coudés sur le tranchant (fig. 1725) ; la position de la fistule peut seule guider le choix de l'opérateur.

Marion Sims remplace tous ces instruments par un bistouri à lame articulée (fig. 1726), que nous avons décrit à propos de la staphylorrhaphie page 515.

Pour faire l'avivement avec des ciseaux, Marion Sims emploie des ciseaux courbés sur le plat, à lames tranchantes et très-effilées (fig. 1727). Bozeman emploie de grands ciseaux coudés, l'un de gauche à droite A, l'autre de droite à gauche B pour agir en sens inverse (fig. 1728).

M. Deroubaix fait observer que les bords de la fistule ne sont pas tou-

jours disposés de manière à permettre un avivement pratiqué au moyen de
ciseaux dont les pointes forment un arc aussi peu marqué que dans l'instru-

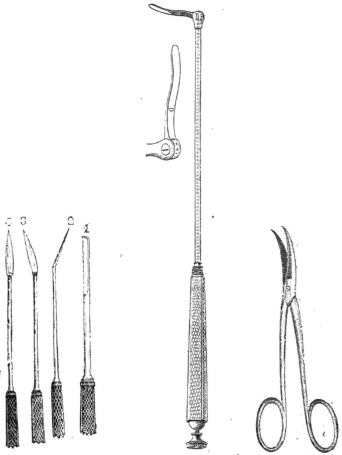

FIG. 1725. — Bistouris pour l'avivement de la fistule vésico-vaginale.

FIG. 1726. — Bistouri à
lame articulée de Marion Sims.

FIG. 1727. — Ciseaux
de M. Sims.

ment de Marion Sims. « J'en ai fait confectionner, dit-il, pour ces cas de
beaucoup plus courbes (fig. 1729), les uns sur le plat, les autres sur le
bord ; les premiers doivent servir pour la lèvre postérieure des fistules
transversales, les derniers pour l'antérieure ; ceux-ci ont l'une de leurs
pointes un peu plus longue que l'autre, et mousse, pour qu'elle ne puisse

blesser les parties situées aux angles des plaies au moment où l'avivement se termine à leur endroit. »

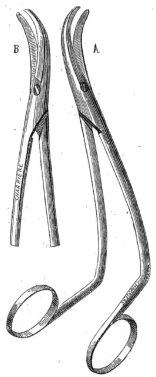

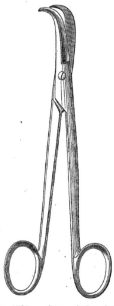

FIG. 1728. — Ciseaux de Bozeman.   FIG. 1729. — Ciseaux de Deroubaix.

Pour aviver les fistules, il faut tendre les tissus. Sims obtient ce résultat avec une petite érigne en forme de crochet, érigne qui est tantôt à pointe acérée (fig. 1730), tantôt à pointe moûsse (fig. 1731).

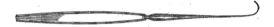

FIG. 1730. — Érigne à crochet aigu de M. Sims.

On peut aussi se servir de l'érigne à deux branches du professeur Laugier (fig. 1732); c'est une pince dont les crochets sont tournés en sens inverse des pinces ordinaires; quand la pince est fermée B, les pointes se cachent mutuellement en formant une extrémité bien arrondie; lorsque

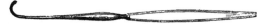

FIG. 1731. — Érigne à crochet mousse de M. Sims.

l'on rapproche les anneaux, les deux crochets s'écartent l'un de l'autre B
et saisissent les lèvres de la plaie.

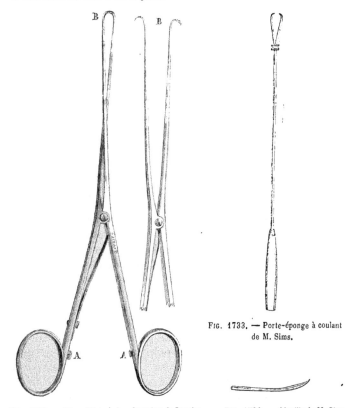

FIG. 1733. — Porte-éponge à coulant
de M. Sims.

FIG. 1732. — Pince-érigne à deux branches de Laugier.   FIG. 1734. — Aiguille de M. Sims.

Pendant l'avivement, il est nécessaire d'absterger le sang qui masque le
théâtre de l'opération. Marion Sims remplit cette indication à l'aide de
petites éponges fines portées sur de longues pinces fermées par un crochet,
à la manière d'un porte-crayon (fig. 1733).

Le troisième temps consiste à placer les fils à suture.

Les aiguilles de Sims (fig. 1734) ont une longueur d'un peu plus de 2 centimètres; arrondies et droites dans leur corps, elles sont légèrement élargies et recourbées vers leur pointe qui, plate en arrière, présente en avant une petite crête mousse. Au chas de l'aiguille font suite, dans la direction du talon, deux rainures, l'une antérieure, l'autre postérieure, destinées à recevoir le fil.

Les aiguilles américaines, que nous venons de décrire, sont généralement les meilleures; cependant la forme, le volume et la courbure des aiguilles doivent varier en raison de diverses circonstances parfaitement étudiées dans le passage suivant que nous empruntons à Deroubaix. « La forme, le volume et la direction des aiguilles qui doivent servir à passer les fils, dit M. Deroubaix (1), ne sont pas de peu d'importance dans une opération où les moindres détails ont leur prix et sont de nature à modifier les résultats. Il faut que la disposition de ces tiges perforantes soit déterminée d'après deux considérations essentielles : 1° la direction du trajet qu'elles doivent parcourir dans les tissus, et 2° la facilité de leur introduction et de leur extraction. Plusieurs chirurgiens américains, parmi lesquels M. Sims, semblent avoir été tout particulièrement préoccupés de la première considération ; et, en donnant à leurs aiguilles une forme à peu près droite, et en aplatissant et recourbant seulement un peu la pointe, ils ont cru remplir le mieux possible les indications d'éviter de toucher à la vessie et de traverser les deux lèvres dans la direction d'une ligne courbe appartenant à un assez grand arc de cercle. Mais ils n'ont pas suffisamment eu égard, selon moi, à la seconde considération, car très-souvent leurs aiguilles ne peuvent être extraites, soit par suite du siége qu'occupe la fistule, soit à cause de modifications survenues dans la disposition du canal vulvo-utérin. Je conçois fort bien que, lorsque ce canal est large et que la fistule est placée vers le milieu de la cloison vésico-vaginale, des aiguilles presque droites et d'une certaine longueur puissent être introduites et retirées sans la moindre difficulté, et qu'on les choisisse par conséquent pour ces cas à cause de leurs avantages particuliers et incontestables. Mais il en est tout autrement quand le vagin est étroit ; et la même difficulté se présente dans le cas où la fistule se trouve dans le voisinage du col utérin ou dans son intérieur, ou bien lorsqu'elle a contracté des adhérences avec des surfaces osseuses plus ou moins concaves. En effet, dans les environs du col de la matrice, si l'on fait une suture dont les points soient dirigés d'avant en arrière, on peut bien introduire facilement l'aiguille dans les deux lèvres de la plaie, mais quand

(1) Deroubaix, *Traité des fistules uro-génitales de la femme*, p. 494. Paris, 1870.

il s'agit de la retirer (ce qu'il faut faire naturellement dans la direction de la ligne prolongeant son trajet dans les tissus), on est arrêté par le cul-de-sac vaginal, dont le fond n'est pas assez éloigné du point de sortie de l'instrument pour ne pas être blessé par celui-ci avant sa sortie complète.

Quand les aiguilles doivent être introduites dans des parois soudées à un os concave, comme le pubis, par exemple, les lèvres de la plaie ne pouvant être soulevées à l'endroit de ces adhérences, il faut contourner exactement la surface osseuse, chose impossible avec une tige droite ou à peu près droite. Toutes ces circonstances, et plusieurs autres que l'on imagine facilement, font que les aiguilles de M. Sims, si elles sont excellentes dans la grande majorité des cas, si elles facilitent le trajet le plus convenable à travers les chairs, sont cependant loin de pouvoir toujours convenir, et qu'il est bon d'en avoir à sa disposition qui présentent des grandeurs différentes et des courbes d'un rayon plus petit. M. Baker Brown en a fait confectionner de quatorze espèces : c'est là un luxe peut-être un peu exagéré; cependant on sera souvent heureux d'avoir sous la main tantôt des aiguilles plus fortes, tantôt de plus délicates, représentant ici une petite portion d'un grand cercle, un arc plus courbé vers la pointe qu'à l'autre extrémité ou *vice versâ*, de plus courtes ou de plus longues, et quelques autres formes encore que l'instinct chirurgical et l'habitude apprennent à approprier aux exigences spéciales des cas que l'on a à traiter.

« J'ai été souvent forcé, malgré ma prédilection pour la forme classique des aiguilles américaines, d'en prendre d'une courbure différente, et même de mettre en usage les anciennes aiguilles de Jobert de Lamballe (p. 86). On verra dans les observations XI (1re opération), XII (3e opération), XIII, XV, XVI, XVIII, les circonstances qui m'ont forcé à me conduire ainsi.

« J'ai ici une remarque à faire relativement à l'élargissement, à l'espèce de ventre que l'on donne ordinairement aux aiguilles à une petite distance de leur pointe. Tant que cet élargissement ne dépasse point certaines limites, il est utile en ce qu'il facilite le passage du reste de l'aiguille; mais s'il est trop marqué, il arrive, surtout quand on perfore des parties plus ou moins denses, qu'immédiatement après la sortie du renflement le reste de l'instrument le suive brusquement en communiquant à la main une secousse qui lui enlève la liberté et la précision de son mouvement. C'est là un inconvénient qui peut avoir pour conséquence la pénétration de la pointe de l'aiguille dans des parties qui doivent être respectées, et même quelquefois des déchirures dans la région déjà perforée. Il faut donc garder un juste milieu entre des aiguilles trop régulièrement coniques. »

Les aiguilles peuvent être portées sur la plupart des porte-aiguilles que nous avons décrits aux articles *Suture* et *Staphylorrhaphie*. Sims recommande l'emploi de pinces à anneaux, articulées tout près des mors qui sont courts (fig. 1735 et 1736).

On peut se servir très-avantageusement du porte-aiguille que nous représentons figure 1737; la netteté de la figure nous dispense de toute explication.

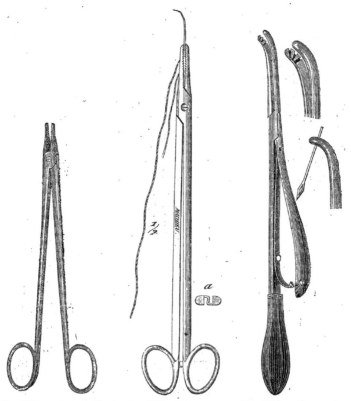

FIG. 1735. — Porte-aiguille de M. Sims pour la suture des fistules vésico-vaginales (modèle Denis).

FIG. 1736. — Pince porte-aiguille de Sims (modèle Mathieu).

FIG. 1737. — Pince porte-aiguille.

Deroubaix préfère le porte-aiguille représenté figure 1738. Les mors de cet instrument sont hémisphériques et présentent, l'un des cannelures, l'autre des rainures sur les surfaces internes, de manière que l'aiguille puisse être portée dans toutes les directions. Les deux mors sont maintenus au contact par le jeu d'un encliquetage séparant les deux branches;

quand le cliquet a manœuvré, l'aiguille et le porte-aiguille ne forment plus qu'un seul instrument.

Pour faciliter le passage de l'aiguille au travers des tissus, Sims applique

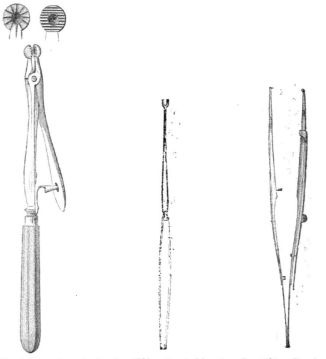

FIG. 1738. — Porte-aiguille de Deroubaix.   FIG. 1739. — Fourche à branches mousses de Sims.   FIG. 1740. — Pince à verrous de Sims.

sur les lèvres de la plaie l'extrémité d'une petite fourche à branches mousses qui fournit un point d'appui (fig. 1739). La pointe de l'aiguille passe dans

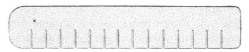

FIG. 1741. — Planchette entaillée de M. Sims.

la bifurcation de la fourche; dès que cette pointe apparaît, elle est saisie par une pince à verrous (fig. 1740).

Les fils à suture de Sims et de Bozeman sont d'argent; ces chirurgiens commencent par passer des fils de soie à l'aide desquels ils entraînent ensuite les fils métalliques. Il serait pent-être plus simple de passer directement les fils métalliques avec les aiguilles de Péan décrites page 228. Quoi qu'il en soit, quand on emploie le procédé de Sims, les fils d'argent ne sont attachés aux fils de soie que lorsque tous ceux-ci ont été mis en place; il est important de ne pas confondre entre eux les différents fils de soie; on arrive facilement à ce résultat en fixant ces fils, dans l'ordre de l'introduction, sur une planchette de bois léger, munie, sur l'un de ses bords, d'entailles perpendiculaires (fig. 1741).

Il est de toute nécessité que la petite anse du fil métallique qui doit être accroché au fil de soie soit aplatie et effacée, de manière à ne pas être arrêtée en traversant les lèvres de la plaie. Il est souvent difficile d'arriver à ce résultat avec les doigts ou même avec des pinces ordinaires. Pour vaincre cette difficulté, Deroubaix a fait construire des pinces auxquelles il donne le nom de presse-fil (fig. 1742). Les branches de cette pince sont terminées,

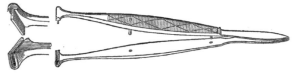

Fɪɢ. 1742. — Pince presse-fil de Deroubaix.

l'une par une mortaise transversale exactement de la dimension du fil à aplatir, l'autre par un tenon destiné à glisser par frottement dans la mortaise et à pénétrer jusqu'à son fond. L'entrée d'une des extrémités de la mortaise est infundibuliforme pour permettre à la petite anse du fil de s'y introduire facilement. Lorsque celle-ci est arrivée dans la rainure, un mouvement du tenon la déprime et la réduit à la forme et aux dimensions d'un fil double.

Les fils étant en place, on procède au dernier temps de l'opération, c'est-à-dire à la réunion. Divers procédés ont été successivement proposés et mis en pratique.

Pendant longtemps Marion Sims a employé la suture enchevillée à laquelle il donnait le nom de clamp-crampon. Les crampons sont de petites barres d'argent ou de plomb, d'une ligne de diamètre, parfaitement polies à leur surface et percées de trous qui correspondent exactement au nombre et à la position des fils. Tous les fils d'un côté sont passés dans les trous d'un crampon et assujettis sur lui au moyen d'un nœud; tous les fils du côté opposé sont ensuite tirés jusqu'à ce que les premiers crampons soient exactement placés sur l'une des lèvres de la plaie; les chefs libres des fils sont alors placés dans de nouveaux crampons qui sont poussés vers la lèvre correspondante de la plaie au moyen de pinces; un grain de plomb perforé est conduit sur les fils et écrasé contre les crampons afin de les assujettir solidement. Cette manœuvre est délicate et d'un mode d'emploi des plus difficiles.

Bozeman emploie un mode de suture différent du précédent; il veut que la réunion porte, non pas directement sur la plaie, mais sur une lame de plomb. Il donne à ce procédé le nom de suture en bouton. La lame de plomb a la forme d'un bouton ovalaire assez large pour recouvrir exactement la fistule avivée : « On déprime, dit Follin (1), la lame métallique par une gouttière qui doit recevoir les parties un peu saillantes de la fistule, et on la perfore d'un nombre de trous égal au nombre de fils employés dans la suture. Il faut avoir soin de percer les trous à une distance égale à celle qui sépare les divers points de suture, de façon qu'il n'y ait là aucun chevauchement de fils, aucune traction inégale. On ne saurait trop apporter de soins à la préparation de cette plaque; elle doit correspondre exactement aux saillies et aux dépressions de la fistule, de façon à ne point trop froisser les parties; on doit encore éviter de la faire trop large pour ne pas ulcérer le vagin. »

Avant de passer les fils dans les trous de la plaque, il faut les réunir deux à deux en les amenant exactement au contact des bords de la fistule. Pour atteindre ce résultat, Bozeman passe les deux chefs opposés de chaque fil dans le trou central d'un ajusteur représenté figure 1743.

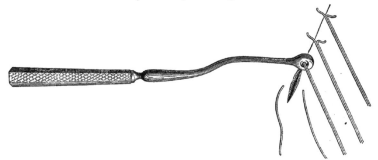

Fig. 1743. — Ajusteur de Bozeman.

Cet ajusteur se compose d'une tige d'acier montée sur un manche et terminée par un petit bouton plat, perforé d'un trou à son centre.

(1) Follin, *Archives générales de médecine*, t. XV, 5e série, p. 470.

Les fils étant tous passés dans la plaque (fig. 1744), un deuxième ajusteur, composé d'une tige de fer coudée à angle droit à son extrémité, est encore nécessaire pour appliquer exactement la plaque contre la plaie.

Quand la plaque est en situation convenable, les deux chefs de chaque fil sont enfilés dans de petits tubes de plomb (fig. 1745) que l'on écrase contre la plaque avec un davier à mors plats.

Le procédé de Bozeman est très-ingénieux ; mais que de difficultés dans l'application, que de difficultés dans la manipulation du bouton ! Ajoutons qu'il est impossible d'apprécier si l'affrontement est convenablement exécuté, puisque le bouton masque complètement la fistule.

Baker Brown a modifié le procédé de Bozeman en conservant le principe. Ce chirurgien emploie autant de petites plaques de plomb qu'il existe de points de sutures ; ces plaques ont la forme d'un croissant perforé à son centre. Ce procédé est d'une application plus facile que celui de Bozeman, mais il conserve l'inconvénient de cacher les parties aux yeux du chirurgien, en sorte que celui-ci ne peut surveiller l'exactitude de l'affrontement et les suites de l'opération.

Simpson (1) a modifié le procédé de Bozeman en perçant les plaques de deux séries de trous parallèles et en fixant les fils par la torsion.

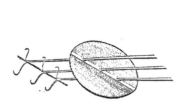

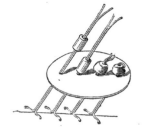

Fig. 1744. — Les fils métalliques passés dans le bouton de Bozeman.

Fig. 1745. — Tubes de plomb assujettissant les fils.

Simpson emploie encore un anneau ovalaire composé de quinze brins de fil de fer assemblés (fig. 1746) ; les fils sont écartés à des distances convenables pour donner passage, des deux côtés, aux chefs de la suture. Quand l'anneau traversé par ces deux chefs a été poussé contre les lèvres de la fistule avivée, les liens sont tordus ensemble à l'aide de l'instrument de Coghill.

Le tord-fil de Coghill (fig. 1747) se compose d'une tige d'acier dont l'extrémité est parcourue de chaque côté par un tube. On fait pénétrer dans chacun des tubes les extrémités des fils qui ont traversé les deux lèvres

(1) Simpson, *Medical Times*, 8 janvier 1859.

de la plaie; une traction plus ou moins grande opérée sur ces extrémités
serre plus ou moins l'anse de la ligature; en faisant tourner l'instrument,
on tord les fils.

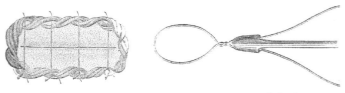

FIG. 1746. — Anneau de Simpson.   FIG. 1747. — Tord-fil de Coghill.

Follin (1) fait remarquer, avec raison, que l'anneau de Simpson peut
écarter les lèvres de la plaie si une épaisseur assez considérable de tissus n'a
pas été saisie par la suture.

Le docteur Atlee (2) a proposé une autre modification de la suture de
Bozeman. Il se sert d'une plaque de plomb munie d'une fente centrale
(fig. 1748) de chaque côté de laquelle sont percés autant de trous que l'on
a posé de fils métalliques. Avant d'appliquer la plaque, on tord les fils de
deux en deux, sur la plaie même (fig. 1749), avec l'instrument de Coghill,

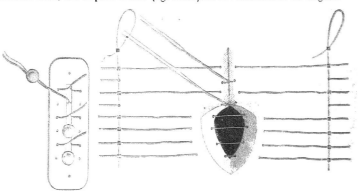

Appareil du docteur Atlee.

FIG. 1748. — La plaque de   FIG. 1749. — Les fils en place et tordus de deux en deux,
plomb avec les tubes de Galli.

de façon à affronter les lèvres de la fistule. Les chefs ainsi tordus sont passés
au travers de la fenêtre centrale. Les autres fils traversent les orifices laté-

(1) Follin, *Archives générales de médecine*, t. XV, 5ᵉ série.
(2) Atlee, *Case of successful operation for vesico-vaginal fistula* (*The amer an
Journal*, 1860, p. 67).

raux et ne sont tordus que lorsque la plaque est exactement ajustée contre

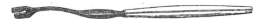

Fig. 1750. — Fulcrum de Marion Sims.

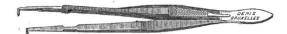

Fig. 1751. — Pince à mors plats et coudés.

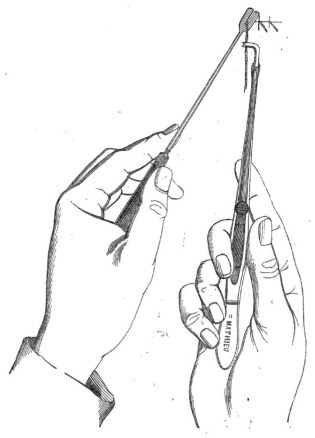

Fig. 1752. — Mode d'emploi du fulcrum et de la pince à mors plats.

la fistule. De petits tubes de Galli assurent la stabilité de la plaque (fig. 1748).

Le procédé d'Atlee mérite d'être signalé et peut rendre des services ; il a, en effet, le double avantage d'assurer une réunion exacte que l'on peut constater avant d'appliquer la plaque de plomb et de soutenir les lèvres de la plaie.

Marion Sims se contente aujourd'hui d'assurer la réunion en tordant les fils. Ce chirurgien glisse sur les deux fils la fente d'une petite sonde cannelée (fig. 1750) à laquelle il donne le nom de *fulcrum*. Lorsque la plaque du fulcrum est arrivée sur la fistule, il tire légèrement les fils d'argent afin d'assurer le contact des lèvres de la plaie ; il les saisit ensuite avec une pince à verrous (fig. 1751) dont les mors sont plats et coudés ; quelques tours de rotation imprimés à cette pince (fig. 1752) tordent les fils au degré convenable pour assurer la stabilité de la ligature.

Le procédé de Sims est infiniment plus simple et plus pratique que tous ceux dont nous avons parlé jusqu'ici ; il est généralement adopté.

Le docteur Duboué (de Pau) (1) ne se contente pas d'aviver les lèvres de la plaie ; il forme, aux dépens du vagin, deux petits lambeaux sur les côtés de la fistule et les affronte par leurs surfaces saignantes. Ce procédé nécessite un nouveau mode de réunion : les points de suture sont fixés sur de petits boutons hémisphériques de buis ou d'ivoire (fig. 1753) percés de deux orifices ; les fils métalliques étant engagés dans les boutons d'une même rangée, on les tord deux à deux, puis on passe les chefs demeurés libres dans les boutons de la rangée opposée sur lesquels ils sont tordus,

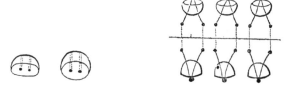

FIG. 1753.— Boutons de buis ou d'ivoire de Duboué.   FIG. 1754.— Mode d'emploi de ce bouton.

à leur tour, jusqu'à ce que l'affrontement soit suffisant (fig. 1754). Nous remarquerons que c'est la surface convexe des boutons qui doit reposer sur la muqueuse du vagin.

Immédiatement après l'opération, il est indispensable d'introduire une sonde dans la vessie. Le cathéter de gomme élastique et la sonde ordinaire de femme ne sauraient convenir ; ces cathéters ne peuvent être retenus en

(1) Duboué, *Mémoire sur l'emploi d'un nouveau procédé anaplastique ou à lambeau dans l'opération de la fistule vésico-vaginale* (*Mémoires de la Société de chirurgie*, fascicule III, t. VI, p. 417).

place que par des liens; et leur extrémité irrite le fond de la vessie contre lequel elles arc-boutent. Après divers essais, Marion Sims a fait construire une sonde à double courbure (fig. 1755) qui a été généralement adoptée. Percée d'un grand nombre de trous D à son extrémité vésicale, cette sonde tient seule et n'exerce aucune pression sur le fond de la vessie. Il est bon de se servir de sondes d'aluminium dont le poids est aussi faible que possible.

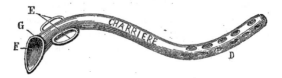

FIG. 1755. — Sonde d'aluminium de Marion Sims.

Quand vers le huitième jour il est temps d'enlever les fils, Marion Sims coupe l'un des côtés de l'anse avec des ciseaux longs, aigus et très-solides (fig. 1756).

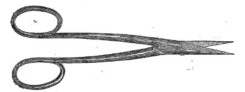

FIG. 1756. — Ciscaux de Marion Sims, pour l'enlèvement des fils.

Nous ne terminerons pas cet article sans faire remarquer que l'emploi des fils métalliques que nous avons eu surtout en vue d'examiner n'est pas indispensable. Léon Labbé, Baker Brown et G. Simon ont remplacé ces fils par des fils de soie d'un assez fort diamètre.

La méthode de G. Simon (1) diffère notablement de la méthode française (Jobert) et de la méthode américaine (Sims). Elle est un composé des méthodes de ces deux médecins jointes aux idées de Dieffenbach ; nous n'avons pas à l'étudier ici puisque ce chirurgien n'a pas d'appareil instrumental spécial ; il se sert des instruments de Jobert et de Sims.

A la suite des opérations de fistule uro-génitale, on observe quelquefois une incontinence d'urine qui disparaît le plus souvent quand elle n'est pas due à l'absence du canal de l'urèthre, et d'une partie ou de la totalité du col vésical.

(1) G. Simon, *Ueber die Operation der Blasenscheidenfisteln durch die blutige Naht.* Rostock, 1862.

Depuis quelques années on a, dans les cas de ce genre, cherché à créer un canal artificiel aux dépens des parties situées entre le pubis et le vagin. Après deux opérations de cette nature, Deroubaix a remarqué que l'incontinence ne disparaissait pas d'une manière absolue. « La rétention de l'urine, dit-il, était le plus souvent possible durant la nuit et dans la position assise, mais l'action de se lever et de marcher était de temps en temps accompagnée de l'écoulement de quelques gouttes de liquide. En un mot, une amélioration notable était survenue dans l'état des malades, mais la guérison ne fut pas radicale, et les changements observés représentèrent assez bien ceux que la théorie pouvait faire prévoir.

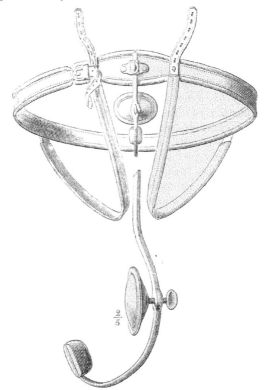

FIG. 1757. — Compresseur de Deroubaix.

» Les femmes, pour pouvoir vider complétement leur vessie, durent apprendre à se servir elles-mêmes du cathétérisme.

» Évidemment, toutes ces imperfections dans les effets de l'opération »., dépendaient de l'absence de fibres contractiles ou élastiques dans le nouveau canal. Il n'était pas possible d'espérer y remédier par aucun expédient chirurgical ; je crus cependant qu'il serait possible de remplacer jusqu'à un certain point l'action tonique des organes constricteurs ordinaires par l'usage d'un compresseur facile à employer et du cathétérisme autant de fois que la nécessité d'uriner se ferait sentir. En obtenant ce résultat, il me parut qu'on pouvait convertir la situation de la femme en celle d'une personne qui est assujettie à l'emploi d'un brayer ou d'un pessaire, c'est-à-dire à un état fort supportable et compatible avec tous les besoins de la vie.

» C'est en partant de ces idées que je fis construire le compresseur représenté ci-dessus (fig. 1757). Il est composé d'une ceinture armée en avant d'une coulisse carrée, dans laquelle s'engage une tige mobile de la même forme et susceptible d'y être fixée par une vis de pression. Cette tige est recourbée en bas, de manière à former un arc de cercle et à pouvoir s'engager dans la vulve jusque derrière le pubis. Elle est terminée, à son extrémité inférieure, par une olive d'ivoire, légèrement aplatie sur sa face libre, et assez large pour remplir à peu près, en s'y adaptant exactement, la concavité de la partie postérieure de l'arcade du pubis. Cette olive, par l'intermédiaire de la tige qui la supporte, peut être attirée en avant ou repoussée en arrière au moyen d'une vis de rappel fixée à la tige et terminée par une petite plaque matelassée destinée à appuyer contre le pubis. Par l'application de cet instrument, combinée avec l'emploi d'un cathétérisme rendu bientôt facile par l'habitude, l'urine peut être complétement retenue dans la vessie, dans n'importe quelle position, pour être évacuée ensuite selon le désir et les besoins de la femme. »

CHAPITRE XIII
INSTRUMENTS D'OBSTÉTRIQUE.

ARTICLE PREMIER. — PELVIMÈTRES.

Les pelvimètres sont des instruments destinés à mesurer les diamètres du bassin.

Le plus ancien pelvimètre est celui de Baudelocque (fig. 1758) (1) ; c'est un compas d'épaisseur composé de deux branches articulées à charnière ; chaque branche comprend deux portions, l'une courbe et l'autre rectiligne ;

(1) Baudelocque, *Principes sur l'art des accouchements*. Paris, 1775.

au point de jonction de la portion courbe et de la portion rectiligne se trouve une règle graduée indiquant le degré d'écartement des deux boutons O et I.

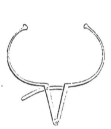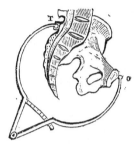

FIG. 1758.—Pelvimètre de Baudelocque. FIG. 1759.— Mode d'emploi du pelvimètre de Baudelocque.

Le compas d'épaisseur de Baudelocque ne permet de prendre que des mesures extérieures (fig. 1759) qui ne sauraient faire connaître exactement les divers diamètres du bassin. Pour arriver à ce résultat, il est indispensable d'introduire les instruments dans le vagin.

Stein, en 1772 (1), fit connaître un instrument composé d'une petite règle de bois longue de 116 millimètres ; plus tard, il gradua cette règle et

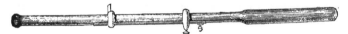

FIG. 1760. — Petit pelvimètre de Stein.

y joignit un index mobile et muni d'une vis de pression (fig. 1760). Introduisant cette règle dans le vagin, il s'en servait pour mesurer le diamètre antéro-postérieur de l'excavation.

Plus tard, Stein fit construire son grand pelvimètre, espèce de longue pince à anneaux et à branches inégales qu'on peut écarter dans l'intérieur du bassin et dont les extrémités, faites à coulisse, s'étendent ou se raccourcissent à volonté, si la conformation du bassin l'exige.

Le pelvimètre de Coutouly (2) appartient au même ordre d'idées que le grand pelvimètre de Stein. C'est une espèce de podomètre analogue à l'instrument dont se servent les cordonniers pour prendre mesure. Ce pelvimètre se compose de deux tiges d'acier glissant l'une sur l'autre et portant chacune à leur extrémité une petite plaque insérée à angle droit ; une échelle

(1) Stein, *Prakt. Anl.* Cassel, 1772, p. 142 et 230. —*Kleine Werke*, p. 133, 1782.
(2) Coutouly, *Mém. et obs.*, etc. Paris, 1810, in-8, p. 113.

tracée sur les tiges d'acier indique le degré d'écartement des plaques perpendiculaires. Pour se servir de l'instrument, on fait glisser les deux tiges
l'une sur l'autre de manière que l'une des plaques se fixe sur l'angle sacro-.
vertébral, l'autre derrière la symphyse du pubis. Cet instrument est d'un
emploi très-difficile; il glisse dans le vagin qu'il distend d'ailleurs outre
mesure.

Pour éviter ces inconvénients, madame Boivin (1) proposa un pelvimètre
analogue à celui de Coutouly, mais en différant en ce que les deux branches peuvent s'introduire séparément, l'une $_{dans}$ le rectum, l'autre dans
le vagin. Bien supérieur à l'appareil de Coutouly, le pelvimètre de madam
Boivin n'était cependant pas pratique. L'introduction d'un instrument dans
le rectum est une opération qui répugne considérablement à la plupart des
femmes; aucune jeune fille, dit Cazeaux, ne l'accepterait.

Paul Dubois (2) a donné la description du pelvimètre de Wellenbergh (3),
qui mérite d'être connu, surtout parce qu'il a été le précurseur des pelvimètres de Van Huevel, universellement adoptés aujourd'hui. Nous empruntons la figure du premier de ces instruments à la très-remarquable traduction de Nægelé par Aubenas (4).

Le pelvimètre de Wellenbergh (fig. 1761) (4) se compose d'une poignée F,
sur laquelle sont montées deux branches AB et AC. La branche AB présente, en s'élevant, une convexité légère du côté qui doit être tourné en avant,
puis se coude brusquement vers son extrémité qui a la forme d'une petite
fourche. La branche A C décrit en montant une grande courbure dont la
concavité est tournée en arrière. Lorsqu'elle est arrivée au niveau de l'extrémité libre de la première branche, elle se recourbe en arrière en formant une sorte de méplat sur lequel est fixé un petit canal HI à quatre pans.
Dans ce canal glisse une règle graduée DE, terminée à son extrémité
postérieure par un bouton. Une vis de pression K sert à fixer la règle
graduée au point convenable. La branche postérieure AB est introduite
dans le vagin : son extrémité B, en forme de fourche, est maintenue par
le doigt indicateur, sur l'angle sacro-vertébral. La branche A C reste en
dehors, et le bouton de la règle DE s'applique sur la partie antérieure et
supérieure de la symphyse du pubis. A l'aide de l'instrument ainsi disposé,
on obtient une distance dont il faut retrancher l'épaisseur de la symphyse

(1) Madame Boivin, *Recherches sur une des causes les plus fréquentes de l'avor-
tement*. Paris, 1828, p. 177.
(2) P. Dubois, *Dictionnaire de médecine*, 2ᵉ édit. Paris, 1841, t. XXIII.
(3) Wellenbergh, *Abhandl. über einen Pelvimeter nebst Wahrnehmungen über die
Anwend. desselb.* Haag, 1821, gr. in-8.
(4) Nægelé, *Traité de l'art des accouchements*, traduit par Aubenas. Paris, 1870.

pubienne et des parties molles qui la recouvrent. Pour arriver à ce résultat, il suffit de remplacer la branche AB, fixée à vis sur la poignée, par la branche AG courbée en *S* et terminée par un bouton plat; cette branche étant introduite dans le vagin, son bouton plat repose sur la partie posté-

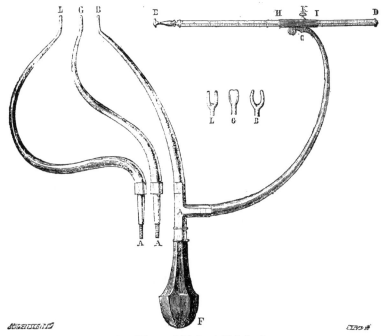

Fig 1761. — Pelvimètre de Wellenbergh.

rieure et supérieure de la symphyse, tandis que le bouton de la règle graduée appuie sur la partie antérieure. La distance obtenue par ce procédé ayant été retranchée de la première, on connaît exactement le diamètre sacro-pubien.

Les petites figures isolées, indiquées par les lettres L, G, B, représentent : G, l'extrémité de la branche A G ; L, l'extrémité de la branche A L ; B, l'extrémité en fer à cheval de la branche A B.

On peut aussi, avec le pelvimètre de Wellenbergh, apprécier le diamètre transverse en substituant une troisième branche AL aux branches vaginales AG ou AB.

Van Huevel a fait connaître successivement deux modèles de pelvimètres.

Le premier modèle (fig. 1762 et 1763) se compose de deux tiges rondes : l'une interne C C, terminée en spatule à son extrémité vaginale, porte vers la partie moyenne de sa surface supérieure un crochet mousse ouvert en arrière ; cette première tige s'articule par une noix, avec la tige externe B D, tige traversée à son extrémité supérieure par une longue vis A. L'articulation en noix transforme les deux branches en une sorte de compas dont les branches peuvent s'allonger, se raccourcir et s'incliner dans toutes les directions ; la noix est munie d'un écrou qu'il suffit de tourner pour assurer la fixité des branches dans une position déterminée.

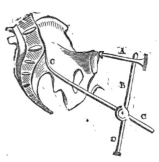 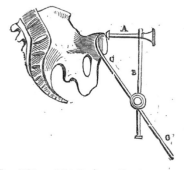

Fig.— 1762. Pelvimètrede van Huevel, mesurant le diamètre sacro-pubien.

Fig. 1763. — Pelvimètre de van Huevel, mesurant l'épaisseur de la symphyse du pubis.

Le mode d'emploi de l'instrument de Van Huevel est des plus simples ; nous en empruntons la description à Chailly-Honoré (1). La femme étant couchée sur le dos, les cuisses et les jambes fléchies et écartées, on commence par s'assurer de la position du bord supérieur du pubis ; un point à l'encre est marqué sur la peau au milieu de ce bord. Deux points à l'encre sont également tracés au niveau des deux éminences ilio-pectinés, en dehors des vaisseaux cruraux ; de cette façon, les extrémités antérieures des diamètres sacro-pubiens et diagonaux du détroit abdominal sont indiquées à l'extérieur par trois taches faciles à retrouver. Cela fait, on introduit dans le vagin l'index ou les deux premiers doigts de la main gauche, pour en placer la pulpe sur l'angle du sacrum ; de l'autre main, on conduit la courbure de la tige vaginale C le long et au-dessous de ces doigts, qui en appliquent le sommet contre le promontoire, pendant que le pouce gauche, engagé dans le crochet, maintient solidement la tige au dehors.

La main droite, abandonnant alors cette tige, va saisir la vis de la bran-

(1) Chailly-Honoré, *Traité pratique de l'art des accouchements*, p. 228, 5ᵉ édit. Paris, 1867.

che externe A, dont on pose le petit bouton sur la tache d'encre faite au mont de Vénus; du doigt annulaire de la même main, on pousse le levier en arrière pour fixer le pelvimètre. Si, dans ce moment, le bouton s'était éloigné du pénil, il faudrait placer le pouce droit sur la palette de la tige vaginale, et l'index recourbé sur l'extrémité postérieure de la branche externe, puis rapprocher celle-ci de la première jusqu'à ce que le bouton soit remis en contact avec la peau du pudendum. On retire ensuite l'instrument avec précaution, et l'on mesure l'espace compris entre les deux extrémités des tiges, c'est-à-dire l'étendue qui sépare le promontoire de la face antérieure du pubis.

Cette distance connue, on rend aux tiges leur mobilité en desserrant l'écrou. L'opérateur reporte alors l'index gauche dans le vagin, derrière la symphyse pubienne, puis il y conduit le sommet de la tige vaginale C (concavité en avant), qu'il fait glisser sur la face palmaire de ce doigt. Il la soutient d'une main, tandis que de l'autre il replace la vis de la branche externe A sur la tache du mont de Vénus. On aura soin de ne point appuyer plus fortement que la première fois; il suffit d'effleurer la peau sans la déprimer. On serre de nouveau l'écrou, et l'opération est terminée.

Pour retirer l'instrument, qui comprend maintenant l'épaisseur du pubis, on détourne la vis de la tige externe qu'on remet en place après l'extraction. On mesure aussi cette étendue qui, déduite de la première, donne pour reste celle qui s'étend de l'angle sacro-vertébral à la face postérieure du pubis, ou le diamètre sacro-pubien proprement dit.

La mesure des diamètres diagonaux s'obtient absolument de la même manière.

On peut aussi se servir du premier modèle de Van Huevel pour la mensuration externe. En serrant convenablement la noix, la partie postérieure des deux tiges se transforme en un compas ordinaire. Porté sur les tubérosités ischiatiques ou sous l'arcade du pubis et la pointe du coccyx, ce compas sert à prendre, sans déduction, les diamètres transversal et antéro-postérieur du détroit inférieur.

En 1855, Van Huevel a fait connaître un nouveau pelvimètre qui, aussi simple que le précédent, est d'une application plus générale.

Le pelvimètre universel de Van Huevel (fig. 1764) (1) est un compas d'épaisseur composé de deux branches, l'une fixe A, l'autre mobile B. La première est longue de 18 centimètres 1/2, peu courbée et aplatie à son sommet. Elle pénètre dans le vagin pour la mensuration interne, porte un anneau-crochet vers le milieu de sa longueur, plus loin un arc de cercle

non gradué, et s'articule en bas, comme un compas ordinaire, avec le prolongement d'une gaîne qui loge l'extrémité inférieure de l'autre tige. La seconde branche, ou tige externe, peut s'allonger ou se raccourcir à volonté.
Elle porte, à son extrémité supérieure, une longue vis horizontale C pour faciliter le dégagement du compas après son application à l'intérieur ; de là elle
se courbe en dehors, puis en descendant devient droite et quadrangulaire,
et pénètre dans la gaîne indiquée ci-dessus. Celle-ci ouverte à ses deux

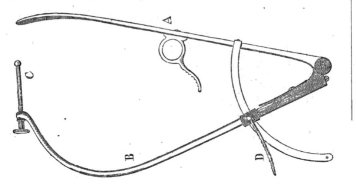

FIG. 1704. — Pelvimètre universel de van Huevel.

bouts présente, dans sa paroi externe, une rainure pour recevoir une arête
de la tige, qui l'empêche de s'échapper de la boîte ; sur sa paroi interne se
trouve un ressort recourbé, traversant cette paroi par son sommet et se
logeant dans une entaille de la branche, de manière à la fixer et à tenir les
deux bouts du compas de niveau. Quand on remonte ou abaisse la tige
externe, le ressort abandonne l'entaille, et, par sa pression, maintient
cette branche à toute hauteur. L'arc de cercle, attaché à la branche vaginale, s'applique contre le côté droit de la tige externe. Un curseur à claire-
voie est traversé à angle droit par cette dernière et par l'arc de cercle lui-
même. Du côté opposé passe une vis de pression à bras de levier D qui, en
serrant ces deux pièces l'une contre l'autre, arrête tout mouvement.
Enfin, une règle graduée sert à mesurer la distance des sommets dans
chaque position donnée.

Le pelvimètre universel est employé comme le premier modèle de Van
Huevel.

Charrière a présenté à l'Académie de médecine, en 1862 (1), un instrument qui réunit tout à la fois les pelvimètres de Baudelocque et de Van

(1) Charrière, *Nouveau modèle de compas-pelvimètre* (*Bull. de l'Acad. de méd.*,
1861-1862, t. XXVII, p. 301), et *Notice*, 1862, p. 117.

Huevel, et qui a l'avantage d'être articulé de façon à se placer facilement dans la trousse de l'accoucheur.

Ce nouveau pelvimètre (fig. 1765) est composé de feuilles de métal très-

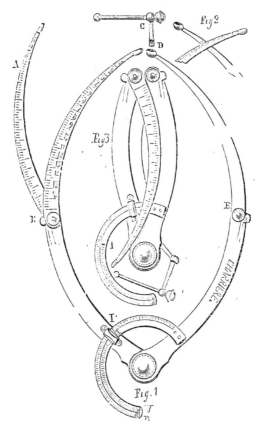

FIG. 1765. — Compas-pelvimètre de Charrière.

minces et articulées, à leur partie moyenne, par deux charnières E E les arrêtant solidement dans toutes les positions ; ces charnières peuvent se fléchir par le même mécanisme que celui qui ferme la lame du couteau de poche ordinaire ; ainsi plié, l'instrument se réduit à la moitié de sa longueur et au quart de sa largeur.

La figure 1 (fig. 1765) montre le compas ouvert et prêt à servir, comme

celui de Baudelocque : A représente l'extrémité graduée de la branche du
compas, vue dans une position un peu renversée pour mesurer la cavité
du bassin dans son diamètre sacro-pubien. Si l'on visse en D la pièce C,
on a le pelvimètre de Van Huevel.

La figure 2 (fig. 1765) représente le même instrument vu croisé et servant pour mesurer les parties internes et latérales. La graduation de l'instrument ainsi disposé se trouve sur le côté droit du demi-cercle figuré
en I. Les deux autres graduations de Baudelocque et de Van Huevel sont
sur le côté gauche et distinguées l'une par un B, l'autre par un V.

La figure 3 (fig. 1765) représente l'ensemble de l'appareil replié sur lui-
même.

Il existe encore un grand nombre de pelvimètres que nous croyons peu
utile de décrire, car ce ne sont que des modifications plus ou moins heureuses des appareils précédents. Nous citerons parmi les plus importants
ceux·de Beck, de Kiwisch, de Breit, de Germann, de Howiz (de Copenhague) et de Szymarowski.

ART. II. — INSTRUMENTS DESTINÉS A LA PROVOCATION ARTIFICIELLE
DE L'ACCOUCHEMENT PRÉMATURÉ.

L'accouchement prématuré, qui a pour but de sauver à la fois la vie de
la mère et celle de l'enfant, est aujourd'hui admis par tous les praticiens.
Il est indiqué surtout dans les cas de rétrécissements du bassin assez prononcés pour entraîner la nécessité de l'opération césarienne si la grossesse
arrivait à son terme normal.

Les instruments que nous allons décrire sont destinés à provoquer le travail que l'on abandonne ensuite à son cours normal. Ces instruments peuvent être classés sous les chefs suivants : 1° ponction des membranes ;
2° dilatation graduelle du col ; 3° interposition de corps étrangers entre
l'œuf et la paroi utérine ; 4° tamponnement du vagin ; 5° douches utérines.

§ 1. — Ponction des membranes.

La ponction des membranes est le procédé le plus ancien ; c'est lui qui a
été mis en pratique par les accoucheurs anglais qui, les premiers, ont proposé l'accouchement prématuré artificiel.

L'instrument le plus employé est le trocart de Wenzel (fig. 1766). La
canule d'argent est longue de 27 à 32 centimètres et recourbée suivant
l'axe du bassin ; la pointe de la flamme peut dépasser la canule de quelques millimètres. Pour faciliter l'introduction de la canule, Siebold a conseillé de la
garnir d'un mandrin arrondi à son extrémité ; lorsque la canule est en place,
le mandrin est enlevé et remplacé par la flamme aiguë.

Pour éviter d'une façon certaine de blesser le fœtus avec la pointe du trocart, Kluge et Ritgen (1) ont imaginé d'attirer, par aspiration, les mem_ branes dans la canule du trocart où elles sont perforées par un dard fixe ou une lancette.

Le trocart de Wenzel et ceux qui sont construits sur des principes ana_ logues percent les membranes en face de l'orifice utérin; le liquide peut donc continuer à s'écouler alors même que l'instrument est retiré. Ce fait peut constituer un danger, car l'accouchement ne s'effectue le plus souvent que quelques heures, quelques jours même, après l'opération.

Fig. 1766. — Trocart de Wenzel pour la ponction de l'œuf.

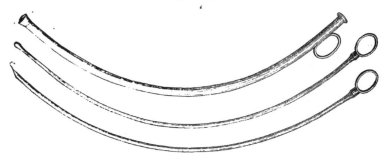

Fig. 1767. — Trocart de Meissner.

Pour éviter cet inconvénient, Meissner a fait construire un trocart avec lequel les membranes sont ouvertes, non pas en face de l'orifice, mais sur un point aussi élevé que possible. Le trocart de Meissner (2) se compose (fig. 1767) : 1° d'une canule longue de 32 centimètres, d'un diamètre de 3 millimètres, et courbée suivant un arc de cercle de 40 centimètres de diamètre; 2° d'un mandrin mousse plus long que la canule de 4 millimè_ tres; 3° d'une flamme aiguë plus longue que la canule de 13 millimètres.

La canule armée du mandrin mousse est glissée entre la partie posté rieure de l'œuf et la paroi de l'utérus aussi haut que possible, c'est-à-dire jusqu'à ce que l'anneau qui est à la partie postérieure de la canule soit ar-

(1) Ritgen, Geburtsh. Demonstr., fasc. X, pl. 42.
(2) Fr. L. Meissner, Ueber das zweckmässigste und sicherste Verfahren die Früh geburt zu bewirken (Medic. Annalen, t. IV, 1840, p. 495).

rivé au niveau de la vulve. Ceci fait, l'opérateur s'assure autant que possible que l'extrémité de l'instrument n'est pas en contact avec une partie fœtale, puis il retire le mandrin mousse auquel il substitue la flamme aiguë. La ponction faite, on retire la flamme et on laisse s'écouler 15 grammes de liquide environ.

Meissner a employé son instrument quatorze fois avec un plein succès; cependant les accoucheurs hésitent encore à suivre son exemple, sans doute parce qu'ils redoutent de provoquer des décollements partiels du placenta.

Villeneuve (de Marseille) (1) a proposé une modification au trocart de Meissner; il remplace le double mandrin par un mandrin unique terminé en crochet, afin de saisir et de rompre les membranes. Cette disposition est des plus avantageuses, car on ne peut blesser le fœtus avec le perce-membranes de Villeneuve, accident qui est toujours possible avec le trocart de Meissner.

§ 2. — Dilatation graduelle du col.

Proposée par Siebold et Bruninghausen, la dilatation graduée, faite au moyen de l'éponge préparée, a été vulgarisée par Kluge.

Un cône d'éponge préparée par les procédés que nous avons indiqués, page 905, est porté dans l'orifice externe à l'aide d'une pince à polype.

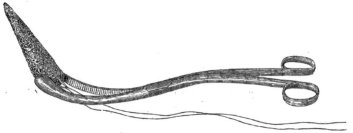

FIG. 1768. — Éponge préparée, saisie par une pince à polypes.

Pour retenir l'éponge préparée, il est indispensable d'introduire dans le vagin une éponge ordinaire du volume d'un œuf d'oie qui doit rester en place deux ou trois jours au moins. Afin d'éviter le tamponnement qui est toujours douloureux, Cazeaux (2) a proposé, en 1845, un instrument à l'aide duquel il maintient l'éponge préparée dans l'intérieur du col. Cet

(1) Villeneuve, *Mémoire sur l'accouchement provoqué.* Marseille, 1847, in-8.
(2) Cazeaux, *Traité théorique et pratique de l'art des accouchements,* p. 1042.

appareil se compose : 1° d'une ceinture hypogastrique à la partie moyenne et antérieure de laquelle est fixée, par une vis, une tige métallique longue d'environ 20 centimètres et recourbée à son extrémité libre : celle-ci porte une canule de 4 centimètres de longueur ; 2° d'une tige de baleine de 15 à 18 centimètres de longueur et de 4 à 5 millimètres de diamètre, portant à son extrémité une forte pince à griffes qu'on peut serrer à volonté à l'aide d'un anneau semblable à ceux du porte-crayon. L'éponge préparée est d'abord fixée dans la pince à griffes, puis dirigée comme à l'ordinaire dans l'intérieur du col : la tige de baleine est alors introduite dans la canule, et rendue immobile à l'aide d'une vis de pression.

Cazeaux affirme que cet appareil s'oppose parfaitement au déplacement de l'éponge, et ne gêne en rien les fonctions de la vessie et du rectum; il ne condamne pas non plus la malade à une immobilité absolue.

Divers appareils ont été proposés pour remplacer l'éponge préparée qu'il est quelquefois difficile de faire pénétrer dans le col, tels sont le sphéno-siphon de Schnackenberg, et les pinces dilatatrices de Busch.

Le sphéno-siphon (1) est une seringue munie d'une canule longue de 5 centimètres, percée de deux fenêtres latérales ; la canule est recouverte d'un sac de peau qui peut atteindre une dilatation maximum de 4 à 5 centimètres. L'opérateur ayant placé la canule recouverte du sac dans l'orifice utérin pousse le piston de la seringue, afin de gonfler légèrement le sac en le remplissant d'une certaine quantité de liquide ; cela fait, la seringue est attachée à un bandage de corps, et le lendemain le piston est enfoncé un peu plus profondément, de manière à accroître encore le diamètre du sac et par conséquent la dilatation ; on continue ainsi jusqu'à ce que le travail ait commencé. Le piston est muni d'une vis de pression afin que sa course puisse être arrêtée à volonté.

Le sphéno-siphon est une conception ingénieuse, mais très-peu pratique.

Le dilatateur à trois branches de Busch a été décrit, page 908, ainsi qu'un grand nombre d'instruments du même genre. Ces instruments ne sauraient être considérés comme produisant une dilatation lente et graduée ; ils agissent d'une manière intermittente, et leurs valves ne pressent que des points limités. Leur emploi doit être réservé aux cas où il est impossible de placer l'éponge préparée dans un col trop étroit.

§ 3. — Interposition de corps étrangers entre l'œuf et les parois utérines.

Mampe (de Stargard, en Poméranie) a proposé de décoller les membranes

(1) Schnackenberg, *De partu præmaturo artificiali*. Marburg, 1831, c. tab.

avec une sonde élastique de moyenne grosseur, destinée à remplacer le doigt employé, dès 1800, par Hamilton.

Les chirurgiens hollandais Zuidhoek et Lehmann introduisent dans l'utérus une bougie de cire d'une épaisseur de 5 à 7 millimètres et d'une longueur de 20 à 25 centimètres; cette bougie est retirée aussitôt après son introduction, et le cathétérisme est répété jusqu'à ce que le travail soit formellement établi.

Krause se sert d'une sonde ordinaire de gomme élastique; G. Braun recommande une bougie de corde à boyau, épaisse de 7 millimètres, que l'on introduit dans l'utérus jusqu'à une profondeur de 20 à 25 centimètres, et qui reste en place jusqu'au moment où la poche des eaux est sur le point de se rompre. Si l'on se sert d'une bougie de corde à boyau, il faut avoir soin d'en ramollir le bec en le trempant dans de l'eau chaude.

Barnes (1) recommande un appareil composé d'une poche de caoutchouc, en forme de bissac, et terminée par un tube allongé. La partie moyenne de la poche doit avoir une longueur égale à celle du col; l'un des renflements prend place dans la matrice au-dessus du col, tandis que l'autre reste au-dessous du col, dans le vagin. Lorsque l'appareil a été mis en place au moyen d'une petite sonde, il est rempli d'eau à l'aide d'une seringue.

L'appareil de Barnes agit tout à la fois en dilatant le col et en s'interposant entre l'œuf et la paroi utérine. Son auteur ne l'utilise qu'après avoir provoqué quelques contractions utérines, soit par l'éponge préparée, soit par des douches, soit par le tamponnement.

Il n'en est pas de même de l'appareil de Tarnier; celui-ci s'applique immédiatement et agit uniquement par son interposition entre l'œuf et l'utérus. Tarnier a décrit son appareil et son mode d'emploi dans les termes suivants (2):

« L'instrument se compose de deux parties fondamentales : un tube de caoutchouc et un conducteur.

» 1° D'un tube de caoutchouc, gros comme une plume d'oie, long de 30 centimètres, fermé à l'une des extrémités (fig. 1769, A). Ce tube est épais et résistant dans la plus grande partie de son trajet; ses parois deviennent au contraire plus mince à son extrémité, sur une longueur de 3 à 4 centimètres au plus (fig, 1769, de b en a). Quand on pousse une injection dans ce tube, l'épaisseur inégale des parois fait que la partie amincie se dilate. J'attache sur l'extrémité de ce tube un ruban de fil de 50 centi-

---

(1) Barnes (Rob.), *On the new method of inducing premature labour at a pre-determined hour* (*Edinburgh med. Journal*, 1862, t. VIII; et *Lancet*, janv. 1863).

(2) Tarnier, *in* P. Cazeaux, 8ᵉ édition, p. 1046.

mètres de longueur environ (fig. 1769, F). Ce ruban doit être solide, quoique assez fin ; le meilleur que j'aie trouvé est celui que les femmes connaissent sous le nom de soutache de soie blanche. Quoi qu'on fasse, ce fil
glisse facilement ; c'est pour prévenir ce glissement que je me sers de deux
grains de plomb soudés ensem-
ble, que je laisse tomber dans
le tube, au fond duquel ils pénètrent, et, en faisant ma ligature, j'ai le soin de la faire
tomber précisément au niveau
de la rainure qui sépare les
deux grains de plomb. De cette
façon, le fil ne glisse jamais. A
l'autre extrémité du tube est
adaptée une douille à robinet,
destinée à recevoir la canule
d'une seringue à injections.

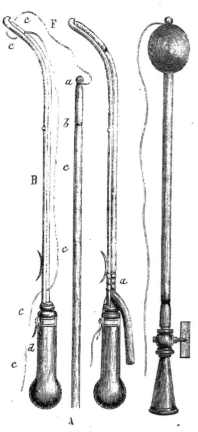

» 2° D'un conducteur mé-
tallique, à extrémité mousse,
creusé d'une gouttière dans
toute sa longueur comme une
sonde cannelée, courbé comme
un hystéromètre (fig. 1769, B).
On en aura une assez bonne
idée en le comparant à une
sonde d'homme qu'on aurait
fendue en deux parties dans
toute sa longueur pour enlever
la moitié convexe. ¾

» Ce conducteur est percé
de part en part par trois yeux.
Les deux premiers sont placés
près de l'extrémité de cette
sonde, à 1 centimètre l'un de
l'autre, le troisième se trouve

Fig. 1769. — Dilatateur intra-utérin de S. Tarnier.

près du manche sur lequel le conducteur est fixé.

» Pour monter le tube sur son conducteur, j'engage l'extrémité libre du
fil dans l'œil le plus rapproché de l'extrémité du conducteur, en allant de
la face cannelée à la face convexe, je le fais rentrer dans la cannelure par
l'œil placé immédiatement au-dessous ; il longe ensuite toute la gouttière

et en ressort encore par l'œil placé près du manche (fig. 1769, c, c, c). En
tirant fortement sur le ruban, la tête du tube vient se loger dans l'extrémité
du conducteur, et on le maintient dans ce rapport en arrêtant le fil sous un
ressort destiné à cet usage (fig. 1769, d). Le corps du tube est enfin couché
dans la gouttière, ou on le fixe par quelques circulaires opérés avec la
partie du fil qui restait encore disponible (fig. 1769, a). On termine en
assujettissant l'extrémité du ruban sous le ressort déjà indiqué. L'appareil tout monté n'est pas plus volumineux qu'une sonde ordinaire. Quand
je veux me servir de cet appareil, voici comment je procède : quand le tube
a été garni de son fil, je pousse dans son intérieur une injection d'essai,
pour m'assurer qu'il ne présente aucune fissure. Cela fait, le tube est tenu
verticalement, le robinet en haut, et celui-ci est ouvert. On voit d'abord
sortir quelques bulles d'air ; l'eau vient ensuite ; on la laisse s'écouler librement. Quand le tube a repris son volume ordinaire, il se trouve amorcé,
c'est-à-dire que l'air en a été chassé, et je ferme le robinet pour empêcher
qu'il n'y rentre. Je prends cette précaution pour qu'aucune bulle d'air ne
soit projetée dans l'utérus, au cas où la vessie de caoutchouc viendrait à se
rompre.

» Le tube, ainsi amorcé, est ensuite monté sur son conducteur, comme
nous l'avons dit. Pour le lubrifier, on aura encore soin de se servir de glycérine, car les corps gras altèrent le caoutchouc très-rapidement et font
éclater l'appareil. — La femme étant placée en travers sur son lit, le siége
élevé, débordant le matelas, les jambes maintenues écartées par deux aides,
l'opérateur introduit deux doigts de la main gauche dans le vagin et applique l'extrémité de l'index sur l'orifice externe du museau de tanche. On
fait glisser le dilatateur dans le vagin, en le tenant de la main droite ; son
extrémité est dirigée dans le col, et en abaissant le manche elle pénètre
ordinairement sans aucune difficulté dans l'utérus, en passant entre l'œuf
et la paroi antérieure de la matrice. L'instrument doit dépasser l'orifice
interne de 3 centimètres au moins ; on se guide sur un petit relief placé
sur le conducteur à 1 décimètre de son extrémité. — L'instrument est maintenu en place pendant qu'on déroule les circulaires qui lient le tube sur le
conducteur. Un aide charge une seringue d'eau tiède, la purge d'air et introduit la canule dans la douille qui pend à l'extérieur. L'injection doit être
poussée avec une grande lenteur ; il faut y mettre assez de force, surtou
au début. 50 grammes de liquide donnent à la vessie de caoutchouc le volume qu'elle doit acquérir. L'injection faite, on ferme le robinet, puis on
dégage le fil du ressort qui le maintient, et l'on retire doucement le conducteur, qui sort sans difficulté. Le tube, maintenu par la boule qui le termine, reste seul en place ; le fil pend à côté de lui.

» Il ne reste plus qu'à prendre quelques précautions pour prévenir l'ouverture du robinet que l'on fixe à un bandage de corps ou à une bande ; j'aime cependant mieux lier fortement le tube à sa sortie du vagin et retirer tout à fait le robinet ; les femmes sont ainsi libres de toute entrave ; on les laissera vaquer dans leur chambre à leurs occupations habituelles ; il est même bon qu'elles restent levées, car, dans cette attitude, la vessie de caoutchouc presse directement sur l'orifice interne, et le travail se déclare plus rapidement. Les douleurs naissent quelquefois pendant qu'on applique l'instrument ; en moyenne, c'est trois ou quatre heures après l'opération qu'elles apparaissent ; d'abord peu intenses, elles deviennent peu à peu plus énergiques, se rapprochent comme dans l'accouchement naturel. Le col s'efface et s'entr'ouvre, et l'instrument tombe dans le vagin. Cette expulsion a lieu en moyenne en dix ou douze heures, quelquefois beaucoup plutôt, ou un peu plus tard. Je me réserve de donner ultérieurement le relevé de toutes les observations.

» Au moment de l'expulsion du dilatateur, le col est effacé, déjà largement entr'ouvert, les membranes bombent à l'orifice. Le travail, dans la plupart des cas, continue sa marche, mais d'autres fois il se suspend. J'ai remarqué souvent qu'il suffisait de faire marcher les femmes et de laisser l'instrument dans le vagin, où il agit sans doute comme le colpeurynter de Braun, pour assurer la marche progressive des contractions. Quand, malgré ces précautions, le travail s'arrête, on est obligé de renouveler l'introduction du dilateur et de lui donner un volume plus considérable. »

Ce moyen a été employé un assez grand nombre de fois par Tarnier, Danyau, Depaul, Pajot, Blot, etc. Une seule fois, entre les mains de Depaul, il s'était montré insuffisant. Dans tous les autres cas, il a provoqué l'accouchement d'une manière certaine, rapide, simple et inoffensive ; jamais il n'a entrainé d'emblée la rupture des membranes.

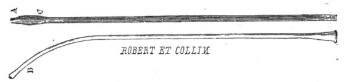

ROBERT ET COLLIN

Fig. 1770. — Instrument de Pajot pour déterminer l'accouchement prématuré artificiel.

Pajot a proposé un instrument agissant à peu près comme celui de Tarnier.

Le dilatateur de Pajot se compose d'un tube de caoutchouc (fig. 1770), dont l'extrémité supérieure A C est dilatable ; une canule courbe B, de métal, introduite dans le tube, sert tout à la fois de mandrin et de conduc-teur pour l'air ou l'eau qui doivent gonfler l'ampoule A C.

Nous ferons observer que Mattéi (1) avait, dès 1855, proposé un dilata-teur (fig. 1771) fondé sur le principe qui, depuis, a présidé à la construc-tion de l'appareil plus parfait de Tarnier. « Cet instrument, dit Mattéi, se compose d'une sonde de trousse sur laquelle peut se nouer fortement, en B, le goulot d'une vessie de mouton desséchée, représentée par la ligne ponctuée L M N ; la vessie forme donc une cavité continue avec la sonde dont l'orifice est en G. Un robinet F, placé sur le tube interne qui sert à arrêter en D les deux pièces de la sonde, permet d'ouvrir ou de fermer à volonté l'ori-fice G. Une fois qu'on a ouvert le robinet et qu'on a bien chassé tout l'air que contenait la vessie, celle-ci s'accole à la sonde et ne fait guère plus de volume que la sonde elle-même. C'est ainsi qu'elle est conduite sur les doigts explorateurs jusque dans le col et, s'il est pos-sible, dans la cavité utérine elle-même, en la glissant un peu entre l'œuf et les parois, sans violenter ni l'œuf ni la matrice. Quand on est sûr d'avoir pénétré dans la matrice, on pousse par l'orifice G une injection d'eau tiède qui dis-tend la vessie L M N. »

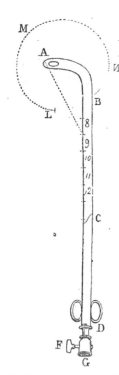

FIG. 1771. — Dilatateur de Mattei.

Depuis, Mattei a renoncé à l'usage des dila-tateurs pour revenir aux procédés de Krause et de Braun. Il recommande de choisir une bougie élastique, assez résistante dans toute sa lon-gueur ; la pointe doit être effilée et surmontée par une petite olive. L'olive ploie devant la plus petite résistance, et la rupture des membranes est prévenue par la courbe que décrit alors l'instrument. A défaut d'une bougie, on pourrait se servir d'une plume d'oie bien fournie de ses barbes (2).

Cohen a substitué à tous les corps étrangers que nous venons de signa-ler des injections d'eau de goudron qui peut, sans aucun inconvénient,

(1) Mattei, *Essai sur l'accouchement physiologique*, Paris, 1855 ; et *Gazette des hôpitaux*, 1862, p. 23.

(2) Mattei, *Accouchement prématuré* (*Union médicale*, 26 juin 1866).

être remplacée par de l'eau tiède. Je pratique, dit Cohen (1), les injections de la manière suivante : je me sers d'une petite seringue ordinairement d'étain, contenant 60 à 80 grammes d'eau de goudron, et dont la canule, longue de 20 à 22 centimètres, a de 3 à 5 millimètres de diamètre à son extrémité, et présente une courbure semblable à celle d'une sonde de femme. Je fais coucher la malade à plat sur le dos, le siège élevé ; puis glissant deux doigts jusqu'à la lèvre postérieure, je m'en sers pour guider la canule que j'introduis entre la paroi antérieure de l'utérus et l'œuf, et je la fais pénétrer de 5 centimètres dans l'utérus. C'est alors seulement que je commence l'injection ; je la pousse doucement et avec lenteur, ayant soin de relever un peu la seringue pour éviter que l'ouverture ne s'applique sur la paroi utérine, et de varier au besoin la direction de l'instrument toutes les fois qu'il y a quelque obstacle à la sortie du liquide. La seringue est retirée peu à peu ; dix minutes après la femme peut se lever et marcher ; si au bout de six heures il n'y a pas signe de travail, on renouvelle l'injection.

Le procédé de Cohen paraît le plus inoffensif de tous ceux qui ont été proposés ; il a réussi six fois entre les mains de son auteur. Cependant quelques observations, entre autres celles de Sack et de Grenser (1), démontrent qu'il n'est pas exempt de tout danger.

§ 4. — Tamponnement.

Le tamponnement du vagin a été proposé par Schoeller (3), qui bourrait

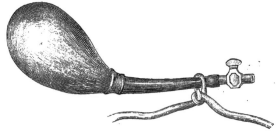

FIG. 1772. — Colpeurynter de Braun.

le vagin avec de la charpie ou de l'éponge. Hüter remplaça ce procédé

(1) Cohen, *Eine neue Methode die künstliche Frühgeburt zu bewirken* (*Neue Zeitschrift für Geburtskunde.* Würzburg, 1846).
(2) Grenser, *Monatsschr. f. Geburtsk.*, t. VIII, p. 435, et Nægele et Grenser, *Traité de l'art des accouchements*, trad. Aubenas. Paris, 1869, p. 407.
(3) Schoeller, *Die künstl. Frühgeburt bewirkt durch den Tampon.* Berlin, 1842.

douloureux par une vessie d'animal, et Braun ne tarda pas à faire connaître son colpeurynter (1). Le colpeurynter de Braun (fig. 1772) se compose d'une poche de caoutchouc vulcanisé, que l'on remplit d'abord modérément d'eau tiède au moyen d'une petite seringue. Au bout de quelques heures, on fait de nouvelles injections de façon à augmenter graduellement le volume de la vessie jusqu'au moment où le travail est régulièrement établi.

§ 5. — Douches utérines.

Les appareils destinés aux douches utérines ont été décrits dans le tome Ier, p. 89.

ART. III. — INSTRUMENTS DESTINÉS A L'EXTRACTION DES ŒUFS ABORTIFS.

Les doigts sont les meilleurs instruments que l'on puisse employer pour l'extraction des œufs abortifs et des corps analogues.

Dans quelques circonstances cependant, il est utile de se servir de pinces, de leviers ou de curettes.

La pince la plus employée est la pince à faux germe de Levret, construite sur le modèle général des pinces à polypes (fig. 1773). Charrière a entrecroisé les branches de cette pince et les a munies d'un point d'arrêt (fig. 1774).

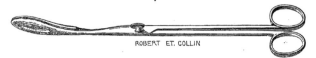

ROBERT ET. COLLIN

FIG. 1773. — Pince à faux germe de Lévret.

Ward a donné à la pince de Levret une articulation tournante (fig. 1775

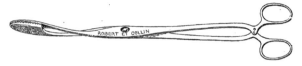

ROBERT ET COLLIN

FIG. 1774. — Pince de Levret, modifiée par Charrière.

et 1776); cette articulation est disposée de telle sorte que les deux branches peuvent se superposer exactement; quand les branches sont ainsi disposées, l'instrument n'est plus qu'un levier.

(1) Schoeller, *Die künstliche Frühgeburt bewirkt durch den Tampon*. Berlin, 1842.

Les pinces ont souvent l'inconvénient de déchirer la masse sans réussir
à l'extraire. Un levier dont l'extrémité est disposée en forme de curette est
généralement plus avantageux ; l'une des branches de la pince de Levret
peut remplir cet office. La curette articulée de Pajot (fig. 1777) est le meil-

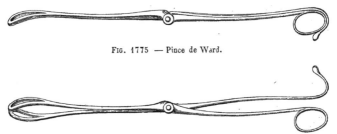

FIG. 1775 — Pince de Ward.

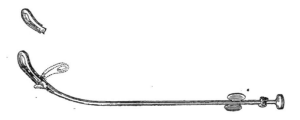

FIG. 1776. — Pince de Ward, vue ouverte.

leur instrument que l'on puisse employer ; elle est disposée de telle sorte
qu'elle peut être introduite droite, puis recourbée au-dessus du placenta
lorsqu'elle est arrivée au fond de l'utérus.

FIG. 1777. — Curette articulée de Pajot.

ART. IV. — INSTRUMENTS DESTINÉS A LA RÉDUCTION DE LA PROCIDENCE DU CORDON.

Lorsque l'état de l'orifice utérin ou l'étroitesse des parties externes ne
permettent pas de réduire le cordon avec la main, il est indiqué de recourir à des appareils spéciaux.

Le plus simple et le plus pratique de ces appareils est celui de Dudan (1).
Il se compose (fig. 1778) d'un ruban de fil et d'une sonde élastique armée

(1) Dudan, *Revue médicale*, t. XI, p. 502, fig. 198.

de son mandrin. On forme d'abord autour du cordon une ligature très-
lâche avec un petit ruban, puis on engage la partie O du ruban dans l'œil I
de la sonde, où l'on aperçoit l'extrémité du mandrin; on pousse ensuite le
mandrin jusqu'au bout de la sonde afin de maintenir la ligature.

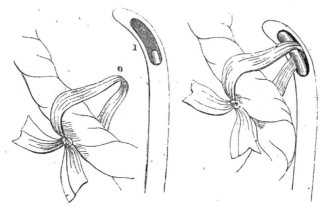

FIG. 1778. — Appareil de Dudan.

Quand la réduction est effectuée, on retire le mandrin d'abord, puis la
sonde; de cette manière le cordon et l'anse du ruban sont abandonnés dans
l'abdomen.

Schœller a proposé un instrument qui remplit le même but que celui
de Dudan, et qu'il appelle *omphalosoter*. Cet instrument décrit par Crédé (1)
se compose (fig. 1779) : 1° d'une tige de baleine terminée en crochet à son
bec, et montée sur un manche; 2° une deuxième tige de baleine rectiligne est jointe à la première par trois anneaux. La tige rectiligne, en glissant sur la première, ouvre ou ferme à volonté le crochet.

Moins simple que l'appareil de Dudan, celui de Schoeller n'est pas sans
inconvénients; au moment où l'on retire l'instrument, le cordon peut s'engager dans le crochet, et par conséquent être entraîné de nouveau dans une
situation vicieuse. Tarnier (2) a levé cette difficulté (fig. 1780) en perçant d'un
chas le bec de la tige courbe B; un double fil C, traversant ce chas, descend entre les deux tiges de baleine A D jusqu'au delà du manche. Quand
le fil est flottant, il décrit une courbe, et ne gêne en rien le placement du
cordon E dans le demi-anneau B qui est ensuite fermé par la tige D. Au

(1) C. Crédé, *Diss. de omphaloproptosi*. Berolini, 1842.
(2) Tarnier, *Nouveau dictionnaire de médecine et de chirurgie pratiques*, art.
CORDON OMBILICAL. Paris, 1869, t. IX, p. 464.

moment de retirer l'instrument, après avoir replacé le cordon dans une situation convenable, il suffit de tirer les deux chefs du fil pour que celui-ci
en se tendant empêche le cordon E d'être accroché.

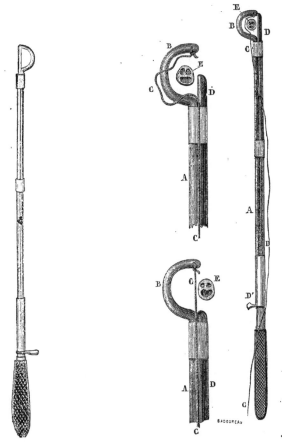

FIG. 1779. — Omphalosoter de Schoeller.   FIG. 1780. — Le même, modifié par Tarnier.

Michaelis (1) se sert d'un fort cathéter élastique et de deux mandrins ;
l'un de ces mandrins est un fil de fer terminé en crochet, l'autre un fil de
laiton monté sur un manche et n'atteignant pas tout à fait l'extrémité du

1) Michaelis, *Abhandl.*, p. 296 ; et *N. Zeitschr.*, t. III, p. 45.

cathéter ; le lacs est remplacé par un cordon de soie qui traverse la sonde dans toute sa longueur. Le but de Michaelis est de ne pas laisser le lacs dans l'utérus ; son procédé n'est pas supérieur à celui de Dudan et est infiniment plus compliqué.

Braun a inventé un appareil ingénieux et facile à manier, qui permet aussi de ne pas laisser le ruban dans l'utérus ; nous empruntons sa description à Aubenas (1). « L'instrument de Braun se compose d'une baguette de gutta-percha de 40 centimètres de longueur, dont l'une des extrémités présente un diamètre de 16 millimètres, tandis que l'autre n'en a que 7. L'extrémité la plus mince est convenablement arrondie et possède, à 20 millimètres de son point terminal, un œil à travers lequel on passe un petit ruban de soie de la largeur de 3 millimètres, pris en double, de façon à former une anse. L'œil doit être assez large pour que l'anse y glisse facilement, et le ruban de soie, pris en double, doit atteindre une longueur de 65 centimètres, afin de pouvoir être fixé en bas à la grosse extrémité. La manière de se servir de cet instrument est très-simple. Après qu'on a passé à travers l'œil l'anse du petit ruban de soie, on introduit le bout mince de la baguette, en le dirigeant à l'aide de deux doigts qui maintiennent en même temps l'anse du ruban, et on le porte assez haut pour qu'il dépasse un peu l'anse du cordon ombilical, puis on embrasse le cordon avec l'anse du ruban, qu'on fait ensuite passer par-dessus l'extrémité de la baguette et qu'on y fixe en tirant un peu sur sa partie inférieure, en évitant toutefois de l'attirer trop fort pour ne pas comprimer le cordon ombilical. Ce dernier ainsi fixé, on enroule l'extrémité inférieure du ruban autour de la baguette et l'on pousse le cordon à travers l'orifice utérin, en le portant assez haut pour que l'anse vienne se placer au moins au-dessus de la grande circonférence de la tête, ce à quoi on réussit en général facilement. Pour dégager alors le cordon ombilical de l'anse du ruban, on relâche ce dernier et l'on fait exécuter à la baguette quelques mouvements de rotation autour de son axe, puis on la retire lentement. »

Martin Saint-Ange (2) a fait connaître un instrument qui n'est pas sans quelque utilité. C'est une tige de baleine de 46 centimètres, très-plate et étroite, terminée en fourche, ou mieux en une espèce d'anneau incomplet, destiné à recevoir transversalement le cordon le plus volumineux. La flexibilité de cette tige est augmentée par l'action de l'huile et par celle de la chaleur du corps. Cette flexibilité est suffisante pour que l'instrument puisse rester en place après la réduction du cordon, même pendant l'application du forceps.

---

(1) Aubenas, *in* Nægele, *loc. cit.*, p. 572.
(2) Martin-Saint-Ange, *Gaz. méd. de Paris*, 1848, p. 732.

Hubert (de Louvain) (1) procède à la réduction avec une longue sonde de gomme élastique munie d'un mandrin assez fort. Il coupe ensuite (fig. 1781) un morceau de linge large de 5 à 6 centimètres, et assez haut pour entourer le cordon ombilical sans le comprimer ; à l'un de ses bords on met un cordonnet B, et près du bord opposé on pratique une ouverture C. Pour se servir de ce petit appareil, on passe le chef libre du cordonnet C' autour de l'anse ombilicale D, puis dans l'ouverture C de la pièce de linge, et enfin dans les deux yeux de la sonde. En tirant sur ce fil, la pièce de linge embrasse le cordon et vient se fixer contre l'extrémité de la sonde qu'on pousse à la hauteur convenable en la dirigeant avec le mandrin. Celui-ci est alors retiré et la sonde est laissée en place jusqu'à ce qu'elle soit expulsée avec le fœtus.

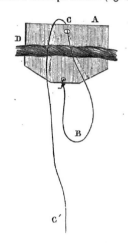

FIG 1781. — Releveur du cordon ombilical de Hubert de Louvain.

Un fort grand nombre d'appareils destinés à réduire et à maintenir le cordon ont été proposés par Scanzoni, Neugebauer, Osiander, Rau, etc. ; ces appareils sont rarement employés. Les lecteurs qui désireraient s'édifier complétement sur ces appareils, généralement peu importants, consulteront utilement la thèse de Schuré (2), l'ouvrage de Saxtorph (3) et la notice bibliographique donnée par Aubenas (4).

ARTICLE V. — FORCEPS.

Le forceps est un instrument en forme de pince, qui a pour but d'embrasser la tête du fœtus, et de l'extraire sans exercer de pressions assez fortes pour compromettre l'existence.

On a cru retrouver quelques traces du forceps dans l'antiquité, en particulier dans Paul d'Égine et Avicenne. Les instruments dont parlent ces auteurs étaient disposés uniquement pour agir sur l'enfant mort ; ils différaient donc essentiellement du forceps imaginé au XVIIe siècle par l'accoucheur anglais Chamberlen.

(1) Hubert, Cours d'accouchements. Louvain, 1869.
(2) Schuré, thèse de Strasbourg, 1835.
(3) Saxtorph, De funiculi umbilici prolapsu. Havniæ, 1841, in-8.
(4) Aubenas, in Nægelé et Grenser, loc. cit., p. 573.

Pendant longtemps on a attribué l'invention du forceps à un chirurgien de Gand, Jean Palfyn, qui avait présenté à l'Académie des sciences de Paris, en 1723, un instrument auquel on a donné les noms de tire-tête et de mains de Palfyn. La découverte, faite en 1815, de papiers et de forceps cachés dans une armoire secrète d'une maison ayant appartenu à Pierre

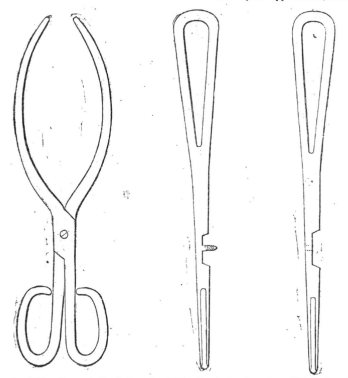

FIG. 1782.—Forceps de Chamberlen, articulé. FIG. 1783.—Branche femelle. FIG. 1784. — Branche mâle.

Chamberlen, de 1638 à 1715, a levé tous les doutes que l'on avait pu garder à cet égard. La figure de ce forceps a été conservée par Édouard Rigby (1); nous la reproduisons d'après Aubenas (2) (fig. 1782, 1783 et 1784).

(1) Rigby, *Description of the midwif. instruments of Dr Chamberlen, found at Woodh, Mortimar hall, near Maldon, Essex*, 1818 (*Edinburgh med. and surg. journal*, vol. XL, 1833, p. 339. *London med. and surg. journal*, vol. VII, 1835).
(2) Nægelé et Grenser, *Traité pratique de l'art des accouchements*, traduit par Aubenas. Paris, 1869.

Le forceps de Palfyn différait du précédent en ce que les branches d'acier, courbées sur le plat et munies de manches de bois, n'étaient pas croisées, mais placées parallèlement ; ces branches étaient réunies par une bande, une chaînette ou un crochet ; les cuillers n'étaient pas fenêtrées. ⊏ Le forceps ne se répandit dans la pratique qu'après que Levret (1), en France (1747), et Smellie (2), en Angleterre (1752), eurent indiqué de

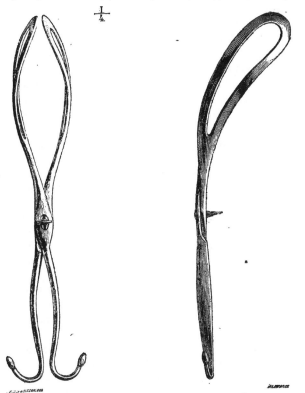

FIG. 1785. — Forceps français, vu de face.   FIG. 1786. -- Forceps français, vu de côté.

courber les branches, afin de leur donner une conformation en rapport avec la direction des axes du bassin. Cette indication avait une importance considérable, car elle permettait de porter l'instrument au-dessus du détroit

(1) Levret, *Accouchements laborieux*. Paris, 1747.
(2) Smellie, *On the theor. and pract. of midwif.*, 1752.

supérieur. Cependant Levret n'avait pas été guidé par cette haute concep-' tion; il n'avait eu d'autre but que de ménager la commissure postérieure de la vulve. C'est à Smellie que revient l'honneur d'avoir, le premier, appliqué le forceps au-dessus du détroit supérieur.

· Le forceps de Levret, qui est le type du forceps employé en France (fig. 1785 et 1786), se compose de deux branches ou leviers d'acier entrecroisées.

Chaque branche porte, vers le milieu de sa longueur, une entablure; l'entablure de la branche femelle est creusée d'une mortaise qui reçoit un pivot placé sur l'entablure de la branche opposée ou branche mâle. Quelques accoucheurs rejettent ces dénominations de branche mâle et de branche femelle, qu'ils considèrent comme indécentes, et les remplacent par celles de branche droite et de branche gauche; malheureusement, dit Cazeaux, Velpeau appelle droite la branche que madame Lachapelle appelle gauche. Au-dessus de l'entablure, on remarque une tige portant le nom de col, qui s'élargit insensiblement en forme de cuiller fenêtrée; au-dessous de l'entablure sont les manches.

La cuiller a la forme d'un ovale allongé; elle est convexe sur sa face externe, concave sur sa face interne, afin de s'accommoder à la tête du fœtus; elle est, en outre, concave sur son bord supérieur et convexe sur son bord inférieur, afin de s'accommoder aux axes du bassin. La face externe de la cuiller, aussi lisse que possible, se réunit à la face interne par un bord arrondi et poli à la lime. Levret avait muni la face interne, dans tout son pourtour, d'une arête saillante et mousse qui avait pour but de s'opposer au glissement de la tête du fœtus.

Les manches, un peu moins longs que les cuillers, sont légèrement incurvés en dehors; ils se terminent par deux crochets mousses et recourbés qui ont pour but principal de fournir un point d'appui aux mains de l'opérateur.

Dans le modèle auquel s'était arrêté définitivement Levret, le forceps avait une longueur totale de 418 millimètres; la courbure pelvienne était de 61 millimètres. Lorsque l'instrument était fermé, les cuillers arrivaient presque au contact, tandis qu'au maximum d'ouverture elles s'écartaient de 54 millimètres; les fenêtres se prolongeaient jusque tout près de l'articulation. Ce modèle a été publié par Stein, l'un des élèves favoris de Levret (1).

· Le forceps de Smellie diffère de celui de Levret par sa longueur et sa courbure pelvienne; cette dernière est de 47 millimètres, tandis que la longueur

(1) Stein, *Programma de mechanismo et præstantia forcipis Levretiani*, Cassel, 1767.

de l'instrument ne dépasse pas 337 millimètres. Quand la tête était très-bas, Smellie se servait d'un petit forceps droit de 297 millimètres de longueur; dont 122 pour les manches. Dans le forceps de Smellie, l'articulation ne se fait pas à l'aide d'un pivot, mais au moyen d'une excavation profonde limitée par un rebord saillant; cette disposition existant sur chaque branche, l'articulation se fait par emboîtement réciproque. Le forceps de Smellie était complétement revêtu de cuir, tandis que celui de Levret était nu.

La forme générale des forceps de Levret et de Smellie a été conservée par presque tous les accoucheurs. Madame Lachapelle, Desormeaux, Gardien, Évrat, dit Velpeau (2), n'ont jamais éprouvé le besoin d'employer d'autre forceps que celui de Levret. Madame Boivin (3) dit hautement qu'elle ne s'est jamais servie d'un autre forceps.

Baudelocque agit de même; cependant ce chirurgien a allongé l'instrument de Levret de deux pouces environ; il a aussi effacé l'arête mousse que Levret avait placée à la face interne des cuillers. Cette dernière modification a été adoptée par l'universalité des chirurgiens, car une arête mousse ne pouvait servir qu'à blesser la tête du fœtus.

Flamant, Dugès, P. Dubois et Moreau se sont bornés aussi à imprimer au forceps de Levret des modifications portant sur des détails. Nous ferons remarquer en particulier la modification de Moreau; les cuillers sont plus rapprochées, près du point de jonction, dans le forceps de Moreau que dans les autres; cette disposition a pour but de rendre le forceps moins offensant pour la vulve au moment où les branches sont écartées à leur maximum pour saisir la tête du fœtus.

Cette indication est beaucoup mieux remplie par le forceps anglais, modèle de Simpson (fig. 1787). Ici les cols qui supportent les cuillers sont parallèles; les cuillers peuvent donc s'écarter considérablement dans le bassin sans que la vulve soit notablement distendue.

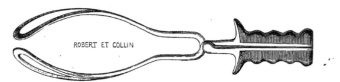

ROBERT ET COLLIN

Fig. 1787. — Forceps anglais, modèle de Simpson.

Tous les chirurgiens n'ont pas imité la réserve des grands accoucheurs que nous venons de nommer. Les forceps se sont multipliés à tel point

(1) Velpeau, *Traité complet de l'art des accouchements*, 4e édition. Paris, 1835.
(2) Boivin, *Mémor. de l'art des accouchements*, 4e édit. Paris, 1836, t. I, p. 368.

qu'un volume suffirait à peine à les faire connaître tous. Rist (1), qui a écrit l'histoire des forceps depuis Levret jusqu'en 1819, décrit 88 variétés. Sonntag (2), de 1819 à 1850, ajoute 50 variétés nouvelles. Le *Catalogue of the obstetrical Society of London* (3) donne 89 modèles; il serait facile d'ajouter à ces longues énumérations. Nous renvoyons les lecteurs qui seraient désireux de connaître l'histoire complète des forceps aux ouvrages que nous venons de citer, et aux atlas de Busch (4) et de Tarnier (5).

Les limites de cet ouvrage ne nous permettent pas d'entrer dans ces détails, qui ne présentent en général qu'un intérêt médiocre et une utilité des plus contestables.

Nous nous bornerons donc à faire connaître en quelques mots les points principaux sur lesquels ont porté les modifications, puis à décrire les forceps les plus célèbres, soit par le nom des praticiens auxquels ils se rattachent, soit par l'idée qui a présidé à leur conception.

Les principales modifications du forceps ont porté sur l'articulation, sur les cuillers et sur les manches.

Le mode d'articulation a surtout varié. Dans le forceps de Levret, la branche femelle est percée d'une fente longitudinale que traverse le pivot de la branche mâle; il faut donc soulever la branche femelle pour articuler l'instrument, lorsque les deux branches sont mises en place. De plus, une clef est nécessaire pour tourner le pivot.

Dubois a remplacé la mortaise par un trois-quarts de cercle, et disposé le pivot de façon qu'il pût tourner à la main, sans le secours d'une clef qui peut s'égarer.

Dans le forceps de Siebold, la mortaise est remplacée par une encoche latérale représentant un trois-quarts de cercle dont les bords sont à fressure. Il n'est plus nécessaire de soulever la branche femelle pour faire l'articulation; on effectue celle-ci en rapprochant les deux branches jusqu'à ce que le pivot entre dans la mortaise, puis on fixe le pivot en le faisant tourner comme une vis qui entrerait dans un écrou. Charrière a adopté ce mode d'articulation pour le forceps à branche démontante (1793).

Dans le forceps anglais (fig. 1787), il n'y a plus ni mortaise, ni pivot, ni

---

(1) Rist, *Essai historique sur le forceps*, thèse de Strasbourg, 1818.
(2) L. J. Sonntag, *Histoire et critique des modifications faites au forceps depuis 1817 jusqu'en 1850*, thèse de Strasbourg, 1853.
(3) *Catalogue and Report of obstetrical and other instruments exhibited at the conversazione of the obstetrical Society of London*, 1867.
(4) Busch, *Atlas geburtshülfl. Abbildungen*. Berlin, 1834-1838, 50 planches in-fol.
(5) Tarnier, *Atlas complémentaire de l'art des accouchements*. Paris, 1865, 2 vol. gr. in-8 et atlas de 105 planches.

vis; chaque branche est munie d'une entablure surmontée d'une saillie ou point d'arrêt. L'articulation se fait pas emboîtement réciproque.

Dans le forceps allemand, dont le type est représenté par l'instrument de Brunninghausen (fig. 1797), l'articulation est latérale, et le pivot est remplacé par un simple clou ; la pression de la main sur les manches suffit pour assurer la juxta-position des branches.

Ces modes d'articulation entraînent la nécessité de placer toujours la même branche le première, ou de faire le décroisement, nécessité qui n'est pas sans quelque inconvénient. Tarsitani, de Naples (1), a indiqué un moyen de tourner cette difficulté, moyen qui n'a pas été généralement adopté en France, malgré son ingéniosité ; ce procédé est, au contraire, très-usité en Italie. « Le forceps que je propose, dit Tarsitani, est le même que celui qu'on emploie le plus ordinairement dans la pratique obstétricale, c'est-à-dire celui de Levret et celui de Baudelocque, modifié par A. Dubois. Il présente la même longueur, la même courbure, le même mode d'articulation, et la donnée que l'une des branches doit être mâle et l'autre femelle y est religieusement observée.

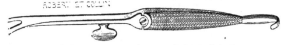

FIG. 1788. — Articulation du forceps de Tarsitani, de Naples.

» A l'endroit où les branches se croisent pour s'articuler, chacune doit être évidée à la partie supérieure et dans la moitié de son épaisseur, afin qu'en faisant passer celle qui est inférieure ou supérieure, et vice versâ, les cuillers se correspondent parfaitement. Le pivot est double sur un seul axe, c'est-à-dire proéminent, non-seulement à la partie supérieure de la branche qui doit le porter, mais à la partie inférieure ; de cette manière, il permet à la branche femelle de s'articuler très-facilement avec la branche mâle, lorsque celle-là est au-dessous ou en arrière de celle-ci.

» Pour faciliter davantage encore la manœuvre de cet instrument, une charnière très-solide est placée un peu au-dessous de la mortaise de la branche femelle. Au moyen de cette dernière, le manche peut, lorsqu'il dépasse le niveau de l'autre, s'abaisser pour se trouver vers le même plan, et s'élever, au contraire, lorsqu'il se trouve au-dessous. »

Quel que soit le mode d'articulation des forceps, il est quelquefois diffi-cile de réunir les deux branches. On éprouve souvent de la difficulté à arti-culer les branches des forceps français, parce que l'articulation se faisant

(1) Tarsitani de Naples, *Nouveau forceps* (*Bulletin de l'Académie de médecine*, nov. 1843, t. IX, p. 185); Voyez Capuron, *Rapport sur Tarsitani* (*ibid.*, p. 707). ₐ

en un point très-limité, ne peut s'exécuter qu'autant que les cuillers occupent une situation mathématique qu'il n'est pas toujours possible de réaliser. Si l'on ne réussit pas à articuler, on en est réduit à faire une articulation factice, soit par la pression des mains, soit en entourant les branches des forceps avec des lacs.

Mattei a indiqué un nouveau mode d'articulation destiné à remédier à cet inconvénient.

L'articulation des deux branches du forceps de Mattei (1) (fig. 1789) se

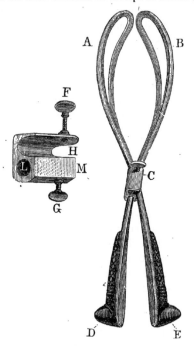

FIG. 1789. — Forceps de Mattei.

fait au moyen d'une douille qu'on introduit dans l'une des branches à la faveur de l'ouverture L M, avant d'en faire l'application. La vis G sert à fixer cette pièce là où l'on veut, pour qu'elle gêne le moins possible jusqu'à l'application et à l'articulation. Cette douille est placée de préférence sur la branche postérieure, de manière que la gouttière H soit placée en avant.

Lorsqu'on a bien appliqué les deux branches, on met la douille en mou-

(1) Mattei, *Essai sur l'accouchement physiologique*. Paris, 1855.

vement en relâchant la vis G, et on la pousse aussi haut que possible pour qu'elle reçoive, dans la gouttière H, la branche supérieure. Lorsque les deux branches sont embrassées par la douille, on serre la vis F, et l'articulation est arrêtée. La lettre C montre la douille articulant les deux branches A E, B D.

Le mode d'articulation de Mattei présente certainement quelques avantages; cependant il est peu employé, sans doute parce qu'il nécessite l'intervention d'un aide familiarisé avec le jeu de l'instrument. Du reste, le forceps anglais de Simpson (fig. 1787) dont les cols sont parallèles, lève en grande partie les difficultés d'articulation du forceps français, difficultés qui heureusement ne sont pas la règle.

Les cuillers ont beaucoup moins varié que les articulations. Tous les accoucheurs se sont accordés à faire des cuillers assez longues pour embrasser la tête du fœtus, qui, sans cela, serait pressée et meurtrie. Flamant (1) veut que les cuillers aient 25 à 27 centimètres de longueur, et qu'elles laissent entre elles un intervalle de 68 à 72 millimètres, parce que c'est l'étendue la plus petite à laquelle on puisse réduire la tête d'un fœtus à terme et vivant. La largeur des cuillers a moins d'importance que la longueur; elle oscille entre 4 centimètres et 5 centimètres 3 millimètres. Sonntag fait observer avec raison que le peu de largeur des cuillers favorise leur introduction, mais qu'en revanche, il les expose à glisser sur la tête.

Généralement les cuillers sont fenêtrées, disposition qui allége leur poids et leur permet de mieux s'accommoder à la forme de la tête; généralement aussi les cuillers ont la figure d'un ovale allongé dont la grosse extrémité est au bout du forceps.

Conquest (2) a décrit un forceps qui, entre autres particularités, est presque pointu à l'extrémité des cuillers, disposition inacceptable. Presque toujours les cuillers sont séparées de l'articulation par une tige à laquelle on donne le nom de col; mais la courbure sur le plat et sur le bord commence au niveau de l'articulation. Il faut excepter cependant le forceps anglais, dans lequel, comme nous l'avons déjà dit, les deux cols sont parallèles.

Les modifications subies par les manches ont eu surtout pour but de faciliter le maniement de l'instrument. Les manches du forceps français sont nus et recourbés en crochet, comme nous l'avons représenté fig. 1785. Chaque branche employée isolément peut donc faire office de crochet mousse. Assez souvent les deux extrémités des manches peuvent se dévis-

---

(1) Flamant, *Dictionnaire des sciences médicales*, t. XVI, p. 146.
(2) Conquest, *London medical repository*, 1820, vol. XIII, p. 125.

ser : l'une d'elles se termine par un crochet aigu protégé par une petite olive, l'autre a la forme d'un perce-crâne protégé par un crochet mousse. Chailly-Honoré (1) blâme avec raison cette complication : les pièces surajoutées peuvent se dévisser intempestivement pendant une application de forceps ; d'autres fois, au contraire, les pas de vis se rouillent, et le chirurgien ne peut démasquer en temps utile les instruments dont il a besoin. A plus forte raison, Chailly aurait-il rejeté la modification de Guillon (2), qui a caché un véritable arsenal dans les manches du forceps.

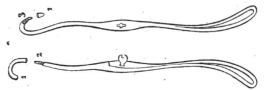

FIG. 1790. — Forceps français dont les manches renferment un crochet aigu et un perce-crâne.

Les manches des forceps anglais et allemands (fig. 1787 et 1797) sont presque toujours garnis de poignées de bois ; généralement plus courts que les manches des forceps français, ils fournissent une excellente prise aux mains de l'opérateur.

Quelques forceps, entre autres ceux de Busch, de Nægelé, de Kilian (de Bonn), de Stoltz, portent sur les manches des saillies latérales, articulées ou non, fournissant des points d'appui aux doigts de l'opérateur.

Petit a interposé une crémaillère entre les deux manches, afin de limiter le degré de rapprochement des cuillers, et de mesurer en quelque sorte le degré de pression auquel la tête du fœtus est soumise.

Le docteur Rouch a essayé de remplir la même indication en munissant chaque branche du forceps français d'une tige montée à vis et terminée par une tête de 1 centimètre et demi de diamètre. Lorsque la tête du fœtus est saisie, les vis de rappel sont tournées de façon que leur saillie empêche le rapprochement des branches du forceps, et, par conséquent, la pression des cuillers sur la tête. A ce forceps est ajoutée une tige graduée comme celle du pelvimètre, et qui, placée dans l'écartement des branches de l'instrument, permet de mesurer la tête du fœtus.

La modification de Rouch, a dit Depaul dans son rapport à l'Académie (3), est bonne, meilleure que celles qui l'ont précédée ; mais, en principe, une

---

(1) Chailly-Honoré, *Traité pratique de l'art des accouchements*, p. 591.
(2) Maygrier, *Nouvelles démonstrations d'accouchement*. Paris, 1822.
(3) Depaul, *Rapport sur Rouch* (*Bulletin de l'Académie de médecine*, séance du 21 juin 1864, t. XXIX, p. 876).

main exercée n'a pas besoin de ce forceps; il y a toujours moyen de ne pas presser la tête du fœtus, en tirant seulement avec la main qui tient l'articulation. Si l'on a affaire à un rétrécissement du bassin, rien n'empêchera les cuillers d'être pressées et de transmettre la pression à la tête du fœtus, malgré les précautions prises dans le forceps de Rouch. Cependant cet instrument peut être utile pour des mains qui ne sont pas sûres d'elles.

Le forceps a aussi varié dans sa courbure. Nous avons déjà indiqué les courbes des forceps de Levret et de Smellie. Dans le forceps de Dugès (1), la courbe des bords est telle que, quand l'instrument est placé sur un plan horizontal, le point le plus élevé des cuillers est à 9 centim. et demi au-dessus de ce plan. La courbe est la même dans le forceps de Brunninghausen.

Indépendamment de cette courbure, quelques auteurs, entre autres Johnson (2), ont proposé une contre-courbure destinée à prévenir la compression du périnée. Cette inutile modification n'a pas été adoptée.

En 1849, Baumers, ancien interne des hôpitaux de Lyon, imagina, pour les applications au détroit supérieur, de remplacer la courbure sur les bords par une courbure sur le plat (fig. 1791). « Baumers, dit Sonntag (3), prend un forceps de Chamberlen qu'il courbe non sur les bords, mais sur le plat, en sorte que la courbure de l'une des branches est concave et celle de

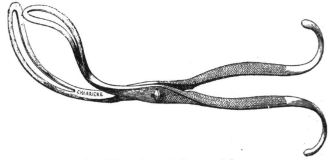

FIG. 1791. — Forceps de Beaumers, de Lyon.

l'autre convexe. Les deux cuillers ont, de plus, une courbure convenable sur le plat. Une des branches est à pivot, l'autre à mortaise. La branche à pivot est convexe; la courbure part de l'articulation; elle est uniforme jusqu'à l'extrémité de la cuiller. Cette branche est destinée à être placée dans la cavité du sacrum. La branche à mortaise est plus courte que celle à

(1) Dugès, *Dictionnaire de médecine et de chirurgie pratiques*, art. FORCEPS, Paris, 1832, t. VIII, p. 340.
(2) Johnson, *New system of midwifery*, etc., 1769, pl. XVI.
(3) Sonntag, *loc. cit.*, p. 20.

pivot, et présente une double courbure sur le plat. Elle est d'abord concave près du point de jonction, pour s'adapter à la forme du pubis; mais, vers son extrémité, qui doit reposer sur la tête, elle est de nouveau convexe. Quand les deux branches sont appliquées et croisées, l'articulation ne regarde pas en haut, mais à droite. La longueur de l'instrument est, du reste, la même que celle du forceps de Levret. »

Baumers se proposait, avec ce forceps, de saisir la tête par ses côtés, alors même qu'il y avait présentation transversale. Cette complication instrumentale n'a été adoptée que par un petit nombre de chirurgiens.

Le coup d'œil général que nous venons de jeter sur les principales modifications du forceps nous permettra de ne citer avec détails que quelques-uns de ces instruments.

Le forceps le plus employé en France est celui de Levret, légèrement modifié, tel que nous l'avons représenté figure 1785. Ce forceps est volumineux et difficile à transporter; aussi, dès longtemps, on a cherché à le briser en deux moitiés. Saxtorph (1), Coutouly (2) et quelques autres firent des essais qui ne furent pas acceptés, parce que le mécanisme de la brisure affaiblissait l'articulation.

Dans ces derniers temps, Pajot a fait construire, par Charrière, un forceps brisé tout aussi solide que le forceps ordinaire (fig. 1793). Chaque branche est composée de deux pièces qui se réunissent, au niveau de l'articulation, par un mécanisme analogue à celui des bistouris à lame démontante de Charrière, mécanisme expliqué page 203. Les brisures se réunissent donc par des tenons; pour assurer la solidité, les extrémités de chaque pièce sont arrondies en queue d'aronde et à plan oblique, de manière que plus on exerce de pression, plus l'ensemble se consolide. Les faces internes sont fendues de bas en haut au tiers de leur largeur, et les parties les plus étroites sont légèrement amincies, afin de posséder l'élasticité nécessaire pour passer sur les trous qui s'engagent dans les tenons. Pour démonter l'instrument, il suffit de fléchir avec les deux mains chaque branche de dehors en dedans.

Sur les mêmes manches on peut fixer des cuillers de forme et de grandeur variées (fig. 1794). Le forceps de Pajot permet donc de disposer, sans augmenter notablement le poids de l'instrument, d'un forceps courbe et d'un forceps droit; ce dernier peut être utile dans quelques circonstances.

« Le professeur Pajot (3) conseille l'emploi de deux forceps : le petit

(1) Saxtorph, *Examen armamentarii Lucinæ. Dissertat. inaug.*, 1794.
(2) Coutouly, *Mémoires sur divers sujets*, 1807.
(3) Communication écrite du professeur Pajot, d'après Aubenas, *in* Nægelé et Greuser, *loc. cit.*, p. 287.

fig. 1792) pour les cas ordinaires, la tête étant profondément engagée dans l'excavation ou à la vulve; le grand forceps (fig. 1793), dans les cas où la tête est élevée, ou bien lorsqu'il est probable que des tractions éner-giques seront nécessaires, comme dans les rétrécissements du bassin par

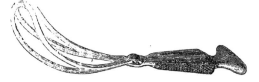

FIG. 1792. — Petit forceps de Pajot.

exemple. Le petit forceps n'a que 32 centimètres de longueur, tandis que le grand en a 44. Inutile de dire qu'à la rigueur, le grand forceps peut suf-fire à tous les besoins. Le petit, pour les applications faciles, est seulement plus commode et de beaucoup préférable à toutes les nouvelles machines inventées dans ces derniers temps. »

Le docteur Campbell (de Paris) a fait construire par Charrière un forceps dont les manches peuvent s'allonger et se raccourcir à volonté, afin de rem-

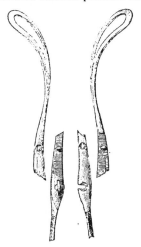

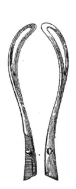

FIG. 1793. — Forceps brisé de Pajot   FIG. 1794. — Petites cuillers pouvant s'adapter
                                                          aux manches du forceps précédent.

placer les deux forceps recommandés par Pajot et un grand nombre d'ac-coucheurs. Les cuillers se prolongent (fig. 1795 et 1796) au-dessous de l'articulation A par deux tiges d'acier qui glissent à frottement doux dans la coulisse C ménagée à la face interne de deux manches d'acier garnis de bois à l'extérieur; deux vis de pression B assurent la juxtaposition et la solidité de ces parties. Par ce mécanisme, la longueur du forceps peut

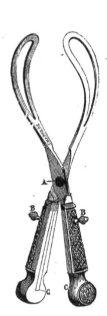 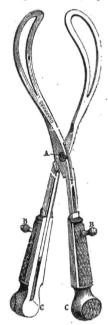

Forceps de Campbell.

FIG. 1795. — Le forceps raccourci.   FIG. 1796. — Le forceps allongé.

varier depuis un maximum de 41 centimètres jusqu'à un minimum de 34 centimètres. Ce mécanisme permet aussi de substituer facilement des cuillers droites aux cuillers courbes.

Les forceps de Simpson, de H. J. Brunninghausen, modifiés par Nægelé, et celui de Stoltz, doivent encore être cités parmi les plus commodes et les meilleurs. Le premier a été représenté figure 1787 ; nous décrirons les deux autres d'après Aubenas.

Le forceps de Nægelé (fig. 1797 à 1799) diffère du forceps français surtout par ses manches et son articulation. Les manches sont munis d'une garniture de bois; ils sont courts, tout en permettant une prise facile aux deux mains; inférieurement, ils se terminent par deux saillies arrondies au-dessus desquelles se trouve une profonde rainure qui donne, lors des tractions, un point d'appui commode à la main placée vers cette extrémité; du côté opposé, les manches présentent une saillie latérale, recourbée en crochet, facilitant les tractions.

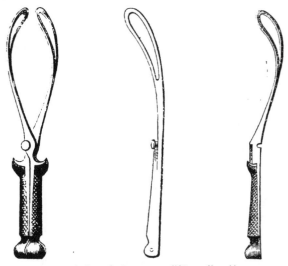

Forceps de Brunninghausen, modifié par Nægelé.

Fig. 1797. — Les branches articulées.   Fig. 1798. — Branche mâle.   Fig. 1799. — Branche femelle.

Quant à l'articulation, elle est extrêmement simple : un pivot surmonté d'une tête aplatie et une encochure latérale en font tous les frais. L'articulation se fait d'autant plus facilement que plusieurs plans inclinés aboutissent au pivot par leurs points les plus déclives. Quand le forceps est fermé, les cuillers s'écartent immédiatement au-dessus du point de jonction, en formant un angle de 39 degrés. Les extrémités supérieures des cuillers restent toujours écartées d'au moins 11 millimètres, afin de ne pouvoir pincer les organes de la mère; la plus grande largeur des sinus formés par les cuillers est à 67 millimètres de leur extrémité et mesure également 67 millimètres. La longueur des cuillers est de 23 centimètres; leur plus grande largeur mesure 41 millimètres. La longueur totale de l'instrument est de 405 millimètres, dont 175 pour les manches.

« Le forceps dont se sert le professeur Stoltz depuis 1839, dit Aubenas (fig. 1800 à 1802), est un peu moins long que les forceps français en usage à Paris, et un peu plus que ceux généralement employés en Allemagne.

Il a 42 centimètres de longueur. Il mesure du point de jonction à l'extrémité des cuillers 22 centimètres, et du point de jonction à l'extrémité des
manches 20 centimètres. Les cuillers sont fenêtrées dans l'étendue de
13 centimètres, 5 millimètres. La plus grande largeur des fenêtres existe

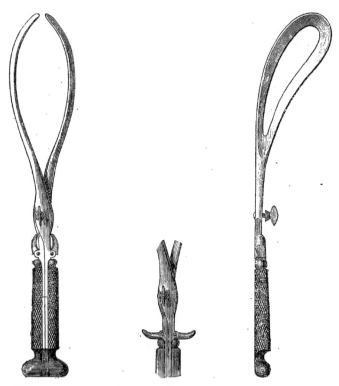

Fig. 1800.— Forceps de Stoltz,   Fig. 1801.—Articulation de ce forceps,   Fig. 1802.— Branche
          articulé.   crochets mobiles abaissés.   mâle.

à la jonction du tiers supérieur avec le tiers moyen ; elle èst de 2 centimètres ; le bord ou encadrement a 12 millimètres de largeur. Le plus grand
écartement des cuillers, qui se trouve au tiers supérieur de l'ellipsoïde,
est de 7 centimètres. Cet écartement ne commence qu'à 4 centimètres du
point de jonction, et l'ellipsoïde ne commence qu'à 10 centimètres de ce
point.

» A leur extrémité, les cuillers laissent un intervalle de 1 centimètre. Ce n'est qu'à partir de l'endroit où se forme l'ellipsoïde que commence la courbure sur le bord. Les cuillers sont concaves et présentent un coup de meule à vif; la surface externe est convexe; la plus grande épaisseur de l'encadrement (la plus grande force des cuillers) se trouve au bord interne; l'externe est mousse. Il résulte de cette conformation et de cette disposition des cuillers :

» 1° Qu'elles sont plus larges qu'on ne les rencontre d'ordinaire sur les autres forceps; 2° que les fenêtres sont plus ouvertes; 3° que la courbure sur le plat est plus prononcée; 4° que leur écartement le plus grand dépasse celui de la plupart des forceps connus; 5° que l'ellipsoïde est rapproché de l'extrémité des cuillers.

» Le point de jonction est celui à encochure et pivot mobile. Les deux branches, aplaties horizontalement à l'endroit de leur réunion, reposent l'une sur l'autre. L'inférieure présente un écrou à tête placé transversalement et à forme ellipsoïde; la supérieure est munie d'une encochure par laquelle le pivot est exactement embrassé. En serrant l'écrou, on fixe solidement une branche sur l'autre. Immédiatement au-dessus du point de jonction, dans la partie qui se transforme insensiblement en cuiller, la branche présente le plus de force de résistance.

» Les manches sont garnis de bois rayé qui forme inférieurement deux saillies latérales, précédées d'une profonde rainure. Cette disposition donne un point d'appui à la main placée à la partie inférieure du manche, permet, au besoin, d'appliquer un lien d'une manière solide, et enfin contribue à l'élégance de cette partie de l'instrument.

» Ayant eu l'occasion de regretter, en opérant avec le forceps, de n'avoir pas de point d'appui à l'extrémité supérieure des manches, Stoltz a voulu profiter de la disposition des manches du forceps de Busch, qui présente des appendices ou saillies en crochets, pour y appliquer l'index et le doigt du milieu, ou l'annulaire pendant l'extraction. Mais s'apercevant que ces saillies gênent pendant l'introduction des branches, et nuisent même à l'élégance de l'instrument, il a songé à les rendre mobiles, de manière à pouvoir être couchées contre les branches et à former une légère saillie qui continuât celle de la garniture de bois.

» Charrière, qui a fabriqué le premier forceps de Stoltz, a parfaitement compris l'intention du praticien. Deux oreilles ou crochets mobiles sont réunies à la partie supérieure des manches par une charnière solide, et de manière que ces crochets relevés forment la continuation du manche; abaissés, ils présentent deux saillies larges et légèrement concaves, à bords très-arrondis, sur lesquels peuvent reposer les doigts d'une des mains, et exercer non-seulement une grande force de traction, mais encore imprimer facilement une direction convenable à l'instrument et à la tête, sans fatiguer la main.

» Tel est l'instrument dont le professeur Stoltz se sert depuis vingt-neuf ans, et qui est entre les mains de beaucoup de praticiens qui ne font que s'en louer. »

Les forceps que nous avons décrits jusqu'ici reposent sur les principes de Levret et de Smellie; les deux branches se croisent et s'articulent immédiatement au-dessous des cuillers. Thenance, en 1801, a fait connaître un forceps dont les branches sont parallèles et s'articulent, à l'extrémité des manches, par une charnière avec goupille (fig. 1803). Les deux branches sont percées, à leur partie moyenne, d'une ouverture dans laquelle passe un lac destiné à compléter l'articulation.

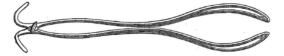

FIG. 1803. — Forceps de Thenance.

Tarnier (1) nous apprend que le forceps de Thenance est encore très-employé dans le midi de la France. Le but de Thenance était de rendre les cuillers parallèles, afin de diminuer la pression que la brusque courbure du forceps croisé imprime à la voûte du crâne. Nous ferons remarquer que ce résultat peut être obtenu avec un forceps croisé; il suffit de rendre parallèles les cols des cuillers, comme l'a fait Simpson (fig. 1787).

Le forceps d'U. Trélat (2) rappelle jusqu'à un certain point celui de Thenance, mais il se distingue de tous les forceps connus par son petit volume, et surtout par la flexibilité et l'élasticité de ses branches. Ces qualités permettent de réunir les branches sans que les mouvements produits au niveau de l'articulation se transmettent d'une façon énergique sur la tête de l'enfant. Lorsque la tête est saisie, les cuillers flexibles se moulent pour ainsi dire sur elle et la compriment avec élasticité, sans possibilité de contusion.

Le forceps que Mattei a fait connaître sous le nom de *leniceps* est conçu d'après les mêmes idées théoriques que celui de Thenance. ·

(1) Tarnier *in* P. Cazeaux, *Traité théorique et pratique de l'art des accouchements*, 8ᵉ édit. Paris, 1870.

(2) *Gazette des hôpitaux*, 1864, p. 398.

Le leniceps (fig. 1804) est composé de deux branches parallèles assez courtes, à forte courbure, fixées sur un manche transversal. Des échancrures ménagées sur le manche de distance en distance permettent de rapprocher plus ou moins les cuillers qui restent immobiles une fois appliquées. Cet instrument n'est applicable qu'au détroit inférieur.

Le leniceps de Mattei est facile à manier à cause de son manche transversal ; il prévient aussi la compression trop forte de la tête, mais il a l'inconvénient de donner une prise moins solide que le forceps croisé. Tarnier (1) ajoute que l'écartement des cuillers étant déterminé à l'avance par les échancrures du manche, il est impossible de proportionner exactement le rapprochement des cuillers au volume de la tête.

Plus sévère encore, Aubenas (2) considère le leniceps de Mattei comme une conception tout à fait malheureuse.

Le 26 septembre 1836, Camille Bernard (d'Apt) présenta à l'Académie

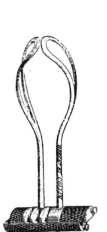

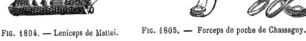

FIG. 1804. — Leniceps de Mattei.　　FIG. 1805. — Forceps de poche de Chassagny.

des sciences de Paris un nouveau *forceps à branches parallèles ;* ces branches sont assemblées et articulées, d'une façon permanente, au moyen d'une crémaillère en genou, permettant aux deux cuillers de s'appliquer l'une sur l'autre. Ainsi réunies, les deux cuillers sont appliquées simultané-

(1) Tarnier *in* Cazeaux, *loc. cit.*, p. 986.
(2) Aubenas *in* Naegelé, *loc. cit.*, p. 298.

ment d'un seul côté du bassin ; à mesure qu'elles s'avancent, elles se développent autour de la tête en tournant sur elles-mêmes, et finissent par prendre la position qu'elles auraient eue si on les avait introduites séparément, à la manière ordinaire. L'espèce de cône que décrivent les deux branches peut être plus ou moins évasé ; son diamètre est réglé d'avance au moyen d'une tige graduée qui unit les extrémités manuelles des branches (1).

Le 24 mai 1864, Chassagny a présenté à l'Académie de médecine un petit forceps (*forceps de poche*) dont le principe est identique avec celui de Bernard (d'Apt). « Cet instrument (2), comme on le voit sur la figure 1805, s'applique les deux branches A repliées l'une sur l'autre, comme dans l'instrument de Camille Bernard, de telle façon que, sans découvrir la malade, l'opérateur les fait glisser entre sa main et la région de la tête, qui regarde en arrière. Agissant alors avec les deux anneaux B B, il fait faire à chaque branche un quart de tour, et chacune d'elles vient se placer sur un côté de la tête que l'on serre avec la main appliquée sur la partie moyenne des branches qui sont d'une grande élasticité. »

Le docteur Hamon a publié, en 1867, un nouveau forceps différent de tous ceux qui l'avaient précédé, en ce que les cuillers s'appliquent asymétriquement sur la tête du fœtus qu'elles saisissent invariablement par derrière. « Ce nouveau mode de préhension, dit le docteur Hamon, est fertile en résultats pratiques. Grâce à lui, on n'a plus lieu de se préoccuper du placement symétrique des cuillers, manœuvre qui avec le forceps classique exige une habileté spéciale qui ne saurait être le propre de tous les praticiens. Les cuillers de mon instrument vont se poser d'elles-mêmes en arrière de la tête ; on n'a nullement besoin de prendre souci du siége précis qu'elles occupent. Il ne reste plus qu'à articuler les deux leviers sur leur support commun, et à effectuer par son moyen des tractions méthodiques à l'aide d'une seule main ; la seconde main est utilisée pour repousser ou protéger au besoin les parties molles de la mère durant le cours des manœuvres, pour l'exécution desquelles le déploiement de la force brutale doit être formellement interdit (3). »

Cet instrument, malgré les avantages énumérés par le docteur Hamon, est peu ou pas employé dans les grandes cliniques d'accouchement ; les

---

(1) Bernard (d'Apt), *Compte rendu de l'Académie des sciences*, et *Gazette médicale de Paris*, 1836, p. 637.

(2) Chassagny, *Bulletin de l'Académie de médecine*. Paris, 1864, t. XXXIX, p. 749, et *Gazette des hôpitaux*, 1864, p. 244.

(3) Hamon, *Note sur le rétroceps ou forceps asymétrique* (*Bull. de l'Acad. de méd.*, 1867, t. XXII, p. 467).

traités classiques publiés depuis les communications de ce médecin en font à peine mention. Nous pensons cependant que le forceps asymétrique n'est pas dénué de valeur et qu'il mérite d'être connu et expérimenté.

Le rétroceps du docteur Hamon se compose de deux branches (fig. 1806 et 1807) et d'un manche transversal (fig. 1810 et 1811).

Les branches ont une longueur totale de 27 centimètres au-dessus du manche; chacune d'elles présente à considérer trois parties, les cuillers BC, la tige et l'extrémité manuelle. Longues de 15 centimètres, les cuillers sont plus étroites que celles du forceps croisé. Elles présentent une double courbure sur le plat et sur le champ : la première est plus prononcée que dans le forceps classique ($0^m,04$ en avant, $0^m,05$ en arrière); la seconde est calculée de manière à saisir convenablement la tête, quelle que soit la partie du bassin dans laquelle elle se présente. Les tiges T sont taillées *très-finement* pour assurer une solide préhension aux doigts de l'opérateur, tout en ne blessant pas les organes maternels.

Les extrémités manuelles varient dans les deux branches. La portion terminale L de la branche gauche ou branche basculante (fig. 1807) est amincie sur le plat pour pénétrer dans une mortaise S de la partie droite du manche (fig. 1810); elle présente en O un orifice circulaire destiné à donner passage à la goupille G (fig. 1810) qui l'assujettit. L'extrémité manuelle de la branche droite ou branche pivotante (fig. 1806) est vue grossie dans la figure 1808 ; elle est munie d'un anneau A servant à la manœuvrer; au-dessus de cet anneau on remarque un disque D présentant cinq petites ouvertures (1, 2, 3, 4, 5) destinées à donner passage à la tête saillante N (fig. 1810), qui articule la branche droite avec le manche, et qui sert en même temps à régler le degré d'ouverture des cuillers. Lorsque la saillie N est dans l'ouverture n°1, l'instrument est ouvert au maximum.

Le rebord supérieur du disque D (fig. 1808) est taillé de dents *ccccc* correspondant aux trous 1, 2, 3, 4, 5, afin que l'opérateur puisse se rendre compte, par le toucher seul, de l'orifice dans lequel est engagé le point d'arrêt N. Au-dessus du disque, dans une longueur de 26 millimètres environ, la tige pivotante est ronde. Cette disposition a pour but de lui permettre d'exécuter des mouvements de rotation sur son axe dans la mortaise circulaire R, ménagée sur le manche (fig. 1810).

Le manche est composé d'une base recouverte d'une sorte de pont volant M, que l'on voit relevé dans la figure 1810, abaissé dans la figure 1811; il est maintenu dans cette dernière situation par la vis E. Une mortaise circulaire R est taillée mi-partie aux dépens de la base, mi-partie aux dépens du pont volant; cette mortaise est destinée à recevoir la portion cylindrique de là branche pivotante; en avant et en dehors d'elle on remarque le point d'arrêt N dont nous avons déjà décrit l'usage. Une deuxième mortaise

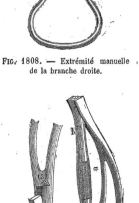

FIG. 1808. — Extrémité manuelle de la branche droite.

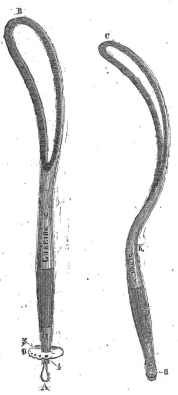

FIG. 1806. — Branche gauche ou basculante.

FIG. 1807. — Branche droite ou pivotante.

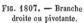

FIG. 1809. — Branches articulées.

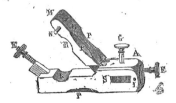

FIG. 1810. — Manche transversal (le pont volant relevé).

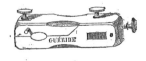

FIG. 1811. — Le même (le pont volant abaissé).

Rétroceps du docteur Hamon.

carrée S, reçoit l'extrémité manuelle de la branche basculante; au-dessus de cette mortaise est la goupille G destinée à articuler la branche basculante en pénétrant dans l'orifice O.

Le mouvement de bascule de la branche basculante est réglé par la vis F; cette vis sert encore à fixer des pièces accessoires, telles qu'un crochet, un perce-crâne, dans une petite mortaise I ménagée à côté de la mortaise S.

Pour rendre son instrument plus portatif, Hamon en a divisé les branches à leur partie moyenne V; un levier tournant K X (fig. 1809) assure la réunion de cette articulation.

En 1861, Chassagny, de Lyon, et Joulin, ont fait connaître des instruments qui ont pour but de substituer des forces mécaniques aux forces manuelles qu'exige l'emploi des forceps décrits jusqu'ici.

Le forceps à tractions soutenues de Chassagny se compose (fig. 1812) de deux branches parallèles comme celles du forceps de Thenance, articulées en C, au moyen d'une tige faisant charnière avec l'une des branches, et entrant dans une encoche pratiquée à la branche opposée. Chaque branche a une longueur de 40 centimètres, de l'articulation à l'extrémité des cuillers; la courbure sur le plat commence à 20 centim. de l'extrémité des cuillers; elle est peu prononcée; la courbure sur le champ est au contraire très-prononcée pour faciliter les applications au détroit supérieur. Au lieu d'être rigides, les branches du forceps de Chassagny sont élastiques et flexibles à un degré suffisant pour qu'il soit possible de faire disparaître en grande partie la courbure sur le plat.

Un double anneau coulant B, pouvant remonter jusqu'à l'intérieur de la vulve, entoure les deux branches; deux crochets, pendant de cet anneau coulant, donnent insertion à deux forts cordons de soie ou de chanvre qui, après s'être réfléchis dans un orifice percé sur la traverse A, redescendent le long des branches pour venir s'attacher à un crochet; ce crochet est placé à l'extrémité supérieure d'une tige à pas de vis E, mobile dans une canule G, à l'aide d'une manivelle. La canule G est fixée à la partie moyenne d'un arc métallique D D, dont les extrémités, convenablement rembourrées, s'appuient sur les genoux de la femme. Suivant que la tige à vis E monte ou descend, le double anneau B monte ou descend lui-même sur les branches; en faisant remonter le crochet E, au moyen de la manivelle, on fait remonter l'anneau, et l'on finit par amener au dehors le forceps et l'enfant.

Si le forceps de Chassagny était employé après la crâniotomie, on rendrait sa prise plus solide en faisant usage du crochet F, qui peut être rendu apparent à volonté.

L'aide-forceps de Joulin (fig. 1813) se compose : 1° d'une canule A d'acier de 34 centimètres de longueur, ayant comme axe une tige taraudée

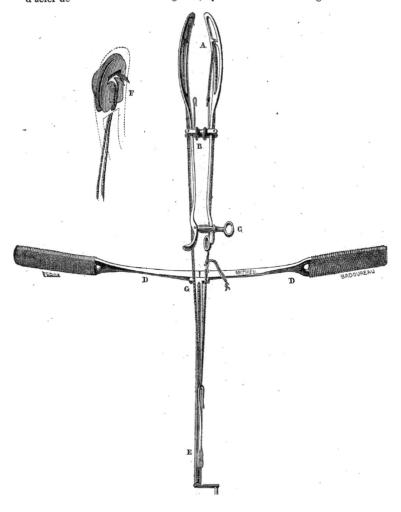

métallique rembourrée sur les points qui doivent se trouver en contact avec les ischions de la femme. Le bord inférieur I est mousse et forme une poulie de réflexion sur laquelle glissera le lacs, de manière que les tractions se fassent dans l'axe des détroits, sans froisser la vulve et le vagin ; 3° d'un petit dynamomètre (fig. 1814) qui donne la mesure de la force employée; 4° enfin, d'un lacs de corde G de 5 millimètres de diamètre.

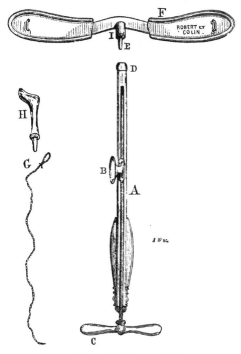

FIG. 1813. — Aide-forceps de Joulin.

L'instrument est, en outre, muni d'un bec d'écraseur H, qu'il suffit d'articuler avec la canule pour avoir un écraseur linéaire qui fonctionnera avec la chaîne de Chassaignac ou la corde métallique de Maisonneuve.

Joulin (1) décrit dans les termes suivants le mode d'application : « Le forceps, quel que soit son modèle, étant appliqué, selon les règles ordinaires, sur la tête du fœtus, on passe les lacs dans les deux fenêtres des cuillers. Le point d'appui articulé avec la canule, on le place en rapport avec les tubérosités ischiatiques de la malade, sur le sillon fémoro-fessier. Les cuisses sont ensuite étendues' pour empêcher le déplacement du point d'appui; on attache les deux bouts du lacs, qu'on passe dans le dynamomètre, puis on accroche ce dernier au taquet-écrou, qui est mis en mouvement lorsqu'on tourne la poignée de la canule.

» Le lacs agit d'une double manière : non-seulement il entraîne le forceps, mais, en passant par ses fenêtres, il rapproche les cuillers avec une puissance qui augmente en raison de la résistance. De sorte que la pression sur la tête du fœtus est assurée d'une manière certaine, et qu'on n'a point

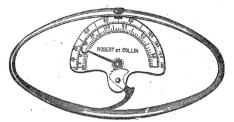

FIG. 1814. — Dynanomètre.

à craindre les glissements. Le dynamomètre indique non-seulement le degré de force qu'on emploie, mais il note la diminution de la résistance avec beaucoup de précision. Lorsque la tête a franchi l'obstacle et que la tension du lacs devient moindre, la paroi de l'instrument qui fait marcher la crémaillère cesse de presser sur l'extrémité libre du levier, et l'on peut apprécier des différences dans la résistance qui échappent absolument à la main. Le dynamomètre sert encore à régler la marche de l'opération. On doit agir avec lenteur et s'arrêter pendant quelques instants lorsque l'aiguille a de la tendance à progresser rapidement. On peut, au contraire, imprimer au pas de vis un mouvement rapide lorsque la paroi du dynamomètre s'éloigne du levier. La durée de l'opération est de dix à trente minutes environ.

» Il faut avoir soin de maintenir la canule dans une direction horizontale, sans cela elle serait bientôt entraînée en bas par la résistance ; l'application ne serait pas régulière, et le maintien de cette partie de l'instrument deviendrait fort pénible. La traction dans l'axe du bassin est déterminée sur le point de réflexion fourni par le bord inférieur du point d'appui qui obture une partie de la vulve. On place le point d'appui un peu plus haut, lorsqu'on doit faire franchir à la tête le détroit inférieur rétréci. Dans ce cas, les cuisses de la femme doivent être fléchies.

« Les premières tractions ont pour résultat d'affaisser les parties molles sur lesquelles repose le point d'appui. Chez certaines femmes chargées d'embonpoint, l'épaisseur des parties molles peut favoriser le déplacement du point d'appui; à ses deux extrémités existent des oreillettes destinées à recevoir des cordons qui seront tenus par les aides pour assurer la fixité de l'instrument. »

Avant d'employer son aide-forceps, Joulin a voulu étudier ses effets, et il a imaginé, pour atteindre ce résultat, de faire construire un bassin artificiel. Cet appareil (fig. 1815) se compose d'une plaque de tôle A moulée exactement sur le sacrum et l'angle sacro-vertébral d'un bassin normal ;

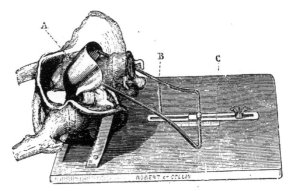

FIG. 1815. — Bassin artificiel de Joulin.

deux tiges à pas de vis B, munies d'écrous, sont soudées à sa partie postérieure. En imprimant un mouvement en avant aux écrous, on porte en avant l'angle sacro-vertébral artificiel, et l'on simule les rétrécissements du détroit supérieur jusqu'à ne laisser qu'un passage de 5 centimètres d'avant en arrière, et de 10 transversalement. Une règle graduée C sert d'indicateur pour déterminer le degré du rétrécissement artificiel.

Cet appareil est excellent pour toutes les expériences faites sur la dystocie par angustie pelvienne. Aucun autre ne saurait rendre de plus grands services.

ART. VI. — LEVIER.

Le levier, inventé, soit par Chamberlen, soit par Roonhuysen, est un instrument destiné à redresser la tête dans les inclinaisons des présentations du sommet; — à abaisser l'occiput dans la présentation de la face; — et enfin, à forcer la tête à descendre et à sortir des organes génitaux.

FIG. 1816. — Levier de Baudelocque.

Le levier est fort peu employé depuis que le forceps s'est généralisé. Cependant Tarnier a élevé la voix en sa faveur, et a démontré que le levier peut réussir là où le forceps est resté impuissant (1).

ART. VII. — INSTRUMENTS POUR LA PERFORATION DU CRANE.

Un couteau pointu, un bistouri, un fort trocart, un scalpel, peuvent être employés à la perforation du crâne ; les instruments employés du temps d'A. Paré n'étaient autres que des couteaux plus ou moins semblables à des serpettes. Baudelocque, Mauriceau, se servaient aussi de couteaux plus ou moins modifiés. — Aitken, Rœderer, etc., ont préconisé un fer de lance monté sur un anneau, ou sur un dé adapté au doigt de l'opérateur.

Dugès pratiquait la perforation du crâne avec le terebdellum, vis conique, à sinuosités profondes, dont les pas sont tranchants, à l'exception du plus large, qui est émoussé pour protéger les parties de la femme.

Beaucoup de forceps renferment, cachée dans leur manche, une pointe acérée qui peut déchirer le crâne. Aujourd'hui on recourt généralement aux perforateurs-ciseaux ou aux perforateurs-trépans.

A. *Perforateurs-ciseaux*. — Les ciseaux de Smellie (fig. 1817), lorsqu'ils sont fermés, présentent une extrémité en fer de lance, dont les bords

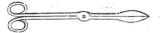

FIG. 1817. — Ciseaux de Smellie.

externes sont tranchants. Après avoir vaincu la résistance du crâne, l'opérateur écarte les manches de l'instrument et le tourne en divers sens, afin de délayer la masse cérébrale.

Il convient de garnir la pointe du ciseau d'une petite boule de cire, au

(1) Voyez A. Lenoir, Marc Sée et Tarnier, *Atlas complémentaire de tous les traités d'accouchement*, Paris, 1865, et Tarnier *in* Cazeaux, *Traité d'accouchements*, p. 1024 et suivantes.

moment de l'introduction, afin de ne pas blesser les organes maternels. Il est plus sûr de recouvrir les ciseaux de la gaine proposée par Chailly-Honoré (fig. 1818). Cette gaine, qui recouvre la pointe et les tranchants, s'articule

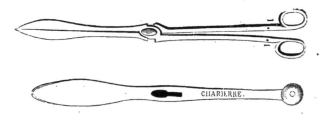

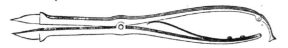

FIG. 1818. — Ciseaux de Smellie munis d'une gaine protectrice par Chailly-Honoré.

par une coulisse sur un pivot placé au niveau de l'articulation des branches. Dès que l'instrument est arrivé sur la tête du fœtus, on abaisse la gaine, afin de découvrir la pointe et les tranchants.

Nægelé a fait construire des ciseaux (fig. 1819) longs de 24 centimètres,

FIG. 1819. — Ciseaux de Nægelé.

dont les branches ne sont pont croisées, mais parallèles ; les lames s'écartent par le rapprochement des branches. Les lames sont demi-mousses, demi-tranchantes, sur le côté externe, jusqu'à 3 millimètres de la pointe où elles deviennent tout à fait tranchantes ; la largeur des lames est de 2 centimètres et demi au niveau de la saillie que l'on remarque à leur base. Ces saillies ont pour but d'arrêter l'instrument quand la pointe a pénétré dans le crâne, et de forcer l'opérateur à écarter les lames pour inciser le cuir chevelu et les os subjacents. Une lame transversale, articulée à l'extrémité des manches, limite à volonté l'écartement des lames (1).

Aubenas (2) recommande l'emploi des ciseaux de Levret ; ce sont des ciseaux à manches allongés et à lames courtes et tranchantes jusqu'au niveau de leur plus grande largeur.

(1) Sadler, *Varii perforationis modi descripti et enarrati. Diss.*, cum. XII tab. Calsr., 1826, in-4
(2) Aubenas, *loc. cit.*, p. 354.

L'instrument dont on se sert le plus souvent, en France, est le perce-crâne d'Hippolyte Blot (1), construit par Charrière en 1855.

Cet instrument (fig. 1820) se compose de deux lames se recouvrant mutuellement; quand l'instrument est fermé, le bord mousse d'une

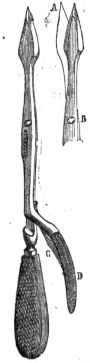

lame déborde de 1 millimètre le bord tranchant de l'autre. Les deux faces libres portent, à leur extrémité A, une arête qui donne à la pointe une forme quadrangulaire. Un clou placé sur la face interne de la branche à bascule D s'engage dans une échancrure de la branche opposée, et limite la course dans un sens, tandis que le ressort C la limite dans le sens contraire. Les deux branches sont articulées au tenon B; écartées, après avoir pénétré dans le crâne, elles se referment d'elles-mêmes au moment d'être retirées.

L'instrument de Blot agit comme les ciseaux de Smellie, mais il est d'un emploi infiniment plus commode. Parfaitement disposé pour perforer les os, il ne saurait blesser les organes de la mère, soit pendant son introduction, soit pendant son extraction; il permet, en outre, d'agir par pression, et avec une seule main, l'autre restant libre pour guider l'instrument, le maintenir en place et s'assurer de ce qu'il devient pendant l'opération.

B. *Perforateurs-trépans.* — En Allemagne, on remplace souvent les perforateurs-ciseaux par les perforateurs-trépans, dont la première idée remonte à Wechsung (1757), qui remplaça le stylet aigu du tire-tête de Fried (2), par une sorte de trépan. Assalini (1810), Joerg (1818), Ritgen, Hayn, Mende, Wilde, Niemeyer, Kilian, ont inventé divers mécanismes de perforateurs-trépans qui ont été décrits avec soin dans la thèse de Lévy (3).

FIG. 1820.—Perce-crâne d'H. Blot, fermé et ouvert.

(1) H. Blot, *Titres, services et notice analytique des travaux.* Paris, 1856.
(2) Voigt, *Dissertatio de capite abrupto, variisque illud ex utero extrahendi modis.* Giessen, 1743, in-4.
(3) A. Lévy, *Parallèle entre les perforateurs-trépans et les autres instruments proposés pour la diminution artificielle de la tête de l'enfant,* thèse de Strasbourg, 1849.

Tous ces instruments ont été remplacés avantageusement par le perforateur-trépan de Leisnig, modifié par Kiwisch (1).

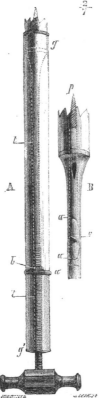

Le perforateur-trépan, de Kiwisch, décrit
aussi dans la thèse de Lévy, se compose (fig.
1821) : 1° d'une canule de protection gg' d'un
diamètre intérieur de 22 millimètres; 2° d'un
trépan B. La canule se compose de deux
pièces. La pièce supérieure ga, longue de
21 centimètres, présente, à sa partie inférieure,
une échancrure qui part du bord, s'élève

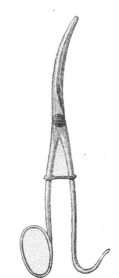

Fig. 1821. — Perforateur-trépan de Leisnig,
modifié par Kiwisch.

Fig. 1822. — Pince à os munie d'un coulant.

verticalement dans l'étendue de 1 centimètre, puis se dirige transversalement
dans un espace de 1 à 2 centimètres. La pièce inférieure ag', longue de 6 à
7 centimètres, présente près de son bord supérieur un bouton d'acier b. Les
deux pièces s'emboîtent, et le bouton d'acier, pénétrant dans l'échancrure
verticale, se place transversalement, par un mouvement de rotation, de
gauche à droite. La position des deux pièces devient ainsi des plus solides.

(1) A. Kiwisch, Beiträge zur Geburtskunde. Würtzburg, 1846, VII, Beitrag,
1. Abtheilung.

La pièce supérieure est ouverte aux deux bouts. Chacune des extrémités de la pièce inférieure est fermée par une plaque métallique, ne laissant qu'une ouverture centrale pour le passage de la tige. Le trépan B se compose de la couronne et de la tige *t*. La couronne, au lieu de dents de scie ordinaires, présente des lames triangulaires au nombre de sept. Elles sont inclinées et tranchantes d'un côté. L'auteur les compare à des lames de phlébotome. Cette couronne est, en outre, munie d'un tire-fond P, qu'on peut élever ou abaisser à volonté à l'aide d'une vis de pression *v* qui glisse dans une coulisse *a a*. Quant à la tige de la couronne, elle est munie de pas de vis depuis le manche jusqu'à la moitié de sa hauteur, et pénètre à travers les deux plaques métalliques qui ferment les deux bouts de la pièce inférieure de la canule.

L'accoucheur qui pratique la perforation doit être muni d'une pince à os (fig. 1822) pour extraire les esquilles que produisent toujours les perforateurs-ciseaux ; il doit être pourvu aussi d'instruments propres à attirer la tête du fœtus.

Parmi ces derniers, les plus usuels sont les crochets aigus (fig. 1823)

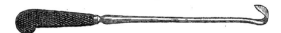

FIG. 1823. — Crochet aigu.

déjà employés par Celse et A. Paré, ou les pinces à crochet. Les premiers, dit A. Nægelé (1), sont dangereux, et les secondes sont très-difficiles à appliquer ; ce chirurgien conseille l'emploi d'un crochet demi-aigu, demi-mousse.

Il est difficile de placer le crochet aigu dans une situation convenable sans s'exposer à blesser les organes de la mère, d'autant plus que le chirurgien ne saurait le glisser sur le doigt sans courir le risque de se blesser lui-même. Pour éviter cet inconvénient, le docteur Bassard a fait construire, par Charrière, un crochet aigu à pointe cachée.

L'instrument du docteur Bassard se compose d'une canule courbe montée sur un manche creux ; la canule et le manche sont parcourus par une tige à extrémité acérée B ; un mouvement de rotation imprimé à l'écrou A, situé à l'arrière du manche, fait sortir ou rentrer la pointe à volonté.

(1) Nægelé, *loc. cit.*, p. 356.

L'instrument du docteur Bassard n'est pas disposé pour exercer des mouvements de traction énergiques; pour ce médecin, en effet, le crochet aigu doit être bien plutôt un instrument de déplacement de la base du crâne qu'un instrument de traction et de dilacération de la tête du fœtus.

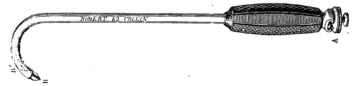

FIG. 1824. — Crochet à pointe cachée du docteur Bassard.

Capuron (1) nous apprend que de son temps on employait, dans la campagne, le crochet qui suspend la lampe aux lattes du plafond. Cet accoucheur blâme cette pratique, et conseille, dans le cas où l'on serait dépourvu d'instruments, de recourir plutôt au tire-tête de Danavln. « Ce tire-tête est un morceau de bois cylindrique et arrondi à ses extrémités, de la grosseur d'un petit doigt et de deux pouces de long, au milieu duquel on attache un ruban de l'étendue d'une aune au moins. Pour en faire usage, on ouvre le crâne de l'enfant avec la pointe des ciseaux ou d'un couteau ordinaire; on y introduit le petit cylindre de bois qu'on place en travers sur l'ouverture, et l'on tire sur les deux chefs du ruban. Cet instrument ne diffère point, quant à son action, du tire-tête à bascule de Levret, que tous les accoucheurs connaissent.

Kiwisch a décrit, en même temps que son perforateur-trépan, un tire-tête composé d'une tige creuse surmontée d'un hémisphère divisé en deux moitiés égales; sous l'influence d'un mécanisme particulier, les deux hémisphères se séparent et s'inclinent à angle droit sur la canule. Cet instrument agit en somme comme le tire-tête de Levret et le tire-tête primitif de Danavin; mais il est plus avantageux en ce que les hémisphères n'appuient pas sur les bords mêmes de la perte de substance du crâne.

Les tire-têtes ont été complètement délaissés depuis la vulgarisation du céphalotribe.

_____

(1) Capuron, *Cours théorique et pratique d'accouchements*. Paris, 1816, p. 575.

ART. VIII. — CÉPHALOTRIBES.

Les céphalotribes sont des instruments qui ont pour but de diminuer la tête du fœtus en la broyant.

Les forceps-écraseurs de Friend, de Coutouly (1), d'Aïtken, d'Assalini, de Cliet, de Delpech, décrits et représentés dans la remarquable thèse d'Édouard Lauth (2), étaient destinés à remplir cette indication, mais ils n'avaient pas une puissance suffisante.

Il faut arriver à Baudelocque, en 1829 (3), pour rencontrer un instrument véritablement pratique.

Le forceps de Baudelocque (fig. 1825), tel qu'il a été décrit (4), est un

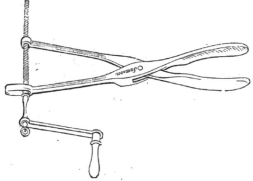

FIG. 1825. — Céphalotribe de Baudelocque.

forceps de fort calibre, dont les branches sont articulées comme celles du forceps de Brünninghausen. Les cuillers ne sont pas fenêtrées ; elles ont une largeur de 30 à 35 millimètres et une épaisseur de 6^{mm},5 ; elles sont aussi courbées que celles dont on se sert pour saisir la tête au-dessus du détroit ; légèrement convexes en dehors, elles sont très-peu concaves en dedans. Légèrement chagrinées, afin de ne pas glisser dans la main, les branches sont épaisses et larges ; leur extrémité inférieure, taraudée, reçoit une vis à trois filets dont les cercles sont très-obliques pour que la rotation soit aussi rapide que possible. A cette vis est attachée une manivelle d'une longueur de 162 millimètres.

(1) Coutouly, *Mém. et observ. sur divers sujets relatifs aux accouchements.*
(2) Edouard Lauth, *De l'embryothlasie et en particulier de la céphalotripsie*, thèse de Strasbourg, 2ᵉ série, n° 696, 1863.
(3) Baudelocque, *Académie des sciences*, séance du 5 juillet 1829.
(4) Baudelocque, *Revue médicale de Paris*, août 1829.

Hüter (1), Ritgen, François, Sir Henry, Busch, firent subir au céphalo-tribe de Baudelocque des modifications de détails sur lesquelles il n'est pas important d'insister. La principale et la plus utile de ces modifications fut de diminuer le poids de l'instrument, qui, lors de l'invention, n'était pas inférieur à 3 kilogrammes.

Cazeaux a modifié plus profondément le céphalotribe; il a augmenté la

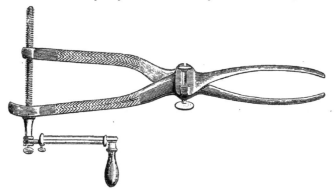

FIG. 1826.— Céphalotribe de Cazeaux, cuillers rapprochées à leur base.

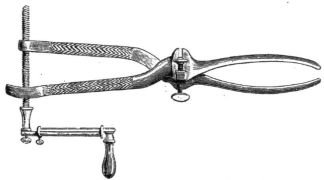

FIG. 1827. — Le même instrument, cuillers écartées à leur base.

courbure pelvienne, qu'il a rendue supérieure à celle du forceps de Levret; de plus, il a considérablement augmenté la concavité de la face interne des cuillers. Dans l'instrument de Baudelocque, cette face est presque plane; il en résulte, dit Cazeaux (2), que les deux cuillers s'écartent comme des

(1) Huter, *Die Embryothlasis oder Zusammendrückung und Auziehung der todten Leibesfrucht.* Leipzig, 1844.

(2) P. Cazeaux, *Traité théorique et pratique de l'art des accouchements.* Paris, 1870, 8e édit., p. 1079.

lames de ciseaux, et n'emboîtent pas la tête comme le font les cuillers du forceps ordinaire ; cette disposition expose l'instrument à glisser sur la tête pendant la traction. Il y avait ici, ajoute Cazeaux, une grande difficulté à surmonter, car on ne pouvait excaver la face interne des cuillers sans augmenter beaucoup le diamètre transversal de leur partie moyenne, et, par conséquent, sans rendre l'instrument inapplicable dans une foule de cas où le céphalotribe de Baudelocque peut être employé avec succès. Cazeaux a résolu le problème en augmentant notablement la largeur de l'entablure ; cet élargissement donné à la partie articulaire permet des mouvements latéraux qui sont commandés par une vis régulatrice qu'on fait agir à volonté, et dont l'extrémité, appuyant sur le pivot, peut donner à la base des cuillers un écartement beaucoup plus considérable qu'à leur bec (fig. 1826 et 1827).

La tête saisie par le céphalotribe de Cazeaux ne peut pas s'échapper par l'extrémité des branches, parce que cette extrémité offre un écartement moins considérable que la partie moyenne. Lautb fait observer que rien n'empêche la tête de glisser, soit en avant, soit en arrière, et que, par conséquent, la modification de Cazeaux n'a pas une très-grande utilité pratique.

Ritgen (1) fit connaître, en 1831, un autre modèle de céphalotribe dans lequel la vis, mue par une manivelle, agit en entraînant l'une des branches vers l'autre pendant la compression ; dans les instruments décrits jusqu'ici, la vis agit en poussant l'une des branches devant elle ; en modifiant le mécanisme, Ritgen a eu surtout pour but de permettre d'enlever instantanément l'appareil compresseur. Ritgen avait aussi contourné ses cuillers en spirale ; il est impossible de se rendre compte du motif de cette modification.

Langeinrich (2) plaça la manivelle sur la face supérieure du céphalotribe au lieu de la placer latéralement ; il rendit ainsi l'instrument plus élégant, et ne fut plus gêné dans le maniement de la manivelle.

Les manivelles, adoptées comme mécanisme moteur jusqu'en 1844, avaient de sérieux inconvénients : disgracieuses et gênantes, elles agissent avec une force et une vitesse que l'on ne peut graduer, si ce n'est dans le système compliqué de Langeinrich ; or, cet excès de force et de vitesse surtout, peut amener la rupture du cuir chevelu, accident qu'il importe d'éviter.

Dans les appareils de Schœller, de Martin, de Dubois modifié par Locareli, et d'Hipp. Blot, la compression se fait encore par une vis transversale, mais la manivelle est remplacée par un volant ou un mécanisme analogue.

---

(1) Ritgen, *Gemeinsame Zeitschrift für Geburtskunde*, t. VI, p. 200, 1831 ; et Lauth, *loc. cit.*, p. 80.
(2) Langeinrich, *Neue Zeitschrift für Geburtskunde*, t. XV, p. 110, 1844 ; *Der Cephalotrib, mit obenstehender Kurbel*; et Lauth, *loc. cit.*, p. 83.

Le céphalotribe de Dubois, modifié par Locarelli, se compose (fig. 1828) de deux branches articulées par une encoche et un pivot B ; il suffit de tourner le volant C pour rapprocher la branche femelle de la branche mâle. Le pas de vis de la branche mâle est composé de deux parties qui s'articulent à charnière, et sont réunies par le pivot D. Il suffit, pour paralyser l'action de la vis, et par conséquent la compression, de tourner le pivot D ; les deux moitiés constituant le pas de vis se séparent alors, comme cela est représenté en E. Cette modification n'est pas sans importance, car elle supprime des lenteurs inutiles quand il convient d'appliquer successivement le céphalotribe sur plusieurs points du crâne.

Dans le céphalotribe de Blot, la compression est effectuée par un écrou roulant sur une vis qui réunit les deux branches

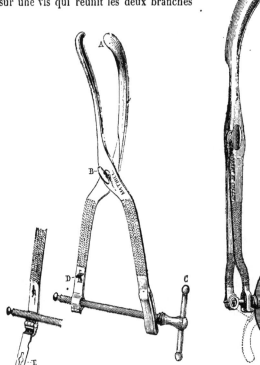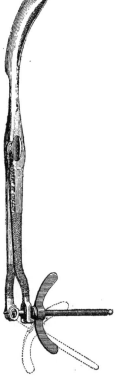

Fig. 1828.—Céphalotribe de Dubois, modifié par Locarelli.   Fig. 1829. — Céphalotribe de Blot.

(fig. 1829). La vis est articulée en genou par une de ses extrémités avec la branche mâle; elle passe dans une échancrure ménagée à l'extrémité inférieure de la branche femelle. Cette bifurcation présente un espace suffisant pour que la vis puisse se mouvoir librement pendant l'écartement des deux branches; les deux bords de l'échancrure sont contournés en dehors pour retenir l'écrou pendant la compression. Si l'on veut cesser l'action du céphalotribe, il suffit de faire reculer l'écrou de quelques tours; aussitôt la vis peut quitter l'échancrure.

U. Trélat a fait construire par Lüer un céphalotribe analogue à celui de Blot, mais en différant en ce que les branches ont une élasticité qui leur permet de s'aplatir sur le crâne, afin de le saisir par une plus large surface. Tarnier accorde les plus grands éloges à cette modification : « Chaque fois, dit-il, que nous avons manié cet instrument, nous n'avons eu qu'à nous en louer; sa prise nous a paru plus solide que celle des céphalotribes ordinaires (1). »

Au système des vis mues par des manivelles ou des écrous, Breit (2) et Kilian (3) ont substitué des roues dentées mues par une manivelle supérieure, comme celle de Langeinrich, et agissant sur une crémaillère.

Chailly-Honoré (4) a imaginé un appareil compresseur des plus simples qui n'est autre que celui des écrans de cheminée. « C'est sur un de ces meubles, dit Chailly, que j'ai prié M. Charrière de prendre modèle; quant à la courroie, elle représente le taffetas vert qui monte et descend à volonté. » Une courroie (fig. 1830) entourant l'extrémité inférieure des deux manches se termine par une roue dentée agissant sur un cliquet inséré à l'un des manches. Le rapprochement des branches se fait par l'enroulement de la courroie sur une poulie. Ce mécanisme présente l'avantage de prendre très-peu de place entre les cuisses de la malade.

Dans l'instrument de Chailly, la courbure des bords est plus prononcée que dans l'instrument de Baudelocque; des crochets placés sur les manches facilitent la préhension.

Depaul a fait construire par Charrière un céphalotribe (fig. 1831) muni d'un système de compression agissant comme le précédent entre les cuisses de la malade, et doué d'un mouvement assez lent pour permettre de graduer la compression. Les deux branches du céphalotribe de Depaul sont rapprochées par une chaîne à la Vaucanson b, composée de seize maillons, et in-

(1) Tarnier, *Nouveau Dictionnaire de médecine et de chirurgie pratiques*, art. Embryotomie, t. XII, p. 661.

(2) Breit, *Eine neuere Modification des cephalotribes, nebst Bemerkungen über Cephalotripsie und Perforation*, 1848.

(3) Kilian, *Organ für die gesammte Heilkunde*, t. II, 2e fasc., Bonn, 1842.

(4) Chailly-Honoré, *Traité pratique de l'art des accouchements*, 1re édit., p. 690.

sérée en *c* à la branche gauche. Passant en *d* entre deux supports parallèles placés à l'extrémité de la branche droite, la chaîne s'engrène dans un pignon surmontant la clef *a;* les deux supports sont placés sur un axe mobile, afin que les pivots puissent se placer obliquement quand la branche gauche s'écarte de la branche droite. Un cliquet suspendu entre les deux supports *d* a pour but de maintenir le rapprochement des deux branches dans une situation invariable, quand la clef est enlevée après que la compression est arrivée au degré voulu.

L'articulation des deux branches du céphalotribe de Depaul se fait au moyen d'un pivot mobile *e* reçu dans une mor-

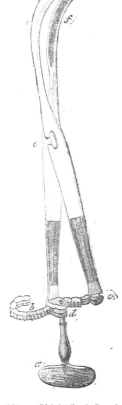

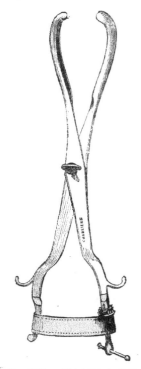

FIG. 1830. — Céphalotribe de Chailly.   FIG. 1831. — Céphalotribe de Depaul.

taise à encoche. Les cuillers sont taillées en limes sur leur face interne, afin d'être moins glissantes. De plus, elles sont armées à leur extrémité de deux crochets saillants qui rendent tout déplacement impossible, en s'implantant dans la tête du fœtus.

Le céphalotribe de Depaul présente de nombreux avantages : l'appareil compresseur occupe une place presque insignifiante ; la compression peut être maintenue invariable, mais aussi, elle peut cesser instantanément ; la compression peut être lente et graduée ; enfin, l'appareil est facile à manier. Nous emprunterons à Lauth la mesure des diverses parties qui le constituent : « La distance de l'extrémité supérieure de l'articulation, au point le plus élevé de l'extrémité convexe des cuillers, sans passer par leur courbure, est de $0^m,24$; — cette même distance, en passant par la courbure, est de $0^m,25,50$; — la projection horizontale des cuillers est de $0^m,21$; — la partie excavée des cuillers mesure $0^m,15$; — depuis l'extrémité de l'articulation jusqu'à la partie excavée, $0^m,10,50$; — la courbure pelvienne est de $0^m,10$; — la largeur des cuillers, près de leur extrémité, $0^m,03$. — Quand l'instrument est fermé, leur plus grande distance d'un bord à l'autre est de $0^m,01$; dans la même condition, la plus grande distance d'une cuiller à l'autre mesure $0^m,03$; — au-dessous de leur partie excavée, les cuillers augmentent notablement de largeur jusqu'à l'articulation, où leur maximum est de $0^m,035$. »

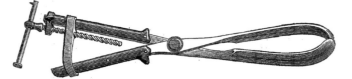

FIG. 1832. — Céphalotribe de Scanzoni, fermé.

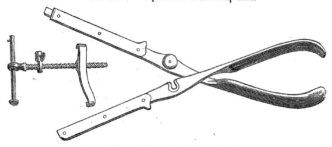

FIG. 1833. — Céphalotribe de Scanzoni, démonté.

La longueur des manches est de 22 centimètres ; ils diminuent de largeur depuis l'articulation jusqu'à leur extrémité, où ils n'ont que 2 centimètres ; leur épaisseur est de 6 millimètres.

Les Allemands Hüter, Braun et Scanzoni ont aussi disposé l'appareil compresseur de telle sorte qu'il pût agir dans un sens parallèle à l'axe du céphalotribe.

Les branches du céphalotribe de Scanzoni (1) (fig. 1832) sont disposées de telle sorte que les manches restent distants de 67 millimètres lorsque les becs des cuillers sont arrivés au contact. Le manche gauche, plus long que le manche droit, est muni à son extrémité d'un prolongement sur lequel se fixe l'appareil compresseur. Ce dernier (fig. 1833) se compose d'une traverse recourbée, à ses extrémités, en forme de crochets destinés à embrasser les deux manches. La traverse est munie d'un orifice dans lequel s'engage une vis sans fin, qui descend le long de la branche gauche à l'extrémité de laquelle elle se fixe par une mortaise et un pas de vis. En tournant la vis sans fin, on fait descendre la traverse sur les branches, et, par conséquent, on détermine leur rapprochement.

Le céphalotribe de Scanzoni est articulé à peu près comme le forceps de Nægelé ; les cuillers sont pleines et munies, sur leur partie médiane, d'une arête saillante et mousse séparant longitudinalement leur convexité.

Les accoucheurs anglais n'ont pas encore adopté le céphalotribe; cependant Simpson vante l'emploi d'un instrument qui remplit le même rôle, mais avec beaucoup moins de puissance.

Le crânioclaste de Simpson (fig. 1834), qui n'est en réalité qu'une pince à os, se compose de deux branches croisées au niveau de l'articulation. Les cuillers sont à peu près droites au lieu d'être courbées ; l'une d'elles A est percée d'une fenêtre allongée qui reçoit la cuiller opposée B ; cette dernière est pleine et très-épaisse. Les manches, de bois comme ceux du forceps anglais, donnent une prise solide aux mains de l'opérateur. Tarnier (2) fait observer que cet instrument est bien inférieur au céphalotribe proprement dit, mais que, cependant, il ne doit pas être dédaigné. Il prend un point d'appui solide sur les parois du crâne et peut être employé utilement à l'extraction d'une tête préalablement broyée par le céphalotribe.

Généralement on perfore le crâne avant de le briser. On a imaginé quelques instruments destinés à pratiquer simultanément ces deux opérations, mais ils sont peu employés. Parmi eux, nous citerons le céphalotribe de Valette, le céphalotribe de Finizzio, le céphalo-trépanothlaste de Hüter fils, et le céphalotribe de Lollini.

L'appareil de Valette (3) se compose (fig. 1835 à 1838) de deux branches A A,

(1) Scanzoni, Lehrbuch der Geburtshülfe, 2e édit. Vienne, 1853.
(2) Tarnier in Cazeaux, p. 1088.
(3) Valette in Dumas fils, Thèse inaugurale. Paris, 29 juin 1857.

dont la courbure est la même que celle du forceps de Dubois ; ces branches sont articulées à l'extrémité des manches comme celles du forceps de Thenance. Les cuillers sont étroites et fortes ; leur face interne est garnie d'aspérités. Au-dessous des cuillers se fixe, en C C, un étau H, en crémaillère,

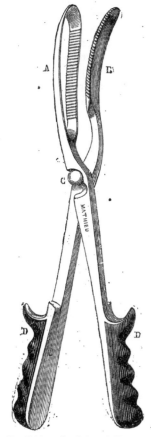

servant de support à un perce-crâne représenté isolément fig. 1836, et représenté monté sur le céphalotribe fig. 1838. Le perce-crâne F est caché dans une gaîne protectrice G ; en faisant avancer ou reculer le levier I, on fait avancer ou reculer le perce-crâne qui, dans ses diverses situations, reste toujours parallèle aux cuillers, puisqu'il a la même courbure. Un écrou E, embrassant les deux manches du forceps, monte et descend sous l'influence de la tige à vis D, tige roulant dans un écrou fixé par la vis B. La striction exercée sur la tête est d'autant plus énergique que l'écrou E remonte plus haut sur les manches.

Le céphalotribe de Finizzio se compose de deux branches, articulées à pivot, et présentant inférieurement des crochets fournissant un point d'appui pour les tractions. Dans l'instrument primitif (1) le système compresseur était à manivelle ; Charrière l'a remplacé par le mécanisme que Blot a imaginé pour son céphalotribe. Les deux branches sont articulées de telle sorte qu'une canule, traversée par un perce-crâne, puisse facilement se glisser entre les deux branches.

Dans le céphalo-trépanothlaste de Hüter fils (2), nous rencontrons encore un céphalotribe entre les cuillers duquel vient

FIG. 1834. — Cranioclaste de Simpson.

se mouvoir un trépan ; celui-ci est mis en mouvement par une manivelle placée à l'arrière des branches.

(1) Finizzio, *Annales d'obstétrique*, t. II, p. 203.
(2) Hüter, *Geschichtliche Beiträge zur Lehre von der Cephalotripsie und der Cephalotriben* (*Monatsschrift für Geburtskunde*, 1859, t. XIV, p. 297) ; et Lauth, *loc. cit.*, p. 116.

Les frères Lollini (de Bologne) ont exposé, en 1867, un céphalotribe com_
posé d'un forceps ordinaire A a (fig. 1838), sur lequel peut s'adapter une
sorte d'étau à vis, représenté isolément en B ; le jeu de la vis b rapproche les
deux branches. Le long de l'une des branches du forceps monte une tige c
terminée par une poire semblable à celle du térebdellum de Dugès ; cette
tige glisse dans une boîte D adaptée en d à l'entablure du forceps ; le per_

Céphalotribe de Valette.

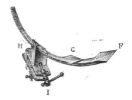

Fig 1835. — Perce-crâne et étau à crémaillère.

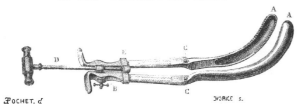

Pochet. d   MORICE s.

Fig. 1836. — Le céphalotribe proprement dit.

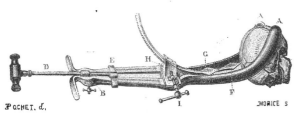

Pochet. d.   MORICE s

Fig. 1837. — Le céphalotribe armé du perce-crâne.

forateur pénètre dans les os de la voûte, puis dans ceux de la base du crâne,
par un mouvement de vrille. Une échelle graduée placée le long de la tige
c permet de graduer à quelle profondeur le perforateur a pénétré.

Le seul avantage de ce céphalotribe perforateur est de se transformer
facilement en forceps ordinaire ; il suffit d'enlever les pièces B et D.

Le céphalotribe de Valette et ceux qui sont armés d'un perforateur sont
peu employés, bien qu'ils soient très-ingénieux et qu'ils puissent rendre

de réels services. La plupart des accoucheurs ne voient aucun avantage à

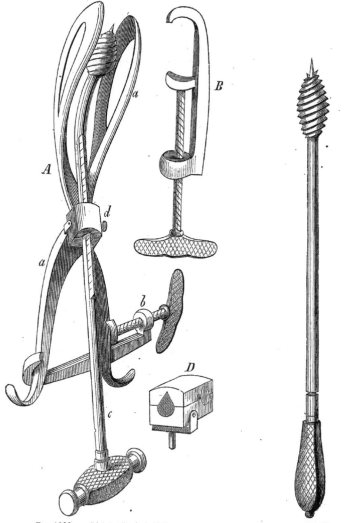

FIG. 1838. — Céphalotribe de Lollini.

FIG. 1839. — Térebdellum.

réunir deux instruments qu'il est plus simple de faire agir isolément et successivement.

Hubert (de Louvain) a préconisé un nouvel instrument avec lequel il se propose de perforer largement la base du crâne en plusieurs points, afin de lui faire perdre toute consistance. Cet instrument se compose : 1° d'un perce-crâne perforateur ou térebdellum (fig. 1839), consistant en une forte tige d'acier montée sur une poignée et terminée par une poire d'acier,

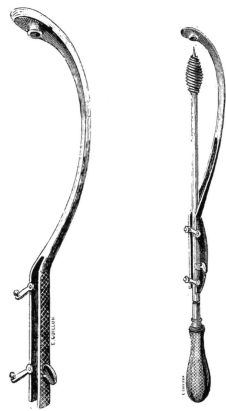

FIG. 1840. — Branche à cuiller.   FIG. 1841. — Le térebdellum et la branche réunie.

aiguë à son extrémité et parcourue sur tout son parcours par un triple pas de vis; 2° d'une branche analogue à celle du forceps (fig. 1840), mais n'ayant que 32 millimètres de largeur; la cuiller se termine par un bec un peu renflé percé d'un trou assez large pour recevoir la pointe du térebdellum; le manche est creusé d'une gouttière dans laquelle on peut assu-jettir la tige du térebdellum au moyen de deux clavettes à pivot.

Le térebdellum est introduit *seul* jusqu'à la voûte du crâne qu'il per-fore; alors seulement il est articulé avec la branche à cuiller qui doit être placée du côté de la face ou sur l'une des tempes. Lorsque la voûte du crâne est saisie d'une part entre le térebdellum, d'autre part entre la cuiller, il ne reste qu'à imprimer des mouvements de rotation au perforateur pour que celui-ci vienne s'enfoncer dans l'orifice de la cuiller, en traversant les os. Changeant ensuite les points d'application de l'instrument sur la tête,

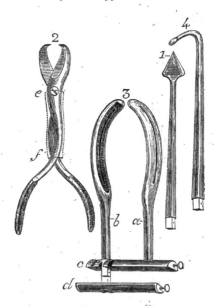

FIG. 1842. — Appareil de Mattei.

on pratique des perforations successives qui doivent être d'autant plus mul-tipliées que le rétrécissement est plus considérable. Quand les perforations sont jugées suffisantes, on assujettit les deux branches de l'instrument au moyen d'une vis de pression, placée sur le manche de la cuiller (fig. 1841), et l'on s'en sert comme d'une pince pour extraire la tête.

En 1864, Mattei a présenté à l'Académie de médecine (1) des instru-

(1) Mattei, *Mémoire sur de nouveaux instruments pour opérer l'embryotomi* (*Bulletin de l'Académie de médecine*, 1863-64, t. XXIX, p. 845).

ments avec lesquels il se propose aussi de perforer la voûte du crâne, puis d'attaquer sa base.

Ces instruments se composent (fig. 1842) : 1° d'un perce-crâne très-simple (n° 1) ; 2° d'un endotome, pince très-forte (n° 2) à branches articulées en c, croisées en f, pour détruire la base du crâne ; 3° d'un léniceps (n° 3), légèrement modifié.

L'endotome peut servir non-seulement à détruire la base du crâne, mais encore à diviser le cou, le tronc ou les membres.

Si un crochet devient nécessaire (n° 4), on peut le monter sur le manche du forceps ; le perforateur se fixe de la même manière.

Cet appareil est très-simple, mais cependant il est loin d'être parfait : 1° le perce-crâne n'a pas de gaine protectrice ; 2° le léniceps présente ici des inconvénients plus considérables encore que lorsqu'il s'agit de l'application ordinaire du forceps.

Le docteur Félix Guyon a imaginé une méthode nouvelle de céphalotripsie, qui lui a valu le prix Barbier décerné à la séance solennelle de la Faculté de médecine de Paris, le 14 août 1867. Cette méthode, à laquelle son auteur donne le nom de *céphalotripsie intra-crânienne*, se propose pour but principal la trépanation du sphénoïde, afin de faciliter le broiement de la base du crâne par le céphalotribe. La méthode de Félix Guyon a été décrite pour la première fois par Tarnier (1) puis par Aubenas (2). Nous empruntons au premier de ces auteurs les détails suivants : « L'appareil se compose d'un long tire-fond (fig. 1843) et de deux trépans dont les couronnes sont d'inégale largeur. Les deux trépans (fig. 1844) sont creusés dans toute leur longueur par un canal central, dans lequel on peut engager ou retirer à volonté le tire-fond dont le manche est assez long pour qu'il puisse dépasser la couronne du trépan dans lequel il est introduit. Voici comment l'opérateur procède : le tire-fond est appliqué sur la voûte du crâne comme les ciseaux de Smellie, et, en lui imprimant quelques mouvements de rotation, la pointe pénètre dans les os où elle prend un point d'appui assez solide. Sur ce tire-fond, dont la tige pend à l'extérieur, on engage le trépan le plus volumineux qui glisse sur lui comme une gaine sur une lame, et la couronne de l'instrument est conduite ainsi sur le cuir chevelu où elle est maintenue en place par le tire-fond. On imprime au trépan quelques tours, et quand toute l'épaisseur des tissus est entamée, l'instrument (tire-fond et trépan) tombe en entraînant une large rondelle enlevée au cuir chevelu et aux os subjacents.

(1) Tarnier, *loc. cit.*, p. 1091.
(2) Aubenas, *loc. cit.*, p. 373.

» Le tire-fond est alors dégagé du grand trépan. Cela fait, l'opérateur introduit la main droite entière dans le vagin, et fait pénétrer l'indicateur dans l'ouverture faite au crâne. Le doigt broie sans peine la pulpe cérébral e et doit explorer l'intérieur du crâne jusqu'à ce qu'il reconnaisse les apophyses clinoïdes. Ce point de repère trouvé, l'indicateur ne s'en écarte plu s et reste en place. On saisit alors le tire-fond avec la main gauche, et on le fait pénétrer à côté de la main droite jusqu'à ce que son extrémité

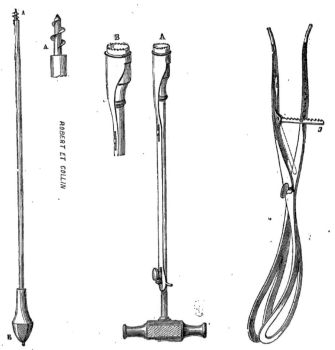

Appareil de Guyon pour la céphalotripsie intra-crânienne.

FIG. 1843. — Tire-fond.   FIG. 1844. — Tréphine.   FIG. 1845. — Petit forceps à crémaillère.

arrive à son tour sur les apophyses clinoïdes, où il est guidé par l'indicateur droit. Quelques tours imprimés à l'instrument font pénétrer son extrémité dans le corps du sphénoïde où il doit s'implanter solidement. A ce moment, on peut retirer la main droite et l'on fait glisser sur la tige du tire-fond le petit trépan qui est conduit par elle sur le sphénoïde. Quelques tours font pénétrer la couronne dans l'os, et dès que celui-ci est traversé on peut arracher le tire-fond et le trépan qui entraînent avec eux une rondelle osseuse.

» Le crâne privé de son soutien central a une grande tendance à s'affaisser, et pour terminer l'opération Félix Guyon introduit un forceps à cuillers étroites dont les manches sont maintenus rapprochés par une crémaillère (fig. 1845). Le crâne ainsi serré s'écrase et la tête est extraite facilement.

» J'ai vu Félix Guyon opérer une fois, et il a, je crois, réuni depuis cette époque six observations dans lesquelles l'opération a été menée à bien. Cette méthode serait de plus favorablement acueillie à l'étranger. »

Van Huevel (1) a proposé un forceps-scie qui arrive au même but que le céphalotribe, mais par un mécanisme différent; au lieu de broyer la tête du fœtus, l'instrument de Van Huevel la divise de bas en haut, afin que les fragments puissent être retirés séparément sans aucune violence.

Le forceps-scie (2) se compose (fig. 1846) : 1° d'un forceps ordinaire, dont chaque branche porte à l'intérieur deux tubes aplatis en sens inverse et soudés l'un à l'autre, de manière que leur coupe horizontale représente un T renversé (⊥). Ces tubes sont courbés de dehors en dedans comme le forceps lui-même, mais dirigés en ligne droite de bas en haut et d'arrière en avant. De ces tubes, l'interne placé de champ selon la longueur de la cuiller, sert de coulisse à une lame d'acier conductrice de la scie; l'externe, étendu en travers, loge le prolongement de la chaînette. Ils communiquent ensemble par une large fente qui divise tout du long les parois interne et externe du premier, et le côté interne seulement du second. Le forceps est articulé par un entablement à mi-fer avec clou mobile; par derrière, sur la base de celui-ci, pivote un support percé d'un trou dans lequel s'engage l'extrémité d'une clef à cannelures.

2° D'une longue chaîne à pendule, dentée en scie vers le milieu dans l'étendue de 24 centimètres, et munie de manches transversaux dont l'un peut être décroché. Cette chaînette passe par l'ouverture supérieure de deux lames d'acier flexibles en haut, plus épaisses et dentelées en bas, lesquelles, en pénétrant dans les tubes internes, conduisent la scie entre les cuillers du forceps.

3°. D'une longue clef à cannelures et à collet, comme celle du brise-

(1) Van Huevel, *Mémoire sur les divers moyens propres à délivrer la femme en cas de rétrécissement du bassin, et sur le forceps-scie ou nouveau céphalotome.* Bruxelles, 1842. — De Biefve, *Observation d'un accouchement laborieux terminé à l'aide du forceps-scie (Arch. génér. de méd. belge,* 1844).
(2) Aubenas, *in* Nægelé et Grenser, p. 370.

pierre, entrant dans le trou du support sous la base du clou articulaire, s'engrenant avec les dents des lames conductrices, et servant à faire remon-

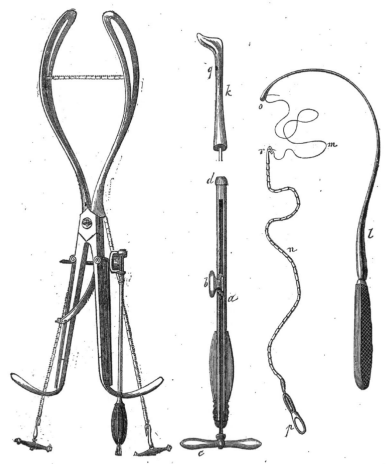

FIG. 1846. — Forceps-scie de Van Huevel.   FIG. 1847. — Diviseur céphalique de Joulin.

ter vers la tête du fœtus les lames conductrices de la scie à mesure que celle-ci opère.

Le forceps étant appliqué et articulé, le chirurgien entoure les manches de l'instrument d'un lien solide ; alors il fait pénétrer les lames conductrices armées de la scie jusque contre la tête du fœtus; la clef est ensuite adaptée et un aide en saisit la poignée afin de la faire tourner lentement.

La section terminée, on ôte la clef et l'on décroche un des manches de la chaînette pour la retirer; on retire également les lames conductrices et les branches de l'instrument après les avoir désarticulées. Si les forces naturelles ne suffisent pas à expulser le fœtus ainsi mutilé, on peut se servir de pinces à os ou de pinces à faux germe décrites précédemment. Si la résistance était trop considérable, on pourrait faire une deuxième application du forceps-scie en lui donnant une direction différente.

Chailly-Honoré (1) apprécie très-favorablement cet instrument qui a réussi très-souvent en Belgique, au dire de L. Hyernaux (2). Verrier (3) rapporte, dans sa thèse inaugurale, des observations très-heureuses empruntées à la pratique de Simon, Marinus et Vasseige. Ces succès sont incontestables, et cependant cet instrument n'a pas réussi à se vulgariser en France; cela tient sans doute à ce que la manœuvre est très-délicate et ne peut se faire qu'avec le secours d'un aide très-exercé : il faut en effet que l'opérateur qui manie la chaîne, et l'aide qui manie les lames conductrices, agissent avec un ensemble parfait, souvent difficile à réaliser.

Ritgen, Cohen, Finizzio et Joulin ont proposé des instruments qui ont aussi pour but la section du crâne, mais qui sont inférieurs à celui de Van Huevel.

Le *labitome* de Ritgen (4) est un forceps dont l'une des cuillers est armée d'un couteau courbé sur le plat.

Le *céphalotribe à couteau* de Cohen (5), mieux disposé que le précédent, au point de vue du mécanisme, agit à la fois par pression et par section.

Le *segocefaletomo* de Finizzio (6) présente une très-grande analogie avec le forceps-scie de Van Huevel.

Le *diviseur céphalique* de Joulin (7) se compose (fig. 1847) de la canule *a*, semblable à celle de l'aide-forceps que nous avons décrit précédemment (p. 1033); cette canule s'articule en *d* avec un bec d'écraseur linéaire *k*, assez long pour arriver au détroit supérieur. Un porte-fil *l*, courbe et très-flexible, monté sur un manche, est percé à son bec d'un orifice *o*; un fil *m*,

(1) Chailly-Honoré, *Traité pratique de l'art des accouchements,* p. 705.
(2) L. Hyernaux, *Traité pratique de l'art des accouchements.* Bruxelles, 1866, p. 883.
(3) Verrier, *Parallèle entre le céphalotribe et le forceps-scie.* Thèse de Paris, 1866.
(4) Ritgen, *Monatsschrift fur Geburtskunde,* 1855, t. VI, p. 404.
(5) Cohen, *Monatsschrift fur Geburtskunde,* 1857, t. X, p. 115.
(6) A. Finizzio, *Del segocefaletomo,* etc. Napoli, 1855.
(7) Joulin, *Traité complet d'accouchements,* p. 1086.

passé dans l'orifice *o*, conduit une forte chaîne d'écraseur *n* dentée sur un de ses bords. Une fois en place, la chaîne traverse le bec de l'écraseur et s'articule par son extrémité *r* au point *q* du bec de l'écraseur, et par son extrémité *p*, avec le taquet mobile *b* de la canule. Cette chaîne fonctionne comme celle de l'écraseur ordinaire, seulement elle marche en sciant, son extrémité *r* étant immobilisée.

Le diviseur céphalique de Joulln est beaucoup plus simple que le forceps-scie de Van Huevel, mais il n'est pas pratique. Le placement de la scie à chaîne autour de la tête du fœtus doit présenter d'immenses difficultés, même quand le bassin est assez large pour permettre de diriger la scie avec la main. Si le bassin rétréci au-dessous de 55 millimètres ne permet plus l'introduction de la main, le diviseur n'est plus applicable, car l'emploi du porte-fil est dangereux ; son auteur lui-même a déterminé une perforation de l'utérus dans un cas où le rétrécissement était de 5 centimètres. Aussi, il avoue loyalement que le diviseur ne doit être employé qu'autant que la chaîne peut être mise en place avec la main, sans l'aide du porte-fil.

ART. IX. — INSTRUMENTS POUR LA SECTION DU COU ET DU TRONC.

Dans les présentations vicieuses du tronc, lorsque la version est de toute impossibilité, il est parfois indiqué de procéder à la section du cou de l'enfant.

Pour pratiquer cette opération, Paul Dubois appliquait l'indicateur en forme de crochet sur le cou de l'enfant, qu'il coupait avec de longs ciseaux (fig. 1048), après l'avoir tiré en bas autant que possible.

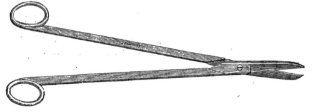

FIG. 1848. — Ciseaux à décollation.

Si le doigt est insuffisant, il peut être remplacé par le crochet mousse représenté figure 1849. Le crochet mousse est une tige de 40 centimètres de longueur environ, décrivant à son extrémité une courbe assez régulière de 5 à 6 centimètres d'ouverture.

Les crochets mousses ne s'appliquent pas seulement sur le cou de l'enfant mort; on les place aussi sur l'aine, le jarret, l'aisselle de l'enfant vivant.

Burton ayant remarqué que le bec d'un crochet circulaire peut s'implanter dans les parties de l'enfant, bien qu'il soit mousse, l'a remplacé par un crochet à extrémité mousse et angulaire (fig. 1850); la partie recourbée à angle est large de 1 centimètre et demi et longue de 6 centimètres; ses bords et sa pointe sont soigneusement arrondis.

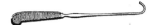

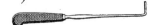

FIG. 1849. — Crochet mousse demi-circulaire.   FIG. 1850. — Crochet mousse angulaire.

Vasseige (de Liége) a proposé un crochet dont la courbe peut varier au gré du chirurgien. L'instrument de cet accoucheur, décrit par E. Bailly (1), est un doigt artificiel formé de trois phalanges métalliques solidement articulées et recouvertes d'une gaine de peau qui en adoucit le contàct. Il est fixé à l'extrémité d'un long manche; on l'introduit droit dans les parties de la mère, puis, au moyen d'un mécanisme particulier, on fléchit successivement les phalanges de manière à en former une anse qui embrasse la partie de l'enfant.

Braun, cité par Nægelé (2), fait la décollation avec un crochet boutonné constitué par une tige d'acier arrondie, épaisse de 7 à 6 millimètres, longue de 32 centimètres, recourbée en crochet à son extrémité supérieure. Le crochet est terminé par un bouton de la grosseur d'un pois: il est aplati, à bords émoussés; sa longueur est de 34 millimètres; l'écartement entre

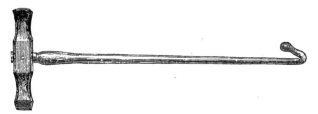

FIG. 1851. — Crochet à décollation de Braun, de Vienne.

le bouton et la tige est de 27 millimètres. L'extrémité inférieure de la tige se termine par un manche transversal de corne, long de 11 centimètres,

(1) E. Bailly, *Nouveau Dictionnaire de médecine et de chirurgie pratiques.* Paris, 1869, t. X, p. 128, art. CROCHET.
(2) Nægelé, *loc. cit.*, p. 379.

arge de 13 millimètres, muni d'une petite plaque d'ivoire à celle de ses faces qui est tournée du même côté que le crochet (fig. 1851). Pour faire comprendre l'importance de cet instrument, nous reproduisons, d'après Nægelé, la description du *Manuel opératoire* de Braun.

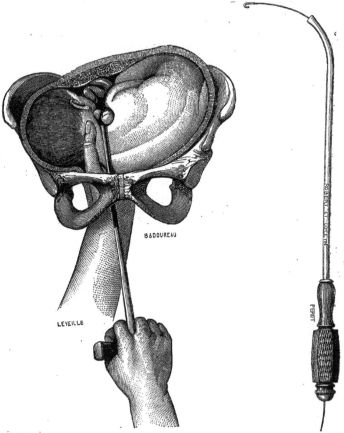

Fig. 1852. — Mode d'emploi du crochet à décollation de Braun.   Fig. 1853. — Porte-lacs, à ressort, de Tarnier.

« Après avoir fait mettre la femme en travers du lit, nous introduisons une main dans le vagin, à côté du bras fœtal prolabé (la main gauche quand la tête est à droite et *vice versa*), et nous embrassons avec elle le cou du fœtus, le pouce tourné vers la symphyse pubienne et les autres doigts vers le sacrum. Afin de tendre le cou èt l'engager plus profondément dans le canal pelvien, nous tirons sur lui avec la main introduite, en même temps que nous exerçons une traction sur le bras du fœtus. Puis de la main restée libre, nous saisissons à pleine poignée le manche de l'instrument, de telle façon que la tige se trouve placée entre l'index et le médius. Le crochet, introduit le long du pouce de la main qui embrasse le cou et le long de la symphyse pubienne, est appliqué sur la région cervicale et fixé par une traction vigoureuse. Alors la main qui le manie imprime à l'instrument quelques (de 5 à 10) mouvements de rotation autour de son axe, tout en exerçant une traction continue de haut en bas, qui presse fortement le crochet contre les premières vertèbres cervicales; par cette manœuvre, la colonne rachidienne est luxée et complétement divisée, ainsi que les parties molles du cou. Les mouvements de va-et-vient ne doivent être imprimés au crochet que dans le creux de la main introduite, afin qu'il frappe celle-ci et non pas le vagin, si par hasard il venait à glisser. L'opération est terminée sans efforts en quelques minutes. Après la section complète du cou, on amène le tronc en tirant sur le bras prolabé, puis on extrait la tête, en se servant du crochet introduit dans la bouche. »

Ramsbotham avait déjà indiqué la décollation avec un crochet mousse, mais ce dernier cachait une lame tranchante.

Van der Ecken a proposé de faire la section du cou avec une scie à chaîne, mais le difficile est de placer la scie à chaîne. Pour arriver à ce résultat, Tarnier (1) a fait construire par Charrière un crochet mousse sur le modèle d'une sonde de Belloc (fig. 1853) ; le crochet étant appliqué, le ressort doit passer derrière le cou et venir faire saillie à la vulve pour y recevoir un fil qui embrassera le col de l'enfant dans son anse, quand le ressort et le crochet auront été retirés ; le fil à son tour servira à entraîner une scie à chaîne. Toute la difficulté, dit Tarnier, serait de faire passer le ressort derrière le cou de l'enfant, et cette difficulté est assez grande pour que l'on doive souvent échouer.

Scanzoni, Concato, etc., ont encore proposé des appareils spéciaux pour l'embryotomie, mais tous ces appareils sont effacés par les procédés de Jacquemier et de Pajot.

L'embryotome de Jacquemier (2) (fig. 1854) construit par Mathieu, se compose : 1° d'un crochet mousse creusé dans toute sa longueur d'un canal à rainure dans le sens de sa courbure; 2° d'une tige sur un manche *g* fixé

(1) Tarnier *in* Cazeaux, *loc. cit.*, p. 1095.
(2) Jacquemier, *Embryotome à lame mobile et à chaînon brisé* (*Bull. de l'Acad. de méd.*, séance du 26 novembre 1861, t. XXVII).

par une vis, tige qui glisse librement dans le canal du crochet et est terminée en *b* par une série de lames articulées, dont la convexité fait saillie à travers la rainure du crochet; 3° d'une seconde tige qui peut, sans

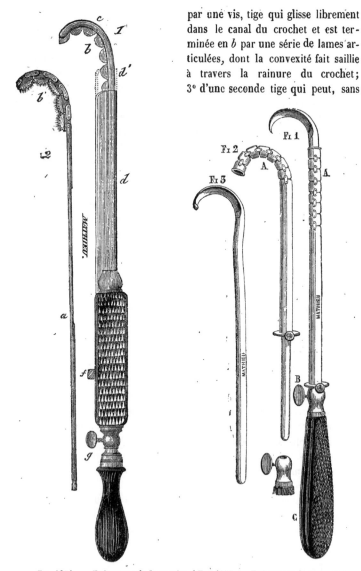

Fig. 1854. — Embryotome de Jacquemier.   Fig. 1855. — Embryotome de Jacquemier.

qu'on déplace le crochet, remplacer la première portant en b' (n° 2) au lieu de lames convexes des chaînons de scies évasés en dehors, de manière à former une large voie dans laquelle la partie recourbée du crochet, aplatie à cet effet, peut s'engager facilement; 4° d'une gaine mobile dd' qu'on peut faire glisser jusqu'à la naissance de la courbure du crochet, et qui met à l'abri des lames convexes ou des dents de la scie, la vulve, le vagin et l'orifice utérin. On peut, par une disposition particulière, faire saillir la lame terminale, n° 1, au bout du crochet, et le transformer en crochet aigu pour les cas où il serait impossible de le porter sur le cou et où l'on voudrait agir sur le tronc, diviser la colonne vertébrale, le sternum, etc.

En saisissant d'une main le crochet qu'on tient immobile, et de l'autre le manche de la tige, on peut faire exécuter des mouvements rapides de va-et-vient aux lames ou à la scie, et diviser les parties embrassées dans la concavité du crochet.

Pour se servir de cet instrument, on porte le crochet débarrassé de sa tige, mais muni de la gaine protectrice, sur le cou de l'enfant; alors on fait glisser dans la rainure la tige à lames, et l'on coupe les parties molles jusqu'à la colonne vertébrale; la première tige est ensuite remplacée par la tige à chaînon qui scie les os; la tige à lame achève la section des parties molles.

Jacquemier a encore fait construire par Mathieu un couteau embryotome destiné à faire la détroncation, ou, au besoin, la section des membres. Cet instrument (fig. 1855) est un couteau à lame fine, en forme de crochet, coupant dans sa concavité. Il se compose: 1° d'une lame se montant sur un manche C, et s'y fixant à l'aide d'une vis; 2° d'une gaine protectrice A, articulée à son extrémité afin de pouvoir suivre le contour de la lame en crochet. La gaine protectrice est mue au moyen du bouton B; elle a pour but de protéger les organes de la mère lors de l'introduction de l'instrument.

Suivant les indications, on peut employer une lame à extrémité mousse ou à extrémité aiguë.

Le n° 1 de la figure 1855 représente l'instrument monté, avec le tranchant aigu et la lame à découvert; — le n° 2 représente la gaine A recouvrant le tranchant; — le n° 3 représente la lame à extrémité mousse, prête à être montée sur le manche.

Dans ces derniers temps, Pajot a pratiqué la décollation au moyen d'un lien de forte soie.

« Avec un lien formé par une forte soie, dit-il, ou, ce qui est mieux encore parce que cela est plus commun et se trouve partout, avec un lien formé avec le gros fil, connu vulgairement sous le nom de fouet, on peut opérer la section du fœtus en moins d'une minute et sans aucun danger de blesser les organes maternels. Restent les moyens d'arriver à placer ce fil. Dans aucun des rétrécissements extrêmes que j'ai pu observer, il ne m'a été impossible de passer un crochet mousse; dans les cas de rétraction excessive, où la main ne peut pénétrer, le crochet mousse passe, et assez facilement.

» Or, pour ne pas augmenter le nombre des instruments nouveaux, je me suis contenté de faire creuser dans le crochet mousse du forceps une rainure destinée à recevoir un fil auquel est attachée une balle de plomb trouée qui, par sa forme et son poids, amènera le lien jusqu'à la main de l'opérateur. Le crochet mousse étant placé sur le col du fœtus, comme pour l'embryotomie ordinaire, si la compression des parties empêchait la balle de trouver un passage, une simple pression avec le doigt ou une tige mousse, exercée sur le fœtus, déterminerait immédiatement la formation d'une sorte de gouttière dans laquelle la balle viendrait elle-même s'engager. Une fois le fil placé et les deux bouts saisis par la main de l'opérateur, le crochet mousse est retiré, les deux chefs du fil sont engagés dans un spéculum de bois ordinaire, qui est appliqué dans le vagin pour protéger les parties maternelles contre les atteintes des fils (dans les cas où l'opérateur n'aurait pas de spéculum, deux manches de cuiller à soupe, chauffés et graissés, seraient introduits de chaque côté du vagin et confiés à deux aides. Cela suffirait pour éloigner des fils les parois vaginales); l'accoucheur, saisissant les deux chefs, les enroule séparément autour de chacune de ses mains jusqu'à ce qu'elles soient environ à 25 centimètres de la vulve; tirant alors fortement en bas sur chaque chef de fil, l'un après l'autre, il exécute des mouvements de va-et-vient rapides, et opère, en sciant, la section du cou du fœtus en quelques secondes. Ce procédé est également applicable dans le cas où la région cervicale est inaccessible; le lien parvient aussi à diviser le tronc du fœtus dans les régions comprises entre les crêtes iliaques et la pointe de l'omoplate. Mais, comme les parties fœtales sont ici beaucoup plus épaisses et plus résistantes, l'opération demande, en général, de quatre à cinq minutes. »

FIN DU TOME SECOND.

TABLE DES MATIÈRES

PRÉFACE.. v

TROISIÈME SECTION. — Appareils de prothèse.............. 1

CHAPITRE I. — Prothèse de la face................................... 1

Article I. — Prothèse oculaire..................................... 1
Art. II. — Prothèse buccale.. 14
  § I. Prothèse dentaire... 14
  § II. Obturateurs de la voûte palatine et voile du palais artificiel...... 25
  § III. Prothèse des maxillaires.................................. 40
Art III. — Prothèse nasale... 57

CHAP. II. — Prothèse des membres supérieurs........................ 65
Art. I. — Amputations partielles de la main....................... 79
Art. II. — Désarticulation du poignet et amputation de l'avant-bras.... 73
Art. III. — Désarticulation du coude et amputation du bras.......... 89
Art. IV. — Désarticulation de l'épaule............................. 106
Art. V. — Mesures à prendre pour la fabrication des bras artificiels..... 110

CHAP. III. — Prothèse des membres inférieurs...................... 111
Art. I. — Amputations partielles du pied.......................... 111
Art. II. — Amputation tibio-tarsienne............................. 115
Art. III. — Amputation de la jambe................................ 116
  § I. Appareils pour l'amputation au tiers inférieur de la jambe........ 118
  § II. Amputation de la jambe au-dessus du tiers inférieur............ 137
Art. IV. — Désarticulation du genou............................... 145
Art. V. — Amputation de la cuisse................................. 147
Art. VI. — Désarticulation coxo-fémorale.......................... 159
Art. VII. — Béquilles.. 170
Art. VIII. — Mesures à prendre pour faire confectionner les appareils de prothèse du membre inférieur..................... 171

CHAP. IV. — Appareils prothétiques pour les vices de conformation des membres.. 172

CHAP. V. — Appareils de prothèse pour les résections articulaires........ 175

SECONDE PARTIE

INSTRUMENTS

PREMIÈRE SECTION. — **Instruments employés pour la pratique de la petite chirurgie.** 182

CHAPITRE I. — Instruments pour les pansements 182

CHAP. II. — Instruments employés pour la médication révulsive 186

Article I. — Révulseurs 186

Art. II. — Ventouses sèches 188

Art. III. — Moxa 190

Art. IV. — Séton 192

Art. V. — Acupuncture 192

CHAP. III. — Saignées locales 193

CHAP. IV. — Vaccination 197

DEUXIÈME SECTION. — **Instruments et appareils pour les opérations générales.** 198

CHAPITRE I. — Instruments pour la division des tissus mous 198

Article I. — Instruments pour les sections nettes 198

§ I. Bistouris 198

§ II. Ciseaux 204

§ III. Instruments accessoires des sections nettes : pinces, sondes cannelées, crochets mousses, érignes 205

Art. II. — Sections mousses 211

§ I. Section mousse par ulcération 212

§ II. Section mousse par action traumatique 216

CHAP. II. — Instruments pour la réunion des plaies 221

§ I. Serres-fines et pinces 221

§ II. Sutures 224

CHAP. III. — Instruments pour les sections sous-cutanées 232

CHAP. IV. — Instruments pour les ponctions exploratrices et évacuatrices .. 234

§ I. Ponction exploratrice (akéidopéirastie) 234

§ II. Ponction évacuatrice 241

CHAP. V. — Cautérisation 245

Art. I. — Cautérisation actuelle 245

Art. II. — Galvanocaustique 249

§ I. Galvanocaustique thermique 249

§ II. Galvanocaustique chimique 262

CHAP. VI. — Instruments pour l'exploration et l'extraction des corps étrangers 263

§ I. Exploration des corps étrangers 263

§ II. Extraction des corps étrangers 268

CHAP. VII. — Instruments pour les opérations qui se pratiquent sur les
veines 274

Art. I. — Varices 274

Art. II. — Saignées 274

Art. III. — Transfusion du sang 276

§ I. Transfusion immédiate 277

§ II. Transfusion médiate 280

CHAP. VIII. — Instruments pour les opérations qui se pratiquent sur les
artères 284

Art. I. — Hémostasie 284

§ I. Ligature 284

§ II. Acupressure 293

§ III. Torsion 294

§ IV. Compression médiate exercée sur le trajet des artères 295

Art. II. — Anévrysmes 297

§ I. Instruments de diagnostic 297

§ II. Instruments et appareils pour la cure des anévrysmes 302

CHAP. IX. — Instruments pour les amputations 303

CHAP. X. — Instruments pour les résections et la trépanation 306

Art. I. — Résections 306

§ I. Crochets mousses, palettes de bois, etc 306

§ II. Rugines 307

§ III. Scies, ciseaux, gouges, cisailles, pinces incisives, perforateurs ... 308

Art. II. — Trépan 323

TROISIÈME SECTION. — Instruments et appareils pour les
opérations spéciales 331

CHAPITRE I. — Appareils et instruments employés dans les maladies de l'œil
et de ses annexes 331

Article I. — Instruments de diagnostic 331

§ I. Appareils pour mesurer l'acuité de la vision et l'étendue du champ
visuel 332

§ II. Optomètres 335

§ III. Instruments pour l'examen des lésions matérielles des parties
superficielles de l'œil 351

§ IV. Ophthalmoscopes 354

Art. II. — Blépharostats et ophthalmostats 375

§ I. Blépharostats 375

§ II. Ophthalmostats 378

Art. III. — Instruments nécessaires pour les opérations qui se pratiquent
sur les voies lacrymales 381

§ I. Maladies des points et des conduits lacrymaux 381

§ II. Maladies du sac lacrymal et du canal nasal 384

Art. IV. — Instruments pour les opérations qui se pratiquent sur les paupières.. 393

§ I. Incisions... 393

§ II. Tumeurs des paupières........... 394

§ III. Excision d'un pli cutané des paupières (entropion et ectropion)... 395

Art. V. — Strabisme........ 399

Art. VI. — Instruments pour les opérations qui se pratiquent sur l'iris... 401

§ I. Iridotomie... 401

§ II. Iridectomie.. 403

§ III. Iridencleisis (déplacement de l'iris par enclavement).......... 407

§ IV. Iridodialyse ou décollement de l'iris à sa grande circonférence... 409

§ V. — Corélysis... 411

Art. VII. — Instruments pour l'opération de la cataracte.............. 411

§ I. Division 411

§ II. Extraction à lambeaux...................................... 413

§ III. Extraction linéaire.. 421

§ IV. Succion................................. 428

§ V. Abaissement de la cataracte................................. 430

Art. VIII. Cataractes secondaires.................................... 431

Art. IX. — Instruments pour diverses opérations qui se pratiquent sur le globe oculaire.................................... 433

§ I. Scarification de la conjonctive............................... 433

§ II. Paracentèse oculaire....................................... 435

§ III. Staphylotomie de la cornée...............................:. 436

CHAP. II. — Instruments pour les maladies de l'oreille................. 437

Art. I. — Instruments d'exploration 437

§ I. Spéculums et otoscopes 437

§ II. Instruments pour mesurer l'acuité de l'ouïe.................. 445

§ III. Instruments pour l'exploration de la trompe d'Eustache et de l'oreille moyenne..................................... 445

Art. II. — Instruments pour l'extraction des corps étrangers.......... 447

Art. III. — Opérations qui se pratiquent sur les polypes.... 450

§ I. Arrachement.. ... 450

§ II. Ligature.. 452

§ III. Excision. 455

§ IV. Cautérisation... 455

Art. IV. — Instruments pour pratiquer la perforation de la membrane du tympan ....:............. 456

Art. V. — Tympans artificiels................................... 460

Art. VI. — Cathétérisme de la trompe d'Eustache................... 460

Art. VII. — Cornets acoustiques.................................... 465

CHAP. III. — Instruments destinés aux opérations qui se pratiquent dans les fosses nasales................................ 468

Art. I. — Exploration 468

Art. II. — Tamponnement des fosses nasales...................... 469

Art. III. — Cautérisation des ulcérations des fosses nasales............ 472

Art. IV. — Destruction des polypes du nez et des polypes naso-pharyn-
          giens... 472

§ I. Cautérisation... 472

§ II. Excision.. 475

§ III. Arrachement....... 475

§ IV. Écrasement des polypes........ 477

§ V. Ligature........... 478

CHAP. IV. — Instruments pour les opérations qui se pratiquent sur les
          lèvres... 484

CHAP. V. — Instruments pour les opérations qui se pratiquent dans la cavité
          buccale et dans le pharynx........................... 487

Art. I. — Dilatateurs des mâchoires. — Spéculums. — Abaisse-langue.. 487

§ I. Dilatateurs des mâchoires.............................. 487

§ II. Spéculums oris....... 488

§ III. Abaisse-langue.. 493

Art. II. — Instruments de la chirurgie dentaire.................... 494

§ I. Exploration... 494

§ II. Abrasion des dents 495

§ III. Résection et trépanation des dents........................ 495

§ IV. Obturation des dents................................. 497

§ V. Cautérisation 498

§ VI. Extraction des dents.................................... 498

Art. III. — Staphylorrhaphie 505

Art. IV. — Uranoplastie.................................. 514

Art. V. — Excision des amygdales........................ 516

Art. VI. — Excision de la luette........................... 523

CHAP. VI. — Instruments employés dans les affections du larynx......... 523

Art. I. — Instruments d'exploration.............................. 523

Art. II. — Instruments pour les opérations qui se pratiquent dans le la-
          rynx par les voies naturelles............... 539

§ I. Insufflation 539

§ II. Tubage de la glotte.................................... 540

§ III. Scarification....................................... 541

§ IV. Cautérisation du larynx................................. 543

§ V. Instruments pour agir sur les polypes du larynx....... 547

Art. III. — Trachéotomie.. 555

§ I. Instruments employés pour ouvrir la trachée................. 555

§ II. Dilatateurs de la trachée............................... 558

§ III. Extraction des corps étrangers........................... 562

§ IV. Canules... 563

CHAP. VIII. — Instruments pour les opérations pratiquées sur l'œsophage. 588
Art. I. — Sondes destinées à porter des matières alimentaires dans l'estomac 588
Art. II. — Rétrécissements de l'œsophage............................ 591
§ I. Dilatation graduée.. 591
§ II. Dilatation forcée 594
§ III. Cautérisation... 595
§ IV. Œsophagotomie interne................................. 595
§ V. Œsophagotomie externe................................. 598
§ VI. Gastrotomie.. 599
Art. III. Extraction des corps étrangers de l'œsophage.............. 602

CHAP. IX. — Instruments et appareils employés dans les maladies chirurgicales de l'intestin.................................. 609
Art. I. — Sutures intestinales 609
Art. II. — Contention des hernies abdominales.................... 613
§ I. Hernies inguinales....................................... 614
§ II. Hernies crurales.. 630
§ III. Hernie ombilicale....................................... 631
Art. III. — Instruments pour la cure radicale des hernies............ 634
Art. IV. — Instruments pour la kélotomie........................ 640
Art. V. — Instruments pour le traitement de l'anus contre nature...... 642

CHAP. X. — Instruments pour les opérations qui se pratiquent sur l'anus et sur le rectum.............................. 647
Art. I. — Spéculum ani.. 647
Art. II. — Fistule à l'anus..................................... 648
§ I. Incision... 648
§ II. Ligature.. 650
Art. III. — Hémorrhoïdes..................................... 651
§ I. Compression.. 651
§ II. Cautérisation... 653
§ III. Ligature... 657
Art. IV. — Chute du rectum 658
Art. V. — Rétrécissement du rectum............................ 661
§ I. Instruments d'exploration................................. 661
§ II. Dilatation.. 662
§ III. Incision... 666
§ IV. Cautérisation... 669
Art. VI. — Fissures à l'anus 670
Art. VII. — Corps étrangers du rectum.......................... 670
Art. VIII. — Imperforation congéniale de l'anus 670

CHAP. XI. — Instruments employés dans les opérations qui se pratiquent sur les organes génito-urinaires de l'homme................ 672

Chap. XI. — Instruments employés dans les opérations qui se pratiquent sur les organes génito-urinaires de l'homme.................... 672

Art. I. — Phimosis... 672

Art. II. — Instruments pour la cure du varicocèle............. 675

Art. III. — Cathétérisme..................................... 679

§ I. Instruments destinés au cathétérisme évacuateur, dans les circonstances où il n'existe pas de lésions prononcées du canal de l'urèthre.. 679

§ II. Du cathétérisme évacuateur dans les cas où il existe des lésions prononcées du canal de l'urèthre........................ 692

Art. IV. — Appareils destinés à porter des substances médicamenteuses dans le canal de l'urèthre............................ 694

Art. V. — Rétrécissements de l'urèthre...................... 696

§ I. Instruments d'exploration............................... 696

§ II. Instruments pour la dilatation progressive et graduée.......... 710

§ III. Dilatation forcée...................................... 720

§ IV. Cautérisation.. 731

§ V. Uréthrotomie interne.................................... 740

§ VI. Uréthrotomie externe................................... 770

Art. VI. — Instruments employés dans les affections de la prostate et du col vésical.. 774

§ I. Instruments explorateurs................................ 774

§ II. Instruments curatifs.................................... 775

Art. VII. — Ponction de la vessie............................ 782

Art. VIII. — Calculs vésicaux................................ 784

§ I. Instruments d'exploration............................... 784

§ II. Lithotritie... 788

Art. IX. — De la taille...................................... 817

§ I. Taille latéralisée....................................... 817

§ II. Taille bilatérale et prérectale.......................... 824

§ III. Broiement des calculs après les tailles périnéales.......... 826

§ IV. Taille médiane et lithotritie périnéale................... 830

§ V. Taille hypogastrique.................................... 840

Art. X. — Extraction et broiement des calculs et des corps étrangers arrêtés dans le canal de l'urèthre....................... 843

§ I. Extraction... 843

§ II. Broiement des calculs.................................. 848

Art. XI. — Extractions des corps étrangers contenus dans la vessie..... 851

§ I. Instruments d'extraction simple......................... 852

§ II. Instruments d'extraction par duplicature................. 852

§ III. Instruments d'extraction par redressement............... 855

§ IV. Extraction par division................................ 863

Chap. XII. — Instruments employés dans les opérations qui se pratiquent sur les organes génito-urinaires de la femme.............. 864

Art. I. — Hydropisie enkystée de l'ovaire.................... 864

§ I. Ponction 864
§ II. Extirpation des ovaires 871
Art. II. — Spéculums. 883
Art. III. — Instruments explorateurs du canal cervical et de la cavité de
la matrice 898
Art. IV. — Instruments proposés pour opérer la dilatation du col, en par-
ticulier dans les cas de dysménorrhée de cause mécanique. 903
Art. V. — Instruments pour l'ablation du col de l'utérus 912
Art. VI. — Instruments destinés à porter des topiques sur le col de l'utérus;
instruments de cautérisation et de scarification 914
§ I. Cautérisation 915
§ II. Instruments pour l'application des sangsues et pour la scarification
de l'utérus 918
Art. VII. — Instruments et appareils employés dans les cas de prolapsus de
l'utérus 920
§ I. Opérations ayant pour but le rétrécissement du vagin 920
§ II. Appareils destinés à soutenir l'utérus 923
Art. VIII. — Déviations de l'utérus (antéversion et rétroversion) 938
Art. IX. — Polypes de l'utérus 949
§ I. Pinces et érignes pour attirer les polypes 949
§ II. Arrachement et torsion 953
§ III. Section mousse du pédicule par escharification 955
§ IV. Section mousse par action traumatique 962
§ V. Excision des polypes 965
Art. X. — Fistule vésico-vaginale 966
CHAP. XIII. — Instruments d'obstétrique 986
Art. I. — Pelvimètres 986
Art. II. — Instruments destinés à la provocation artificielle de l'accouche-
ment prématuré 994
§ I. Ponction des membranes 994
§ II. Dilatation graduelle du col 996
§ III. Interposition de corps étrangers entre l'œuf et les parois utérines. 997
§ IV. Tamponnement 1003
§ V. Douches utérines 1004
Art. III. — Instruments destinés à l'extraction des œufs abortifs 1004
Art. IV. — Instruments destinés à la réduction de la procidence du cordon 1005
Art. V. — Forceps 1009
Art. VI. — Levier 1035
Art. VII. — Instruments pour la perforation du crâne 1036
Art. VIII. — Céphalotribes 1042
Art. IX. — Instruments pour la section du cou et du tronc 1060

FIN DE LA TABLE DES MATIÈRES DU TOME SECOND.

TABLE

ALPHABÉTIQUE DES NOMS D'AUTEURS

Les chiffres arabes renvoient aux pages ; les chiffres romains (II) renvoient au tome II, sans qu'il y ait d'indication de tome pour le tome Iᵉʳ ; les chiffres romains plus petits (v) renvoient aux pages de l'introduction placée en tête du tome Iᵉʳ.

A

Abatte, II, 11, 12
Abeille, II, 587.
Acton, 103.
Adam (Mercer), 633.
Adams (Sir W), II, 396, 401
Adams (W.), IX, 492, 676, 696, 698, 701, 708
Adams (de New-York), II, 546.
Aitken, 231, 246.— II, 217, 312, 313, 1036, 1042.
Albucasis. v. — II, 884.
Alcoock. 297.
Alessi, II. 420.
Alexandre, II, 416.
Allain, 487.
Allan, vii, ix.
Allarton, II, 835, 837.
Alquié (de Montpellier), II, 719.
Amatus Lusitanus, II, 731, 733
Amesbury, 160, 207, 236, 456, 583.
Amussat (Alph.), 12, 68.— II, 655, 667.
Amussat (J. Z.), 11, 206, 294, 399, 654, 662, 666, 669, 682, 685, 703, 741, 742, 791, 792, 797, 799, 84ᵇ, 852.
Anagnostakis, II, 397.
Andrews (Edm.) (de Chicago), 523, 587, 591, 607, 711, 713, 724.
Andry, 491, 555.
Anel, 100, 103, 112. — II, 381, 384, 387, 395, 435
Anger (Benjamin), 245, 433. — II, 576.

Anger (Th.), II, 248.
Antylus, II, 831.
Aran, 27, 28, 64.
Argand, II. 440.
Arlaud, II, 146, 163, 166.
Arnaud (G.), 217, 239. — II, 634.
Arnemann, vii.
Arnott (James)(de Londres), 476. — II, 700.
Arnott (James) (de Brighton), 31, 41.
Aronson, 486.
Arrachart, 244.
Arthaud, II, 791.
Ashmead, II, 786.
Assalini, v, vi, ix, 160, 293, 489. — II, 287, 293, 1039, 1042.
Asson, 207.
Atlée, II, 981, 983.
Atti, 329.
Aubenas, II, 988, 1008, 1009, 1010, 1022, 1023, 1027, 1037.
Auran, 532, 583
Aussandon, II, 907.
Auzou pere, II, 3.
Auzou fils, II, 3 .
Aveling (J. K.)(de Sheffield), 668. – II, 280, 965.
Avery, II, 437.
Avicenne, II, 1009.
Avrard, II, 901.

B

Bach, 335.
Baillarger, II, 589.
Baillemont, 135.
Baillif (de Berlin), 283. — II, 69, 70, 81.

Bailly (E), II, 1061.
Baizeau, II, 53, 514.
Baker-Brown, II, 231, 880, 970, 975, 980, 984,
Baldinelli, xi.
Ballard, 2.
Bampfield, 535, 582.
Baraduc, 335.
Baratta, II, 410.
Barbieri, xi.
Barnes (R.), II, 998.
Barrier (de Lyon), 12.
Barth, II, 583, 586, 587, 865.
Barthélemy, II, 647.
Barthez (Ern.), 86. — II, 571.
Barton, 297.
Barwell (de Londres), 523 607, 711, 712, 713, 714, 724
Baseilhac (Jean), voy. Côme (le frere).
Bass (H.), vi.
Bassard, II, 1040.
Batapaglia, 93.
Battley, 105.
Bauchot, II, 563.
Baudelocque, II, 986, 992, 994, 1013, 1015, 1036, 1042, 1044.
Baudens, 116, 117, 119, 120, 139, 182, 183, 184, 185, 218, 260, 270, 703. — II, 115, 145, 147, 399, 517, 606, 610, 840.
Bauer (L.)(de Brooklyn), 595.
Baulieu (Jacques de), II, 817, 834.
Baumers (Marcellin), 218. — II, 1019.
Baundscheidt (Ch.), II, 186.
Beaufort (De), ix.— II, 70, 83, 87, 88, 89, 103, 106, 139, 140 , 143, 154.
Beaumont, II, 600.

Béchard, 564, 572, 573, 700.
— II, 70, 86, 89. 102, 103,
106, 113, 118, 125, 126, 150,
154, 171, 174.
Béchard fils, 698.
Beck, II, 994.
Béclard (P.A.), 583. — II, 825.
Becquerel (Altred), 106, 936.
Beddoes, 1, 26, 37.
Bednarz (Alois), 56.
Beer, II, 396, 403, 405, 414,
430.
Bégin (L. J.), 260, 476. — II,
489, 602, 605, 653, 718, 744,
823, 865.
Béhier, 106, 110, 114. — II,
300, 302.
Behrend (F. J.), vii, viii, 160.
Bell (Benjamin), v, 106, 181
198, 207. 239, 299, 324, 550.
— II, 69, 430, 595.
Bell (Ch.), vi, 286, 644, 645,
703, 715.
Bell (John), II, 820.
Bellingham, 417. 424.
Belloc, II, 469, 473, 480, 1063.
Bellocq, 217.
Belmas, 428. — II, 840, 841,
853.
Beltrami, xi.
Beniqué, II, 686, 705, 711, 714,
718, 799.
Bennet (J. H.), II, 904.
Renoist, 115.
Bérard (A.), 50, 51. 53, 260,
374, 514, 518. — II, 491, 507,
576, 634. 937, 958.
Béraud, 23.
Berenger-Féraud, 290. — II,
322, 610, 660.
Bergeron, II, 937.
Bergson, 86.
Berlinghieri, II. 120.
Bermond, II, 663.
Bernard, II, 687.
Bernard (Camille) (d'Apt), II,
1027, 1028.
Bernard (Cl.), vi, 107.
Bernstein, vi.
Bertinara, xi.
Bertrand, II, 615.
Beutlel, II, 591.
Bevan, 222.
Beylard, II, 666.
Beyran, II, 752, 754.
Biagini, 429.
Bianchelli, II, 855.
Bichat, II, 326.
Bienaise, II, 641.
Bigelow (de Boston), 2. — II,
285, 287.
Bigg, ix, xi, xvii, 357, 372,
380, 394, 396, 426, 510, 515,
520, 523, 525, 546, 551, 570,
571, 573, 576, 580, 587, 588,
601, 607, 653, 680, 697, 711,
715, 724, 725, 733, 735, 739,
757. — II, 41, 80, 135, 137,
151.
Binninger, II, 487.
Bishop, 517.
Bilôt, 587.
Blache, 86.

Blachez, II, 585.
Blaise (de Londres), xi, 131.
Blanc (de Lyon). xi, xvii, 356,
378, 381, 385, 391, 397, 405,
409, 413, 509, 515, 523, 607,
711, 715, 724.
Blanchard, xi.
Blanche, II, 390.
Blanchet, 146. — II, 441.
Blandin. 285, 286, 324. — II,
307, 479, 486, 509, 516, 641,
642, 645, 670, 682.
Blatin, 147. — II, 189, 519, 908.
Blegny, II, 660.
Blick3, II, 819.
Blizard, II. 820.
Blot (H), II, 1001, 1038, 1044.
Blundell, II, 276.
Bly (Douglas), II, 125, 127,
130, 131, 132, 137, 141, 154,
157, 171, 174.
Bobillier, 443.
Bœckel, II, 772.
Boileau, II, 607.
Boinet, 60. — II, 757, 759, 770,
865.
Boiscervoise, 104.
Boisseau (E.-), II, 348.
Boissonneau père, II, 5, 7, 8,
9.
Boissonneau fils, II, 13.
Boivin (Madame), II, 888, 983,
1013.
Bonbolzini, II, 707.
Bondu, II, 190, 193.
Bonnafont, 85, 148, 452. — II,
439, 441, 443, 445, 449, 450,
456. 458, 461, 465, 917.
Bonnar, 106.
Bonnet (A.) (de Lyon), v, 10,
12. 15, 16. 76, 77, 80, 122,
159, 163, 169, 216, 231' 236,
249, 251, 271, 272, 341, 342,
343, 345, 349, 350, 353, 355,
360, 369, 371, 374, 376, 377,
384, 387, 388, 396, 397, 398,
400, 401, 403, 404, 406, 407,
409, 411, 412, 413, 492, 501,
515, 518, 535, 537, 551, 570,
583, 585, 587, 595. 641, 662,
663. 665, 666, 707, 718, 727.
— II, 6, 7, 614, 639, 654, 675,
757, 759, 850.
Bonnet (de Nérac), II, 91.
Bonnier, II, 569, 571.
Boots, 1.
Borella, 555.
Borelli, II, 436, 673.
Borgellat, II, 565.
Borso, II, 837.
Bosch, 296, 297.
Böttcher, vi, 454.
Bouchut, II, 540, 628.
Bourdet, II. 28.
Bourdillat, II, 574.
Bourdon, 38.
Bouloumié, II, 696.
Bourgery, vi, 439, 440. — II,
645, 782.
Bourguet (d'Aix), 286.
Bourguignon, 110, 111. — II,
508, 515.

Bouisson, 5, 141, 260, 329,
330, 332. — II, 239, 836.
Bourjeaud, 339, 449. — II, 614,
627, 923, 925, 933.
Bouvier, IX, 96, 323, 346, 359,
492, 496, 498, 505, 509, 518,
530, 532, 538, 543, 547, 548,
552, 560, 561, 569, 570, 575,
580, 582, 583, 584, 587, 633,
634, 642, 651, 656, 663, 680,
684, 723, 724.
Bowman, II, 381, 382, 385,
386, 388, 401, 408, 412, 421,
423, 428, 431.
Boyer (Alexis), 216, 217, 218,
222, 224, 227, 236, 239, 246,
249, 260, 263, 300, 323, 332,
335, 326. 340, 417, 448, 491,
518, 603, 655, 669, 677, 730,
731. — II, 192, 417, 460, 591,
641, 653, 658, 720, 736.
Boyer (Lucien), II, 399, 959.
Boyron, II, 581.
Bozeman, II, 224, 228, 231,
970, 978, 979.
Bozzini, II, 439, 523,
Bragier, 197.
Brainard (de Chicago), 289,
298, 424.
Brambilla, VII, IX, 417.
Brasdor, 239, 332.
Brault, 328.
Braun (de Vienne), 92. — II,
916, 1002, 1004, 1049, 1061.
Braun, 498, 454.
Braxton Hicks, II, 962.
Bréfeld, 239.
Breit, II, 994, 1046.
Breschet, 50, 51, 53, 139, 141,
451. — II, 216, 274, 649, 675.
Bretonneau. II, 539, 564.
Briet, 38, 39.
Briguel (d'Epinal), 306.
Briot, 283.
Briquet. 447.
Broca, V, 41, 246, 279, 417,
424, 428, 429, 431, 730. — II,
91, 216. 249, 250, 256, 483,
486, 568, 594, 626, 730.
Brodhurst, IX, 343.
Brodie, 345, 583. — II, 807,
821.
Bron (de Lyon), II, 770, 773.
Brown, 561
Brucke, II, 351.
Brucker, 669.
Brun, II, 970.
Brunninghausen, vii, 218,
239. — II, 120, 997, 1015, 1019,
1022. 1042.
Bruns (de Tubingen), II, 532,
553, 773.
Brunton, II, 444.
Buch, II, 908.
Buchanan, 103. — II, 436.
Buhler, II, 34, 36.
Bunsen, II, 262.
Burge (de Brooklyn), II, 603.
Burggraeve (de Gand), vii,
157, 170, 178, 230, 231, 232,
353.
Burman, 286.
Burne, II, 651.

Burns, II. 956.
Burton II. 1061.
Bush, 264, 265
Busch. II 997, 1014. 1018. 1025
1043
Busk, 268, 210.
Bussi, II, 429 853.
Bussière, II, 449.
Butcher (de Dublin), V, 221, 222. — II, 43, 309.
Buys, II, 377, 866.

C

Callisen, II, 869
Campbell (de Paris), II, 1621.
Camper, xii, 582, 583, 616.
Canali, xi.
Canella, II, 912.
Canquoin, II, 393, 619 963.
Cantoni (Michel), 490.
Capron, II. 189.
Capuron, II, 1041.
Carpentier, 439.
Carré, II, 3.
Carret (de Chambéry), 170, 705.
Carrez, 208.
Carron du Villards, II. 398.
Carte, 427, 430, 431.
Cartier, 287.
Caspari, vi.
Castelnuovo. II. 318
Caudmont, II, 752, 754, 860 864.
Cavallini. II, 206, 208.
Cazeaux, II, 996, 1043.
Cazenave (J J)(de Bordeaux).
622, 623, 627, 631. — II, 472, 707.
Cellarier, 2.
Celse, 182, 184, 274, 491. — II, 323, 411, 472, 831, 834; 1040.
Cendale (de Venise), xi.
Chaillot, 526.
Chailly, 555.
Chailly-Honoré, II, 990, 1018, 1037, 1046, 1059
Chamberlen (Pierre), II, 1009, 1010, 1035.
Champion, 274.
Charrière, xvii, 8, 9, 10, 12, 26, 36, 68, 72, 79, 82, 84, 86, 89, 94, 96, 97, 99, 102, 109 110, 111, 129, 135, 150, 273, 278, 285, 301, 314, 323, 325, 363, 382, 391, 418, 420, 424, 425: 430, 435, 439, 498, 500, 507, 510, 508, 572, 630, 679, 687, 690, 694, 696, 760, 725, 752, 755, 756 — II, 27, 58, 59, 62, 75, 79, 83, 89, 93, 98, 103, 106, 108, 110, 124, 133, 136, 141, 157, 159, 164, 172, 174, 195, 201, 204, 207, 209, 213, 219, 222, 226, 243, 271, 290. 294, 311, 312, 314, 316, 318, 327, 390, 401, 408, 431, 470, 479, 482, 490, 518, 567, 574, 589, 594, 618, 644, 648, 680, 711, 718, 720, 722, 728, 765, 770, 796, 798, 800, 803, 807,

818, 821, 825, 826, 828, 847, 865, 889, 891, 844, 897, 900, 907, 913, 914, 917, 992, 1004, 1014, 1020, 1025, 1033, 1040, 1046.
Charrière (Jules), xi. — II, 175, 204, 769, 908, 911.
Chassagny, II, 521, 1028, 1031.
Chassaignac, vi, 54, 56, 102, 119, 121, 131, 333, 491, 493, 583 — II, 157, 200, 216, 218, 219, 220, 318, 490, 517, 522, 557, 558, 559, 566, 567, 569, 572, 651, 658, 817, 878, 951, 962, 1033.
Chassin, 241.
Chastelet, II, 613.
Chaumas, II, 641.
Chaussier, 127. — II, 540, 543, 824.
Chauvin (G.), II, 673.
Chelius, II, 139
Chemin, 104.
Cheselden, viii. — II, 401, 703, 818, 820.
Chevalier, xi.
Chiesa, 678. 694.
Chopart, 264. — II, 112, 113, 137.
Churchill (Fleetwood), II, 886, 895. 912, 943. 950, 955, 956.
Cimiseill. II, 263.
Cintrat, II, 288, 290.
Cirolla, xi.
Civiale. 60. — II, 268, 700,720, 748, 752, 754, 756. 768, 781, 782. 789, 792, 793, 800, 805, 807, 811, 812, 826, 830, 845, 848, 852, 860, 863.
Claisse (de Saint-Valérien), 30.
Claude, 124.
Clausolles, vi.
Cleavelant, II, 23.
Ciéland (Archibald), II, 439, 842.
Clémot, 297.
Cliet, II, 1042.
Cline, II. 849.
Cloquet (J.), 50, 59. — II, 61, 287, 447. 517, 602, 660, 682, 843, 852, 926.
Clot-Bey, II, 799, 836.
Clover, 25.
Cloves, II, 816.
Coccius, II, 369.
Cock, 426.
Coghill, II, 980.
Coghlan (de Wexford), II, 911.
Cohen, II, 1002, 1059.
Coillot, 236.
Colles (de Dublin), 451, 582.
Colombat, vii, ix, 420. — II, 493, 912.
Colot (François), II, 831.
Combes (E.), II, 927.
Côme (le frère), II, 641, 720, 783, 817, 825, 826, 837, 844, 870, 909.
Comerio (A.), xi.
Comerio (V.), xi.
Concato, II, 1063.

Condell (de Fanrmington, Connecticut), xi.
Conquest, II, 1017.
Conradi, II, 412, 415.
Convers (de Vevey), 455.
Cooper (Astley), v, 191, 206, 236, 324, 335, 551, 655. — II, 291, 456, 641.
Cooper (A.) (de San Francisco), 252
Cooper (White), II, 408, 409, 414.
Coquet (de Reims), II, 818.
Cordival, 207.
Cornay, II, 816
Corradi (Joseph) (de Florence), II, 730.
Cortèze, 170.
Corzeniewski (J.), vii, viii.
Costallat, II, 663, 719.
Coste (de Marseille), 32.
Cottin, 680.
Courty, 116. — II, 905, 912, 913, 915, 917, 925, 970.
Coutavoz, 460.
Coutouly, II, 987, 1020, 1042.
Coxeter, xi. 65, 80, 111. — II, 801, 820, 931, 934. -
Coze (L.) (de Strasbourg), 27. — II, 967.
Cresson, II. 615.
Crosby, 228.
Crosby (J.) (de Manchester), 473.
Crichton, 489.
Critchett, II, 386, 408, 421, 423, 437.
Croxton-Foulker (de Liverpool), II, 714.
Cruce (Jo. An. A.), v. — II, 269, 844, 884.
Crussel (de Saint-Pétersbourg), II, 249.
Cruveilhier, II, 122, 191.
Cullerier, II, 956.
Cusack, 417.
Cusco, II, 548, 573, 603, 894.
Czermak, II, 351, 523, 524, 527, 530, 537.

D

Dahl, 423.
Damoiseau, II, 194, 586.
Danavin, II, 1041.
Danyau, II, 1001.
Darcet, 124. — II, 385, 748, 907.
Darwin, 527.
Daujon, 460, 464, 489.
Dauvé. II, 163, 169.
Dauvergne (de Manosque), 223, 237, 239, 319.
Davasse, 244.
David (de Rouen), 582, 585.
Daviel, II, 443, 417, 423.
Daviers, II, 380.
Davis (H. G.) (de New-York), 365, 367, 523, 565, 587, 607, 711, 724.
Davy (H.), 1, 26, 37.
Davy (R.), 31.
Debouges (de Rollo), 144.

Debourge, 53,
Debout, ix, 2, 624. — II, 8, 13,
41, 44. 57, 60, 113, 158, 159,
163, 173, 181, 222, 627.
Dechange, 178.
De Chemant, II, 15.
Decker, II, 557, 563.
Deguise (de Charenton), II,
487, 783.
Delabarre, 6, 45. — II, 28, 489,
500.
Delacroix, 504, 505, 526, 550,
555, 604, 608, 609. 610, 669,
677, 722, 724. — II, 122.
De la Croix (André), v. — II,
269, 844, 884.
Deleau, 145. — Il, 437, 460, 461,
463, 465.
De l'Estrange, 424.
Delestre, II, 499, 503.
Delgado (de Madrid), II, 393.
Delore, 378, 385.
Delpech, IX. 198, 206, 209,
239, 376, 377, 491, 497, 526,
528, 550, 557, 563, 583, 644,
646, 651, 653, 669, 676, 687.
— II, 644, 1042.
Demarquay, 38, 41, 86, 142,
144. 158, 324, 334, 337, 485.
— II, 391, 574, 633, 665, 736,
771, 848, 870.
Demours, II, 379.
Denans, II, 609.
Denonvilliers, 299, 314. — II,
491, 485, 506, 897, 970.
Denucé, 274, 293. — II, 605,
607, 844, 851, 852.
Denys, II, 276.
Depaul, II, 540. 1001, 1018,
1046, 1048.
Depierris, II, 508, 515.
Deroubaix (L), II, 967, 970,
974, 976, 978, 985.
Desault (P. J.), v, viii, 157,
187, 217, 218, 219, 221, 224,
264, 300, 332, 335, 417, 440.
— II, 212, 323, 385, 479, 523,
643, 650, 662, 720, 819, 845,
956, 958, 959; 966.
Desbordeaux, 491.
Deschamps, II, 291, 293.
Desgranges, 295, 398, 409, 410,
411. — II, 231, 473, 921, 922,
923.
Désirabode, II, 34.
Desmarres, 56. — II, 355, 357,
363, 379, 380, 381, 388, 392,
394, 397, 401, 407, 441, 412,
414, 415, 417, 434, 435, 436.
Desmarres (Alph.), II, 419.
Desormeaux, 30. — II, 648,
707, 1013.
Destchy, II, 943.
Deval, II, 434.
Devergie, 14, 21, 60.
Devinelle, II, 23.
Dieffenbach, 255, 287, 288,
342, 491, 496, 498, 623, 704,
731. — II, 399, 505, 984.
Dieulafoy (G.), II, 236, 239,
321, 586.
Dijon, 282.
Dionis, vi, viii, 447, 530. —

II, 69, 118, 135, 784, 832, 835.
837.
Disdier (M.), vi.
Dixon, II, 419.
Dohs, 491.
Dolbeau, 115, 320. — II, 811,
822, 826, 838, 840.
Donders, II, 332, 338, 339.
Donné, 141.
Doubovitzki, II, 849.
Douglas, II, 840.
Downing (Toogood), 131.
Doyère, 15, 16.
Drakman (de Copenhague),
II, 176.
Dreher, xi.
Dreyfus, II, 186.
Drolhagen, II, 11.
Drouin. II, 579.
Druitt, v, 43.
Drutel, 509, 515.
Dubois (Ant.), 417. — II, 479,
820, 1015.
Dubois (Paul), 89. — II, 960,
988, 1013, 1014, 1044, 1050,
1060.
Dubois de Chemant, II, 15.
Duboué (de Pau), II, 983.
Ducamp (Th.), II, 682, 697.
702, 713, 719, 724, 733.
Duchâteau, II, 15.
Duchenne (de Boulogne), ix,
33, 45, 278, 314, 378, 523,
565, 576, 578, 603, 605, 606,
607, 609, 610, 611, 614, 615,
616, 618, 620, 621, 622, 632,
658, 694. 710, 711, 713, 714,
715, 718, 725, 731, 737, 739,
740, 741, 744. 747, 749, 750,
751, 752, 756, 757, 760. — II,
240.
Duckworth, 31.
Dudan, II, 1005, 1007.
Dugès, II, 1013, 1019, 1036.
Duhamel, 287.
Dumreicher, 229.
Duplerris, II, 756.
Duplay (Simon), II, 443, 468,
476, 528, 538, 674.
Dupont, 487.
Dupré, II, 615, 621, 623, 624.
Dupuis, 115.
Dupuytren, 206, 208, 271, 417,
419, 430, 439, 451, 491, 496,
599, 600, 633, 641. — II, 216,
274, 389, 390, 431, 486, 581,
605, 643, 645, 651, 675, 716,
793, 823, 824, 825, 826, 885,
895, 912, 966.
Duran, II, 503.
Duroy, 16, 24.
Dutertre, 599.
Duval (Ange), II, 87, 89.
Duval (Marcellin), vi, 209, 422,
424, 435, 437. — II, 135, 224,
223, 291, 295, 522.
Duval (V.), ix, 127, 376, 377,
492, 497, 649, 663, 679, 680,
690, 696, 704.
Duverney, 182, 239, 299, 319.
Duvignau, II, 12.
Dzondi, 217, 218.

E

Earle, 239, 455. — II, 260.
Eckstein, vii, ix.
Edwards, 442.
Éguisier, 55. 67, 91, 93.
Ehrmaun, II, 967.
Eichheimer, 198, 239, 489.
Elderton, 188.
Elliot Cones, II 674.
Elser, xi, xvii, 10, 13, 26, 301.
— II, 241.
Emden, 875. — II, 411.
Erichsen, v, 26, 223, 288, 590.
— II, 837.
Estanque (D'), II. 503.
Eulenbourg (de Coblentz), II,
932.
Evers, 239.
Evrat, II, 1013.
Ewart (John G.), 26, 37.

F

Fabrice d'Acquapendente, v.
— II, 224, 323, 472, 475, 687.
Fabrice de Hilden (G.), v, 160,
216, 295, 299, 377, 383, 666,
691. — II, 438, 523, 606, 844.
Fabricius, II. 711.
Fabrizj, II, 452, 456.
Fahnestock, 299. — II, 407,
491, 517, 521, 523, 553.
Fano, 101.
Fauchard, II. 15, 22. 26.
Fauraytier, II, 508.
Faure, 22, 139.
Fauvel (Ch.), II, 544, 547.
Favre, II, 265, 562.
Favrot (Alexis), II, 939, 957.
Fayrer, II, 638.
Félix, II, 649.
Fergusson, 1, 107, 111, 161,
590. — II. 284, 513, 514, 886.
Féron, II, 620.
Ferrand (de Lyon), 10, 15, 16.
Ferry (A.), II, 263, 268, 733,
740, 843.
Figuier. 28.
Filhol, 460, 467.
Filhos, II, 656, 915.
Finizzio, II, 1049, 1050, 1059.
Fischer (F.) (de Heidelberg),
xi.
Fischer (P.) (de Pesth), xi.
Flagg, II, 23.
Flamant (R, P.), II, 910, 1013,
1017.
Flaubert, 291.
Fléchelle, 475, 489.
Fletcher, II, 594.
Flourens, 287.
Fock (de Berlin), 69, 71.
Folet, II, 181.
Follin, v, 23, 30, 33, 38, 39, 41,
45, 81, 417. — II, 355, 356,
362, 364, 366, 563, 591, 628,
970, 979, 981.
Foltz, II, 391.
Fonssagrives, 33, 45.

Fontan, 248. — II, 265.
Fordos, 39.
Formy (S), vi.
Forster. 182. — II, 334.
Foubert, II, 329.
Foucault (de Nanterre), 62, 318.
Foucher, 31, 60, 115. — II, 615, 851.
Foullioy. 160. 163, 164, 166, 168, 220.
Fourmé (Ed)(de l'Aude), 31, 86. — II, 444, 544.
Fournier (D), vi.
Fournier, 115.
Fournier (de Lempdes), II, 789
Fox (de Pensylvanie), 331, 416
Francis (de Philadelphie). 32
Franck (P.), II, 471.
Franco. II, 681, 832, 834, 840, 844. 884.
François. II. 1043
Fremineau. II, 652
Friend. II. 1038, 1012.
Fritze (II E ', vii
Froriep. vii, ix
Publé, 86.
Fumer, II. 886
Furnari, II, 221, 377, 407, 431, 434.
Fusch. II, 456

Gignebé. II, 678.
Gaillard (de Poitiers), 193, 343.
Galante (II), xi, 483. — II, 170, 627, 633.
Galès, 124.
Galézowski, II, 362, 365, 375, 382, 383, 388
Galien, vi. 182, 184, 216, 299, 605. — II, 648
Galilée, II, 336, 316.
Gallegos (J.), xi.
Galli, II, 231, 513, 983.
Gallus, xi
Gama, 139. — II, 604.
Gamgee (de Birmingham), 443.
Garcia, II, 523
Gardien, II. 1013
Garengeot, vi, viii, ix, 48, 182, 246 — II, 324, 330, 498, 784, 884.
Gariel, 118, 142, 150, 158, 190, 220, 340, 449. — II, 471, 616, 633, 659. 928. 930, 938.
Garnier, II, 559
Garrigou-Desarènes, II, 442, 453, 464.
Gaténaria.
Gaudry, 115.
Gaujot, II, 296, 740.
Gavarret. 135. — II, 341.
Gavin (Wilson), 181. — II, 66, 69.

Gayral, II, 456, 461.
Gelé, II, 494.
Gellé, 462.
Gely (de Nantes), 236. — II, 609, 615, 685.
Gemrig, II, 272.
Genga, 417.
Gennari (Henrico), xi.
Gensdorf, 160.
Gensoul, 103. 324. — II, 385, 388, 486, 604, 960, 962.
Georges, 42. 45.
Gérardin (Romain), II, 920.
Gerdy (P. N.), vii, viii, 206, 219. 324, 335, 452, 467, 531, 634. — II, 430, 476, 634, 638, 651
Germann. II. 994.
Gersdorf (Schylhans Von), i. v. 299, — II, 826.
Gibson, 217, 218, 230. — II, 421.
Gielaud. 124.
Gillebert d'Hercourt, 583, 634.
Gillet de Grandmont, II, 357.
Gion. II, 34, 36
Giraldès, 2, 82, 155, 331, 417, 703
Giraud-Teulon, II, 333, 367, 369
Glaubert, 124
Glisson, 526
Godier, 555.
Goens, II. 135
Goerck, 489
Goffres, vii, viii, 172, 200, 238, 258.
Goglon (John), II, 18
Gohier, 219
Gohill, II, 230.
Goldschmidt. xi, xvii, 486, 5'3. 552, 574, 587, 645, 681, 724, 725, 733. — II, 155, 157.
Gomi (de Trescorre), II, 950.
Goulier Saint-Martin, 182, 223 (1).
Gooch, 160, 181, 216, 231, 340, 496. — II, 956
Gosselin, 3, 5, 30, 75, 115. — II, 643, 657, 764.
Gosset, II, 224.
Goyrand, 599. — II, 120, 123, 135, 486.
Grady (O.) (de Malahide), II, 965.
Graefe (Alb. von), II, 334, 335, 336, 372, 380, 396, 404, 410, 421, 423, 427, 437, 556.
Graefe (C. F. von), 160, 201, 256, 297, 489. — II, 69, 81, 94, 213, 216, 444, 605, 608.
Grailly Hewitt, II, 280.
Grand-Boulogne, II, 413.
Grandcollot, II, 936.
Green (de New-York), II, 493, 547.
Greenhalgh, II, 906, 911, 953.
Greiling, II, 791.
Grenet, 45. — II, 256, 259.
Grenser, II, 1003.
Gresely, 224.

Gripouilleau, II, 77, 79, 89, 91, 106
Gros (de Dijon). 467, 486, 488
Gross (S.) (de Philadelphie), v, 218. 423. — II, 273, 562
603, 606.
Grout, 122.
Grove, II, 250, 256.
Gruber, II, 437.
Gruilhuisen, II, 788, 792.
Grzymala, II, 641.
Guadet, II, 13.
Guattani, 417.
Gubler, 151.
Gucpin (de Nantes), II, 407.
Guérard, 29.
Guéride, xi. — II, 74, 204, 228, 453, 879, 881.
Guérin (Alph.), vi.
Guérin (J.), ix, 21, 97, 376. 492, 496, 497, 498, 527, 530 538, 547, 560, 563, 570, 582. 644, 649, 651, 653, 663, 678. 687, 699, 700, 704, 709, 721. — II, 236, 239, 400, 435, 582. 585.
Guérin (de Bordeaux), II, 415, 835.
Guérin (de Lyon), II, 415.
Guersant, 57, 290, 297, 333 346, 349, 350, 498. — II, 485, 494, 568, 628, 670.
Guillemeau (Jacques), v.
Guillon (G.), 11, 12, 295. — II. 692, 716, 745, 804, 808, 811. 890, 912, 968, 1019.
Guillot, 698. — II, 134, 620.
Gunther (de Leipzig), vi, 483, 228.
Gurlt, II, 148, 179
Guthrie, II, 416, 417.
Guy de Chauliac, v, 181, 216. 220, 299, 323, 831.
Guyon (Félix), II, 1055, 1057.
Guyot, 139, 140. — II, 460.

H

Hagedorn, 218.
Hales, II, 844.
Haller, II, 852, 853, 856.
Halstead, 489.
Hamilton (A.), II, 998.
Hamilton (F. H) (de New-York), v, 470, 490.
Hamon, II, 1028.
Hardy (de Dublin), 28, 35, 38, 147, 150.
Hare (Samuel), 583.
Harris, II, 22, 23, 29, 33, 35
Harrisson, 417, 428, 491, 527, 582.
Hartig, 264.
Hasner (Van), II, 336, 365.
Hatin (Félix), II, 479, 480, 522.
Hatin (G.), 96. — II, 912.
Hawkins (Caesar), 479, 653. — II, 818, 819.
Hawyard, 4.
Haygarth, II, 793.

(1) Et nou Gauthier de Saint-Martin, comme l'indique par erreur le texte.

Hayn, II, 1038.
Hays, II, 412.
Hazard-Mirault, II, 3, 4.
Hébra (de Vienne), 478.
Heider, II, 249.
Heine (J. G.) (de Würzburg),
ix, 246, 396, 491, 526, 528
530, 543, 547, 640. — II, 313.
Heister (Laurent), v,160,239,
299, 417, 503, 526, 550.
Helmholtz, II, 331. 354.
Henkel, (J. F.), vi.
Henry, vii, ix.
Hérapath (de Bristol), 6, 9.
Hérard, 106.
Hergott, 180, 301, 354, 704. —
II, 970.
Hérisson, II, 297.
Herpin (de Metz), 38.
Hervez de Chégoin, II, 944.
Hestor (James Tory) (d'Ox-
ford), 457, 655. !
Heurteloup, 5. — II, 196, 405,
685, 790, 792, 793, 794. 796,
798, 805, 812.
Hévin, II, 607.
Hey, 340. — II, 385, 430.
Heyfelder, 622.
Heymann, 104, 369.
Hildebrand, 124.
Hilton, 358, 590.
Himly, II, 11, 397, 456.
Hind, 237.
Hippocrate, 182, 228, 299, 319,
491, 530, 582, 585, 666, 705.—
II, 14, 323, 472.
Hodge, 222. — II, 945, 948.
Hodgen (de Saint-Louis), 205,
233.
Hoëy (Robert), 424.
Hofer, vi, 239.
Holmes, v. — II, 492.
Holt (de Westminster), II,
728.
Home (E.), 274. — II, 595.
Hooper (W.) (de Londres),
471, 479, 481.
Hoppe, II, 245.
Horion (Ch.) (de Liége), II,
771.
Hossard, 556, 557, 563, 564,
567, 568.
Houston (de Dublin), II, 657.
Houzelot, 264.
Hewiz (de Copenhague), II,
994.
Hubenthal, 239.
Hubert (de Louvain), II, 1009,
1053.
Hudson (de New-York), II,
146, 176, 177, 180.
Huetle, vi.
Huguier, II, 642, 665, 783, 898,
900, 908, 912, 915.
Hullihen, II, 34, 35, 36.
Hullin (P.) (de Montagne), II,
958.
Huter, II, 1003, 1043, 1049.
Huter fils. II, 1049, 1050.
Humbert (de Morley), ix, 345,
365, 396, 526, 528, 530, 583,
634, 635, 636, 640.
Hunter (Ch.), 106, 107, 115.

Hunter (J.), 26, 274, 275, 278,
286. — II, 731, 821, 844, 8-4.
Hutchinson (James), 228, 231.
Hutton (E.), 417, 424.
Hyernaux (L.), II, 1059.

I

Ingenhousz, 26, 37.
Inglis, 274.
Ilard, 84, 103, 145, 323. — II.
438, 445, 456, 461, 465.
Iunk (de Londres), 331.
Ivanchich, II, 748.
Ivernois, 583, 649, 662, 669,
722, 724.

J

Jaccard, 662, 669, 674.
Jackson (Ch.), 1, 3.
Jacob (H.), vi. — II, 782.
Jacob (de Dublin), II, 412.
Jacobovics, 37.
Jacobson, II, 491, 793, 799,
807, 812.
Jacoby, xi.
Jacowski, 41.
Jacquemier, II, 1065.
Jacquemin, 297.
Jacquier (de Morley), 274,
346.
Jaeger, II, 332, 339, 375, 393,
416, 417, 430.
Jalade-Lafond, ix, 492, 526,
528, 532. — II, 616, 620.
James, 206.
Jameson, II, 593.
Jardine, vii.
Jarvis, 303, 307, 314, 316, 318.
Javal (E), II, 341.
Jobert (de Lamballe), 2, 64,
217, 236, 287. — II, 609, 639,
643, 646, 656, 890, 902, 908,
967, 968, 969, 975, 984.
Johnson, II, 1019.
Jordan (de Manchester), 292.
Jörg, ix, 491, 556, 582, 583,
644, 646, 669, 676. — II, 1038.
Josse (d'Amiens), 50, 52, 53,
219, 461, 470.
Joubert (Laurent), v.
Joulin, II, 1031, 1032, 1033,
1835, 1059.
Jousset, 264, 266.
Junken, II, 382, 422.
Junod, 68. — II, 190.
Jurien (de Genève), II, 385.
Jurine, 125.
Juville, II, 627.

K

Karkoff, II, 843.
Kauer (P.), vii.
Keckeley, 239.
Kelly-Snowden, II, 376.
Kilian, vii, ix, 443. — II, 945,
1048, 1038, 1046.
Kingsley (de New-York), II,
34, 38.

Kissel, 475.
Kiwisch, II, 898, 941, 994, 1039,
1041.
Klein, 218.
Kluge, 264, 265, 274. — II, 995,
996.
Knauer (Th.), vii, ix.
Knight (de New-Hawen), 416.
Knoll, 454.
Kœberlé (E), II, 874, 875, 877,
879, 880, 882.
Kohler, vii, ix.
Kölliker, II, 332.
Koppenstaedter, 207.
Korzeniewski (Joseph), 160,
489,
Kramer, 84, 145. — II, 438, 440,
473, 528.
Krause, II, 998, 1002.
Krishaber, II, 533, 537, 552.
Krombholz, vi.
Kuhn, 144, 583, 594, 608.
Kuss, II, 239.

L

Labbé (Léon), II, 984.
Laborde (J. V.), II, 560, 568,
675.
Labordette, II, 525.
Laborie fils, 139, 141.
Lachapelle (Madame), II,
1013.
Ladreit de la Charrière, II,
455.
Laennec, II, 786.
Lafargue (de Saint-Emilion),
104.
Lafaye, vii. 160. — II, 389,
413, 417, 456.
Lafond (de Nantes), 329.
Laforest, 102. — II, 384.
Laforgue (A.), 171.
Lagneau (L. V.), II, 73, 745.
Lallemand, 60, 634. — II, 718,
733, 736, 793, 895, 967.
Lambron. 57, 86, 87, 481, 359.
Lamenant - Deschenais. II.
908.
Lampe, 246.
Landggaard, 680, 691, 694, 696,
700, 701.
Landouzy, II, 274, 675.
Langeinrich, II, 1044, 1046.
Langenbeck, 69, 71, 73, 74,
105, 288, 354, 528, 623. — II,
180, 311, 410, 515, 556, 559,
637, 820, 913.
Lanelongue (Martial), II, 595.
Langlebert, 103, 130. — II,
710.
Lanne, II, 432.
Lapcyronie, II, 834.
Lardit, 78.
Larghi, II, 378.
Larrey (D. J.), 139, 293, 417,
447, 490, 547. — II, 40, 53,
191, 201, 245, 263, 274, 291,
304, 311, 321, 331, 467, 589,
615, 649, 683, 912, 917.
Larrey (H.), 30, 50, 153, 201,
294, 476. — II, 27, 41, 140,

200, 211, 214, 329, 487, 516, 663, 667, 673.
Lassus, 417.
Laugier (St.), 29, 30, 75, 144, 183, 219, 228, 245, 246, 336 — II, 321, 323, 392, 428, 642, 646, 662, 816, 921, 967, 972.
Laurence (J. Z.), II, 374.
Laurencet, 158.
Lauth (Edouard), II, 1042, 1044.
Lavacherie (de Liége), II, 598
Lavauguyon, 417.
Lawrence, II, 372, 594.
Lawrie, 324.
Lebelleguic, 679, 687. — II, 157, 168, 620.
Lebert, 68.
Lecat, 454.
Lecomte, 142. — II, 265.
Lécuyer. 127, 128.
Ledran, II, 608, 609.
Lée, 131.
Le Fort (Léon), 369, 396. — II 134.
Legendre, 33, 45.
Léger, 231.
Legouest, v, 160, 490. — II, 53, 54, 57, 62, 112, 216, 264, 268, 270, 315, 316, 477, 483.
Leguillon, II. 314.
Lehmann, II, 999.
Leisnig, II, 1039.
Leiter, xi, 92, 110, 113.
Leilher, xvii.
Lemaire, 124.
Lenoir, 23, 109, 111. — II, 76.
Léo, vii, ix.
Lepelletier, II, 658.
Leport, II, 379, 417.
Leroy (d'Étiolles) (J.), II, 268, 407, 447, 449, 479, 481, 608, 637, 683, 699, 704, 715, 731, 736, 737, 738, 742, 756, 774, 775, 776, 782, 784, 785, 786, 787, 789, 790, 791, 794,7 96, 807, 812, 847, 849, 851, 853, 855, 856, 857, 860, 863, 892, 893.
Le Roy de Méricourt, II, 187.
Leschevin, II, 460.
Lesueur, 156, 169, 337.
Leuret (Fr.), II, 590.
Levacher (G.), 139.
Levacher de la Feutrie, 491, 504, 505, 526, 530, 550, 555.
Levis (R. J.) (de Philadelphie), 239.
Levret, II, 212. 660, 956, 1004, 1011, 1012, 1013, 1014, 1015, 1020, 1037, 1041.
Lévy, II, 1038.
Lewin, 86.
Lewison (de Brighton), 331.
Leydig, 459, 467.
Libavius, II, 276.
Liebreich, II, 353, 365.
Linhart (de Vienne), vi. — II, 748, 755, 759.
Lisfranc, II, 112, 541, 682, 889, 912.
Liston (G.), vi, 1, 160, 215, 221. — II, 316.

Little (W. J.), ix, 491, 563, 676.
Littré, xiii.
Locarelli, II, 1044.
Loffler, 198, 199.
Lollini (P. et P.) (de Bologne), xi. — II, 1049, 1051.
Lombard, 53, 68.
Longet, 29, 108.
Longuet, II, 300, 302.
Lonsdale (Edw.), viii, 237, 247, 264, 265, 535, 560, 563 570, 585.
Loram (P.), II, 197.
Loreau, 208, 210.
Lorinser, 155.
Louis (Ant.), viii, xi, 182.
Louvrier, 374, 377.
Lover (Richard), II, 276.
Lowdham, II, 118.
Loyseau, II, 731.
Ludwig, II, 297.
Luer, xi, xvii, 11, 82, 86, 87, 107, 111, 113, 124, 419. — II, 58, 60, 202, 263, 265, 291, 296, 379, 397, 436, 460, 490, 520, 566, 578, 949, 954, 1046.
Luke (de Londres), 471, 481.
Lurde, II. 579.
Lusardi, II, 378, 410.
Lusitanus (Amatus), II, 731, 733.
Lutens, 375.
Lutten, II, 180.
Lutter, xi.
Lyell, 155.
Lyon (W.) (de Glascow), 424, 439.
Lyons, II, 722.

M

Macintosh, 480.
Mackensie, II, 393, 412, 419.
Mackintosh (John), II, 903.
M'Clintock, II, 950, 954.
Macquer, II, 687.
Macquel, II, 570.
Maeyer, 7, 9.
Magendie, II, 95, 97.
Magitot, 32. — II, 16, 494.
Magne. 119, 120. — II, 303.
Maillot, II, 933.
Maisonabe, ix, 492, 528, 526, 548.
Maisonneuve, 35, 56, 63, 297, 321, 335, 374, 704. — II. 44, 47, 48, 52, 216, 219, 483, 510, 523, 557, 595, 693, 728, 754, 759, 761, 764, 766, 767, 770, 782, 830, 864,. 865, 913, 962, 1033.
Maissiat, 16, 96.
Malgaigne, 2, 4, 5, 23, 159, 193, 206, 241, 244, 245, 246, 249, 255, 263, 271, 274, 285, 287, 299, 305, 306, 314, 328; 335, 337, 384, 492, 497, 498, 515, 518, 547, 559, 585, 599, 634, 636, 642, 651, 730, 731. — II, 445, 235, 593, 615, 619, 628, 632, 643, 682. 826.

Mallez, II, 695, 722, 724, 737, 753, 754.
Mandl, 133. — II, 529, 541, 544.
Manec, II, 215, 383.
Manfredi, II, 393.
Mang (J.), xi.
Manget, 377.
Mangin, 160.
Manrique, II, 312.
Manzoni (de Vérone), II, 837.
Marchal (de Calvi), II, 853.
Maréchal, II, 683, 685.
Mareschal, II, 834. 836.
Marey, II, 297, 300, 302.
Margoulies (de Londres), 55.
Marini, II, 843.
Marinus, II, 1059.
Marjolin (J. N.), 55,
Marjolin (René), 349, 350.
Mark, II, 132, 137.
Markoe (Thomas), II, 146.
Marks, xi.
Marmonier, II, 281.
Marque (Jacques de), vi.
Marshall (de Londres), II, 249.
Marshall-Hall, II, 920.
Martenot (de Cordoux), 31.
Martin (Albert), II, 606.
Martin (Ferd.), ix, 210, 281, 319, 349, 350, 360, 369, 489, 492, 529, 550, 570, 583, 587, 609, 626, 650, 679, 752. — II, 113, 122, 133, 136, 154, 344, 327, 425, 694.
Martin (Jules), 572, 687, 723.
Martin (le Major), II,
Martin (de Lyon), II,
Martin-Saint-Ange, II, II, 573.
Martini, 458.
Marx, II, 649.
Mascart, II, 313.
Maslieurat-Lagémard, II, 573.
Massarenti, 753, 755.
Masters, xi.
Mathieu, xi, xvii, 29, 66, 71, 86, 88, 90, 98, 102, 147, 276, 280, 282, 283, 316, 325, 350, 364, 369, 371, 401, 431, 437, 499, 514, 517, 523, 524, 567, 571, 572, 596, 607, 609, 627, 630, 654, 693, 696, 726, 739, 752, 753. — II, 70, 76, 89, 99, 103, 106, 118, 125, 126, 133, 157, 154, 155, 168, 174, 187, 204, 206, 219, 226, 236, 243, 272, 280, 282, 294, 310, 394, 426, 428, 596, 483, 489, 513, 521, 549, 553, 566, 574, 577, 603, 673, 711, 722, 809, 828, 848, 869, 872, 876, 902, 908, 914, 918, 1064.
Mattei, II, 1002, 1016, 1026, 1054.
Matthysen, 701.
Mauchard, II, 591.
Maunoir (de Genève), 401. — II, 554.
Maury, II, 17.
Mayer (de Vienne), 91. — II, 920.
Mayor (Mathias), vii, viii, 6, 9, 51, 68, 160, 161, 198, 206,

207, 245, 305, 333, 344, 345, 376, 493, 496, 526, 535, 555, 585. — II, 191, 213, 216, 479 693, 722, 926, 957.
Mayor fils, 68.
Meckren, 496.
Meigs, II, 945, 948.
Meissner, II, 995.
Méjean, II, 385.
Mélier, 332, 333, 334. — II, 885, 888, 889.
Mellet, IX, 373, 377, 381, 492, 493, 504, 520, 522, 523, 526, 536, 550, 598, 600, 642, 644, 646, 649, 658, 662, 669, 670, 674, 691, 719, 724, 726, 732.
Mende, II, 1038.
Mendelsohn, II, 570.
Menière, 84, 149. — II, 440. 447.
Merchie, VII, VIII, 170, 172, 703, 705.
Mercier (Aug.), 60. — II, 689, 693, 774, 776, 777, 778, 780, 785, 787, 808, 811, 812, 813, 814, 817, 853.
Mérignac, II, 914.
Méry, II, 642, 817, 831, 834, Mette, XI.
Meunier (Valerq), II, 572.
Meyer (Ed.), 83. — II, 373, 406.
Meyrieux, II, 777, 791.
Michaelis, VII. — II, 456, 1007.
Michaléna, II, 722.
Michaux (de Louvain), 416, 704.
Michon, 50, 316, 437.
Middeldorpf, II, 239, 241, 249, 250, 253, 255, 257, 259.
Middleton, 340.
Mignon, 594.
Mikschik, II, 966.
Mille, II, 120, 122.
Miller, 286, 440.
Milliet, 519.
Millikin, 429.
Milly, 526.
Minich (Angelo), 594.
Miquel (d'Amboise), 207.
Mirault, II, 5, 6.
Mitscherlich, 180, 354, 704.
Moesner, II, 11.
Mojon, 26, 37.
Moncoq (de Caen), II, 277.
Mondollot, 38, 39, 142.
Monod, 38. — II, 398.
Monroy, 127, 128.
Montain, II, 390, 722.
Montgommerie, 155.
Moore (James), 417, 424.
Moore (Thomas), 26, 81.
Morand (de Pithiviers), 150, 417.
Morax, II, 569.
Mordet, 217, 228, 231.
Moreau (F. J.), II, 1013.
Moreau (Joseph), 41.
Moreau de Saint-Ludgère, II, 786.
Morel, 417.
Morel-Lavallée, 33, 45, 155, 159, 257, 258, 266, 279, 337. — II, 576.

Morell-Mackenzie, II, 535, 541, 549, 552.
Morgagni, II, 660.
Morgan, 206.
Morin, 33, 45.
Morpain, II, 186.
Morton, 1, 3.
Moulin, II, 892.
Mounier, II, 42, 43.
Moura-Bourouillou, II, 531, 537, 551.
Mudge (de Plymouth), 133.
Muguet, II, 224.
Mulki, 133.
Munaret, 200, 203, 206.
Murat, II, 927.
Muret, 206.
Murray (W.), 444.
Mursinna, II, 40.
Muschenbroek, 246.
Museux, 421. — II, 210, 512, 516, 523, 912, 951, 954, 968.

N

Nachet, II, 364.
Naégelé (H. F.), II, 967, 981, 988, 1018, 1022, 1037, 1040, 1949, 1062.
Nardo (Luigi), 469.
Nasmyth, II, 30.
Nélaton, 29, 30, 33, 45, 210, 302, 314, 326, 330, 333, 352, 443, 485, 583 597. — II, 47, 226, 248, 249, 264, 281, 315, 316, 319, 380, 662, 664, 665, 674, 676, 688,8824, 826, 828, 829, 848, 849, 871, 875, 964.
Neugebauer, II,1009.
Nicolaï, 217, 218.
Nicolas (L. E.), II, 281.
Nicole (de Neubourg), 263.
Nicole-Berthelot, 461.
Niemeyer, II, 1038.
Niessen, II, 936.
Nonat, II, 945.
Norris, 217.
Notta (de Lisieux), II, 405.
Nuck, 417, 503, 526.
Nunn, 449.
Nunneley (de Leeds), 2, 27, 29.
Nyrop (Camillus) (de Copenhague), XI, 574, 725. — II, 130, 148, 154, 171.

O

OEsterlen, 296, 297.
Olivier (J.), 106.
Ollier (de Lyon), II, 224, 308, 318, 603.
Ollivier (d'Angers), 518, 543.
Olsen, XI.
O'Neil, XI.
Onsemont (Von), II, 389.
Oré (de Bordeaux), 425. — II, 278, 280, 281.
Oribasc, VI.
Osiander, II, 1009.
Ott, VII, VIII.

Otto (de Bâle), XI, 34, 36.
Ozanam, 27.

P

Pagenstecher, II, 421.
Paget, 590.
Pailloux, 324.
Pajot, II, 281, 662, 1001, 1020, 1021, 1065.
Palasciano, 165, 342, 376, 387.
Paletta, (33. — II, 595
Palfyn (Jean), II, 1010, 1011.
Palmer, II, 118, 125, 127, 141, 144, 154, 174.
Pamard, II, 378, 385, 410.
Panas, II, 645, 674, 869.
Paquet (de Roubaix), 155.
Paré (Ambroise), V, 26, 103, 124, 139, 160, 170, 181, 182, 216, 271, 281, 299, 300, 328, 491, 602, 603, 651, 666, 720. — II, 2, 3, 14, 17, 25, 40, 58, 66, 69, 81, 93, 116, 137, 140, 151, 430, 608, 733, 740, 755, 832, 834, 884, 1036, 1040.
Parise, 633. — II, 47, 249.
Parker, 416.
Parmentier, II, 848.
Paroisse, II, 456.
Pasquier, II, 813.
Passart, II, 13.
Patissier, II, 927.
Paul d'Egine, II, 3, 433, 883, 1009.
Paulet, II, 918.
Péan, II, 228, 230, 483, 513, 612, 884, 882, 978.
Pearson (Richard), 1.
Pelikan (de Saint-Pétersbourg), 178.
Pellarin, 144.
Pelletan, 96.
Pelletier, II, 109.
Pellier, II, 375, 389.
Perceval, 26.
Percy, V, VIII, 53, 68, 287, 417, 460, 489. — II, 185, 191, 204, 206, 224, 263, 264, 269.
Perret, VII, IX.
Perrève, II, 594, 696, 722, 725, 728.
Perrin (Maurice), 4. — II, 343, 357, 369, 422, 432, 740, 754.
Perrotin, II, 608.
Pertusio (de Turin), II, 931.
Pescheux, 115.
Petit (A.), II, 731.
Petit (J. L.), V, VIII, 170, 182, 184, 198, 209, 229, 260, 299, 300, 328, 336, 417, 420, 423, 447. — II, 385, 604, 608, 670, 686.
Petit, II, 1008.
Petit-Radel, VII.
Pétrequin, 237, 335. — II, 389. 390.
Phillipeaux, II, 473
Philip-Crampton, 424.
Phillips, II, 485, 796, 921.
Physick, 217, 287. — II, 407.
Picard (Paul), 73...

Pickel, vii
Piedagnel, 33.
Piorry, II, 584
Platner. v. 306. — II 650.
Pline, II, 65.
Poggiale, 2.
Poinsot. II. 504.
Poland. 426.
Poltzer, II. 465.
Pollock, 131.
Poncet, II. 362.
Pope, II. 378
Porta (de Pavie), 6, 9.
Portal (Ant.), v, 552.
Porter, 417.
Posh (de Vienne). 198. 201
Post (de New-York). 360 706
Potet, 486
Pott (P), viii. 206 208 551.
582. 583. 387, 592. 197 — II,
644
Pouillien. 64 467. — II 690
Poyet, II 378
Pravaz(de Lyon). ix 407. 108.
109 111. 287, 313 396, 410.
492. 527 530 538 547. 583
634, 635, 636, 637 640 — II.
2'16, 274, 387. 793
Prestat (de Pontoise) 257.
Pretei re. 450 — II. 37, 38, 41
42, 48, 53, 56, 57, 63
Prince (D)(de Philadelphie)
ix 711. 713 725
Probie II. 840.
Purmann 217

Q

Quinton 43.

R

Rabiot. 462, 466 486.
Raciborski. II, 581, 927.
Rae (J) (d'Edinburgh), 198
Ralmberi. 7 9
Rambaud, II, 865.
Ramsbotham, II, 1063.
Rapou, 125, 126, 128.
Raspail (F), 361. 369. 371
Raspail (C). 390, 396, 763
Ratti, II, 398
Rau, II, 1009
Rault, 375.
Ravaton, v, 160, 198, 246, 328.
424 — II, 419, 420, 846.
Raynaud (Maurice), 143
Raynaud (de Montauban). II.
903
Read, 426
Reaumur, 125.
Récamier, 96, 335 — II. 235.
452, 580, 664, 685. 865, 870.
884, 888, 895, 915, 916, 927.
933
Reeves, 429.
Regnauld (J.), II, 249.
Reim (H), xi.
Rein, xi.
Reisinger, II, 400
Reliquet. 57 — II, 689 694,
782, 810, 846, 850.

Rembourg, II, 159.
Remy, 454.
Renaud. 223
Retoré, II, 793.
Reveil, 32.
Reynaud (A. A. M), 8, 9 26.
Reynaud, 239.
Reybard. II. 390. 415, 580. 583.
596 609, 644, 646, 745, 746,
752.
Reynders, xi.
Reysinger. II 11.
Rhazès, II. 397, 687, 884.
Rhea Barton, 374
Rho, II, 3
Rhumkorff. II. 265
Ribes, II. 40. 53
Richard (Adolphe). 29. 30 32.
403 489, 512 — II, 887.
Richardson. 34
Richerand, 655
Richet 20, 416, 438, 703 — II.
168. 300, 575, 653 667, 754,
915
Richter (Aug. G). vii, xi, xii
Richter (A L.). vii, viii, 160.
505 — II 378, 413. 415, 476.
563
Ricord. II. 210. 404 522, 639,
673. 678 735, 744. 765, 767,
768, 891
Riecke, 229. 297.
Rigal (de Gaillac). 378, 523.
604 710 724. 739. 752 — II,
231. 777. 791. 792, 797. 829
Rigaud (de Strasbourg). 251,
250 — II. 479, 722, 791
Rigby, II 1010
Riolan. II. 784
Rioux. 126, 128
Rist. II. 1014.
Ritgen II, 995, 1038, 1043, 1044.
1059
Ritouret. II. 499.
Rizzoli, II, 837.
Robertson, 424.
Robert (Alph), 2, 5, 10, 33.
45, 64, 98, 139, 441, 270, 285.
— II, 485, 489, 744, 749. 936,
952.
Robert et Collin, xi, xvii, 61,
86, 93, 320. 327 — II. 106,
142, 153, 466, 196, 287, 323,
377. 419. 565, 596, 603, 802,
810, 816, 845, 852, 859, 872,
877. 919.
Robinson, 4.
Roderic, II, 202
Rodgers (de New-York), 429.
Rœderer, II, 1036
Roger (de Parme), II, 323.
Roger (H). II, 566.
Romani (Giovanni di), II, 830
Roncalli, II, 687.
Roonhuysen, II, 966. 1035.
Rothmund. II, 379, 637.
Roser, II, 935.
Rouch, II, 1018.
Roulland, 141.
Roussel (de Genève), II, 279.
Rousset, II, 840.
Rousset de Vallières, II, 418.
Roux (Jules) (de Toulon), 7,

9, 26. 34 139, 187, 188. 243.
271, 324. 443. 444. 513, 526,
550. — II, 445. 446. 225. 511,
819.
Roux (Pb J.). II. 506. 969
Rudtorffer. vii. ix
Ruete, II, 350. 355, 524.
Rumpelt, II, 379.
Rust (J N). vii.
Rutenick, 264, 265.
Rynd (de Dublin). 105.

S

Sabatier (R B), II, 682, 843.
852.
Sacchi (D.), II, 834.
Sachs. vii.
Sack, II, 1003.
Saint-Thoan, II, 58.
Saint-Yves, II, 488.
Saissy, II, 461.
Salerni (de Palerme), II, 420.
Sales-Girons, 83, 85, 86.
Salicet (Guillaume de), 209.
329.
Salleron. 139
Salmon, II, 621.
Salter, 202
Samson, II, 79, 81, 615.
Sanctorius. II, 557, 563. 814.
Sanctus (Marianus), II, 831
834. 835.
Sanford, 286
Sanson (J. L.), 50. 60, 271.
451. — II, 274, 675.
Sarazin (Ch), 490 — II, 203.
Sarlandière, II, 493.
Saunders, II, 412.
Sauter, 198, 206. 207.
Savage, II, 914, 915, 917, 918.
Savary, 84.
Savigny, vii, ix.
Saxtorph, II, 1009, 1020.
Sayre (de New-York), 367.
Scanzoni (de Wurtzburg), 35.
36, 38. — II, 871, 896, 915, 917,
920, 930, 934, 943, 1009, 1049.
1063.
Scarpa, 435, 491, 666, 669, 675.
676, 678, 715. — II, 293, 389,
390, 430, 431, 819, 825.
Schaedel, 418
Schange, II, 31, 62.
Schaw, ix.
Scheiner, II, 335, 338.
Schilling, II, 931.
Schimanousky, xi.
Schlagintweit, II, 410.
Schmalkalden, II, 644.
Schmidt (F. A.), 526
Schmidt (J. A.), II, 430.
Schnackenberg, II, 997.
Schœller, II, 1006, 1044.
Schreger, vi. — II, 967.
Schuh, 594. — II, 580.
Schuré, II, 1009.
Schutzenberger, II, 594.
Scott, 353.
Scoutetten, 200.
Scultet (J.), vii, viii, ix

182, 295, 299. — II, 269, 844, 884.
Sébastien, II, 69.
Sédillot, vi, 5, 13, 75, 292, 299, 300, 303, 322, 324, 354, 401, 497, 633, 634 — II, 159, 192, 232, 264, 293, 464, 511, 512, 515, 596, 599, 637, 666, 673, 740, 757, 761, 762, 764, 772, 822, 826.
Seerig, vii, ix.
Ségalas, II, 707, 723, 734, 799, 808, 854.
Ségin (F.), vii.
Seguin (d'Albi), 52.
Selpho (W.), xi.
Semelder, II, 444, 528.
Senff, 424.
Séré (E. de), II, 261.
Serre (de Montpellier), 60. — II, 120, 836.
Sestier, II, 541.
Seutin, 170, 216, 353, 703.
Séverin (M. A.), II, 484.
Sharp, vi, viii, 181, 496. — II, 326.
Shaw. 324, 491, 504, 527, 519, 538, 550.
Sheldrake, 524, 527, 551, 668
Sheppard, II, 712, 724.
Shrady (G.), 205.
Shupke, 518.
Sibson, 13, 23, 26.
Sichel (J.), II, 396, 414, 433.
Siebold (K. C.), II, 40,
Siebold (A. E.), 965, 994, 996, 1014.
Signoroni, 425, 430, 444.
Simon (G), II, 970, 984, 1059
Simonin (de Nancy), 257.
Simpson (d'Edinburgh), 1, 2, 5, 27, 38. — II, 164, 224, 229, 294, 898, 903, 905, 809, 919, 941, 966, 970, 980, 1013, 1022, 1026, 1049.
Sims (Marion), II, 224, 231, 515, 893, 896, 897, 900, 903, 905, 911, 912, 913, 916, 920, 939, 945, 947, 948, 954, 962, 970, 974, 977, 983, 984.
Sir-Henry, II, 327, 799, 807, 1043.
Skey, 1, 420.
Skinner, 9, 13
Skipton, 223.
Smalsius, II, 430
Smée, 171.
Smellie, II, 1011, 1012, 1013, 1036.
Smith (N. R.) (de Maryland), 160, 203, 207, 216.
Smith (de Pensylvanie), 274, 489.
Smith (Protheroe), II, 887.
Smith (Stephen), II, 147.
Smith (Tyler), II, 492, 894.
Snellen, II, 332, 324.
Snow, 2, 13, 23
Sœmmerring, II, 632.
Solingen (van), 503. — II, 118, 135, 687, 834.
Sommé (d'Anvers), 170, 290
Sonntag, II, 1017.

Sotteau, II, 505, 508, 513.
Soubeiran, 2.
Southern, 705.
Sperino, II, 435.
Spessa, II, 855.
Spiegelberger· (de Gœttingen), 443.
Staeckel, 454.
Staffel, II, 598.
Stafford (de Londres), II, 757.
Stahl, 720.
Stanski, II, 585.
Stark, vii.
Startin, II, 229, 230, 513
Stearn (Ch W.), II, 32, 34, 38.
Stein, II, 987, 1012.
Steinhel (de Munich), II, 249.
Steinmetz, 322.
Stelwag von Carion, II, 357.
Sténon, II. 7.
Stevens. 297.
Sulle, xi.
Stilling, II, 387, 389.
Stockes, II, 339.
Stodart, II, 793, 799.
Stoltz, II, 920, 1018, 1022, 1023, 1025.
Streatfield, II, 411.
Stromeyer, 69, 329, 330, 375, 401, 496, 623, 668.
Sue (J. J.), vi.
Suret, II, 634.
Switzer (de Copenhague), II, 593.
Syme (d'Edinburgh), 217, 496, 731. — II, 598, 770.
Szymarowski, II, 994.

T

Taft, 45.
Tagliacozzi, II, 58.
Tamplin (W.), ix, 491, 560, 668, 676, 696.
Tanchou (S.), II, 707, 777, 791, 798.
Tanner (de Dublin), II, 522.
Tardieu (Amédée), II, 558.
Tarnier, II, 998, 1001, 1006, 1014, 1026, 1027, 1036, 1046, 1049, 1063.
Tarsitani (de Naples), II, 1015.
Tarenget, II, 598.
Taule (de Strasbourg), II, 880.
Tavernier, 557, 558, 560.
Tavignot, II, 397, 434.
Taylor (C. F.) (de New-York), 587.
Teale, II, 386, 428, 620.
Tenon, 124.
Tessier, 518.
Theden, ix, 486.
Thénance, II, 1026, 1050.
Thierry (Alex.), 295. — II, 216, 484, 607, 962.
Thillaye, vi, 424, 603.
Thilow, 489.
Thivet, vii.
Thomas, 466.
Thomassin, II, 269.
Thompson (de Dublin), xi.

Thompson (John), II, 632, 641. 694, 801, 814, 820, 874.
Thourel, II, 665.
Thurriegl (C.), xi.
Thurriegl R.), xi.
Tirman, 86.
Tobér, 198, 217, 454, 459, 107, 489.
Todd, 417, 424.
Toirac, II, 196, 487.
Tolet, II, 685, 784.
Tossoli, xi.
Tourdes, 27.
Touzay, II, 799.
Townley, 13, 14.
Toynbee, II, 437, 443, 444, 445, 460.
Tralles (Alexandre de), II, 433.
Traube, 133.
Travers (B.), 451 — II, 385.
Trélat (U.), 252, 553 — II, 516, 596, 767, 770, 1026, 1046.
Tréyéran, II, 835.
Triayre, 125, 126, 128.
Tripier (A.), II, 262, 673, 737.
Triquet, 149. — II, 438, 440, 450, 460, 461.
Troja, 287.
Trousseau, 106. — II, 493, 543, 559, 564, 569, 572, 574, 578, 592, 632, 865.
Trouvé, II, 265, 288, 534.
Tufnell, 480, 417, 424.
Tulpius, 496.
Turck (Ludw), II, 523, 524, 527, 537, 539.
Tuson, 271
Tyrel, II, 408.

U

Uytterhœven (Victor), 155. — II, 866.

V

Vacca, II, 120, 599, 836.
Vacher, 332.
Valat, 489.
Valette, 73, 115, 254, 273, 638. — II, 634, 656. 676, 1049.
Valérius, 345, 537, 585.
Valleix, 105. — II, 898, 899, 941, 942.
Valler, II, 933.
Vallin, 497.
Van-den-Corput, II, 236, 238, 946.
Van der Ecken, II, 1063.
Van Helmont, II, 687.
Van Hœter (de Bruxelles), 376.
Van Huevel, II, 988, 990, 991, 993, 994, 1057, 1059.
Van Loo, 704
Van Peeterssen, II, 70, 82, 89, 94, 96, 103, 106.
Van Praag (de Leyde), II, 627.
Van Swieten, 518.
Vanzetti (de Padoue), 416. — II, 843.

Varypaeff (J), xi.
Varypaeff (Theod.), xi.
Vasseige (de Liége), II, 1059, 1061.
Vaucanson, II, 734, 738, 1046.
Vaugheim-White, 454.
Velpeau, vi, 2, 32, 33, 45, 51, 170. 274, 295, 315, 435, 437, 438, 629, 630, 703 — II, 145, 235, 274, 316, 324, 477, 517, 519, 581, 592, 639, 664, 675, 682, 834, 920, 921, 926, 941, 966.
Venel, 491, 504, 526, 555, 598 661, 662, 666, 669, 676, 678, 683, 690, 694.
Verdier, 417, 424, 649
Verduc (Laurent), vi
Verduin II, 118, 127, 133.
Vernet, 438.
Verneuil, 23, 38, 274, 292, 352, 416, 633. — II, 219, 587, 588, 865, 970.
Verhnes, II, 884.
Verrier, II, 1059
Versghuylen, II, 41.
Vicq d'Azyr, II, 665
Vidal (de Cassis), v, 290, 324, 493, 513. 642 — II, 17, 34, 159, 221, 246, 318, 445, 447. 505, 521, 599, 632, 672, 674, 678, 687, 699, 786, 816, 826, 846.
Vidal y Sobrevia, xi.
Vierordt, II, 297.
Villemur (De), II, 44, 508
Villeneuve (de Marseille), II, 937, 996.
Vincent, 286.
Vinci, II, 694.
Viricel, 286, 417, 424. 518.
Voillemier, II, 135, 685, 688.

691, 721, 722, 725, 727, 728, 732, 747, 752, 761, 762, 764, 783, 814.
Volpi, 217.
Vrolik, 633.
Vulpès, vii, ix.

W

Wagner (J.), II, 40, 411.
Waldau, II, 408, 423.
Waldenburg, 86.
Walker, II, 429.
Waller (de Birmingham), 34.
Walton, 221.
Wantzel, 669.
Ward (John), 486 — II, 1005.
Wardrop, 287, 291.
Warens (de Boston), II, 523.
Warren, 1, 297.
Wasserfuhr, 297.
Wathely, II, 475, 736.
Watson (Jones) (de New-York), II, 598.
Weber, II, 384, 386, 388, 404, 411.
Wechsung, II. 1038
Wecker, II, 333, 352, 395, 428, 436.
Weill (H), xi.
Weiss, xi, xvii, 9, 13, 24, 97, 419, 456. - II, 278, 439, 477, 793, 799, 804, 807, 889, 894. 947.
Wellenbergh, II, 988.
Wells (Horace) (d'Hartford Connecticut), 1.
Wells (Spencer), II, 873, 876.
Wenzel (Carl.), 582. — II, 994.

Wenzel (J. B. de), II, 403, 506.
Wenzel Linhart, II, 748, 755.
Werber, 698, 701.
Wertheimber, II, 737.
Weston, xi.
Whately, II, 650.
White, 206, 274, 275, 286, 291, 486. — II, 120.
White-Cooper, II, 408, 409, 414.
Whyte, II, 435.
Wickham, II, 616, 621, 628.
Wiedemann (F.), vi. — II, 415.
Wiesel, 286.
Wilde, II, 401, 431, 453, 1038.
Wilson, II, 69, 120.
Winchester, 214.
Windler, xi, 86.
Winslow, 496, 605, 606.
Wiseman, 170, 257, 332. — II, 666.
Wolcke, II, 445.
Wolfsohn, 486.
Wood (d'Edimbourg), 105, 107, 247, 416, 595.
Wurtzer, II, 636.

Y

Yearsley, II, 445.
Yensch, II, 473.

Z

Zanetti, 345 — II, 265.
Zavier, II, 141, 144.
Zehender, II, 414.
Zuidhoek, II, 998.
Zwanck, II, 930, 932, 943.

FIN DE LA TABLE DES NOMS D'AUTEURS.

ERRATA

DU TOME II.

————

Page 64, ligne 5, *au lieu de :* un pivot F placé au centre de cette voûte artificielle sup *lisez :* un pivot F placé au centre de cette voûte artificielle supporte une vis

126, fig. 569, *au lieu de :* Jambe Mathieu *lisez :* Jambe Béchard

126, fig. 570, *au lieu de :* Jambe Béchard *lisez :* Jambe Mathieu

130 et 131, *au lieu de :* Myrops *lisez :* Nyrop

399, *au lieu de :* Article XV *lisez :* Article V

725, *au lieu de :* Muller *lisez :* Mallez

Lightning Source UK Ltd.
Milton Keynes UK
UKHW050017060219
336364UK00020B/111/P